NOUVEAU TRAITÉ

ÉLÉMENTAIRE

D'ANATOMIE DESCRIPTIVE.

NOUVEAU TRAITÉ

ÉLÉMENTAIRE

D'ANATOMIE DESCRIPTIVE

ET

DE PRÉPARATIONS ANATOMIQUES,

Par A. JAMAIN,

Chirurgien des hôpitaux de Paris;
membre de la Société anatomique; membre correspondant de l'Académie
de chirurgie de Madrid, etc.

SUIVI

D'UN PRÉCIS D'EMBRYOLOGIE

Par A. VERNEUIL,

Professeur agrégé à la Faculté de médecine de Paris; chirurgien des hôpitaux;
membre de la Société anatomique et de la Société de biologie, etc.

DEUXIÈME ÉDITION

REVUE ET AUGMENTÉE

avec 200 figures intercalées dans le texte.

PARIS

GERMER BAILLIÈRE, LIBRAIRE-ÉDITEUR,

17, RUE DE L'ÉCOLE-DE-MÉDECINE.

1861

Paris. — Imprimerie de L. MARTINET, rue Mignon, n. 2.

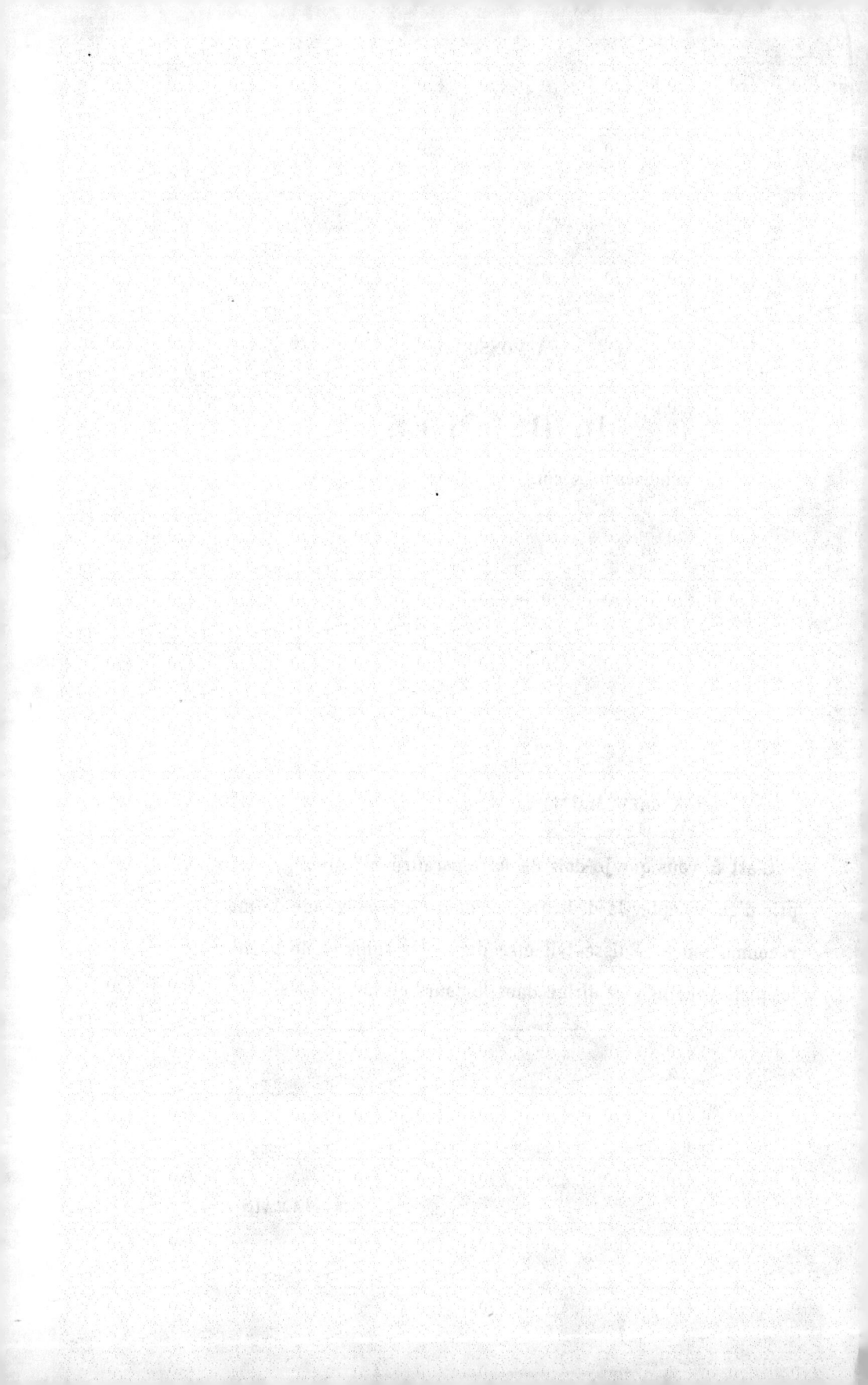

PRÉFACE.

La tâche que nous nous sommes imposée, en publiant cet ouvrage, a été d'aplanir les difficultés que rencontre l'élève au commencement de ses études anatomiques. Nous croyons être arrivé à notre but en esquissant, d'une manière aussi concise que possible, les innombrables détails que présente le corps humain, et en joignant à notre description des figures destinées à les représenter.

Notre travail se compose donc de deux parties, le *texte* et les *planches*.

Le texte est un résumé des nombreux travaux qui ont été publiés depuis quelques années. Nous avons cherché à le rendre aussi clair et aussi complet que possible. Nous avons puisé dans les *Traités d'anatomie descriptive* de Bichat, de Boyer, Cloquet, de Blandin, et surtout dans celui de M. Cruveilhier, des détails que l'on peut retrouver dans notre travail tout entier.

Nous avons aussi consulté avec fruit les *Traités d'anatomie chirurgicale* de MM. les professeurs Malgaigne et Velpeau, de Blandin et de MM. Pétrequin (1), Jarjavay (2), Richet (3), et de MM. Velpeau et Béraud (4), les *Traités d'anatomie générale* de Bichat, de Béclard et d'Henle, les *Éléments d'histologie humaine* de Kölliker.

(1) Pétrequin, *Traité d'anatomie médico-chirurgicale et topographique.* 1844, 1 vol. in-8.
(2) Jarjavay, *Anatomie chirurgicale.* 1853, 2 vol. in-8.
(3) Richet, *Traité pratique d'anatomie médico-chirurgicale,* 2ᵉ édit., 1860.
(4) Velpeau et Béraud, *Traité d'anatomie topographique chirurgicale,* 1 vol. in-18, atlas, 1861.

Nous nous sommes encore aidé de traités spéciaux, dans lesquels nous avons trouvé résolues des questions encore litigieuses: c'est ainsi que nous avons consulté Weitbrecht et Arnold pour la *syndesmologie;* Albinus, Theile pour la *myologie;* MM. Gerdy et Parchappe pour la *structure du cœur;* Tiedman et Theile pour l'*artériologie;* Breschet pour la description du *système veineux;* Mascagni et surtout M. Sappey pour celle du *système lymphatique.* Huschke nous a appris dans sa *splanchnologie* des faits nouveaux que nous avons recueillis avec soin et que nous avons reproduits; Sœmmering, Arnold, Breschet nous ont fourni de nombreux détails pour la description des *organes des sens.* C'est surtout dans la description du *système nerveux* que nous avons trouvé les matériaux les plus nombreux. Les ouvrages de Vicq-d'Azyr, d'Arnold, de Valentin, de MM. Foville, N. Guillot, Longet, et de M. Ludovic Hirschfeld, nous ont permis d'ajouter aux faits déjà consignés dans les livres classiques de nombreux détails de la plus haute importance, faits dont un grand nombre rendent parfaitement compte des phénomènes physiologiques qui n'avaient encore pu être expliqués.

Enfin, nous avons consulté un grand nombre de mémoires, parmi lesquels nous citerons la thèse de M. le professeur Denonvilliers, sur les *aponévroses du périnée;* celles de M. Follin, sur les *corps de Wolf;* de M. A. Richard, sur la *muqueuse utérine;* et de G. Richard, sur les *trompes de Fallope;* les mémoires de M. Gosselin, sur les *kystes synoviaux* du poignet; de M. Verneuil, sur le *pancréas;* de M. Broca, sur le *dartos de la femme;* de M. Jarjavay, sur l'*articulation phalangienne du pouce,* sur les *aponévroses du périnée de la femme,* et sur l'*urèthre;* de Kobelt, sur le *sens génital;* la thèse de M. Cusco, celle de M. Lefort, sur l'*anatomie du poumon de l'homme.*

Quant aux planches, nous n'avons pas cherché à reproduire l'anatomie tout entière, mais à représenter les points dont la préparation ou l'étude présentait le plus de difficultés.

A part quelques figures que nous avons fait dessiner d'après nature, sur nos préparations, ou sur deux pièces qui nous ont été communiquées par MM. Verneuil et Follin, nous avons puisé dans les traités iconographiques qui nous ont paru reproduire le plus fidèlement la nature. En première ligne, nous plaçons l'*Atlas d'anatomie descriptive du corps humain* de MM. Bonamy, Broca et Beau (1); si nous n'avons pas reproduit complétement des planches de ce magnifique ouvrage, il nous a été de la plus grande ressource en nous offrant d'excellents modèles qui nous ont guidé dans nos préparations, et nous ont permis de rectifier des planches dont les détails ne nous ont pas paru assez exacts. Le *Traité complet de l'anatomie de l'homme* de MM. Bourgery et Jacob (2) nous a également fourni de nombreux détails que l'on rencontrera dans plusieurs de nos planches.

La plupart des planches d'*ostéologie* et de *syndesmologie* ont été tirées d'Arnold; celles de la *myologie*, d'Albinus, des atlas de MM. Bourgery et Jacob, de MM. Bonamy, Broca et Beau; l'*artériologie* a été prise entièrement dans Tiedmann; le *système veineux* a été reproduit d'après Breschet; les *organes des sens* d'après Arnold, Sœmmering et Breschet; quant à la *névrologie*, nous devons mentionner principalement l'ouvrage iconographique de MM. Ludovic Hirschfeld et Léveillé (3). Nous sommes heureux de rendre ici hommage à l'habileté avec laquelle M. Hirschfeld a disséqué et préparé les nerfs du corps humain, et à l'exactitude avec laquelle ces préparations ont été représentées par M. Léveillé, aussi habile dessinateur qu'excellent lithographe. Il n'est aucune des planches de ce magnifique travail que nous n'eussions désiré reproduire : nous en avons seulement représenté quelques-unes; mais beaucoup nous ont servi à corriger et à modifier les figures que nous avons données d'après Arnold, Booch, Bourgery, etc.

Notre livre, essentiellement pratique, est un livre d'amphithéâtre; aussi avons-nous donné la description d'un grand nombre de préparations anatomiques. Les ouvrages de Marjolin, de Lauth, de Lenoir, de M. Cruveilhier, de M. Sappey, nous ont été d'un puissant secours dans la rédaction de ces articles, auxquels nous avons attaché tous nos soins.

---

(1) Bonamy, Broca et Beau, *Atlas d'anatomie descriptive du corps humain* formant 250 planches grand in-8 jésus, et publié en 60 livraisons.

(2) Bourgery et Jacob, *Traité complet d'anatomie de l'homme*, 8 vol. in-fol. contenant l'anatomie chirurgicale, la médecine opératoire, l'ophthalmologie et la ténotomie, avec 700 planches.

(3) Ludovic Hirschfeld et Léveillé, *Névrologie;* description ou iconographie du système nerveux et des organes des sens de l'homme, avec leur mode de préparation, 10 livraisons in-4, 1851-52.

Les étroites limites, dans lesquelles nous avons été obligé de nous renfermer, ne nous ont pas toujours permis d'entrer dans de grands détails sur des points même fort importants de l'anatomie ; aussi notre ouvrage ne saurait-il être suffisant pour un travail de cabinet, c'est, comme nous l'avons dit, un livre d'amphithéâtre ; aussi recommandons-nous aux élèves de ne pas s'en tenir exclusivement à cet ouvrage s'ils veulent perfectionner leurs études anatomiques.

Le *Traité d'anatomie descriptive*, de M. le professeur Cruveilhier (1), est et sera encore longtemps un ouvrage indispensable. La manière habi'e dont les faits sont exposés, l'exactitude des descriptions, la sévérité des discussions feront toujours rechercher cet ouvrage dans lequel nous avons puisé nos premières notions anatomiques et que nous avons toujours étudié avec fruit.

Je prie M. Verneuil de recevoir l'expression de ma sincère gratitude pour sa coopération active et intelligente.

Je termine en remerciant M. Bion du soin et du talent avec lesquels il a exécuté les dessins si habilement gravés par MM. Wiesener, Minster, Blaise, Bellot, Porret, Badoureau et Dujardin.

(1) Cruveilhier, *Traité d'anatomie descriptive*, 3ᵉ édit. 1851-52, 4 vol. in-8.

NOUVEAU TRAITÉ

ÉLÉMENTAIRE

D'ANATOMIE DESCRIPTIVE.

INTRODUCTION.

L'*anatomie* est la science qui a pour objet de nous faire connaître l'organisation des êtres vivants.

L'*anatomie humaine* nous apprend l'organisation de l'homme. On la divise en plusieurs catégories, selon les aspects suivant lesquels cette organisation est étudiée. Ainsi, l'*anatomie pathologique* fait connaître les altérations que peuvent présenter les organes ; l'*anatomie médico-chirurgicale* nous enseigne les rapports des organes entre eux, et nous apprend à en déduire les circonstances qui peuvent faire connaître la succession des phénomènes que l'on observe dans les maladies ; l'*anatomie topographique* ou *des régions* sert à guider d'une manière sûre la main de l'opérateur ; l'*anatomie générale* ou de *structure* nous apprend la structure intime des tissus qui entrent dans la composition de l'organisme ; enfin l'*anatomie descriptive* a pour objet l'étude de chaque organe en particulier : elle nous en apprend le nom, les rapports, etc. ; elle nous fait connaître l'arrangement des tissus qui entrent dans leur composition, etc.

C'est cette partie de l'anatomie qui doit être exposée dans ce manuel.

Les différents organes qui composent le corps de l'homme ne peuvent être étudiés qu'à l'aide de préparations au moyen desquelles on les isole ; certains procédés rendent plus apparents des organes à peine visibles, et permettent de les étudier beaucoup plus facilement. Les moyens le plus souvent employés sont : la *dissection*, la *macération*, les *injections* et l'*insufflation*.

Les *injections* sont presque exclusivement destinées à la préparation des vaisseaux ; nous décrirons donc les différents modes d'injections dans la partie de ce manuel destinée à l'angiologie.

L'*insufflation* nous montre la forme des organes, rend apparents
certains petits canaux ; permet d'étudier, lorsqu'elle est combinée
avec la *dessiccation*, la disposition de certains replis, la valvule
pylorique, la valvule iléo-cæcale, etc., par exemple, dont on n'aurait
qu'une idée confuse si on les examinait seulement sur des pièces
fraîches. Nous reviendrons sur ce mode de préparation lorsque nous
décrirons les organes où il est nécessaire, nous ne nous occuperons
ici que des macérations et des dissections.

MACÉRATIONS.

Les *macérations* consistent à faire séjourner dans un liquide, pendant un temps plus ou moins long, l'organe que l'on veut étudier.

Nous avons à examiner plusieurs espèces de macérations :

1° *Macération prolongée dans l'eau.* — C'est le procédé que l'on
emploie pour la préparation des os, nous y reviendrons en décrivant
l'ostéologie.

2° *Macération dans l'eau pendant un temps très limité.* — Ce
moyen est employé pour conserver, pendant un certain temps, des
pièces dont la préparation exige un temps trop long pour qu'elles
puissent être laissées à l'air ; les pièces dont la préparation exigerait
un temps beaucoup plus long peuvent être mises en macération dans
l'*eau salée* et dans l'*eau légèrement alcoolisée*.

3° *Macération dans l'eau alcoolisée.* — Ce procédé peut, comme
nous l'avons dit, être employé pour conserver les pièces à disséquer ;
mais il est surtout mis en usage pour les pièces destinées à être desséchées. La quantité d'eau que l'on ajoutera à l'alcool sera propor-
tionnelle à la rétractilité des tissus ; on pourra employer l'*alcool pur*
quand on voudra obtenir la dessiccation rapide de pièces dont on ne
craindra pas la rétraction ; l'alcool pur sera encore le liquide qui devra
être choisi quand on voudra conserver pendant longtemps une pièce
qui ne serait pas destinée à être desséchée.

4° *Macération dans l'eau acidulée.* — L'eau acidulée est un excellent moyen de conservation des pièces que l'on veut disséquer. La
macération dans l'*eau acidulée avec l'acide nitrique* rend plus facile
la dissection des nerfs et des fibres musculaires peu apparentes ; elle
a permis de décrire d'une manière beaucoup plus exacte certains
muscles dont la disposition ne pouvait être que très imparfaitement
déterminée par les procédés ordinaires de préparation. Tels sont les
muscles de la face, ceux du périnée, etc.

5° *Macération dans un acide concentré.* — A l'aide de cette macération on se propose de détruire toutes les matières organiques d'un
organe, afin de laisser à nu une substance, injectée dans les vais-

seaux ou les canaux, inattaquable par un acide et assez solide pour ne pas être brisée par le poids de l'organe lui-même. Cette méthode constitue un mode de préparation dit *corrosion*. C'est à l'aide de la corrosion que Blandin a fait ses magnifiques préparations du rein, que M. Després a fait ses préparations du poumon et du placenta, etc.

DISSECTIONS.

La *dissection* consiste à isoler avec l'instrument tranchant les différentes parties du corps, afin d'en étudier la disposition, la structure, les rapports, etc. Ce mode de préparation est presque exclusivement mis en pratique ; les autres sont, le plus souvent, uniquement destinés à rendre la dissection plus facile.

Les instruments nécessaires dans la majorité des dissections sont : 1° des scalpels au nombre de six, deux droits, quatre demi-convexes ; 2° une pince à disséquer ; 3° deux paires de ciseaux : l'une, plus forte, à pointe mousse ; l'autre, plus faible, à pointe aiguë ; il est encore bon d'avoir à sa disposition, pour la dissection des artères, des ciseaux de moyenne grandeur courbés sur le plat et à pointe mousse ; 4° une scie ; 5° un marteau ; 6° un ou plusieurs ciseaux-burins d'acier trempé ; 7° deux ou trois érignes, l'une à main, l'autre à chaîne ; un tube à insuffler garni d'un robinet ; 8° un fort scalpel, très court, qui puisse servir de rugine. Ces instruments sont constamment en usage dans toutes les dissections et doivent toujours, avec de l'eau, une éponge et du linge, des aiguilles à suture, du fil, être sous la main de l'anatomiste. Il est encore quelques instruments qui, sans être aussi nécessaires, sont très utiles dans les dissections : par exemple, une loupe, un compas, un mètre divisé en plusieurs compartiments articulés entre eux.

Les scalpels et les pinces seront tenus comme une plume à écrire, le scalpel de la main droite, la pince de la main gauche ; cette dernière saisit les parties que l'on veut enlever. On remplace souvent dans les dissections les scalpels par des bistouris. Si ces instruments ont l'avantage d'être plus commodes, parce qu'ils peuvent se fermer et qu'ils sont plus portatifs ; si cette substitution permet aux élèves de s'habituer à se servir d'un instrument dont ils auront plus tard besoin dans la pratique, nous trouvons aux bistouris l'inconvénient d'avoir une lame beaucoup trop longue : aussi dans la dissection minutieuse est-on obligé, quand on veut rapprocher les doigts de la pointe de l'instrument, de saisir la lame en plein tranchant. Si dans certaines préparations la lame du scalpel est déjà trop longue, à plus forte raison la lame du bistouri présentera-t-elle le même inconvénient. C'est pour remédier aux accidents qui pourraient survenir à l'élève qui tiendrait son scalpel par la lame, que l'on a fabriqué ces petits scalpels à lame très courte et très mince : ceux-ci sont destinés à la dissection des petits filets nerveux. Ces scalpels ne sont pas indispensables dans une boîte à disséquer ; nous recommandons, quand on n'en a pas sous la main, d'envelopper la plus grande partie de la lame d'un scalpel ordinaire ou d'un bistouri avec une bandelette de diachylon. De cette manière on pourra disséquer sans crainte de se couper.

On trouve souvent dans les boîtes à disséquer un scalpel à deux tranchants ; nous n'avons jamais su apprécier l'utilité de cet instrument, qui est souvent la cause de coupures.

Les ciseaux servent à disséquer les artères, les parties profondément situées ; ils servent encore à achever rapidement une préparation ; mais il faut avoir une grande habitude de cet instrument, sans quoi on s'exposerait à couper des parties qu'il est important de conserver.

Il est inutile de nous arrêter sur l'usage de la scie, du marteau et du ciseau-burin ; nous ferons seulement remarquer qu'il est quelquefois difficile de maintenir solidement les parties que l'on veut scier ou les os que l'on veut séparer à l'aide du ciseau : un *davier* dans ce cas peut rendre de grands services.

Le tube à insuffler permet de distendre les cavités dont on veut étudier la forme ; enfin les aiguilles à suture, le fil, servent à coudre la peau sur les parties que l'on veut recouvrir ; les érignes fixent les parties dans certaines positions.

Les dissections ne devront être faites que lorsqu'on aura déjà connaissance de la région que l'on veut disséquer ; aussi conseillons-nous aux élèves de lire à l'avance la description des organes qu'ils doivent étudier sur le cadavre, sans cette précaution ils s'exposeraient à couper des parties qu'ils auraient dû ménager.

Il est un précepte sur lequel nous ne saurions trop insister, et qui est recommandé par Lauth dans son excellent *Manuel de l'anatomiste* : « Ce qu'il faut recommander surtout aux commençants, c'est de préparer proprement ; il ne s'agit pas de travailler vite, la promptitude dans les dissections ne s'acquiert que par l'exercice. Outre qu'une préparation sale, hachée, n'est pas faite pour inspirer le goût de l'anatomie, il est souvent bien difficile de se faire une idée exacte de la disposition des parties ainsi préparées. »

Les élèves doivent encore faire attention à ne découvrir que la partie sur laquelle doit porter le travail de la journée. Lorsque les téguments ont été enlevés, les tissus situés au-dessous perdent rapidement leur élasticité, leur coloration normale, se putréfient beaucoup plus vite. Quand la préparation n'aura pas pu être terminée et étudiée dans le même jour, on aura soin de la recouvrir avec la peau ; c'est pour cette raison que nous avons recommandé d'avoir toujours des aiguilles et du fil afin de la coudre ; car si on la laisse libre, en raison de sa rétractilité, il devient presque impossible de garantir le centre de la préparation.

Malgré toutes les précautions qu'on ne saurait d'ailleurs trop prendre, souvent les anatomistes sont piqués par une pointe de scalpel ou une esquille, ils se coupent avec les tranchants des instruments ; voici ce qu'il convient de faire aussitôt après l'accident. La plaie sera lavée à grande eau, on la fera saigner abondamment ; on emploiera la succion pour faire saigner les piqûres, puis la plaie sera réunie avec du diachylon ou du taffetas d'Angleterre. On a conseillé et l'on emploie encore la cautérisation, afin de détruire le principe délétère que l'instrument aurait introduit dans la plaie ; ce procédé est mauvais, car un crayon d'azotate d'argent ne peut pénétrer assez profondément pour arriver jusqu'au virus ; d'ailleurs, ne sait-on pas que la cautérisation elle-même peut être cause d'accidents sérieux. Les déchirures faites avec les esquilles, avec les dents de la scie, donnent souvent lieu à une lésion spéciale de la peau désignée sous le nom de *tubercules anatomiques*. Ces tubercules se présentent sous la forme de tumeurs violacées couvertes de fistules à bord calleux ; ils sont extrêmement rebelles. On peut prévenir le développement de ces tumeurs à l'aide des précautions que nous avons indiquées pour les piqûres et les coupures. Si cependant la peau, au niveau de la déchirure, prenait une teinte livide, devenait dure, comme tuberculeuse, il faudrait se hâter de détruire cette tendance à l'aide d'un traitement convenable.

Le choix du cadavre est subordonné à l'espèce de préparation que l'on veut exécuter ; nous aurons soin d'y revenir en décrivant les diverses parties de l'anatomie.

Il est encore quelques points sur lesquels nous désirons fixer l'attention des élèves. Lorsque le cadavre sera placé sur la table de dissection, il sera nettoyé avec soin ; les poils seront rasés, sinon sur tout le corps, du moins dans tout le voisinage de la région que l'on se propose de disséquer.

Lorsque la préparation sera terminée, on l'étudiera le livre à la main. Il faut toujours, en étudiant sur le cadavre, avoir présents à l'esprit les principes suivants :

Le corps humain est symétrique, c'est-à-dire que si on le sépare en deux moitiés égales par un plan antéro-postérieur, on aura deux parties semblables, l'une droite, l'autre gauche. Les organes situés sur la ligne médiane sont impairs, et par conséquent symétriques ; ceux qui sont situés en dehors du plan médian antéro-postérieur sont pairs, c'est-à-dire que si un organe existe sur le côté droit, on trouvera le même organe sur le côté gauche. Aussi ne décrirons-nous qu'un seul organe, bien qu'il en existe deux, et qu'un des côtés de l'organe lorsque celui-ci sera placé sur la ligne médiane.

Cette symétrie, que l'on peut constater pour presque toutes les parties de l'économie, n'existe point dans certains organes de la vie de nutrition : ainsi le foie, la rate, l'estomac, le cœur, etc., sont impairs. Cependant ils ne sont pas complétement symétriques ou quelques-uns même ne le sont nullement : ainsi les cavités droites du cœur ne sont pas semblables aux cavités gauches ; le lobe droit du foie est beaucoup plus volumineux que le lobe gauche ; l'estomac, la rate, ne présentent aucun caractère de symétrie. Il faut remarquer que ces organes, quoique impairs, ne sont pas placés sur la ligne médiane.

Nous n'insisterons pas davantage sur les caractères de symétrie et de non-symétrie des organes, car nous aurons occasion d'y revenir en décrivant chaque organe en particulier, et nous ne nous y serions pas arrêté si nous n'avions voulu déterminer d'une manière précise la méthode mise en usage pour exposer les rapports des organes entre eux.

Nous supposerons toujours le corps de l'homme placé verticalement, la face tournée en avant, la tête en haut, les pieds en bas ; il sera facile de rapporter à cette position toutes les attitudes qu'il sera nécessaire de faire prendre au sujet dans les dissections. De plus, nous le supposerons divisé par un plan antéro-postérieur qui passerait par l'axe du corps ; de cette manière il sera extrêmement facile de déterminer les rapports : en effet, l'organe le plus rapproché de ce plan sera le plus interne ; celui qui en sera le plus éloigné sera le plus externe. Lorsqu'un organe sera situé sur la ligne médiane, il sera divisé par ce plan fictif ; nous aurons à lui considérer une portion gauche et une portion droite.

Cette méthode sera appliquée non-seulement aux cavités splanchniques, mais encore aux membres, et nous examinerons les rapports des muscles, des vaisseaux, des nerfs, des faces et des saillies des os, non pas suivant un plan qui passerait par l'axe du membre, mais bien suivant le plan que nous avons indiqué plus haut.

Nous engageons les élèves à bien se pénétrer de ce principe, afin d'éviter des erreurs ; nous ne nous en écarterons que dans deux circonstances seulement : lorsque nous décrirons les muscles interosseux de la main et du pied.

Les rapports des organes avec ceux qui sont placés en avant et en arrière seront aussi très faciles à déterminer, si l'on a soin de supposer toujours le sujet dans la position indiquée ; nous insistons sur ce point afin d'éviter les erreurs qui pourraient être faites quand on dissèque le sujet couché sur le ventre. Ainsi, pour étudier le muscle grand dorsal, on le découvrira par sa face postérieure, et l'on ne dira pas qu'il est en rapport en avant avec la peau, bien que celle-ci se trouve la première. Les rapports en haut et en bas ne présentent qu'un seul point qui puisse embarrasser les élèves, c'est dans la dissection des parties qui constituent le pied ; et l'on évitera toute source d'erreur en se rappelant le principe général que nous avons formulé. Ainsi les muscles de la plante du pied sont en rapport en bas avec la peau du pied, en haut avec les os de cet organe.

L'étude des rapports des parties constituantes de la main et de l'avant-bras pourrait peut-être quelquefois causer de l'embarras : il faut se rappeler que la main doit toujours être ramenée dans la supination, c'est-à-dire sa face palmaire dirigée en avant, le bord cubital placé sur le côté externe du membre inférieur.

Le corps humain est formé de plusieurs espèces d'appareils, qui sont : l'appareil de la locomotion, essentiellement constitué par des leviers résistants, les *os*, réunis par des liens fibreux, les *ligaments*, etc., mis en mouvement par des organes d'une nature particulière, pouvant alternativement se raccourcir et reprendre leurs premières dimensions, les *muscles*.

Les *os* ont une forme fixe invariable ; ils se présentent sous différents aspects. Tantôt ce sont des colonnes creuses, réunies entre elles par des liens plus ou moins résistants, les *ligaments*, les *capsules fibreuses*. D'autres fois ils s'élargissent, se réunissent d'une manière plus complète, ou par juxtaposition, ou par engrènement, et forment des cavités destinées à protéger les organes : tels sont le *crâne*, le *thorax*, le *bassin*, la *colonne vertébrale*.

Les *muscles* s'attachent solidement par l'une de leurs extrémités à un os, par l'autre extrémité à un autre os ; une de ces extrémités est fixe, l'autre est mobile. Le raccourcissement des muscles change les rapports des surfaces osseuses et permet des déplacements faciles ; cette contraction musculaire se fait sous l'influence d'un appareil qui leur transmet la volonté : cet appareil est le système nerveux, composé d'une partie centrale, le *cerveau* et la *moelle épinière*, d'une partie périphérique, les *nerfs*.

Les organes, tous sans exception, reçoivent les matériaux nécessaires à leur conservation et à leur développement. Ces matériaux se trouvent dans le sang, qui leur est transmis par le *cœur* à l'aide de canaux, les *artères*, qui s'épuisent dans l'intérieur de chaque organe ; d'autres canaux, les *veines* et les *vaisseaux lymphatiques*, reportent au cœur le *sang* dépouillé des matériaux propres à la nutrition des organes, ou un liquide sur l'origine et la nature duquel les anatomistes ne sont pas d'accord, la *lymphe*. Le cœur, les artères, les veines et les vaisseaux lymphatiques constituent l'*appareil circulatoire*.

D'autres appareils sont renfermés dans les grandes cavités splanchniques ; ils sont destinés à la conservation et à la reproduction de l'espèce : tels sont les *appareils de la digestion*, de la *respiration*, de la *sécrétion urinaire*, de la *génération*.

Enfin il nous reste à indiquer une dernière catégorie d'organes destinés ou à la perception des sensations, les *organes des sens*, ou à les manifester, l'*appareil vocal*.

Dans cet exposé rapide on voit que les organes de l'homme forment deux catégories d'appareils distincts :

Appareil de la vie de relation.	Appareil locomoteur.	Les os. Les articulations. Les muscles. Les aponévroses.
	Appareil vocal. . . .	Le larynx.
	Appareil sensitif. . .	Organes des sens. Système nerveux.
Appareil de la vie de nutrition.	Appareil circulatoire. Appareil digestif. Appareil respiratoire. Appareil urinaire. Appareil génital.	

Tel est l'ordre que nous nous proposions de suivre, mais nous avons cru qu'il était bon de lui faire subir une légère modification : ainsi la difficulté de disséquer et de poursuivre au milieu d'organes encore inconnus un grand nombre de filets nerveux nous a fait penser qu'il valait mieux ne décrire la névrologie qu'après avoir donné une description exacte de tous les organes ; nous ne décrirons donc l'appareil sensitif qu'après avoir examiné tous les appareils de la vie de nutrition. Quant à l'appareil vocal, il est tellement lié à l'appareil respiratoire, que nous n'avons pas cru devoir l'en séparer.

Nous décrirons successivement : 1° les os, *ostéologie ;* 2° les articulations, *arthrologie ;* 3° les muscles et les aponévroses, *myologie* et *aponévrologie ;* 4° le cœur et les vaisseaux, *angiologie ;* 5° la *splanchnologie,* c'est-à-dire les appareils de la digestion, de la respiration et de la voix, de la sécrétion urinaire, de la génération ; 6° les organes des sens ; 7° le cerveau, la moelle épinière et les nerfs, *névrologie ;* 8° nous terminerons enfin par la description de l'œuf humain et l'anatomie du fœtus, *embryologie.*

OSTÉOLOGIE.

La macération est le moyen le plus souvent employé pour préparer les os, c'est celui qui donne les os les plus beaux. Pour avoir un beau squelette, on choisit un sujet de trente à cinquante ans ; on doit préférer un homme grand, bien musclé, amaigri par la maladie : les phthisiques conviennent parfaitement à ce genre de préparation. Avant de faire macérer les os, on enlèvera grossièrement toutes les parties molles qui les recouvrent, en ayant soin de ne pas entamer le périoste : on sera certain, ainsi, de ménager les saillies osseuses. Le squelette, ainsi dégrossi, sera divisé par portions, au niveau des articulations, et placé dans un grand vase de grès rempli d'eau. Le vase sera couvert et les os abandonnés à eux-mêmes pendant un temps qui varie suivant la température.

On reconnaît que la macération est terminée quand les cartilages intervertébraux se détachent. On vide le vase, en ayant soin de ne pas jeter avec les débris les petits os des pieds et des mains, du coccyx, etc. ; les os sont alors lavés à grande eau, les parties molles qui sont encore adhérentes sont enlevées avec un linge rude ou une brosse : il faut éviter de se servir de la rugine, afin de ne point effacer les saillies osseuses qui existent toujours dans les points où les parties molles ont conservé des adhérences. Les os sont ensuite exposés à l'air pendant un temps assez long, afin de les blanchir et de leur enlever l'odeur infecte qu'ils ont contractée.

Les os peuvent encore être désinfectés et blanchis en les faisant macérer pendant vingt-quatre heures dans de l'eau à laquelle on aura ajouté un tiers de chlorure de soude : ce procédé est plus expéditif que le premier, mais ne donne pas un aussi bon résultat.

Les os décharnés peuvent être traités par l'ébullition : on les fait bouillir pendant cinq ou six heures dans une chaudière remplie d'eau ; mais les os sont beaucoup moins blancs que ceux qui sont traités par la macération, malgré la précaution de les faire bouillir une seconde fois dans de l'eau où l'on a fait dissoudre du sous-carbonate de potasse.

Les *os* sont des parties solides et dures qui forment la charpente du corps ; leur assemblage constitue le *squelette*.

DU SQUELETTE.

Nous avons dit que l'assemblage des os constitue le squelette. Si les ligaments qui unissent normalement les os ont été conservés, le squelette est dit *naturel* ; dans le squelette *artificiel*, les os sont réunis par des liens étrangers à l'économie : des fils métalliques, par exemple.

Le squelette est parfaitement symétrique, c'est-à-dire que la partie droite ressemble exactement à la partie gauche. Il se compose d'un axe central représenté par une longue tige osseuse appelée *colonne vertébrale*, formée par la réunion de vingt-quatre os appelés *vertèbres*, et se terminant en haut par un renflement considérable, le *crâne*, en bas par le *sacrum* et le *coccyx*, formés eux-mêmes par la soudure de plusieurs vertèbres.

Au-devant de cette colonne osseuse et de ses prolongements, nous trouvons des appendices qui sont, en avant du crâne, la *face*, où l'on rencontre les deux mâchoires et des cavités dans lesquelles se logent les appareils destinés à des organes des sens.

En avant de la colonne vertébrale, vingt-quatre arcs osseux, les *côtes*, qui se réunissent en avant avec le *sternum*, et forment une espèce de cage, le *thorax*, susceptible d'ampliation et de resserrement ; il renferme le cœur et le poumon.

En avant du sacrum, les *os iliaques*, qui forment avec lui une ceinture osseuse qui protége les organes urinaires et ceux de la génération. Les os iliaques peuvent être considérés comme appartenant à la partie supérieure du membre inférieur.

A ces parties viennent se joindre quatre prolongements, les *membres* : deux *supérieurs* ou *thoraciques*, deux *inférieurs* ou *abdominaux*.

Les membres se composent chacun de quatre parties : la première, sur laquelle ils prennent leur point d'appui, est fixe ou très peu mobile. Elle est formée, par les membres supérieurs, par la *clavicule* et l'*omoplate*, un peu mobile sur le thorax ; pour la partie inférieure, par les *os iliaques* complétement immobiles.

Les trois autres parties des membres jouissent d'une grande mobilité ; il est à remarquer que l'on voit dans chaque région les os successivement diminuer de longueur et en même temps augmenter en nombre.

Si l'on parcourt les traités d'anatomie, on trouve que les auteurs ne sont pas d'accord sur le nombre des os du corps humain. Cette différence, peu importante, du reste, paraît tenir à trois causes.

1° Si l'on étudie le squelette sur un sujet trop jeune, on trouve plus d'os qu'il n'en existe réellement. C'est ainsi que certains auteurs décrivent trois os pour l'os des iles, trois aussi pour le sternum, etc. Si, au contraire, on prend un sujet trop âgé, on trouve des os soudés : par conséquent, un nombre d'os trop faible : par exemple, le sphénoïde et l'occipital sont décrits comme ne formant qu'un os, etc. L'âge adulte est donc celui qui convient le mieux pour arriver au dénombrement exact.

2° Certains anatomistes comptent parmi les os du squelette les trois osselets de l'ouïe, d'autres les retranchent ; ce sont réellement des os. A la vérité, on ne les décrit et l'on ne doit les décrire qu'avec l'appareil de l'audition, mais nous ne voyons pas pourquoi ils ne figureraient pas dans une énumération des os du squelette.

Les dents sont décrites par quelques auteurs, dans l'ostéologie, tantôt comptées parmi les os, d'autres fois ne figurant pas dans le ta-

bleau d'énumération ; les dents ne sont pas des os, elles ne doivent
donc pas être comptées comme partie constituante du squelette.

3° Il existe un certain nombre d'os surnuméraires qui sont comptés par les uns, et négligés par d'autres ; ce sont les os sésamoïdes, et
les os wormiens. Parmi les premiers, nous n'en compterons et nous n'en
décrirons qu'un seul, la *rotule* ; quant aux seconds, ils sont trop irréguliers pour que leur description soit possible. Les os sésamoïdes, autres
que la rotule, sont plus constants que les os wormiens, mais ne présentent pas assez d'importance pour qu'ils puissent être l'objet d'une
description spéciale ; il nous suffira de les indiquer.

Le nombre des os s'élève à 206, ainsi répartis :

Colonne vertébrale.	Vertèbres.	24	24	»
	Sacrum.	1	1	»
	Coccyx.	1	1	»
Tête.	Crâne.	8	4	2
	Osselets de l'ouïe.	6	»	3
	Face.	14	2	6
Cou.	Os hyoïde.	1	1	»
Thorax.	Côtes.	24	»	12
	Sternum	1	1	»
	Épaule.	4	»	2
Membres supérieurs.	Bras.	2	»	1
	Avant-bras.	4	»	2
	Carpe.	16	»	8
	Métacarpe.	10	»	5
	Phalanges.	28	»	14
Membres inférieurs.	Bassin	2	»	1
	Cuisse	2	»	1
	Rotule	2	»	1
	Jambe.	4	»	2
	Tarse.	14	»	7
	Métatarse.	10	»	5
	Phalanges.	28	»	14
		206	34	86

Dans la première colonne, nous avons indiqué le nombre total des
os ; dans la seconde, les os impairs ; dans la troisième, les os pairs.
Dans cette colonne, nous n'avons indiqué que le nombre des os existant d'un côté seulement. On peut voir ainsi que si l'on trouve
206 os, il n'y en a que 120 à étudier, puisque les os pairs du côté
gauche sont tout à fait semblables à ceux du côté droit. Pour les os
impairs, il suffit d'en étudier une moitié, puisque les deux côtés sont
complétement semblables.

Pour étudier un os, il faut d'abord le mettre en position, c'est-à-dire
le tenir dans la position qu'il occupe dans le squelette, la face interne
en dedans, la partie antérieure en avant, etc. Nous chercherons à
donner à l'élève les points de repère à l'aide desquels il puisse faci-

lement obtenir ce résultat. Nous ne nous écarterons pas, dans l'étude
des os, des principes que nous avons exposés dans les généralités,
c'est-à-dire qu'une ligne qui passerait par l'axe du corps est considérée comme le point de départ : ainsi la face, le bord, l'angle, etc.,
le plus rapproché de cette ligne doit être considéré comme la face, le
bord, l'angle interne, etc. Nous ajouterons que pour déterminer le
rapport d'un os impair, c'est-à-dire placé sur la ligne médiane, il
suffit de connaître deux plans de circonscription, pourvu toutefois que
parmi les plans connus aucun ne soit opposé ; pour les os pairs, au
contraire, il faut en connaître trois. Le plan supérieur et le plan inférieur ne pourraient point suffire pour déterminer la position d'un os,
puisque, quand on connaît l'un, on connaît nécessairement le plan opposé ; on ne possède donc qu'une seule donnée au lieu de deux, etc.

Les os ont une configuration extrêmement variée. Nous allons les
examiner sous le rapport de leurs trois dimensions : la longueur, la
largeur, l'épaisseur. Tantôt la longueur l'emporte sur les deux autres
dimensions ; d'autres fois, la longueur et la largeur l'emportent sur
l'épaisseur ; enfin les trois dimensions sont presque égales. Les premiers sont les *os longs* ; les seconds, les *os plats* ; les troisièmes, les
os courts.

Les os ne sont pas réguliers, ils présentent souvent des éminences
qui se développent pour la plupart par des points osseux particuliers ;
ces éminences sont appelées *apophyses*. Elles sont de deux espèces :
les unes sont rugueuses et donnent attache à des muscles ; les autres
sont encroûtées de cartilages, elles sont articulaires, c'est-à-dire
qu'elles se trouvent en rapport avec la surface articulaire d'un os voisin et qu'elles forment une des surfaces articulaires de la jointure.
Les os présentent encore des enfoncements : les uns sont articulaires,
et reçoivent les éminences articulaires de l'os avec lequel elles sont
en rapport ; les autres non articulaires, ce sont les sillons, les canaux,
les trous, échancrures qui logent les tendons, les vaisseaux, les
nerfs, etc. ; enfin quelques cavités donnent attache à des muscles.
Exemple : fosses temporales, fosses ptérygoïdiennes.

Os longs. — Ils occupent les membres ; ils sont moins volumineux
au membre supérieur qu'au membre inférieur. Les os les plus longs
occupent la partie supérieure des membres : exemple, le fémur, l'humérus. Les plus courts en occupent l'extrémité inférieure : exemple,
les phalanges. On les divise en corps et en extrémités. Le *corps* est
divisé en trois faces et trois bords, souvent mousses. Les bords, et ceci
est applicable à tous les os, sont divisés par la pensée en deux *lèvres*
et un *interstice ;* cette division a pour but de préciser d'une manière
plus exacte les insertions musculaires. Le corps des os longs est
creusé à l'intérieur d'une cavité, *canal médullaire*, plus large à sa
partie moyenne qu'à ses extrémités et qui loge la moelle des os. Les

extrémités sont renflées; elles servent aux articulations, aux insertions des ligaments et d'un grand nombre de muscles.

Os plats. — Ces os servent à former les cavités. On leur considère une face concave presque toujours interne, une face convexe et une circonférence. La circonférence est généralement plus épaisse que le centre de l'os, elle est en partie articulaire; dans les points non articulaires, elle donne attache à des muscles et à des ligaments. Les deux faces offrent des éminences, des lignes saillantes qui donnent attache à des muscles.

Os courts. — Ils se rencontrent à la colonne vertébrale, au carpe au tarse. Ils ont une forme à peu près cubique; leurs différentes faces sont articulaires ou donnent attache à des tendons, à des ligaments.

STRUCTURE DES OS.

Les os se composent : de tissu osseux, de vaisseaux, artères et veines, de nerfs, de vaisseaux lymphatiques; ils sont recouverts par une membrane externe, le périoste.

Le *tissu osseux* est d'un blanc opaque, dur, d'une pesanteur spécifique considérable; il se compose d'une partie organisée et d'un élément inorganique. La partie organisée est facilement mise à nu en soumettant un os à l'action de l'acide nitrique qui dissout les sels calcaires; la partie inorganique s'obtient par la calcination. Les os doivent à la partie inorganique leur dureté, à la partie organisée leur vitalité ainsi que le peu de flexibilité et d'élasticité dont ils jouissent.

Ils sont, d'après Berzelius, composés de la manière suivante :

Partie organisée.	Matière animale réductible par la coction.	32,17
	Matière animale insoluble.	1,13
Partie inorganisée.	Phosphate de chaux.	51,04
	Carbonate de chaux.	11,30
	Fluate de chaux.	2,00
	Phosphate de magnésie	1,16
	Soude et chlorure de sodium.	1,20
		100,00

La plupart des auteurs admettent que la gélatine est très abondante dans les os des enfants, qu'elle est moins abondante dans les os de l'adulte, qu'elle est beaucoup plus rare chez le vieillard. C'est à la diminution de la quantité de gélatine que ces mêmes auteurs ont attribué l'augmentation de la densité et de la fragilité du tissu osseux chez les vieillards.

M. Nélaton a démontré que la quantité de gélatine reste toujours proportionnellement la même chez l'enfant, chez l'adulte, chez le vieillard; la densité du tissu osseux ne saurait être expliquée que par l'augmentation en nombre des molécules osseuses, mais le nombre des molécules ne saurait augmenter sans empiéter sur le diamètre des canaux vasculaires ; aussi n'est-il pas étonnant que les os soient plus denses et aient moins de vitalité alors que le tissu osseux a envahi en grande partie les canalicules osseux et a rétréci les vaisseaux de l'os. Quant à l'augmentation de la fragilité, M. Nélaton l'explique par la raréfaction progressive du tissu osseux, c'est-à-dire que les couches, les lamelles osseuses sont beaucoup plus minces chez le vieillard que chez l'adulte.

La substance fondamentale des os est stratifiée. Les lamelles osseuses, visibles sur de simples tranches, sont surtout appréciables sur les os calcinés ou privés de leurs sels calcaires, on voit alors la substance osseuse se séparer couche par couche ; et sur les os réduits à leur portion gélatineuse on peut démontrer les lamelles avec la pince. Dans la partie moyenne des os longs, ces lamelles constituent deux systèmes distincts : un *système commun* parallèle aux surfaces interne et externe des os, et une foule de *systèmes spéciaux* qui entourent les canalicules osseux dont elles forment les parois.

Si sur des tranches desséchées, polies et suffisamment minces, on étudie la structure intime des lamelles osseuses, on voit, abstraction faite des cavités et des canalicules osseux, que les lamelles présentent un pointillé très net et en général très fin, qu'Henle et Gerlach ont regardé, mais à tort, comme résultant des canalicules coupés en travers. Il suit de là que toute la masse osseuse paraît granulée et composée de molécules isolées très serrées, mesurant 0^{mm},0005 de diamètre.

Sur la tranche sèche d'un os, on voit encore une foule de corpuscules microscopiques de la forme d'une graine de courge, distribués dans toute la substance osseuse. De ces corpuscules partent des prolongements très fins ramifiés, quelquefois anastomosés. Ils ont été regardés comme des dépôts de sels calcaires et désignés sous le nom de *corpuscules osseux ;* ce sont au contraire des cavités osseuses qui, à l'état frais, renferment une cellule qui contient une substance transparente avec un noyau, *cellules osseuses* de Virchow. Chaque cellule envoie dans les canalicules des prolongements très fins qui établissent des connexions intimes entre les diverses cellules.

Le tissu osseux, toujours identique dans sa composition, se présente à l'observateur sous différents états. Tantôt on le rencontre sous l'aspect de fibres fortement serrées : c'est ce tissu qui est désigné sous le nom de *tissu compacte.* D'autres fois il se montre sous la forme de cellules ou d'aréoles de formes régulières communiquant entre elles : c'est le *tissu spongieux.* Le *tissu réticulaire* n'est qu'une forme du tissu spongieux dans laquelle les cellules sont beaucoup plus grandes. Gerdy fait observer que le tissu réticulaire diffère essentiellement du tissu spongieux, auquel il donne le nom de *tissu canaliculaire,* en ce que le tissu canaliculaire situé dans les os courts et à la cir-

conférence du canal médullaire des os longs forme des canaux légèrement tortueux, criblés de trous pour les anastomoses, et que le
tissu réticulaire est formé d'un réseau de filets autour duquel les extrémités terminales des vaisseaux médullaires se ramifient et s'anastomosent.

Nous avons dit tout à l'heure que le tissu compacte avait une apparence fibreuse. Ces fibres paraissent longitudinales dans les os longs,
rayonnées dans les os plats ; mais cette apparence est due à des sillons
ou même à des canaux vasculaires ouverts à la surface de l'os par
leur côté superficiel, et qui laissent saillir dans leur intervalle le bord ou
la tranche des lames intercanaliculaires. Quant à ces sillons, tantôt ils
aboutissent à des ouvertures vasculaires perpendiculaires à la surface
de l'os, ou bien obliques, et par conséquent taillées en bec de plume ;
tantôt ils n'aboutissent à rien et s'effacent après un certain trajet.
Tous logent, des vaisseaux mais ces premiers conduisen tces vaisseaux
dans l'épaisseur du tissu compacte (1).

Ces canalicules, désignés quelquefois sous le nom de *canaux de
Havers*, sont très fins : d'après Kölliker, ils ont de 0^{mm},02 à 0^{mm},11 de
largeur. Ils existent partout où il y a de la substance osseuse compacte,
et forment un réseau à larges mailles, analogue à celui des vaisseaux
capillaires ; leur trajet est en général parallèle à l'axe longitudinal de
l'os ; leur écartement sur une coupe horizontale ou verticale varie
entre 0^{mm},14 et 0^{mm},30, et ils communiquent tous ensemble par de
petites branches perpendiculaires ou obliques qui, sur une section
transversale, affectent la direction des rayons ou celle des tangentes.
Partout où la substance spongieuse et la substance compacte se touchent, comme aux extrémités des diaphyses, les canalicules vasculaires
se continuent avec des espaces médullaires plus ou moins larges, tantôt
sans aucune transition, tantôt en s'élargissant graduellement en forme
d'entonnoir. Kölliker n'a jamais rencontré de canalicules vasculaires
terminés en cul-de-sac (2).

Toutes ces diverses couches de tissu osseux ne diffèrent donc que
par leur densité : elles ont toutes la même propriété, celle de loger des
vaisseaux extrêmement grêles dans le tissu compacte, un peu plus
volumineux dans le tissu spongieux ou canaliculaire ; et si dans ce
dernier tissu on rencontre des cellules, des trous, ce phénomène tient
aux anastomoses des vaisssseaux des os dans le tissu spongieux.

L'existence de ces canalicules est démontrée par l'examen direct, et
surtout par l'anatomie pathologique ; dans certaines ostéites, en effet,
ces canaux offrent un calibre considérable.

Il nous reste à parler de la disposition de ces divers tissus dans les
différents os.

(1) Gerdy, *Note sur la structure des os (Bulletin clinique*, 1er août 1835).
(2) Kölliker, *Éléments d'histologie humaine*, traduction de MM. Béclard et
Séc. Paris, 1856, in-8, p. 229.

Le *tissu compacte* est disposé en couche plus ou moins épaisse à la surface des os : très épais sur le corps des os longs, il est très mince sur les os courts ; il est d'une épaisseur moyenne sur les os plats. Sur quelques-uns de ces derniers os, à leur partie centrale, les deux lames de tissu compacte sont adossées, de telle sorte que l'os est transparent. Sur un os qui n'a pas macéré, le tissu compacte est d'un blanc mat dans tous les os et à toutes les époques de la vie.

Le *tissu spongieux* existe au pourtour de la cavité médullaire du corps et dans les extrémités des os longs ; il est interposé entre les deux lames du tissu compacte des os plats ; il forme la presque totalité de la substance des os courts. Lorsque l'épiphyse n'est pas soudée à la diaphyse, les canalicules de la diaphyse ne vont pas au delà de la lame cartilagineuse épiphysaire, les vaisseaux qu'ils renferment concourent à l'entretien de cette lame ; plus tard elle s'ossifie, alors elle se laisse perforer, et les vaisseaux de la diaphyse communiquent avec ceux des épiphyses.

Le *tissu réticulaire* se rencontre principalement dans la cavité médullaire des os longs ; il est beaucoup plus rare dans les os plats et dans les os courts. Après la soudure de l'épiphyse, le tissu réticulaire se prolonge jusque dans cette extrémité de l'os ; cependant les mailles sont dans ce point beaucoup plus serrées que dans la partie moyenne de l'os, où il est formé de quelques filaments osseux très fins, en quelque sorte dispersés dans la cavité médullaire.

La disposition des canaux des os varie dans les différentes espèces de tissus. Dans le tissu compacte des os longs ils se dirigent un peu obliquement du canal médullaire à la surface extérieure ; ils sont parallèles au grand axe de la diaphyse, c'est ce qui lui donne son aspect fibreux ; dans les os courts la disposition des canaux est tellement irrégulière, que ces os n'offrent plus l'apparence fibreuse. Nous avons déjà dit que les vaisseaux du tissu spongieux s'ouvraient dans des cellules et communiquaient largement par les ouvertures de ces cellules ; ces canaux offrent la même disposition que les précédents, seulement ils sont plus larges et communiquent non-seulement entre eux, mais avec les canaux du tissu compacte et avec les vaisseaux qui pénètrent dans le canal médullaire par le gros conduit que l'on désigne sous le nom de *trou de l'artère nourricière de l'os*.

Dans la description des os en particulier nous ne nous arrêterons pas à décrire chaque fois la structure de l'os ; il suffira de savoir : 1° que les os longs sont formés de tissu compacte dans leur corps et à la surface des extrémités, de tissu spongieux au-dessous du tissu compacte ; 2° que dans les os plats il y a une couche de tissu spongieux entre deux lames de tissu compacte : ce tissu spongieux a reçu le nom de *diploé* pour les os du crâne ; 3° que dans les os courts une lame très mince de tissu compacte enveloppe le tissu spongieux. Cette règle générale offre fort peu d'exceptions, que nous aurons soin d'ailleurs de signaler.

Artères. — Les artères qui pénètrent dans les os sont très nombreuses ; elles viennent de trois sources :

1° L'*artère du canal médullaire,* improprement appelée *artère nourricière de l'os,* grosse branche qui pénètre dans l'intérieur de l'os par un canal volumineux très oblique. Dans le corps des os longs, où ce vaisseau présente le plus de développement, il a une direction constante : pour le membre supérieur, les artères nourricières des os du bras et de l'avant-bras convergent vers le coude, les supérieures de haut en bas, les inférieures de bas en haut ; pour le membre inférieur, la direction est contraire, ils divergent à partir du genou : pour le fémur, de bas en haut ; pour le tibia et le péroné, de haut en bas. Arrivé dans le canal médullaire, ce vaisseau se divise en deux branches qui se portent en sens inverse, se subdivisent sur les lamelles osseuses du centre de l'os, et pénètrent dans les canaux du tissu spongieux, s'anastomosant avec les vaisseaux du second ordre que nous allons examiner.

2° *Artères du tissu celluleux.* — Nous donnons, avec Gerdy, ce nom aux gros vaisseaux des os plats et des os courts ; et à ceux qui pénètrent dans les os longs pas les extrémités. Ces vaisseaux pénètrent par des canaux volumineux qui se prolongent dans le tissu spongieux où ils s'anastomosent les uns avec les autres, ainsi qu'avec ceux du tissu compacte, dans les os longs avec ceux qui partent de l'artère du canal médullaire.

3° *Artères du tissu compacte.* — Elles sont extrêmement fines et pénètrent à l'état capillaire dans le tissu osseux en sortant du périoste qui les fournit ; parvenues dans l'épaisseur de l'os, elles sont, dans l'état sain, invisibles à l'œil nu, mais dans l'état pathologique elles peuvent acquérir des dimensions considérables ; elles s'anastomosent avec les vaisseaux du tissu celluleux.

Veines. — Elles suivent en général la direction des artères ; on a en outre signalé dans l'épaisseur des os des canaux de transmission, percés de trous, à travers lesquels les veines reçoivent le sang des parties voisines : ces canaux sont formés par la membrane interne des veines et tapissés par une lame mince de tissu compacte. Ils sont très nombreux et très apparents dans le tissu spongieux des os du crâne ; ils s'ouvrent à l'extérieur par des trous spéciaux, et à l'intérieur ils communiquent avec les sinus de la dure-mère : on les appelle *sinus osseux.*

Vaisseaux lymphatiques. — Ils n'ont pu encore être injectés jusque dans les os ; l'analogie tendrait à les faire admettre. M. Gros a constaté leur existence dans les conduits médullaires des os longs.

Nerfs. — Jusque dans ces derniers temps on n'avait pas constaté la présence de nerf dans les os. Dans un mémoire lu à l'Institut en 1846, M. Gros a fait connaître les nerfs du tissu osseux. Il résulte des recherches de cet anatomiste que c'est au niveau des grands conduits médullaires que les nerfs se rencontrent, et qu'ils sont d'ail-

2.

leurs parallèles au système vasculaire. Trois nerfs arrivent, chez le cheval, au trou nourricier du fémur : ils sont fournis par le nerf crural ; un quatrième nerf vient, chez l'homme et le bœuf, du nerf sciatique. Au niveau du trou nourricier on constate sur leur trajet la présence constante d'un ganglion situé au bord antérieur de l'orifice, et recevant à son extrémité externe le nerf venu du vaste interne, à sa partie moyenne le nerf satellite supérieur du tronc diaphysaire. M. Gros a constaté que le corps de l'os est embrassé par une sorte d'anse vasculo-nerveuse, dont le sommet est représenté d'une part par le tronc diaphysaire, de l'autre par le ganglion ; que les nerfs des os forment un plexus divisé en deux portions, l'une périostique, l'autre médullaire ; chaque branche de ce plexus fournit autour de chaque artère deux rameaux satellites qui se ramifient autour des vaisseaux jusque dans les extrémités spongieuses des os longs, et qu'il existe en outre une connexion intime entre les nerfs des os et ceux des articulations.

D'après Kölliker, les nerfs des os sont fort nombreux, le corps des vertèbres est particulièrement très riche en filets nerveux. Cet auteur en a constaté dans l'astragale, le calcanéum, le scaphoïde, le cuboïde, etc. ; l'omoplate, l'os iliaque, dans le sternum, les os plats du crâne, etc.

Périoste. — Tous les os sont entourés d'une membrane appelée *périoste*. Cette membrane est de nature fibreuse ; elle n'a pas la couleur blanche nacrée des autres organes fibreux, elle a un aspect grisâtre. D'après Boyer, les fibres du périoste affectent une direction très variée à la partie moyenne des os longs, et sur les os larges ; mais aux extrémités des os longs et sur les os courts, les fibres suivent la direction de l'os. Cette opinion est aussi celle de Haller, de Boerhaave, de M. Maisonneuve. De nombreux vaisseaux artériels rampent au milieu des fibres du périoste. Parmi ces vaisseaux, les uns ne font que traverser cette membrane : ce sont les artères de premier et de second ordre qui se distribuent aux os ; quant aux petits vaisseaux qui se portent dans le tissu compacte, ils se ramifient un très grand nombre de fois dans le tissu fibreux avant de pénétrer dans les canalicules extrêmement petits que nous avons signalés plus haut. Des nerfs ont été disséqués dans le périoste : M. Bonamy a trouvé sur le périoste de la face interne du tibia des nerfs qui venaient du saphène interne.

Le périoste est constitué par deux lames très intimement unies et qu'il est fort difficile d'isoler. L'une est superficielle, constituée par un tissu conjonctif qui renferme çà et là quelques cellules adipeuses ; elle est le principal siège des nerfs et des vaisseaux du périoste. L'autre est profonde, constituée par des fibres élastiques, ordinairement très fines ; on y trouve encore des nerfs et des vaisseaux, mais ils ne font que la traverser pour gagner les os auxquels ils sont destinés.

Le périoste offre deux surfaces, l'une adhérente ou profonde, l'autre libre ou superficielle. La *face profonde* s'applique immédiatement sur le tissu avec lequel elle contracte des adhérences très solides, surtout dans les points qui correspondent aux insertions des tendons ; elle passe d'un os à l'autre dans les articulations immobiles sans laisser aucun intervalle ; au niveau des articulations mobiles, elle semble se confondre avec les ligaments. Il est quelques points des os qui paraissent dépourvus du périoste : tels sont les extrémités articulaires recouvertes de cartilage, les points où les ligaments et les tendons s'insèrent sous un certain angle aux bords ou aux faces des os : par exemple, les tendons rotuliens, les ligaments sacro-iliaques, etc. La *face superficielle* est libre dans presque toute son étendue, séparée des muscles par du tissu cellulaire ; cette face est très adhérente aux tendons dans leurs points d'insertion : ceux-ci en effet s'unissent au périoste par un entrecroisement réciproque de fibres.

Moelle et membrane médullaire. — On désigne sous le nom de *moelle* une substance jaunâtre, de consistance variable, contenue dans la cavité des os longs. Pendant longtemps on a supposé que cette matière était enveloppée dans une membrane qui tapissait la cavité interne des os et tout à fait semblable par sa structure, par ses fonctions, à la membrane qui enveloppe les os extérieurement, au périoste. Cette membrane était désignée sous le nom de *membrane médullaire.* Tel était l'état de la science sur ce point, lorsqu'en 1849 MM. Gosselin et Renauld ont entrepris des recherches, et ont démontré que la membrane médullaire décrite avec tant de soins par les anatomistes n'a pu être constatée ni par les dissections, ni par la chaleur, ni par la macération, ni par les réactifs, ni par l'examen microscopique. Aussi disent-ils : « Les doutes que Ruysch avait avancés sur l'existence de la membrane médullaire sont devenus pour nous une certitude, et nous n'hésitons pas à rejeter cette membrane, du moment que nous ne la voyons pas à l'œil nu, que le microscope n'en démontre pas les éléments, que la chimie ne fait pas trouver de matière gélatineuse (1). »

Quant à la substance médullaire des os, voici ce qui a été constaté par MM. Gosselin et Renauld : « Pendant la formation des os et avant leur complet développement, le canal médullaire des os longs n'est autre chose qu'un canalicule semblable à ceux dont la description a été donnée par Albinus, Sœmmering, et dans ces derniers temps par Gerdy. Ce canalicule est vasculaire, seulement l'artère principale nourricière qu'il contient est plus volumineuse que ne le sont les artères des autres canalicules ; elle se divise et se subdivise, envoie ses ramifications dans l'épaisseur de l'os, où elle pénètre par les pertuis occupant la face interne du canal. A ces artérioles succèdent des veinules, et enfin un tronc veineux qui sort par le trou nourricier principal. Ces ramifications artérielles et veineuses sont entremêlées de

---

(1) *Recherches sur la substance médullaire des os*, par MM. Gosselin et Renauld (*Archives générales de médecine*, t. XX, 1849, p. 270).

quelques cellules adipeuses et d'une matière gélatiniforme qui est
formée, non par de la gélatine vraie, mais par une substance dont les
réactions sont différentes, et sur la nature de laquelle nous ne pouvons
encore donner des renseignements positifs.

» A mesure que l'ossification se forme, le canal médullaire s'agrandit
par l'absorption des couches les plus internes, comme l'a très bien vu
M. Flourens. Cet agrandissement se fait pour les besoins de la station et de la progression, c'est-à-dire pour donner aux os longs une
plus grande résistance sans augmenter la quantité et le poids de la
matière osseuse. Or il était nécessaire que l'os ne perdît pas ses
moyens de nutrition. Voici ce qui se passe. A mesure que les couches
internes du canal médullaire sont résorbées, il se fait dans la cavité
un dépôt de matière grasse ; cette matière remplit les vides, soutient
les vaisseaux et maintient appliqué un réseau capillaire abondant contre la surface interne du canal. La graisse médullaire joue donc
un rôle mécanique d'une certaine importance, mais elle peut être
remplacée par toute autre substance qui remplirait également les
vides et maintiendrait les vaisseaux capillaires contre la substance
osseuse.

» La graisse des os diffère donc de celle des autres parties du
corps, sous ce point de vue qu'elle n'est point divisée en lobes et en
lobules par des prolongements de tissu cellulaire membraneux. Les
cellules sont serrées les unes contre les autres, séparées seulement
par des capillaires sanguins extrèmement fins et mélangés avec la
matière gélatiniforme plus ou moins abondante.

» Dans le tissu spongieux la substance médullaire est exactement
la même que dans le canal médullaire des os longs ; c'est toujours de
la graisse plus ou moins pure, occupant les espaces intermédiaires
aux vaisseaux capillaires sanguins, et appliquant ces vaisseaux contre
les fibrilles osseuses qui en ont besoin pour leur nutrition.

» Les quantités respectives de graisse et de vaisseaux sanguins
sont toujours en raison inverse, c'est-à-dire que là où le réseau capillaire est très riche, il y a peu de graisse ; là où la graisse est
très abondante il y a beaucoup moins de vaisseaux. Il semble, en un
mot, que la graisse, à mesure qu'elle se dépose, comprime, étouffe et
fasse disparaître une partie des vaisseaux sanguins.

» Chez l'enfant, vaisseaux abondants et peu de graisse ; chez
l'adulte et chez le vieillard, graisse plus abondante, vaisseaux plus
rares (1). »

M. Robin a décrit dans ce tissu médullaire deux espèces particulières de cellules, les *cellules médullaires* et les *cellules à noyaux
multiples.*

La moelle que l'on rencontre dans les épiphyses, dans les os plats
et les os courts, mais particulièrement dans le corps des vertèbres,

(1) Gosselin et Renauld, *loc. cit.*, p. 271 et suiv.

dans les os de la base du crâne, dans le sternum, se distingue de la moelle que l'on trouve dans la diaphyse des os longs, par sa coloration rouge ou rougeâtre, par sa consistance moindre et par ses propriétés chimiques. La première, d'après Berzelius, renferme 96 parties de graisse, 1 partie de tissu conjonctif et de vaisseaux, 3 parties d'un liquide contenant des substances analogues à de la chair musculaire ; tandis que la moelle rouge prise dans le diploé renferme, d'après le même auteur, 75 parties d'eau, 25 parties de substance solide (albumine, fibrine, extractif et sels analogues à ceux de la chair musculaire), et seulement des traces de graisse (1).

DÉVELOPPEMENT DES OS.

Avant d'arriver à l'état où nous allons les examiner, les os passent par diverses phases sur lesquelles nous nous arrêterons un instant.

On observe constamment dans l'évolution du système osseux trois états : l'état muqueux, l'état cartilagineux, l'état osseux.

L'*état muqueux* ne dure que pendant un temps très court. Au bout d'un mois ou de six semaines, les os passent à l'état cartilagineux. M. Cruveilhier désigne sous le nom d'*état muqueux* des os cette période de la formation où ils sont confondus avec la totalité des organes en une masse homogène d'apparence muqueuse.

L'*état cartilagineux* commence au moment où ces parties prennent une consistance supérieure à celle des tissus qui les entourent. Sa durée est très variable, et l'on peut avancer que dans l'ossification normale tout os a été primitivement un cartilage.

L'état cartilagineux paraît se développer simultanément dans toutes les parties des diverses pièces du squelette. « L'idée des points centraux cartilagineux correspondant aux points centraux d'ossification est une pure hypothèse. Un os apparaît cartilagineux dans tous ses points à la fois, jamais par points isolés (2). »

État osseux. — Vers le deuxième mois de la vie intra-utérine la cartilaginification est terminée ; déjà des points osseux ont apparu. Vers la quatrième semaine, un point osseux apparaît pour la clavicule, puis un autre pour la mâchoire inférieure. Contrairement à la cartilaginification, l'ossification se fait par points isolés, constants, augmentant graduellement de volume ; ce point est central pour les os courts. Trois points : un pour le corps, un pour chaque extrémité, telle est la marche d'ossification des os longs.

On appelle *points d'ossification primitifs* ceux qui se forment et qui s'étendent au corps de l'os ; mais lorsque le tissu cartilagineux n'est pas envahi tout entier par le tissu osseux, il se forme dans certains points des noyaux osseux appelés *points d'ossification complémentaires*.

(1) Kölliker, *loc. cit.*, p. 241.
(2) Cruveilhier, *Anatomie descriptive*, 3ᵉ édition, 1851, t. Iᵉʳ, p. 49.

Si les auteurs sont d'accord sur le nombre des points d'ossification des os pairs, il n'en est pas de même des os impairs. Les uns pensent que ces os se forment par un point central qui se développe à droite et à gauche ; mais M. Serres a combattu cette doctrine, il a formulé plusieurs lois que nous allons exposer rapidement. 1° *Loi de symétrie*. Tout os situé sur la ligne médiane a été primitivement double ; les deux parties séparées, en marchant à leur rencontre, ont fini par se souder. — 2° *Loi des éminences*. Toute éminence osseuse se développe par un point d'ossification particulier. — 3° *Loi de conjugaison*. Toutes les cavités, les trous, les canaux, se trouvent formés par la réunion d'au moins deux pièces osseuses. Ces lois, surtout les deux dernières, vraies dans beaucoup de circonstances, présentent de nombreuses exceptions.

M. Robin a démontré que la substance osseuse se forme par *substitution* ou par *envahissement*. Il a en outre constaté un troisième mode beaucoup plus rare et pour ainsi dire exceptionnel, c'est la *formation immédiate*.

1° *Formation de la substance osseuse par substitution*. — Ce mode de formation est particulier aux os du tronc et à ceux de la base du crâne. Vers la partie centrale du cartilage on remarque un point un peu opaque formé par le dépôt de points granuleux dans la substance du cartilage ; l'opacité va en augmentant, et est en raison de la quantité de granulations ; le dépôt s'avance vers la surface et vers les extrémités de l'os sous forme de traînées, qui finissent par le rendre opaque en augmentant de nombre et de volume et forment un tissu homogène. Le cartilage est dépourvu de vaisseaux, on n'en rencontre que dans le tissu osseux.

2° *Formation de la substance osseuse par envahissement*. — Ce mode de formation est propre aux os de la tête et de la face, à l'exception de l'apophyse basilaire, des condyles de l'occipital et du maxillaire inférieur ; c'est encore par ce mode que s'agrandissent les os formés par substitution.

La substance osseuse se forme par dépôt de sels terreux dans une trame cartilagineuse, au fur et à mesure de la formation de celle-ci. L'os ne sera pas précédé pendant un certain temps par un cartilage qui en représente à peu près la forme ; au contraire, la substance cartilagineuse est à peine formée dans un point très limité, qu'elle est envahie par les sels terreux.

3° *Formation immédiate de la substance osseuse*. — M. Robin ne l'a observée que sur les os de la voûte du crâne. Ce mode de formation est fort rare.

Nous n'avons pu donner ici toute l'étendue que nous aurions désiré à l'exposition des intéressantes recherches de M. Robin ; nous renvoyons le lecteur à son excellent mémoire (1).

_____

(1) Ch. Robin, art. OSTÉOGÉNIE, Suppl. au *Dictionnaire des dictionn.*, p. 560.

Formation du tissu osseux. — Nous venons d'exposer d'après M. Robin le mode de formation de la substance osseuse ; nous allons dire d'après le même auteur comment la substance élémentaire des os s'arrange avec les vaisseaux pour former le tissu osseux.

La partie du cartilage qui doit passer à l'état osseux devient grisâtre, terne ; elle est homogène sans être creusée de cavité ni pourvue de vaisseaux ; les matériaux de nutrition sont puisés dans le périchondre et dans le tissu ambiant. Vers la dixième semaine, pour les os longs, les vaisseaux commencent à apparaître ; il est à remarquer : que les vaisseaux se développent lorsque le noyau osseux est arrivé au contact ou à peu près au contact du périchondre ; il se passe donc un certain temps entre l'apparition du noyau osseux et celui des vaisseaux. Ce temps paraît être moins long pour les os courts que pour les os longs. Ce n'est pas par communication des cavités du cartilage que se forment les vaisseaux des os, ce n'est pas par résorption ou dissolution de parties cartilagineuses non ossifiées que se forment ces conduits : au contraire, le tissu osseux nouvellement formé se résorbe par places ; partout où les vaisseaux arrivent, il se creuse des cavités ayant la forme de conduits, quand ils sont plus longs que larges.

Dès que les vaisseaux ont pénétré dans la substance des os, on voit cette substance se résorber, de manière que les cavités vont en augmentant incessamment. A mesure que l'os augmente de volume à la périphérie par envahissement, il se creuse au centre, s'y raréfie par résorption directe. Alors le centre des portions osseuses des os longs, et même celui des points épiphysaires, se présentent comme constitués par du tissu aréolaire formé de lamelles à bords irréguliers, dentelés, circonscrivant des cavités remplies de moelle et parcourues par des vaisseaux. C'est ainsi que se forme le *tissu spongieux.*

La résorption du tissu osseux n'atteint jamais la surface de l'os, il reste une couche *compacte* que l'ossification envahissante tend toujours à rendre plus épaisse ; mais la résorption de la face interne la maintient avec une épaisseur égale à peu près pour les os plats et les os courts, mais elle augmente un peu d'épaisseur pour les os longs.

Dans les *os longs*, c'est par le corps que l'ossification commence. Le corps est complétement développé au moment de la naissance ; plus tard, un point d'ossification paraît par chaque extrémité. Ces parties séparées du corps de l'os par une lame cartilagineuse se soudent au corps de l'os au bout d'un temps variable pour les différents os ; l'ossification complète du squelette n'est terminée que vers l'âge de vingt ou vingt-cinq ans. Le corps de l'os porte le nom de *diaphyse,* les extrémités celui d'*épiphyses.* D'après les recherches d'A. Bérard et de M. Gueretin, l'épiphyse qui se souderait la première à la diaphyse d'un os est celle vers laquelle se dirige l'artère nourricière.

Il résulte de leurs recherches que l'ossification des épiphyses est soumise aussi à des règles fixes. L'épiphyse qui se montre la première est celle qui est opposée à la direction de l'artère nourricière.

Enfin, on rencontre des points d'ossification complémentaires, ils se montrent principalement au sommet des apophyses.

Dans les *os plats*, l'ossification s'étend par plusieurs points du centre à la circonférence, formant des rayons qui vont en divergeant ; entre ces rayons, se forment bientôt de nouveaux rayons jusqu'à ce que le cartilage soit entièrement envahi. A la circonférence de ces os, on trouve souvent des points d'ossification complémentaires ; on les appelle *épiphyses marginales*. Ce n'est que lorsque l'ossification est complète que l'os devient plus épais, qu'il se divise en deux lames de tissu compacte renfermant du tissu spongieux.

Dans les *os courts*, l'ossification commence par un point central qui va en se développant dans tous les sens. Il est un grand nombre d'os courts dont l'ossification n'est pas commencée à la naissance.

CARTILAGES.

Le tissu cartilagineux peut être divisé en deux grandes catégories : 1° les *cartilages non articulaires* ; 2° les *cartilages articulaires*. Nous traiterons avec l'arthrologie des cartilages articulaires. Nous allons, dans ce chapitre, nous occuper des premiers.

Parmi les cartilages non articulaires, nous trouverons les *cartilages temporaires* qui précèdent l'ossification des os. Nous en avons déjà dit quelques mots à propos de la structure des os, nous n'y reviendrons pas ; d'ailleurs, les *cartilages permanents* dont nous devons parler présentent avec les cartilages temporaires la plus grande ressemblance. M. Sappey les a désignés sous le nom de *cartilages périchondriques*.

Dans cette classe, nous rangerons les cartilages costaux, les cartilages des ailes et de la cloison du nez, ceux du larynx, de la trompe d'Eustache, de l'oreille externe, des paupières, ceux des anneaux de la trachée.

Ces cartilages ont la plus grande analogie avec les os ; comme eux, ils sont enveloppés par une membrane fibreuse analogue au périoste et qui porte le nom de *périchondre*, qui remplit à l'égard du cartilage les mêmes fonctions que le périoste remplit à l'égard des os. Il est très riche en vaisseaux ; toutefois ceux-ci ne pénètrent pas dans le cartilage ; et si, à l'époque moyenne de la vie, on voit quelquefois des vaisseaux pénétrer dans les cartilages costaux, on y remarque en même temps des traces d'ossification partielle. Le développement de vaisseaux dans les cartilages pourrait donc être considéré comme le premier phénomène de l'ossification. Jusqu'à présent on n'a pas trouvé de nerfs dans les cartilages. Ces cartilages s'articulent entre eux exactement comme les os, tantôt par juxtaposition : exemple, les cartilages du nez ; tantôt en formant de véritables articulations pourvues de ligaments, de membranes synoviales : exemple, les cartilages du larynx. Enfin, ils s'articulent souvent avec les os par juxtaposition : exemple, les cartilages costaux, celui du conduit auditif externe. Ces cartilages nous semblent donc devoir être décrits comme des appendices du tissu osseux dont, dans beaucoup de cas, ils ne sont que le prolongement. D'un autre côté, ils ne diffèrent pas sensiblement, quant à leurs caractères, du cartilage d'ossification, en ce que souvent, avec le temps, quelques-uns d'entre eux s'ossifient. Les os qui résultent de leur ossification jouissent de toutes les propriétés du tissu osseux. A la vérité, les points d'ossification ne se forment pas d'une manière aussi régulière que dans les cartilages temporaires, mais cette différence ne nous paraît pas suffisante pour les éloigner de la place qu'ils doivent occuper dans la description des tissus.

Nous ne décrirons pas ici ces cartilages en particulier, on en trouvera la description avec celle des organes et des appareils dont ils font partie. Les cartilages costaux seront étudiés, dans l'ostéologie, avec les côtes, dont on doit les considérer comme des prolongements.

COLONNE VERTÉBRALE.

La *colonne vertébrale*, ou *rachis*, est une tige osseuse située sur la partie médiane et postérieure du tronc, qui s'étend depuis la tête, qu'elle supporte, jusqu'au bassin, où elle se termine par le *sacrum* et le *coccyx*.

La colonne vertébrale a été divisée en quatre régions : 1° la *région cervicale*, 2° la *région dorsale*, 3° la *région lombaire*, 4° la *région sacro-coccygienne*. Elle est composée : 1° De vingt-quatre pièces osseuses appelées *vertèbres*. La région cervicale compte *sept vertèbres*, dites *vertèbres cervicales* (fig. 1, de 1 à 7) ; la région dorsale, *douze vertèbres dorsales* (fig. 1, de 8 à 19) ; la région lombaire, *cinq vertèbres lombaires* (fig. 1, de 20 à 24) : les vertèbres sont individuellement désignées par leur nom numérique dans chaque région, en comptant de haut en bas. 2° De deux os, le *sacrum* et le *coccyx* pour la région sacro-coccygienne ; ces deux os sont encore désignés sous le nom de *fausses vertèbres*. Ils sont en effet formés, le sacrum par la soudure de cinq vertèbres, le coccyx par la réunion de quatre fausses vertèbres rudimentaires.

Les vertèbres ont des caractères généraux qui les distinguent des autres os ; les vertèbres de chaque région ont des caractères particuliers qui les distinguent des vertèbres des deux autres régions ; enfin il en est quelques-unes dans les diverses régions qui ont des caractères propres qui les distinguent des vertèbres de la même région. Nous décrirons donc successivement les caractères généraux de toutes les vertèbres, les caractères spéciaux des vertèbres de chaque région, enfin les caractères particuliers de quelques vertèbres.

Nous mentionnerons les insertions musculaires en décrivant la colonne vertébrale en général.

1° Caractères généraux des vertèbres.

Toutes les vertèbres ont la forme d'un anneau dont l'ouverture est nommée *trou vertébral*. Le canal qui résulte de la succession des trous est le *canal rachidien* (fig. 1, G). La circonférence présente en avant le *corps de la vertèbre*, en arrière la *masse apophysaire* ; la masse apophysaire est réunie de chaque côté au corps de l'os par le *pédicule de la vertèbre*.

A. *Corps*. — Il représente une portion de cylindre échancré en arrière ; on lui considère une *face supérieure* et une *face inférieure* qui s'articulent, la première avec la vertèbre située au-dessus, la seconde avec la vertèbre située au-dessous ; elles sont légèrement excavées. La circonférence présente une gouttière horizontale plus profonde sur les parties latérales ; la partie postérieure de la circonférence, celle qui est comprise entre les pédicules, est échancrée et est creusée d'une gouttière longitudinale ; le corps de la vertèbre est percé d'un grand nombre de trous pour les vaisseaux nourriciers de l'os.

B. *Masse apophysaire*. — Elle se compose : 1° sur la ligne médiane, d'une *apophyse épineuse* ; 2° sur chacune des parties latérales, d'une *apophyse transverse* et de deux *apophyses articulaires*.

1° *Apophyse épineuse* (fig. 1, A). — Éminence dont la longueur varie dans différentes régions et qui donne attache à des muscles très puissants ; elle se bifurque à sa partie antérieure : ces deux branches constituent les *lames des vertèbres* et se réunissent aux masses apophysaires latérales.

2° *Apophyses transverses* (fig. 1, B,C,D). — Au nombre de deux, l'une à droite, l'autre à gauche, horizontales en dehors, variant dans les différentes régions.

3° *Apophyses articulaires*. — Elles naissent des parties latérales de l'anneau ; elles sont au nombre de quatre, deux à droite, deux à gauche ; deux sont supérieures, deux sont inférieures. Elles sont en général verticales, placées symétriquement de chaque côté de la ligne médiane, lisses, encroûtées de cartilages ; elles dépassent le corps de la vertèbre en haut et en bas ; elles s'articulent avec les apophyses articulaires des vertèbres adjacentes.

C. *Pédicule*. — Lame osseuse qui réunit la masse apophysaire au corps de la vertèbre. Il se trouve creusé à son bord supérieur et à son bord inférieur de deux gouttières nommées *échancrures*. Celles-ci sont au nombre de quatre, deux supérieures et deux inférieures ;

FIG. 1. — *Colonne vertébrale.*

1 à 7, Vertèbres cervicales.

8 à 19. Vertèbres dorsales.

20 à 24. Vertèbres lombaires.

AAA. Apophyses épineuses.

B. Apophyses transverses cervicales, percées d'un trou qui forme un canal dans lequel passe l'artère vertébrale.

C. Apophyses transverses dorsales, munies d'une facette articulaire.

D. Apophyses transverses lombaires.

EE. Trous de conjugaison.

FFF. Facettes et demi-facettes articulaires du corps des vertèbres dorsales.

G. Orifice supérieur du canal rachidien.

H. Facette articulaire inférieure de la dernière vertèbre lombaire.

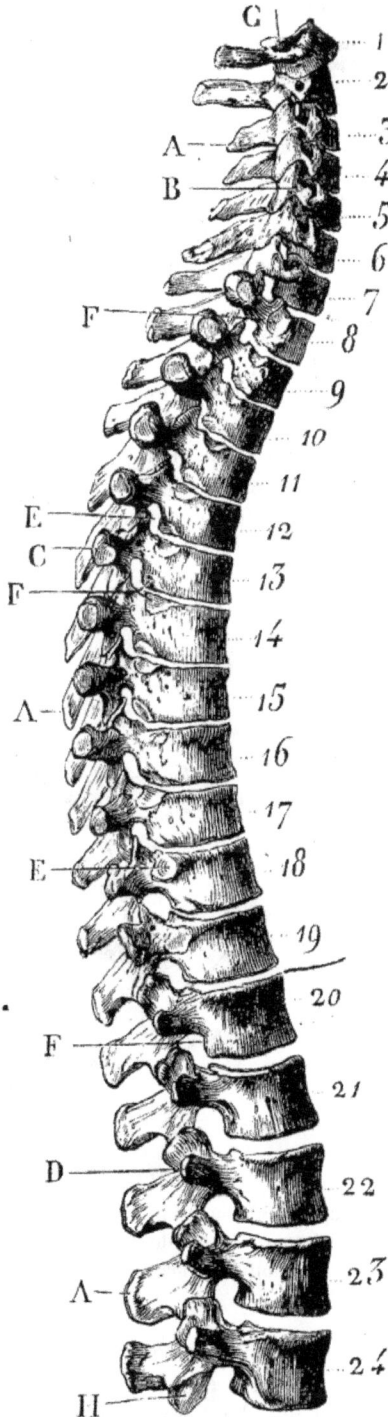

elles forment avec les échancrures des vertèbres correspondantes les
trous de conjugaison (fig. 1, EE), qui donnent passage aux nerfs qui
partent de la moelle épinière et aux vaisseaux du canal rachidien.

2° Caractères propres aux vertèbres de chaque région.

C'est surtout à la partie moyenne de chaque région que les vertèbres présentent les caractères les plus tranchés, les vertèbres placées
sur la limite offrent des caractères mixtes.

A. *Région cervicale.* — Le *corps* est peu volumineux, le diamètre
transversal est le plus considérable; des deux côtés de la face supérieure du corps naissent deux petits crochets latéraux reçus dans
deux enfoncements creusés sur la face inférieure de la vertèbre située
au-dessus. — Le *trou* est triangulaire ; il a une dimension très considérable, en rapport du reste avec les mouvements de la région cervicale (fig. 2 et 3. 6). — L'*apophyse épineuse* est courte, presque
horizontale, bifurquée à son sommet (fig. 2 et 3 1). — Les *apophyses*

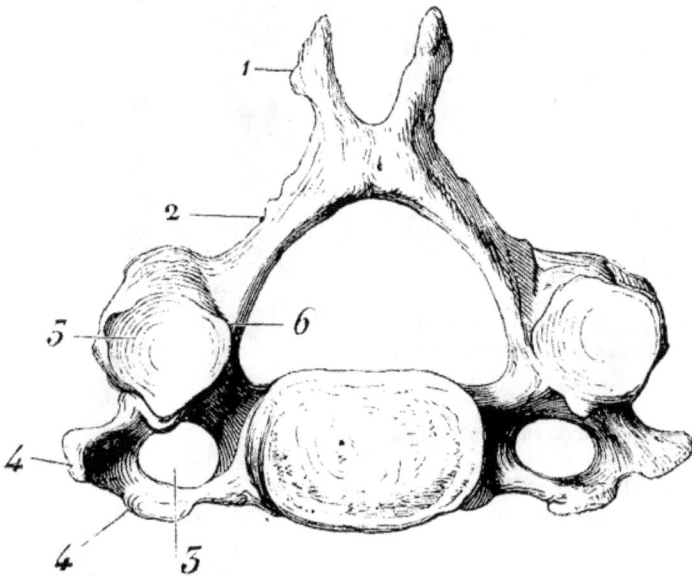

Fig. 2. — *Vertèbre cervicale vue par sa face supérieure.*

1. Apophyse épineuse bifurquée. — 2. Lame de la vertèbre. — 3. Trou de l'apophyse transverse qui donne passage à l'artère vertébrale. — 4,4. Apophyse
transverse bituberculée. — 5. Apophyse articulaire supérieure. — 6. Trou
vertébral.

transverses sont courtes, horizontales, bituberculées à leur sommet
(fig. 2 et 3, 4), creusées d'une gouttière à leur face supérieure et
percées à leur base d'un trou qui donne passage à l'artère vertébrale

(fig. 2 et 3, 3). — Les *apophyses articulaires* sont obliques ; les supérieures regardent de haut en bas et d'avant en arrière, les inférieures sont parallèles aux supérieures (fig. 2 et 3. 5). — Les *échancrures* sont d'égale dimension. — Les *lames* sont longues, minces et étroites, obliques en arrière, s'imbriquant dans l'extension de la tête, s'écartant dans la flexion (fig. 2 et 3, 2).

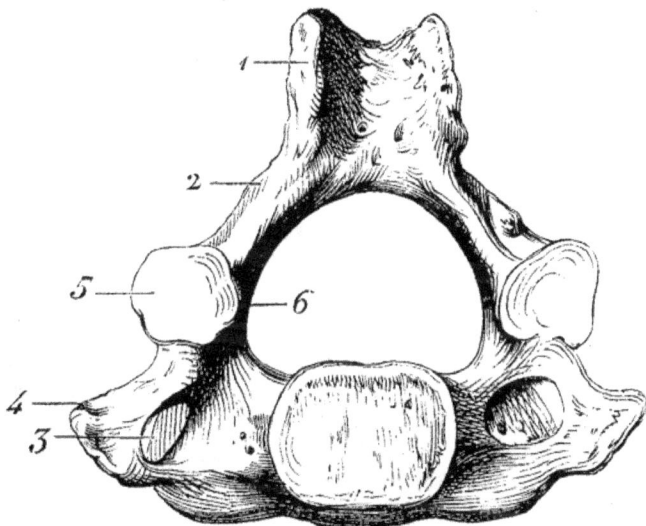

Fig. 3. — *Vertèbre cervicale vue par sa face inférieure.*

1. Apophyse épineuse. — 2. Lame. — 3. Trou qui donne passage à l'artère vertébrale. — 4. Apophyse transverse. — 5. Apophyse articulaire inférieure. — 6. Trou vertébral.

B. *Vertèbres dorsales.* — Le *corps* est plus volumineux que celui des vertèbres cervicales, le diamètre transversal est à peu près égal au diamètre antéro-postérieur ; sur chacune de ses parties latérales il est creusé de deux demi-facettes qui s'articulent avec les côtes (fig. 4. 5, et fig. 1, FF). — Le *trou* est presque circulaire, plus petit qu'à la région cervicale (fig. 4, 6). — L'*apophyse épineuse* est très longue, oblique de haut en bas et d'avant en arrière, non bifurquée à son sommet (fig. 4. 1). — Les *apophyses transverses* (fig. 4, 2) sont longues, horizontales, ne sont ni bifurquées ni percées d'un trou à leur base, mais présentent une facette articulaire (fig. 4. 3, et fig. 1, C). — Les *apophyses articulaires* sont verticales (fig. 4, 4). — Les *échancrures* supérieures sont beaucoup plus petites que les inférieures. — Les *lames* sont courtes, verticales, immobiles et toujours imbriquées.

C. *Vertèbres lombaires.* — Le *corps* est très volumineux, plus

3.

étendu dans le sens transversal que dans le sens antéro-postérieur. —
Le *trou* est triangulaire, plus grand qu'à la région dorsale (fig. 5. 5).
— L'*apophyse épineuse*, plus courte qu'à la région dorsale, a la
forme d'une lame quadrilatère dirigée verticalement ; elle est horizontale, son extrémité postérieure est volumineuse et mousse (fig. 5. 1).
Les *apophyses transverses* sont longues, aplaties d'arrière en avant
(fig. 5, 4); elles ont été regardées par quelques anatomistes comme
l'analogue de la côte ; le tubercule que nous signalerons au-dessous
de l'apophyse articulaire supérieure étant considéré comme la véritable apophyse transverse. — Les *apophyses articulaires supérieures*

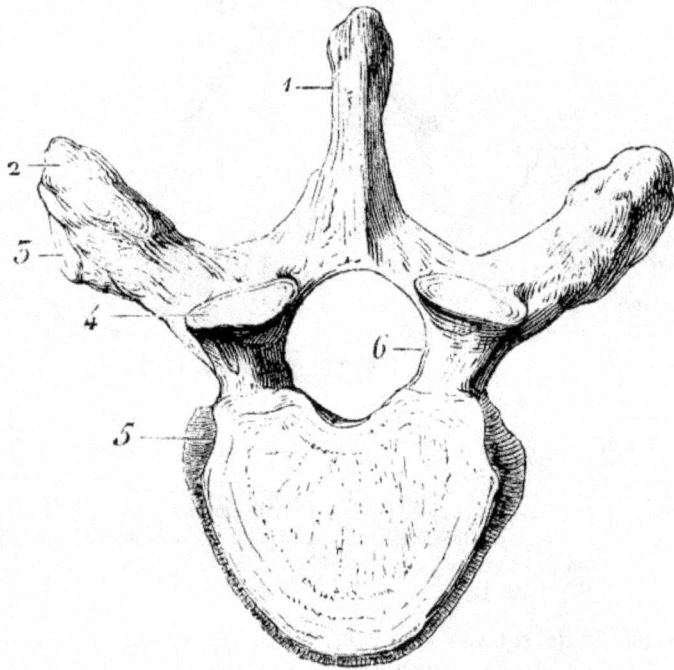

FIG. 4. — *Vertèbre dorsale.*

1. Apophyse épineuse. — 2. Apophyse transverse. — 3. Face articulaire de l'apophyse transverse avec la côte. — 4. Apophyse articulaire. — 5. Demi-facette
de l'articulation du corps de la vertèbre avec la tête de la côte. — 6. Trou vertébral.

sont concaves et regardent en dedans ; elles présentent à leur extrémité un tubercule assez volumineux qui donne attache à des muscles
(fig. 5. 3). Nous en avons parlé plus haut. Les apophyses articulaires
inférieures sont convexes et regardent en dehors (fig. 5. 2). — Les
échancrures inférieures sont beaucoup plus grandes que les supé-

rieures. — Les *lames* sont très épaisses, très courtes et dirigées verticalement.

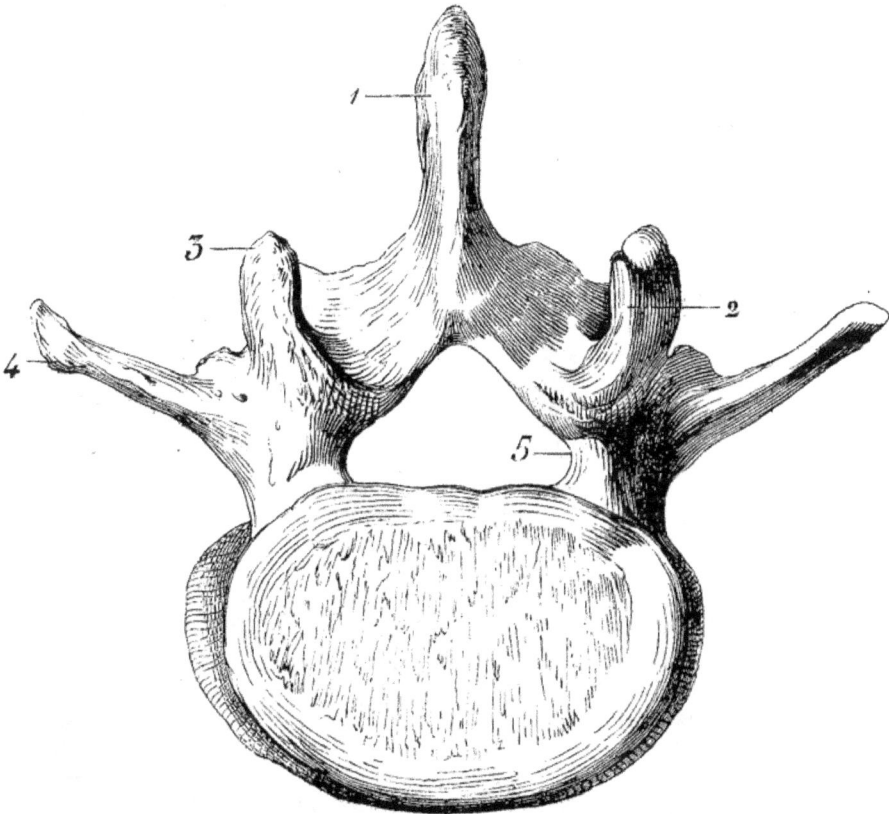

FIG. 5. — *Vertèbre lombaire.*

1. Apophyse épineuse. — 2. Portion articulaire de l'apophyse articulaire. — 3. Tubercule de l'apophyse articulaire. — 4. Apophyse transverse. — 5. Trou vertébral.

3° Caractères propres à certaines vertèbres.

Trois vertèbres cervicales, trois dorsales, une lombaire, présentent des caractères spéciaux que nous allons exposer.

A. *Première vertèbre cervicale.* — *Atlas.* — Le *corps* n'existe pas, il est remplacé par un arc osseux, *arc antérieur de l'atlas* (fig. 6 et 7. 3) ; la concavité est tournée en arrière, et présente une facette concave presque circulaire qui s'articule avec l'apophyse odontoïde ; sa convexité tournée en avant présente un tubercule, le *tubercule antérieur de l'atlas* (fig. 6 et 7. 4) ; les deux bords donnent attache à des ligaments. — Le *trou* est beaucoup plus grand que dans les autres régions, il est rempli en avant par l'apophyse odontoïde. — *L'apophyse épineuse* n'existe pas, les *lames* sont très allongées ; cette partie

a reçu le nom d'*arc postérieur de l'atlas* (fig. 6 et 7. 1). Cet arc forme
plus de la moitié de la circonférence de la vertèbre ; à la place de
l'apophyse épineuse on trouve un tubercule, le *tubercule postérieur*

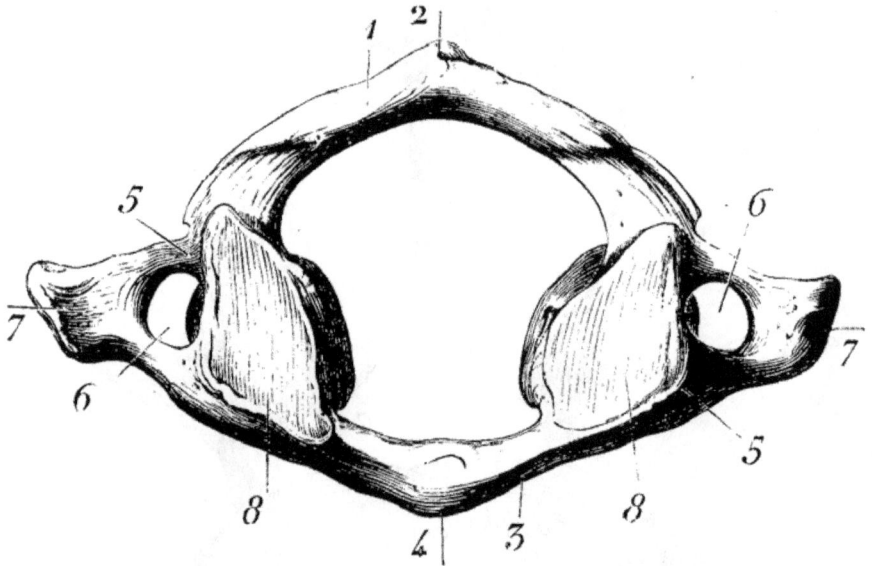

FIG. 6. — *Première vertèbre cervicale (atlas) vue par sa face supérieure.*

1. Arc postérieur. — 2. Tubercule postérieur. — 3. Arc antérieur. — 4. Tubercule antérieur. — 5, 5. Masses latérales. — 6, 6. Trous percés dans la base
des apophyses transverses. — 7, 7. Apophyses transverses. — 8, 8. Apophyses
articulaires supérieures.

de l'atlas (fig. 6 et 7. 2). A la réunion de l'arc postérieur avec les
masses latérales on trouve deux *échancrures :* l'une, supérieure, très
large, qui donne passage à l'artère et à la veine vertébrales au nerf
de la première paire cervicale ; elle est quelquefois convertie en trou
par une languette osseuse ; l'autre, inférieure, moins grande, forme
presque à elle seule le trou de conjugaison. — Les *apophyses articu-*
laires et la base des apophyses transverses, constituent les *masses laté-*
rales (fig. 6 et 7. 5,5). Ces masses se composent de quatre facettes
articulaires : deux supérieures (fig. 6, 88), elliptiques, concaves,
inclinées en dedans et en avant ; elles s'articulent avec les condyles
de l'occipital ; deux inférieures (fig. 7. 8,8), planes, circulaires, regardant en bas et en dedans ; elles s'articulent avec l'axis ; en dedans
des masses latérales on trouve une dépression rugueuse qui donne
attache à un ligament transverse. — Les *apophyses transverses* (fig. 6
et 7. 7,7) sont volumineuses, unituberculées, percées d'un trou à leur
base (fig. 6 et 7. 6,6).

B. *Deuxième vertèbre cervicale.* — *Axis.* — Le *corps* est surmonté
d'une grosse apophyse, *apophyse odontoïde* (fig. 8. 1), qui présente

une base large, soudée avec le corps de la vertèbre ; un sommet rugueux qui donne attache aux ligaments odontoïdiens ; un corps étranglé

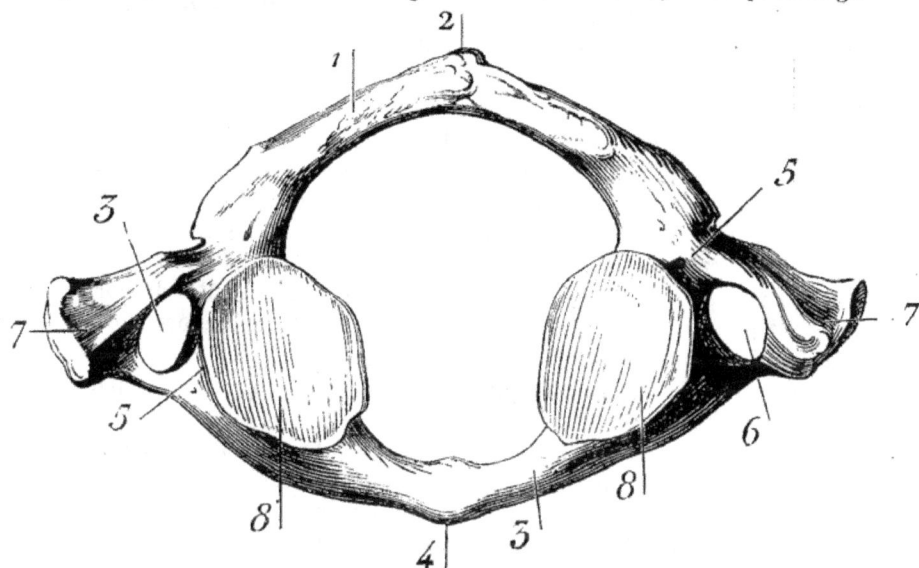

FIG. 7. — *Première vertèbre cervicale (atlas) vue par sa face inférieure.*

1. Arc postérieur. — 2. Tubercule postérieur. — 3. Arc antérieur. — 4. Tubercule antérieur. — 5, 5. Masses latérales. — 6, 6. Trous percés dans la base des apophyses transverses. — 7, 7. Apophyses transverses. — 8, 8. Apophyses articulaires inférieures.

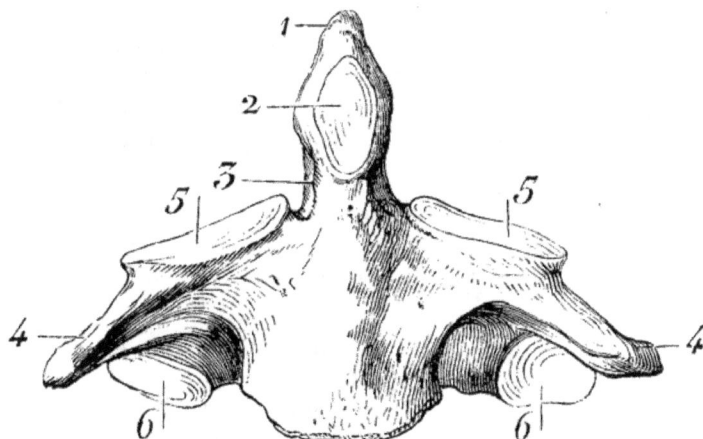

FIG. 8. — *Deuxième vertèbre cervicale (axis).*

1. Apophyse odontoïde. — 2. Facette articulaire pour l'union avec l'arc antérieur de l'atlas. — 3. Col de l'apophyse odontoïde. — 4, 4. Apophyses transverses. — 5, 5. Apophyses articulaires supérieures. — 6, 6. Apophyses articulaires inférieures.

inférieurement *col de l'apophyse ondontoïde* (fig. 8. 3), renflé à sa partie supérieure, présentant deux surfaces lisses : une antérieure, plus large, qui s'articule avec l'arc antérieur de l'atlas (fig. 8. 2); une postérieure, qui glisse sur le ligament transverse. — Le *trou* a la forme d'un cœur de carte à jouer, il est moins grand que celui d'aucune autre vertèbre cervicale. — L'*apophyse épineuse* ne diffère des autres apophyses épineuses cervicales que par ses dimensions qui sont plus considérables. — Les *apophyses transverses* (fig. 8. 4,4) sont petites, elles n'ont qu'un seul tubercule dirigé en arrière, sont percées à leur base d'un canal inflexe creusé sur les côtés du corps, canal d'abord vertical, puis horizontal ; il loge l'artère vertébrale. — Les *apophyses articulaires* supérieures sont placées sur les côtés du corps; elles sont planes, regardent en haut, en avant et en dehors (fig. 8. 5,5); les inférieures n'offrent rien de remarquable (fig. 8. 6,6). — L'*échancrure* supérieure manque ; l'inférieure n'offre rien de particulier.

C. *Septième vertèbre cervicale : proéminente.* — Elle a son *apophyse épineuse* très longue, oblique et unituberculée.

D. *Première vertèbre dorsale.* — Son *corps* présente à sa partie supérieure une facette articulaire complète, une demi-facette à sa partie inférieure.

E. *Onzième vertèbre dorsale.* — Elle n'a qu'une seule facette articulaire sur son corps; son apophyse épineuse est presque horizontale.

F. *Douzième vertèbre dorsale.* — Il n'existe qu'une seule facette articulaire sur son corps ; ses apophyses articulaires inférieures sont convexes et tournées en dehors.

G. *Cinquième vertèbre lombaire.* — Le *corps* est taillé obliquement d'avant en arrière et de haut en bas. — Les *apophyses transverses* sont très volumineuses. — Les *apophyses articulaires inférieures*, très écartées l'une de l'autre, regardent en avant (fig. 1, II).

SACRUM.

Position. — Placez la face concave en avant et la pointe en bas.

Situé à la partie inférieure de la colonne vertébrale, en arrière du bassin, enclavé comme un coin entre les deux os des îles ; on lui considère quatre faces, une base et un sommet.

La *face antérieure*, concave, traversée par quatre lignes saillantes, qui sont les traces des soudures des fausses vertèbres (fig. 9. 1) qui constituent le sacrum ; entre ces lignes saillantes on observe de larges gouttières peu profondes qui correspondent au corps des fausses vertèbres. Sur les parties latérales deux rangées de trous, ce sont les *trous sacrés antérieurs* (fig. 9. 3) ; les trous sont d'autant plus grands qu'ils sont plus supérieurs ; ils donnent passage aux nerfs sacrés ; en dehors sont des gouttières sur lesquelles s'attache le muscle pyramidal.

La *face postérieure* est convexe ; elle présente sur la ligne médiane quatre éminences : ce sont les apophyses épineuses des fausses vertèbres. A la partie inférieure est une gouttière qui est la terminaison du *canal sacré*. Sur le côté, deux gouttières superficielles qui sont la continuation des gouttières vertébrales ; à la partie externe, on trouve les orifices des trous sacrés, *trous sacrés postérieurs*, les trous supérieurs sont les plus grands ; en dedans des trous, une série de saillies peu considérables, formée par les rudiments des apophyses articulaires ; en dehors, une série de saillies plus considérables, formées par les apophyses transverses des fausses vertèbres.

Les *faces latérales* sont triangulaires, larges en haut, très étroites en bas, taillées obliquement de haut en bas et d'avant en arrière ; elles offrent : 1° une partie antérieure dont la forme a été comparée à celle d'une oreille d'homme ; elle s'articule avec l'os des îles ; 2° une partie rugueuse qui donne attache à des ligaments.

Fig. 9.

Sacrum vu par sa face antérieure.

1, 1. Vertèbres sacrées soudées.

2. Base du sacrum s'articulant avec la dernière vertèbre lombaire. — 3, 3. Trous sacrés antérieurs.

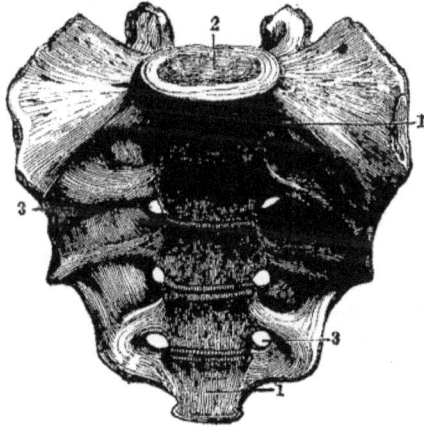

La *base* présente sur la ligne médiane, en avant, une facette semblable à celle du corps des vertèbres (fig. 9. 2) ; elle s'articule avec la cinquième vertèbre lombaire ; en arrière, un *trou triangulaire*, commencement du canal sacré ; sur les parties latérales, en avant une surface triangulaire qui fait partie du bassin, en arrière une échancrure qui, avec l'échancrure inférieure de la cinquième vertèbre, forme le trou de conjugaison ; enfin, une surface articulaire qui regarde en arrière et en dedans : elle est semblable aux facettes articulaires des vertèbres.

Le *sommet* présente une facette ovalaire qui s'articule avec le coccyx.

COCCYX.

Petit os triangulaire situé à l'extrémité du sacrum dont il est un prolongement ; on lui considère deux faces, deux bords, une base et un sommet.

La *face antérieure* est concave ; elle présente trois lignes transversales dues à la soudure des pièces qui composent cet os. — La *face postérieure* est convexe, également coupée par des lignes transversales ; les *bords* sont festonnés et donnent attache aux ligaments

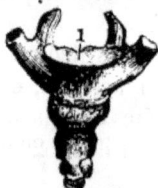

FIG. 10. — *Coccyx vu par sa face antérieure.*

1. Base du coccyx, surface s'articulant avec l'extrémité inférieure du sacrum.

sacro-sciatiques et aux muscles ischio-coccygiens. — La *base* présente une facette elliptique et deux cornes qui s'articulent avec le sacrum ; — le *sommet* est tuberculeux et donne attache au sphincter de l'anus.

La description de la colonne vertébrale dans son ensemble présente un grand intérêt ; nous pensons devoir la renvoyer après la description des ligaments qui unissent les pièces qui la composent.

Les vertèbres se développent par quatre points osseux primitifs : deux pour le corps, deux pour les autres parties ; et cinq points secondaires : un pour le sommet de l'apophyse épineuse, deux pour le sommet des apophyses transverses, un pour la face inférieure, un pour la face supérieure.

L'*atlas* présente six points primitifs, deux pour chaque arc, un pour chaque masse latérale.

L'*axis* présente, outre les quatre points primitifs, deux autres pour l'apophyse odontoïde.

La *proéminente* présente encore deux points primitifs en plus pour les tubercules de bifurcation des apophyses transverses.

Le *sacrum* se développe par six points primitifs pour chacune des deux fausses vertèbres supérieures, et quatre pour chacune des deux inférieures.

Le *coccyx* se développe par un point pour chaque pièce.

Les vertèbres s'articulent entre elles ; elles offrent en outre quelques autres articulations : l'atlas et l'axis s'articulent avec l'occipital, les vertèbres dorsales avec les côtes, la dernière lombaire avec le sacrum, le sacrum avec l'os iliaque et le coccyx, le coccyx avec le sacrum.

TÊTE.

La *tête* se compose du *crâne* et de la *face*.

A. — CRANE.

Le crâne est une boîte osseuse formée de huit os, quatre impairs : le *frontal*, l'*occipital*, le *sphénoïde* et l'*ethmoïde;* quatre pairs : les deux *pariétaux* et les deux *temporaux*.

A. FRONTAL.

Position. — Placez la face convexe en avant; la face sur laquelle on rencontre une échancrure médiane doit être tournée en bas.

Le *frontal* est un os impair, symétrique, situé à la partie antérieure du crâne et supérieure de la face ; on lui considère trois faces et trois bords.

1° *Face antérieure.* — Convexe, lisse, elle présente sur la ligne médiane une ligne plus ou moins apparente suivant les sujets, résul-

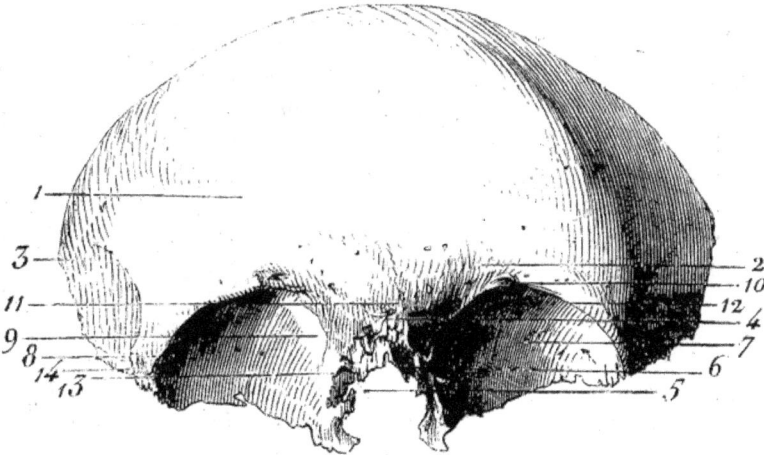

Fig. 11. — *Frontal, faces antérieure et inférieure.*

1. Bosse frontale. — 2. Arcade sourcilière. — 3. Portion du frontal faisant partie de la fosse temporale. — 4. Épine nasale antérieure et supérieure. — 5. Échancrure ethmoïdale. — 6. Trous orbitaires internes et portion de cavités faisant partie des cellules ethmoïdales. — 7. Voûte orbitaire. — 8. Excavation qui loge la glande lacrymale. — 9. Fossette pour l'insertion de la poulie du muscle grand oblique. — 10. Trou sus-orbitaire. — 11. Bosse nasale. — 12. Arcade orbitaire. — 13. Apophyse orbitaire interne. — 14. Apophyse orbitaire externe.

tant de la réunion des deux moitiés latérales de l'os. Sur les côtés, une surface lisse recouverte par le muscle frontal ; au centre de cette

surface, la *bosse frontale* (fig. 11. 1), plus développée chez les jeunes
sujets ; à la partie inférieure, l'*arcade sourcilière* (fig. 11. 2), qui
donne attache au muscle sourcilier. En dehors, une ligne courbe qui
part de l'apophyse orbitaire interne ; au-dessous, une surface lisse
qui fait partie de la fosse temporale (fig. 11. 3).

2° *Face inférieure.* — Très inégale, présentant sur la ligne médiane l'*épine nasale antérieure* et *supérieure* (fig. 11. 4), dont la face
supérieure s'articule avec les os propres du nez, et la face inférieure
présente deux gouttières qui font partie des fosses nasales ; un peu en
avant de l'épine nasale, une surface rugueuse demi-circulaire qui
s'articule avec les os propres du nez et l'apophyse montante du maxillaire supérieur. En arrière de l'épine nasale, une vaste échancrure
dans laquelle est reçu l'ethmoïde, *échancrure ethmoïdale* (fig. 11. 5).
— Sur les parties latérales, on trouve les deux bords de l'échancrure
ethmoïdale sur lesquels on aperçoit des portions de cellules, dont les
antérieures plus larges communiquent avec les sinus frontaux ; les
postérieures forment la paroi supérieure des cellules ethmoïdales. Sur
les lames minces qui constituent ces bords, on trouve deux ou trois
trous ou gouttières ; ce sont les *trous orbitaires internes* (fig. 11. 6).
En dehors, une cavité triangulaire qui forme la paroi supérieure de
l'orbite, *voûte orbitaire* (fig. 11. 7). — En dehors et en avant, on
rencontre une excavation plus ou moins profonde qui loge la glande
lacrymale (fig. 11. 8) ; en dedans et en avant, on signale une *fossette*
pour l'insertion de la poulie du grand oblique (fig. 11. 9). Cette fossette n'est pas constante, nous avons vu chez quelques sujets la poulie
ossifiée et adhérente à l'os.

3° *Face postérieure.* — Concave, inégale, elle présente sur la ligne
médiane une gouttière qui loge le sinus longitudinal supérieur ; à la
partie inférieure, les deux bords de cette gouttière se réunissent pour
former une crête qui donne attache à la faux du cerveau, et au-dessous de laquelle se trouve le *trou borgne* ; derrière ce trou, l'échancrure ethmoïdale, déjà décrite. Sur les parties latérales, les *fosses
frontales* correspondant aux bosses frontales ; tout à fait en bas la
saillie formée par les fosses orbitaires ; le reste de la surface de l'os
présente des enfoncements et des saillies qui correspondent aux circonvolutions et anfractuosités cérébrales.

4° Le *bord antérieur* présente sur la ligne médiane, l'*échancrure
nasale*, la *bosse nasale* (fig. 11. 11), dont la saillie est en raison directe du développement des sinus frontaux ; plus en dehors, une
saillie demi-circulaire, l'*arcade orbitaire* (fig. 11. 12), sur laquelle on
remarque un trou ou une échancrure, *trou sus-orbitaire* (fig. 11. 10),
qui donne passage aux nerfs et aux vaisseaux sus-orbitaires ; l'arcade orbitaire se termine par deux *apophyses*, l'une, *interne*, qui s'articule avec l'apophyse montante de l'os maxillaire et l'os unguis
(fig. 11. 13) ; l'autre, *externe*, plus épaisse, s'articule avec l'os
malaire (fig. 11. 14).

5° Le *bord postérieur et supérieur*, demi-circulaire, dentelé est taillé en biseau, en haut aux dépens de sa table interne, en bas et latéralement aux dépens de sa table externe ; ce bord s'articule avec les pariétaux, tout à fait en bas avec le sphénoïde.

6° Le *bord postérieur et inférieur*, dentelé, tranchant, excepté en dehors, est interrompu à sa partie moyenne par l'échancrure ethmoïdale ; il s'articule avec les petites ailes du sphénoïde ; la portion externe, épaisse, triangulaire, s'articule avec les grandes ailes du même os.

Le frontal s'articule avec les pariétaux, le sphénoïde, l'ethmoïde, les os propres du nez, les deux maxillaires supérieurs, les deux os unguis, les deux os malaires.

Il se développe par deux points d'ossification, un pour chacune des parties latérales.

B. OCCIPITAL.

Position. — Placez la face concave en avant, le trou le plus grand en bas.

L'*occipital* est un os impair, symétrique, situé à la partie postérieure et inférieure du crâne ; on lui considère deux faces, quatre bords et quatre angles.

1° *Face antérieure ou interne.* — Concave, elle présente sur la ligne médiane, de haut en bas, une *gouttière* qui loge l'extrémité postérieure du sinus longitudinal supérieur ; la *protubérance occipitale interne* (fig. 18. 20) ; la *crête occipitale interne* (fig. 18. 19) qui donne attache à la faux du cervelet ; l'orifice interne du *trou occipital* (fig. 18. 18) ; enfin, la *gouttière basilaire* (fig. 18. 24). Sur les parties latérales, en prenant la protubérance occipitale comme point de départ, on trouve quatre fosses : deux supérieures, *fosses occipitales supérieures* ou cérébrales postérieures, dans lesquelles se placent les lobes postérieurs du cerveau ; deux inférieures, *fosses cérébelleuses* (fig. 18, C), pour les deux lobes du cervelet : les fosses supérieures sont séparées des inférieures par deux *saillies* entre lesquelles se trouve un *sillon* qui loge le sinus latéral (fig. 18. 21). De chaque côté du trou occipital, on trouve l'orifice du *trou condylien antérieur* (fig. 18. 23).

2° *Face postérieure.* — Convexe, rugueuse, elle présente sur la ligne médiane la *protubérance occipitale externe* (fig. 17. 1) dont la saillie est variable ; au-dessous, une ligne saillante, *crête de l'occipital* (fig. 17. 2), qui s'étend jusqu'au trou occipital ; l'orifice externe et inférieur du *trou occipital* (fig. 17. 8). Sur les côtés, on trouve une ligne circulaire, *ligne courbe supérieure* (fig. 17. 4), qui donne attache au trapèze, au sterno-cléido-mastoïdien et au muscle occipital ; l'espace compris entre cette ligne et le trou occipital est séparé en deux parties par la *ligne courbe inférieure* (fig. 17. 3) qui donne attache au grand complexus, au splénius et au petit oblique postérieur de la tête ;

au-dessous de cette ligne, on rencontre une surface rugueuse qui donne attache aux grand et petit droits postérieurs de la tête. De chaque côté du trou occipital on voit, d'arrière en avant, les *fossettes condyliennes* postérieures percées d'un trou, trou *condylien posté-rieur* (fig. 17. 6), qui donne passage à une veine; les *condyles* (fig. 17. 5), éminences articulaires convexes dirigées d'arrière en avant, et de dehors en dedans; ils s'articulent avec l'atlas; en avant des condyles, les *fossettes condyliennes antérieures*, au fond desquelles on trouve également un trou, *trou condylien antérieur*, qui donne passage au nerf grand hypoglosse; tout à fait en dehors des condyles, on voit une surface rugueuse, *surface jugulaire* (fig. 17. 7), qui donne attache au muscle droit latéral de la tête; enfin, en avant du trou occipital, la *face inférieure de l'apophyse basilaire* (fig. 17. 22), rugueuse, qui donne attache aux muscles grand et petit droits anté-rieurs de la tête.

Des quatre bords, deux sont supérieurs, deux inférieurs.

3° *Bords supérieurs.* — Ils sont dentelés et s'articulent avec les bords postérieurs des pariétaux.

4° *Bords inférieurs.* — Légèrement dentelés à leur partie supé-rieure, ils s'articulent avec la portion mastoïdienne du temporal : au niveau des condyles, on rencontre une apophyse plus ou moins volu-mineuse, suivant les sujets, *éminence jugulaire;* en avant de cette apophyse, une échancrure quelquefois convertie en trou par une lan-guette osseuse, *échancrure jugulaire*, qui concourt à former le *trou déchiré postérieur* (fig. 17. 9). Toute la portion du bord située en avant de l'apophyse jugulaire est rugueuse, mais non dentelée; elle s'articule par juxtaposition avec la portion pierreuse du temporal.

5° L'*angle supérieur*, aigu, est reçu dans l'angle rentrant que forment les pariétaux. C'est au niveau de l'angle qu'on trouve la *fon-tanelle postérieure.*

6° Les angles latéraux, très obtus, sont reçus dans l'angle rentrant formé par les pariétaux et les temporaux.

7° L'*angle inférieur* est épais, tronqué; il forme l'*apophyse basi-laire*, qui s'articule avec le corps du sphénoïde auquel elle se soude de très bonne heure.

L'occipital s'articule avec les pariétaux, les temporaux, le sphé-noïde et l'atlas.

Il se développe par six points osseux, trois de chaque côté, deux pour le corps, deux pour le condyle, deux pour l'apophyse basilaire.

C. SPHÉNOÏDE.

Position. — Tournez en haut la face qui présente de chaque côté une conca-vité lisse, dirigez en avant le bord qui présente la plus grande largeur.

Le *sphénoïde* est un os impair, symétrique, situé à la base du crâne; on lui considère un corps et des parties latérales formées par quatre prolongements horizontaux, les *grandes* et les *petites ailes*, et deux prolongements verticaux, les *apophyses ptérygoïdes*.

Nous décrirons au corps six faces et nous rattacherons à chacune des faces les prolongements qui y prennent naissance.

1° *Face supérieure.* — Elle présente sur la ligne médiane d'avant en arrière une très légère saillie de chaque côté de laquelle sont deux dépressions peu profondes, *gouttières olfactives* (fig. 12. 1) ; une gouttière transversale qui répond au chiasma des nerfs optiques, *gouttière optique* (fig. 12. 2), une fossette profonde, quadrilatère, qui reçoit le corps pituitaire, *fosse pituitaire, selle turcique* (fig. 12. 3). De chaque côté de cette excavation sont *deux gouttières* dans lesquelles se logent l'artère carotide et le sinus caverneux (fig. 12. 4); tout à fait en arrière on trouve une lame quadrilatère dirigée obliquement d'avant en arrière et de haut en bas, qui se continue avec la gouttière basilaire (fig. 12. 5) ; cette surface présente quatre bords, deux latéraux, un postérieur, un antérieur, sur lequel on trouve deux saillies appelées *apophyses clinoïdes postérieures* (fig. 12. 6) qui donnent attache à un prolongement fibreux, repli de la tente du cervelet.

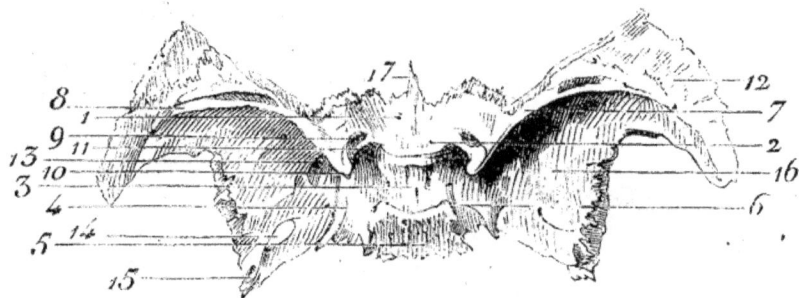

FIG. 12. — *Sphénoïde, face supérieure.*

1. Gouttières olfactives. — 2. Gouttières optiques. — 3. Fosse pituitaire. — 4. Gouttière qui longe le sinus caverneux. — 5. Lame quadrilatère qui se continue avec la gouttière basilaire. — 6. Apophyses clinoïdes postérieures. — 7. Petites ailes du sphénoïde. — 8. Apophyse xiphoïde. — 9. Trou optique. — 10. Apophyse clinoïde antérieure. — 11. Apophyse clinoïde moyenne. — 12. Grandes ailes du sphénoïde. — 13. Trou rond. — 14. Trou ovale. — 15. Trou sphéno-épineux. — 16. Face cérébrale. — 17. Portion articulaire du sphénoïde avec l'ethmoïde.

De la partie antérieure de la face supérieure partent deux prolongements appelés *petites ailes du sphénoïde* ou *apophyses d'Ingrassias* (fig. 12. 7, et 13. 17). Elles sont triangulaires ; elles ont une face supérieure, une face inférieure, trois bords, une base et un sommet. — La *face supérieure* est plane et correspond aux lobes antérieurs du cerveau. — La *face inférieure* fait partie de la voûte orbitaire. — Le *bord antérieur* se continue avec le bord du corps de l'os ; il s'articule

4.

avec le frontal et l'ethmoïde. — Le *bord postérieur* est lisse, tranchant, sépare les fosses cérébrales antérieures des fosses cérébrales
moyennes. — Le *sommet* est très aigu et porte le nom d'*apophyse
xiphoïde* (fig. 12. 8). — La *base* se confond avec le corps de l'os et
présente le *trou optique* (fig. 12. 9) qui donne passage au nerf optique
et à l'artère ophthalmique ; en arrière de ce trou on voit une large
échancrure où se loge l'artère carotide et qui est limitée en dehors par
un tubercule osseux, l'apophyse *clinoïde antérieure* (fig. 12. 10). Il
existe chez quelques sujets une apophyse *clinoïde moyenne* (fig. 12. 11) ;
elle se trouve en dedans de l'apophyse clinoïde antérieure, à la partie
antérieure et externe de la selle turcique.

2° *Face inférieure.* — Sur la ligne médiane une crête qui se continue avec la crête antérieure que nous verrons plus tard : c'est le
rostrum ou *bec du sphénoïde ;* plus saillante en avant qu'en arrière,
elle s'articule avec le vomer. En dehors de cette crête deux sillons
cachés par une lamelle qui s'articule avec le vomer ; plus en dehors
encore deux petites gouttières qui font partie du *canal ptérygo-palatin* dans lequel passe l'artère ptérygo-palatine ; à la partie postérieure de la face inférieure on trouve une surface quadrilatère rugueuse qui continue la face gutturale de l'apophyse basilaire.

Les parties latérales de la face inférieure présentent deux prolongements : ce sont les *apophyses ptérygoïdes* (fig. 13. 8) ; dirigées

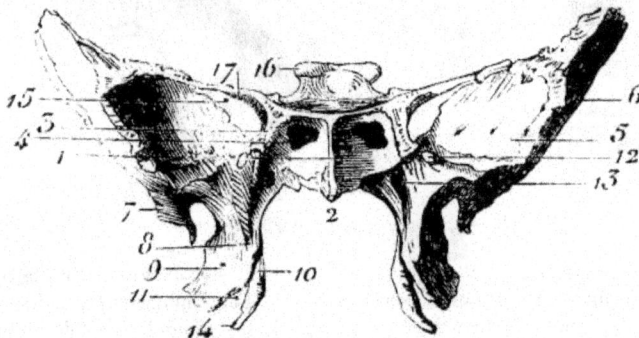

Fig. 13. — *Sphénoïde, face antérieure.*

1. Crête du sphénoïde. — 2. Bec du sphénoïde. — 3. Cornets de Bertin. — 4. Orifice du sinus sphénoïdal. — 5. Face orbitaire. — 6. Face temporale. — 7. Épine
du sphénoïde. — 8. Apophyses ptérygoïdes. — 9. Aileron externe de l'apophyse
ptérygoïde. — 10. Aileron interne. — 11. Fosse ptérygoïde. — 12. Trou grand
rond. — 13. Trou vidien ou ptérygoïdien. — 14. Crochet de l'apophyse ptérygoïde. — 15. Fente sphénoïdale. — 16. Apophyses clinoïdes antérieures. —
17. Petites ailes du sphénoïde.

perpendiculairement en bas, elles présentent un *face antérieure*, lisse
en haut où elle fait partie de la fosse ptérygo-maxillaire, rugueuse en
bas où elle s'articule avec l'os palatin. — Une *face postérieure* divisée en
deux parties par une excavation, *fosse ptérygoïde* (fig. 13. 11), dans

laquelle s'insère le muscle ptérygoïdien interne et péristaphylin externe ; les deux lamelles osseuses que l'on voit de chaque côté de cette excavation sont, l'une l'*aileron interne* (fig. 13.|10), l'autre l'*aileron externe* (fig. 13. 9) ; l'aileron externe est mince, tranchant et donne attache par son bord au muscle constricteur supérieur du pharynx. — La *face interne* est lisse, fait partie des fosses nasales. — La *face externe* fait partie de la fosse ptérygoïde, et donne attache au ptérygoïdien externe. — La *base* se confond avec le corps de l'os et la partie la plus interne des grandes ailes du sphénoïde ; elle est percée de deux trous, l'un externe, le *trou grand rond* (fig. 13. 12), l'autre interne, le *trou vidien* ou *ptérygoïdien* (fig. 13. 13). — Le *sommet* est bifurqué et reçoit l'apophyse pyramidale de l'os palatin ; au sommet de l'aileron interne on trouve un *petit crochet* sur lequel se réfléchit le tendon du péristaphylin externe (fig. 13. 14).

3° *Face antérieure.* — Sur la ligne médiane on trouve la *crête sphénoïdale* (13. 1) dont nous avons déjà parlé : cette partie s'articule avec la lame perpendiculaire de l'ethmoïde, elle est le prolongement d'une cloison qui sépare les sinus sphénoïdaux. De chaque côté de cette crête on trouve les sinus sphénoïdaux (fig. 13. 4), en partie fermés par une lame osseuse très mince qui semble née des palatins ; elle porte le nom de *cornet sphénoïdal*, ou *cornet de Bertin* (fig. 13. 3). En dehors des sinus on trouve l'articulation du sphénoïde avec les masses latérales de l'ethmoïde et l'os palatin.

4° *Face postérieure.* — Elle est inégale, rugueuse et s'articule avec l'occipital.

5° *Faces latérales.* — Elles se confondent avec les grandes ailes du sphénoïde (fig. 12. 12). Ces apophyses présentent : une *face interne* ou *cérébrale* (fig. 12. 16), sur laquelle on voit des impressions digitales et des éminences mamillaires. Elle offre d'avant en arrière : Le *trou grand rond* (fig. 12. 13) qui donne passage au nerf maxillaire supérieur. — Le *trou ovale* (fig. 12. 14) pour le nerf maxillaire inférieur. — Le *trou petit rond* ou *sphéno-épineux* (fig. 12. 15) pour l'artère méningée moyenne. — Une *face antérieure* ou *orbitaire* qui fait partie de la paroi externe de l'orbite. — Une *face externe* divisée en deux parties par une ligne transversale : l'une, *supérieure*, fait partie de la fosse temporale et donne attache au muscle temporal ; l'autre, *inférieure*, fait partie de la fosse zygomatique, elle donne attache au ptérygoïdien externe. — Un *bord supérieur* triangulaire, épais, qui s'articule avec le frontal. — Un *bord interne* tranchant qui forme, avec la petite aile, la *fente sphénoïdale.* — Un *bord externe et postérieur* concave, qui s'articule avec le temporal. — Un *bord externe et antérieur* qui s'articule avec l'os malaire. — Une *extrémité antérieure*, mince, tranchante, qui s'articule avec le pariétal. — Une *extrémité postérieure* ou *épine du sphénoïde* (fig. 13. 7), reçue dans l'angle rentrant formé par la portion écailleuse et la portion pétrée du temporal ; elle donne attache au ligament sphéno-maxillaire : c'est tout près de cette épine qu'on trouve le trou petit rond.

Le sphénoïde s'articule avec le frontal, l'ethmoïde, les pariétaux, l'occipital, les temporaux, le vomer, les palatins, les os malaires.

Cet os se développe par douze points osseux, quatre pour le corps, deux pour les petites ailes, deux pour les grandes ailes ; on en trouve en outre deux pour les apophyses ptérygoïdes, deux pour les cornets de Bertin.

D. ETHMOÏDE.

Position. — Tournez en haut la face qui présente une apophyse en forme de crête de coq, et en avant la partie de l'os avec laquelle se continue le bord perpendiculaire de cette apophyse.

L'*iethmoïde* est un os impair, symétrique, situé à la partie antérieure de la base du crâne. On le divise en trois parties : une partie moyenne ou *lame criblée*, deux parties ou *masses latérales*.

1° La *lame criblée* est située horizontalement à la partie supérieure de l'os ; elle présente sur la ligne médiane une grosse apophyse, *apophyse crista-galli*, dont la partie antérieure s'articule avec le frontal

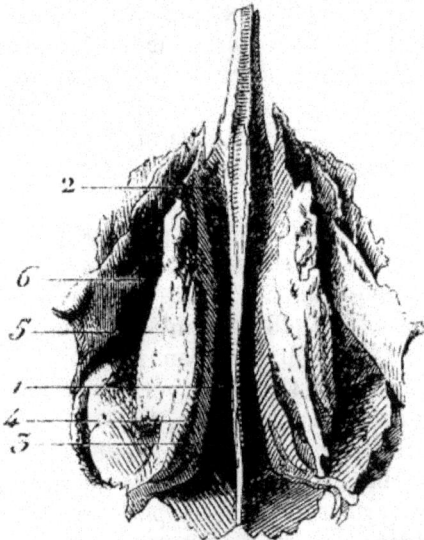

Fig. 14. — *Ethmoïde vu par sa face inférieure.*

1. Lame perpendiculaire.
2. Face inférieure de la lame criblée.
3. Cornet supérieur des fosses nasales.
4. Méat supérieur.
5. Cornet moyen.
6. Méat moyen.

et complète le trou borgne, et dont le sommet donne attache à la faux du cerveau. De chaque côté une gouttière, *gouttière ethmoïdale*, percée de deux séries parallèles de trous qui donnent passage aux filets du nerf olfactif. — En avant et de chaque côté de l'apophyse crista-galli on trouve une fente qui donne passage au filet ethmoïdal du rameau nasal de la branche ophthalmique de Willis. Sur la *face inférieure* de la lame criblée on trouve une autre lame perpendiculaire, *lame perpendiculaire de l'ethmoïde* (fig. 14. 1). Cette lame fait partie de la cloison des fosses nasales ; elle s'articule : en avant, avec l'épine nasale du frontal et les os propres du nez ; en arrière, avec la crête du sphénoïde ; en bas, avec le vomer et le cartilage de la cloison ; le *bord antérieur* de la lame criblée s'articule avec le frontal ; le *bord postérieur* avec le sphénoïde.

2° Les *masses latérales* sont cubiques, à cellules vastes et irrégulières, dont l'ensemble porte le nom de *labyrinthe*. On leur décrit six faces : Une *face supérieure* qui présente des portions de cellules complétées par celles du frontal, des sillons convertis en canaux par les sillons du même os. — Une *face inférieure* composée de lamelles dont une longue, étroite, se dirige de haut en bas, de dedans en dehors et d'avant en arrière ; cette lamelle, à laquelle on a donné le nom d'*apophyse unciforme*, se recourbe par son extrémité inférieure où elle est libre, et concourt à fermer le sinus maxillaire ; au-dessus de la face supérieure de cette apophyse, sur des fosses nasales recouvertes de leurs parties molles, se trouve l'orifice du sinus maxillaire. C'est à M. Gosselin que l'on doit la description exacte de l'apophyse unciforme, et celle de la disposition de l'orifice du sinus maxillaire. — Une *face externe* formée par une lame mince, *os planum*, qui forme la paroi interne de l'orbite et s'articule, en haut avec le frontal, en bas avec le maxillaire supérieur et le palatin, en avant avec l'os unguis, en arrière avec le sphénoïde et le palatin. — Une *face interne* qui forme avec la lame perpendiculaire de l'ethmoïde une gouttière profonde qui fait partie des fosses nasales ; on y remarque en haut un petit cornet, *cornet supérieur* (fig. 14. 3) ; au-dessous un espace, *méat supérieur* (fig. 14. 4), qui communique avec les cellules ethmoïdales postérieures ; au-dessous un cornet plus grand, le *cornet moyen* (fig. 14. 5), articulé en arrière avec le palatin ; au-dessous de ce cornet, le *méat moyen* (fig. 14. 6) qui communique avec les cellules antérieures de l'ethmoïde, les sinus frontaux et le sinus maxillaire. — Une *face antérieure* présentant au milieu la saillie antérieure de l'apophyse crista-galli, sur les parties latérales des portions de cellules complétées par l'os unguis et l'apophyse montante de l'os maxillaire supérieur. Une *face postérieure* où l'on voit sur la ligne médiane l'extrémité postérieure de la lame perpendiculaire de de l'ethmoïde et sur les parties latérales des portions de cellules et des cellules ; ce sont les cellules postérieures de l'ethmoïde.

L'ethmoïde s'articule avec le frontal, le sphénoïde, les deux os propres du nez, les deux os unguis, les deux maxillaires supérieurs, les deux cornets inférieurs, les palatins et le vomer.

Cet os ne paraît se développer que par deux points latéraux pour les deux os planum.

E. PARIÉTAL.

Position. — Tournez la face convexe en dehors, l'angle le plus long, et d'où partent les lignes qui sillonnent la face interne de l'os en bas et en avant.

Le *pariétal* est un os pair quadrilatère situé sur les parties latérales du crâne. Il présente : Une *face externe* convexe, lisse, qui montre à sa partie moyenne la *bosse pariétale*, au-dessous de celle-ci une ligne courbe qui limite la fosse temporale et qui donne attache à l'aponévrose de ce muscle ; la partie située au-dessous de cette ligne fait partie de la fosse temporale. — Une *face interne* concave, couverte d'impressions digitales et d'éminences mamillaires, présentant à sa partie moyenne une *dépression* qui correspond à la bosse pariétale, et couverte de sillons qui partent presque tous de l'angle antérieur et inférieur ; ces sillons logent l'artère méningée moyenne (fig. 23. 3).

Un *bord supérieur* dentelé, qui s'articule avec le pariétal du côté opposé. — Un *bord inférieur* concave, le plus court de tous ; il est taillé en biseau aux dépens de sa table externe ; il s'articule avec la portion écailleuse du temporal et le sphénoïde. — Un *bord antérieur* s'articulant avec le frontal. — Un *bord postérieur*, le plus dentelé de tous, qui s'articule avec l'occipital.

Les *angles supérieurs* sont droits et dentelés, l'*inférieur* et *antérieur* est très allongé ; on y remarque quelquefois un canal qui loge l'artère méningée moyenne ; il s'articule avec le sphénoïde. L'*inférieur* et *postérieur* est mousse ; il s'articule avec la portion mastoïdienne du temporal.

Le pariétal s'articule avec son congénère, le frontal, l'occipital, le temporal et le sphénoïde.

Il se développe par un seul point osseux qui apparaît au niveau de la bosse pariétale.

F. TEMPORAL.

Position. — Tournez le bord le plus tranchant en haut, la face lisse en dehors ; l'apophyse qu'on voit sur cette face doit être dirigée en avant.

Le *temporal* est un os pair situé à la partie latérale et inférieure du crâne ; nous lui décrirons trois portions : une portion *écailleuse*, une portion *mastoïdienne*, une portion *pierreuse*.

1° *Portion écailleuse.* — On lui considère une *face externe*, lisse, présentant de petits sillons pour les artères temporales profondes. A sa partie inférieure, se trouve une grande apophyse, *apophyse zygomatique* (fig. 15. 2) ; elle est aplatie de dehors en dedans et dirigée d'arrière en avant ; on lui décrit une face externe, une face interne, un bord supérieur, un bord inférieur, une base et un sommet. La *face externe* est lisse, convexe ; la *face interne* est concave, lisse ; le *bord supérieur* donne attache à l'aponévrose du temporal ; le *bord inférieur*, plus épais, concave, donne attache au masséter ; le *sommet* s'articule avec l'os malaire ; — la *base* présente en dedans une gouttière sur laquelle repose le bord postérieur du muscle temporal, en dehors un tubercule qui donne attache au ligament de l'articulation temporo-maxillaire. On lui considère encore ce que l'on appelle les *racines* de l'arcade zygomatique. Une de ces racines est *supérieure* ; elle se dirige en arrière, se bifurque : une portion se porte en arrière, puis en haut, et limite la fosse temporale ; l'autre portion se porte en avant du conduit auditif externe (fig. 15. 7). La seconde racine, ou *racine inférieure*, se porte directement en bas ; elle se bifurque également : une portion se porte directement en avant et limite la fosse temporale ; l'autre se porte en bas, est articulaire par sa partie postérieure,

Fig. 15. — *Temporal, face externe.*

1. Portion écailleuse du temporal.
2. Apophyse zygomatique.
3. Cavité glénoïde.
4. Scissure de Glaser.
5. Portion articulaire de la cavité glénoïde.
6. Apophyse styloïde.
7. Conduit auditif externe.
8. Apophyse mastoïde.

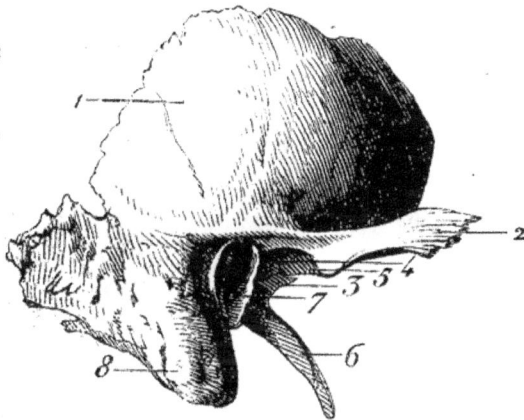

et forme la paroi antérieure de la cavité glénoïde. Entre les deux racines, on voit la *cavité glénoïde* (fig. 15. 3), divisée en deux portions par une fente appelée *scissure de Glaser* (fig. 15. 4), à travers laquelle passent l'apophyse grêle de Raw et le muscle antérieur du marteau : la *portion antérieure*, formée par l'excavation comprise entre les deux racines, est seule articulaire (fig. 15. 5) ; la *portion postérieure*, formée par la paroi antérieure du conduit auditif, est étrangère à l'articulation.

La *face interne* de la portion écailleuse présente des inégalités semblables à celles que nous avons déjà décrites sur les autres os du crâne (fig. 16. 1).

La *circonférence* est unie en bas avec la portion pierreuse, en arrière avec la portion mastoïdienne ; dans le reste de son étendue elle s'articule à la partie antérieure et inférieure par un bord épais avec le sphénoïde ; en avant, en haut et en arrière avec le pariétal : toute cette portion de la circonférence est tranchante, d'où le nom d'*écaille* donné à cette partie du temporal.

2° *Portion mastoïdienne.* — Elle occupe la partie postérieure du temporal. — Sa *face externe* est convexe, rugueuse, se prolonge inférieurement en un mamelon, *apophyse mastoïde* (fig. 15. 8), dont la face externe présente l'orifice du *trou mastoïdien* situé souvent en arrière, et donne attache au muscle sterno-cléido-mastoïdien ; sur la face interne, on trouve la *rainure digastrique* (fig. 16. 5), qui donne attache au muscle de ce nom, et au bord postérieur s'insère le petit complexus. En arrière de cette apophyse, est une surface rugueuse qui

donne attache au muscle splénius. — La *face interne* de la portion
mastoïdienne est concave ; on y remarque une gouttière profonde qui
fait partie de la gouttière latérale (fig. 16. 4). — La *circonférence* est
épaisse, dentelée ; elle s'articule avec l'occipital ; la partie supérieure
de cette circonférence s'articule avec l'angle inférieur et postérieur du
pariétal.

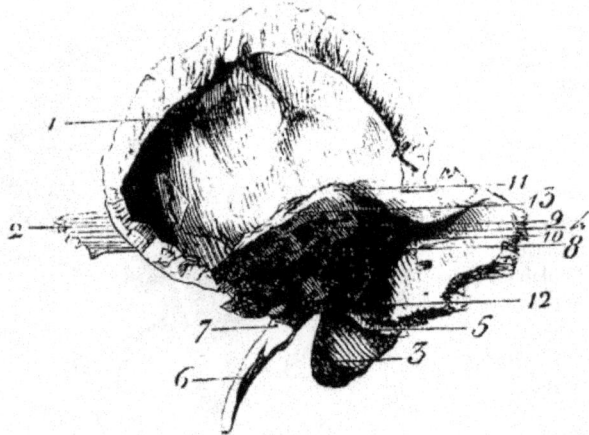

FIG. 16. — *Temporal, face interne.*

1. Portion écailleuse avec les impressions digitales et les éminences maxillaires.—
2. Sommet de l'apophyse zygomatique. — 3. Apophyse mastoïde. — 4. Gouttière qui fait partie de la gouttière latérale. — 5. Rainure du muscle digastrique.
6. Apophyse styloïde. — 7. Apophyse vaginale. — 8. Portion pétrée du temporal. — 9. Conduit auditif interne. — 10. Ouverture de l'aqueduc du vestibule. — 11. Saillie formée par le canal demi-circulaire supérieur. — 12. Trou
stylo-mastoïdien. — 13. Sillon du nerf pétreux supérieur.

   3° *Portion pierreuse.* — Appelée encore *rocher* (fig. 16. 8), cette
partie a la forme d'une pyramide triangulaire dirigée de dehors en dedans et d'arrière en avant ; la base est en dehors, le sommet est en
dedans ; on lui considère trois faces, trois bords, une base et un
sommet.
   La *face antérieure* présente près du sommet une dépression qui loge
le ganglion de Gasser ; plus en arrière, un sillon qui va se terminer à
l'*hiatus de Fallope*, et donne passage au nerf vidien et à une petite
artère. Sur la partie moyenne, on trouve une grosse saillie qui répond
au canal demi-circulaire supérieur (fig. 16. 11).
   La *face postérieure* présente le *conduit auditif interne* (fig. 16. 9),
divisé au fond en deux portions par une lamelle osseuse : une supérieure, qui donne passage au nerf facial, c'est l'orifice de l'aqueduc de
Fallope ; l'autre inférieure, percée d'un grand nombre de trous par
lesquels passe le nerf acoustique. En dehors de ce trou, on voit un
orifice appelé l'*aqueduc du vestibule* (fig. 16. 10).

La *face inférieure* est rugueuse, très inégale ; elle présente : de dehors en dedans, une longue apophyse, *apophyse styloïde* (fig. 15 et 16. 6), qui donne attache aux muscles styliens et se trouve embrassée en avant par une lamelle osseuse saillante, l'*apophyse vaginale* (fig. 16. 7) ; elle présente en arrière un trou, *trou stylo-mastoïdien* (fig. 16. 12), orifice externe de l'aqueduc de Fallope, qui donne passage au nerf facial ; en arrière de ce trou, on rencontre la *facette jugulaire*, qui s'articule avec l'occipital. Plus en dedans, une *fossette profonde* qui loge la veine jugulaire et fait partie du trou déchiré postérieur ; puis l'orifice interne du canal carotidien ; enfin une surface rugueuse qui donne attache au muscle péristaphylin interne.

Le *bord supérieur* présente un sillon, *gouttière pétreuse supérieure* (fig. 16. 13) ; la saillie du canal demi-circulaire supérieure, la dépression formée par le nerf trijumeau, ont déjà été décrites.

Le *bord antérieur* est confondu dans ses trois quarts externes avec la portion écailleuse, dont il est séparé par une suture qui persiste pendant longtemps. Il présente en dedans un canal divisé en deux portions par une lamelle osseuse, *bec de cuiller* ; la portion supérieure, plus petite, contient le muscle interne du marteau ; l'inférieure est la *portion osseuse de la trompe d'Eustache*.

Le *bord postérieur*, rugueux, s'articule avec l'occipital ; il présente une échancrure qui fait partie du *trou déchiré postérieur* ; au-devant, un petit trou triangulaire qui est l'orifice de l'*aqueduc du limaçon*.

La *base*, confondue avec les deux autres parties de l'os, présente le *conduit auditif externe*.

Le *sommet* concourt à former le trou déchiré antérieur ; il présente l'orifice du *canal carotidien*.

Le temporal s'articule avec l'occipital, le pariétal, le sphénoïde, l'os malaire, le maxillaire inférieur.

Il se développe par cinq points : un pour l'écaille, un pour le rocher, un pour l'apophyse mastoïde, un pour l'apophyse styloïde, un pour le conduit auditif externe.

L'intérieur du rocher renferme des cavités, et même trois petits os que nous décrirons lorsque nous nous occuperons de l'appareil de l'audition.

OS WORMIENS.

On donne ce nom à des os surnuméraires qui se développent entre les os que nous venons de décrire. Ces os sont très variables par leur forme, leur étendue, par leur siège ; le plus considérable et le plus constant se rencontre vers l'angle supérieur de l'occipital. On les a constatés entre tous les os du crâne ; nous en avons observé un formé aux dépens d'une portion de la grande aile du sphénoïde.

CRANE EN GÉNÉRAL.

Les différents os que nous venons d'examiner forment le *crâne*, boîte osseuse qui renferme le cerveau, le cervelet, le bulbe rachidien.

Le crâne a la forme d'un ovoïde aplati en bas et sur les côtés, dont la grosse extrémité est tournée en arrière. Son diamètre *antéropostérieur*, du trou borgne à la protubérance occipitale interne, est de 14 centimètres environ ; le diamètre *transverse* de la base d'une apophyse pétrée à l'autre est de 12 centimètres ; le diamètre *vertical* du trou occipital au sommet du crâne est un peu moins grand que le précédent. C'est donc dans la partie qui répond aux deux tiers antérieurs avec le tiers postérieur, que le crâne offre la plus grande capacité. C'est à l'endroit où se trouve, suivant l'expression de M. Cruveilhier, le confluent du cerveau, du cervelet et de la moelle.

La forme et le volume du crâne varient suivant les individus, mais surtout suivant les races : certains peuples changent la forme du crâne en exerçant sur quelques points de la tête des enfants une pression longtemps prolongée ; mais plus souvent les différences de forme appartiennent exclusivement aux variétés des races.

Le crâne présente une *surface extérieure* ou *cutanée*, une *surface intérieure* ou *encéphalique*.

SURFACE EXTÉRIEURE.

On lui considère : 1° une *face supérieure*, ou voûte du crâne, s'étendant d'avant en arrière de la bosse nasale à la protubérance occipitale externe, et limitée latéralement par la ligne courbe qui circonscrit la fosse temporale ; 2° une *face inférieure*, s'étendant de la protubérance occipitale externe à la bosse nasale ; 3° deux *faces latérales*, déterminées en haut par la ligne qui limite la fosse temporale, en avant par l'apophyse orbitaire externe, en arrière par l'angle postérieur du temporal, en bas par une ligne qui de l'apophyse orbitaire externe irait se rendre au sommet de l'apophyse mastoïde.

A. *Face supérieure.* — Recouverte par les muscles occipitaux, frontaux et l'aponévrose épicrânienne, elle présente : sur la ligne médiane d'avant en arrière, la ligne qui résulte de l'union des deux frontaux ; la *suture sagittale*, formée par la réunion des deux pariétaux ; cette suture se réunit avec deux sutures qui appartiennent aux parties latérales, en avant avec la suture *fronto-pariétale*, en arrière avec la *suture lambdoïde* formée par la réunion des pariétaux avec l'occipital. On trouve encore sur les parties latérales les *bosses frontales, pariétales, occipitales*.

B. *Face inférieure.* — Elle présente deux parties, l'une postérieure, libre, l'autre antérieure, confondue avec la partie supérieure de la

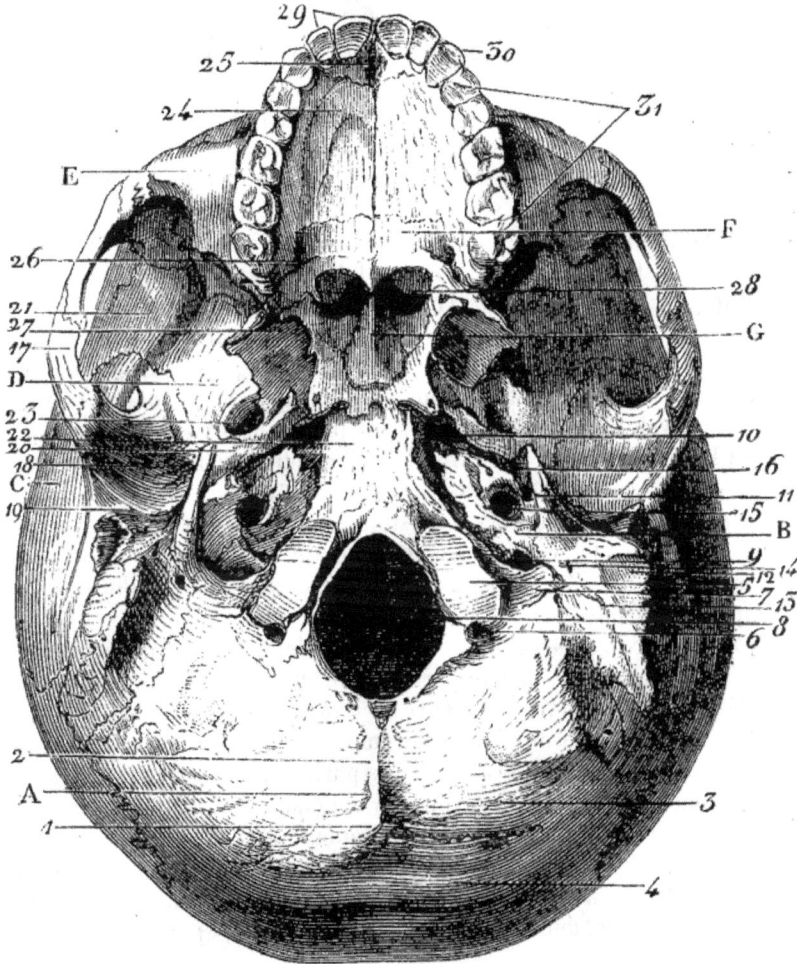

HORRET.

Fig. 17. — *Face inférieure de la tête, le maxillaire inférieur enlevé.*

A. *Occipital.* 1. Protubérance occipitale externe. — 2. Crête de l'occipital. —
3. Ligne courbe inférieure. — 4. Ligne courbe supérieure de l'occipital. —
5. Condyle. — 6. Trou condylien postérieur et fosse condylienne postérieure.—
7. Surface jugulaire. — 8. Trou occipital. — 9. Trou déchiré postérieur. —
10. Trou déchiré antérieur. — B. *Rocher.* 11. Apophyse styloïde. — 12. Apophyse mastoïde. — 13. Rainure du muscle digastrique. — 14. Trou stylo-mastoïdien. — 15. Orifice inférieur du canal carotidien.— 16. Orifice de la trompe
d'Eustache. — 17. Apophyse zygomatique. — 18. Cavité articulaire du temporal. — 19. Scissure de Glaser. — C. *Portion écailleuse du temporal.* —
D. *Sphénoïde.* 20. Trou sphéno-épineux. — 21. Grandes ailes du sphénoïde.
— 22. Apophyse basilaire. — 23. Trou ovale. — E. *Os maxillaire supérieur.*
24. Voûte palatine. — 25. Trou incisif ou palatin antérieur. — F. *Os palatin.*
26. Trous palatins postérieurs. — 27. Fosse ptérygoïde. — G. *Vomer.* 28. Ouverture postérieure des fosses nasales. — 29. Dents incisives. — 30. Canines.
31. Molaires.

face et concourant à former les cavités de cette région ; nous y reviendrons plus tard, nous ne décrirons donc que la *partie postérieure*. Celle-ci présente :

Sur la ligne médiane d'arrière en avant, la protubérance occipitale externe (fig. 17. 1), la crête occipitale externe, le trou occipital (fig. 17. 8), la surface basilaire, la suture *occipito-sphénoïdale*. Sur les côtés : la ligne courbe supérieure de l'occipital (fig. 17. 4), la ligne courbe inférieure (fig. 17. 3), les bosses occipitales, la fosse condylienne postérieure et le trou condylien postérieur (fig. 17. 6), le condyle (fig. 17. 5), le trou condylien antérieur, la surface jugulaire (fig. 17. 7), la suture *pétro-occipitale*, le trou déchiré postérieur (fig. 17. 9), la face postérieure du rocher (fig. 17, B), le trou déchiré antérieur (fig. 17. 10), le trou sphéno-épineux ou petit rond (fig. 17. 20), le trou ovale (fig. 17. 23). Sur un plan plus externe et sur la limite de la face latérale, nous trouvons l'apophyse mastoïde (fig. 17. 12), la rainure du muscle digastrique (fig. 17. 13), la suture *occipito-mastoïdienne*, le trou stylo-mastoïdien (fig. 17. 14), l'apophyse styloïde (fig. 17. 11), et l'apophyse vaginale, l'orifice inférieur du canal carotidien (fig. 17. 15), la suture *pétro-sphénoïdale*, l'orifice de la trompe d'Eustache.

C. *Faces latérales.* — Elles présentent à leur partie supérieure la *fosse temporale*, formée par le pariétal, le frontal, le sphénoïde, le temporal ; vers leur partie inférieure et d'arrière en avant, elles présentent la face externe de l'apophyse mastoïde, la réunion de la portion mastoïdienne du temporal avec le pariétal, la *suture écailleuse*, le conduit auditif externe, le trou stylo-mastoïdien, l'apophyse styloïde et l'apophyse vaginale, la cavité glénoïde (fig. 17. 18) et la scissure de Glaser (fig. 17. 19), les deux racines de l'arcade zygomatique ; enfin tout à fait en avant, les sutures *fronto-pariétale*, *sphéno-pariétale*, *sphéno-temporale*, *fronto-jugale*, *sphéno-jugale*.

SURFACE INTÉRIEURE.

Préparation. — Divisez le crâne par un trait de scie dirigé de la protubérance occipitale externe à la bosse frontale. Si l'on avait deux têtes à sa disposition, une coupe verticale sur la ligne médiane permettrait de mieux étudier la face interne du crâne dans le sens vertical.

La surface intérieure du crâne se divise en deux parties par une ligne qui partirait de la protubérance occipitale interne et irait aboutir au-dessus du trou borgne. La partie située au-dessus de cette ligne est la *voûte du crâne*; la partie située au-dessous est la *base du crâne*.

A. *Voûte du crâne.* — Elle présente sur la ligne médiane, d'avant en arrière, la crête frontale, la gouttière du sinus longitudinal supérieur, la suture sagittale sur les côtés de laquelle on trouve souvent des dépressions qui logent les *corps de Pacchioni*. Sur les côtés, les fosses frontales, pariétales, occipitales supérieures, la face interne des sutures fronto-pariétale et lambdoïde ; on y remarque des impressions digitales et des éminences mamillaires, des sillons qui logent des artères, des trous nombreux qui donnent passage aux veines du diploé.

B. *Base du crâne*. — Considérée dans son ensemble, la base du crâne présente de chaque côté trois excavations. L'antérieure, *ethmoïdo-frontale, fosse cérébrale antérieure* (fig. 18, A), est la plus élevée ; elle est limitée en avant par le frontal, en arrière par le bord postérieur des.petites ailes du sphénoïde. La moyenne, *sphéno-temporale, fosse cérébrale moyenne* (fig. 18, B), est limitée en avant par les petites ailes du sphénoïde, en arrière par le bord supérieur du rocher ; elle est sur un plan moins élevé que la première. La postérieure, *temporo-occipitale, fosse cérébelleuse* (fig. 18, C) ; la fosse cérébrale postérieure est au-dessus de la fosse cérébelleuse dont elle est séparée par la tente du cervelet ; elle est limitée en avant par le bord supérieur du rocher, en arrière par l'os occipital ; elle est encore plus bas que la seconde, de telle sorte que ces trois fosses sont comme étagées, l'étage le plus élevé correspondant à la partie antérieure.

1° *Fosse antérieure*. — Elle présente : Sur la *ligne médiane*, le trou borgne (fig. 18. 2) ; l'apophyse crista-galli (fig. 18. 3) qui sépare en deux gouttières la fosse ethmoïdale où l'on voit les trous de la lame criblée (fig. 18. 4), la fente ethmoïdale, et les gouttières olfactives. Sur les *côtés*, les bosses orbitaires. Dans cette fosse on voit les sutures *ethmoïdo-frontales, ethmoïdo-sphénoïdales, fronto-sphénoïdales*.

2° *Fosse moyenne*. — Elle présente : Sur la *ligne médiane*, les gouttières et les trous optiques (fig. 18. 9), la fosse pituitaire ou selle turcique (fig. 18. 5), les apophyses clinoïdes antérieures (fig. 18. 8) moyennes (fig. 18. 7) et postérieures (fig. 18. 6), les gouttières caverneuses. Sur les *côtés*, la fente sphénoïdale (fig. 18. 12), le trou grand rond (fig. 18. 13), le trou ovale (fig. 18. 14), le trou petit rond (fig. 18. 15), duquel part le sillon qui loge l'artère méningée moyenne, le trou déchiré antérieur (fig. 18. 11), la dépression où se loge le ganglion de Gasser et l'hiatus de Fallope (fig. 18. 16).

Sur cette face on trouve les sutures qui résultent de la réunion du sphénoïde avec le temporal.

3° *Fosse postérieure*. — Elle présente : Sur la *ligne médiane*, la gouttière basilaire (fig. 18. 24), le trou occipital (fig. 18. 18), les trous condyliens antérieurs (fig. 18. 23), la crête (fig. 18. 19) et la protubérance occipitale interne (fig. 18. 20). Sur les *parties latérales*, sur le bord supérieur du rocher, le sillon qui loge les sinus pétreux supérieurs ; sur la face postérieure de cet os, le conduit auditif interne (fig. 18. 25) ; le trou déchiré postérieur (fig. 18. 17), auquel vient aboutir une large gouttière avec laquelle communique le trou mastoïdien (fig. 18. 22), et qui loge la partie transversale du

sinus latéral; le trou condylien postérieur, quand il existe; enfin,
des fosses profondes qui logent le cervelet, séparées par la crête occi-

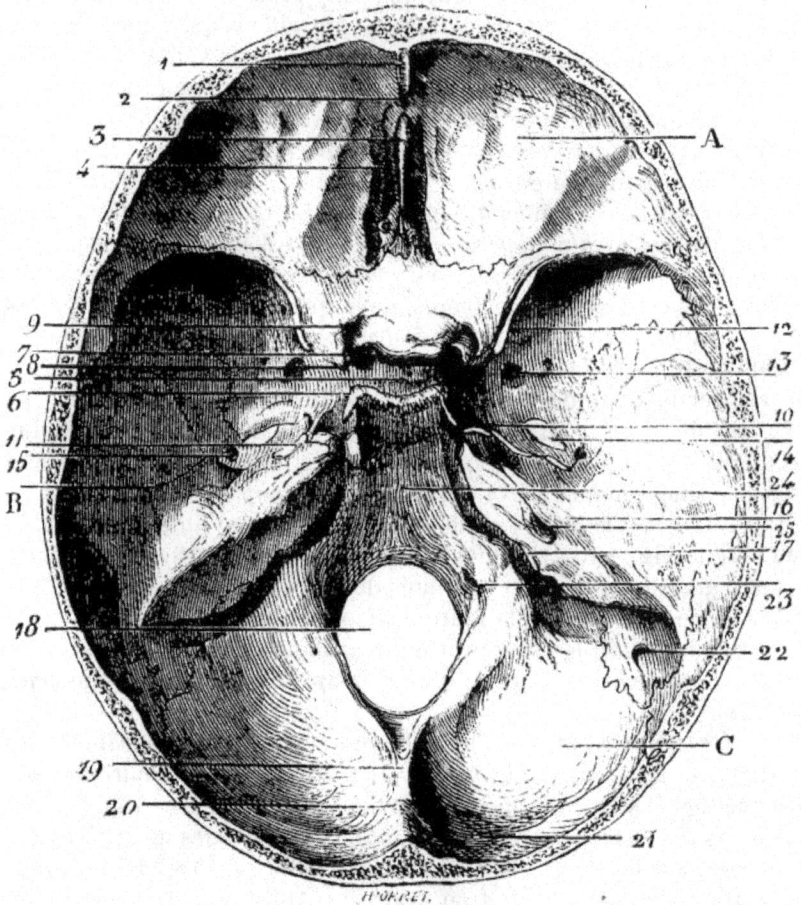

FIG. 18. — *Base du crâne.*

1. Crête frontale. — 2. Trou borgne. — 3. Apophyse crista-galli. — 4. Trous de
la lame criblée de l'ethmoïde. — 5. Selle turcique. — 6. Apophyses clinoïdes
postérieures. — 7. Apophyses clinoïdes moyennes. — 8. Apophyses clinoïdes
antérieures. — 9. Trous optiques. — 10. Ouverture du canal carotidien. —
11. Trou déchiré antérieur. — 12. Fente sphénoïdale. — 13. Trou rond. —
14. Trou ovale. — 15. Trou sphéno-épineux ou petit rond. — 16. Hiatus de
Fallope. — 17. Trou déchiré postérieur. — 18. Trou occipital. — 19. Crête
occipitale interne. — 20. Protubérance occipitale interne. — 21. Crête latérale
de l'occipital séparant les fosses cérébrales postérieures des fosses cérébelleuses, C, et logeant les sinus latéraux. — 22. Trou mastoïdien. — 23. Trou
condylien antérieur. — 24. Gouttière basilaire. — 25. Conduit auditif interne.
— A. Fosse cérébrale antérieure. — B. Fosse cérébrale moyenne. — C. Fosse
cérébelleuse.

pitale et surmontées d'une gouttière qui loge la partie horizontale du sinus latéral (fig. 18. 21). Dans cette fosse, on voit les sutures *pétro-occipitale* et *sphéno-occipitale*.

Le crâne a été considéré comme formé par la réunion de plusieurs vertèbres, sur le nombre desquelles les anatomistes ne sont pas d'accord. Malgré tout l'intérêt que présente cette question, nous ne croyons pas devoir nous y arrêter longtemps, nous nous contenterons d'en dire quelques mots.

Nous admettrons trois vertèbres *crâniennes* ou *céphaliques* :

1° Une *postérieure* ou *occipitale*, qui a pour *corps*, l'apophyse basilaire ; pour *lames*, la large portion de l'os ; pour *trou vertébral*, le trou occipital ; pour *apophyse épineuse*, la protubérance occipitale externe ; pour *apophyse transverse*, l'apophyse mastoïde ; la mâchoire inférieure représenterait la *côte*.

2° Une *moyenne* ou *sphéno-temporo-pariétale*. Elle a pour *corps* le corps du sphénoïde ; pour *lames*, les grandes ailes du sphénoïde, l'écaille du temporal et les pariétaux ; pour *trou vertébral*, l'espace compris entre le sphénoïde et la voûte du crâne ; l'*apophyse épineuse* pourrait être représentée par les apophyses clinoïdes postérieures ; l'*apophyse transverse*, par la racine de l'apophyse zygomatique ; cette apophyse et l'os malaire présenteraient dans ce cas une grande analogie avec une *côte*.

3° Une *antérieure* ou *sphéno-ethmoïdale frontale*. Le *corps* est constitué par la lame perpendiculaire de l'ethmoïde et l'apophyse crista-galli ; les *lames*, par le frontal ; le *trou*, par la concavité du frontal ; l'*apophyse épineuse* serait constituée par la lame qui limite en avant la selle turcique ; les *apophyses transverses* sont représentées par les apophyses orbitaires externes ; la *côte* serait soudée au corps de l'os et serait représentée par les arcades orbitaires.

Les trous de conjugaison que l'on rencontre entre ces vertèbres sont nécessairement au nombre de deux : l'un entre la vertèbre postérieure et la vertèbre moyenne, c'est le trou déchiré postérieur ; celui qui est entre la vertèbre moyenne et la vertèbre antérieure en est la fente sphénoïdale.

Développement des os du crâne.

Les os de la voûte du crâne apparaissent avant ceux de la base du crâne ; cependant, à l'époque de la naissance, tous les os qui constituent la base du crâne sont déjà solidement unis : aussi la base du crâne est-elle incompressible même avant l'époque de la viabilité du fœtus.

Les os de la voûte, chez l'enfant à terme, loin de former des sutures engrenées, sont unis par l'intermédiaire de membranes étroites, de telle sorte qu'ils jouissent d'une certaine mobilité. Au point d'intersection des sutures, on rencontre des intervalles membraneux plus grands, auxquels on a donné le nom de *fontanelles*. Ces espaces servent à déterminer, pendant l'accouchement, les rapports de la tête avec le bassin ; ils doivent donc être étudiés avec soin.

A l'angle d'intersection des sutures *bifrontale*, *bipariétale* (fig. 19. 2), et *fronto-pariétale* (fig. 19. 4), on trouve la *fontanelle antérieure, grande fontanelle, fontanelle bregmatique* (fig. 19. 3). Elle a la forme d'une losange plus prolongée entre les deux os frontaux qu'entre les pariétaux ; cette fontanelle n'est jamais fermée à la naissance.

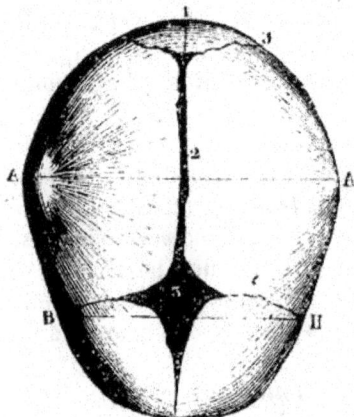

FIG. 19. — *Face supérieure de la tête du fœtus à terme.*

1. Fontanelle occipitale.
2. Suture antéro-postérieure ou sagittale.
3. Fontanelle antérieure.
4. Suture fronto-pariétale.
5. Suture occipito-pariétale ou lambdoïde.
AA. Diamètre bipariétal.
BB. Diamètre bitemporal.

A la réunion de la suture *bipariétale* avec la suture *occipito-pariétale* (fig. 19. 5), on trouve la *fontanelle postérieure, petite fontanelle, fontanelle occipitale* (fig. 19. 1). Elle a la forme d'un triangle dont la base curviligne correspond à l'angle de l'occipital, et le sommet à l'écartement des pariétaux. Elle est fort petite, elle disparaît même presque entièrement chez le fœtus à terme.

Les sutures *temporo-pariétales* ou *écailleuses* sont aussi membraneuses, et laissent entre les os qu'elles unissent une mobilité assez grande ; mais les bords de cette suture couverte par les muscles temporaux ne sont pas accessibles au toucher.

On trouve sur les parties latérales deux fontanelles : l'une, *antérieure*, qui occupe le point de jonction du frontal, du pariétal et du sphénoïde ; l'autre, *postérieure*, qui répond à l'angle latéral de l'occipital. La postérieure seule présente quelque importance ; elle est accessible au toucher et pourrait être prise pour la fontanelle postérieure ; en effet, elle est triangulaire, mais elle est plus grande, plus allongée et plus rapprochée de la base du crâne.

Après la naissance, l'ossification continue ; les os ne tardent pas à se souder par ces dentelures dont nous avons parlé. La soudure se fait à la partie moyenne des os, et s'étend graduellement vers les extrémités, de sorte que les fontanelles disparaissent de la circonférence au centre. Une lame cartilagineuse est interposée entre les os réunis ;

plus tard, ces cartilages disparaissent, les os se soudent : ainsi l'occipital se soude au sphénoïde ; dans la vieillesse, on voit quelquefois toute trace de suture disparaître, de sorte que le crâne paraît formé d'un seul os.

B. — FACE.

Elle se compose de la *mâchoire supérieure* et de la *mâchoire inférieure*.

Elle est formée de quatorze os ; treize pour la mâchoire supérieure. Ce sont douze os pairs : les *os propres du nez*, les *maxillaires supérieurs*, les *os unguis*, les *os malaires*, les *palatins*, les *cornets inférieurs des fosses nasales ;* un impair, le *vomer*.

Il n'entre qu'un seul os dans la composition de la mâchoire inférieure, le *maxillaire inférieur*.

1° OS PROPRES DU NEZ.

Position. — Tournez la face convexe en avant et en dehors, le bord le plus épais et le plus court en haut.

Les *os propres du nez* sont situés à la partie supérieure, antérieure et médiane de la face. Ils présentent : une *face antérieure* convexe, qui donne attache au muscle pyramidal ; — une *face postérieure* concave, qui fait partie des fosses nasales ; — un *bord supérieur* épais, qui s'articule avec le frontal ; — un *bord inférieur* oblique de dedans en dehors, et de haut en bas, inégal ; il fait partie de l'orifice intérieur des fosses nasales ; — un *bord interne* vertical, épais en haut, tranchant en bas ; il s'articule avec celui du côté opposé, l'épine nasale du frontal, la lame perpendiculaire de l'ethmoïde ; — un *bord externe* plus long, un peu oblique en dehors, s'articule avec l'apophyse montante du maxillaire supérieur.

Les os propres du nez s'articulent avec le frontal, l'ethmoïde, le maxillaire supérieur, et avec leur congénère.

Ils se développent par un seul point osseux.

2° MAXILLAIRE SUPÉRIEUR.

Position. — Tournez l'arcade alvéolaire en bas, en avant et en dehors ; en avant l'échancrure qui forme l'orifice des fosses nasales.

Les *os maxillaires supérieurs* sont réunis sur la ligne médiane, à la partie antérieure et moyenne de la face ; irréguliers, on leur considère néanmoins :

Une *face antérieure*, qui présente en dedans et en bas une *fossette* où s'insère le muscle myrtiforme (fig. 20. 5), cette fossette est limitée en dehors par la saillie que forme l'alvéole de la dent canine ; un peu plus en dehors et plus haut, une fosse plus profonde, la *fosse canine* (fig. 20. 4), qui donne attache au muscle canin, et au sommet de laquelle se trouve le trou *sous-orbitaire* (fig. 20. 3). Cette face est surmontée par *l'apophyse montante* de l'os maxillaire supérieur (fig. 20. 6). Cette apophyse présente une *face externe* lisse, une *face*

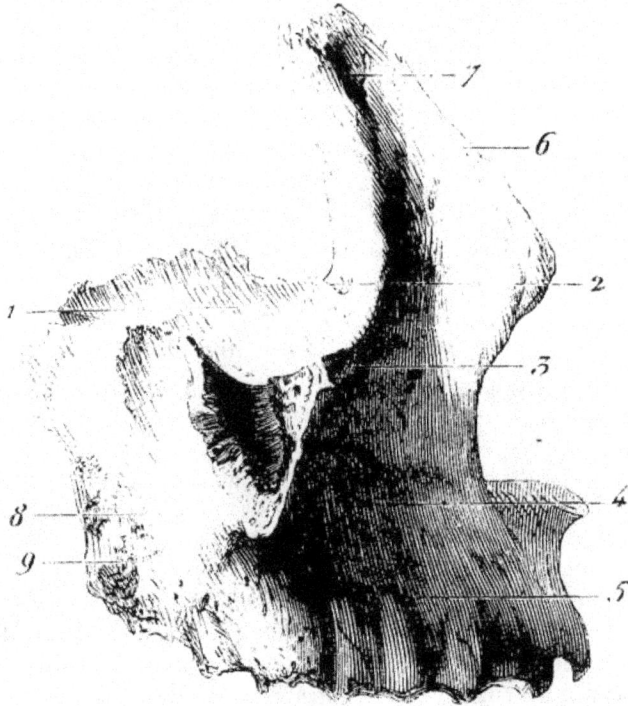

FIG. 20. — *Os maxillaire supérieur.*

1. Face orbitaire. — 2. Orifice orbitaire du trou sous-orbitaire. — 3. Orifice facial du trou sous-orbitaire. — 4. Fosse canine. — 5. Fosse myrtiforme. — 6. Apophyse montante. — 7. Gouttière lacrymale. — 8. Tubérosité maxillaire. — 9. Surface rugueuse articulée avec l'os palatin.

interne plus inégale, présentant deux *crêtes horizontales :* la supérieure, qui s'articule avec le cornet moyen ; l'inférieure, avec le cornet inférieur ; l'espace compris entre ces deux crêtes fait partie du méat moyen ; un *bord antérieur*, qui s'articule avec les os propres du nez ; un *bord postérieur* creusé par une gouttière, *gouttière lacrymale* et *canal nasal* (fig. 20. 7) ; le bord interne de cette gouttière s'articule avec l'os unguis ; le bord externe donne attache à l'orbiculaire des paupières ; un *sommet* dentelé, qui s'articule avec le frontal.

Une *face postérieure* présentant en arrière la *tubérosité maxillaire* (fig. 20. 8), traversée par des conduits qui donnent passage aux nerfs dentaires supérieurs et postérieurs.

Une *face interne* divisée en deux parties par une lame horizontale : l'*apophyse palatine*. La portion située au-dessous de l'apophyse palatine est formée par la face interne des alvéoles ; la partie supérieure présente l'orifice du sinus maxillaire ou *antre d'Highmore* (fig. 23. 4), large, sur un maxillaire isolé ; mais, sur un os articulé, considérablement rétréci par des prolongements appartenant au palatin, à l'ethmoïde, à l'os unguis, au cornet inférieur. En avant de cet orifice, on voit la fin de la gouttière du *canal nasal ;* plus en avant encore, la face interne de l'apophyse montante. L'*apophyse palatine* présente une *face supérieure* qui forme la paroi inférieure des fosses nasales, en avant de laquelle se trouve l'*orifice du canal palatin antérieur ;* une *face inférieure* rugueuse fait partie de la voûte palatine ; sur le côté externe de cette face, des *sillons qui logent les nerfs palatins postérieurs*. Un *bord interne* plus épais en avant, qui s'articule avec le maxillaire du côté opposé, et formant avec lui, sur sa partie antérieure, une *crête saillante* qui s'articule au vomer, et un canal qui est l'*orifice inférieur du canal palatin antérieur ;* ce canal est, par conséquent, double en haut et simple en bas. Un *bord antérieur* étroit, qui fait partie de l'orifice des fosses nasales, et surmonté en dedans par l'*épine nasale inférieure ;* un *bord postérieur* dentelé, qui s'articule avec l'os palatin.

Une *face supérieure* ou *orbitaire* (fig. 20. 1). Elle forme la paroi inférieure de l'orbite ; elle présente en arrière une gouttière qui se dirige en avant et qui constitue le commencement du *canal sous-orbitaire* (fig. 20. 2) ; en dehors, cette face présente une grosse apophyse, *apophyse malaire*, qui s'articule avec l'os de la pommette.

Les *bords* sont : un *bord antérieur* formé par le bord tranchant de l'apophyse montante, échancré inférieurement : c'est l'*orifice antérieur des fosses nasales ;* un *bord externe* très court et mousse, situé au-dessous de la tubérosité malaire ; il sépare la face antérieure de la face postérieure ; un *bord postérieur* très mousse ; il s'articule avec l'apophyse ptérygoïde et l'os palatin ; en haut, il forme un des bords de la fosse *ptérygo-maxillaire ;* un *bord inférieur* ou *alvéolaire*, formé par l'*arcade alvéolaire supérieure*. La *face supérieure* est limitée par trois bords : un *bord externe*, qui fait partie de la fente sphéno-maxillaire ; un *bord antérieur*, qui fait partie du pourtour de l'orbite ; un *bord interne*, qui s'articule avec l'os unguis, l'ethmoïde et le palatin.

Dans le maxillaire supérieur, se trouve une large cavité, le *sinus maxillaire*, sur lequel nous reviendrons en décrivant les fosses nasales.

Cet os s'articule avec le frontal, l'ethmoïde, le vomer, le palatin, l'os malaire, l'os unguis, le cornet inférieur, l'os propre du nez, et le maxillaire du côté opposé.

Il paraît ne se développer que par un seul point d'ossification.

3° OS UNGUIS.

Position. — Placez la gouttière en avant et en dehors, dirigez en bas la partie la plus profonde de la gouttière.

Les *os unguis* sont de petits os minces, irréguliers, situés à la partie interne et antérieure de l'orbite. On leur distingue : — une *face externe* lisse, divisée en deux portions par une *crête verticale*, terminée en bas par une espèce de crochet : la portion antérieure, la plus petite, forme le commencement de la gouttière lacrymale ; la portion postérieure fait partie de la paroi interne de l'orbite ; — une *face interne* présentant un angle rentrant qui correspond à la crête ; la partie qui correspond à la gouttière fait partie du méat moyen ; celle qui correspond à la face orbitaire couvre les cellules ethmoïdales antérieures. — Le bord *supérieur*, court, inégal, s'articule avec le frontal ; — l'*inférieur* s'articule avec le cornet inférieur en avant, et le maxillaire supérieur en arrière ; — l'*antérieur*, avec l'os maxillaire supérieur ; — le *postérieur*, avec l'ethmoïde.

L'os unguis s'articule avec le frontal, le maxillaire supérieur, l'ethmoïde, le cornet inférieur.

Il se développe par un seul point d'ossification.

4° OS MALAIRE.

Position. — Tournez la face convexe en dehors, le bord concave arrondi en avant et en haut, l'angle le plus épais en haut.

Les os de la pommette sont situés sur les parties supérieures et latérales de la face ; ils sont quadrilatères. On leur considère : — une *face antérieure* convexe, lisse, percée par le trou malaire, et qui donne attache aux muscles zygomatiques ; — une *face postérieure* concave, inégale en bas, où elle s'articule avec le maxillaire supérieur ; lisse en haut, où elle fait partie de la fosse zygomatique ; elle présente l'orifice postérieur du canal malaire ; — un *bord supérieur* et *interne*, mousse, arrondi ; il forme le bord inférieur de l'orbite : de ce bord et de l'angle supérieur de l'os malaire, part l'*apophyse orbitaire*, qui présente : une *face supérieure* concave, qui fait partie de la paroi externe de l'orbite ; une *face postérieure* convexe, qui fait partie de la fosse temporale ; un *bord postérieur*, qui s'articule avec le sphénoïde et le maxillaire supérieur ; le bord antérieur se confond avec l'os malaire.

L'os malaire présente encore un *bord supérieur* et *externe*, courbé en forme d'S ; il donne attache à l'aponévrose du temporal ; — un *bord inférieur* et *interne*, qui s'articule avec le maxillaire supérieur ; — un *bord inférieur externe* presque horizontal. M. Nélaton a signalé sur ce bord, vers son extrémité externe, près de son articulation avec l'apophyse zygomatique, un petit tubercule qu'il désigne sous le nom de *tubercule malaire*, limité en dedans par une dépression arrondie, et quelquefois en dehors par une petite fossette allongée ou à peu près ovalaire. C'est en ce point que se loge l'apophyse coronoïde du maxillaire inférieur dans la luxation de la mâchoire (1).

L'*angle supérieur*, aigu, s'articule avec le frontal; l'*inférieur*, mousse, avec le maxillaire supérieur; l'*interne* et l'*externe*, très aigus, s'unissent : le premier, à la face orbitaire du maxillaire supérieur ; le second, à l'apophyse zygomatique.

L'os malaire s'articule avec le frontal, le sphénoïde, le temporal, le maxillaire supérieur.

5° OS PALATIN.

Position. — Tournez en bas la portion quadrilatère, en arrière le bord mousse de cette partie, en dehors et en bas la grosse apophyse qui part de cette surface.

Les *palatins* sont des os pairs, très irréguliers, situés à la partie postérieure des fosses nasales et de la voûte palatine. On leur considère : une *portion inférieure* ou *horizontale* ; une *portion supérieure* ou *verticale*.

1° *Portion horizontale.* — Elle présente : Une *face supérieure*, qui forme la partie postérieure du plancher des fosses nasales. — Une *face inférieure*, qui fait partie de la voûte palatine ; elle présente en arrière une petite crête pour l'insertion du péristaphylin externe. —

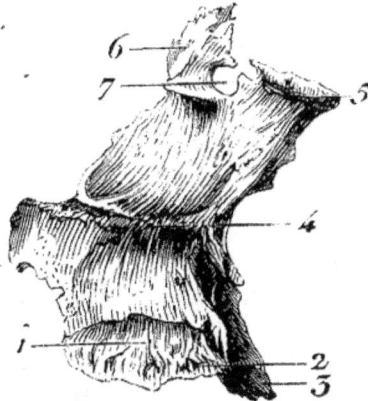

Fig. 21. — *Os palatin (face interne).*

1. Crête nasale.
2. Épine nasale postérieure.
3. Apophyse pyramidale.
4. Crête qui s'articule avec le cornet inférieur des fosses nasales.
5. Apophyse sphénoïdale.
6. Apophyse orbitaire.
7. Trou sphéno-palatin.

Un *bord antérieur*, qui s'articule avec l'apophyse palatine du maxillaire supérieur. — Un *bord postérieur* mousse, concave. — Un *bord interne* épais, qui s'articule avec le palatin du côté opposé ; la réunion de ces deux os forme en haut une crête (fig. 21. 1) qui s'articule

(1) Nous avons figuré et peut-être exagéré cette disposition sur la planche destinée à représenter l'articulation temporo-maxillaire.

avec le vomer, et est terminée en arrière par l'*épine nasale posté-rieure* (fig. 21. 2, et fig. 22. 2).

2° *Portion verticale.* — On lui considère : Une *face interne* sur la partie moyenne de laquelle on trouve une crête qui s'articule avec le cornet inférieur (fig. 21. 4) ; au-dessus et au-dessous de cette crête, deux enfoncements qui correspondent aux méats moyen et inférieur des fosses nasales. — Une *face externe*, dont la portion inférieure est rugueuse et s'articule avec le maxillaire supérieur ; la portion supé-rieure est lisse et forme le sommet de la face zygomatique. On y ren-contre le sillon ptérygo-palatin qui donne passage à l'artère ptérygo-palatine (fig. 22. 1).

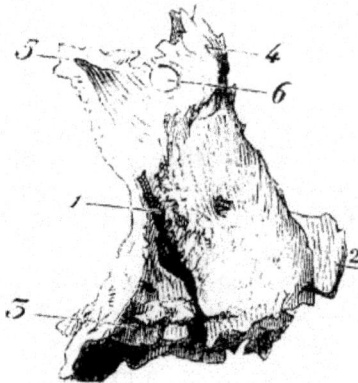

FIG. 22. — *Os palatin (fosse externe).*

1. Sillon ptérygo-palatin.
2. Épine nasale postérieure.
3. Apophyse pyramidale.
4. Apophyse orbitaire.
5. Apophyse sphénoïdale.
6. Trou sphéno-palatin.

Un *bord antérieur* inégal, qui s'appuie contre la face interne du maxillaire supérieur et qui présente inférieurement une petite lan-guette osseuse qui concourt à rétrécir l'orifice du sinus maxillaire ; un *bord postérieur*, qui s'articule avec le côté interne de l'apophyse ptérygoïde. A la partie inférieure de ce bord, on trouve une apophyse dirigée en bas et en dehors, c'est l'*apophyse pyramidale* (fig. 21. 3, et 22. 3). Elle présente trois faces : une *supérieure*, sur laquelle on trouve trois enfoncements, dont l'interne et l'externe s'articulent avec l'apophyse ptérygoïde, et le moyen fait partie de la fosse ptérygoïde et donne attache au muscle ptérygoïdien interne ; une *face inférieure* lisse, qui fait partie de la voûte palatine ; elle est percée de deux ou trois trous qui donnent passage à des filets du nerf palatin ; une *face externe*, inégale à sa partie antérieure, qui s'articule avec l'os maxil-laire ; la partie postérieure de la face externe fait partie de la fosse ptérygoïde et donne attache au ptérygoïdien externe. La *base* est creusée d'une gouttière qui fait partie du canal palatin postérieur. Le *sommet* ne présente rien de remarquable.

Le *bord supérieur* de la portion verticale de l'os palatin présente deux apophyses : l'une antérieure, *apophyse orbitaire*, l'autre posté-rieure, *apophyse sphénoïdale* ; elles sont séparées par une échancrure complétée presque toujours par le sphénoïde, quelquefois par une languette osseuse qui va d'une apophyse à l'autre : c'est le trou *sphéno-palatin* (fig. 21. 7, et 22. 6).

L'*apophyse orbitaire* (fig. 21. 6, et 22. 4) présente cinq facettes, deux lisses non articulaires ; ce sont : la facette supérieure et la facette externe ; trois sont rugueuses et articulaires ; ce sont : l'antérieure, l'interne et la postérieure. La facette *supérieure* fait partie du fond du plancher de l'orbite ; l'*antérieure* s'articule avec le maxillaire supérieur ; la *postérieure* s'articule avec le bord de l'orifice du sinus sphénoïdal ; l'*interne* s'articule avec les masses latérales de l'ethmoïde ; l'*externe* est lisse, fait partie de la fosse zygomatique. Cette apophyse est supportée par un *pédicule*, sur le côté interne duquel on voit une crête qui s'articule avec le cornet supérieur. Au-dessus de cette crête on voit un enfoncement qui fait partie du méat supérieur.

L'*apophyse sphénoïdale* (fig. 21, et 22. 5), moins élevée que la précédente, présente trois facettes : une *interne* concave, qui fait partie des fosses nasales ; une *externe*, qui fait partie du sommet de la fosse zygomatique ; une *supérieure*, qui s'articule avec le corps du sphénoïde.

L'os palatin s'articule avec celui du côté opposé, le maxillaire supérieur, le sphénoïde, l'ethmoïde, le cornet inférieur, le vomer.

Il se développe par un seul point d'ossification.

6° CORNET INFÉRIEUR.

Position. — Tournez la face concave en dehors, le bord circulaire en bas, l'extrémité la plus large en avant.

Les *cornets inférieurs* sont des os pairs, situés sur les parties latérales inférieures des fosses nasales. On leur considère : Une *face interne* convexe en bas, concave en haut. — Une *face externe* concave, qui répond au sinus maxillaire. — Un *bord supérieur* épais, rugueux, qui présente d'avant en arrière l'articulation avec le maxillaire supérieur ; une échancrure qui fait partie du canal nasal, auquel concourt l'os unguis ; une petite éminence qui s'articule avec l'os unguis ; une lamelle papyracée descendante, *apophyse auriculaire*, qui s'articule avec le maxillaire supérieur et rétrécit l'orifice du sinus maxillaire ; en arrière de cette lamelle on trouve l'articulation avec l'os palatin. — Le *bord inférieur* est convexe, inégal. — L'*extrémité antérieure* est plus large que la *postérieure*.

Le cornet s'articule avec l'os maxillaire, le palatin, l'os unguis, l'ethmoïde.

Il se développe par un seul point d'ossification.

7° VOMER.

Position. — Tournez le bord le plus épais en haut, placez en arrière la partie la plus large de ce bord.

Le *vomer* est un os impair qui forme la partie postérieure de la cloison des fosses nasales. On lui considère deux *faces latérales*, planes, souvent déjetées à droite ou à gauche, recouvertes par la membrane pituitaire. — Un *bord supérieur* creusé d'une gouttière qui reçoit la crête du sphénoïde ; les deux bords de cette gouttière, reçus dans la rainure qui se trouve de chaque côté de la crête du sphénoïde, complètent le canal ptérygo-palatin. — Un *bord inférieur* reçu dans la rainure que laissent entre eux les apophyses palatines du maxillaire supérieur et les os palatins. — Le *bord antérieur* s'articule avec la lame perpendiculaire de l'ethmoïde et le cartilage de la cloison. — Le *bord postérieur* est libre et sépare les ouvertures postérieures des fosses nasales.

Le vomer s'articule avec le sphénoïde, l'ethmoïde, les os maxillaires supérieurs, les palatins.

Il se développe par un seul point d'ossification.

8° MAXILLAIRE INFÉRIEUR.

Position. — Tournez la face convexe en avant, le bord qui supporte les dents en haut.

L'os *maxillaire inférieur* est un os impair, symétrique, situé à la partie inférieure de la face. On le divise en deux portions, une portion *horizontale* ou *corps*, une portion *verticale* ou *branches*.

1° *Corps du maxillaire inférieur.* — On lui considère une *face antérieure* convexe ; une *face postérieure* concave ; un *bord supérieur* ; un *bord inférieur*.

La *face antérieure* présente à la partie moyenne une ligne verticale, saillante, surtout inférieurement, résultant de la réunion des deux portions de l'os : c'est la *symphyse du menton*. De chaque côté deux petites *fossettes* qui donnent attache aux muscles de la houppe du menton ; au-dessous de ces fossettes deux éminences qui forment la saillie du menton et desquelles part une ligne appelée *ligne oblique externe*. Celle-ci donne attache au carré du menton, au triangulaire des lèvres, au peaucier ; au-dessus de cette ligne un trou, *trou mentonnier* : c'est l'orifice externe du canal dentaire. — La *face postérieure* est concave, présente sur sa partie moyenne des traces de la symphyse du menton et des saillies osseuses, les *apophyses geni* : deux *supérieures*, qui donnent attache aux muscles génio-glosses, deux *inférieures* pour les génio-hyoïdiens ; sur chaque côté de ces apophyses, une fossette qui loge la glande sublingale ; au-dessous de cette dernière un enfoncement où s'insère le ventre antérieur du digastrique. De la symphyse du menton, à l'extrémité postérieure du bord alvéolaire, on trouve la *ligne oblique interne* (fig. 23. 12), *ligne mylohyoïdienne* ; elle donne attache en avant au muscle mylo-hyoïdien, en arrière au constricteur supérieur du pharynx ; au-dessous de cette ligne, vers la partie postérieure, est une *dépression* pour la glande sous-maxillaire.

Le *bord supérieur* ou *alvéolaire* présente des *enfoncements* en nombre égal à ceux des dents et dont la forme et l'étendue varient avec la racine de ces dernières. — Le *bord inférieur* est arrondi ; il donne attache à des fibres du muscle peaucier.

2° *Branches de la mâchoire.* — On leur considère deux faces, trois bords et trois angles, le quatrième bord et le quatrième angle étant confondus avec le corps de l'os.

La *face externe* présente des rugosités sur lesquelles s'attache le masséter. — La *face interne* présente en bas des inégalités pour l'insertion du ptérygoïdien interne ; au-dessus un sillon qui loge le nerf mylo-hyoïdien ; vers sa partie supérieure le trou *dentaire supérieur*, orifice interne du *canal dentaire* (fig. 23. 13) ; il est surmonté d'une crête qui donne attache à une bandelette fibreuse.

Le *bord postérieur* est un peu concave ; il est en rapport avec la glande parotide. — Le *bord antérieur* est épais ; ses deux lèvres sont la continuation des lignes obliques interne et externe. — Le *bord supérieur* est tranchant, concave ; il forme l'*échancrure sigmoïde*.

L'*angle supérieur* et *antérieur*, appelé *apophyse coronoïde*, est plus ou moins allongé suivant les sujets. M. Nélaton a démontré que cette apophyse jouait un grand rôle dans les luxations de la mâchoire inférieure. Il présente deux *faces* : l'une *externe*, plane, sur laquelle s'attachent quelques fibres du masséter ; une *interne*, sur laquelle se trouve une saillie qui donne insertion au buccinateur. Cette face donne attache surtout au muscle temporal ; il en est de même des deux bords et du sommet de cette apophyse. — L'*angle supérieur* et *postérieur*, ou *condyle de la mâchoire*, est ovale-arrondi, à grand diamètre dirigé de dehors en dedans et un peu d'avant en arrière ; il s'articule avec le temporal, il est reçu dans la cavité glénoïde ; il est supporté par une partie rétrécie, *col du condyle*, légèrement tordue sur elle-même et creusée en dedans et en avant d'une fossette profonde pour l'insertion du ptérygoïdien externe. — L'*angle inférieur* et *postérieur*, *angle de la mâchoire*, varie avec l'âge ; obtus chez les enfants, presque droit chez l'adulte, il est le plus souvent rugueux et donne attache au masséter, au ptérygoïdien interne et au ligament stylo-maxillaire.

Le maxillaire inférieur ne s'articule qu'avec le temporal.

Il se développe par deux points osseux, qui apparaissent de très bonne heure et se réunissent à la symphyse du menton.

FACE EN GÉNÉRAL.

Les quatorze os que nous venons de décrire, réunis entre eux et articulés à ceux du crâne, forment la *face*, située au-dessous de la

moitié antérieure du crâne. Chez l'adulte, la face offre à peu près le
tiers du volume du crâne. Le *diamètre vertical*, étendu de la bosse
frontale à la symphyse du menton, est le plus considérable. Le *diamètre transverse* présente son étendue la plus grande au niveau des
pommettes ; il est plus étroit d'une apophyse orbitaire externe à
l'autre, plus étroit encore au niveau des angles de la mâchoire.
Enfin le *diamètre antéro-postérieur* a sa plus grande étendue dans le
point où les os de la face s'articulent avec ceux du crâne ; il va en
diminuant d'une manière peu sensible jusqu'à la voûte palatine. A
partir de ce point, il se trouve, pour ainsi dire, réduit sur la ligne
médiane à l'épaisseur de l'os maxillaire inférieur.

Nous considérerons à la face cinq régions : une *région supérieure*,
une *région antérieure*, une *région postérieure*, deux *régions latérales*. Outre ces surfaces, on rencontre des cavités qui logent des
organes des sens : ce sont les deux *cavités orbitaires*, qui logent l'organe de la vue ; les deux *fosses nasales*, destinées à l'olfaction ; la
cavité buccale, dans laquelle se trouve l'organe du goût.

A. *Région supérieure.* — Elle est réunie avec la face inférieure du
crâne ; elle présente sur la *ligne médiane* l'articulation du vomer avec
le sphénoïde et la lame perpendiculaire de l'ethmoïde ; plus en avant,
l'articulation de l'épine nasale avec la lame perpendiculaire de l'ethmoïde et les os propres du nez. Sur les *parties latérales* on trouve,
d'avant en arrière, sur la face interne de l'orbite, l'articulation du
frontal avec les os propres du nez, l'apophyse montante du maxillaire supérieur, l'os unguis, l'ethmoïde ; l'orifice des canaux orbitaires internes ; l'articulation du frontal avec le sphénoïde ; le trou
optique. En dehors, sur la paroi externe de l'orbite, l'articulation du
sphénoïde et du frontal avec l'os malaire ; la fente sphéno-maxillaire,
la fente sphénoïdale. En arrière, l'articulation du palatin avec le sphénoïde, le canal ptérygo-palatin, le trou sphéno-palatin, la base des
apophyses ptérygoïdes. Enfin, sur le milieu de la surface, la voûte
des fosses nasales, formée en arrière par le corps du sphénoïde, au
milieu par la lame criblée, en avant par les os propres du nez.

B. *Région antérieure.* — Sur la *ligne médiane*, la bosse frontale et
l'articulation des os propres du nez, l'orifice antérieur des fosses nasales, l'articulation des deux maxillaires supérieurs surmontés par
l'épine nasale inférieure, l'ouverture de la bouche, la symphyse du
menton. Sur les *côtés*, l'ouverture de la cavité orbitaire dirigée un
peu en dehors ; au-dessus se trouve le trou sus-orbitaire et au-dessous le trou sous-orbitaire, en dehors l'articulation de l'os malaire avec
l'apophyse orbitaire externe et le maxillaire supérieur. Sur ce dernier os on trouve la fosse canine, la fossette myrtiforme, plus bas les
arcades alvéolaires et dentaires ; enfin sur le maxillaire inférieur, le
trou mentonnier, la ligne oblique externe.

C. *Région postérieure.* — Elle se divise en trois parties : une *verticale supérieure*, formée en grande partie par l'orifice postérieur des

fosses nasales ; une *horizontale*, formée par la voûte palatine ; une *verticale inférieure*.

1° *Partie verticale supérieure.* — Elle présente sur la *ligne médiane* la cloison des fosses nasales, formée par le vomer, et inférieurement l'épine nasale postérieure ; de *chaque côté*, l'orifice postérieur des fosses nasales ; plus en dehors, la fosse ptérygoïde entre les deux ailes de l'apophyse de ce nom.

3° *Partie horizontale.* — Formée par les deux apophyses palatines du maxillaire supérieur et les deux palatins, l'articulation de ces quatre os forme une suture cruciale : dans leur point de réunion on peut toucher, avec une pointe d'épingle, cinq os à la fois ; car sur la partie supérieure de cette suture vient s'appliquer le vomer. En avant de la voûte palatine, on trouve l'orifice inférieur du canal palatin antérieur ; en arrière, les deux orifices des canaux palatins postérieurs ; en arrière, le crochet de l'aile interne de l'apophyse ptérygoïde.

3° *Partie verticale inférieure.* — Elle présente sur la ligne médiane la suture qui résulte de la réunion des deux maxillaires supérieurs. Il n'est pas rare de rencontrer de chaque côté de cette suture deux autres petites sutures résultant de la réunion incomplète des os *intermaxillaires* ou os *incisifs;* sur le maxillaire inférieur, la partie postérieure de la symphyse du menton et les quatre apophyses géni ; de chaque côté, la face postérieure des arcades alvéolaires et dentaires supérieures et inférieures, la ligne myloïdienne, le sillon et le trou dentaire, les fossettes des glandes sous-maxillaires et sublinguales.

D. *Région latérale ou zygomatique.* — Elle présente deux parties : une *inférieure*, formée par la branche de la mâchoire inférieure ; une *supérieure*, connue sous le nom de *fosse zygomatique*.

1° *Partie inférieure.* — Elle est formée par la branche de la mâchoire inférieure et l'articulation temporo-maxillaire. Décrire ce que l'on trouve sur la face externe et la face interne de cette portion, serait décrire une seconde fois la branche de la mâchoire ; mais nous n'y reviendrons pas.

2° *Partie supérieure, fosse zygomatique.* — La paroi antérieure est formée par l'arcade zygomatique ; la paroi externe par l'os malaire et le maxillaire supérieur ; la paroi postérieure par le temporal ; la paroi interne et supérieure par une des grandes ailes du sphénoïde ; l'interne et inférieure par l'aileron externe de l'apophyse ptérygoïde. Entre la tubérosité maxillaire et l'apophyse ptérygoïde, on trouve la *fosse ptérygo-maxillaire* qui conduit dans l'arrière-fond de la fosse zygomatique. Trois os concourent à sa formation ; ce sont : l'apophyse ptérygoïde en arrière, l'os palatin en dedans, l'os maxillaire en avant. Cinq trous s'ouvrent dans cette cavité ; ce sont : en arrière, le trou grand rond, le trou vidien ou ptérygoïdien, le trou ptérygo-palatin ; en avant, le trou sphéno-palatin ; en bas, l'orifice supérieur du canal palatin postérieur. Au-dessus et en avant de la fosse ptérygo-

maxillaire, on trouve la fente *sphéno-maxillaire*, qui fait communiquer la cavité orbitaire avec la fosse zygomatique et qui est formée
par le maxillaire supérieur, le palatin, le sphénoïde et par l'os de la
pommette.

CAVITÉS DE LA FACE.

Les cavités de la face sont : les *cavités orbitaires*, les *fosses nasales* et la *bouche*. Aux fosses nasales se trouvent annexées plusieurs
arrière-cavités qui en sont une dépendance, les *sinus*, et un canal à
travers lequel passent les larmes qui coulent dans les fosses nasales,
le *canal nasal*. Quant à la cavité buccale, nous en avons décrit les
parois osseuses, nous avons vu la voûte palatine, la face postérieure
des arcades alvéolaires ; le reste de cette cavité est composé de parties molles qui seront décrites avec l'appareil digestif, et des dents, sur
lesquelles nous nous arrêterons.

A. ORBITES.

Les cavités orbitaires, situées à la partie supérieure et latérale de
la face, sont un peu obliquement dirigées en dehors. On leur considère
quatre faces : une *supérieure*, une *inférieure*, une *externe*, une *interne*, quatre *angles*, une *base* et un *sommet*.

Face supérieure. — Concave, formée par le frontal en avant, la
petite aile du sphénoïde en arrière, elle présente en dehors la fossette
de la glande lacrymale ; en dedans, la dépression où se loge la poulie
du grand oblique ; en arrière, le trou optique, et la suture du frontal
avec la petite aile du sphénoïde. — *Face inférieure*. Elle regarde un
peu en dehors ; elle est formée par l'os malaire, le maxillaire supérieur, la facette orbitaire du palatin ; on y rencontre la suture de ces
os, l'orifice supérieur de la gouttière sous-orbitaire. — *Face externe*,
oblique en dehors, elle est formée par la grande aile du sphénoïde et
l'os malaire ; on y remarque la suture qui résulte de leur réunion. —
Face interne, formée par l'os unguis, l'ethmoïde et le sphénoïde, présente : les sutures verticales formées par la réunion de ces os ; en avant
de l'os unguis, la gouttière lacrymale, formée en avant par le maxillaire supérieur, en arrière par l'os unguis, elle communique avec le
canal nasal.

Angles. — L'*angle supérieur* et *interne* présente la suture du
frontal avec l'os unguis et l'ethmoïde, ainsi que les trous orbitaires
internes ; l'*angle supérieur* et *externe* présente en avant la suture
fronto-jugale, au milieu la suture fronto-sphénoïdale, en arrière la
fente sphénoïdale ; l'*angle inférieur* et *interne* présente la suture qui
résulte de la réunion de l'os unguis et de l'ethmoïde avec le maxillaire supérieur, de l'ethmoïde avec le palatin ; l'*angle inférieur* et *externe*, presque entièrement formé par la fente sphéno-maxillaire qui
est en arrière ; il est formé en avant par l'os malaire.

Base. — Irrégulièrement quadrilatère, on y remarque les sutures suivantes : à l'angle externe, la suture de l'apophyse orbitaire interne avec l'os malaire ; en dedans, celle de l'apophyse orbitaire interne avec l'os unguis et l'apophyse montante du maxillaire supérieur ; en bas et en dedans, celle de la partie inférieure de l'os unguis avec le maxillaire supérieur ; en bas et en dehors, celle de l'os malaire avec le maxillaire supérieur.

Sommet. — Il répond au point de jonction de la fente sphénoïdale, de la fente sphéno-maxillaire et de la fente ptérygo-maxillaire, et au trou optique.

B. FOSSES NASALES.

Préparation. — Faites sur la ligne médiane une coupe antéro-postérieure.

Les fosses nasales proprement dites sont situées à la partie moyenne et supérieure de la face, mais par leurs sinus elles se prolongent dans l'épaisseur des os du crâne et dans les parties latérales de la face.

Le diamètre vertical des fosses nasales est plus considérable à sa partie moyenne qu'en avant et en arrière. Le diamètre transverse, peu considérable en haut, va toujours en augmentant de haut en bas ; cet élargissement tient à l'obliquité de la paroi externe ; le diamètre antéro-postérieur est mesuré par l'espace compris entre l'orifice antérieur et l'orifice postérieur des fosses nasales.

On considère aux fosses nasales une *paroi interne*, une *externe*, une *supérieure*, une *inférieure*, un *orifice antérieur*, un *postérieur*.

1° *Paroi interne.* — Formée par la cloison des fosses nasales, verticale, quelquefois déjetée à gauche ou à droite, elle est constituée par la lame perpendiculaire de l'ethmoïde et le vomer ; on y remarque l'articulation de ces deux os, et en avant une large échancrure comblée à l'état frais par le cartilage de la cloison.

2° *Face externe.* — Irrégulière, anfractueuse, oblique en bas et en dehors, elle est constituée par l'ethmoïde, l'unguis, le palatin, le maxillaire supérieur, le cornet inférieur. On y rencontre de haut en bas le *cornet supérieur, cornet de Morgagni* (fig. 23. 5), qui s'articule en arrière avec la lamelle osseuse qui supporte l'apophyse orbitaire du palatin ; le *méat supérieur* (fig. 23. 6), à l'extrémité duquel on trouve le trou sphéno-palatin et qui communique avec les *cellules postérieures de l'ethmoïde* ; le *cornet moyen* (fig. 23. 7) qui s'articule en arrière avec la face interne de l'os palatin : ce cornet, ainsi que le supérieur, fait partie constituante de l'ethmoïde ; au-dessous de lui le *méat moyen* (fig. 23. 8), qui présente à sa partie moyenne une gouttière qui communique avec les *cellules antérieures de l'ethmoïde* et les *sinus frontaux ;* cette gouttière a reçu le nom d'*infundibulum*. En arrière on trouve l'orifice du *sinus maxillaire* (fig. 23. 4) ; la gran-

deur et la situation de l'ouverture de ce sinus est très variable. Au-
dessous du méat moyen, le *cornet inférieur*, qui s'articule avec l'os
palatin, le maxillaire supérieur, l'ethmoïde et l'os unguis ; au-dessous

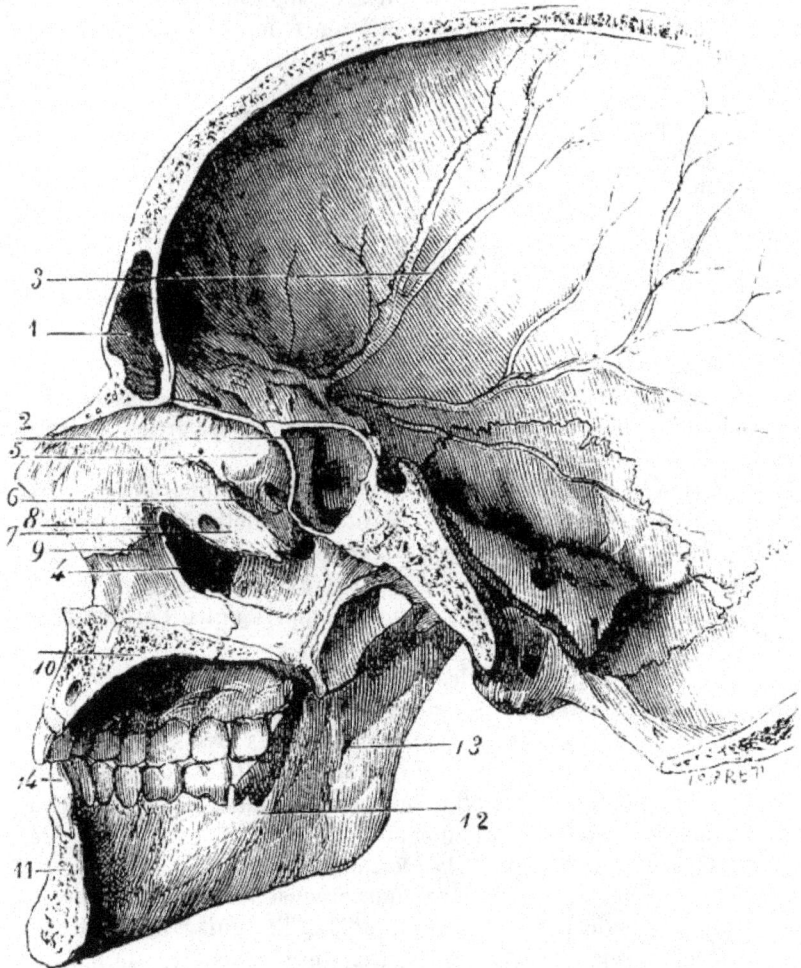

Fig. 23. — *Coupe verticale du crâne et de la face.*

1. Sinus frontal. — 2. Sinus sphénoïdal. — 3. Sillons de l'artère méningée
moyenne. — 4. Antre d'Highmore, sinus maxillaire. — 5. Cornet supérieur des
fosses nasales. — 6. Méat supérieur. — 7. Cornet moyen. — 8. Méat moyen.
— 9. Orifice du canal nasal. — 10. Voûte palatine ou plancher des fosses nasales. — 11. Maxillaire inférieur. — 12. Ligne oblique du maxillaire inférieur.
13. Orifice du canal dentaire. — 14. Dents.

du cornet, le *méat inférieur*, dans lequel on trouve l'*orifice inférieur
du canal nasal* (fig. 23. 9).

3° *Face supérieure.* — Cette face s'étend depuis la partie supérieure de l'orifice antérieur jusqu'à l'orifice postérieur. On peut la diviser en trois parties. Une *antérieure*, oblique de haut en bas et d'arrière en avant, plus large inférieurement que supérieurement ; elle est formée par les os propres du nez. — Une *moyenne*, étroite, horizontale, formée par la lame criblée de l'ethmoïde ; elle présente un grand nombre de trous qui donnent passage aux filets du nerf olfactif et une fente pour le filet ethmoïdal du rameau nasal de la branche ophthalmique de Willis. — Une *postérieure*, presque verticale ; elle est formée par le corps du sphénoïde ; on remarque à sa partie moyenne et supérieure un orifice qui fait communiquer les fosses nasales avec le *sinus sphénoïdal*.

4° *Face inférieure*. — Plancher des fosses nasales (fig. 17. 24) ; formée par l'apophyse palatine du maxillaire supérieur et l'os palatin, presque horizontale, un peu plus élevée en avant qu'en arrière, elle présente en avant l'orifice du canal palatin antérieur (fig. 17. 25), et en arrière celui du canal palatin postérieur (fig. 17. 26).

Orifices. — L'*antérieur* a la forme d'un cœur de carte à jouer dont la grosse extrémité est tournée en bas ; il est formé par les os propres du nez et le maxillaire supérieur ; il présente en bas l'épine nasale antérieure et inférieure. — Le *postérieur* (fig. 17. 28) est séparé en deux portions par le vomer ; chaque ouverture est limitée en haut par le corps du sphénoïde, en bas par le palatin, en dedans par le vomer, en dehors par l'aile interne de l'apophyse ptérygoïde. Nous ne nous étendrons pas davantage sur ces orifices qui ont été décrits avec la face en général.

Dans la description que nous venons de faire des fosses nasales étudiées sur le squelette, nous avons mentionné un grand nombre de trous : à l'état frais, quelques-uns de ces trous sont bouchés par la membrane pituitaire ; il en est d'autres qui sont tapissés par cette membrane qui se prolonge dans des arrière-cavités désignées sous le nom de *sinus*. Ces sinus sont les *sinus sphénoïdaux*, les *sinus ethmoïdaux* ou *cellules de l'ethmoïde*, les *sinus frontaux*, les *sinus maxillaires ;* enfin nous devons signaler encore le *canal nasal*, qui fait communiquer les fosses nasales avec l'appareil lacrymal.

Sinus frontaux.

Ils sont placés dans l'épaisseur de l'os frontal, dans le point qui correspond à la bosse nasale ; leur étendue est extrêmement variable : ils se prolongent quelquefois jusqu'aux bosses frontales, ils vont jusque dans les apophyses orbitaires externes et dans les petites ailes du sphénoïde ; ils sont séparés par une cloison tantôt complète, tantôt perforée, quelquefois double, qui s'élève de l'épine nasale ; ils s'ouvrent dans les cellules antérieures de l'ethmoïde et communiquent avec le méat moyen des fosses nasales (fig. 23. 1).

Sinus sphénoïdaux.

Creusés dans le corps du sphénoïde, ils sont séparés par une cloison
verticale située le plus souvent sur la ligne médiane, mais qui quelquefois est déviée tantôt à droite, tantôt à gauche ; dans quelques cas
ils paraissent divisés en compartiments ; ils se prolongent tantôt
jusque vers les petites ailes du sphénoïde, tantôt vers l'apophyse orbitaire ; leur paroi inférieure correspond à la voûte des fosses nasales,
la postérieure à l'apophyse basilaire, la supérieure à la fosse sphénoïdale, à la selle turcique. L'existence de quelques canalicules osseux dans ce point a fait croire aux anciens que la glande pituitaire
versait dans les fosses nasales la pituite du cerveau. Enfin leur côté
antérieur correspond à la partie supérieure et postérieure des fosses
nasales, dans laquelle ils s'ouvrent par un orifice arrondi (fig. 23. 2).

Sinus ethmoïdaux, cellules de l'ethmoïde.

Les cellules ethmoïdales sont variables par leur nombre, leur situation, leur forme, leurs dimensions. On en décrit généralement quatre
de chaque côté, deux à la partie antérieure, deux à la partie postérieure ; les antérieures et les postérieures ne communiquent point ensemble. Il en est qui sont formées entièrement par l'os ethmoïde,
et comme creusée dans son épaisseur ; les autres aussi complétées par
les os qui s'articulent avec l'ethmoïde : au côté externe par l'os unguis,
en avant par l'os unguis et le maxillaire supérieur, en arrière par la
cloison qui les sépare des sinus sphénoïdaux et par l'os palatin, en
haut par le frontal. Les antérieures communiquent en haut avec
le sinus frontal et s'ouvrent dans le méat moyen, les postérieures
s'ouvrent dans le méat supérieur.

Sinus maxillaire.

Le plus vaste et le plus important des sinus des fosses nasales ; il
est creusé dans l'épaisseur du maxillaire supérieur. On l'appelle encore antre d'Highmore ; il a la forme d'une pyramide triangulaire
dont la base serait en dedans et le sommet en dehors correspondant à
l'os malaire. On lui décrit une paroi supérieure qui correspond au
plancher de l'orbite. Sur cette face on trouve souvent une crête et
quelquefois une véritable cloison. Cette crête divise le sinus en deux
parties, une antérieure, une postérieure : la paroi antérieure correspond à la fosse canine, elle est très mince ; la paroi postérieure répond à la tubérosité maxillaire ; sur ces deux faces on rencontre des
crêtes qui correspondent aux canaux dentaires supérieurs. A la partie
inférieure du sinus on rencontre un sillon qui correspond aux alvéoles
de la dent canine et des molaires ; la racine des dents soulève la lame

mince qui forme le bas-fond du sinus et même la perfore ; le *sommet* du sinus correspond à l'os de la pommette ; l'*orifice* du sinus est situé à la partie interne ; très large sur un os désarticulé, il est considérablement rétréci par l'ethmoïde en haut, le cornet inférieur en bas et en avant, l'os palatin en arrière ; il s'ouvre dans le méat moyen des fosses nasales.

Aucun de ces sinus n'existe chez le fœtus. Les *sinus frontaux* commencent à apparaître dans le cours de la première année ; ils augmentent peu à peu, et leur accroissement continue, non-seulement dans l'âge adulte, mais encore dans la vieillesse. Le développement de ce sinus est dû à l'écartement des deux lames du frontal ; dans la plupart des cas, c'est la lame antérieure qui se trouve déjetée en avant ; la lame postérieure reste immobile. — Les *cellules de l'ethmoïde* sont si peu développées au moment de la naissance, que les parois des masses latérales sont presque contiguës. A l'âge de quatre ou cinq ans ces cellules sont complétement formées. — Les *sinus maxillaires* sont à peine apparents au moment de la naissance ; ils ne commencent à se développer qu'après l'éruption des premières dents ; ils se forment principalement aux dépens de l'orifice postérieur des fosses nasales, qui, avant le développement de ces sinus, est oblique du haut en bas et d'arrière en avant, au lieu d'être vertical.

CANAL NASAL.

On donne ce nom à un petit canal creusé dans l'épaisseur des os de la face, commençant à la gouttière lacrymale et venant s'ouvrir dans le méat inférieur des fosses nasales. Il est formé en avant par l'os maxillaire supérieur, en arrière par l'os unguis, et dans une partie de son côté interne par un crochet du cornet inférieur, en dehors par la paroi interne du sinus maxillaire. Ce canal a une longueur de 5 à 12 millimètres, une largeur de 2 à 4 millimètres ; il est dirigé de haut en bas et de dedans en dehors suivant une ligne qui, partant de l'orifice supérieur, irait croiser la ligne médiane un peu au-dessus de la bosse frontale ; il présente une légère courbure dont la convexité regarde en avant et en dehors ; il est un peu plus étroit à sa partie moyenne qu'à ses extrémités. Le canal du côté gauche est souvent plus étroit que celui du côté droit.

CAVITÉ BUCCALE.

Il nous reste peu de chose à dire de la portion osseuse de la cavité buccale : nous avons vu, en décrivant la région postérieure et inférieure de la face, la voûte palatine, les bords alvéolaires supérieurs et inférieurs ; nous nous occuperons dans ce paragraphe des *dents*, concrétions ossiformes implantées dans les arcades alvéolaires.

Chez l'homme, les dents sont au nombre de trente-deux : seize pour chaque mâchoire. Chez les enfants, les dents sont seulement au nombre de vingt : dix pour chaque mâchoire. Ces dents, dites de première dentition, tombent pour faire place aux dents de seconde dentition.

Les dents sont placées l'une à côté de l'autre, implantées dans les alvéoles de chaque mâchoire ; elles constituent deux arcades appelées *arcades dentaires*, l'une supérieure et l'autre inférieure.

Chaque arcade dentaire présente une courbe régulière non interrompue ; la courbe de l'arcade dentaire supérieure est plus étendue que celle de l'arcade dentaire inférieure, de telle sorte que les dents incisives supérieures glissent au-devant des inférieures.

Toutes les dents présentent une partie libre, *couronne de la dent*, une partie implantée dans l'alvéole, *racine* ; à la réunion de la couronne et de la racine une partie rétrécie, le *collet* ; l'axe des dents est vertical ; la hauteur est variable, mais cette différence porte sur la racine ; la hauteur de la couronne est à peu près uniforme. En général, les dents sont séparées par un intervalle triangulaire peu considérable ; quelquefois même elles se touchent dans toute la hauteur de leur couronne.

La différence de forme des couronnes et des racines a fait diviser les dents en trois classes : les *incisives*, les *canines*, les *molaires* ; ces dernières sont elles-mêmes divisées en *petites molaires* et *grosses molaires*.

1° *Dents incisives* (fig. 17. 29). — Elles sont au nombre de huit : quatre pour chaque mâchoire ; elles sont implantées à la partie moyenne de chaque arcade alvéolaire. Leur *couronne* est en forme de coin ; leur face antérieure est convexe, leur face postérieure concave ; le bord libre est taillé en biseau aux dépens de sa face postérieure ; les bords latéraux sont triangulaires, le sommet du triangle correspondant au sommet de la couronne. La *racine* a la forme d'un cône aplati latéralement ; sur les côtés on remarque un petit sillon qui représente la trace d'une bifidité qu'on y rencontre quelquefois.

Les incisives supérieures sont plus volumineuses que les inférieures, les moyennes que les latérales.

2° *Dents canines* (fig. 17. 30). — Au nombre de quatre : deux pour chaque mâchoire. Elles sont situées en dehors des incisives. Leur *couronne*, renflée au collet, se termine en une pointe mousse, échancrée sur les côtés. Elle a à peu près la forme d'un coin ; elle est un peu plus longue que celle des autres dents, surtout à la mâchoire supérieure. Leur racine est beaucoup plus longue et plus grosse que celles des incisives ; comme celles-ci, elles sont aplaties latéralement et présentent un sillon longitudinal.

3° *Dents molaires* (fig. 17. 31). — Elles sont au nombre de vingt : dix pour chaque mâchoire ; elles sont en dehors des canines et occupent toute la partie postérieure du bord alvéolaire. On les divise en *petites molaires* et *grosses molaires*.

A. *Petites molaires.* — Elles sont au nombre de huit : quatre pour chaque mâchoire, situées en dehors des canines. Leur *couronne* est irrégulièrement cylindrique, aplatie d'avant en arrière ; leurs faces antérieure et postérieure sont convexes, leur sommet est armé de deux tubercules séparés par une rainure ; leur *racine* est généralement unique, rarement elle est bifide, beaucoup plus souvent elle présente un sillon profond ; les petites molaires inférieures sont moins volumineuses que les supérieures ; la première petite molaire inférieure n'a quelquefois qu'un seul tubercule, la deuxième supérieure a souvent deux racines.

B. *Grosses molaires* — Au nombre de douze : six pour chaque mâchoire ; elles occupent la partie la plus reculée de l'arcade alvéolaire. Leur *couronne* est cuboïde, arrondie en avant et en arrière ; leur sommet présente quatre tubercules séparés par une rainure cruciale ; leur racine est double, triple, rarement on observe quatre ou cinq racines ; celles-ci sont tantôt parallèles, d'autres fois divergentes. Dans certains cas leur extrémité se recourbe en crochet. Ces dents, dont l'avulsion est extrêmement difficile, sont appelées *dents barrées*. La couronne des dents molaires inférieures est un peu plus volumineuse que celle des molaires supérieures ; les inférieures ont le plus souvent deux racines ; les supérieures, au contraire, en ont trois. La première grosse molaire est la plus considérable de toutes ; la troisième, appelée aussi *dent de sagesse*, à cause de son apparition tardive, n'a que trois tubercules, quelquefois elle n'a qu'une seule racine ; la forme de cette dent est très variable. Dans quelques cas elle n'apparaît pas à l'extérieur, elle reste enfermée dans l'os maxillaire.

Structure des dents.

Les dents se composent de deux substances : une *partie dure* ou *corticale* ; une *partie molle* ou *pulpe dentaire*.

1° *Partie dure.* — Elle se compose de trois parties : l'une qui recouvre la couronne, c'est l'*émail* ; l'autre qui forme la racine et la partie profonde de la couronne, c'est l'*ivoire* ; la troisième qui enveloppe la racine, c'est le *cément*.

L'*émail* est d'un blanc bleuâtre, formé de fibres perpendiculairement implantées sur l'ivoire ; il est très dur, en même temps très fragile ; il existe à son maximum d'épaisseur sur le sommet de la dent ; son épaisseur diminue du sommet vers le collet, où l'émail disparaît complétement.

L'*ivoire* est d'un blanc jaunâtre ; il est moins dur que l'émail, il s'use avec beaucoup plus de rapidité ; il entre dans sa composition une assez grande proportion de matières animales, ce qui manque presque complétement à l'émail. C'est l'ivoire qui donne à la dent la forme qu'elle doit avoir ; elle est creusée d'une cavité qui renferme la pulpe dentaire. Sa surface extérieure est enveloppée par l'ivoire dans toute la portion qui correspond à la couronne, et par le cément dans toute celle qui correspond à la racine; l'émail cesse au niveau du collet ; mais, dans ce point, le cément empiète un peu sur l'ivoire qu'il recouvre.

Le *cément* revêt, comme nous l'avons dit, toute la face extérieure des racines ; il commence au niveau du collet, s'épaissit peu à peu à mesure qu'il s'approche du sommet de la racine, où il est à son maximum d'épaisseur. Son aspect extérieur est analogue à celui d'un os ; il est jaunâtre, opaque, la densité est inférieure à celle de l'ivoire ; sa face externe est tapissée par la membrane alvéolo-dentaire. On trouve dans le cément, comme dans les os, des cavités osseuses, corpuscules osseux de Purkinje. La composition chimique du cément est presque identique avec celle des os (1).

2° *Pulpe dentaire*. — Cette substance, que l'on peut considérer comme une grosse papille, n'est autre chose d'ailleurs que la *papille dentaire* du fœtus ; elle est enfermée dans la cavité de la dent dont elle prend la forme ; elle tient aux vaisseaux et aux nerfs dentaires par un pédicule nerveux et vasculaire qui pénètre par un petit canal dont est creusée la racine ; c'est à ce bulbe qu'il faut attribuer l'excessive sensibilité des dents.

Les dents reçoivent des artères et des nerfs. Les *artères* sont fournies par la maxillaire interne ; les *nerfs* viennent de la cinquième paire ; ceux de la mâchoire supérieure sont fournis par le nerf maxillaire supérieur, ceux de la mâchoire inférieure le sont par le nerf maxillaire inférieur.

Développement des dents.

Les phénomènes qui accompagnent la dentition doivent être étudiés dans la dentition temporaire et dans la dentition permanente.

1° *Dentition temporaire*. — Le bulbe dentaire apparaît, vers le deuxième ou le troisième mois de la vie intra-utérine, dans l'épaisseur de l'os maxillaire; il est constitué par une membrane qui doit former le périoste alvéolo-dentaire et la pulpe dentaire. Vers le cinquième mois les portions dures apparaissent, et ce n'est que de cinq à huit mois après la naissance que les dents commencent à se montrer au dehors. Leur éruption se fait dans l'ordre suivant : les deux incisives moyennes inférieures d'abord, puis les incisives moyennes supérieures, les incisives latérales, les premières petites molaires, les canines, les secondes petites molaires. En tout vingt dents dont le développement est complet vers la fin de la troisième année.

(1) Magitot, *Thèse*. Paris.

2° *Dentition permanente.* — La dentition permanente se compose de deux parties : l'une qui consiste dans l'éruption des grosses molaires, l'autre dans le développement des dents de remplacement.

La première dent permanente qui se développe est la première grosse molaire, elle se montre bien avant les autres ; on la désigne sous le nom de *dent de sept ans.* Les dents de remplacement sont, comme les dents de première dentition, formées par un follicule dentaire, lequel est placé directement au-dessous de la dent provisoire et derrière elle, et contenu dans le même alvéole. Elles sont plus tard séparées de la dent provisoire par une cloison incomplète qui s'élève du fond de l'alvéole vers son orifice. Lorsque les dents permanentes se sont développées dans leur alvéole et qu'elles ne peuvent plus y être contenues, elles se montrent à l'extérieur, et la dent provisoire, usée par l'absorption de sa racine, tombe pour faire place à la nouvelle dent.

L'éruption des dents permanentes se fait dans l'ordre suivant : les incisives moyennes inférieures apparaissent de 6 à 8 ans, les moyennes supérieures de 7 à 9, les incisives latérales de 8 à 10, les premières petites molaires de 9 à 11, les canines de 10 à 12, la deuxième petite molaire de 11 à 13, la deuxième grosse molaire de 12 à 14, la dent de sagesse de 20 à 30 ans.

Les dents incisives de seconde dentition sont plus larges que les incisives temporaires ; d'un autre côté, les petites molaires de seconde dentition sont plus étroites que celles de première dentition, de telle sorte que l'espace occupé par les dents de seconde dentition est à peu près le même que celui qui est occupé par les dents temporaires.

Phénomènes consécutifs à l'éruption des dents.

Les dents de l'homme ne sont pas, comme celles de certains animaux, susceptibles de s'accroître ; elles s'usent, l'émail ne se reproduit pas, mais la cavité dentaire s'oblitère par l'addition de nouvelles couches d'ivoire, de sorte que chez le vieillard il n'existe souvent ni pulpe ni cavité dentaire. La chute des dents chez le vieillard est un effet du resserrement de l'alvéole ; la dent, en effet est un véritable corps étranger implanté dans le tissu osseux, et l'alvéole, qui n'agissait sur la dent que d'une manière complétement inefficace lorsque la pulpe dentaire existait, exerce son action d'une manière très active quand celle-ci a disparu ; aussi les dents deviennent branlantes et tombent. Il n'y a pas de règles sous le rapport de l'époque de la chute des dents et de l'ordre dans lequel elles disparaissent.

OS HYOÏDE.

Position. — La face convexe en avant, les petites cornes en hau¹.

Os impair, symétrique, situé à la partie antérieure et supérieure du cou, à la base de la langue, au-dessus des cartilages du larynx.

On lui distingue un *corps* ou partie moyenne, des parties latérales, les *grandes* et les *petites cornes*.

Le *corps* est convexe, incliné en haut. Sa *face antérieure* est divisée par une ligne transversale en deux portions, l'une supérieure, horizontale ; l'autre inférieure, oblique en bas et en arrière ; elle donne attache aux muscles digastrique, stylo-hyoïdien, mylo-hyoïdien, génio-hyoïdien, hyo-glosse. — Sa *face postérieure* est concave, inclinée en bas. — Le *bord supérieur*, incliné en arrière, donne attache au génio-glosse. — Le *bord inférieur*, incliné en avant, donne attache à la membrane thyro-hyoïdienne et aux muscles omoplat-hyoïdien, sterno-hyoïdien, thyro-hyoïdien. Les deux extrémités s'articulent avec les grandes et les petites cornes.

Les *grandes cornes* sont minces, aplaties de haut en bas, plus larges antérieurement que postérieurement. On leur considère : — Une *face supérieure* un peu concave qui donne attache au muscle hyoglosse et au constricteur moyen du pharynx. — Une *face inférieure* qui donne attache à la membrane thyro-hyoïdienne. — Un *bord externe* légèrement convexe. — Un *bord interne* un peu concave. — L'*extrémité antérieure* s'articule avec le corps. L'*extrémité postérieure*, arrondie, donne attache au ligament thyro-hyoïdien et au muscle hyo-glosse.

Les *petites cornes*, situées au point d'union des grandes et du corps, ont la forme de deux petits tubercules ou de deux petits cylindres ; elles donnent attache au ligament stylo-hyoïdien.

L'os hyoïde se développe par six points d'ossification, deux pour le corps, un pour chaque corne. Cet os ne s'articule avec aucune pièce du squelette ; il se trouve cependant réuni à la base du crâne par le ligament stylo-hyoïdien dans lequel on trouve quelquefois des concrétions osseuses superposées et séparées par une corde ligamenteuse. Ce ligament est remplacé par un os chez certains animaux, chez le cheval par exemple.

THORAX.

La cavité thoracique est formée par la réunion des *vertèbres dorsales* en arrière, des *côtes* sur les parties latérales, du *sternum* en avant ; nous avons déjà décrit les vertèbres, nous décrirons ici le *sternum* et les *côtes*. Réservant la description du thorax dans son ensemble, nous nous en occuperons après avoir étudié les ligaments qui réunissent les os qui le composent.

STERNUM.

Position. — Tournez la face convexe en avant, le bord le plus épais en haut et un peu en arrière.

Le *sternum* est un os impair, symétrique, situé sur la partie médiane et antérieure de la poitrine. On lui décrit deux *faces*, deux *bords* et deux *extrémités*.

La *face antérieure*, convexe en haut, plane en bas, présente quatre lignes transversales, indice de la réunion des pièces qui composent cet os. Cette face donne attache en haut au sterno-cléido-mastoïdien, à sa partie moyenne au grand pectoral, à sa partie inférieure au droit antérieur de l'abdomen.

La *face postérieure*, un peu concave, présente les quatre lignes que nous avons signalées ; elle donne attache en haut au sterno-hyoïdien et au sterno-thyroïdien ; sur ses parties latérales au triangulaire du sternum, à la partie inférieure du diaphragme.

Les *bords latéraux* présentent sept cavités articulaires dans lesquelles sont reçus les cartilages des vraies côtes ; entre ces surfaces on trouve des échancrures concaves qui limitent les espaces intercostaux.

L'*extrémité supérieure* est épaisse ; sa partie moyenne est échancrée et a reçu le nom de *fourchette ;* de chaque côté de cette échancrure on trouve deux facettes articulaires concaves. inclinées en dehors et en arrière, dans lesquelles est reçue l'extrémité interne de la clavicule.

L'*extrémité inférieure*, terminée en pointe, porte le nom d'*appendice xiphoïde ;* elle reste cartilagineuse jusqu'à un âge très avancé ; sa longueur, sa largeur, sa forme, sa direction, varient suivant les sujets ; elle donne attache à la ligne blanche.

Dans l'âge adulte, le sternum est composé de trois pièces : la pièce supérieure a été appelée *manubrium*, la *poignée ;* la deuxième, *mucro*, la *lame ;* la troisième, *processus ensiformis*, la *pointe*. Ces pièces ne se soudent entre elles souvent que dans un âge très avancé.

Le sternum s'articule avec les clavicules et les cartilages des sept vraies côtes. Cet os se développe le plus souvent par douze points osseux, deux pour la pièce supérieure, huit pour la pièce moyenne, deux pour l'appendice xiphoïde.

CÔTES.

Position. — Tournez la face convexe en dehors, le bord arrondi en haut ; l'extrémité qui présente des facettes articulaires en arrière.

Les *côtes* sont des arcs osseux qui forment les parois latérales de la poitrine, elles sont au nombre de vingt-quatre, douze de chaque côté. Sept ont leurs cartilages qui vont directement au sternum, ce sont les *vraies côtes ;* les cinq autres sont désignées sous le nom de *fausses côtes ;* les deux dernières fausses côtes sont appelées *côtes flottantes*.

Les côtes vont en augmentant d'étendue depuis la première jusqu'à la huitième ; elles vont ensuite en diminuant jusqu'à la douzième ; elles présentent des caractères communs et des caractères propres.

1° Caractères communs à toutes les côtes.

Les côtes sont articulées obliquement sur la colonne vertébrale, avec laquelle elles forment un angle obtus en haut, aigu en bas. La première côte est presque horizontale, la seconde est plus oblique, et cette obliquité va en augmentant de haut en bas ; l'espace compris entre les côtes est appelé *espace intercostal*. On considère aux côtes un *corps* et deux *extrémités*.

Le *corps* prismatique, triangulaire dans son cinquième postérieur, est aplati dans le reste de son étendue. Il présente : — Une *face externe*, convexe, lisse, sur laquelle on trouve d'arrière en avant : 1° une surface un peu concave, appelée *col de la côte* ; 2° une éminence, *tubérosité de la côte*, dont une partie est lisse et s'articule avec l'apophyse transverse de la vertèbre correspondante, et dont l'autre est rugueuse et donne attache à des ligaments ; 3° plus en avant une ligne saillante, *angle de la côte*, qui donne attache au muscle sacro-lombaire ; sur la partie comprise entre l'angle et la tubérosité s'insère le muscle long dorsal ; 4° le reste de la face externe est lisse et donne attache à des muscles. — La *face interne* présente à sa partie inférieure une gouttière qui commence à la tubérosité et finit aux trois quarts antérieurs ; elle loge les nerfs et les vaisseaux intercostaux ; la lèvre supérieure de cette gouttière donne attache à l'intercostal interne, la lèvre inférieure forme le bord inférieur de la côte. — Le *bord supérieur* est mousse, arrondi, donne attache aux intercostaux interne et externe.—Le *bord inférieur* est mince, tranchant ; il donne insertion aux intercostaux externes.

L'*extrémité postérieure*, appelée *tête de la côte*, présente une facette articulaire, double, conique, reçue dans les demi-facettes que nous avons signalées sur le corps des vertèbres dorsales.

L'*extrémité antérieure* est aplatie ; elle reçoit le cartilage costal qui la prolonge.

2° Caractères propres à quelques côtes

A. — *Première côte.*

Position. — Il faut tourner en haut la face qui présente un tubercule et une gouttière.

Elle est plus courte et plus large que les autres ; elle est presque horizontale ; si on la place sur un plan horizontal, elle touche ce plan dans tous ses points. Il n'en est pas de même des autres côtes. Ses deux faces sont, l'une supérieure, l'autre inférieure ; ses bords sont interne et externe. La *face supérieure* est lisse, un peu inclinée en dehors ; elle présente une saillie, *tubercule de la première côte* qui donne attache au muscle scalène antérieur ; en dehors de ce tubercule passe l'artère sous-clavière. La *face inférieure* est lisse, inclinée en dedans. Le *bord interne* est lisse, concave, tranchant. Le *bord externe* est convexe ; c'est sur ce bord qu'on trouve la tubérosité de la côte. L'*extrémité postérieure* n'a qu'une seule facette qui s'articule avec le corps de la première vertèbre dorsale. L'*extrémité antérieure* est plus épaisse que dans les autres côtes. On y rencontre souvent une petite facette articulaire qui reçoit la clavicule.

B. — *Deuxième côte.*

Position. — Tournez la face rugueuse en dehors et en haut.

Elle est presque horizontale. Sa *face externe* et *supérieure* est rugueuse et donne attache au grand dentelé. Sa *face interne* et *inférieure* présente une gouttière rudimentaire.

C. — *Onzième et douzième côtes.*

Leur tête n'a qu'une seule facette articulaire ; elles n'ont ni col, ni tubérosité, ni gouttière ; la douzième est plus petite que la onzième.

Les côtes s'articulent avec les vertèbres dorsales, les sept premières avec le sternum par l'intermédiaire des cartilages costaux. Elles se développent par un point osseux pour le corps et deux points osseux supplémentaires, un pour chaque extrémité.

CARTILAGES COSTAUX

Ces cartilages sont les prolongements des côtes ; c'est par leur intermédiaire que ces arcs osseux s'articulent avec le sternum ; ils sont au nombre de douze de chaque côté ; ils ont des caractères généraux, quelques-uns ont des caractères particuliers.

1° Caractères généraux des cartilages costaux.

Ils sont aplatis comme les côtes ; ils ont une épaisseur et une largeur en rapport avec la côte sur laquelle ils s'insèrent ; leur face antérieure est convexe et donne attache à des muscles, leur face postérieure est concave ; leurs bords répondent aux espaces intercostaux ; leur extrémité externe s'articule avec la côte, leur extrémité interne avec le sternum.

Ils ont une grande tendance à s'ossifier.

2° Caractères différentiels des cartilages costaux.

Les cartilages vont en augmentant de longueur depuis le premier jusqu'au septième ; leur longueur va ensuite en diminuant.

Premier cartilage costal. — Horizontal, plus épais et plus large que les autres, il est très souvent ossifié ; tantôt il est continu avec le sternum, d'autres fois il est articulé avec cet os ; il donne insertion au muscle sous-clavier.

Les *deux cartilages* suivants s'attachent perpendiculairement sur le sternum ; le quatrième, au contraire, commence à s'infléchir en bas et cette inflexion augmente jusqu'au septième.

Les cartilages des huitième, neuvième et dixième côtes ont en dehors la largeur de la côte, et vont en s'effilant de dehors en dedans pour se terminer par une extrémité pointue qui s'attache au cartilage de la côte située immédiatement au-dessus de lui.

Les cartilages des onzième et douzième côtes sont très courts, se terminent également par une extrémité pointue, mais qui ne présente pas d'adhérence avec les cartilages voisins ; ils se perdent pour ainsi dire dans les parois de l'abdomen : de là le nom de *côtes flottantes* donné aux côtes avec lesquelles ils se continuent.

MEMBRES.

Les *membres* sont au nombre de quatre, deux supérieurs, deux inférieurs ; les premiers sont destinés à la préhension, les seconds à la station et à la marche. Cette différence dans leurs attributions explique comment, bien que construits sur le même type, ils présentent une grande différence dans la structure, la solidité et le volume des parties qui les constituent.

MEMBRES SUPÉRIEURS.

Les membres supérieurs se composent de quatre parties : l'*épaule*, le *bras*, l'*avant-bras* et la *main*.

ÉPAULE.

Deux os entrent dans la charpente de l'épaule : ce sont la *clavicule* et l'*omoplate*.

A. CLAVICULE.

Position. — Tournez en haut la face lisse et la plus large ; placez en arrière le bord dont les deux tiers sont concaves, en dedans et un peu en avant l'extrémité la plus volumineuse.

La *clavicule* est un os long, pair, situé transversalement sur la partie antérieure et supérieure du thorax. On lui décrit un *corps* et deux *extrémités*.

Le *corps* présente : — Une *face supérieure* lisse, plus large en dehors qu'en dedans où elle donne attache au muscle sterno-cléido-mastoïdien. — Une *face inférieure*, également plus large en dehors qu'en dedans ; elle présente à son extrémité interne une surface rugueuse sur laquelle s'implante le ligament costo-claviculaire ; à sa partie moyenne une gouttière qui loge le muscle sous-clavier ; en dehors une surface rugueuse plus étendue que l'interne et qui donne attache au ligament coraco-claviculaire. — Un *bord antérieur*, convexe dans ses trois quarts internes, où il donne attache au muscle grand pectoral, concave en dehors ; cette partie donne insertion au muscle deltoïde. — Un *bord postérieur*, concave dans ses trois quarts internes, convexe dans le reste de son étendue ; il donne attache en dehors au muscle trapèze ; il est en rapport avec l'artère et la veine sous-clavières.

L'*extrémité interne*, inclinée en dehors et en avant, est volumineuse ; elle présente une facette qui s'articule avec le sternum.

L'*extrémité externe*, inclinée en arrière et en dehors, est aplatie de haut en bas ; elle présente une facette elliptique qui s'articule avec l'omoplate. Cette facette est taillée en biseau aux dépens de sa face inférieure.

La clavicule s'articule avec le sternum et l'omoplate, quelquefois avec la première côte ; elle se développe par un seul point osseux apparent du trentième au trente-cinquième jour de la conception.

B. OMOPLATE.

Position. — Tournez en dehors et un peu en arrière la face sur laquelle on trouve une grosse saillie osseuse ; on place en haut, en dehors et un peu en avant, l'angle sur lequel il se trouve une large surface articulaire.

L'*omoplate* est un os pair, situé à la partie postérieure de l'épaule, plat, irrégulier ; on lui décrit deux *faces*, trois *bords* et trois *angles*.

Face antérieure. — Concave, inclinée en dedans, appliquée contre le thorax, elle présente des crêtes saillantes qui convergent vers l'angle externe et donnent attache aux lamelles fibreuses qui entre-coupent le muscle sous-scapulaire ; elle porte le nom de *fosse sous-scapulaire* (fig. 24. 1), elle est remplie par le muscle du même nom. Vers l'angle supérieur et l'angle inférieur, on trouve deux surfaces triangulaires qui donnent attache au muscle grand dentelé.

Face postérieure. — Inclinée en dehors, elle est, à l'union de son quart supérieur avec ses trois quarts inférieurs, partagée en deux portions par une saillie osseuse qu'on appelle *épine de l'omoplate*. Cette apophyse est mince, aplatie ; on lui considère une *face supérieure* concave qui fait partie de la fosse sus-épineuse, une *face inférieure* convexe qui fait partie de la fosse sous-épineuse ; le *bord externe* est concave, arrondi ; le *bord antérieur* se confond avec le reste de l'os ; le *bord postérieur* est très épais, sa *lèvre supérieure* donne attache au trapèze ; sa *lèvre inférieure* au deltoïde ; son interstice, rugueux dans toute son étendue, forme en arrière une petite surface lisse sur laquelle glisse le muscle trapèze ; en avant il s'élargit pour former l'*acromion* (fig. 24. 10). — On distingue à l'*acromion* une *face postérieure* recouverte par la peau ; une *face antérieure* lisse concave, inclinée un peu en bas ; un *bord supérieur*, rugueux dans la plus grande partie de son étendue et donnant attache au trapèze, et présentant à sa partie antérieure une facette qui s'articule avec l'extrémité externe de la clavicule (fig. 24. 11) ; un *bord inférieur* qui donne attache au deltoïde, et se continue avec la lèvre inférieure du bord postérieur de l'épine ; le *sommet* de l'acromion est rugueux, inégal, et donne attache au ligament acromio-coracoïdien. La *base* se confond avec l'épine de l'omoplate ; elle est étroite et porte le nom de *pédicule*.

Au-dessus de l'épine de l'omoplate, on trouve une cavité désignée sous le nom de *fosse sus-épineuse* ; au-dessous on rencontre la *fosse sous-épineuse*. Ces deux fosses donnent attache aux muscles sus- et sous-épineux dans leurs deux tiers internes. La partie antérieure de la fosse sous-épineuse présente une surface étroite divisée par une ligne oblique en deux parties : l'une, supérieure, qui donne attache au muscle petit rond ; l'autre, inférieure, où s'insère le muscle grand rond.

Le *bord supérieur* ou *cervical* (fig. 24. 3) est le plus court ; il est mince, tranchant, présentant à sa partie antérieure une échancrure convertie par un ligament en un trou qui donne passage au nerf sus-scapulaire (fig. 24. 4). C'est en dedans de ce point que s'attache le muscle omoplat-hyoïdien. — Le *bord postérieur* ou *spinal* (fig. 24. 2) est incliné en bas et en arrière. Il est comme partagé en deux parties par un angle obtus qui répond au commencement de l'épine de l'omoplate ; au-dessus de cet angle, l'interstice du bord postérieur donne attache au muscle angulaire de l'omoplate ; au-dessous, à l'arcade fibreuse du muscle rhomboïde. La lèvre postérieure donne insertion aux muscles sus- et sous-épineux ; la lèvre antérieure aux muscles sous-scapulaire et grand dentelé. — Le *bord antérieur* ou *axillaire* (fig. 24. 5), incliné en bas et en avant, est le plus épais des bords de l'omoplate ; il donne attache par ses lèvres aux muscles sous-épineux, grand et petit rond. On trouve à sa partie supérieure une empreinte rugueuse, *tubercule sous-glénoïdien* (fig. 24. 6), qui donne attache à la longue portion du triceps brachial.

L'*angle supérieur* donne attache au muscle angulaire de l'omoplate par son interstice, au muscle grand dentelé par sa face interne, au muscle sous-épineux par sa lèvre postérieure. — L'*inférieur*, beaucoup plus aigu, plus épais que le précédent et arrondi, donne attache aux muscles grand rond, grand dentelé et rhomboïde, et à un faisceau du grand dorsal, quand ce faisceau existe. — L'*angle externe* est épais, volumineux ; on y rencontre la *cavité glénoïde* (fig. 24. 7). Cette cavité est inclinée en bas et en dehors ; elle a la forme d'un ovale dont la grosse extrémité est en bas ; son extrémité supérieure donne attache à la longue portion du biceps; elle s'articule avec la tête de l'humérus et se trouve supportée, ainsi que l'*apophyse coracoïde* qui la surmonte, par une partie rétrécie qu'on appelle *col de l'omoplate*.

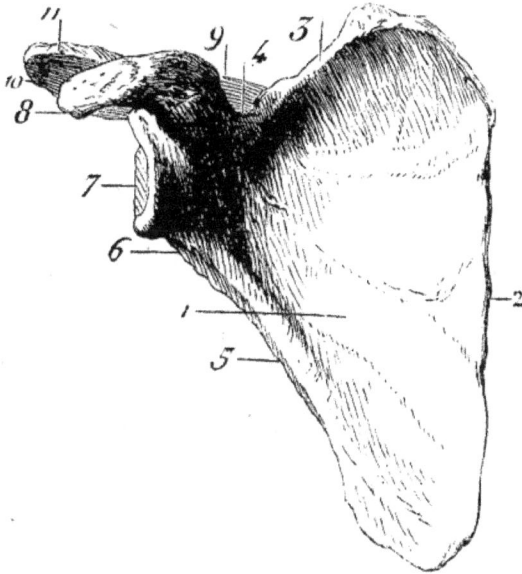

FIG. 24. — *Omoplate vue par sa face antérieure.*

1. Fosse sous-scapulaire. — 2. Bord spinal de l'omoplate. — 3. Bord supérieur. — 4. Échancrure convertie en trou par un petit ligament. — 5. Bord antérieur de l'omoplate. — 6. Tubercule sous-glénoïdien. — 7. Cavité glénoïde. — 8. Apophyse coracoïde. — 9. Épine de l'omoplate. — 10. Acromion. — 11. Surface s'articulant avec la clavicule.

L'*apophyse coracoïde* (fig. 24. 8) a la forme d'un cylindre un peu aplati et recourbé sur lui-même, ce qui lui donne à peu près l'apparence d'un doigt demi-fléchi regardant en bas et en dehors. On lui considère une *face supérieure* recouverte par la clavicule et donnant attache aux ligaments coraco claviculaires ; une *face inférieure* lisse, en rapport avec la tête de l'humérus ; un *bord interne*, incliné en bas, donnant attache à sa partie antérieure au muscle petit pectoral ; un *bord externe*, donnant attache au ligament acromio-coracoïdien ; une *base* qui se confond avec le reste de l'os ; un *sommet* où s'attachent les muscles biceps et coraco-brachial. L'acromion et l'apophyse coracoïde contribuent à agrandir la cavité de réception de la cavité glénoïde en formant une voûte.

Cet os se développe par un point d'ossification primitif pour le corps de l'os, et par cinq points secondaires ; un pour l'apophyse coracoïde, deux pour l'acromion, un pour l'angle inférieur, un pour le bord postérieur. Il s'articule avec la clavicule et l'humérus.

BRAS.

Le bras se compose d'un seul os : l'*humérus*.

HUMÉRUS.

Position. — Placez la grosse extrémité en haut, la surface articulaire de cette extrémité en dedans, la plus grande cavité qu'on remarque au-dessus de l'extrémité inférieure en arrière.

L'*humérus* est un os pair, situé **entre** l'omoplate et les os de l'avant-bras ; on lui distingue un *corps* et **deux** *extrémités*.

Le *corps* est légèrement tordu sur son **axe**, de dehors en dedans et d'avant en arrière, cylindrique en haut, prismatique et triangulaire dans les deux tiers inférieurs ; on lui considère trois faces et trois bords. — Une *face interne* (fig. 25. 1) dont la partie supérieure est dirigée en avant ; elle présente en haut la *coulisse bicipitale* occupée par la longue portion du biceps (fig. 25. 10 ; la lèvre postérieure de cette coulisse donne attache aux muscles grand dorsal et grand rond, la lèvre antérieure au grand pectoral ; à la partie moyenne de la face interne du corps de l'humérus on trouve une *empreinte rugueuse* où se fixe le coraco-brachial, un peu au-dessous le *trou nourricier* de l'os dirigé de haut en bas. — Une *face externe* dirigée un peu en avant dans sa moitié inférieure. Vers le tiers supérieur, on trouve l'*empreinte deltoïdienne*, point d'insertion du deltoïde ; au-dessous, *une gouttière* qui paraît comme formée par la torsion de l'os, et dans laquelle on trouve le nerf radial et l'artère humérale profonde ; c'est au-dessous de l'empreinte deltoïdienne que s'insère le muscle brachial antérieur. — Une *face postérieure* lisse, recouverte par le muscle triceps. — Un *bord interne* peu marqué, surtout en haut où il donne attache au triceps ; à la partie moyenne, on trouve l'insertion du coraco-brachial ; à la partie inférieure s'attachent en avant le brachial antérieur, en arrière le triceps ; à la partie inférieure de ce bord s'attache encore le rond pronateur. — Un *bord externe* donnant attache en haut au muscle triceps ; à sa partie moyenne on remarque une dépression formée par la gouttière du nerf radial ; en bas, ce bord donne attache au muscle long supinateur et au premier radial externe en avant, en arrière au triceps brachial. — Un *bord antérieur*, formé en haut par la lèvre antérieure de la coulisse bicipitale ; la partie moyenne est confondue avec l'empreinte deltoïdienne, la partie inférieure est recouverte par le brachial antérieur qui s'y attache.

L'*extrémité supérieure*, arrondie, volumineuse, divisée en trois tubérosités : l'une, la plus considérable, inclinée en haut et un peu en arrière, est encroûtée de cartilages, c'est la *tête de l'humérus* (fig. 25. 6, et 26. 4) ; elle s'articule avec la cavité glénoïde de l'omoplate ; elle est séparée des deux autres tubérosités par une partie rétrécie dési-

FIG. 26.   FIG. 25.

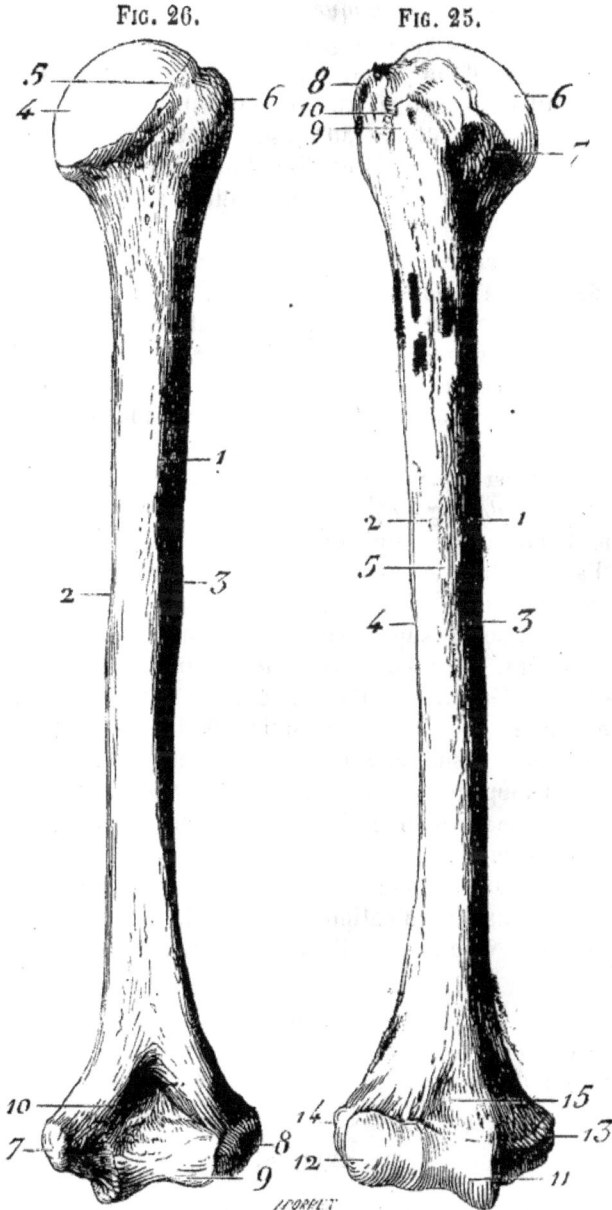

FIG. 25. *Humérus, face antérieure.* — 1. Face interne. — 2. Face externe. — 3. Bord interne. — 4. Bord externe. — 5. Bord antérieur. — 6. Tête de l'humérus. — 7. Col anatomique. — 8. Grosse tubérosité. — 9. Petite tubérosité. — 10. Gouttière de la longue portion du biceps. — 11. Trochlée. — 12. Condyle. — 13. Épitrochlée. — 14. Épicondyle. — 15. Cavité coronoïde.

FIG. 26. *Humérus, face postérieure.* — 1. Bord postérieur. — 2. Bord interne. — 3. Bord externe. — 4. Tête de l'humérus. — 5. Col anatomique. — 6. Grosse tubérosité. — 7. Épitrochlée. — 8. Épicondyle. — 9. Trochlée. — 10. Cavité olécrânienne.

gnée sous le nom de *col anatomique* (fig. 25. 7, et 26. 5). En dehors
on trouve une apophyse appelée *grosse tubérosité de l'humérus* (fig.
25. 8, et 26. 6) ; elle donne attache à trois muscles : les sus- et sous-
épineux, le petit rond ; en avant on rencontre la *petite tubérosité*
(fig. 25. 9) qui donne attache au muscle sous-scapulaire ; ces deux
tubérosités sont séparées par la coulisse bicipitale. La partie rétrécie
de l'humérus située au-dessous de l'extrémité supérieure est désignée
sous le nom de *col chirurgical*.

L'*extrémité inférieure* est aplatie d'avant en arrière, et présente de
dedans en dehors : 1° l'*épitrochlée* (fig. 25. 13, et 26. 7), éminence
considérable qui donne attache au ligament latéral interne de l'articulation du coude et aux muscles rond pronateur, grand et petit palmaire
cubital antérieur, fléchisseur superficiel ; 2° la *trochlée* (fig. 25. 11, et
26. 9), poulie qui s'articule avec le cubitus et dont le bord interne descend plus bas que l'externe ; 3° le *condyle* (fig. 25. 12), qui s'articule
avec le radius, et est séparé de la trochlée par un sillon antéro-postérieur ; 4° l'*épicondyle* (fig. 25. 14, et 26. 8), éminence moins considérable que l'épitrochlée, qui donne attache au ligament latéral
externe de l'articulation et aux muscles second radial externe, extenseur commun des doigts, extenseur propre du petit doigt, cubital postérieur, anconé et court supinateur. L'extrémité inférieure présente
encore, en arrière, la cavité *olécrânienne* (fig. 26. 10), destinée à
recevoir la face antérieure de l'olécrâne dans l'extension de l'avant-
bras ; elle est située au-dessus et en arrière de la trochlée ; en avant et
au-dessus de la même surface articulaire, on rencontre une cavité analogue, mais beaucoup plus petite, c'est la *cavité coronoïde* (fig. 25. 15),
qui loge l'apophyse coronoïde du cubitus dans la flexion forcée de
l'avant-bras sur le bras.

Cet os s'articule avec l'omoplate, le cubitus et le radius, Il se développe par sept points d'ossification : un pour le corps, deux pour l'extrémité supérieure, quatre pour l'extrémité inférieure.

AVANT-BRAS.

Il est formé de deux os : en dedans, le *cubitus* ; en dehors, le
radius.

A. CUBITUS.

Position. — Placez la plus grosse extrémité en haut, tournez en avant l'apophyse
la plus petite de cette extrémité, en dehors le bord le plus tranchant.

Le plus volumineux et le plus long des os de l'avant-bras, le cubitus
est situé entre l'humérus et le carpe. On lui considère un *corps* et
deux *extrémités*.

Le *corps* est prismatique, triangulaire, plus volumineux en haut
qu'en bas ; on lui décrit : — Une *face antérieure*, concave à sa partie

supérieure, convexe à sa partie moyenne ; elle donne attache dans ses trois quarts supérieurs au muscle fléchisseur profond, dans son quart inférieur au muscle carré pronateur ; c'est sur cette face qu'on voit le *conduit nourricier* de l'os dirigé de bas en haut. — Une *face interne* lisse, convexe, très étroite en bas, où elle n'est recouverte que par la peau ; plus large en haut, où elle donne attache au muscle fléchisseur profond. — Une *face postérieure*, divisée en deux parties par une ligne saillante ; la portion interne la plus large donne attache au muscle an-coné, en haut ; plus bas, elle est recouverte par le cubital postérieur ; à la portion externe, s'insèrent : en haut le court supinateur ; plus bas, le long abducteur, le long et le court extenseur du pouce, et l'exten-seur propre de l'index. — Un *bord antérieur*, arrondi, donnant at-tache en haut au brachial antérieur, au rond pronateur, au fléchisseur superficiel des doigts, et au fléchisseur profond ; en bas, au carré pro-nateur. — Un *bord postérieur*, ou *crête du cubitus*, plus saillant en haut, où il donne attache au cubital antérieur, à l'anconé et au flé-chisseur profond. — Un *bord externe* tranchant, qui donne attache au ligament interosseux et au court supinateur.

L'*extrémité supérieure* présente une large surface articulaire sépa-rée en deux portions par une crête s'étendant du sommet de l'olé-crâne à la pointe de l'apophyse coronoïdale ; cette crête correspond au sillon de la trochlée ; elle est divisée encore transversalement par un autre sillon. Cette surface articulaire a reçu le nom de *grande cavité sigmoïde* (fig. 27. 2) ; elle s'articule avec la trochlée humérale ; elle se trouve formée par deux apophyses : l'une, la plus volumineuse, l'*olécrâne* (fig. 27. 3, et 28. 4) ; l'autre est l'*apophyse coronoïde*. L'*olécrâne* présente une *face antérieure* articulaire, une *face posté-rieure* divisée en deux portions : une supérieure, inclinée en haut, rugueuse, qui donne attache au triceps ; une inférieure, qui se con-tinue avec le corps de l'os. Un *bord interne*, qui donne attache par sa partie supérieure au muscle anconé, par sa partie inférieure au cubital antérieur ; un *bord externe* qui donne attache à des ligaments. L'*apo-physe coronoïde* présente une *face supérieure* articulaire qui fait partie de la grande cavité sigmoïde ; une *face antérieure* inclinée en arrière et en bas, et qui donne attache au brachial antérieur ; la *face externe* de l'extrémité supérieure du cubitus est articulaire, concave ; elle porte le nom de *petite cavité sigmoïde* (fig. 27. 4) ; elle s'articule avec la tête du radius ; la *face interne*, petite, rugueuse, donne attache aux muscles rond pronateur, fléchisseur superficiel, et au ligament latéral interne de l'articulation du coude.

L'*extrémité inférieure* est moins volumineuse que la supérieure. On y trouve deux éminences, l'une externe, la *tête du cubitus*, l'autre in-terne et postérieure, l'*apophyse styloïde*. La *tête du cubitus* (fig. 27. 6) présente une facette verticale et externe qui s'articule avec la facette correspondante du radius, une facette horizontale en rapport avec le cartilage triangulaire qui la sépare du pyramidal. L'*apophyse styloïde*

8.

donne attache au ligament latéral interne de l'articulation (fig. 27. 7, et 28. 6).

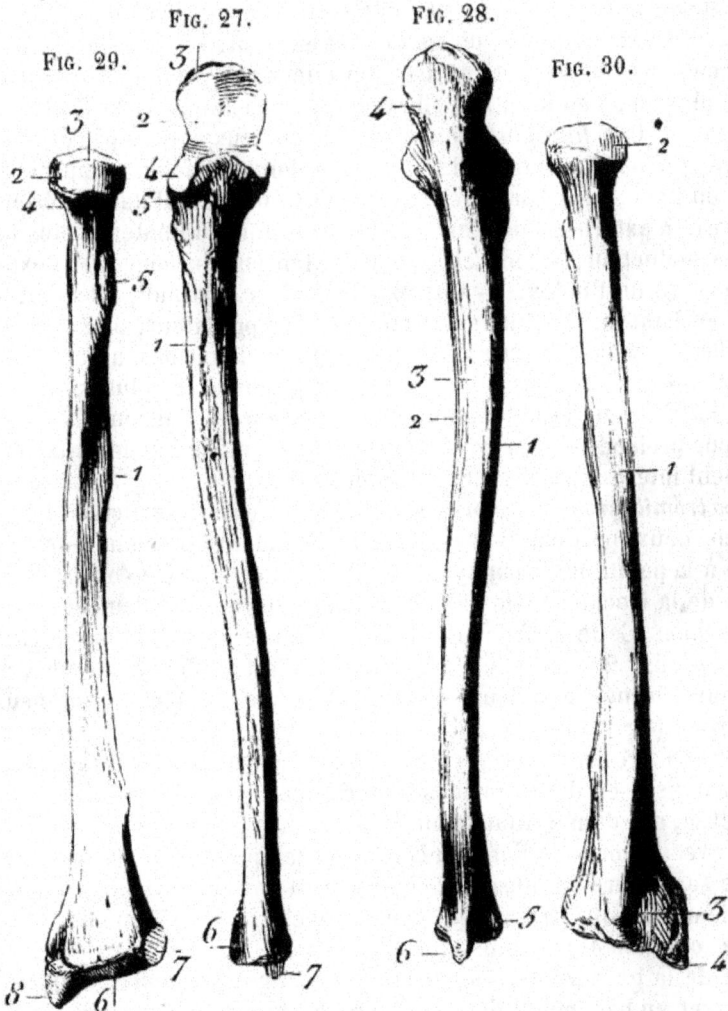

FIG. 27.   FIG. 28.

FIG. 29.   FIG. 30.

FIG. 27. *Cubitus, face antérieure.* — 1. Crête du cubitus. — 2. Grande cavité sigmoïde. — 3. Olécrâne. — 4. Petite cavité sigmoïde. — 5. Tubérosité du cubitus. — 6. Extrémité inférieure. — 7. Apophyse styloïde.

FIG. 28. *Cubitus, face postérieure.* — 1. Bord externe. — 2. Bord interne. — 3. Face postérieure. — 4. Olécrâne. — 5. Extrémité inférieure. — 6. Apophyse styloïde.

FIG. 29. *Radius, face antérieure.* — 1. Bord interne ou crête du radius. — 2. Tête du radius. — 3. Cavité articulaire ou cupule du radius. — 4. Col du radius. — 5. Tubérosité bicipitale. — 6. Surface articulaire inférieure. — 7. Surface articulaire inférieure et interne. — 8. Apophyse styloïde.

FIG. 30. — *Radius, face postérieure.* — 1. Corps du radius. — 2. Tête du radius. — 3. Extrémité inférieure. — 4. Apophyse styloïde.

Le cubitus s'articule avec l'humérus, le radius, le pyramidal. Cet os se développe par trois points osseux, un pour le corps, un pour chaque extrémité. L'olécrâne se développe vers l'âge de sept à huit ans par un point particulier.

B. RADIUS.

Position. — Mettez la grosse extrémité en bas, la face concave en avant, le bord tranchant en dedans.

Le *radius* est un os pair, situé à la partie externe de l'avant-bras, en dehors du cubitus. On lui considère un *corps* et deux *extrémités.*

Le *corps,* prismatique et triangulaire, plus volumineux en bas qu'en haut, présente trois faces et trois bords. — La *face antérieure* est tournée un peu en dedans ; on y rencontre en haut une tubérosité, *tubérosité bicipitale* (fig. 29. 5), qui donne attache au biceps ; au-dessous on trouve une ligne oblique qui va de cette tubérosité au bord externe du radius ; sur la lèvre supérieure de cette ligne s'attache le court supinateur, sur la lèvre inférieure le fléchisseur propre du pouce, sur l'interstice le fléchisseur sublime ; le reste de la face antérieure du radius est concave, lisse, et donne attache en haut au fléchisseur propre du pouce, en bas au carré pronateur ; sur cette face on trouve le *trou nourricier* de l'os dirigé de bas en haut. — La *face externe,* convexe, présente à sa partie moyenne une surface rugueuse sur laquelle s'insère le rond pronateur, à sa partie supérieure s'insère le court supinateur, et au-dessous de l'insertion du rond pronateur s'attache le fléchisseur profond. — La *face postérieure* est convexe en haut, où elle donne attache au court supinateur, plane dans le reste de son étendue ; les muscles long abducteur , long et court extenseurs du pouce s'y insèrent. — Le *bord interne,* tranchant, donne attache, par sa lèvre postérieure à la masse commune des muscles long abducteur, court extenseur, long extenseur du pouce, par sa lèvre interne au long fléchisseur propre du pouce et au carré pronateur, par son interstice au ligament interosseux. — Le *bord antérieur,* mousse, donne attache au long fléchisseur du pouce, au fléchisseur sublime, au court supinateur et au carré pronateur. — Le *bord postérieur* est encore plus mousse que le précédent, excepté à sa partie moyenne, où s'insèrent le rond pronateur et la masse commune des muscles long abducteur et extenseur du pouce ; à la partie supérieure s'attache le court supinateur.

L'*extrémité supérieure* présente à son sommet une petite cupule articulaire encroûtée de cartilage et qui reçoit le condyle de l'humérus ; sa circonférence est également encroûtée de cartilage ; la partie interne, plus large, est reçue dans la petite cavité sigmoïde du cubitus : toute cette partie a reçu le nom de *tête du radius ;* elle est supportée par une partie rétrécie nommée *col du radius.* Le muscle court supinateur s'attache à l'extrémité supérieure de cet os.

L'*extrémité inférieure* présente une surface articulaire qui reçoit en dehors le scaphoïde, en dedans le semi-lunaire. Nous considérerons à la circonférence quatre faces : une *antérieure*, lisse ; une *externe*, qui se termine par l'*apophyse styloïde* du radius ; une *postérieure*, sur laquelle on remarque, ainsi que sur la *face externe*, plusieurs coulisses qui sont, en procédant de dehors en dedans : 1º une en dehors de l'apophyse styloïde, qui loge les tendons du petit extenseur et du long abducteur du pouce ; 2º une autre pour les radiaux externes : 3º tout à fait en arrière, une large coulisse divisée en deux portions par une saillie osseuse pour l'extenseur commun des doigts et l'extenseur propre de l'index. La face *interne* présente une surface qui s'articule avec la face correspondante du cubitus, et donne insertion au liga-ment triangulaire.

Le radius s'articule avec l'humérus, le cubitus, le scaphoïde et le semi-lunaire ; il se développe par trois points, un pour le corps, un pour chaque extrémité.

MAIN.

Elle se compose de trois parties : le *carpe*, le *métacarpe* et les *doigts*.

I. — CARPE.

Le *carpe* se compose de huit os disposés en deux rangées de quatre os. La rangée supérieure est formée, en allant de dehors en dedans, par le *scaphoïde*, le *semi-lunaire*, le *pyramidal* et le *pisiforme* ; la rangée inférieure par le *trapèze*, le *trapézoïde*, le *grand os* et l'*os crochu*.

A. SCAPHOÏDE.

Position. — Placez en dehors, en avant et en bas, le côté tuberculeux, en arrière la face creusée d'une rainure dans toute sa longueur.

Le scaphoïde est situé à la partie supérieure et externe du carpe. Il présente : — Une *face supérieure*, convexe, articulée avec le radius. — Une *face inférieure*, convexe et triangulaire, qui s'articule avec le trapèze et le trapézoïde. — Une *face postérieure*, étroite et creusée dans toute sa longueur d'un sillon qui donne attache à des ligaments. — Une *face antérieure*, concave en dedans, convexe et plus étroite en dehors et très saillante ; la saillie de la face antérieure est désignée sous le nom d'*apophyse du scaphoïde*, elle donne attache au muscle court abducteur du pouce. — Une *face externe*, qui donne attache au ligament latéral externe de l'articulation radio-carpienne. — Une *face interne*, qui présente deux facettes articulaires : l'une supérieure, étroite, convexe ; elle s'articule avec le semi-lunaire ; l'autre, inférieure, large, concave, forme avec le semi-lunaire une vaste cavité qui reçoit la tête du grand os.

Le scaphoïde s'articule avec le radius, le trapèze, le trapézoïde, le semi-lunaire et le grand os.

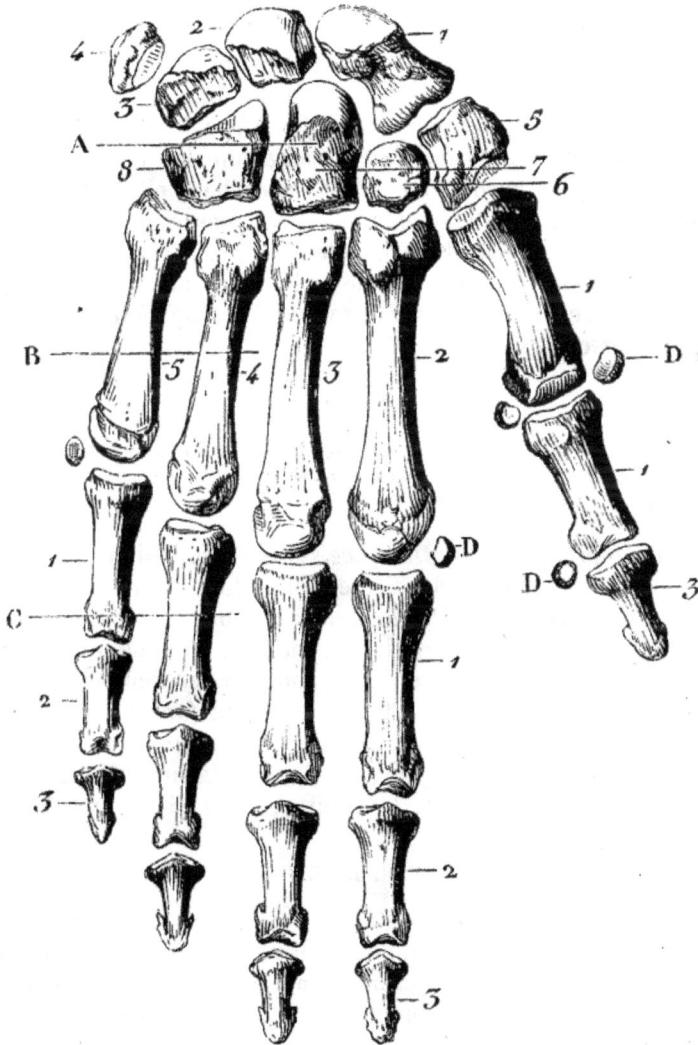

FIG. 31. — *Main, face dorsale*.

A. *Carpe.* 1. Scaphoïde. — 2. Semi-lunaire. — 3. Pyramidal. — 4. Pisiforme. — 5. Trapèze. — 6. Trapézoïde. — 7. Grand os. — 8. Os crochu. — B. *Métacarpe.* 1, 2, 3, 4, 5, 1er, 2e, 3e, 4e et 5e métacarpiens. — C. *Doigts.* 1. Phalanges. — 2. Phalangines. — 3. Phalangettes. — D. *Os sésamoïdes*.

B. SEMI-LUNAIRE.

Position. — Tournez en haut la facette articulaire convexe, en dehors la facette
articulaire à la fois la plus longue et la plus étroite, en arrière la facette non articulaire la plus large.

Le semi-lunaire présente : — Une *face supérieure*, convexe, lisse,
qui s'articule avec le radius. — Une *face inférieure*, concave, qui
s'articule avec le grand os et l'os crochu. — Une *face postérieure*,
quadrilatère, rugueuse, qui donne attache à des ligaments. — Une
face antérieure, qui a la forme d'un losange dont la grande diagonale
est dirigée de dedans en dehors et de haut en bas ; elle est rugueuse
et donne attache à des ligaments. — Une *face externe*, étroite et
allongée, qui s'articule avec le scaphoïde. — Une *face interne*, moins
longue, mais plus large, qui s'articule avec le pyramidal.

Le semi-lunaire s'articule avec le radius, le scaphoïde, le pyramidal, le grand os et l'os crochu.

C. PYRAMIDAL.

Position. — Tournez en avant la face qui présente une facette articulaire circulaire, en haut la face qui présente une petite articulation convexe, en dehors la
facette articulaire la plus large.

Le pyramidal présente : — Une *face supérieure*, inclinée en dedans
et en arrière ; elle s'articule avec le cubitus, dont elle est séparée par
un ligament. — Une *face inférieure*, concave, qui s'articule avec l'os
crochu. — Une *face postérieure*, large, inégale, qui donne attache à
des ligaments. — Une *face antérieure*, pourvue en dedans d'une facette circulaire qui reçoit le pisiforme. — Une *face externe*, lisse,
triangulaire, base de la pyramide ; elle s'articule avec le semi-lunaire.
— Une *face interne*, petite, inégale ; elle donne attache à des ligaments.

Le pyramidal s'articule avec le cubitus, le semi-lunaire, le pisiforme et l'os crochu.

D. PISIFORME.

Semi-ovalaire ; il présente à sa *face postérieure* une facette circulaire qui s'articule avec le pyramidal ; le reste de sa surface est rugueux et donne attache supérieurement au muscle cubital antérieur,
inférieurement à l'abducteur du petit doigt, en dehors au ligament
annulaire du carpe.

E. TRAPÈZE.

Position. — Placez en avant la face pourvue d'une gouttière, en bas et en dehors
à facette articulaire la plus large.

Le trapèze présente : — Une *face supérieure*, concave, qui s'articule avec le scaphoïde. — Une *face inférieure*, inclinée en dehors,
concave de dedans en dehors, convexe d'avant en arrière ; elle s'arti-

cule avec le premier métacarpien. Une *face postérieure*, rugueuse, qui donne attache à des ligaments. — Une *face antérieure*, au côté supérieur et externe de laquelle on trouve une coulisse où glisse le tendon du grand palmaire ; le bord externe de cette coulisse est le plus élevé ; il donne attache au ligament annulaire du carpe et au muscle court fléchisseur, à l'abducteur et à l'opposant du pouce. — Une *face externe*, inégale, rugueuse. — Une *face interne* sur laquelle on trouve deux facettes articulaires : une supérieure, large, concave, qui s'articule avec le trapézoïde ; une inférieure, étroite, qui s'articule avec le second métacarpien.

Le trapèze s'articule avec le scaphoïde, le trapézoïde, les deux premiers métacarpiens.

F. TRAPÉZOÏDE.

Position. — Tournez en bas la face articulaire partagée en deux par une ligne saillante, la facette non articulaire la plus large en arrière, la face la plus étroite en dedans.

Le trapézoïde présente : — Une *face supérieure*, lisse, qui s'articule avec le scaphoïde. — Une *face inférieure* articulaire, séparée en deux par une ligne saillante ; elle s'articule avec le deuxième métacarpien. — Une *face postérieure* et une *face antérieure*, convexes, inégales ; la postérieure est la plus large, l'antérieure donne attache à quelques fibres du muscle adducteur du pouce. — Une *face externe*, lisse, qui s'articule avec le trapèze. — Une *face interne*, rugueuse en arrière, lisse en avant ; elle s'articule avec le grand os.

Le trapézoïde s'articule avec le scaphoïde, le trapèze, le grand os et le deuxième métacarpien.

G. GRAND OS.

Position. — Placez en haut la plus large surface articulaire convexe, en arrière la plus large surface rugueuse, en dedans la plus longue surface articulaire plane.

Le grand os est le plus volumineux des os du carpe. Il présente une *face supérieure*, convexe, un peu tournée en dehors et qui s'articule avec le scaphoïde et le semi-lunaire. Cette face du grand os est encore désignée sous le nom de *tête du grand os ;* elle est supportée sur une partie un peu rétrécie à laquelle on donne le nom de *col*. — Une *face inférieure* sur laquelle on remarque trois facettes : une externe, triangulaire, dirigée en dehors, qui s'articule avec le second métacarpien ; une moyenne, la plus large des trois, un peu concave, qui s'articule avec le troisième os du métacarpe ; une externe, très petite, qui s'articule avec le quatrième métacarpien. — Une *face postérieure* et une *face antérieure*, rugueuses, qui donnent attache à des ligaments ; sur la face antérieure s'insèrent quelques fibres du muscle adducteur du pouce ; la face postérieure est beaucoup plus large. — Une *face ex-*

terne, en grande partie rugueuse et présentant en avant une petite facette lisse qui s'articule avec le trapézoïde.'— Une *face interne*, lisse, allongée, qui s'articule avec l'os crochu.

Le grand os s'articule avec le scaphoïde, le semi-lunaire, le trapézoïde, l'os crochu et les deuxième, troisième et quatrième métacarpiens.

H. OS CROCHU.

Position. — Placez en avant son crochet et en dehors la concavité qu'il présente, en bas la face articulaire divisée en deux portions par une arête.

L'os crochu ressemble assez bien à un coin. Il présente : — Une *base* tournée en bas, qui s'articule avec les deux derniers métacarpiens. — Une *face externe*, lisse en haut et en arrière, rugueuse en bas et en avant ; elle s'articule avec le grand os. — Une *face interne*, convexe en avant, concave en arrière ; elle s'articule avec le pyramidal. Ces deux faces se réunissent en formant un angle de 45 degrés environ et forment le *sommet* de l'os : cette partie est lisse, arrondie ; elle s'articule avec le scaphoïde. La *face postérieure*, triangulaire, donne attache à des ligaments. La *face antérieure* est rugueuse et donne attache à des ligaments ; elle présente en dehors une longue apophyse recourbée qui donne attache au ligament annulaire du carpe et aux muscles court fléchisseur et opposant du petit doigt.

L'os crochu s'articule avec le semi-lunaire, le grand os, le pyramidal et les deux derniers métacarpiens.

Si l'on étudie les os du carpe dans leur ensemble, on voit :

1° Que ceux de la première rangée forment par leur réunion un condyle brisé qui s'articule avec le radius et le cubitus.

2° Que la surface articulaire inférieure formée par leur réunion est d'abord convexe, articulation du trapèze et du trapézoïde avec le scaphoïde, puis concave, pour recevoir surtout la tête du grand os.

3° La face articulaire supérieure, formée par les os de la seconde rangée, est alternativement concave et convexe.

4° La surface articulaire inférieure est sinueuse ; elle reçoit les métacarpiens.

5° En avant du carpe on voit quatre saillies qui donnent insertion au ligament annulaire, au-dessous duquel passent les nombreux tendons qui vont se rendre aux doigts ; ces saillies sont formées en dehors par le scaphoïde, le trapèze, en dedans par le pisiforme et l'os crochu.

Les os du carpe se développent chacun par un point osseux ; le pisiforme ne s'ossifie que fort tard, vers l'âge de douze à quinze ans.

II. — MÉTACARPE.

Le *métacarpe* est situé entre le carpe et les doigts. Il est formé de cinq os que l'on désigne par les noms numériques, en comptant du pouce vers le petit doigt. La réunion de ces cinq os forme une espèce de grille quadrilatère à laquelle on peut considérer une *face antérieure*, *palmaire*, concave, en rapport avec les muscles de la paume de la main et les tendons des muscles fléchisseurs des doigts ; une *face postérieure*, *dorsale*, convexe, recouverte par les tendons des muscles extenseurs des doigts ; un *bord externe*, formé par le premier métacarpien ; un *bord interne* par le cinquième ; un *bord supérieur* qui s'articule avec les os de la seconde rangée du carpe ; un *bord inférieur* formé par cinq têtes arrondies qui s'articulent chacune avec la première phalange des doigts. L'espace que laissent entre eux les corps des métacarpiens, moins volumineux que les extrémités, est appelé *espace interosseux* ; il est rempli par les muscles interosseux dorsaux et palmaires. Le premier métacarpien n'est point parallèle aux autres, de sorte que l'espace qui le sépare du second métacarpien est triangulaire, disposition en rapport avec la possibilité des mouvements d'opposition du pouce (fig. 31).

MÉTACARPIENS.

Nous ne décrirons pas les uns après les autres les cinq métacarpiens. Nous ferons connaître d'abord leurs caractères communs, puis leurs caractères différentiels.

1° Caractères communs des métacarpiens.

Position. — Placez en bas la tête arrondie, en arrière la surface la plus large.

Comme tous les os longs, les métacarpiens présentent un *corps* et deux *extrémités*.

Le *corps* est prismatique, triangulaire. Il offre une *face postérieure dorsale* convexe ; deux *faces latérales* qui correspondent aux espaces interosseux, et qui donnent attache aux muscles interosseux dorsaux et palmaires, trois *bords*, deux *latéraux*, un *antérieur* ou *palmaire*.

L'*extrémité supérieure*, volumineuse, quadrilatère, pourvue de cinq *facettes* : deux, l'*antérieure* et la *postérieure*, servent à des insertions ligamenteuses ; deux, *latérales*, s'articulent avec les métacarpiens voisins ; une, *supérieure*, qui s'articule avec un des os du carpe.

L'*extrémité inférieure* a la forme d'une portion de sphère aplatie transversalement ; c'est un condyle oblong, plus étendu dans le sens de la flexion que dans celui de l'extension, et creusé latéralement de deux fossettes servant à des insertions ligamenteuses.

2° Caractères différentiels des métacarpiens.

Premier métacarpien. — Plus court et plus volumineux que les autres, il a le corps aplati d'avant en arrière, et ne présente pas à son extrémité supérieure de facettes latérales. Sur son bord externe s'insère le muscle opposant du pouce ; son extrémité supérieure donne attache en dehors et en avant aux tendons réunis des muscles long abducteur et court extenseur du pouce.

Deuxième métacarpien. — Aussi long et moins volumineux que le troisième, son extrémité supérieure ne présente pas en dehors de facette articulaire latérale. Il donne attache par la partie antérieure de son extrémité supérieure au tendon du grand palmaire, par la face postérieure de la même extrémité au tendon du premier radial externe, par son bord antérieur au muscle opposant du pouce. Ce dernier muscle s'attache encore au troisième métacarpien, à la face postérieure duquel s'insère le tendon du deuxième radial externe.

Cinquième métacarpien. — Le plus grêle de tous, ne présente qu'une facette latérale en dehors ; en dedans, et à son extrémité supérieure, on rencontre une apophyse qui donne attache au muscle cubital postérieur ; à son bord interne s'insère le muscle opposant du petit doigt.

Le premier métacarpien s'articule avec le trapèze ; le second avec le trapèze et le trapézoïde ; le troisième avec le grand os ; le quatrième avec le grand os et l'os crochu ; le cinquième avec l'os crochu. Ils s'articulent encore avec les métacarpiens qui les avoisinent et avec les premières phalanges.

Ces os se développent par deux points osseux : un pour le corps, l'autre pour l'extrémité inférieure. Quant au métacarpien du pouce, c'est son extrémité supérieure qui se développe par un point particulier.

III. — DOIGTS.

Les *doigts* sont des appendices isolés et formés chacun de trois os articulés entre eux. Ces os sont désignés sous le nom de *première, deuxième et troisième phalanges*, en allant du métacarpe vers l'extrémité des doigts. Ces phalanges ont encore reçu : la première, le nom de *phalange métacarpienne* ; la deuxième, *phalange moyenne* ; la troisième, *phalange unguéale*. Enfin, ces petits os ont été encore désignés, par Chaussier, sous le nom de *phalange, phalangine, phalangette* en comptant de haut en bas.

Le pouce n'a que deux phalanges : la *phalange métacarpienne* et la *phalange unguéale*.

Les doigts sont désignés par des noms différents. Ce sont, de dehors en dedans : le *pouce*, l'*indicateur*, le *médius*, l'*annulaire* et le *petit doigt*.

Premières phalanges.

Caractères généraux. — On leur considère un *corps* et *deux extrémités*. Le *corps*, convexe en arrière, concave en avant, où il forme une espèce de gouttière qui loge les tendons des fléchisseurs, présente *deux bords* tranchants qui donnent attache à la gaîne fibreuse des tendons. — L'*extrémité supérieure* est creusée d'une petite cavité glénoïde qui reçoit le condyle du métacarpien correspondant, et donne attache aux muscles interosseux dorsaux et palmaires. — L'*extrémité inférieure* présente une poulie qui s'articule avec la seconde phalange.

Caractères différentiels. — La phalange du pouce est la plus volumineuse, sa longueur est à peine supérieure à celle du petit doigt. Son extrémité supérieure donne attache en dehors au court abducteur et au court fléchisseur du pouce, en dedans à l'adducteur, en arrière au court extenseur. Les phalanges des quatre doigts diminuent successivement de volume. L'extrémité supérieure de celle du petit doigt donne attache en dedans et en arrière aux muscles abducteur et court fléchisseur du petit doigt.

Secondes phalanges.

Plus minces et plus courtes que les précédentes, auxquelles elles ressemblent par leur corps et leur extrémité inférieure, leur *extrémité supérieure* présente deux *facettes articulaires* séparées par une crête ; ces deux facettes s'articulent avec la poulie de la première phalange. L'*extrémité inférieure* ressemble à celle de la première phalange.

Ces phalanges sont au nombre de quatre. Nous avons déjà dit que la phalange moyenne manquait au pouce. Elles donnent attache aux tendons du fléchisseur sublime qui se fixent sur leur corps, et à ceux de l'extenseur commun qui s'insèrent à un tubercule qu'on remarque sur la face postérieure de leur extrémité supérieure.

Troisièmes phalanges.

Caractères généraux. — Ces phalanges supportent l'ongle, d'où leur nom de *phalanges unguéales* qui leur a été donné ; elles ont une *extrémité supérieure* semblable à celle de la deuxième phalange. Le corps de l'os va en s'aplatissant vers son *extrémité inférieure*, et se termine en forme de fer à cheval. Rugueuses à leur face palmaire, les phalanges sont plus lisses à leur face dorsale et dentelées à leur circonférence.

Caractères différentiels. — La phalange du pouce est plus volumineuse que les autres ; elle donne attache par son extrémité supérieure et en arrière aux tendons du long extenseur et du court abducteur du pouce, et par la partie moyenne de sa face antérieure au long fléchisseur propre ; la troisième phalange du petit doigt est la plus grêle. Les deux divisions des tendons de l'extenseur commun s'attachent à la partie postérieure de l'extrémité supérieure des dernières phalanges des quatre derniers doigts ; les tendons du fléchisseur profond s'insèrent à la partie moyenne de leur face antérieure.

Les phalanges se développent par deux points : un pour le corps, l'autre pour l'extrémité supérieure.

MEMBRES INFÉRIEURS.

Ils se composent de quatre parties : 1° le *bassin*, 2° la *cuisse*,
3° la *jambe*, 4° le *pied*.

BASSIN.

Le *bassin* est formé des deux os iliaques qui se réunissent en avant
et par le sacrum et le coccyx en arrière. Nous avons déjà décrit le sacrum ; plus loin avec la syndesmologie, nous étudierons ces diverses
parties dans leur ensemble. Nous nous contenterons, dans cet article,
de décrire l'os iliaque.

OS ILIAQUE.

Position. — On tourne en dehors la large cavité articulaire, en avant la portion
osseuse sur laquelle on trouve un vaste trou ; la grosse éminence osseuse située
au-dessous de ce trou est la partie inférieure de l'os.

L'os *iliaque*, appelé encore *os de la hanche, os innominé, os coxal,
os des iles*, est plat, irrégulier, recourbé sur lui-même, de telle sorte
qu'en haut il est aplati de haut en bas et un peu de dedans en dehors,
et qu'à sa partie inférieure il est aplati d'avant en arrière. On lui décrit deux *faces* et quatre *bords*.

La *face interne* ou *pelvienne*, divisée en deux portions par une ligne
courbe qui fait partie du détroit supérieur du bassin, et donne attache
au muscle releveur de l'anus, offre une partie supérieure, lisse, concave, regardant en haut et en dedans, *fosse iliaque interne* (fig. 32. 1),
remplie par le muscle iliaque, on y voit les trous nourriciers de l'os ;
une partie inférieure également concave, regardant en dedans et en
arrière, qui présente un large trou, *trou sous-pubien* (fig. 32. 16).
Au-dessus de ce trou, une gouttière qui donne passage aux vaisseaux
et au nerf obturateurs (fig. 32. 15) ; en arrière, une surface lisse qui
correspond à la cavité cotyloïde, et est recouverte par le muscle obturateur interne ; plus en arrière encore, et dans la partie supérieure de
l'os, on trouve une large surface, très rugueuse antérieurement, et qui
s'articule avec la surface auriculaire du sacrum (fig. 32. 2), plus lisse
en arrière, où elle donne attache aux ligaments qui vont du sacrum à
l'os des iles. Cette partie est désignée sous le nom de *tubérosité iliaque*
(fig. 32. 3).

La *face externe* peut être également divisée en deux parties, l'une
supérieure : c'est la fosse *iliaque externe*. On y remarque deux lignes
saillantes : l'une, postérieure, qui part de la partie supérieure de
l'échancrure sciatique et se porte directement en haut vers le bord supérieur de l'os ; l'autre, qui part également de l'échancrure sciatique,
mais plus en avant, décrit une courbe à concavité inférieure, et va se
porter sur le bord supérieur de l'os à sa partie antérieure. L'espace

compris entre le bord postérieur de l'os des iles et la première ligne
donne attache au muscle grand fessier ; l'espace compris entre la première et la seconde ligne donne attache au moyen fessier ; le petit fessier s'insère sur toute la partie d'os située au-dessous de la seconde
ligne.

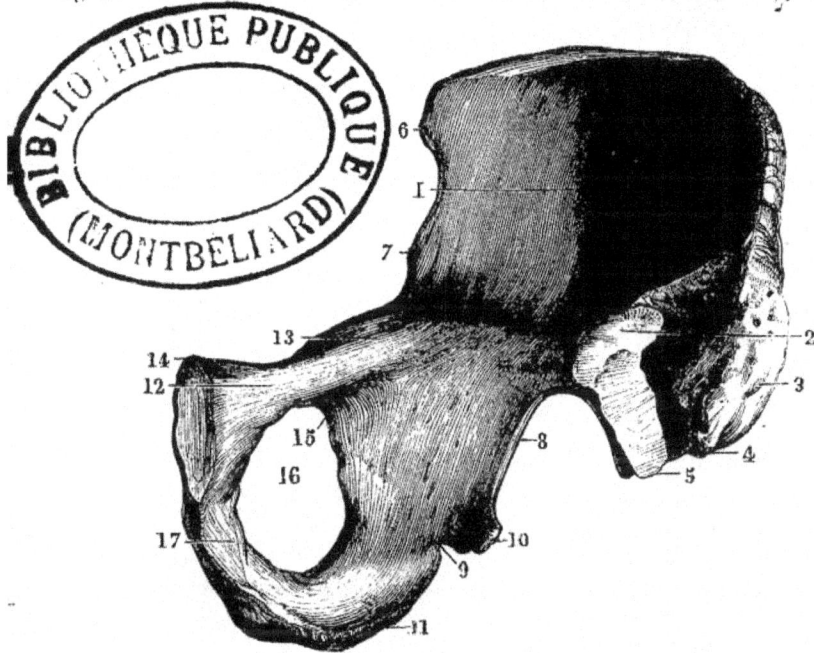

Fig. 32. — *Os iliaque.*

1. Fosse iliaque. — 2. Facette articulaire de l'os iliaque avec le sacrum. — 3. Tubérosité iliaque. — 4. Épine iliaque postérieure et supérieure. — 5. Épine
iliaque postérieure et inférieure. — 6. Épine iliaque antérieure et supérieure.—
7. Épine iliaque antérieure et inférieure. — 8. Grande échancrure sciatique. —
9. Petite échancrure sciatique. — 10. Épine sciatique. — 11. Tubérosité sciatique. — 12. Corps du pubis. — 13. Éminence iléo-pectinée. — 14. Épine du
pubis. — 15. Gouttière des vaisseaux obturateurs. — 16. Trou sous-pubien.—
17. Branche descendante du pubis et ascendante de l'ischion.

La partie inférieure de la face externe de l'os iliaque présente de
haut en bas la *cavité cotyloïde,* profonde, regardant en dehors, en
avant et en bas ; à la partie interne et inférieure de cette cavité, on
remarque un enfoncement où s'attache le ligament interarticulaire et
rempli par du tissu adipeux rougeâtre ; sur son bord, *sourcil cotyloïdien,* on remarque *trois échancrures* : une supérieure, une postérieure
peu apparentes ; l'inférieure, au contraire, très considérable, est comblée, à l'état frais, par un ligament qui la convertit en un trou, au-
dessous duquel passent les vaisseaux qui vont se rendre à l'articulation. La cavité cotyloïde reçoit la tête du fémur. Derrière cette cavité,

on trouve une surface convexe peu importante ; en avant, on rencontre
le *trou sous-pubien* (fig. 32. 16) dont le bord tranchant donne attache
à la membrane obturatrice. Ce trou est ovalaire chez l'homme, triangulaire chez la femme ; à sa partie supérieure on voit la gouttière des
nerfs et des vaisseaux obturateurs, qui a déjà été signalée. A son
pourtour, on trouve une surface qui donne attache à l'obturateur externe et au muscle petit adducteur profond qui s'insère en avant.

Le *bord supérieur*, *crête de l'os des iles*, est courbé en S italique.
On lui considère une *lèvre externe*, qui donne attache au muscle grand
dorsal, au grand oblique, aux grand et moyen fessiers ; une *lèvre
interne*, sur laquelle s'insèrent le transverse, le carré des lombes et le
muscle psoas iliaque ; un *interstice* pour le muscle petit oblique. La
tubérosité iliaque donne attache par sa lèvre interne au muscle transversaire épineux, par son interstice au muscle sacro-lombaire.

Le *bord inférieur*, plus court, présente une partie verticale encroûtée de cartilages et s'articulant avec l'os du côté opposé, avec lequel
elle forme la symphyse pubienne ; une partie oblique en bas et en arrière. Toute la portion osseuse comprise entre ce bord et le trou sous-
pubien prend le nom de branche *descendante du pubis* et *ascendante
de l'ischion* (fig. 32. 17) ; ce bord donne attache par son interstice au
muscle grand adducteur ; par sa lèvre antérieure, au droit interne et
à l'obturateur externe ; par sa lèvre postérieure, à l'obturateur interne.

Le *bord antérieur* présente deux portions : l'une postérieure,
oblique en bas et en dedans ; l'autre antérieure, presque horizontale ;
à l'union du bord supérieur avec le bord antérieur, on trouve une saillie : c'est l'*épine iliaque antérieure et supérieure* (fig. 32. 6), donnant attache par sa lèvre externe au muscle fascia lata ; par sa lèvre
interne, au muscle iliaque ; par son interstice, au couturier et à l'arcade crurale. Au-dessous de cette éminence, on trouve une échancrure
puis une autre éminence, l'*épine iliaque antérieure et inférieure*,
(fig. 32. 7), qui donne attache au droit antérieur de la cuisse ; au-
dessous de cette éminence, on trouve une *gouttière* lisse, dans laquelle
glisse le muscle psoas iliaque. En dedans de cette gouttière, on trouve
l'*éminence iléo-pectinée* (fig. 32. 13), où s'attache le petit psoas ; puis
la *branche horizontale du pubis* triangulaire, dont la lèvre antérieure
se continue avec le côté externe du trou sous-pubien, et la lèvre postérieure fait partie de la ligne qui sépare en deux portions la face antérieure de l'os des iles ; l'éminence iléo-pectinée donne attache au
muscle pectiné. Nous signalerons encore sur son bord supérieur l'*épine
du pubis* (fig. 32. 14), où s'insèrent le pilier externe du canal inguinal, le pyramidal, le droit antérieur de l'abdomen et le second adducteur superficiel, enfin l'*angle du pubis*.

Le *bord postérieur* est encore plus irrégulier que l'antérieur ; il
forme, par sa réunion avec le bord supérieur, l'*épine iliaque postérieure et supérieure* (fig. 32. 4). On rencontre un peu au-dessous
l'*épine iliaque postérieure et inférieure* (fig. 32. 5), formée par un

prolongement de la facette articulaire de l'os des iles avec le sacrum ; elle est séparée de la précédente par une petite échancrure ; au-dessous, on trouve la *grande échancrure sciatique* (fig. 32. 8), par laquelle passent le nerf sciatique, les artères fessière, ischiatique, honteuse interne et le muscle pyramidal ; plus en avant et en bas, l'*épine sciatique* (fig. 32, 10) qui donne attache au petit ligament sacro sciatique et au muscle ischio-coccygien ; au-dessous, une *échancrure* lisse *petite échancrure sciatique* (fig. 32. 9), sur laquelle passent le tendon de l'obturateur interne ; enfin, tout à fait en bas, la *tubérosité de l'ischion* (fig. 32. 11), large, arrondie, donnant attache par sa *partie externe* au demi-membraneux ; par sa *partie postérieure*, aux tendons réunis du biceps et du demi-tendineux ; par sa *partie supérieure*, au grand ligament sacro--sciatique et aux muscles jumeaux ; par sa *partie interne* et *postérieure*, au muscle grand adducteur ; enfin par sa *lèvre interne*, au corps caverneux, au muscle transverse du périnée et à l'ischio-caverneux.

Nous avons décrit les *angles* de cet os. Deux sont supérieurs : les *deux épines iliaques supérieures*, l'une antérieure, l'autre postérieure ; deux inférieurs : l'*angle du pubis*, en avant ; la *tubérosité* de l'ischion, en arrière.

L'os des iles s'articule avec son congénère, le sacrum et le fémur.

L'os iliaque se développe par trois points d'ossification primitifs : l'un pour la fosse iliaque, un pour le corps du pubis, un troisième pour la tubérosité ischiatique. Ces trois os se réunissent vers l'âge de quinze ans dans la cavité cotyloïde, où l'on rencontre avant cette époque trois lignes cartilagineuses figurant un Y. Chacune de ces trois pièces a été décrite séparément par quelques anatomistes sous le nom d'*ischion*, d'*iléon*, de *pubis*. La réunion de l'ischion avec le pubis se fait sur le milieu de la portion oblique du bord inférieur : de là le nom de *branche descendante du pubis* donné à sa partie supérieure ; de *branche ascendante de l'ischion*, à sa partie inférieure.

CUISSE.

Elle se compose d'un seul os : le *fémur*.

FÉMUR.

Position. — Tournez la face convexe du corps en avant, la tête en haut et en dedans, les condyles en bas sur un plan horizontal.

Le *fémur* est le plus long et le plus volumineux des os du corps. On lui considère un *corps* et deux *extrémités*.

Le *corps* est presque arrondi dans toute sa longueur, excepté à sa partie inférieure, où il est aplati d'avant en arrière ; il est plus mince à sa partie moyenne qu'à ses extrémités. On lui décrit trois faces et trois bords. — Une *face antérieure*, la plus large de toutes. — Une *face interne*, sur laquelle se trouve le trou nourricier de l'os dirigé de bas en haut. — Une *face externe*, c'est la plus étroite des trois faces ; elles sont toutes les trois lisses et recouvertes en grande partie par le muscle triceps. — Les *bords latéraux* sont très mousses et se distinguent à peine des faces ; ils n'offrent rien d'important. — Le *bord postérieur*, au contraire, est très saillant ; il est désigné sous le nom de *ligne âpre*. Simple à sa partie moyenne, cette ligne se bifurque en haut et en bas : des deux bifurcations supérieures, l'externe, plus longue, se porte vers la base du grand trochanter ; l'interne, plus petite, se porte vers le petit trochanter ; les deux bifurcations inférieures se portent vers les condyles du fémur. On distingue à la ligne âpre deux lèvres et un interstice : à sa partie moyenne la lèvre externe donne attache au triceps et à la courte portion du biceps ; à la lèvre interne s'attache le triceps, à l'interstice s'insèrent les adducteurs. La bifurcation supérieure et externe donne attache par sa lèvre externe au triceps, par sa lèvre interne au troisième adducteur, par son interstice au grand fessier. La bifurcation supérieure et interne donne attache au pectiné et au triceps. La bifurcation inférieure et externe donne attache au triceps et au biceps ; l'interne au triceps et au grand adducteur. Ces deux lignes circonscrivent inférieurement un espace triangulaire qui répond aux vaisseaux poplités ; à la base de cet espace on trouve l'insertion supérieure des jumeaux de la jambe et celle du plantaire grêle.

L'*extrémité supérieure* présente trois éminences : la *tête du fémur*, le *grand* et le *petit trochanter* — La *tête du fémur* a la forme des trois quarts d'une sphère ; elle est lisse, encroûtée de cartilage ; elle se loge dans la cavité cotyloïde ; au dessous de sa partie moyenne elle est creusée d'une fossette dans laquelle s'insère le ligament interarticulaire. La tête est supportée par une partie rétrécie appelée *col du fémur*. Ce col est aplati d'avant en arrière ; plus court, épais et horizontal en haut, oblique et étroit en bas, il s'insère obliquement sur le fémur, formant avec l'axe de cet os un angle généralement obtus, variable avec l'âge et le sexe des sujets. A la base de ce col on remarque une ligne rugueuse qui va en avant et en arrière du petit au grand trochanter : c'est sur cette ligne que s'insère la partie antérieure de la capsule fibreuse de l'articulation. — Le *grand trochanter* est situé en dehors et un peu en arrière de la tête. Sa face externe est recouverte par le tendon du grand fessier ; elle donne attache en haut au muscle moyen fessier. La face interne, beaucoup moins étendue, est appelée encore *cavité digitale ;* c'est dans cette cavité que s'insère l'obturateur externe. La face antérieure, rugueuse, donne attache au tendon du petit fessier. Le bord postérieur donne attache au carré de la cuisse ; le bord supérieur aux jumeaux pelviens, au pyramidal et à l'obturateur interne. Le bord inférieur, ou crête horizontale du grand trochanter, donne attache au triceps fémoral. — Le *petit trochanter,* éminence mamelonnée située en dedans et en arrière, donne attache par son sommet au tendon des muscles psoas et iliaque réunis.

FIG. 33.   FIG. 34.

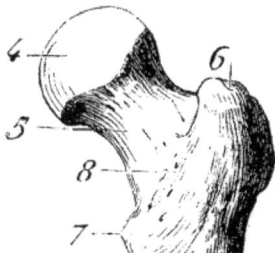 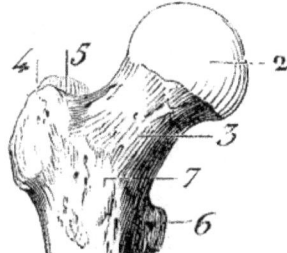

FIG. 33.

Fémur, face posté-
rieure.

1. Bord postérieur du
   fémur, ligne âpre.
2. Face externe.
3. Face interne.
4. Tête du fémur.
5. Col du fémur.
6. Grand trochanter.
7. Petit trochanter.
8. Ligne intertrochan-
   térienne postérieure.
9. Condyle externe.
10. Condyle interne.
11. Fossette intercon-
    dylienne postérieure.

FIG. 34.

Fémur. face anté-
rieure.

1. Face antérieure du
   fémur.
2. Tête du fémur.
3. Col du fémur.
4. Grand trochanter.
5. Cavité digitale.
6. Petit trochanter.
7. Ligne intertrochan-
   térienne antérieure.
8. Tubérosité du con-
   dyle externe.
9. Tubérosité du con-
   dyle interne.
10. Fossette intercon-
    dylienne antérieure.

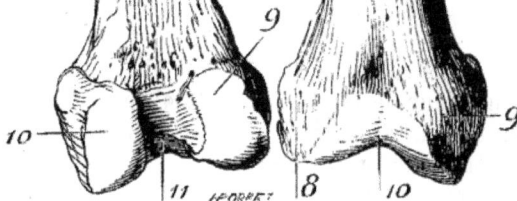

L'*extrémité inférieure* est plus volumineuse que la supérieure ; elle présente deux éminences appelées *condyles*, qui sont séparées par une échancrure très profonde, surtout en arrière. — Le condyle interne est moins épais que l'externe et se prolonge plus en arrière ; il paraît descendre aussi plus bas, mais en raison de l'obliquité du fémur, ces deux condyles reposent sur un même plan formé par la surface articulaire du tibia : en avant les deux condyles se réunissent pour former une poulie articulaire plus large et plus élevée en dehors qu'en dedans, et qui s'articule avec la rotule.

Chacun des deux condyles présente une *face inférieure* lisse, encroûtée de cartilage, qui s'articule avec le tibia ; une *face interne* et une *face externe*. La *face interne* du condyle externe, et la *face externe* du condyle interne présentent l'insertion des ligaments croisés de l'articulation du genou ; à la première s'insère le ligament croisé antérieur, à la seconde le ligament croisé postérieur. C'est dans leur intervalle que se trouve l'échancrure intercondylienne. La *face interne* du condyle interne est convexe, inégale ; elle donne attache au ligament latéral interne de l'articulation et au tendon du grand adducteur. Sur sa face postérieure s'insère le jumeau interne. La *face externe* du condyle externe est moins volumineuse que la précédente ; elle donne attache au ligament latéral externe de l'articulation, au jumeau externe et au tendon réfléchi du demi-membraneux ; en bas et en arrière on y remarque une petite fossette où s'insère le muscle poplité.

Le fémur se développe par trois points osseux, un pour le corps, un pour chaque extrémité ; plus tard on remarque deux points épiphysaires, un pour chaque trochanter.

Cet os s'articule avec le fémur, la rotule et le tibia.

JAMBE.

La *jambe* se compose de deux os, le *tibia* et le *péroné*. On rencontre un troisième os qu'on peut considérer comme un appendice du tibia. La *rotule* est en effet au tibia ce que l'olécrâne est au cubitus ; la seule différence qui existe entre ces deux pièces osseuses, c'est que l'olécrâne est soudé au cubitus et que la rotule est réunie au tibia par un ligament.

ROTULE.

Position. — On met la face rugueuse en avant, la pointe en bas, la surface articulaire la plus large en dehors.

La *rotule* est un os sésamoïde développé dans l'épaisseur du ligament du droit antérieur de la cuisse, qui, avant l'apparition de l'os, s'insère directement au tibia ; elle est triangulaire ; on lui considère deux *faces*, trois *bords* et trois *angles*.

La *face antérieure* (fig. 35), convexe, percée d'un grand nombre de trous nourriciers, rugueuse, séparée de la peau par du tissu fibreux et une bourse séreuse. — La *face postérieure* (fig. 36), articulaire, est divisée en deux parties : l'externe, plus large et plus profonde ; l'interne, plus étroite ; chacune de ces faces s'articule avec le condyle correspondant du fémur.

Le *bord supérieur* est épais, donne attache au droit antérieur de la

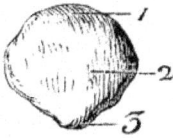

FIG. 35. *Rotule, face antérieure.*

1. Base. — 2. Corps. — 3. Sommet.

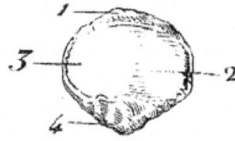

FIG. 36. *Rotule, face postérieure.*

1. Base. — 2. Surface articulaire externe.
3. Surface articulaire interne. —
4. Sommet.

cuisse. Les bords *externe* et *interne* sont moins épais et donnent attache aux aponévroses du triceps. Le bord interne de la rotule présente une dépression articulaire qui se continue avec la facette postérieure interne ; ce bord est en rapport avec la portion articulaire du condyle interne du fémur dans la flexion de la jambe.

Des trois *angles*, l'*inférieur* est le plus important ; il est aigu et donne attache au tendon rotulien.

La rotule s'articule avec le fémur. Elle se développe par un seul point qui apparaît vers la troisième année.

A. TIBIA.

Position. — Placez la plus grosse extrémité en haut, la saillie de l'extrémité inférieure en dedans, le bord le plus tranchant en avant.

Le *tibia* est le plus volumineux des deux os de la jambe dont il occupe le côté interne. On lui décrit un *corps* et deux *extrémités*.

Le *corps* est prismatique, triangulaire ; on lui considère trois faces et trois bords. — La *face interne* (fig. 37. 1), lisse, convexe, un peu tournée en avant ; elle est recouverte en haut par les tendons du couturier, du demi-tendineux et du droit interne, qui s'insèrent à la partie supérieure de cette face. Dans tout le reste de son étendue elle est recouverte par la peau. — La *face externe* (fig. 37. 2), lisse, concave en haut, convexe en bas, donne attache dans ses deux tiers supérieurs au jambier antérieur. — La *face postérieure* (fig. 38. 1) présente en haut une ligne oblique qui part de la tubérosité externe pour se rendre à la partie moyenne du bord interne. Cette ligne donne attache au muscle poplité, au soléaire, au jambier postérieur, au fléchisseur commun des orteils. C'est sur cette face qu'on trouve le trou nourricier de l'os dirigé de haut en bas.

Le *bord antérieur*, appelé *crête du tibia* (fig. 37. 3), commence à une éminence appelée *tubérosité antérieure du tibia* (fig. 37. 7); qui donne attache au ligament rotulien, et au-dessous aux tendons des muscles demi-tendineux, couturier et droit interne. Ce bord, tranchant dans ses deux tiers supérieurs, devient mousse inférieurement ; il donne attache à l'aponévrose jambière. — Le *bord interne* (fig. 38. 3), beaucoup plus mousse, donne attache au muscle poplité, au long fléchisseur commun des orteils et au soléaire. — Le *bord externe* (fig. 38. 2), plus tranchant que l'interne, donne attache au ligament interosseux.

L'*extrémité supérieure* présente en haut deux surfaces articulaires : l'une externe, presque circulaire ; l'autre interne, allongée d'avant en arrière ; elles reçoivent les condyles du fémur ; elles sont séparées par une saillie, l'*épine du tibia* (fig. 37, et 38. 4), en avant et en arrière de laquelle on trouve un enfoncement raboteux donnant attache aux ligaments croisés de l'articulation du genou. Les parties osseuses qui supportent les deux condyles ont reçu le nom de *tubérosités du tibia* (fig. 37. 6, et 38 7). La circonférence de cette extrémité supérieure présente en avant une surface inégale, triangulaire, à base supérieure en rapport avec le ligament rotulien, en dedans une gouttière pour le demi-membraneux, en arrière une échancrure qui sépare les deux tubérosités ; en dehors et un peu en arrière une facette circulaire pour l'articulation de cet os avec le péroné (fig. 38. 8) ; la facette articulaire de la tête du péroné est sur un plan un peu supérieur à celui de la tubérosité antérieure du tibia, de sorte qu'une ligne horizontale qui passerait par le sommet de cette tubérosité, passerait par la partie moyenne de la tête du péroné. Entre la tubérosité antérieure du tibia et la tête du péroné, et sur un plan supérieur à ces deux éminences, on trouve sur le côté externe et un peu antérieur de la circonférence du tibia un *tubercule* très saillant, signalé pour la première fois par Gerdy (fig. 37. 8), lequel donne attache en bas par ses deux tiers antérieurs au muscle jambier antérieur, par son tiers postérieur au muscle long extenseur commun des orteils, par sa partie supérieure à la bandelette fibreuse qui fait suite au muscle fascia lata. Ce tubercule est important dans l'anatomie des formes et en médecine opératoire ; une ligne conduite de son milieu au milieu du cou-de-pied se trouve immédiatement en avant de l'artère tibiale antérieure qui, ainsi que nous le verrons plus loin, est placée entre le jambier antérieur et l'extenseur commun des orteils.

L'*extrémité inférieure*, beaucoup moins grosse que la supérieure, présente une surface quadrilatère qui s'articule avec la poulie de l'astragale ; la *circonférence* de cette extrémité présente en avant une surface lisse, rugueuse en bas, qui donne attache à des ligaments ; en arrière, une surface plus inégale ; en dedans une éminence qui descend plus bas qu'aucune autre partie du tibia : c'est la *malléole interne* (fig. 37, et 38. 10), dont la face interne est recouverte par la peau ; la face externe s'articule avec la face latérale de l'astragale ; le bord postérieur est creusé d'une gouttière dans laquelle passent les tendons du jambier postérieur et du long fléchisseur commun des orteils; le bord antérieur donne attache à des ligaments ; le sommet, au ligament latéral interne de l'articulation du pied. Enfin, sur la circonférence de l'extrémité inférieure du tibia se trouve encore, en dehors, une échancrure triangulaire, dans laquelle se loge l'extrémité inférieure du péroné (fig. 38. 9). La partie inférieure de cette surface est articulaire ; la partie supérieure est rugueuse, et donne attache à de forts ligaments qui unissent le péroné au tibia.

Le tibia s'articule avec le fémur, le péroné, l'astragale. Il se développe par trois points osseux : un pour le corps, deux pour les extrémités.

B. PÉRONÉ.

Position. — Placez en bas l'extrémité la plus volumineuse et la plus allongée et creusée d'une petite cavité rugueuse, en dedans la facette articulaire de cette extrémité; la cavité rugueuse occupe la partie inférieure et postérieure de cette face interne de l'extrémité inférieure.

Le péroné est le plus grêle des os de la jambe, dont il occupe la partie externe. On lui décrit un *corps* et deux *extrémités* (fig. 39 et 40).

Le *corps*, cylindrique à la partie supérieure, est prismatique, triangulaire dans la plus grande partie de son étendue. On lui considère trois faces et trois bords. — La *face externe*, antérieure en haut, devient postérieure en bas ; elle donne attache aux deux péroniers latéraux. — La *face interne*, un peu postérieure en haut, devient antérieure en bas ; elle est séparée en deux parties par une crête longitudinale qui donne attache au ligament interosseux ; la portion antérieure plus étroite, donne attache aux muscles extenseur propre du gros orteil, extenseur commun des orteils ; la portion postérieure est plus large, et donne insertion au muscle jambier postérieur. — La *face postérieure*, externe en haut, devient interne en bas ; le muscle soléaire s'insère à sa partie supérieure, le long fléchisseur propre du gros orteil au-dessous. — Le *bord antérieur* devient externe à la partie inférieure où il se bifurque; entre ces deux branches de bifurcation, se trouve une surface triangulaire recouverte par la peau ; il donne attache au court péronier latéral, et à l'extenseur commun des orteils. — Le *bord interne* devient antérieur en bas, où il continue la crête de la face antérieure; il donne attache alors au ligament interosseux. — Le *bord externe* devient postérieur à sa partie inférieure; il est mousse dans la plus grande partie de son étendue, et ne devient saillant qu'inférieurement. A sa lèvre antérieure s'attachent les deux péroniers latéraux ; à sa lèvre postérieure et dans le tiers supérieur s'insère le soléaire, et dans les deux tiers inférieurs le fléchisseur propre du gros orteil.

L'*extrémité supérieure, tête du péroné* (fig. 39 et 40), présente en

haut une facette concave, inclinée en bas et en avant, qui s'articule
avec une facette analogue que nous avons décrite sur la tubérosité externe du tibia (fig. 39. 5). Le pourtour de cette extrémité est rugueux,

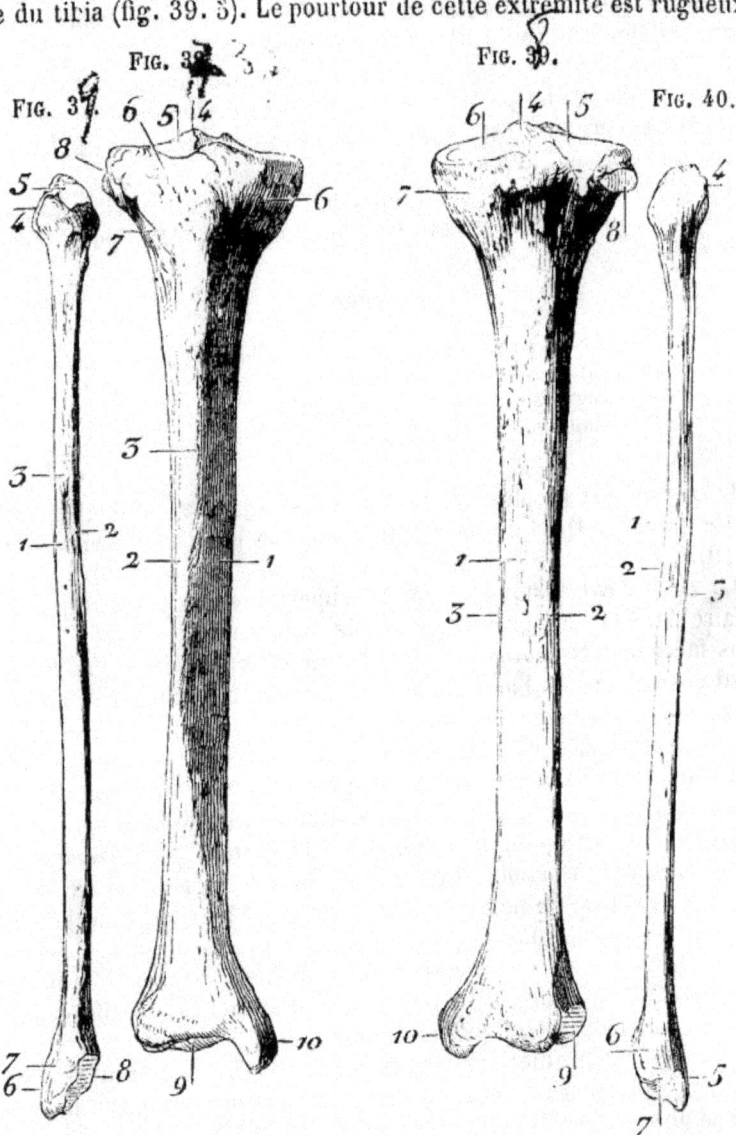

FIG. 37. *Tibia face antérieure.* — 1. Face antérieure. — 2. Face externe. —
3. Bord antérieur, crête du tibia. — 4. Épine du tibia. — 5. Surface articulaire
externe. — 6. Tubérosité du tibia. — 7. Surface rugueuse sur laquelle s'attache
le ligament rotulien, tubérosité antérieure du tibia. — 8. Tubercules de Gerdy.
— 9. Facette articulaire inférieure. -- 10. Malléole interne.
FIG. 38. *Tibia face postérieure.* — 1. Face postérieure. -- 2. Bord externe. —
3. Bord interne. — 4. Épine du tibia. — 5. Surface articulaire externe. —
6. Surface articulaire interne. — 7. Tubérosité du tibia. — 8. Facette articu-

et donne attache au ligament latéral externe de l'articulation du genou, et à ceux qui unissent le péroné au tibia. Sa partie postérieure
présente une éminence, *apophyse styloïde* du péroné, qui donne attache au biceps crural. Par sa partie antérieure, l'extrémité supérieure
du péroné donne attache au muscle long péronier latéral.

L'*extrémité inférieure, malléole externe*, est oblongue, plus épaisse
en arrière qu'en avant. On lui considère deux faces, deux bords, et
un sommet. — La *face externe* est convexe et recouverte par la peau.
— La *face interne* présente une facette qui s'articule avec l'astragale
(fig. 39. 8) ; et au-dessus de laquelle on trouve une surface raboteuse
triangulaire qui correspond à une facette analogue, que nous avons
signalée sur le tibia, pour l'articulation inférieure de ces deux os ; au-
dessous et en arrière de la facette articulaire, on trouve une dépression profonde, rugueuse, qui donne attache aux ligaments externe et
postérieur de l'articulation du pied (fig. 40. 7). — Le *bord antérieur*
est mince, rugueux, et donne attache à des fibres ligamenteuses. —
Le *bord postérieur* est creusé d'une gouttière dans laquelle glissent les
péroniers latéraux. — Le *sommet* donne attache au ligament latéral
externe de l'articulation du pied.

Le péroné s'articule avec le tibia et l'astragale. Il se développe par
trois points osseux : un pour le corps, un pour chaque extrémité.

PIED.

Le pied se divise en trois parties : le *tarse*, le *métatarse* et les
orteils.

I. TARSE.

Le tarse est formé de sept os disposés sur deux rangées. La *rangée
postérieure* se compose de l'*astragale* et du *calcanéum ;* la *rangée
antérieure*, du *scaphoïde*, du *cuboïde* et des trois *cunéiformes*, distingués en *premier*, *second* et *troisième*, en comptant de dedans en
dehors.

A. ASTRAGALE.

Position. — Placez en avant sa face arrondie, en haut la poulie articulaire, en
dehors le bord le plus élevé de cette poulie.

L'astragale est situé entre le tibia et le péroné en haut, le calca-

laire pour le péroné. — 9. Facette articulaire inférieure et externe ; elle reçoit
l'extrémité inférieure du péroné. — 10. Malléole interne.
Fig. 39. *Péroné face antérieure*. — 1. Face externe. — 2. Face interne. —
3. Bord antérieur, crête du péroné. — 4. Tête du péroné. — 5. Facette articulaire supérieure. — 6. Malléole externe. — 7 Tubercule antérieur. — 8. surface articulaire inférieure.
Fig. 40. *Péroné face postérieure*. — 1. Face postérieure — 2. Bord interne. —
3. Bord externe. — 4. Tête du péroné. — 5. Malléole externe. — 6. Tubercule
postérieur. — 7. Facette de la malléole externe.

néum en bas, le scaphoïde en avant Il est irrégulièrement cuboïde ;
on lui considère *six faces*.

1° La *face supérieure* présente en avant, un enfoncement peu considérable, rugueux, qui fait partie de ce qu'on a désigné sous le nom
de *col de l'astragale* (fig. 41. 1) ; en arrière, une poulie articulaire
(fig. 41. 4), plus large à sa partie antérieure qu'à sa partie postérieure,
et qui s'articule avec le tibia.

2° La *face inférieure* présente deux facettes articulaires : l'une postérieure, externe et concave ; l'autre, antérieure, interne, est plus
petite et plane. Elles sont séparées par une rainure profonde, oblique
d'arrière en avant et de dedans en dehors, et qui donne attache à un
ligament interosseux ; ces deux facettes s'articulent avec le calcanéum.

3° La *face antérieure*, lisse, arrondie, s'articule avec le scaphoïde.
Cette surface a reçu le nom de *tête de l'astragale* (fig. 41. 3) ; elle est
supportée par une portion rétrécie désignée sous le nom de *col*, et qui
donne attache à des ligaments.

4° La *face postérieure* est très étroite ; elle est creusée d'une gouttière oblique de haut en bas et de dehors en dedans. Cette gouttière
donne passage au tendon du long fléchisseur propre du gros orteil ; le
bord externe de cette coulisse donne attache au ligament latéral externe
postérieur de l'articulation du pied.

5° La *face externe*, triangulaire, lisse, s'articule avec la face interne
de l'extrémité inférieure du péroné.

6° La *face interne* est lisse à sa partie supérieure, et s'articule avec
la malléole interne ; à sa partie inférieure, elle est rugueuse et donne
attache au ligament latéral interne de l'articulation tibio-tarsienne.

Cet os s'articule avec le tibia, le péroné, le calcanéum et le scaphoïde.

B. CALCANÉUM.

Position. — Mettez la face concave en dedans, la grosse extrémité en arrière, la
face qui présente deux facettes articulaires en haut.

Le calcanéum occupe la partie postérieure du tarse ; il est le plus
volumineux et le plus long des os de cette région (fig. 41. 5) : il forme
la saillie du talon. Nous le diviserons en *six faces*.

1° *Face supérieure*. — La partie antérieure présente en avant, et
surtout en dehors, une surface rugueuse sur laquelle on trouve le tubercule *antérieur du calcanéum* et qui donne attache à des ligaments
et au muscle pédieux ; plus en dedans et en arrière, on trouve deux
facettes articulaires séparées par une rainure parallèle à celle que l'on
trouve sur la face inférieure de l'astragale, mais moins profonde ; ces
deux facettes s'articulent avec l'astragale. On désigne sous le nom de
petite apophyse du calcanéum la portion osseuse qui supporte la facette
articulaire antérieure ; la partie postérieure de la face supérieure du

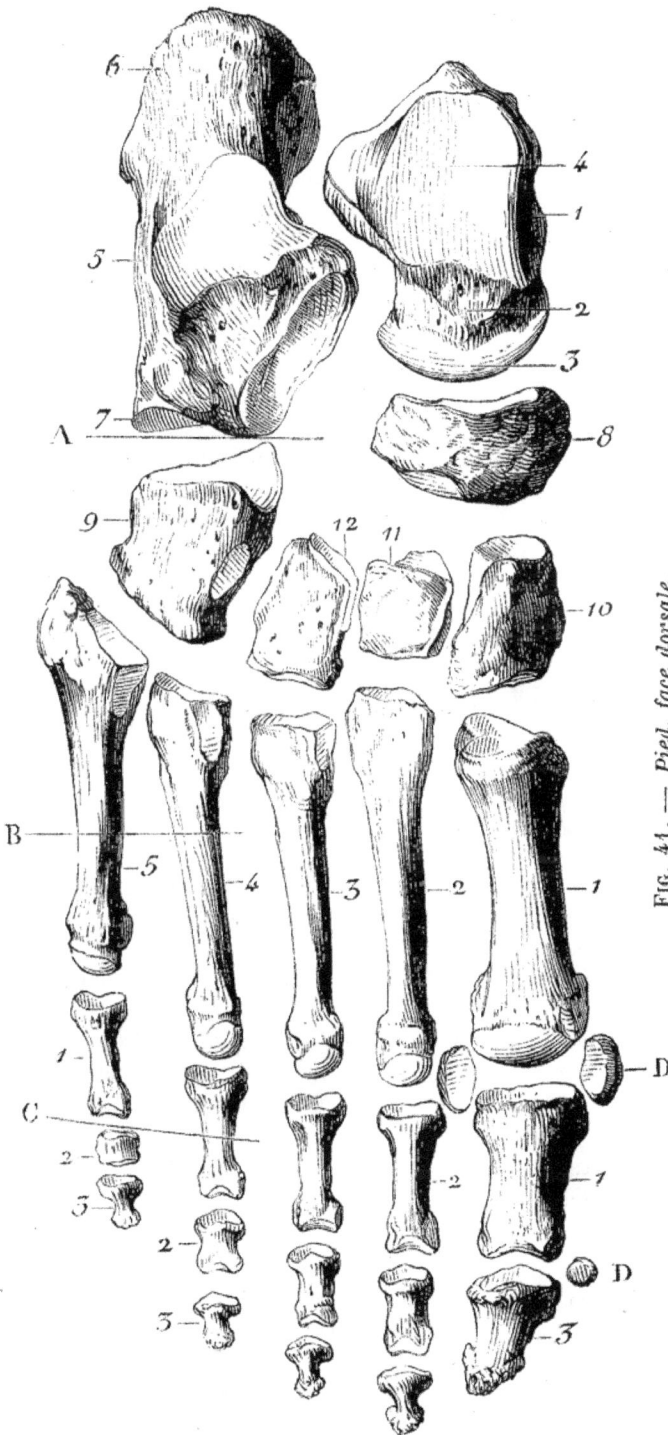

FIG. 41. — *Pied, face dorsale.*

A. *Tarse.* 1. Astragale. — 2. Col de l'astragale. — 3. Tête de l'astragale. — 4. Poulie articulaire. — 5. Calcanéum. — 6. Tubérosité du calcanéum. — 7. Facette qui s'articule avec le cuboïde. — 8. Scaphoïde. — 9. Cuboïde. — 10. 1er Cunéiforme. — 11. 2° Cunéiforme. — 12. 3° Cunéiforme. — B. *Métatarse.* 1. 2. 3. 4. 5. 1er, 2°, 3°, 4°, 5° métatarsien. — C. *Orteils.* 1. Phalanges. — 2. Phalangines. — 3. Phalangettes. — D. *Os sesamoïdes.*

calcanéum est concave d'avant en arrière, convexe de dehors en dedans ; elle est en rapport avec le tissu cellulaire qui entoure le tendon
d'Achille.

2° *Face inférieure.* — Plus large en arrière qu'en avant, elle offre
à sa partie postérieure deux tubérosités, l'interne est la plus volumineuse ; elles donnent attache aux muscles abducteurs du gros orteil,
court fléchisseur commun des orteils, abducteur du petit orteil et à
l'aponévrose plantaire.

3° *Face antérieure.* — C'est la plus petite de toutes. Elle présente
une facette articulaire concave qui s'articule avec le cuboïde (fig. 41.
7). La portion osseuse qui supporte cette facette porte le nom de
grande apophyse du calcanéum.

4° *Face postérieure.* — Convexe, lisse en haut, rugueuse en bas,
où elle donne attache au tendon d'Achille.

5° *Face externe.* — Plus large en arrière qu'en avant, elle présente
à sa partie moyenne deux gouttières séparées par un tubercule, dans
lesquelles passent les tendons des péroniers latéraux.

6° *Face interne.* — Large, concave, elle loge les tendons, les
vaisseaux et les nerfs qui vont à la plante du pied ; à sa partie supérieure, au-dessous de la petite apophyse du calcanéum, on trouve une
gouttière dans laquelle passe le tendon du long fléchisseur du gros
orteil.

Le calcanéum s'articule avec l'astragale et le cuboïde.

C. SCAPHOÏDE.

Position. — Tournez la face concave en arrière, la tubérosité en bas et en dedans.

Le scaphoïde est situé à la partie moyenne et interne du tarse
(fig. 41. 8).On lui décrit deux *faces* et une *circonférence.*

La face *postérieure*, concave, s'articule avec l'astragale. — La face
antérieure est convexe et se divise en trois facettes qui s'articulent
avec les cunéiformes. — La *circonférence* est rugueuse et donne attache à des ligaments ; on y remarque : en dehors une petite facette
qui s'articule avec le cuboïde ; cette facette n'est pas constante ; en
dedans, une tubérosité qui donne attache au tendon du jambier postérieur.

Le scaphoïde s'articule avec l'astragale, les trois cunéiformes fort
souvent avec le cuboïde.

D. CUBOÏDE.

Position. — Mettez la facette articulaire plane en avant, en dehors la face la
plus étroite, en bas la face qui présente une rainure.

Le cuboïde est situé en dehors du précédent et plus en avant ; il est
assez régulièrement cuboïde (fig. 41. 9).

On lui distingue :

1° Une *face supérieure*, rugueuse, un peu oblique en dehors.

2° Une *face inférieure*, séparée en deux parties par une crête qui donne attache au ligament calcanéo-cuboïdien inférieur ; en avant de cette éminence se trouve une coulisse profonde qui donne passage au tendon du muscle long péronier latéral ; en arrière de cette gouttière s'attache l'abducteur oblique du gros orteil.

3° Une *face antérieure*, lisse, un peu oblique en dehors et en arrière, qui s'articule avec les deux derniers métatarsiens.

4° Une *face postérieure*, oblique de dehors en dedans, et d'avant en arrière, sinueuse ; elle s'articule avec le calcanéum.

5° Une *face externe*, très petite, sur laquelle on trouve le commencement de la gouttière du long péronier latéral.

6° Une *face interne*, pourvue à sa partie supérieure et postérieure d'une facette articulaire qui reçoit le troisième cunéiforme ; en arrière de celle-ci on trouve une facette verticale articulée avec le scaphoïde, lorsque cette articulation existe ; le reste de cette face est rugueux et donne attache à des ligaments.

Le cuboïde s'articule avec le calcanéum, les deux derniers métatarsiens, le troisième cunéiforme et le scaphoïde.

E. PREMIER CUNÉIFORME.

Position. — Placez en arrière la facette articulaire concave, en dedans la face rugueuse, le sommet en haut et en avant.

Le premier cunéiforme est le plus interne des os de la partie antérieure du tarse ; il a à peu près la forme d'un coin dont la base serait en bas et le sommet en haut (fig. 41. 10). On lui décrit quatre *faces*, une *base* et un *sommet*.

La *face antérieure*, lisse, s'articule avec le premier métatarsien. — La *face postérieure*, concave, plus petite, s'articule avec le scaphoïde. — La *face externe* présente deux facettes articulaires, l'une verticale pour le deuxième métatarsien, l'autre oblique d'avant en arrière et de dehors en dedans pour le deuxième cunéiforme. — La *face interne*, rugueuse, ne présente rien de remarquable.

La *base*, rugueuse, donne attache au jambier antérieur et à des ligaments.

Le *sommet* est dirigé en haut et en avant.

Cet os s'articule avec le scaphoïde, les deux premiers métatarsiens et le deuxième cunéiforme.

F. DEUXIÈME CUNÉIFORME.

Position. — Tournez la base en haut, celle de ces faces qui est à la fois rugueuse et articulaire en dehors ; la portion articulaire doit être dirigée en arrière.

Le deuxième cunéiforme est le plus petit des trois ; il est situé en dehors du précédent; sa forme est celle d'un coin dont le bord tranchant est en haut (fig. 41. 11).

On lui décrit: — Une *face antérieure*, convexe, qui s'articule avec le deuxième métatarsien. — Une *face postérieure*, concave, s'articulant avec le scaphoïde. — Une *face interne*, lisse en haut, qui s'articule avec le premier cunéiforme, rugueuse et donnant dans le reste de son étendue attache à des ligaments. — Une *face externe*, présentant en arrière une petite facette articulaire qui reçoit le troisième cunéiforme; le reste est rugueux et donne attache à des ligaments. — Une *base* large et raboteuse. — Un *bord tranchant* assez mince.

Cet os s'articule avec le scaphoïde, le premier et le troisième cunéiforme et le deuxième métatarsien.

G. TROISIÈME CUNÉIFORME.

Position. — Placez la base en haut, la face qui présente deux facettes articulaires en dedans; la plus grande de ces deux facettes doit être dirigée en arrière.

Le troisième cunéiforme est situé en dehors du précédent; il est un peu plus volumineux que lui (fig. 41. 12).

On lui distingue: — Une *face antérieure*, lisse, qui s'articule avec le troisième métatarsien. — Une *face postérieure*, un peu inclinée en dedans, qui reçoit le scaphoïde. — Une *face interne*, présentant en avant une facette très étroite qui s'articule avec le deuxième métatarsien; une autre plus étendue, convexe, qui s'articule avec le deuxième cunéiforme. — Une *face externe*, présentant en arrière une face articulaire, concave, pour le cuboïde, en avant une petite facette oblique en dehors qui reçoit le quatrième métatarsien. — La *base* et le *bord tranchant* sont rugueux et ne présentent rien d'important à signaler. Sur le côté externe du bord tranchant s'insèrent le court fléchisseur du gros orteil et un faisceau de l'abducteur oblique.

Cet os s'articule avec le deuxième cunéiforme, le scaphoïde, le cuboïde, les deuxième, troisième et quatrième métatarsiens.

Les os du tarse se développent chacun par un point d'ossification, à l'exception du calcanéum qui en présente deux.

H. MÉTATARSE.

Le métatarse a la plus grande analogie avec le métacarpe; comme lui il est formé de cinq os longs, parallèles, en forme de grille. Nous lui considèrerons comme au métacarpe: — Une face *supérieure* ou *dorsale*, convexe, en rapport avec le muscle pédieux et les extenseurs des orteils. — Une face *inférieure* ou *plantaire*, concave en rapport avec les muscles de la plante du pied. — Un *bord interne*, très épais, qui répond au gros orteil. — Un *bord externe* qui correspond au petit orteil. — Un *bord postérieur* ou *tarsien* formé par l'articulation des os du tarse avec ceux du métatarse. — Un *bord antérieur* ou *digital*, formé par les têtes articulaires des métatarsiens.

L'espace que laissent entre eux les corps des métatarsiens, plus grêles que les extrémités, est désigné sous le nom d'*espace interosseux ;* il est rempli par les muscles interosseux dorsaux et plantaires.

MÉTATARSIENS.

Nous ne décrirons point les métatarsiens les uns après les autres, nous ferons connaître leurs caractères communs, puis leurs caractères différentiels.

1° Caractères généranx.

Position. — Pour les 2°, 3° et 4° métatarsiens, placez en avant l'extrémité arrondie, la face la plus large de l'extrémité postérieure en haut, la face concave en dehors.

Pour le 1ᵉʳ métacarpien, l'extrémité arrondie en avant, la face convexe en dehors et en haut.

Pour le 5°, l'extrémité arrondie en avant, la tubérosité de l'extrémité postérieure en dehors, le bord le plus tranchant en haut.

Comme à tous les os longs, on leur décrit un *corps* et deux *extrémités*. Le *corps* est prismatique, convexe en haut, concave en bas, aplati latéralement. Il présente une *face externe*, concave, la plus large de toutes ; les deux autres faces sont *internes* et séparées par un bord à peine saillant. L'une de ces faces est *supérieure*, l'autre est *inférieure ;* la supérieure est la plus étroite, elle correspond aux espaces interosseux. Le *bord interne* est à peine apparent. Le *bord inférieur* et le *bord supérieur* sont au contraire tranchants.

L'*extrémité postérieure* est cunéiforme ; elle présente cinq facettes ; la facette *supérieure*, plus large, et la facette *inférieure*, beaucoup plus étroite, donnent attache aux ligaments dorsaux et plantaires. Les *trois autres* sont *articulaires ;* l'une *postérieure*, en général triangulaire, s'articule avec l'os correspondant du tarse ; les deux autres, souvent multiples, s'articulent avec les métatarsiens qui les avoisinent.

L'*extrémité antérieure* ou *digitale* présente une tête aplatie sur les côtés ; c'est un condyle vertical, plus étendu dans le sens de la flexion que dans celui de l'extension ; de chaque côté de ce condyle on trouve comme aux métacarpiens une dépression qui donne attache à des ligaments.

2° Caractères différentiels.

Le *premier métatarsien* est très gros et le plus court de tous ; son corps est prismatique, triangulaire ; de ses trois bords, l'un est supérieur, l'autre interne, l'autre externe ; sa partie postérieure n'a

pas de facettes articulaires latérales ; la facette postérieure est triangulaire, elle s'articule avec le premier cunéiforme ; l'extrémité antérieure est creusée inférieurement de deux facettes latérales qui
logent les *os sésamoïdes*. La partie inférieure et extérieure de son
extrémité postérieure donne attache au jambier antérieur.

Le *deuxième métatarsien* est le plus long ; il s'articule par son extrémité postérieure avec les trois cunéiformes entre lesquels il s'enchâsse comme dans une mortaise.

Le *troisième métatarsien* et le *quatrième* sont plus grêles que le
précédent : ils ont à peu près le même volume et la même longueur.
Le troisième présente à la partie interne de son extrémité postérieure
deux facettes ; le quatrième, au contraire, n'en présente qu'une de
chaque côté.

Le *cinquième métatarsien* n'a qu'une facette articulaire sur son
côté interne ; sur son côté externe on trouve une apophyse très considérable appelée *apophyse du cinquième métatarsien*, à laquelle s'insèrent le court péronier latéral et l'abducteur du petit orteil ; cette
apophyse peut être facilement sentie à travers les téguments.

Les os du métatarse s'articulent en arrière : le premier métatarsien avec le premier cunéiforme ; le second avec les trois cunéiformes
et le troisième métatarsien ; le troisième, avec le troisième cunéiforme et les deuxième et quatrième métatarsiens ; le quatrième, avec
le cuboïde et les troisième et cinquième métatarsiens ; le cinquième,
enfin, avec le cuboïde et le quatrième métatarsien ; en avant, les métatarsiens s'articulent avec les premières phalanges des orteils auxquels ils correspondent.

Les métatarsiens se développent par deux points osseux, un pour
le corps, l'autre pour l'extrémité antérieure ; le contraire a lieu toutefois pour le premier métatarsien.

III. ORTEILS.

Les orteils sont beaucoup plus courts que les doigts ; les pièces
osseuses qui les constituent présentent les mêmes caractères que les
phalanges des doigts.

Les *premières phalanges* sont semblables à celles des doigts, elles
sont seulement plus arrondies ; elles sont plus longues que celles des
autres phalanges des orteils. La première phalange du pouce donne
attache à l'aide de deux os sésamoïdes, en dedans aux tendons réunis
de l'adducteur et du court fléchisseur du gros orteil, en dehors à
l'abducteur oblique et à l'abducteur transverse ; celle du petit orteil
donne attache en dedans au court fléchisseur, en dehors au court
adducteur.

Les *secondes* sont tellement petites, que le corps paraît manquer.
Il n'existe pas de seconde phalange pour le gros orteil. A la partie su-

périeure de la circonférence de l'extrémité postérieure, on remarque
un tubercule auquel s'attache une portion du tendon de l'extenseur.
Les deux divisions du court fléchisseur commun s'insèrent aux bords
et à la face inférieure de cet os.

Les *troisièmes* sont tout à fait semblables à celles des doigts, mais
proportionnellement un peu plus larges ; la phalangette du gros orteil
présente des dimensions beaucoup plus considérables que celle du
pouce. Leur extrémité postérieure donne attache à la division médiane
du tendon de l'extenseur commun ; les deux divisions du court fléchisseur commun s'insèrent aux bords et à la face inférieure de cet os.

Leur mode de développement est le même que celui des phalanges
des doigts.

OS SÉSAMOÏDES.

On donne ce nom à de petits os qui se développent autour de certaines articulations, principalement de celles des doigts et des orteils ;
on les rencontre surtout dans l'épaisseur des tendons. On leur considère deux *faces*, dont l'une est recouverte par la substance tendineuse dans laquelle ils se sont developpés ; l'autre est lisse, encroûtée de cartilages et en rapport avec l'articulation ; leur circonférence
donne attache à la capsule articulaire. Ces os, dont on ne trouve
aucune trace chez les enfants, se développent avec l'âge ; il sont,
comme les autres os, représentés d'abord par un point cartilagineux
qui s'ossifie. Leur structure est la même que celle des os courts.

Ils se rencontrent :

A la main (fig. 31). — 1° A la partie antérieure de l'articulation
de la première phalange du pouce avec le premier os du métacarpe.
Dans ce point on trouve deux os sésamoïdes ; 2° on trouve assez rarement un os sésamoïde au niveau de l'articulation de la première phalange du doigt indicateur avec le second métacarpien ; cet os occupe
le côté interne de l'articulation ; plus rarement, il existe deux os
sésamoïdes, l'un en dedans, l'autre en dehors ; 3° quelquefois on
trouve un os sésamoïde au côté interne et antérieur de l'articulation
du petit doigt avec le premier métacarpien.

Au pied (fig. 41). — 1° On en trouve constamment deux à la partie inférieure de l'articulation de la première phalange du gros orteil
avec le premier métatarsien ; 2° souvent on en trouve au niveau de
l'articulation de la première avec la deuxième phalange du gros orteil ; 3° quelquefois on en rencontre à l'articulation de la première
phalange du second orteil avec le second métatarsien ; 4° à l'articulation de la première phalange du petit orteil avec le cinquième
métatarsien.

Au genou. — Outre la rotule que nous avons décrite et que nous avons considérée comme un os sésamoïde, on trouve à la partie postérieure de l'articulation, en arrière de chaque condyle du fémur, deux os sésamoïdes dans l'épaisseur des tendons du jumeau.

Enfin, on trouve souvent un os sésamoïde dans le tendon du long péronier latéral, dans le point où il passe sous le cuboïde, et dans celui du jambier antérieur, près de son insertion au scaphoïde.

ARTHROLOGIE.

PRÉPARATION DES ARTICULATIONS.

Les articulations peuvent être étudiées sur un sujet qui a déjà servi pour la myologie ; cependant nous engageons les élèves à consacrer une ouverture à l'étude de cette partie si importante de l'anatomie. Il arrive souvent, en effet, qu'après la dissection des muscles, les ligaments, mis à découvert, se salissent, se dessèchent, de sorte que, malgré les plus grands soins, on n'a qu'une préparation imparfaite. Nous les engageons encore à préparer l'articulation des deux côtés du corps : d'un côté, on disséquera avec soin les ligaments, puis on ouvrira l'articulation dès que ceux-ci seront étudiés ; de l'autre côté, on conservera les tendons qui s'insèrent sur les extrémités des os qui concourent à former l'articulation. De cette manière on aura une connaissance beaucoup plus exacte des rapports, et l'on appréciera avec plus de facilité l'étendue et la nature des divers mouvements articulaires.

Lorsqu'on veut disséquer une articulation, il faut d'abord couper les os à une certaine distance des surfaces articulaires, assez grande toutefois pour que l'on n'ait pas la crainte de couper les ligaments qui les unissent ; cette précaution préliminaire permet de saisir la pièce avec plus de facilité, et de la tourner dans le sens le plus favorable pour la dissection. Les ligaments seront découverts et isolés de prime abord ; les capsules articulaires seront séparées avec soin des parties qui les recouvrent. Il faut dans cette dissection apporter la plus grande précaution, car on s'exposerait à ouvrir la capsule.

Souvent les commençants prennent pour des ligaments les tendons qui s'insèrent dans le voisinage de l'articulation ; ils éviteront toute source d'erreur en se rappelant que les ligaments sont insérés aux os par leurs deux extrémités, et que les tendons ont une extrémité adhérente à l'os, et que l'autre extrémité se continue avec des fibres charnues. On ne doit pas enlever le périoste qui entoure l'os au niveau des articulations, car on s'exposerait à détacher en même temps l'insertion du ligament. Si cependant, pour que la pièce soit plus propre, on jugeait à propos de ruginer l'os, il faudrait circonscrire avec un fort scalpel l'insertion du ligament, et l'on gratterait l'os de son extrémité articulaire vers son corps.

Quand on aura étudié les ligaments qui entourent l'articulation, il faudra passer à l'examen de l'intérieur de cette articulation, c'est-à-dire, étudier les surfaces articulaires, les cartilages d'incrustation, les ligaments interarticulaires, les membranes synoviales, etc.

Pour les surfaces articulaires, il suffira d'ouvrir largement les articulations afin d'étudier leur forme. On constatera l'épaisseur du cartilage diarthrodial en sciant l'os perpendiculairement à sa surface articulaire. Pour étudier les fibro-cartilages et les cartilages interarticulaires, il faut pratiquer des coupes dont la direction varie nécessairement avec l'articulation que l'on veut examiner. Nous aurons soin d'indiquer ces différentes coupes lorsque nous décrirons les articulations en parti-

culiers. Les capsules synoviales seront préparées par la dissection, par l'insufflation ;
dans le plus grand nombre de cas, il suffit d'ouvrir l'articulation et d'examiner par
l'ouverture le trajet de la membrane synoviale ; on étudiera en même temps les
franges synoviales et les glandules synovipares.

Les articulations préparées peuvent être conservées par la dessiccation ; dans ce
cas, il faut donner à l'articulation la position qu'on désire qu'elle conserve. Nous
ferons remarquer qu'à l'aide de ce procédé on ne conserverait qu'une pièce sans
valeur ; car, en se desséchant, les ligaments se racornissent, perdent leur coloration normale, deviennent très roides, l'articulation perd toute sa mobilité. Voici le
procédé que conseille M. le professeur J. Cloquet pour conserver aux ligaments toute
leur souplesse (1).

Il prend : eau, 10 parties ; chlorure de sodium, 4 parties ; alun, 1 partie. Il fait
macérer dans ce mélange pendant quinze à vingt jours l'articulation bien préparée ;
il recommande en outre de la mouvoir souvent, de tordre les ligaments, et de les
frapper même avec une petite masse de bois léger. Puis il fait sécher l'articulation
pendant cinq ou six jours, en ayant soin de la mouvoir et de frapper encore les
ligaments ; ensuite il la plonge pendant sept à huit jours dans une dissolution concentrée de savon ; enfin il la lave dans une lessive peu concentrée de carbonate de
soude : 30 grammes de sel pour 1 litre d'eau ; après quoi il fait sécher. Il conseille
encore un autre procédé qui consiste à faire macérer l'articulation dans un mélange
à parties égales d'huile d'olive et d'essence de térébenthine. Bogros conseille de
plonger les articulations dans un mélange de parties égales d'alcool et d'essence de
térébenthine, et de faire exécuter souvent des mouvements à l'articulation. Nous
devons ajouter que ces divers procédés de conservation n'ont pas donné à M. Lenoir
des résultats complétements satisfaisants.

L'*arthrologie* a pour objet l'étude des articulations. Cette partie
de l'anatomie est encore désignée sous le nom de *syndesmologie*,
c'est-à-dire étude des ligaments. Mais à l'exemple de M. Cruveilhier,
nous avons préféré le mot *arthrologie*, car nous devons étudier non-
seulement les ligaments, c'est-à-dire les moyens d'union des os, mais
encore les surfaces articulaires, les membranes synoviales, etc.

I. SURFACES ARTICULAIRES.

Les surfaces articulaires sont formées par les *os*, par des *cartilages*,
des *fibro-cartilages*.

1° Os.

Les os s'articulent entre eux par leurs extrémités ou par leurs
bords. Les extrémités osseuses présentent pour les articulations des
renflements considérables : elles sont diversement configurées dans
les points où elles se mettent en contact. Les deux surfaces qui concourent à former une articulation ont une forme inverse : ainsi une
tête est reçue dans une cavité dont la profondeur est généralement

(1) *De la squelettoppée*, thèse de concours pour la place de chef des travaux
anatomiques, par M. J. Cloquet. Paris, 1819, p. 43.

en rapport avec le volume de la tête osseuse ; une trochlée trouve sur la surface osseuse avec laquelle elle s'articule des éminences et des enfoncements qui correspondent aux enfoncements et aux éminences qu'elle présente. Les surfaces osseuses ne frottent pas immédiatement les unes contre les autres ; elles sont séparées l'une de l'autre par une surface cartilagineuse.

Telle est la disposition des articulations mobiles. Dans les articulations complétement immobiles, les os se réunissent par leurs bords, et par leurs angles, tantôt par engrènement réciproque ; ils présentent des dents qui sont reçues dans l'intervalle que laissent entre elles les dents de l'os avec lequel elles s'articulent. D'autres fois la réunion se fait par juxtaposition ; les os sont alors très rapprochés l'un de l'autre : dans les deux cas une substance cartilagineuse unit les bords des os contigus et les maintient solidement en contact.

Enfin, dans les articulations qui ne sont pas complétement immobiles, les *symphyses*, les surfaces osseuses sont maintenues par du tissu fibreux entre-croisé extrêmement résistant.

2° Cartilages.

Le tissu cartilagineux se présente dans l'économie sous plusieurs formes : 1° les cartilages temporaires qui précèdent l'ossification ; 2° ceux qui sont enveloppés par le périchondre et qui se comportent exactement comme les os, dont ils paraissent, dans beaucoup de cas, être le prolongement : les cartilages costaux, ceux des ailes du nez, du larynx, etc., par exemple ; nous en avons parlé dans le système osseux ; 3° les cartilages permanents, c'est-à-dire les cartilages qui recouvrent les surfaces articulaires. Nous les décrirons sous le nom de *cartilages diarthrodiaux*.

Enfin il est encore une forme de cartilages dans lesquels la substance cartilagineuse est mêlée à du tissu fibreux ; nous les désignerons sous le nom de *fibro-cartilages*.

Cartilages diarthrodiaux. — Ces cartilages se rencontrent dans les articulations diarthrodiales et reouvrent certaines parties osseuses sur lesquelles doivent glisser des tendons ; ils ont des connections tellement intimes avec le tissu osseux, qu'on ne peut distinguer aucun tissu d'union intermédiaire ; leur adhérence est tellement grande, qu'ils paraissent faire corps avec lui. « Ils sont une partie d'eux-mêmes ; pour s'en convaincre, on n'a qu'à faire attention à leur mode de formation : presque tous sont constitués par une partie non ossifiée des cartilages épiphysaires. Bichat l'a bien indiqué, et cependant on semble l'avoir oublié lorsqu'on discute de la structure des cartilages diarthrodiaux et de leur vitalité. Il n'y a pas de doute pour moi qu'ils soient organisés et vivants, car si je les examine sur des sujets nouveau-nés avec ou sans injection préalable, il m'est impossible de trouver une ligne de démarcation entre le cartilage épiphy-

saire et le cartilage diarthrodial ; c'est une seule et même substance
dont une partie s'ossifiera plus tard : or serait-il rationnel d'admettre
qu'une portion de cette substance est organisée, et que l'autre ne l'est
pas (1) ? »

Dans presque toutes les articulations, le cartilage s'applique sur
une couche de substance osseuse non complétement développée ; elle
consiste en une substance fondamentale jaunâtre principalement
fibreuse, et qui ne renferme pas de canalicules osseux, ni d'espaces
médullaires, ni de cavités (corpuscules) osseuses.

L'épaisseur du cartilage n'est pas la même dans toute son étendue ;
celui qui tapisse une surface convexe est plus épais au centre, et est
très mince à la circonférence ; celui qui tapisse une cavité est, au
contraire, plus épais à la circonférence ; l'épaisseur du cartilage qui
tapisse une surface plane est à peu près uniforme. Ils sont d'un blanc
nacré, lisses, polis par leur surface articulaire.

Les cartilages diarthrodiaux sont considérés par un grand nombre
d'anatomistes comme des produits inorganiques analogues à l'épiderme, à l'émail des dents, aux ongles, etc. Nous ne saurions parta-
ger cette opinion.

II. FIBRO-CARTILAGES.

On a désigné sous le nom de *fibro-cartilages* trois espèces d'organes bien distincts : ce sont : 1° les *ménisques*, plaques plus ou
moins mobiles interposées entre les surfaces osseuses dans quelques
articulations ; 2° les *disques intervertébraux* : ces deux espèces tiennent à la fois du tissu fibreux et du tissu cartilagineux, car on constate,
quand on étudie leur structure, des noyaux cartilagineux mêlés à du
tissu fibreux ; 3° les liens qui réunissent les surfaces osseuses dans
les amphiarthroses, la symphyse du pubis par exemple, et les ligaments interosseux de l'articulation coxo-fémorale, des os du carpe et du
tarse, etc. Cette dernière espèce doit être décrite avec les ligaments.

1° Les *ménisques* sont libres ou presque entièrement libres d'adhérence aux os ; ils présentent dans leur épaisseur des lames blanches
fibreuses, entremêlées de substance cartilagineuse qui se trouve plus
abondante à leur surface ; la lame cartilagineuse qui les couvre a la
plus grande analogie avec celle qui couvre les surfaces articulaires des
os : comme cette dernière, on a pensé qu'elle était dépourvue de vitalité et d'organisation, qu'elle était un produit de sécrétion. D'après
ces idées, il y aurait donc dans le fibro-cartilage une portion organisée
et une portion inorganique. Et par quoi serait donc sécrétée la portion
cartilagineuse ? Ils présentent deux faces et une circonférence. Ces
deux faces sont souvent concaves, mais cette disposition n'est pas
constante ; elles sont d'ailleurs moulées sur les surfaces articulaires,

_____

(1) Gosselin, *Thèse inaugurale.* Paris, mars 1843.

entre lesquelles elles sont interposées. La circonférence est généralement plus épaisse que le centre ; elle présente souvent des connexions intimes avec les ligaments, les tendons. Nous examinerons
plus loin si ces ménisques sont tapissés par la membrane synoviale.
Les ménisques de l'articulation du genou ne renferment pas de tissu
cartilagineux entremêlé au tissu fibreux.

Nous rapprocherons des ménisques les anneaux fibreux qui constituent dans les articulations de la hanche et de l'épaule les bourrelets
cotyloïdien et glénoïdien ; ils s'appliquent sur les os par une base
élargie dans les points où se termine le cartilage, et un peu sur le cartilage lui-même.

2° Les *disques intervertébraux* se rapprochent des ménisques par
leur structure ; en effet, ils renferment des noyaux cartilagineux entremêlés au tissu fibreux, mais ils se rapprochent aussi des cartilages
des amphiarthroses par leurs fonctions. Nous reviendrons sur ces fibrocartilages en décrivant les articulations de la colonne vertébrale.

III. LIGAMENTS.

Les surfaces articulaires sont maintenues dans leurs rapports normaux par des liens fibreux ; ce sont les ligaments. Nous en décrirons
trois espèces : les *ligaments proprement dits*, les *ligaments* des amphiarthroses et les ligaments interosseux de certaines articulations ;
les *ligaments jaunes élastiques*.

1° *Ligaments proprement dits*. — Ils se présentent sous la forme
de filaments d'un blanc plus ou moins nacré, tantôt parallèles, tantôt
entre-croisés ; ils sont mous, flexibles, en même temps inextensibles.
Ils se présentent sous plusieurs aspects : tantôt ce sont des bandelettes courtes, épaisses, résistantes, placées au pourtour des articulations, *ligaments périphériques ;* tantôt ce sont des membranes très
larges qui enveloppent complétement l'articulation, *capsules fibreuses ;*
tantôt, enfin, ce sont des membranes minces, tendues, formées de
fibres entre-croisées, *ligaments interosseux.*

Les deux premières espèces de ligaments présentent une face périphérique en rapport avec les muscles, le tissu cellulaire, les tendons ; ils adhèrent d'une manière très intime avec ces derniers organes, qui, dans certains cas, s'étendent sur le ligament lui-même
pour en augmenter la solidité. La face interne est lisse, en rapport
avec la cavité articulaire, et tapissée par la membrane synoviale. Les
extrémités sont extrêmement adhérentes au tissu osseux, ou plutôt
au périoste, avec lequel elles font pour ainsi dire corps commun.

Les deux faces des ligaments interosseux sont semblables et donnent attache à des fibres musculaires ; leurs bords sont adhérents aux
bords des os des membres.

2° Entre certains os, comme les os du tarse et du carpe, les symphyses pubiennes, le sacrum et l'os iliaque, on trouve une substance ligamenteuse, désignée à tort par quelques anatomistes sous le nom de *fibro-cartilage*. Ces organes sont essentiellement formés de tissu fibreux. On ne trouve pas entre leurs fibres les noyaux cartilagineux que nous avons rencontrés dans les ménisques et les disques interver- tébraux ; ils sont composés de fibres blanches entre-croisées dans di- vers sens, denses, très résistantes à la périphérie et très molles au centre ; leurs surfaces sont très adhérentes aux os auxquels elles s'at- tachent.

3° *Ligaments jaunes.* — On désigne sous ce nom des ligaments qui, à la flexibilité et à la résistance, jouissent d'une grande élasti- cité ; ils se rencontrent entre les lames des vertèbres ; ils ont une couleur jaune qui leur a fait donner leur nom. Ils sont formés par du tissu élastique désigné sous le nom de *tissu jaune élastique*.

IV. SYNOVIALES.

Partout où des surfaces se meuvent les unes sur les autres, on trouve dans l'économie des membranes qui tapissent ces surfaces et sécrètent un liquide filant, onctueux, semblable à du blanc d'œuf. Ce liquide est appelé *synovie*; la membrane qui le secrète, *membrane synoviale*. Ces membranes revêtent toute l'articulation ; leur face ex- terne est en rapport avec les ligaments et toutes les parties qui en- tourent l'articulation ; elles se correspondent par leur face interne. La synoviale passe-t-elle en avant des cartilages diarthrodiaux? ta- tapisse-t-elle les fibro-cartilages ? Les anatomistes ne sont point d'ac- cord sur ce point. Bichat, établissant l'analogie des séreuses et des synoviales, regarde ces dernières comme des sacs sans ouverture ta- pissant toute la surface interne des articulations. D'autres anatomistes ont regardé les synoviales comme de simples sacs, comme des man- chons par conséquent, ne passant pas sur les cartilages diarthro- diaux. Ils ont en même temps admis l'existence des synoviales sur les fibro-cartilages. Blandin croit que les synoviales, au lieu de passer sur les cartilages diarthrodiaux, s'interposent à ceux-ci et à l'os. D'après M. Velpeau, les synoviales et les séreuses ne forment pas des sacs sans ouverture ; elles manquent où le scalpel ne peut les suivre ; par conséquent, sur les cartilages, les ligaments. Pour ce chi- rurgien, les synoviales seraient formées de lambeaux irréguliers non continus ; il désigne l'état lisse des surfaces articulaires, sous le nom d'*état synovial*. A la vérité, on n'a pu, à l'aide de dissections, dé- montrer l'existence d'une membrane synoviale sur les cartilages diar- throdiaux. Mais il ne s'ensuit pas de là que l'existence de la synoviale doive être rejetée dans ce point ; n'est-il pas dans l'économie des tis- sus qu'il est impossible de séparer : les tendons et le périoste, par exemple? Nous croyons donc devoir admettre que la synoviale tapisse les cartilages et les fibro-cartilages.

Outre les synoviales interarticulaires, il est d'autres cavités séreuses extra-articulaires qui se développent partout où il existe des frottements. Ces séreuses sont de deux espèces. Les unes existent dans les gaînes fibreuses qui logent les tendons : ce sont les *gaînes synoviales tendineuses;* les autres se développent au-dessous des muscles, de la peau, partout où l'on trouve de nombreux frottements. Ces cavités sont destinées à faciliter le glissement ; on les a désignées improprement sous le nom de *bourses muqueuses.* M. Nélaton leur a donné avec raison le nom de *bourses séreuses.* Par leur structure, leurs rapports, leurs produits de sécrétion, ces membranes sont abso lument identiques avec les membranes synoviales.

Dans ces derniers temps, M. Gosselin a appelé l'attention des anatomistes sur de petits organes dont il a constaté la présence dans l'intérieur des articulations. Ces organes, qu'il a désignés sous le nom de *cryptes* ou de *glandules synovipares,* ont été constatés par cet habile anatomiste dans les articulations du poignet, dans celles du genou, de la hanche, de l'épaule. Ces petits organes sont formés par des prolongements en cul-de-sac de la membrane synoviale. Ils s'ouvrent dans la synoviale par un orifice plus ou moins rétréci ; dans quelques cas même leur orifice a la forme d'un goulot dont l'ouverture est extrêmement étroite. Dans les points où existent ces glandules synovipares, la membrane reçoit des vaisseaux plus nombreux ; celles-ci sont donc destinées à la sécrétion de la synovie, sinon exclusivement, ils y concourent du moins avec la membrane synoviale. M. Gosselin pense que les kystes appelés *ganglions* sont dus à l'oblitération de ces orifices et à l'accumulation de la synovie dans leur cavité.

V. STRUCTURE DES CARTILAGES DIARTHRODIAUX.

Les cartilages diarthrodiaux sont formés par une substance fondamentale, homogène, hyaline, sans structure apparente, au milieu de laquelle se trouvent des cavités éparses (*capsule de cartilage*) de forme, de grandeurs diverses, et irrégulièrement espacées. Leur forme est généralement elliptique ; elles peuvent se grouper de manière à former des séries longitudinales perpendiculaires à la surface articulaire de l'os, disposition qui explique l'apparence fibreuse que présente la cassure d'un cartilage d'incrustation. Près de la surface libre, les cavités ont une forme différente, elles sont aplaties et leur grand axe est parallèle à cette surface. Dans l'épaisseur du cartilage, elles sont plus rares, oblongues ou arrondies, et disposées dans des directions diverses ; près de la surface osseuse, enfin, elles sont plus allongées et dirigées perpendiculairement à la surface articulaire de l'os. Elles ont, suivant Henle, la plus grande ressemblance avec les cellules épithéliales de la synoviale, avec laquelle, du reste, elles se continuent d'une manière insensible. Ainsi se trouve tranchée la question du rapport qui existe entre le cartilage et la synoviale articulaire. Il se passe là ce que l'on observe à la cornée, qui est revêtue par la conjonctive réduite à sa couche épithéliale.

Les cavités que nous venons de décrire, et dont les diamètres varient entre 0,002 et 0,008 de ligne, et dans de plus grandes limites encore, renferment constamment des cellules ou des noyaux en nombre variable, de 1 à 4 ou plus. Les cartilages diarthrodiaux ne renferment jamais de fibres, excepté ceux de l'articulation temporo-maxillaire ; il est généralement admis qu'ils ne s'ossifient jamais. Ils ne renferment ni vaisseaux, ni nerfs. Leur nutrition s'opère au moyen des vaisseaux des synoviales et des os voisins, et par une sorte d'inhalation.

Les cartilages renferment une matière organique, la chondrine qu'on obtient par une longue ébullition, et des matières inorganiques constituées par une grande proportion de sels de soude, et beaucoup moins de sels de chaux et de manganèse. L'analyse donne environ pour 100 :

Eau et matière organique.   96,50
Matière inorganique.   3,50

Les fibro-cartilages intervertébraux, ceux des articulations sterno-claviculaires et temporo-maxillaires, renferment également des cavités munies de cellules et des noyaux. Mais la substance homogène qui leur sert de base est mélangée d'une grande quantité de fibres, ce qui leur donne plus de souplesse, d'élasticité et une ténuité plus considérable.

Ils doivent être, au point de vue de la structure, complétement séparés des ménisques du genou, du ligament rond et des ligaments interosseux de diverses amphiarthroses, ces derniers étant uniquement composés de tissus fibreux.

VI. MOUVEMENTS ET CLASSIFICATION DES ARTICULATIONS.

Les articulations exécutent des mouvements en rapport avec la disposition de leurs surfaces articulaires. Ainsi donc, connaissant la disposition des surfaces articulaires d'une articulation, on peut, à priori, en déterminer les mouvements.

CLASSIFICATION DES ARTICULATIONS.

Synarthroses . . Articulations immobiles à surfaces continues. Sutures.

Amphiarthroses. { Articulations très peu mobiles. Surfaces articulaires planes ou presque planes, en partie continues ou contiguës à l'aide d'un tissu fibreux. } Symphyses. Ex.: *articulat. du corps des vertèbres.*

Diarthroses. . . { Articulations mobiles. Surfaces articulaires couvertes d'un cartilage d'encroûtement. Ligaments périphériques. Synoviales. }

Tête ou portion de sphère reçue dans une cavité, capsule fibreuse: flexion, extension, abduction, adduction circumduction, rotation. } Enarthroses. Ex.: *art. coxo-fémorale.*

Surfaces articulaires concaves dans un sens, convexes dans le sens perpendiculaire au premier, capsule fibreuse incomplète : mouvements des enarthroses, moins la rotation. } Emboîtement réciproque. Ex. : *art. du trapèze avec le premier métacarpien.*

Tête aplatie reçue dans une cavité elliptique ; deux ou quatre ligaments : mêmes mouvements que dans l'articulation précédente ; il y a toujours deux mouvements plus étendus. } Condylienne. Ex. *art. temporomaxillaire.*

Emboîtement des surfaces articulaires ; une surface en forme de poulie, deux ligaments latéraux , deux autres rudimentaires : deux mouvements en sens opposé. } Ginglymes. Ex.: *art. du coude.*

Cylindre reçu dans un anneau partie osseux, partie fibreux; ligament annulaire : rotation. } Trochoïdes. Ex.: *art. axoïdo-atloïdienne.*

Surfaces articulaires , planes ; ligaments diversement disposés autour de l'articulation : glissement. } Arthrodies. Ex.: *art. des os du carpe.*

Ces mouvements sont, pour les articulations les plus mobiles, des mouvements d'avant en arrière, *flexion* et *extension ;* des mouvements latéraux, *abduction* et *adduction ;* le mouvement de *circumduction*, dans lequel l'os décrit un cône dont le sommet répond à l'articulation et la base à l'extrémité opposée, n'est qu'une combinaison de ces divers mouvements; enfin, on observe un mouvement de *rotation* dans lequel il roule sur son axe et un *mouvement de glissement*. D'autres articulations possèdent tous ces mouvements, moins celui de rotation ; d'autres ne possèdent que le mouvement d'opposition dans un seul sens, c'est-à-dire la flexion et l'extension; il en est d'autres encore qui ne possèdent que le mouvement de rotation. Enfin, les articulations les moins mobiles ne possèdent qu'un mouvement de glissement. Le mouvement de glissement appartient à toutes les articulations mobiles.

C'est d'après les divers mouvements des articulations, qui peuvent être facilement déterminés par la disposition des surfaces articulaires, que M. Cruveilhier a classé les articulations.

Cette classification se trouve exposée dans le tableau de la page précédente.

ARTICULATION DE LA COLONNE VERTÉBRALE.

Préparation. — Enlevez toutes les parties molles qui entourent la colonne vertébrale. Évitez d'intéresser le ligament commun antérieur, en détachant les muscles droits antérieurs de la tête, les piliers du diaphragme et les psoas. La même précaution devra être prise lorsqu'on enlèvera les muscles transversaïre épineux, long dorsal, sous peine d'intéresser les ligaments qui unissent les apophyses articulaires entre elles et ceux qui unissent les côtes aux apophyses transverses. A la région cervicale, en coupant les muscles qui s'attachent aux faces postérieure et latérales de cette région, conservez le cordon fibreux qui tient lieu, chez l'homme, du ligament cervical postérieur, et qui s'étend de la protubérance occipitale externe à la septième vertèbre cervicale. Sciez les côtes sur une même ligne, à un décimètre de leur articulation aux vertèbres; sciez le crâne au niveau de la ligne courbe supérieure de l'occipital ; détachez le crâne de la face par deux traits de scie obliques, partant chacun d'une des apophyses mastoïdes, et allant se rencontrer au niveau de l'articulation de l'apophyse basilaire avec le sphénoïde ; divisez l'apophyse basilaire, à l'aide du ciseau et du marteau. Enlevez les membres inférieurs en désarticulant les fémurs.

Pour étudier le ligament vertébral commun postérieur et les ligaments jaunes surtout visibles par leur face antérieure, séparez le corps de la vertèbre de la masse apophysaire par un trait de scie portant sur le pédicule ; enlevez la moelle, la dure-mère rachidienne.

Quant au cartilage interarticulaire du corps de la vertèbre, on l'étudiera à l'aide d'une coupe horizontale portant sur le milieu d'un de ces cartilages, et d'une coupe verticale passant d'avant en arrière sur la partie moyenne du corps de deux vertèbres et du cartilage qui les unit.

ARTICULATIONS DES VERTÈBRES ENTRE ELLES.

Les vertèbres s'articulent par : 1° leur corps ; 2° leurs apophyses articulaires ; elles sont encore réunies par : 3° leurs lames ; 4° leurs apophyses épineuses.

Les articulations correspondantes sont semblables pour toutes les vertèbres, à l'exception de celles de l'atlas et de l'axis, qui feront l'objet d'une description spéciale.

A. *Articulation du corps des vertèbres.* — Le corps des vertèbres s'articule par amphiarthrose.

Surfaces articulaires. — Toutes deux concaves, légèrement encroûtées de cartilages.

Moyen d'union. — Un ligament antérieur, un postérieur ; un ligament interarticulaire.

1° *Ligament vertébral commun antérieur, grand surtout ligamenteux antérieur* (fig. 42. 1). — Longue bandelette d'un blanc nacré, étendue sur la face antérieure du corps des vertèbres depuis l'axis jusqu'au sacrum. Ce ligament, divisé en trois parties, une moyenne et deux latérales, est plus épais au dos que dans les deux autres régions ; il est composé de plusieurs plans de fibres, dont les superficielles sont les plus longues, tandis que les profondes, plus courtes, s'étendent d'une vertèbre à l'autre.

2° *Ligament vertébral commun postérieur, grand surtout ligamenteux postérieur* (fig. 43. 2). — Il s'étend de l'occipital au sacrum, sur la face postérieure du corps des vertèbres ; il est comme le précédent, blanc, nacré ; il s'élargit au niveau des cartilages interarticulaires, et il se rétrécit au niveau du corps des vertèbres, dont il est séparé par des veines. Il est formé de plusieurs plans de fibres dont les postérieures sont les plus longues.

3° *Ligament ou disque intervertébral* (fig. 42. 2). — Il remplit l'espace compris entre le corps des vertèbres. L'épaisseur des divers disques intervertébraux est plus grande à la partie inférieure qu'à la partie supérieure. Elle n'est pas non plus la même dans les divers points de leur étendue ; en effet, ces ligaments ont la forme d'une lentille ; ils sont, par conséquent, plus épais au centre qu'à la circonférence ; au cou et aux lombes ils sont plus épais en avant qu'en arrière. On observe la disposition inverse à la région dorsale.

Leurs faces supérieure et inférieure sont intimement unies au corps des vertèbres ; leur circonférence adhère en avant et en arrière aux ligaments communs antérieur et postérieur. Sur les parties latérales elles concourent à former le **trou de conjugaison** ; enfin à la région dorsale, elle fait partie de l'articulation vertébro-costale.

Les disques intervertébraux sont composés de couches concentriques d'autant plus denses qu'elles sont plus superficielles ; au centre, ces couches sont moins serrées et sont imprégnées d'un liquide visqueux analogue à la synovie ; chaque couche est formée de fibres parallèles obliques qui croisent en sautoir les fibres de la couche qui leur est adossée.

B. *Articulations des apophyses articulaires* (fig 44. 5). — Ces apophyses s'articulent par *arthrodie*. Les surfaces articulaires sont dirigées à la région cervicale, les supérieures de haut en bas et d'avant en

arrière, les inférieures en sens opposé ; à la région dorsale verticalement ; à la région lombaire, les supérieures, concaves, regardent en
dedans ; les inférieures, convexes, en dehors ; elles sont légèrement
encroûtées de cartilages ; le ligament qui les unit est composé de
quelques fibres irrégulières, situées au côté externe de l'articulation,
bien développées à la région cervicale, un peu moins fortes à la région
dorsale, mais très faibles à la région lombaire. On trouve en outre,
une petite capsule synoviale, plus étendue à la région cervicale que
dans tout autre point de la colonne vertébrale.

C. Les *lames des vertèbres* sont réunies par des ligaments fibreux
élastiques, appelés à cause de leur couleur : *ligaments jaunes*(fig.44.4).
Ces ligaments ont la même forme que les lames des vertèbres ; aussi
ceux du côté droit se réunissent à ceux du côté gauche en formant un
angle obtus ouvert en avant ; ils sont plus apparents à leur face
antérieure qu'à leur face postérieure ; leur bord supérieur s'insère sur
la face antérieure de la lame qui est au-dessus de lui ; le bord inférieur, au bord supérieur de la lame qui est au-dessous. Ils sont plus
épais aux lombes que dans les deux autres régions, et formés de fibres
parallèles verticales très denses et très serrées.

D. Les *apophyses épineuses* sont réunies au dos et aux lombes :
1° par des ligaments triangulaires à base dirigée en arrière ; ce sont
les *ligaments interépineux*. Le bord supérieur et le bord inférieur de
ces ligaments s'attachent aux bords inférieur et supérieur des apophyses
correspondantes ; 2° par un *ligament surépineux*, espèce de cordon

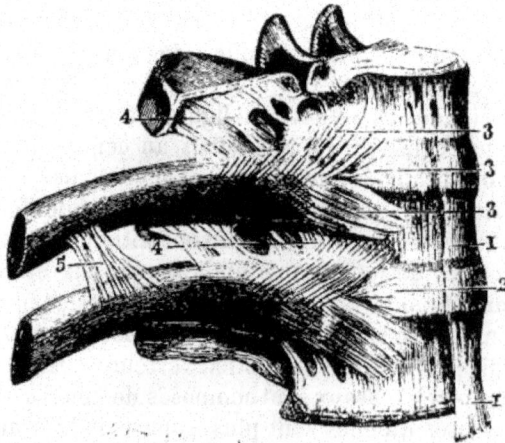

Fig. 42.

Articulations des vertèbres entre elles et des côtes avec les vertèbres.

1,1. Ligament vertébral commun antérieur. — 2. Cartilage interarticulaire. —
3,3,3. Ligament vertébro-costal. — 4. Ligament transverso-costal supérieur.
— 5. Ligament intercostal postérieur.

qui se fixe à toutes les apophyses épineuses depuis la proéminente jusqu'au sacrum ; ce ligament est formé par l'intersection des fibres tendineuses des muscles qui s'entre-croisent sur la ligne médiane.

A la région cervicale, les ligaments interépineux sont remplacés par de petits muscles. Le ligament surépineux se présente sous la forme d'une bandelette qui s'attache à la protubérance occipitale externe, à toutes les apophyses épineuses cervicales, excepté à la première ; ce ligament, vestige du *ligament cervical postérieur* des quadrupèdes, est comme le ligament surépineux, formé par l'intersection des fibres tendineuses des muscles qui s'entre-croisent à la partie postérieure du cou.

ARTICULATION DE LA COLONNE VERTÉBRALE AVEC LA TÊTE.

L'occipital s'articule avec l'atlas et avec l'axis ; la description de l'articulation de l'atlas avec l'axis ne saurait être séparée de celle de ces deux articulations. Nous aurons donc à décrire dans ce chapitre les articulations *occipito-altoïdienne*, *occipito-axoïdienne*, *altoïdo-axoïdienne*.

Préparation. — Les coupes et les dissections que nous avons indiquées plus haut suffisent pour l'étude des ligaments antérieurs et des ligaments postérieurs ; mais, pour étudier les ligaments contenus dans le canal rachidien, il faut séparer la partie antérieure de la partie postérieure de la colonne vertébrale par deux traits de scie qui enlèveront le tiers postérieur du trou occipital, diviseront l'arc postérieur de l'atlas en arrière des masses latérales, et l'axis sur ses lames.

Les ligaments superficiels seront d'abord étudiés, puis divisés pour découvrir les ligaments qui unissent l'apophyse odontoïde et l'atlas, et le ligament odontoïdien.

1° ARTICULATION OCCIPITO-ATLOÏDIENNE.

L'atlas est articulé avec l'occipital : 1° par son arc antérieur ; 2° par son arc postérieur ; 3° par les facettes articulaires supérieures de ses masses latérales.

A. *Ligaments occipito-atloïdiens antérieurs.* — L'arc antérieur de l'atlas s'unit à l'occipital par deux ligaments : l'un *superficiel* (fig. 43. 1), plus fort sur la ligne médiane, et dont les fibres supérieures, partant de l'apophyse basilaire, vont, en se dirigeant de dedans en dehors, s'insérer sur le bord supérieur de l'arc antérieur de l'atlas ; le faisceau moyen descend verticalement s'insérer sur le tubercule de l'arc antérieur et au corps de l'axis ; l'autre *profond* (fig. 43. 2), s'insère sur l'apophyse basilaire et l'éminence jugulaire de l'occipital, ses fibres se dirigent en sens inverse du premier, s'entre-croisent avec elles et s'attachent également au bord supérieur de l'arc antérieur de l'atlas.

B. *Ligament occipito-atloïdien postérieur.* — Étendu de la partie postérieure du trou occipital au bord supérieur de l'arc postérieur de l'atlas, ce ligament est très mince ; ses fibres sont entremêlées de tissu adipeux (fig. 44. 1).

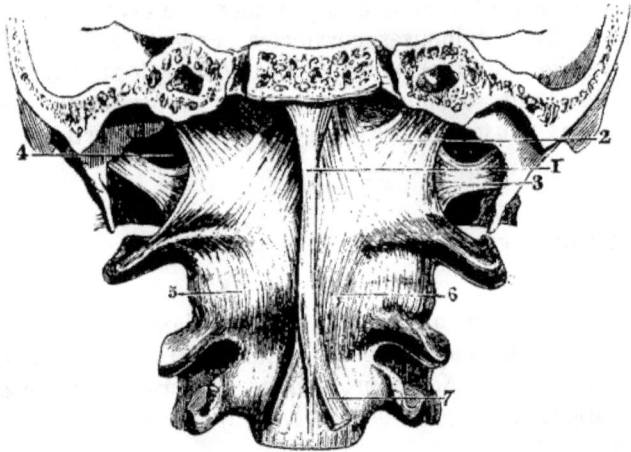

FIG. 43. — *Articulations de la colonne vertébrale avec l'occipital et des trois premières vertèbres cervicales entre elles (face antérieure).*

1. Faisceau superficiel du ligament occipito-atloïdien antérieur. — 2. Faisceau profond du ligament occipito-atloïdien antérieur. — 3. Ligament occipito-atloïdien latéral. — 4. Ouverture qui donne passage à la veine jugulaire interne et aux nerfs de la huitième et de la neuvième paires. — 5. Capsule fibreuse de l'articulation des apophyses articulaires de l'atlas et de l'axis. — 6. Ligament atloïdo-axoïdien antérieur. — 7. Tendons des muscles longs du cou.

C. *Articulation occipito-atloïdienne latérale,* ou *articulation con-dylo-atloïdien.* — *Surfaces articulaires.* — Condyles de l'occipital, obliques en bas et en dehors, convexes ; du côté de l'atlas, surfaces concaves, dirigées en sens inverse ; ces deux surfaces sont encroûtées d'une couche mince de cartilage.

Moyen d'union. — 1° Fibres ligamenteuses verticales, plus résistantes en avant et en dehors ; 2° un ligament latéral externe (fig. 43. 3), s'insérant en haut à l'éminence jugulaire de l'occipital et au rocher ; en bas, à la base de l'apophyse transverse ; le bord supérieur de ce ligament circonscrit un trou qui donne passage aux nerfs pneumogastrique, glosso-pharyngien, spinal, et grand hypoglosse (fig. 43. 4).

Entre les surfaces articulaires, on trouve une synoviale qui les déborde, surtout en dehors.

2° ARTICULATION OCCIPITO-AXOÏDIENNE.

L'axis est uni à l'occipital par son corps et par son apophyse odontoïde.

A. Le corps de l'axis est réuni à l'occipital par trois ligaments : un médian, deux latéraux. — 1° Le ligament *occipito-axoïdien médian*

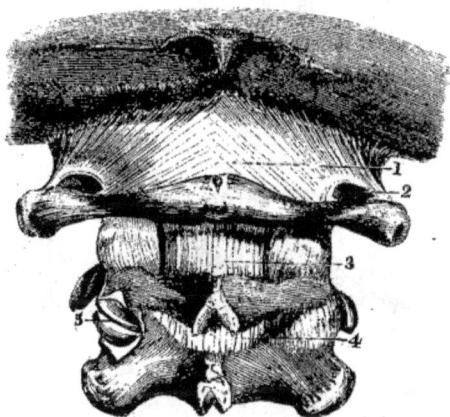

Fig. 44. — *Articulations de la colonne vertébrale avec le crâne et des trois premières vertèbres cervicales entre elles (face postérieure).*

1. Ligament occipito-altoïdien postérieur. — 2. Trou qui donne passage à l'artère vertébrale. — 3. Ligament atloïdo-axoïdien postérieur. — 4. Ligaments jaunes. — 5. Surfaces articulaires des apophyses articulaires.

est formé de trois faisceaux superposés, un faisceau *superficiel* ou *postérieur* (fig. 45. 2), qui se continue en bas avec le ligament vertébral commun postérieur ; un *moyen* (fig. 45. 3) qui s'attache à la face postérieure du corps de l'axis ; ces deux faisceaux sont réunis à leur partie supérieure et s'attachent à la partie postérieure de la gouttière basilaire (fig. 45. 1) ; enfin, un *profond* ou *antérieur*, mince, étroit, séparé en deux portions par le ligament transverse de l'atlas ; une supérieure qui s'attache, en haut à la gouttière basilaire, au-dessous du faisceau moyen (fig. 45. 4) ; en bas, au bord supérieur du ligament transverse ; une inférieure, plus mince, qui s'attache en haut au bord inférieur du ligament transverse ; en bas, au corps de l'axis (fig. 45. 5) ; 2° les ligaments *occipitaux axoïdiens latéraux*, très fort en haut, terminés en pointe en bas. Ils se fixent aux parties latérales de la gouttière basilaire et à la face postérieure de l'axis.

B. *Ligaments odontoïdiens.* — Au nombre de trois : un médian et deux latéraux. Le *médian* faible s'attache au sommet de l'apophyse odontoïde et à l'espace intercondylien de l'occipital. Les *latéraux*, beaucoup plus forts, courts, à direction presque horizontale, s'insèrent, d'une part, sur les parties latérales du sommet de l'apophyse odontoïde ; de l'autre, dans une fossette creusée en dedans des condyles (fig. 45. 8).

3° ARTICULATION ATLOÏDO-AXOÏDIENNE.

L'atlas s'articule avec l'axis : 1° par ses arcs antérieurs et postérieurs ; 2° par la facette articulaire inférieure de ses masses latérales ;
3° par l'apophyse odontoïde.

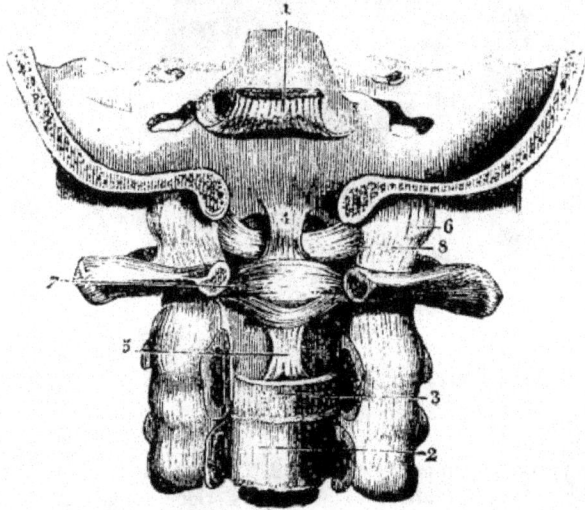

FIG. 45. — *Articulations de la colonne vertébrale avec le crâne et de l'atlas*
avec l'axis (région intra-rachidienne antérieure).

1,2,3,4,5. Ligaments occipito-atloïdiens : 1. Insertion supérieure des faisceaux
superficiels et moyens. — 2. Insertion inférieure du faisceau superficiel. —
3. Insertion inférieure du faisceau moyen. — 4. Moitié supérieure du faisceau
profond. — 5. Moitié inférieure du faisceau profond. — 6. Capsule fibreuse de
l'articulation latérale de l'occipital et de l'atlas. — 7. Ligament transverse. —
8. Ligaments odontoïdiens latéraux. — 4,5,7. La réunion de ces deux ligaments
constitue le ligament cruciforme.

A. *Articulation des arcs de l'atlas.* — Le *ligament atloïdo-axoïdien antérieur* s'étend du bord inférieur de l'arc antérieur de l'atlas
jusqu'au corps de l'axis, au niveau de la base de l'apophyse odontoïde
(fig. 43. 6) ; il se confond avec le ligament commun antérieur ; — le
ligament *atloïdo-axoïdien postérieur* s'étend de l'arc postérieur de
l'atlas aux lames de l'axis (fig. 44. 3).

B. *Articulations des apophyses articulaires; — surfaces articulaires.* — Planes, presque horizontales, celles de l'atlas regardent un
peu en dedans ; celles de l'axis, un peu plus larges, regardent un
peu en dehors.

Moyens d'union. — Capsule fibreuse, forte surtout en avant
(fig. 43. 5). — Une *synoviale* lâche déborde l'articulation et communique avec celle de l'articulation atloïdo-odontoïdienne.

C. *Articulations atloïdo-odontoïdienne;* c'est une trochoïde.— *Surfaces articulaires.* — Sur la face postérieure de l'arc antérieur de l'atlas, facette ovalaire, concave, transversale ; sur la face antérieure de l'apophyse odontoïde, facette ovalaire convexe ; sur la face postérieure de cette apophyse, une facette lisse présentant quelquefois des lignes transversales ; cette surface est en rapport avec la face antérieure du ligament annulaire.

Moyens d'union. — Un ligament très fort, *ligament transverse* (fig. 45. 7), étendu d'une des masses latérales de l'atlas à l'autre, et passant derrière l'apophyse odontoïde qui se trouve ainsi embrassée par un anneau, moitié osseux, moitié fibreux. La face antérieure de ce ligament est lisse, polie, comme encroûtée de cartilages ; sa face postérieure, convexe, est recouverte par les ligaments occipito-axoïdiens postérieurs ; la portion supérieure du faisceau profond s'insère à son bord supérieur ; la portion inférieure à son bord inférieur ; ces deux ligaments s'entre-croisent donc en forme de croix, d'où le nom de *ligament cruciforme* qui a été donné à leur ensemble. La circonférence supérieure du ligament annulaire appartient à un cercle plus grand que la circonférence inférieure. Cette disposition est en rapport avec la forme de l'apophyse odontoïde.

ARTICULATIONS DE LA COLONNE VEBTÉBRALE AVEC LE SACRUM, DU SACRUM AVEC LE COCCYX, DES PIÈCES DU COCCYX ENTRE ELLES.

A. *Articulation sacro-vertébrale.* — L'articulation de la base du sacrum avec la cinquième vertèbre lombaire est semblable aux articulations des vertèbres entre elles ; on y trouve en plus le ligament *sacro-vertébral,* faisceau épais, court, étendu de la base de l'apophyse transverse de la cinquième vertèbre lombaire à la base du sacrum, et le ligament *iléo-lombaire* qui en est une dépendance.

B. *Articulation sacro-coccygienne.* — Elle présente un *ligament antérieur,* suite du ligament commun antérieur : il est plus mince et plus étroit. — Un *ligament postérieur,* fixé en haut à l'échancrure qui termine le canal sacré ; en bas, à la pointe du coccyx, ce ligament complète le canal sacré inférieurement. — Un *ligament interarticulaire,* semblable aux disques intervertébraux, mais plus lâche.

C. *Articulations coccygiennes.* — Les pièces du coccyx, maintenues en avant et en arrière par les ligaments dont nous venons de parler, sont réunies par des cartilages interarticulaires qui s'ossifient de très bonne heure.

COLONNE VERTÉBRALE EN GÉNÉRAL.

La réunion des vertèbres, du sacrum, des pièces du coccyx et des cartilages intervertébraux, forme une tige osseuse qui supporte la tête et sur laquelle se fixent le thorax, les membres supérieurs et le bassin, avec lequel s'articulent les membres inférieurs.

La colonne vertébrale est d'une hauteur variable suivant les sujets ; elle est chez l'adulte, longue environ de 70 centimètres ; elle présente sa plus grande largeur à la région lombaire.

Verticalement dirigée, elle présente plusieurs courbures antéropostérieures qui alternent : ce sont : une convexité à la région cervicale ; une concavité à la région dorsale ; une nouvelle convexité à la région lombaire ; une nouvelle concavité à la région sacrée ; au point de réunion de la troisième courbure avec la quatrième, c'est-à-dire au niveau de l'articulation de la cinquième vertèbre lombaire avec le sacrum, on voit une saillie très considérable, un angle saillant en avant appelé *angle sacro-vertébral*, promontoire.

En outre, on trouve une courbure, ou plutôt une dépression latérale, dont la concavité est à gauche ; cette concavité, d'après Bichat, paraîtrait tenir à l'habitude que l'on a de se servir presque toujours de la main droite ; elle tient plutôt à la présence de la crosse de l'aorte. M. Cruveilhier lui attribue cette dernière origine ; il a remarqué que chez les sujets qui offrent une transposition complète des organes, c'est-à-dire chez lesquels la crosse de l'aorte se trouvait à droite, la déviation avait lieu dans ce sens ; nous avons nous-même constaté ce fait dans deux cas de transposition complète des organes que nous avons observés.

Étudiée dans son ensemble, la colonne vertébrale présente une face antérieure, une face postérieure, deux faces latérales, un canal, une base et un sommet.

Face antérieure. — Elle a la forme d'une colonne cylindrique présentant alternativement des dépressions et des nodosités ; les dépressions correspondent à la partie moyenne des corps des vertèbres, et logent les vaisseaux correspondants, les nodosités aux disques intervertébraux. Cette colonne est plus étroite à sa partie supérieure et va en augmentant de volume jusqu'à l'articulation sacro-vertébrale. Arrivée en ce point, elle diminue graduellement de volume jusqu'au sommet du coccyx. Cette dernière portion constitue la région sacrée qui est très concave, aplatie, et présente deux séries de trous qui correspondent aux trous de conjugaison que nous trouverons sur les parties latérales de la portion du rachis constituée par les vertèbres. La face antérieure de la colonne vertébrale est recouverte par le ligament commun vertébral antérieur.

Face postérieure. — Elle est irrégulière et présente sur la ligne médiane une série d'éminences, *apophyses épineuses*, réunies par les ligaments et les muscles interépineux, et par le ligament surépineux. La longueur et l'inclinaison des apophyses épineuses donnent lieu à des courbes importantes à étudier ; elles sont en rapport d'ailleurs avec les courbures de la face antérieure. La crête formée par les apophyses épineuses disparaît insensiblement à la région sacrée ; au voisinage du coccyx elle est remplacée par une gouttière complétée en arrière par le ligament sacro-coccygien. Ces éminences donnent attache à un grand nombre de muscles qui concourent à la station.

De chaque côté de la série des apophyses épineuses, on trouve deux gouttières larges et plates au cou, plus étroites et moins profondes à la partie supérieure du dos, plus larges et plus profondes à la région inférieure du dos et à la région lombaire ; ces gouttières acquièrent leur plus grande largeur au niveau de l'articulation lombo-sacrée, et diminuent insensiblement de ce point vers la région coccygienne ; elles logent des muscles très puissants qui sont désignés sous le nom générique de muscles des gouttières vertébrales.

Le côté interne de la gouttière est formé par la série des apophyses épineuses ; le côté externe par la série des apophyses articulaires ; le fond par les lames des vertèbres réunies par les ligaments jaunes.

Faces latérales. — Elles présentent d'arrière en avant : 1° une série d'éminences et de dépressions, les éminences formées par les apophyses transverses, les dépressions correspondant aux apophyses articulaires ; 2° une gouttière limitée en arrière par les saillies dont nous venons de parler ; en avant, par le corps des vertèbres ; au fond, on trouve les pédicules des vertèbres séparés par les trous de conjugaison ; à la région cervicale, cette gouttière est limitée en arrière par les apophyses articulaires ; en avant par les apophyses transverses ; 3° à la région cervicale on trouve le canal creusé entre les apophyses transverses bifurquées ; on observe encore le conduit formé par la succession des trous dont ces apophyses sont percées, ce canal donne passage à l'artère vertébrale que l'on peut apercevoir dans l'intervalle que laissent entre elles les apophyses articulaires : à la région dorsale on voit une série de facettes qui s'articulent avec les côtes. Enfin, à la partie moyenne de chaque vertèbre on aperçoit la gouttière creusée sur le corps de ces os, gouttière plus profonde sur les parties latérales que sur la partie antérieure.

Canal rachidien. — Entre la portion antérieure de la colonne vertébrale formée par le corps des vertèbres, et la portion postérieure formée par les masses apophysaires, on trouve un canal, *canal vertébral*, ou *rachidien*, qui loge la moelle et ses enveloppes. Les dimensions de ce canal sont variables ; plus grand à la région cervicale, un peu moins à la région lombaire, il présente une capacité encore moins grande à la région dorsale. La capacité du canal rachidien n'est pas en rapport seulement avec le volume de la moelle épinière, mais encore avec l'étendue des mouvements de la colonne vertébrale. Ainsi, il est très large au cou où les mouvements sont très étendus, très étroit au dos où ces mouvements sont presque nuls.

L'extrémité supérieure est formée par l'atlas qui s'articule avec l'occipital.

L'*extrémité inférieure* est très grêle, et est formée par le coccyx.

ARTICULATIONS DES OS DU CRANE.

Les os du crâne n'exécutent aucun mouvement les uns sur les autres ; aussi leurs articulations présentent une disposition toute particulière ; elles n'ont pas de ligaments périphériques, car on ne peut considérer comme tels le péricrâne et la dure-mère ; quant aux cartilages interarticulaires, voici la disposition qu'ils présentent : il existe entre les os une couche membraniforme, blanchâtre, très mince, désignée quelquefois sous le nom de *cartilage* sutural. « Cette substance est constituée par du tissu conjonctif dont les fibres analogues à celles des ligaments représentent de petits faisceaux courts et parallèles qui vont du bord articulaire d'un des os à celui de l'autre os. Ce *ligament sutural*, ainsi qu'on peut l'appeler, est très évident tant que les os du crâne croissent encore ; il est doué d'une faible consistance. A mesure que l'accroissement des os s'achève, le ligament sutural diminue de plus en plus, devient plus résistant et dans un âge avancé il disparaît en beaucoup d'endroits particulièrement dans la profondeur des sutures ; il peut même s'effacer entièrement par la disparition des sutures (1). »

Les surfaces articulaires sont désignées sous le nom de *sutures* : celles-ci sont *dentelées* pour la voûte du crâne ; ces dents s'engrènent les unes dans les autres ; de plus, les bords des os du crâne ne sont pas coupés perpendiculairement, mais bien taillés en biseau, de telle sorte que les os se superposent. Cette disposition est surtout très remarquable pour l'articulation du temporal avec le pariétal ; cette suture est appelée *suture écailleuse*.

Les os de la base du crâne sont taillés perpendiculairement, ils sont juxtaposés : ces sutures sont dites *harmoniques* ou *par juxtaposition*.

ARTICULATION DES OS DE LA FACE.

L'articulation des os de la face se compose : 1° de l'articulation des os qui forment la partie supérieure de la face, soit entre eux, soit avec la base du crâne ; 2° de l'articulation du maxillaire inférieur.

Toutes les articulations supérieures de la face ont la plus grande analogie avec celles des os du crâne. On y remarque : 1° des *sutures par engrènement réciproque*, à la vérité, moins prononcées qu'au crâne ; 2° des sutures *harmoniques* ; on y rencontre en outre des

_____

(1) Kölliker, *loc. cit*, page 243.

sutures par réception réciproque, schindylèse, comme l'articulation
du vomer avec le sphénoïde (1).

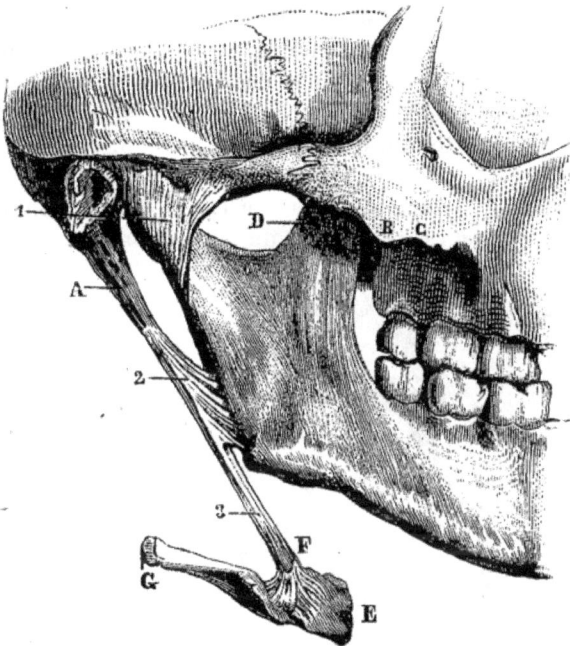

FIG. 46. — *Articulation temporo-maxillaire (face externe).*

A. Apophyse styloïde. — B. Tubercule malaire. — C. Échancrure malaire. —
D. Apophyse coronoïde. — E. Corps de l'os hyoïde. — F. Petite corne. —
G. Grande corne. — 1. Ligament latéral externe de l'articulation temporo-
maxillaire. — 2. Ligament stylo-maxillaire. — 3. Ligament stylo-hyoïdien.

ARTICULATION TEMPORO-MAXILLAIRE.

Préparation. — Enlevez le muscle masséter et la parotide, divisez la face par
un trait de scie passant sur la ligne médiane ; disséquez avec soin les deux ptérygoïdiens ; pour étudier le fibro-cartilage interarticulaire, ouvrez la synoviale supérieure en dehors, luxez le condyle avec le fibro-cartilage.

Articulation condylienne.

Surfaces articulaires ; — du côté du temporal. — 1° Portion de
la cavité glénoïde, en avant de la scissure de Glaser, profonde, dirigée transversalement de dedans en dehors, un peu oblique d'arrière
en avant ; 2° racine transverse de l'arcade zygomatique, convexe
d'avant en arrière, concave de dehors en dedans. Le cartilage diar-

(1) Voyez dans l'OSTÉOLOGIE, la description des sutures qui résultent de la réunion des os du crâne et de la face.

throdial s'observe sur les parties postérieure et inférieure de la racine transverse ; — *Du côté du maxillaire inférieur*, condyles oblongs transversalement, un peu obliques de dehors en dedans et d'avant en arrière, encroûtés de cartilages, seulement en avant et un peu en haut.

Moyens d'union. — Il n'existe qu'un ligament latéral externe pour l'articulation temporo-maxillaire ; nous décrirons les autres ligaments sous le nom de *ligaments accessoires*. — Le *ligament latéral externe* (fig. 46. 1) est une bandelette fibreuse assez épaisse, qui s'attache en haut au tubercule que nous avons signalé entre les deux racines de l'arcade zygomatique, se dirige de haut en bas et d'avant en arrière, et va s'attacher en bas au côté externe du col du condyle.

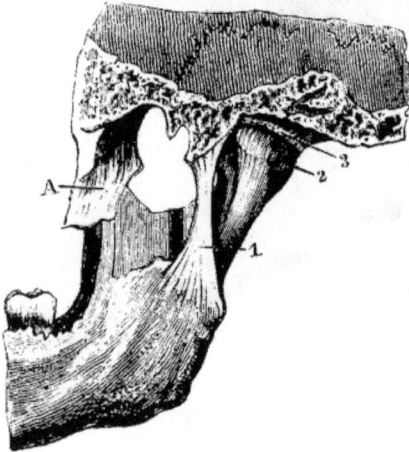

FIG. 47.

Articulation temporo-maxillaire
(face interne).

A. Apophyse ptérygoïde.
1. Ligament sphéno-maxillaire.
2. Condyle.
3. Cartilage interarticulaire.

Moyens de glissement. — Un fibro-cartilage interarticulaire, deux synoviales ; — le *fibro cartilage* (fig. 47. 2) a la forme d'une lentille biconcave, dirigée obliquement de haut en bas, et non horizontalement comme on le dit généralement. Une de ses faces, tournée en avant, embrasse la portion de la racine transverse encroûtée de cartilages ; l'autre, tournée en arrière, regarde la portion du condyle couverte par le cartilage diarthrodial ; sa circonférence plus épaisse que son centre donne attache, dans ses trois quarts internes, au ptérygoïdien externe ; dans son quart externe, à un faisceau du muscle temporal et au masséter. Des *deux synoviales*, l'une, antérieure et supérieure, est située entre la racine transverse et le fibro-cartilage ; l'autre postérieure et inférieure, entre le fibro-cartilage et le condyle de la mâchoire.

Ligaments accessoires. — Ce sont : 1° une bandelette fibreuse, étendue de l'épine du sphénoïde à l'épine qu'on rencontre au côté interne de l'orifice du canal dentaire ; cette bandelette est appelée improprement *ligament latéral interne* (fig. 47. 1) ; il vaudrait mieux la désigner sous le nom de *bandelette sphéno-maxillaire*.

2° Une bandelette qui s'étend de l'apophyse styloide à l'angle inférieur de la mâchoire, *ligament* ou mieux *bandelette stylo-maxillaire*
(fig. 46. 2).

3° Une lame aponévrotique résultant de l'intersection des muscles
constricteur supérieur du pharynx et buccinateur, qui s'attache à
l'aile interne de l'apophyse ptérygoïde et à la ligne myloïdienne : c'est
ce que l'on désigne sous le nom de *ligament ptérygo-maxillaire*.

ARTICULATIONS DU THORAX.

Les articulations du thorax se composent des articulations des côtes,
en arrière avec les vertèbres, en avant avec les cartilages costaux,
et par l'intermédiaire de ces cartilages, avec le sternum ; de celle des
cartilages costaux entre eux.

ARTICULATIONS VERTÉBRO-COSTALES.

Vous voyez, pour cette préparation, celle que nous avons conseillée pour l'étude
des articulations de la colonne vertébrale. Les ligaments profonds seront mis à dé
couvert par la section horizontale de la côte et de l'apophyse transverse.

Les articulations des côtes avec la colonne vertébrale se compo
sent : 1° des *articulations des côtes avec le corps des vertèbres ;*
2° des *articulations des côtes avec l'apophyse transverse.*

1° *Articulations des côtes avec le corps des vertèbres; — Surfaces
articulaires.* — Facette saillante formée par la côte, reçue dans une
facette rentrante formée par les deux facettes signalées sur le corps
des vertèbres dorsales, et complétées au milieu par le cartilage interarticulaire. Nous avons vu à l'ostéologie les différences que présentaient, quant à leur position, les facettes articulaires vertébrales.

Moyens d'union. — 1° Un *ligament vertébro-costal antérieur*
rayonné (fig. 42. 3), s'insérant en avant à l'extrémité de la côte, et
qui va en s'irradiant s'implanter par ses fibres supérieures et inférieures au corps des vertèbres situées au-dessus et au-dessous, et par
les moyennes au disque interarticulaire.

2° Deux ligaments profonds, qui, des deux vertèbres, vont s'insérer au sommet de la côte.

3° D'un petit ligament interarticulaire qui s'insère au sommet de
l'angle saillant de la face articulaire de la côte, et s'implante dans le
fond de l'angle rentrant formé par les vertèbres. Il se continue avec
le cartilage intervertébral auquel il adhère.

Moyens de glissement. — Deux petites synoviales séparées par le
petit ligament interarticulaire. Pour l'articulation des première, onzième et douzième côtes, il n'y a pas de ligament interarticulaire ; il
n'y a qu'une seule synoviale.

2° *Articulations des côtes avec l'apophyse transverse;* — *Surfaces articulaires.* — Facette concave sur l'apophyse transverse; facette convexe sur la côte.

Moyens d'union. — 1° *Ligament transverso-costal postérieur.* — Bandelette fibreuse qui, du sommet de l'apophyse transverse, se porte en dehors et en haut à la partie non articulaire de la tubérosité de la côte.

2' *Ligament transverso-costal supérieur* (fig. 42. 4). — Lamelle fibreuse assez large, quelquefois divisée en plusieurs faisceaux, qui s'attachent à tout le bord inférieur de l'apophyse transverse et se portent obliquement en avant et en bas pour s'insérer au col de la côte qui est au-dessous.

3° *Ligament interarticulaire.* — Faisceau très fort qui s'attache à la face antérieure de l'apophyse transverse et à la face postérieure du col de la côte.

Moyens de glissement. — Une petite membrane synoviale.

L'articulation transverso-costale des onzième et douzième côtes est rudimentaire, très lâche, représentée par le seul ligament interarticulaire transverso-costal.

ARTICULATIONS DES CÔTES AVEC LES CARTILAGES COSTAUX.

L'articulation *chondro-costale* est une synarthrose; l'extrémité antérieure de la côte est creusée d'une petite cavité qui reçoit la saillie du cartilage; il n'existe pas de ligaments (fig. 48).

ARTICULATIONS DES CARTILAGES COSTAUX ENTRE EUX.

Les cartilages des cinq premières côtes ne s'articulent pas entre eux; on ne peut considérer comme un ligament la bandelette fibreuse (fig. 48. 4) qui fait suite aux muscles intercostaux; les sixième, septième, huitième et neuvième cartilages, aux points où ils se touchent, présentent une facette articulaire pour chaque cartilage. Ces facettes sont maintenues en contact par un petit ligament antérieur et un petit ligament postérieur; dans quelques cas, il n'y a pas contact entre les cartilages, il n'existe pas de facettes articulaires, les ligaments sont alors beaucoup plus longs.

ARTICULATIONS DES CARTILAGES COSTAUX AVEC LE STERNUM.

Les articulations chondro-sternales sont formées par l'extrémité interne anguleuse des cartilages costaux reçus dans l'angle rentrant que présentent les bords du sternum; ces surfaces articulaires sont maintenues en contact : 1° par un *ligament antérieur* très fort qui s'entre-croise sur la ligne médiane avec celui du côté opposé; (fig. 48. 5); 2° par un *ligament postérieur* moins fort que l'antérieur : ces ligaments sont fournis par le périoste considérablement épaissi ; 3° par deux petits ligaments, l'un *supérieur*, l'autre *inférieur*.

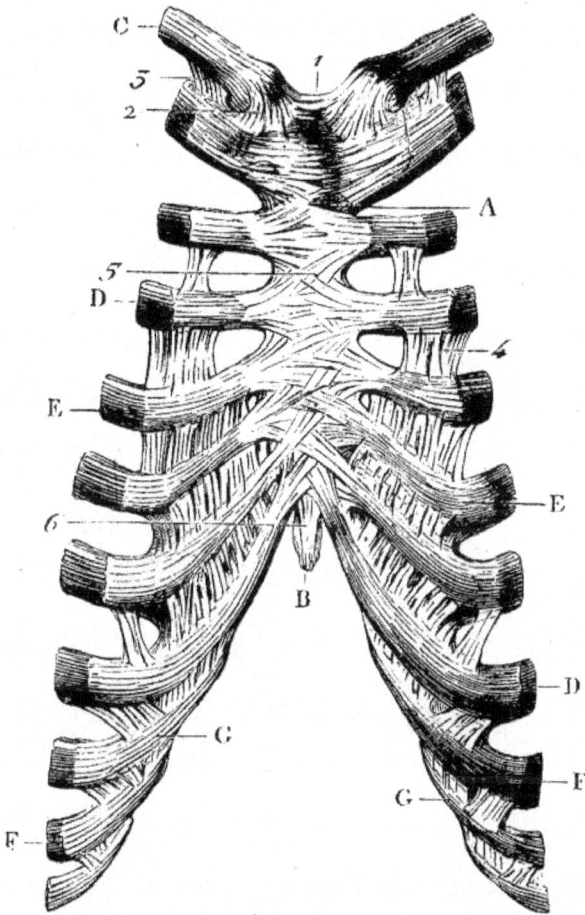

FIG. 48. — *Articulations sterno-claviculaires ; — chondro-costales ; — chondro-sternales (face antérieure).*

A. Sternum. — B. Appendice xiphoïde. — C. Clavicule. — D,D. Côtes. — E. Cartilages costaux. — E,E. Fausses côtes. — G,G. Leurs cartilages. — 1. Ligament interclaviculaire. — 2. Ligament sterno-claviculaire. — 3. Ligament costo-claviculaire. — 4. Bandelette fibreuse qui réunit les cartilages costaux des vraies et des fausses côtes. — 5,5. Ligaments chondro-sternaux antérieurs. — 6. Ligaments des 6ᵉ et 7ᵉ cartilages s'entre-croisant sur l'appendice xiphoïde.

Les ligaments antérieurs des sixième et septième cartilages s'entre-croisent sur l'appendice xiphoïde qu'ils contribuent à renforcer (fig. 48. 6).

13

ARTICULATIONS DES PIÈCES DU STERNUM ENTRE ELLES.

Meckel décrit, dans son *Manuel d'anatomie*, les ligaments qui unissent les pièces du sternum. Il dit que ces trois pièces sont réunies par des cartilages qu'il compare aux disques intervertébraux, et maintenues en contact par des ligaments qu'il compare aux ligaments antérieur et postérieur de la colonne vertébrale. Il fait remarquer que la seconde et la troisième pièce sont bien plus souvent soudées que la première et la seconde.

M. Maisonneuve (*Archives générales de médecine*, 1842) décrit avec beaucoup plus de soin l'articulation des deux premières pièces du sternum, et signale les dispositions suivantes :

Surfaces articulaires. — Dans plus de la moitié des cas elles sont encroûtées d'un cartilage diarthrodial ; sur la seconde pièce, le cartilage se continue avec la facette de l'articulation chondro-sternale ; sur la première pièce, au contraire, le cartilage se continue avec l'éperon du cartilage costal, de sorte que : 1° l'articulation chondro-sternale de la pièce supérieure est isolée de l'articulation sternale proprement dite ; 2° le cartilage de la seconde côte est bien plus fortement attaché à la première pièce qu'à la seconde ; aussi dans les luxations du sternum, le cartilage de la seconde côte accompagne-t-il la première pièce dans son déplacement. Dans d'autres circonstances, les pièces du sternum sont réunies par un cartilage interarticulaire, analogue au cartilage intervertébral.

Moyens d'union. — Un *ligament antérieur* formé de fibres blanches qui s'entre-croisent dans tous les sens, les unes longitudinales, faisant suite aux fibres tendineuses du faisceau interne du muscle sterno-cléido-mastoïdien ; les autres transversales qui paraissent se porter d'une articulation chondro-sternale à l'autre ; les autres obliques, allant également d'une articulation à l'autre, formées en partie par les fibres tendineuses du grand pectoral. Ce ligament adhère avec force à la face antérieure de l'os.

Un *ligament postérieur* moins épais, à fibres longitudinales ; il n'a que peu de rapports avec les articulations chondro-sternales ; il est peu adhérent à la face postérieure de l'os.

Cette articulation disparaît souvent avec l'âge. Aussi le cartilage interarticulaire a-t-il été comparé à celui qui existe entre les os du crâne, et considéré comme cartilage d'ossification.

THORAX EN GÉNÉRAL.

Le thorax est constitué : par la région dorsale de la colonne vertébrale, les côtes, les cartilages costaux et le sternum ; il a la forme d'une cage conique, dont la base serait à la partie inférieure et le sommet tronqué à la partie supérieure ; il loge les principaux organes de la respiration et de la circulation. Son étendue est en rapport avec le développement du poumon. Parfaitement limité en haut, il le serait en bas sur le squelette par la dernière fausse côte ; mais le diaphragme, par sa voussure supérieure, diminue considérablement la hauteur de la cavité de la poitrine.

Dimensions. — La hauteur de la partie antérieure est la moins considérable : elle est à peu près de 14 centimètres; la hauteur de la partie postérieure est à peu près de 26 centimètres ; celle des parois latérales est de 35 centimètres. Le diamètre antéro-postérieur est de 6 centimètres au sommet, de 13 centimètres à la base, il augmente beaucoup au niveau des gouttières; le diamètre transverse est de 10 centimètres au sommet, de 30 centimètres à la base. Ces mesures ne sont que approximatives, car la forme et les dimensions du thorax présentent de grandes différences suivant les individus.

On considère au thorax une *surface extérieure*, une *surface intérieure*, une *circonférence supérieure*, une *circonférence inférieure*.

A. *Surface extérieure.* — Elle présente une *région antérieure* sur laquelle nous trouvons : 1° sur la ligne médiane, le sternum et l'articulation de ses pièces ; 2° sur les côtés, les articulations chondro-sternales, les cartilages costaux séparés par les espaces intercostaux, les articulations chondro-costales, la ligne oblique de haut en bas et de dedans en dehors, formée par ces articulations, la face antérieure des côtes et la ligne oblique formée par leurs angles antérieurs. — Une *région postérieure*, formée sur la ligne médiane par la colonne vertébrale, déjà décrite. Sur les côtés, on trouve les articulations transverso-costales, la face postérieure des côtes et des espaces intercostaux, une ligne oblique de haut en bas et de dedans en dehors, formée par l'angle postérieur des côtes. — Deux *régions latérales*, sur lesquelles on trouve les côtes et les espaces intercostaux, généralement plus larges en avant qu'en arrière, et augmentant de largeur du premier au sixième, et diminuant de largeur du sixième au dixième ; les espaces compris entre les côtes flottantes sont les plus larges de tous.

B. *Surface intérieure.* — *Région antérieure.* — Concave, semblable à la région antérieure de la face extérieure. — *Région postérieure.* — Sur la ligne médiane, la portion dorsale de la face antérieure de la colonne vertébrale ; de chaque côté, les articulations vertébro-costales ; plus en dehors, deux larges gouttières, beaucoup plus larges en bas qu'en haut, qui logent le poumon. — *Surfaces latérales.* — Semblables à celles de la surface extérieure, mais concaves.

C. *Circonférence supérieure.* — Oblique de haut en bas et d'arrière en avant, formée en avant par le sommet du sternum ; en arrière, par la première vertèbre dorsale qui s'avance en avant et lui donne à peu près la forme d'un cœur de carte à jouer ; latéralement, par les deux premières côtes et leurs cartilages. Elle donne passage à la trachée-artère, à l'œsophage, au canal thoracique, aux artères et aux veines du cou, de la tête et des membres supérieurs, aux nerfs diaphragmatique, pneumo-gastrique, grand sympathique ; le sommet des poumons déborde aussi la première côte.

D. *Circonférence inférieure.* — Beaucoup plus étendue que la supérieure, présentant en avant une large échancrure limitée en haut par le sternum, et sur les côtés, par les cartilages des septième, huitième, neuvième et dixième côtes ; l'appendice xiphoïde fait saillie au sommet de cette échancrure ; en arrière, deux échancrures moins profondes dues à l'obliquité des onzième et douzième côtes. Toute cette circonférence est occupée par le muscle diaphragme, qui laisse passer un grand nombre d'organes importants sur lesquels nous reviendrons en décrivant ce muscle.

ARTICULATIONS DES MEMBRES SUPÉRIEURS.

ARTICULATIONS DE LA CLAVICULE.

1° ARTICULATION STERNO-CLAVICULAIRE.

Préparation. — Sciez de chaque côté les deux premières côtes, près de l'articulation chondro-costale, la clavicule dans le point correspondant ; réunissez les deux sections verticales par un trait de scie horizontal portant sur le sternum ; disséquez avec soin les ligaments sterno-claviculaires et costo-claviculaires : pour voir l'intérieur de l'articulation, coupez le ligament interclaviculaire et le ligament antérieur, poussez la clavicule en arrière ; pour étudier les insertions du fibro-cartilage interarticulaire, incisez les synoviales, en haut du côté du sternum, en bas et en avant du côté de la clavicule.

Surfaces articulaires. — Du *côté du sternum,* surface concave transversalement, convexe d'arrière en avant, dirigée de haut en bas, de dedans en dehors. Du *côté de la clavicule,* facette oblique d'avant en arrière, à grand diamètre dirigé dans le même sens ; toute l'extrémité interne de la clavicule n'est pas articulaire, le cartilage diarthrodial manque à sa partie supérieure et postérieure ; le cartilage se prolonge, au contraire, sur la face inférieure de l'os. M. Cruveilhier range l'articulation sterno-claviculaire dans la classe des articulations par emboîtement réciproque ; mais M. Gosselin fait remarquer que si la surface articulaire sternale offre une disposition alternativement convexe et concave favorable à l'emboîtement, cette disposition manque à la clavicule ; il ajoute que les surfaces articulaires sont mal disposées pour s'adapter l'une à l'autre, car la facette du sternum est coupée selon un plan presque parallèle à la ligne médiane ; celle de la clavicule est beaucoup plus oblique. Nous verrons tout à l'heure quelles sont les modifications que le fibro-cartilage interarticulaire apporte à cette disposition.

Moyens d'union. — 1° *Ligament antérieur* ou *orbiculaire* (fig. 48. 2), épais, formé de fibres parallèles, étendues de l'extrémité interne de la clavicule au bord antérieur de la facette sternale ; 2° un *ligament postérieur*, plus mince que le précédent, s'attachant au bord postérieur des facettes claviculaire et sternale; 3° *ligament supérieur* ou *interclaviculaire* (fig. 48. 1), cordon fibreux, cylindrique, étendu transversalement de l'extrémité interne d'une clavicule à l'autre en passant sur la fourchette sternale.

Fibro-cartilage interarticulaire. — Ce fibro-cartilage doit être considéré autant comme un moyen d'union que comme un moyen de glissement. En effet, se moulant par ses deux surfaces sur les deux facettes sternale et claviculaire, il corrige ce qu'il y a de défavorable dans la disposition de ses facettes, et c'est seulement en raison de la disposition de ce cartilage, que l'on peut considérer l'articulation sterno-claviculaire comme une articulation par emboîtement réciproque, qui a lieu, non pas entre la clavicule et le sternum, mais entre le sternum et le fibro-cartilage. En effet, plus adhérent à la clavicule qu'au sternum, il en prolonge pour ainsi dire l'extrémité interne; c'est à la partie postérieure et supérieure de la clavicule, dans le point où nous avons constaté l'absence du cartilage diarthrodial, que ces adhérences sont très intimes. La circonférence du fibro-cartilage est adhérente aux ligaments antérieur, postérieur et interclaviculaire.

Moyens de glissement. — L'articulation sterno-claviculaire est pourvue de deux synoviales : l'une externe, entre la clavicule et le fibro-cartilage; l'autre interne, plus étendue, est située entre le fibro-cartilage et la facette sternale.

2° *Articulation costo-claviculaire.* — On remarque à la partie inférieure de la clavicule et sur la première côte, deux petites facettes articulaires, tapissées par une petite membrane synoviale et maintenues en position par un faisceau fibreux épais, fixé à la partie interne du premier cartilage costal, et se dirigeant obliquement en haut et en dehors pour s'insérer à la face inférieure de la clavicule : c'est le *ligament costo-claviculaire* (fig. 48. 3).

2° ARTICULATIONS DE LA CLAVICULE AVEC L'OMOPLATE.

Préparation. — Enlevez successivement la peau, les muscles qui entourent ces articulations, vous découvrirez facilement le ligament supérieur acromio-claviculaire; pour étudier le ligament inférieur, ouvrez l'articulation par la partie supérieure, ou enlevez le sus-épineux; pour voir la synoviale et le fibro-cartilage, coupez le ligament inférieur et écartez les surfaces articulaires.

1° *Articulation acromio-claviculaire.* — *Surfaces articulaires* planes, elliptiques, à grand diamètre, dirigé d'avant en arrière; celle de la clavicule regarde en bas et en dehors; celle de l'acromion, en haut et en dedans.

Moyens d'union. — Un *ligament capsulaire* (fig. 49. 4) divisé en deux faisceaux : un supérieur, *ligament supérieur*, plus fort, s'étendant des inégalités qu'on trouve à la face supérieure de l'acromion, à la face supérieure de l'extrémité externe de la clavicule. — Un inférieur, *ligament inférieur*, beaucoup plus faible que le supérieur.

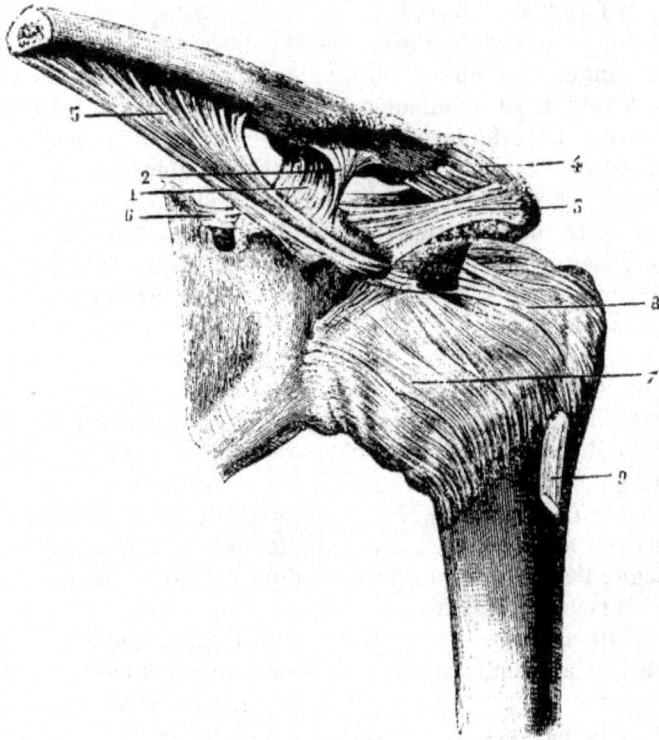

Fig. 49. — *Articulations de la clavicule avec l'omoplate et articulation scapulo-humérale (face antérieure).*

1. Ligament trapézoïde. — 2. Ligament conoïde. — 3. Ligament acromio-coracoïdien. — 4. Ligament acromio-claviculaire. — 5. Bandelette fibreuse étendue de la face inférieure de la clavicule à l'apophyse coracoïde. — 6. Ligament qui convertit en trou l'échancrure du bord supérieur de l'omoplate. — 7. Capsule fibreuse de l'articulation scapulo-humérale. — 8. Faisceau supplémentaire qui s'attache à l'apophyse coracoïde. — 9. Tendon de la longue portion du biceps.

On trouve, entre les surfaces articulaires, une petite *capsule synoviale*. Il existe quelquefois, entre l'acromion et la clavicule, un *fibro-cartilage interarticulaire*, signalé pour la première fois par Vésale. Ce fibro-cartilage a été parfaitement décrit par Weitbrecht : il est peu mobile, et présente sa plus grande épaisseur à la partie supérieure de l'articulation où il est adhérent au ligament supérieur ; il diminue insensiblement d'épaisseur, et, arrivé à la partie moyenne de l'articulation, il devient très mince, et est comme suspendu ; il ne présente dans ce point aucune espèce d'adhérence.

2° *Articulation coraco-claviculaire.* — Cette articulation se trouve formée surtout par des ligaments ; les surfaces articulaires n'existent pas toujours. Toutefois on remarque une facette articulaire incrustée de cartilage sur l'apophyse coracoïde ; quelquefois il existe un prolongement de la clavicule qui se met en contact avec la facette articulaire de l'apophyse coracoïde. Dans ces circonstances, il existe une synoviale entre les surfaces osseuses.

Ligaments. — 1. *Ligament antérieur, ligament trapézoïde* (fig. 49. 1) de Weitbrecht. Placé obliquement entre l'acromion et la clavicule, il s'attache par son bord interne à la partie interne et postérieure de l'apophyse coracoïde. Son bord externe, incliné en haut, s'attache à la partie externe de la face inférieure de la clavicule. Son bord postérieur se confond avec le ligament conoïde.

2. *Ligament postérieur* ou *conoïde* de Weitbrecht (fig. 49. 2.) — Sa base supérieure s'attache au bord postérieur de la clavicule, près de son extrémité externe ; son sommet inférieur est attaché à la base de l'apophyse coracoïde.

Outre les articulations que nous venons de passer en revue, on trouve sur l'omoplate deux ligaments : l'*un* (fig. 49. 6) qui ferme l'échancrure du bord supérieur de l'omoplate, sur les bords de laquelle il s'attache par ses deux extrémités ; le nerf sous-scapulaire passe au-dessous de ce ligament ; les vaisseaux sous-scapulaires passent au-dessus. L'*autre*, beaucoup plus fort, est le *ligament acromio-coracoïdien* (fig. 49. 3). Ce ligament, qui complète la voûte acromio-coracoïdienne, s'attache dans toute la longueur du bord externe de l'apophyse coracoïde ; de là se porte au sommet de l'acromion, au-dessous de l'articulation de cette apophyse avec la clavicule. Les fibres de ce ligament sont transversales à la partie antérieure, obliques d'arrière en avant et de dehors en dedans à la partie postérieure.

ARTICULATION SCAPULO-HUMÉRALE.

Préparation. — Détachez le membre supérieur du tronc en sciant la clavicule à sa partie moyenne ; enlevez le deltoïde, détachez les muscles sous-scapulaire, sus-épineux, sous-épineux et petit rond, ménagez les adhérences de leurs tendons à la capsule fibreuse de l'articulation.

Surfaces articulaires. — Du *côté de l'omoplate*, une cavité légèrement concave, ovalaire, à grosse extrémité dirigée en bas, *cavité glénoïde ;* cette cavité, dont la profondeur et l'étendue ne sont nullement en rapport avec le volume de la tête de l'humérus, présente à son pourtour un cercle fibreux, *bourrelet glénoïdien,* formé de fibres venant de la bifurcation du tendon de la longue portion du biceps, qui s'étendent à toute la circonférence de la cavité glénoïde et vont se terminer à sa partie inférieure.

Malgré l'augmentation d'étendue de la cavité glénoïde, due à la présence de ce bourrelet, la tête humérale ne peut encore être suffisamment protégée ; aussi cette disposition défavorable à la solidité de l'articulation, se trouve-t-elle en partie corrigée par la *voûte acro-mio-coracoïdienne*, que l'on peut considérer comme une cavité supplémentaire de l'articulation ; cette voûte est formée par l'acromion, l'apophyse coracoïde et le ligament acromio-coracoïdien, déjà décrit. Une synoviale, située entre cette voûte et la capsule, facilite les glissements dans cette partie accessoire de l'articulation.

Du *côté de l'humérus*, une tête hémisphérique, beaucoup plus étendue que la cavité glénoïde ; les deux surfaces articulaires, glénoïdale et humérale, sont pourvues de cartilage ; celui de la cavité glénoïde est plus épais à la circonférence qu'au centre ; celui de la tête de l'humérus est plus épais au centre.

Moyens d'union. — Une *capsule fibreuse* (fig. 49. 7) s'insérant au pourtour de la cavité glénoïde et autour du col anatomique de l'humérus. Ses fibres sont assez irrégulièrement disposées ; elle est d'une épaisseur inégale dans les divers points de son étendue ; elle est fortifiée supérieurement par un faisceau accessoire qui vient de la base de l'apophyse coracoïde (fig. 49. 8).

La capsule fibreuse de l'articulation scapulo-humérale est remarquable par sa grande étendue. Aussi, dans certains cas, peut-il exister un écartement de 3 centimètres au moins entre les surfaces articulaires. Un autre point fort important à considérer dans la disposition de cette capsule fibreuse est le rapport qu'elle affecte avec les muscles sus-épineux, sous-épineux, sous-scapulaire, et petit-rond. Ces muscles, qui s'insèrent aux tubérosités humérales, confondent les fibres de leurs tendons avec celles de la capsule. Cette disposition augmente beaucoup la résistance des liens fibreux qui unissent l'humérus à l'omoplate ; elle ajoute à la solidité de l'articulation, en maintenant appliquée l'une contre l'autre les deux surfaces articulaires.

Le tendon de la longue portion du biceps (fig. 49. 9), passant dans la coulisse bicipitale, se contournant sur la tête de l'humérus et allant s'attacher au sommet de la cavité glénoïde, peut être considéré comme un ligament interarticulaire ; il en remplit d'ailleurs les fonctions.

Moyens de glissement. — Une vaste synoviale tapisse la capsule fibreuse et les tendons qui la remplacent. Elle présente plusieurs prolongements : l'un, qui passe par une ouverture de la capsule au niveau du muscle sous-scapulaire, et forme la synoviale qui favorise les glissements du tendon de ce muscle ; un autre, beaucoup moins constante, qui passe au-dessous du tendon du sous-épineux ; enfin, un troisième qui forme autour de la longue portion du biceps un repli qui se prolonge jusqu'au bas de la coulisse bicipitale.

ARTICULATION DU COUDE.

Préparation. — Disséquez avec soin les muscles biceps, brachial antérieur et triceps, renversez-les de haut en bas en ménageant les ligaments qu'ils recouvrent ; enlevez avec beaucoup de soin les muscles épicondyliens et épitrochléens, afin de ne pas intéresser les ligaments avec lesquels ils ont des rapports intimes.

L'articulation du coude est complexe : elle présente par l'articulation de sa trochlée avec la surface articulaire du cubitus, un ginglyme parfait, et par l'articulation de son condyle avec la capsule radiale, une sorte d'énarthrose.

Surfaces articulaires. — Du *côté de l'humérus.* De dedans en

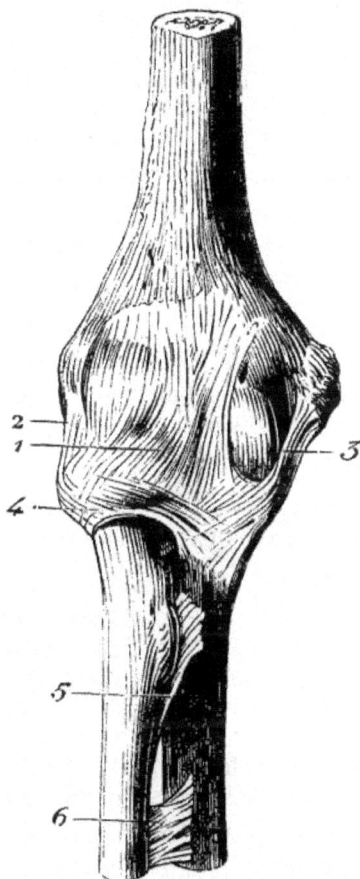

FIG. 50.

Articulation du coude (face antérieure).

1. Ligament antérieur.
2. — latéral externe.
3. — latéral interne.
4. — annulaire du radius.
5. Corde de Weitbrecht.
6. Ligament interosseux.

dehors, on trouve une trochlée, une petite rainure, puis un condyle ; au-dessus de ces surfaces articulaires, se trouvent en avant une petite cavité, *cavité coronoïde;* en arrière, une cavité plus grande, *cavité olécrânienne.* Du *côté de l'avant-bras,* sur le *cubitus,* une surface qui se moule sur la poulie et qui se prolonge sur la face antérieure de l'olécrâne et sur la face supérieure de l'apophyse coronoïde ; sur le *radius,* une cavité glénoïde, *cupule du radius,* qui reçoit le condyle.

Moyens d'union. — 1° Un *ligament antérieur* (fig. 50. 1), mince, présentant trois ordres de fibres : les unes verticales, s'étendant de la partie supérieure de la cavité coronoïde de l'humérus à la partie inférieure de l'apophyse coronoïde du cubitus; les secondes sont presque transversales ; les troisièmes, obliques de haut en bas et de dedans en dehors, s'attachent au ligament annulaire du radius ; — 2° un *ligament postérieur* représenté par le tendon du triceps ; il existe cependant quelques fibres propres ; elles sont transversales ; le sommet de ce petit faisceau triangulaire s'attache à la pointe même de l'olécrâne et sa base aux deux côtés de la cavité olécrânienne ; — 3° un *ligament latéral externe* (fig. 50. 2), faisceau triangulaire confondu avec le tendon commun des muscles épicondyliens, inséré en haut à la tubérosité externe de l'humérus ; en bas, au ligament annulaire du radius, aux bords antérieur et postérieur de la petite cavité sigmoïde du cubitus et au bord externe de l'olécrâne ; un *ligament latéral interne* (fig. 50. 3), épais, rayonné, inséré en haut à la tubérosité interne de l'humérus, à la partie interne de la trochlée ; en bas, au côté interne de l'apophyse coronoïde, à tout le bord interne de la cavité sigmoïde ; un second faisceau moins épais va s'attacher au bord interne de l'olécrâne.

Moyens de glissement. — Une synoviale qui tapisse les ligaments et les surfaces articulaires, et se prolonge en bas dans l'articulation cubito-radiale supérieure ; en haut, au-dessus de l'olécrâne, en avant du tendon du triceps.

ARTICULATIONS DU CUBITUS AVEC LE RADIUS.

Préparation. — Enlevez toutes les parties molles qui entourent le radius et le cubitus, disséquez avec soin les muscles profonds, surtout à la partie supérieure. Pour étudier la synoviale et le fibro-cartilage de l'articulation inférieure, coupez les ligaments de l'articulation supérieure et le ligament interosseux, écartez les deux os de l'avant-bras.

Le cubitus et le radius s'articulent par leurs deux extrémités ; le corps de ces deux os est réuni par une membrane fibreuse. Les articulations des deux extrémités sont deux trochoïdes ; en haut, le radius tourne autour du cubitus : *articulation cubito-radiale;* en bas, le cubitus tourne autour du radius : *articulation radio-cubitale.*

1° ARTICULATION CUBITO-RADIALE OU SUPÉRIEURE.

Surfaces articulaires. — Du *côté du cubitus*, petite cavité sigmoïde concave dirigée d'avant en arrière, plus large à sa partie moyenne ; du *côté du radius*, surface cylindrique, plus haute en dedans qu'en dehors, encroûtée de cartilage, située au-dessous de la cupule du radius.

Moyens d'union. — *Ligament annulaire du radius.* — Bandelette circulaire formant les trois quarts d'un anneau complété en dedans par la petite cavité sigmoïde ; cette bandelette s'attache par ses deux extrémités aux bords antérieur et postérieur de la cavité sigmoïde ;

sa face interne, lisse, est en rapport avec la surface articulaire du radius ; sa face externe donne attache à des fibres musculaires, au ligament latéral externe de l'articulation du coude, et à une portion du ligament antérieur ; sa circonférence supérieure est plus grande que sa circonférence inférieure, disposition en rapport avec la forme conoïde du col du radius (fig. 50. 4).

Ligament carré radio-cubital. — Ce ligament, décrit pour la première fois par M. Denucé (1), se trouve derrière le ligament annulaire. Il a une forme triangulaire et s'étend de tout le bord inférieur de la petite cavité sigmoïde du cubitus à la partie opposée du col du radius ; il a de 12 à 14 millimètres de longueur et autant de largeur : par sa face supérieure il est recouvert par la synoviale, par ses bords il se continue avec la synoviale, qui du bord inférieur du ligament annulaire, va en formant un cul-de-sac se fixer à tout le pourtour du col du radius.

Ligament cubito-radial antérieur et supérieur. — C'est à M. Béraud que l'on doit la découverte de ce ligament (2). Il s'insère *en haut* au cubitus : 1° au-dessous de l'apophyse coronoïde, dans une hauteur qui correspond à celle de la petite cavité sigmoïde ; 2° au tiers externe de la face inférieure de l'apophyse coronoïde ; 3° quelques-unes de ses fibres superficielles vont se confondre avec celles du ligament antérieur de l'articulation du coude. *En bas,* sur le radius. au-dessous de son col, immédiatement au-dessus de la tubérosité bicipitale qu'il contourne dans toute la moitié de sa circonférence externe.

Moyens de glissement. — Une synoviale qui communique avec celle de l'articulation du coude.

2° ARTICULATION RADIO-CUBITALE OU INFÉRIEURE.

Surfaces articulaires. — Du *côté du radius,* une cavité semblable à la cavité sigmoïde du cubitus ; du *côté du cubitus,* une surface cylindrique semblable à celle que nous avons décrite à la partie supérieure du radius : elle est encroûtée de cartilage dans les deux tiers externes de sa circonférence.

Moyens d'union. — Un *ligament antérieur* et un *ligament postérieur,* qui se fixent en avant et en arrière aux deux extrémités de la petite cavité sigmoïde du radius et s'attachent en dedans à la petite tête du cubitus près de son apophyse styloïde.

Un *fibro-cartilage triangulaire* (fig. 51. 4) sert non-seulement à favoriser les glissements des deux surfaces articulaires, mais encore à les maintenir ; aussi a-t-il été considéré comme un ligament. Il est

(1) Denucé, *Mémoire sur les luxations du coude.* Thèse, Paris, 1854, n° 69, page 20.
(2) *Société de biologie,* mai 1856. *Gazette médicale,* 1856, page 628.

inséré par sa base su: le bord interne de la facette articulaire du radius ; son sommet s'attache à la base de l'apophyse styloïde du cu-

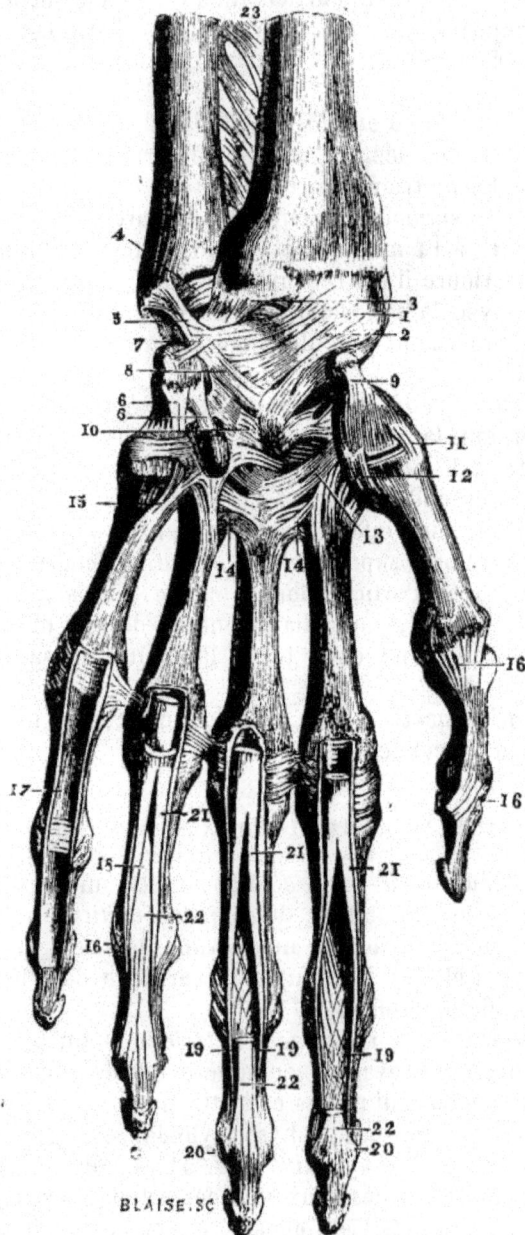

FIG. 51. — *Articulation radio-carpienne, des os du carpe entre eux, carpo-métacarpienne et de la main (face palmaire).*

1,2,3. Ligament radio-carpien : 1, Faisceau moyen ; — 2. Faisceau externe ; — 3. Faisceau interne. — 4. Fibro-cartilage interarticulaire. — 5. Ligament laté-

bitus par un prolongement fibreux considéré comme un ligament particulier; plus épais à sa partie interne qu'à sa partie externe, il prolonge pour ainsi dire l'extrémité inférieure du cubitus, et permet à cet os de s'articuler médiatement, à la vérité, avec le pyramidal du carpe.

Moyens de glissement. — Une synoviale, indépendante de celle du poignet, revêt l'articulation du cubitus avec le radius, et celle du cubitus avec la face supérieure du cartilage interarticulaire.

3° LIGAMENT INTEROSSEUX.

Le corps des deux os de l'avant-bras est réuni par une membrane fibreuse qui s'attache aux bords interne du radius et externe du cubitus. Les deux faces de ce *ligament interosseux* (fig. 50. 6, 51. 23) donnent attache aux muscles profonds des faces antérieure et postérieure de l'avant-bras. A la partie supérieure on observe un faisceau qui s'attache à la base de l'apophyse coronoïde du cubitus et se rend au bord interne du radius : c'est le *ligament interosseux supérieur, ligament rond, corde de Weitbrecht* (fig. 50. 5). Au-dessous est une ouverture qui donne passage à des vaisseaux.

ARTICULATION RADIO-CARPIENNE.

Préparation. — Enlevez les muscles qui entourent l'articulation ; ayez soin, en détachant leurs gaînes tendineuses, de ménager les ligaments sur lesquels ces gaînes s'attachent.

Articulation condylienne.

Surfaces articulaires. — Du *côté de l'avant-bras,* cavité ellipsoïde, formée en dehors par l'extrémité inférieure du radius et en dedans par la face inférieure du cartilage triangulaire ; — du *côté du carpe,* condyle brisé, formé par la réunion du scaphoïde, du semilunaire et du pyramidal.

Moyens d'union. — 1° *Ligaments antérieurs.* L'un externe *radio-*

ral interne. — 6,6. Ligaments inférieurs du pisiforme. — 7. Ligament qui va du pisiforme au pyramidal. — 8. Ligament qui va du grand os au pyramidal. — 9. Ligament qui va du trapèze au scaphoïde. — 10. Ligament qui va du grand os à l'os crochu. — 11. Ligament dorsal du métacarpien du pouce. — 12. Ligament palmaire du métacarpien du pouce. — 13. Ligament qui du trapèze va au deuxième et au troisième métacarpien. — 14,14. Ligaments transverses intermétacarpiens. — 15. Ligaments obliques carpo-métacarpiens. — 16. Ligaments latéraux des articulations des doigts. — 17. Gaîne fibreuse des tendons extenseurs. — 18. Tendons des extenseurs superficiel et profond. — 19. Insertion des tendons superficiels. — 20. Insertion des tendons profonds. — 21. Tendons superficiels. — 22. Tendons profonds. — 23. — Ligament interosseux.

carpien (fig. 51. 1. 2. 3), qui naît, en haut, sur le bord antérieur de l'extrémité inférieure du radius ; en bas, s'insèrent : les fibres les

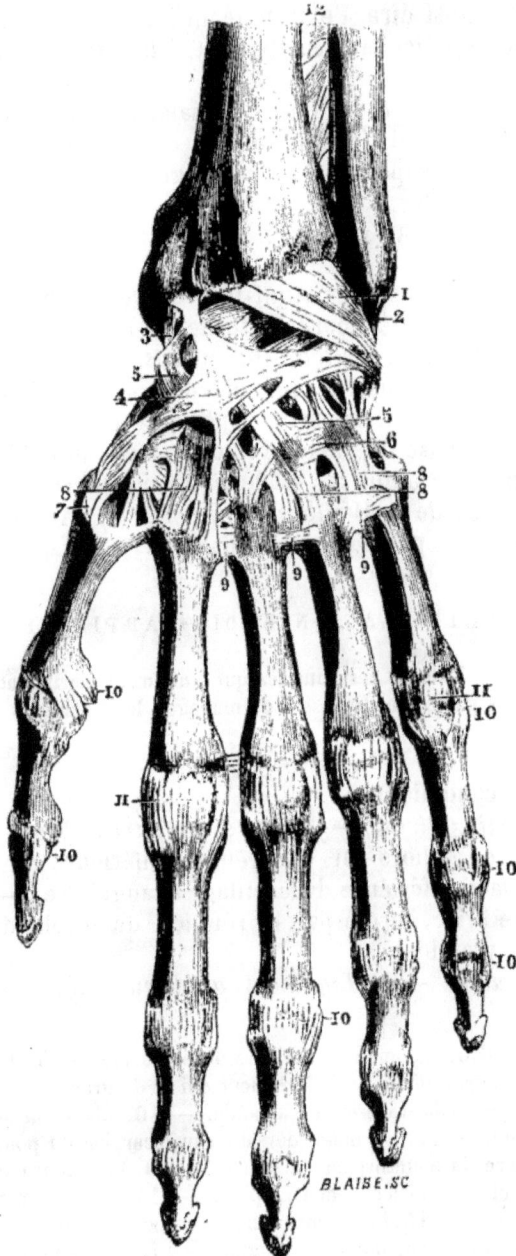

FIG. 52. — *Articulations radio-carpienne, des os du carpe entre eux, carpo-métacarpienne et de la main (face dorsale).*

1. Ligament dorsal radio-carpien. — 2. Ligament latéral interne. — 3. Ligament

plus externes et les plus verticales au grand os et à l'os crochu ; les moyennes obliques, au scaphoïde, au pyramidal et au pisiforme ; les internes horizontales s'attachent au ligament de l'articulation radio-cubitale inférieure. L'autre interne, *cubito-carpien* (fig. 51. 5), naît dans la rainure qui sépare l'apophyse styloïde du cubitus de sa surface articulaire, et va s'attacher au bord interne de l'extrémité inférieure du radius, au pyramidal et au pisiforme. — 2° *Ligament postérieur* (fig. 52. 1). Confondu avec la gaîne des tendons qui passent sur la face dorsale du carpe, moins fort que le précédent, il s'attache au bord postérieur de l'extrémité inférieure du radius, et à la face postérieure du pyramidal et du semi-lunaire. 3° *Ligament latéral externe* (fig. 52. 3). Il s'insère en haut à l'apophyse styloïde du radius ; en bas, au côté externe du scaphoïde. — 4° *Ligament latéral interne* (fig. 52. 2). Il s'attache en haut à l'apophyse styloïde du cubitus ; en bas, au pyramidal et au pisiforme.

Moyens de glissement. — Une synoviale qui communique rarement avec l'articulation radio-cubitale inférieure et la synoviale générale du carpe.

ARTICULATIONS DES OS DU CARPE.

Préparation. — Enlevez les tendons des muscles extenseurs et fléchisseurs, les muscles des éminences thénar et hypothénar, disséquez les ligaments parallèlement à leurs fibres.

1° ARTICULATIONS DES OS DU CARPE ENTRE EUX.

Surfaces articulaires. — Les os de la première rangée s'articulent entre eux par des surfaces obliques ; ceux de la seconde, par des surfaces presque verticales.

Moyens d'union. — 1° *Ligaments interosseux.* Ceux de la première rangée sont au nombre de deux : un, étendu du scaphoïde au semi-lunaire ; un du semi-lunaire au pyramidal ; ils sont très lâches et situés à la partie supérieure des surfaces articulaires. Ceux de la seconde rangée sont plus épais, plus forts et beaucoup plus serrés que ceux de la première rangée. — 2° Les *ligaments dorsaux* et *palmaires* sont étendus d'un os aux os voisins ; ceux de la face palmaire sont plus solides que ceux de la face dorsale.

Le *pisiforme* s'articule avec le pyramidal par arthrodie ; les surfaces articulaires de ces deux os sont planes et recouvertes par un

latéral externe. — 4. Ligaments dorsaux du carpe. — 5. Ligaments dorsaux profonds. — 6. Ligament qui va du grand os à l'os crochu. — 7. Ligament dorsal du métacarpien du pouce. — 8,8,8. Ligaments dorsaux carpo-métacarpiens. — 9,9,9. Ligaments transverses intermétacarpiens. — 10. Ligaments des articulations des phalanges entre elles. — 11. Expansions fibreuses des tendons extenseurs des doigts qui se rendent aux ligaments latéraux métacarpo-phalangiens.

cartilage ; ils sont maintenus en place par deux ligaments latéraux, l'un antérieur, l'autre postérieur, qui se fixent au pyramidal ; et deux ligaments inférieurs, l'un externe, qui se porte à l'os crochu ; l'autre interne, qui se fixe au cinquième métacarpien. Une petite synoviale existe entre les deux surfaces articulaires.

2° ARTICULATION DE LA PREMIÈRE RANGÉE DES OS DU CARPE AVEC LA SECONDE.

Surfaces articulaires. — Articulation énarthrodiale au centre : la tête du grand os et l'apophyse supérieure de l'os crochu sont reçues dans une cavité formée par le scaphoïde, le semi-lunaire, le pyramidal. La cavité est complétée en avant et en arrière par deux ligaments que M. Cruveilhier appelle *ligaments glénoïdes :* l'un, *antérieur*, qui se confond avec le ligament antérieur des articulations des deux rangées du carpe ; l'autre, *postérieur*, qui s'insère aux os de la première rangée, et est bien distinct du ligament postérieur qui unit les os des deux rangées du carpe. De chaque côté, une arthrodie, formée en dehors par l'articulation du scaphoïde avec le trapèze et le trapézoïde ; en dedans par l'articulation du pyramidal avec l'os crochu.

Moyens d'union. — A la partie moyenne, un *ligament antérieur*, qui, du grand os se porte au scaphoïde, au semi-lunaire et au pyramidal. Des fibres se portant de la première rangée à la seconde, constituent le *ligament postérieur*. Sur les côtés et en dehors, pour l'articulation du trapèze et du trapézoïde avec le scaphoïde, un ligament antérieur et un ligament postérieur qui se portent du scaphoïde au trapèze et au trapézoïde ; l'antérieur est plus fort que le postérieur ; en dedans, pour l'articulation du pyramidal avec l'os crochu, un ligament antérieur, un postérieur plus mince, et un ligament latéral interne.

Moyens de glissement. — Une synoviale tapisse toutes les surfaces articulaires des os du carpe ; elle se prolonge entre les os qui composent les deux rangées ; par conséquent elle offre deux prolongements en haut, trois en bas.

ARTICULATIONS DES MÉTACARPIENS.

1° ARTICULATION CARPO-MÉTACARPIENNE DU POUCE.

Préparation. — Détachez les tendons des muscles abducteur et extenseur du pouce et les muscles de l'éminence thénar.

Articulation par emboîtement réciproque.

Surfaces articulaires. — Du *côté du trapèze*, surface concave transversalement ; convexe d'avant en arrière ; du côté du métacarpien, convexe et concave en sens opposé.

Moyens d'union. — Capsule orbiculaire plus épaisse en arrière qu'en avant, et interrompue en dehors (fig. 51. 11,12 ; fig. 52. 7).

Moyens de glissement. — Une synoviale isolée.

2° ARTICULATIONS CARPO-MÉTACARPIENNES DES DEUXIÈME, TROISIÈME, QUATRIÈME MÉTACARPIENS.

Préparation. — Enlevez en arrière les muscles interosseux, les tendons des fléchisseurs, les muscles lombricaux.

Arthrodies.

Surfaces articulaires. — Du *côté du carpe*, ligne légèrement sinueuse et un peu concave en haut, formée par une petite facette du trapèze, par le trapézoïde, le grand os, et une partie de l'os crochu. — Du côté du métacarpe, surface articulaire irrégulière, correspondant à la ligne articulaire des os du carpe.

Moyens d'union. — 1° *Ligaments dorsaux* (fig. 52. 8). Courts, très forts, au nombre de trois pour le deuxième métacarpien, qui, du trapèze, du trapézoïde et du grand os, se rendent au métacarpien, et deux pour le troisième métacarpien ; ils viennent du grand os et de l'os crochu. Un seul, plus long et plus grêle que les autres pour le quatrième métacarpien ; il s'insère à l'os crochu. — 2° *Ligaments palmaires* (fig. 51. 13). Moins forts que les ligaments dorsaux ; il n'en existe pas pour le deuxième métacarpien ; ils sont au nombre de trois pour le troisième métacarpien ; ils viennent du trapèze, du grand os et de l'os crochu ; pour le quatrième, il y a un seul ligament qui vient de l'os crochu.

3° ARTICULATION CARPO-MÉTACARPIENNE DU CINQUIÈME MÉTACARPIEN.

Préparation. — Enlevez les muscles de l'éminence hypothénar.

Cette articulation offre beaucoup d'analogie avec celle du premier métacarpien. Les surfaces articulaires du cinquième et de l'os crochu se correspondent par emboîtement réciproque ; elles sont maintenues par une capsule fibreuse, lâche, incomplète en dedans au niveau du quatrième métacarpien.

Les articulations des quatre derniers métacarpiens sont tapissées par une synoviale qui leur est commune, et qui lubrifie en même temps les surfaces articulaires du carpe.

ARTICULATIONS DES MÉTACARPIENS ENTRE EUX.

1° *Articulations de l'extrémité supérieure.* — Surfaces articulaires planes, réunies par des *ligaments interosseux* courts et très forts qui s'attachent dans les fossettes rugueuses qu'on trouve au-dessous des facettes articulaires. Des *ligaments dorsaux* et *palmaires* (fig. 52. 9 ; 51. 14), étendus transversalement de l'un à l'autre métacarpien.

Les ligaments palmaires sont plus forts que les ligaments dorsaux.

2° *Articulations de l'extrémité supérieure des métacarpiens*. — Les métacarpiens sont réunis à leur extrémité supérieure par une bandelette fibreuse très résistante, assez lâche cependant pour permettre quelques mouvements ; cette bandelette, *ligament transverse palmaire*, peut être considérée comme une dépendance de ligaments antérieurs des articulations métacarpo-phalangiennes. Le bord inférieur épais de l'aponévrose interosseuse dorsale pourrait être considéré comme un *ligament transverse dorsal*. — Une *synoviale* existe entre la tête de chaque métacarpien.

ARTICULATIONS DES DOIGTS.

Préparation. — Faites deux incisions, l'une à la partie antérieure, l'autre à la partie postérieure des doigts ; enlevez les téguments, fendez la gaîne des fléchisseurs, coupez cette gaîne de chaque côté, très près de son insertion aux phalanges.

ARTICULATIONS MÉTACARPO-PHALANGIENNES.

Articulations condyliennes.

Surfaces articulaires. — Du *côté des métacarpiens*, tête aplatie transversalement, encroûtée d'un cartilage diarthrodial plus étendu en avant qu'en arrière. — Du *côté des phalanges*, cavité concave peu profonde, à diamètre transversal, moins étendue que la tête avec laquelle elle est en contact, mais augmentée en avant par un ligament, *ligament glénoïdien*, continu avec la gaîne fibreuse des tendons fléchisseurs des doigts, les ligaments transverses des métacarpiens et les ligaments latéraux.

Moyens d'union. — Deux *ligaments latéraux* (fig. 52. 10), l'un *externe*, l'autre *interne*, bandelettes fibreuses très solides. Ils s'insèrent au tubercule de l'extrémité des métacarpiens, se portent en avant et en bas, et se fixent sur les parties latérales des phalanges et sur le ligament glénoïdien.

Moyens de glissement. — Une synoviale tapisse toutes ces articulations. Dans l'épaisseur du ligament glénoïdien du pouce, on remarque sur les parties latérales deux *os sésamoïdes* qui donnent attache aux ligaments latéraux et aux muscles du pouce.

ARTICULATIONS PHALANGIENNES.

Articulations trochléennes.

Surfaces articulaires. — Du côté de l'*extrémité inférieure* des première et deuxième phalanges, une trochlée aplatie d'avant en arrière et se prolongeant sur la face palmaire ; du côté de l'*extrémité supérieure* des deuxième et troisième phalanges, deux cavités séparées par une crête antéro-postérieure. Un ligament glénoïdien complète la surface articulaire en avant.

Moyens d'union. — *Deux ligaments latéraux* (fig. 52. 10) qui s'unissent au tubercule de la phalange supérieure, et se portent obliquement, en avant et en bas, à la phalange qui est au-dessous, et au ligament glénoïdien.

M. Jarjavay a constaté que les faisceaux glénoïdien et phalangien des ligaments latéraux de l'articulation phalangienne du pouce sont bien distincts inférieurement, mais réunis par du tissu cellulaire assez dense, qui se déchire dans la luxation de la première phalange du pouce.

Moyens de glissement. — Une petite synoviale lubrifie les articulations de toutes les phalanges.

ARTICULATIONS DES MEMBRES ABDOMINAUX.

Préparation des articulations du bassin et de l'articulation coxo-fémorale. — Séparez le bassin de la colonne vertébrale en conservant cependant les deux dernières vertèbres lombaires ; séparez en deux parties égales, par un trait de scie vertical, les deux dernières lombaires, le sacrum et le coccyx ; divisez la partie antérieure du bassin par un trait de scie qui, en dehors du pubis, passe par la partie moyenne du trou sous-pubien ; sciez les deux fémurs à leur partie moyenne, enlevez toutes les parties molles qui entourent les os et les ligaments ; pour voir les cartilages articulaires des symphyses sacro-iliaque et pubienne, luxez un des os iliaques sur le sacrum, luxez la portion du pubis adhérente à une des moitiés du bassin. Pour voir l'intérieur de l'articulation coxo-fémorale, divisez la capsule articulaire à sa partie moyenne par une incision circulaire.

ARTICULATIONS DU BASSIN.

Le bassin offre à étudier : 1° les articulations sacro-iliaques ; 2° la symphyse du pubis.

A. ARTICULATION SACRO-ILIAQUE.

Amphiarthrose ou symphyse.

Surfaces articulaires. — Elles ont la forme de l'auricule, d'où le nom de *surfaces auriculaires* qui leur a été donné ; elles sont sinueuses, alternativement convexes et concaves ; elles ont une double obliquité : l'une de haut en bas et de dedans en dehors ; l'autre d'avant en arrière et de dehors en dedans. Un cartilage diarthrodial plus rugueux sur le sacrum que sur l'os des iles, recouvre les surfaces articulaires.

Moyens d'union. — 1° *Ligament sacro-iliaque supérieur* (fig. 54. 4). Très épais, transversal, étendu de la base du sacrum à l'os des iles. — 2° *Ligament sacro-iliaque antérieur*. Couche fibreuse mince, s'insérant à toute la face antérieure du sacrum près de son bord externe, et se portant transversalement sur toute la partie correspondante de l'os iliaque. — 3° *Ligament sacro-iliaque vertical postérieur*. Épais,

long, résistant, étendu de l'épine iliaque postérieure et supérieure au
tubercule de la troisième vertèbre sacrée. — 4° *Ligaments trans-*
verses sacro-iliaques postérieurs. Petits ligaments qui vont de l'os
des îles au sacrum, où ils s'insèrent dans l'intervalle des trous sacrés. — 5° Un *ligament interarticulaire* très fort, formé de faisceaux entre-croisés, s'étend horizontalement d'une facette articulaire
à l'autre.

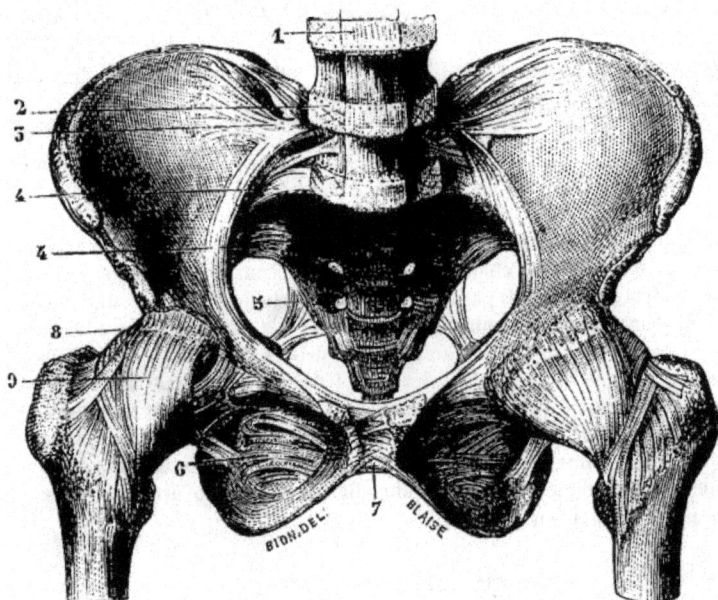

FIG. 53. — *Ligaments du bassin (face antérieure).*

1. Grand ligament antérieur de la colonne vertébrale. — 2. Ligament interarticulaire. — 3. Ligament ilio-lombaire inférieur. — 4. Ligament sacro-iliaque. —
5. Petit ligament sacro-sci tique. — 6. Membrane obturatrice. — 7. Ligament
du pubis. — 8. Capsule articulaire de l'articulation coxo-fémorale. — 9. Fibres
antérieures de renforcement de la capsule.

Moyens de glissement. — Une petite synoviale qu'on ne peut voir
facilement que chez la femme en couches et chez l'enfant, est destinée
à cette articulation.

Le sacrum est réuni à la partie inférieure de l'os des îles par deux
ligaments : ce sont les *ligaments sacro-sciatiques :* 1° le *grand liga-*
ment sacro-sciatique (fig. 54. 8) s'insère aux bords du coccyx et du
sacrum, et à la partie interne de la face postérieure de l'os des îles ;
de là ses fibres se dirigent vers la tubérosité ischiatique, en se con-
densant et en formant un faisceau épais, arrondi, qui bientôt s'élargit
de nouveau, et s'insère à la lèvre interne de cette tubérosité et à la
branche ascendante de l'ischion. Les fibres supérieures de l'insertion

ischiatique se recourbent fortement en haut et forment, avec la portion lisse comprise entre l'épine sciatique et la tubérosité de l'ischion,
une échancrure, *petite échancrure sciatique*, qui donne passage aux
vaisseaux et aux nerfs honteux internes, au muscle obturateur interne ;
son bord supérieur, presque vertical, limite par sa partie inférieure
la petite échancrure sciatique. La *grande échancrure sciatique*, qui
donne passage au grand nerf sciatique, aux vaisseaux et aux nerfs

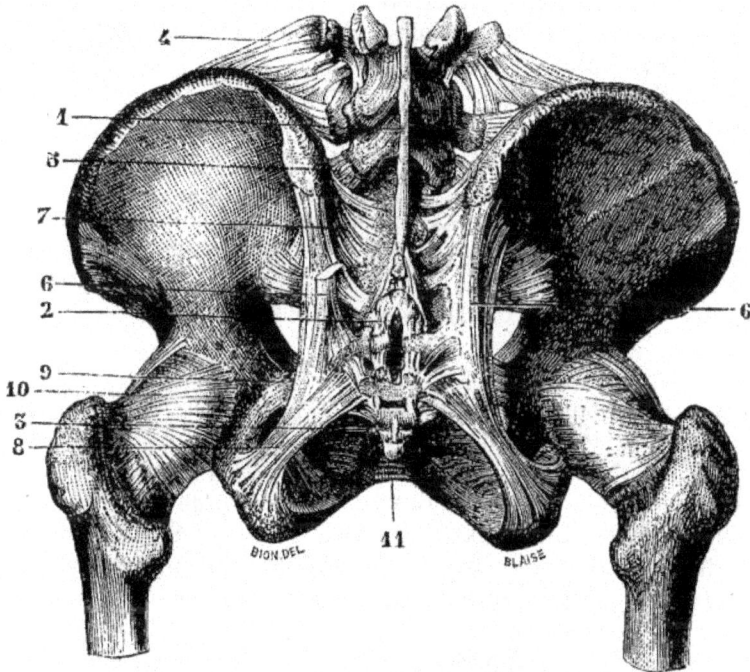

FIG. 54. — *Ligaments du bassin (face postérieure)*.

1. Ligaments interépineux des lombes et du bassin. — 2. Ligaments inférieurs des
lombes et du sacrum. — 3. Ligaments postérieurs du coccyx. — 4. Ligament
ilio-lombaire supérieur. — 5. Ligament ilio-lombaire inférieur. — 6,6. Ligament sacro-iliaque postérieur ou superficiel. — 7. Ligament sacro-iliaque profond. — 8. Grand ligament sacro-sciatique. — 9. Petit ligament sacro-sciatique. — 10. Capsule articulaire de l'articulation coxo-fémorale. — 11. Ligaments du pubis.

fessiers, ischiatique, honteux interne, au muscle ischio-coccygien, est
formée en arrière et en dedans par la partie supérieure du grand ligament sacro-sciatique, et en bas par le bord supérieur du petit ligament sacro-sciatique. Le bord inférieur et interne du ligament sacro-
sciatique fait partie de la circonférence inférieure du bassin ; sa face
externe donne attache aux fibres du grand fessier.

2° *Petit ligament sacro-sciatique* (fig. 53. 5, et 54. 9). Il naît
supérieurement en avant du précédent ; étalé comme lui, il va, en se

rétrécissant, s'insérer à l'épine sciatique. Ses fibres supérieures sont
en partie confondues avec celles du grand ligament sacro-sciatique.

B. ARTICULATION DES PUBIS.

Symphyse.

Surfaces articulaires. — Planes, obliquement dirigées d'arrière en
avant et de dedans en dehors.

Moyens d'union. — 1° *Ligament pubien supérieur*, épais faisceau
qui va d'une épine du pubis à l'autre. — 2° *Ligament pubien inférieur*, faisceau très fort qui émousse l'angle rentrant formé par les
branches descendantes du pubis où il se fixe. — 3° *Ligament pubien
antérieur*, formé de fibres entre-croisées au-devant de la symphyse
pubienne. — 4° *Ligament postérieur*, extrêmement mince, passe en
arrière du cartilage interarticulaire de la symphyse auquel il adhère
(fig. 53. 7, et 54. 11).

Un *ligament interarticulaire*, cunéiforme, à base dirigée en avant,
remplit l'espace compris entre les pubis ; il est formé de fibres entre-
croisées, analogues à celles des disques intervertébraux : toutefois il
ne renferme pas de noyaux cartilagineux.

Membrane sous-pubienne.

Le trou sous-pubien est fermé par une membrane fibreuse à laquelle on donne le nom de *membrane sous-pubienne, membrane
obturatrice* (fig. 53. 6). Elle s'attache au pourtour du trou sous-pubien et à la face interne de la branche ascendante de l'ischion. Elle
donne insertion, par ses deux faces, aux fibres des muscles obturateurs : elle présente à sa partie supérieure une échancrure qui convertit en trou la gouttière qui donne passage aux nerfs et aux vaisseaux
obturateurs ou sous-pubiens.

L'*arcade crurale*, ou *ligament de Fallope*, sera décrite avec les
aponévroses de la partie inférieure de l'abdomen.

BASSIN EN GÉNÉRAL.

Les os des iles, le sacrum et le coccyx, réunis par leurs articulations, constituent le *bassin*, cavité irrégulière, plus profonde en arrière
qu'en avant, évasée en haut, plus large à sa circonférence supérieure
qu'à sa circonférence inférieure.

Nous décrirons au bassin une *surface extérieure*, une *surface intérieure*, une *circonférence supérieure*, une *circonférence inférieure*,
un *détroit supérieur* et un *détroit inférieur*.

A. *Surface extérieure.* — 1° *Région antérieure*, moins haute au
centre qu'à sa circonférence, présentant sur la ligne médiane la symphyse pubienne ; de chaque côté le corps du pubis ; plus en dehors,
le trou sous-pubien fermé par la membrane sous-pubienne ; au-dessus
de ce trou, la branche horizontale du pubis ; au-dessous, les branches descendantes du pubis et ascendantes de l'ischion. — 2° *Région*

postérieure. Elle présente, sur la ligne médiane, la série des tubercules formés par les apophyses épineuses sacrées ; en bas, l'échancrure qui termine la série des éminences ; de chaque côté, les gouttières sacrées, plus profondes en haut qu'en bas, et au fond desquelles on voit l'orifice des trous sacrés postérieurs ; en dehors des gouttières, la saillie formée par la portion de l'os des iles situé en arrière de l'articulation sacro-iliaque. — 3° *Régions latérales,* formées en haut par les fosses iliaques externes, et qui présentent en bas et en arrière la grande et la petite échancrure sciatique ; au-dessous, la face externe des deux ligaments sacro-sciatiques ; en bas et en avant la cavité cotyloïde.

B. *Surface intérieure.* — Séparée en deux portions par une ligne circulaire horizontale, formée par la face interne de la branche horizontale des pubis, et la ligne saillante qui limite en bas les fosses iliaques internes, c'est cette ligne qui constitue avec le promontoire le détroit supérieur du bassin. La portion située au-dessus de cette ligne est le grand bassin. Elle présente en arrière une saillie qui correspond aux dernières vertèbres lombaires ; de chaque côté, deux fosses lisses, obliques en dedans, *fosses iliaques internes,* remplies par la portion iliaque du muscle psoas-iliaque.

La portion située au-dessous du détroit supérieur du bassin est appelée le *petit bassin.* Nous lui décrirons : 1° une *région antérieure,* qui regarde en arrière, formée par la symphyse pubienne, le corps des pubis, leur branche horizontale ; la membrane sous-pubienne, les branches ascendantes de l'ischion et descendantes du pubis, la face interne de l'ischion ; 2° une *région postérieure* qui regarde en avant, large en haut, angulaire en bas, formée par la concavité du sacrum et du coccyx. On y remarque sur la ligne médiane des saillies qui correspondent à la soudure des diverses pièces du sacrum, et l'articulation sacro-coccygienne ; sur les parties latérales, l'orifice des trous sacrés antérieurs ; 3° deux faces latérales sur lesquelles nous trouvons la surface quadrilatère qui répond à la cavité cotyloïde, l'épine sciatique, les deux échancrures sciatiques, la face interne des ligaments sacro-sciatiques.

C. *Circonférence supérieure.* — Échancrée en arrière, les dernières lombaires sont reçues dans cette échancrure ; de chaque côté nous trouvons les ligaments sacro-iliaques et l'épine iliaque postérieure et supérieure, la crête de l'os des iles ; en avant, l'épine iliaque supérieure et antérieure, une échancrure, l'épine iliaque antérieure et inférieure. Une échancrure plus large, l'épine et le corps des pubis tout à fait en avant.

D. *Détroit supérieur.* — Le détroit supérieur a la forme d'une ellipse dont le grand diamètre serait transversal, présentant une saillie au niveau de l'angle sacro-vertébral. Son étendue est importante à connaître au point de vue des accouchements. — Le *diamètre antéro-postérieur* (fig. 55. A,A) *sacro-pubien* de l'angle sacro-vertébral à la

symphyse des pubis, est de 108 millimètres. Le *diamètre bi-iliaque*,
diamètre transverse (fig. 55. B,B), du bord inférieur de la fosse iliaque
interne, d'un côté à celle du côté opposé, est de 134 millimètres. —
Le *diamètre oblique* (fig. 55. C,C), qui va d'une des symphyses sacro-
iliaques à l'éminence iléo-pectinée de l'autre côté, est de 121 millimètres ; ces diamètres sont au nombre de deux : l'un droit, l'autre
gauche. Celui du côté droit va de la symphyse sacro-iliaque droite
à l'éminence iléo-pectinée du côté gauche. Enfin, la *distance sacro-cotyloïdienne* (fig. 55, A,C) du sacrum, à une des cavités cotyloïdes, est
de 94 millimètres.

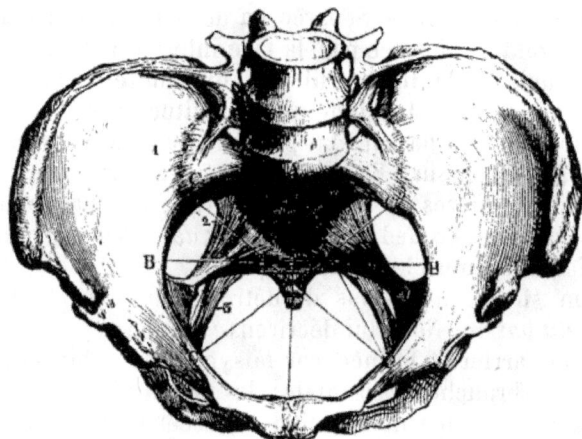

FIG. 55. — *Bassin vu par sa face supérieure.*

A,A. Diamètre sacro-pubien, antéro-postérieur. — B,B. Diamètre bi-iliaque, transversal. — C,C. Diamètre oblique. — A,C. Distance sacro-cotyloïdienne. —
1. Ligament sacro-iliaque, au-dessus le ligament iléo-lombaire. — 2. Petit
ligament sacro-sciatique. — 3. Grand ligament sacro-sciatique.

E. Le *détroit inférieur* du bassin, ou circonférence inférieure, présente, d'arrière en avant, la pointe et les bords latéraux du coccyx,
le bord inférieur du grand ligament sacro-sciatique, les tubérosités
de l'ischion, une large échancrure antérieure, formée par les branches ascendantes de l'ischion et descendantes du pubis. Enfin, tout à
fait en avant, la symphyse du pubis et le ligament pubien inférieur.
Les diamètres sont les suivants : le *diamètre antéro-postérieur, coccy-
pubien* (fig. 56. A,A), de la pointe du coccyx à la symphyse du pubis,
est de 108 millimètres. — Le *diamètre bi-ischiatique* (fig. 56. B,B),
qui va d'une tubérosité ischiatique à l'autre, est également de 108 millimètres. — Le *diamètre oblique* (fig. 56. C,C), qui va du milieu du
grand ligament sacro-sciatique au milieu de la branche descendante
du pubis et ascendante de l'ischion, est de 121 millimètres. Ces dimensions sont celles que l'on observe sur une femme bien conformée ;
chez l'homme elles sont moins considérables.

Le bassin de l'homme présente des différences assez importantes :
le sacrum est plus long, plus concave, plus étroit ; l'os iliaque est
plus court et plus étroit ; les fosses iliaques sont droites, le trou sous-
pubien est ovale et non triangulaire, les pubis sont plus étroits et plus

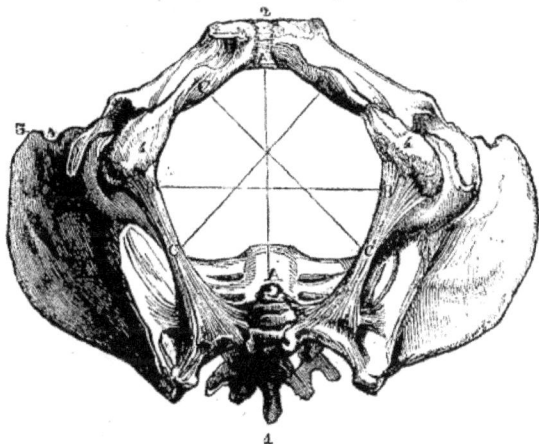

Fig. 56. — *Bassin vu par sa face inférieure.*
A,A. Diamètre coccy-pubien, droit, antéro-postérieur. — B,B. Diamètre bi-ischiatique, transversal. — C,C. Diamètre oblique. — 1. Crête des apophyses épineuses
du sacrum. — 2. Symphyse du pubis. — 3. Épine iliaque antérieure et supérieure. — 4. Tubérosité ischiatique.

saillants. M. Cruveilhier résume les différences sexuelles du bassin
par la proposition suivante : « Le bassin de l'homme l'emporte sur
» celui de la femme par la prédominance de ses diamètres verticaux,
» le bassin de la femme l'emporte par la prédominance de ses dia-
» mètres horizontaux. »

ARTICULATION COXO-FÉMORALE.

Préparation. — Voyez p. 163, ARTICULATIONS DU BASSIN.

Type des énarthroses.

Surfaces articulaires. — Du *côté du fémur*, tête hémisphérique
encroûtée de cartilage et présentant à sa partie supérieure et interne
une dépression qui loge un ligament interarticulaire. — Du *côté de
l'os iliaque, cavité cotyloïde,* profonde, échancrée sur sa circonférence, surtout à sa partie antérieure et inférieure, et présentant dans
sa partie profonde une dépression remplie de tissu adipeux rougeâtre,
improprement appelé *glande cotyloïdienne.* Cette cavité est encroûtée
de cartilage, excepté dans la dépression dont nous venons de parler.

La cavité cotyloïde est bordée, dans tout son pourtour, par un
bourrelet fibreux qui en augmente la profondeur, *bourrelet cotyloïdien* (fig. 57. 1). Celui-ci est plus épais en haut et en arrière qu'en
bas et en avant. Il présente plus de hauteur dans les points où la

15

cavité cotyloïde présente des échancrures ; il passe en avant de la
grande échancrure interne et la convertit en trou par le passage des
vaisseaux destinés à l'articulation ; sa circonférence adhérente est
plus épaisse que sa circonférence libre. Cette dernière a un diamètre
plus étroit, de telle sorte qu'elle retient la tête du fémur dans la cavité
cotyloïde ; sa face externe est en rapport avec la capsule de l'articulation.

Moyens d'union. — 1° Une *capsule fibreuse*, semblable à la capsule fibreuse de l'articulation scapulo-humérale ; elle s'insère en haut
au pourtour de la cavité cotyloïde, au-dessus et en dehors du bourrelet cotyloïdien (fig. 53. 8, et 54. 10), en bas, au col du fémur, les
insertions antérieures se font à la base du col ; les postérieures se font
à la réunion de son tiers inférieur avec ses deux tiers supérieurs ; cette
capsule fibreuse est beaucoup moins lâche que celle de l'articulation
scapulo-humérale ; elle ne présente qu'un peu de laxité à sa partie interne. Elle est composée de fibres linéaires à sa partie superficielle,
de fibres entre-croisées et comme feutrées dans sa partie profonde ;
elle est beaucoup plus épaisse à sa partie supérieure qu'à sa partie
inférieure ; elle est fortifiée en avant par un faisceau inséré à l'épine
provenant d'une expansion du tendon du droit antérieur de la cuisse
(fig. 53. 9) iliaque antérieure et inférieure, et qui descend obliquement à la partie interne de la base du col. La capsule fibreuse est souvent interrompue au-dedans de ce faisceau ; cette ouverture permet à

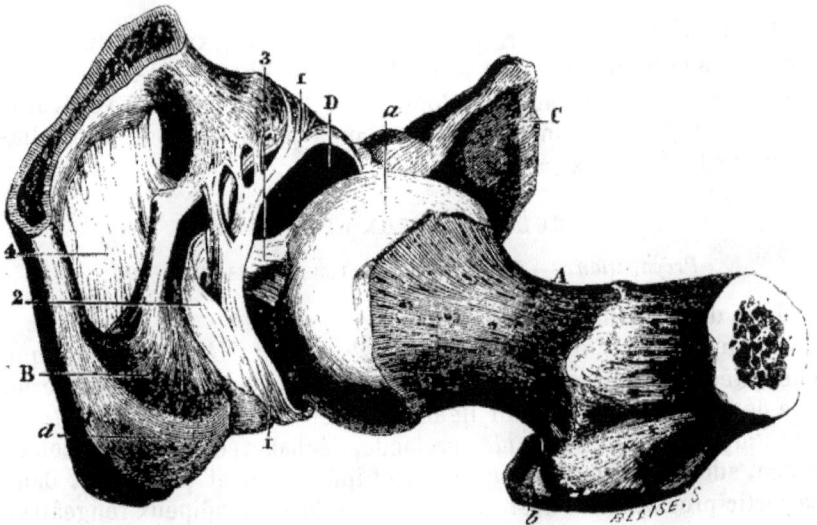

FIG. 57. — *Articulation coxo-fémorale.*

A. Partie supérieure du fémur. — *a.* Surface articulaire. — *b.* Grand trochanter.
— B. Os iliaque. — C. Pubis. — *d.* Tubérosité ischiatique. — D. Cavité cotyloïde. — 1. Bourrelet cotyloïdien. — 2,3. Ligament interarticulaire. — 4. Membrane sous-pubienne ou obturatrice.

la synoviale de l'articulation de communiquer avec celle du psoas iliaque.

2° *Ligament interarticulaire* (fig. 57. 2. 3), appelé encore *ligament rond.* — Ordinairement très fort, il s'insère à la dépression que nous avons signalée sur la tête du fémur ; de là, ce ligament contourne la tête du fémur et se divise en trois bandelettes : l'une s'insère à la dépression que nous avons signalée dans le fond de la cavité cotyloïde ; les deux autres vont s'attacher aux deux bords de l'échancrure cotyloïdienne, confondant leurs insertions avec le bourrelet cotyloïdien.

Moyens de glissement. — Une capsule synoviale tapisse toute cette articulation ; elle enveloppe comme dans une gaîne le ligament interarticulaire, tapisse encore la portion du col du fémur contenue dans la capsule fibreuse. Nous avons vu que la capsule communiquait quelquefois avec celle du psoas.

ARTICULATION DU GENOU.

Préparation. — Enlevez avec soin les parties molles qui entourent l'articulation, redoublez de précaution en enlevant les tendons, afin de ne pas ouvrir la capsule synoviale. Quand vous aurez étudié les ligaments périphériques, ouvrez l'articulation au-dessus de la rotule ; pour voir les ligaments croisés, faites sur le fémur, déjà scié horizontalement, une section verticale antéro-postérieure qui sépare les deux condyles.

Articulation ginglymoïdale.

Surfaces articulaires. — Du *côté du fémur*, en avant, une trochlée en rapport avec la face postérieure de la rotule ; en bas et en arrière, les deux condyles séparés par l'espace intercondylien. — Du *côté de la rotule*, deux facettes concaves séparées par une saillie verticale. — Du *côté du tibia*, deux cavités séparées par l'épine du tibia. Toutes ces surfaces sont encroûtées de cartilage.

Moyens d'union. — 1° *Ligament antérieur,* composé : 1° du *tendon de la portion antérieure du triceps fémoral* (fig. 58. 1, 60. 6), ou droit antérieur de la cuisse, renforcé par des expansions fibreuses qui viennent du vaste interne et du vaste externe ; il s'insère en bas au bord supérieur de la rotule, à la partie antérieure de ce bord ; 2° de la *rotule* (fig. 60, C), dont nous avons déjà étudié la forme et la structure, maintenue en place par le tendon, le ligament rotulien et deux petits ligaments latéraux étendus de ses bords aux tubérosités du tibia ; 3° du *ligament rotulien* (fig. 58. 2, 60. 5), qui s'insère par une large surface à l'extrémité inférieure et à la face antérieure de la rotule ; de là, ses fibres épaisses, résistantes, nacrées, descendent parallèlement et s'attachent à la partie la plus inférieure de la tubérosité antérieure du tibia ; renforcé par des expansions fibreuses qui viennent de l'aponévrose fascia lata et de la réunion des tendons qui constituent la patte d'oie. En arrière de ce ligament, on trouve une masse de tissu adipeux qui le sépare de la synoviale du genou (fig. 60. 2) ;

entre ce ligament et la tubérosité antérieure du tibia, on trouve une bourse synoviale isolée (fig. 60. 4). — Entre la rotule et la peau dou-

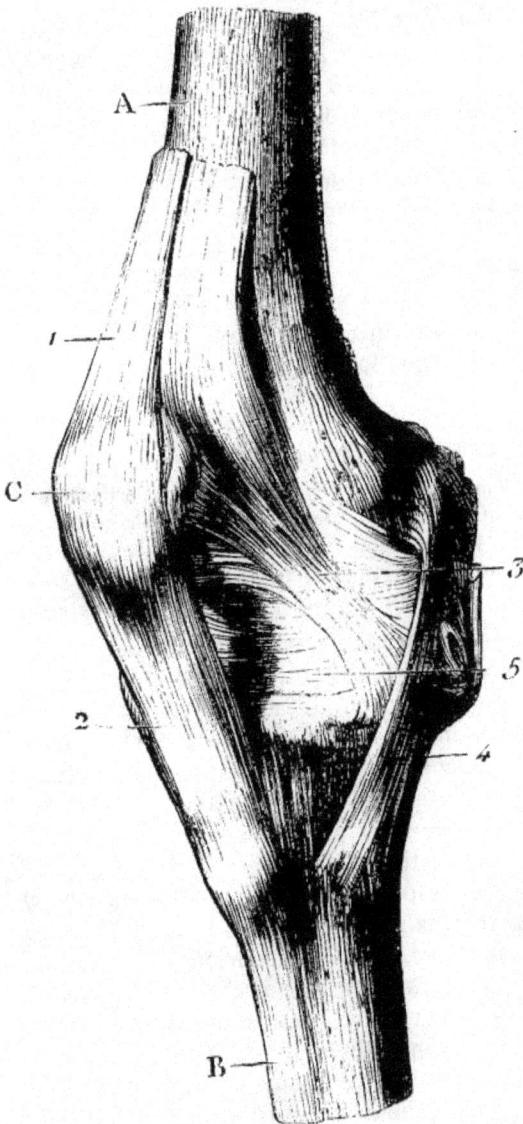

FIG. 58.

Articulation du genou (face antéro-interne).

A. Fémur.

B. Tibia.

C. Rotule.

1. Tendon du muscle droit antérieur de la cuisse.

2. Ligament rotulien.

3. Ligament interne de la rotule.

4. Ligament latéral interne de l'articulation.

5. Fibres ligamenteuses se rendant au cartilage se-mi-lunaire.

blée par ces expansions fibreuses, se trouve une autre bourse synoviale complétement isolée de celle de l'articulation (fig. 60. 3). — 2° *Ligament postérieur*, faible, composé de fibres entre-croisées, les unes verticales, d'autres obliques de dehors en dedans, ou de dedans en dehors. Ces fibres partent des expansions aponévrotiques des muscles de la partie postérieure de la cuisse et de la jambe, notamment du demi-membraneux ; d'autres enfin, les fibres propres du ligament pos-

térieur, se fixent à la face postérieure du fémur et au tibia. Des expansions fibreuses qui forment la face antérieure de la gaîne des ju-

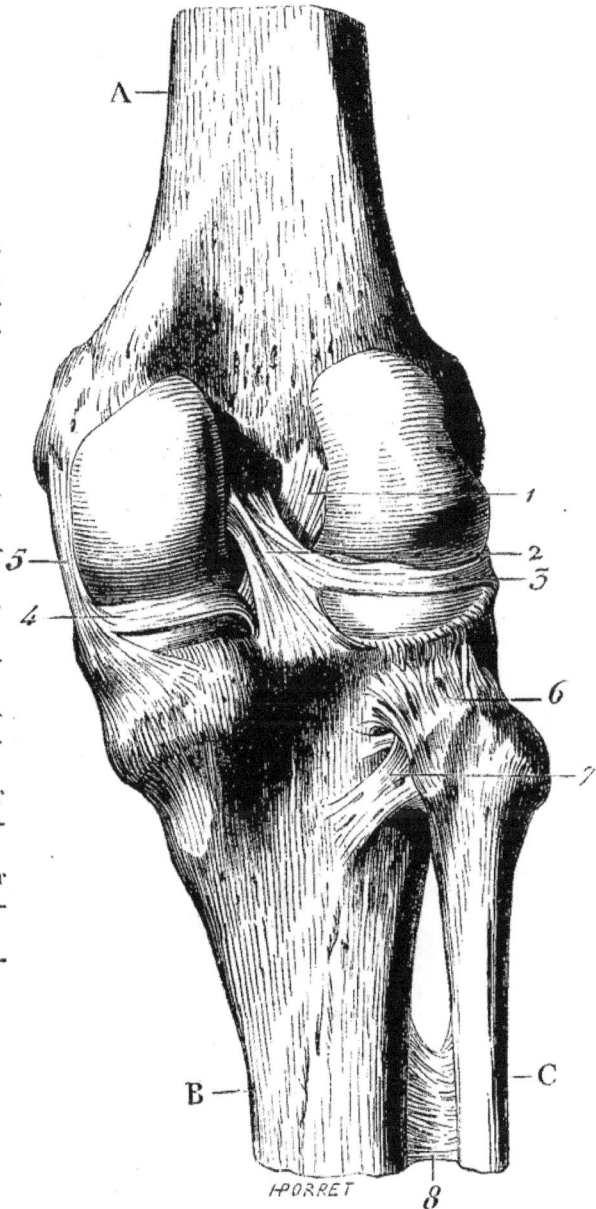

Fig. 59.

*Articulation du genou
(face postérieure),
cartilages inter-ar-
ticulaires et liga-
ments croisés.*

A. Fémur.
B. Tibia.
C. Péroné.
1. Ligament croisé an-
térieur.
2. Ligament croisé pos-
térieur.
3. Cartilage semi-lu-
naire externe.
4. Cartilage semi-lu-
naire interne.
5. Ligament latéral in-
terne de l'articula-
tion du genou.
6. Ligament supérieur
de l'articulation pé-
ronéo-tibiale.
7. Ligament postérieur
de l'articulation pé-
ronéo-tibiale.
8 Ligament interos-
seux.

meaux enveloppent les condyles du fémur. — 3° *Ligament latéral externe*, épaisse bandelette insérée en haut à la partie postérieure de la tubérosité externe du fémur qui descend verticalement en
bas pour s'attacher à la tête du péroné ; ce ligament paraît confondu

15.

avec le tendon du biceps. — 4° *Ligament latéral interne* (fig. 58. 4), est plus court, mais beaucoup plus large que le précédent, surtout à sa partie inférieure ; il s'attache en haut à la partie postérieure de la tubérosité interne du fémur ; en bas, au bord interne et à la face

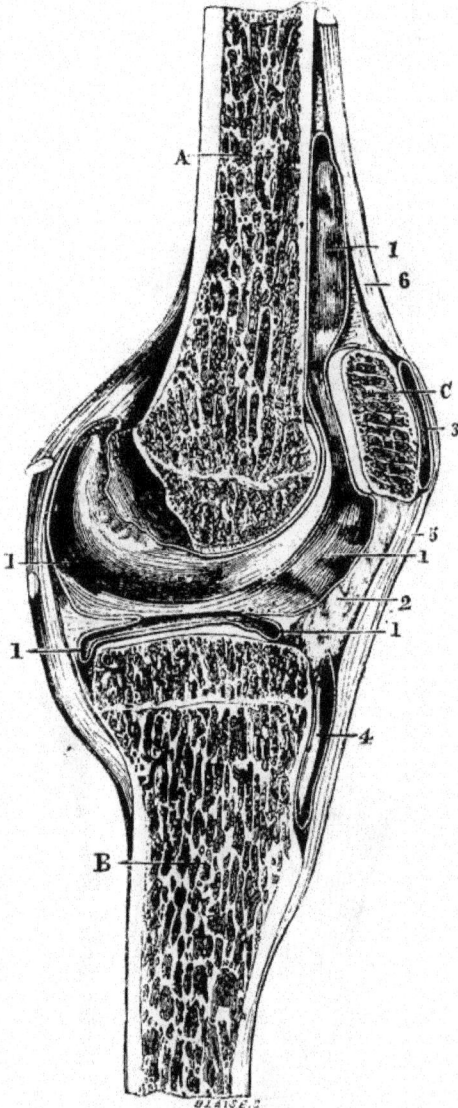

FIG. 60.

Articulation du genou (coupe antéro-postérieure).

A. Fémur.

B. Tibia.

C. Rotule.

1. Synoviale de l'articulation fémoro-tibiale.

2. Glande adipeuse.

3. Synoviale prérotulienne.

4. Synoviale prétibiale.

5. Ligament rotulien.

6. Tendon de la portion antérieure du triceps (droit antérieur).

antérieure du tibia ; il est recouvert par les tendons qui forment la patte d'oie, qui glissent sur lui à l'aide d'une petite bourse séreuse. — 5° *Ligaments croisés, interarticulaires.* Au centre de l'articulation du genou, on trouve deux ligaments interarticulaires, arrondis, très forts, obliquement dirigés : *l'antérieur* (fig. 59. 1), d'avant en ar-

rière et de dehors en dedans ; le postérieur (fig. 59. 2), d'avant en
arrière et de dedans en dehors ; ils s'entre-croisent en X, ce qui leur
a fait donner le nom de *ligaments croisés*. — Le ligament croisé antérieur s'insère à la dépression qu'on remarque à la partie antérieure de
l'épine du tibia et à la face interne du condyle externe du fémur. —
Le ligament croisé postérieur s'attache à la dépression qu'on trouve
sur la partie postérieure de l'épine du tibia et à la face externe du condyle interne du fémur.

Deux *fibro-cartilages interarticulaires* existent dans l'articulation
du genou ; ils ont reçu le nom de *cartilages semi-lunaires* en raison
de leur figure en forme de croissant. Leur bord convexe est épais et
tourné vers la circonférence ; leur bord concave est mince et regarde
le centre de l'articulation. Le *cartilage semi-lunaire interne* (fig. 59. 4)
est plus évasé que l'externe ; il s'insère à l'épine du tibia ; il adhère
solidement au ligament latéral interne et au ligament postérieur de
l'articulation. Le *cartilage semi-lunaire externe* (fig. 59. 3) est plus
arrondi, plus épais sur son bord convexe ; il s'insère aussi à l'épine du
tibia ; il n'offre point d'adhérence avec le ligament latéral externe, mais
il reçoit un faisceau très fort du ligament croisé postérieur, et donne
attache à des fibres du muscle poplité. Le ligament antérieur du cartilage semi-lunaire interne s'insère en avant du ligament du cartilage
externe ; le ligament postérieur s'insère au contraire en arrière du
ligament postérieur du cartilage semi-lunaire externe.

Moyens de glissement. — Une synoviale très étendue (fig. 60. 1)
tapisse toute l'articulation du genou ; de la partie antérieure de l'articulation elle remonte derrière le tendon des extenseurs de la jambe,
se prolonge entre ces muscles et la partie inférieure du fémur ; une
synoviale distincte existe quelquefois dans ce point ; la synoviale du
genou se prolonge encore sous les muscles vaste interne et vaste externe ; dans l'échancrure intercondylienne, elle tapisse les ligaments
croisés sans s'interposer entre eux ; sous le tendon rotulien, elle est
en rapport avec une masse de tissu adipeux, fournit une gaîne à un prolongement de ce tissu, et va s'insérer dans l'espace intercondylien
sous le nom de *ligament adipeux*. Enfin, elle présente un grand
nombre de prolongements désignés sous le nom de *franges syno-*
viales.

ARTICULATIONS PÉRONÉO-TIBIALES.

Préparation. — Ces articulations sont mises à découvert dès qu'on a enlevé les
muscles de la jambe.

A. ARTICULATION PÉRONÉO-TIBIALE SUPÉRIEURE.

Arthrodie.
Surfaces articulaires. — Du *côté du péroné*, facette plane circulaire, qui regarde en haut et en dedans ; du côté du tibia, facette sem-

blable tournée en sens inverse. Toutes deux sont encroûtées de cartilage et tapissées par une *synoviale* qui communique quelquefois avec celle du genou.

Moyens d'union. — Deux ligaments, l'un supérieur (fig. 59. 6), l'autre postérieur (fig. 59. 7), formés de fibres transversales parallèles, sont étendus de la tête du péroné à la tubérosité externe du tibia.

B. ARTICULATION PÉRONÉO-TIBIALE INFÉRIEURE.

Amphiarthrose.

Surfaces articulaires. — Du *côté du péroné*, surface convexe regardant en dedans. — Du *côté du tibia*, surface concave regardant en dehors, plus large en bas qu'en haut. Ces deux surfaces sont encroûtées de cartilage, le cartilage tibial se continue avec celui qui tapisse l'articulation du tibia avec l'astragale ; une *synoviale*, qui communique avec celle de l'articulation tibio-tarsienne, existe entre ces surfaces articulaires.

Moyens d'union. — Deux ligaments, l'un antérieur, l'autre postérieur, formés de fibres épaisses, parallèles, dirigées de haut en bas et de dedans en dehors (fig. 61. 1). — Un ligament interosseux, très fort, situé au-dessus des surfaces diarthrodiales, complète les moyens de réunion de ces deux os.

C. LIGAMENT INTEROSSEUX.

L'espace compris entre le péroné et le tibia est occupé par une membrane fibreuse, *ligament interosseux* (fig. 59. 8), analogue à celui que nous avons vu réunir les deux os de l'avant-bras, et qui s'attache au bord externe du tibia, au bord interne et à la crête de la face interne du péroné ; il est perforé en haut pour le passage des nerfs et des vaisseaux tibiaux antérieurs, en bas pour le passage des vaisseaux péroniers ; il donne attache par ses deux faces aux muscles des régions antérieure et postérieure de la jambe.

ARTICULATION TIBIO-TARSIENNE.

Préparation. — Enlevez les muscles, les tendons, le tissu graisseux qui entourent l'articulation ; enlevez, couche par couche, les fibres superficielles du ligament latéral interne, afin d'apercevoir les parties profondes.

Articulation trochléenne, ginglyme angulaire.

Surfaces articulaires. — Du *côté de la jambe*, mortaise oblongue formée par le tibia et présentant une saillie qui pénètre dans la rainure de la poulie astragalienne ; les deux parties latérales de la mortaise sont formées par les deux malléoles, l'interne appartenant au tibia, l'externe au péroné. — Du *côté de l'astragale*, facette supérieure, oblongue d'avant en arrière, présentant à sa partie supérieure une dépression antéro-postérieure et deux facettes latérales, l'externe plus étendue que l'interne. Toutes ces facettes articulaires sont encroûtées de cartilages.

Moyens d'union. — 1° *Ligaments latéraux externes* au nombre de trois : — Un moyen, presque vertical, *péronéo-calcanéen*, qui s'insère au sommet de la malléole externe et au côté externe du calcanéum (fig. 61. 2). — Un postérieur, *péronéo-astragalien postérieur*,

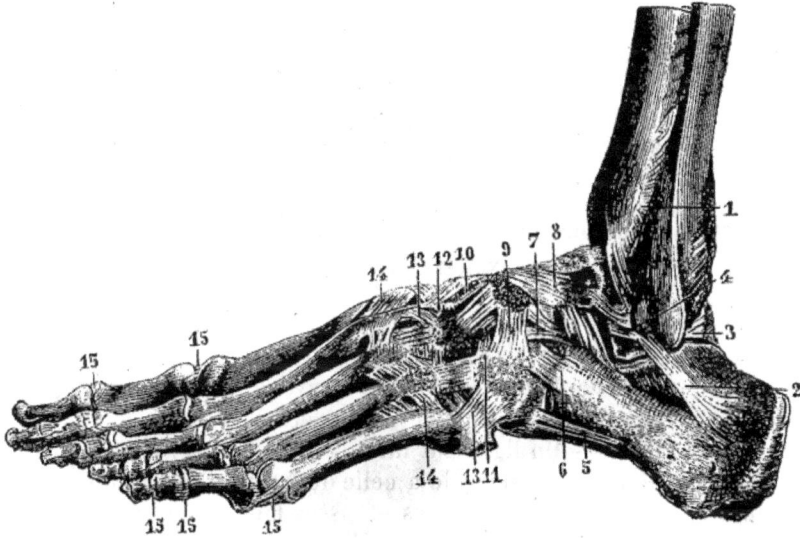

FIG. 61. — *Articulations du pied (côté externe).*

1. Ligament de l'articulation péronéo-tibiale inférieure. — 2,3,4. Ligament latéral externe de l'articulation tibio-tarsienne : 2. Faisceau moyen. — 3. Faisceau postérieur. — 4. Faisceau antérieur. — 5. Ligament calcanéo-cuboïdien plantaire. — 6. Ligament calcanéo-cuboïdien dorsal. — 7. Ligament scaphoïdien dorsal. — 8. Ligament astragalo-scaphoïdien. — 9. Ligament cuboïdo-astragalien dorsal. — 10. Ligament cunéo-astragalien. — 11. Ligament cunéo-cuboïdien. — 12. Ligaments des cunéiformes entre eux. — 13. Ligaments tarso-métatarsiens. — 14. Ligaments transverses du métatarse. — 15. Ligaments latéraux des orteils.

situé très profondément, s'étendant transversalement de la fossette rugueuse, située en dedans et en arrière de la malléole externe, à la face postérieure de l'astragale (fig. 61. 3). — Un antérieur, *peronéo-astragalien antérieur*, très court, plus large en bas qu'en haut et qui s'attache au bord antérieur de la malléole externe et au-devant de la facette malléolaire externe de l'astragale (fig. 61. 4). — 2° *Ligament latéral interne* (fig. 62. 1), très fort, très épais, formé de plusieurs couches, qui, du bord inférieur de la malléole interne, vont s'insérer à la petite apophyse du calcanéum et au bord inférieur de la face interne de l'astragale ; les fibres les plus profondes sont très courtes et vont de la partie non articulaire de la face profonde de la malléole à la face interne de l'astragale.

Moyens de glissement. — Une synoviale très lâche, qui se prolonge dans l'articulation péronéo-tibiale inférieure.

ARTICULATIONS DES OS DU TARSE.

Préparation. — Pour étudier les ligaments de la face plantaire, enlevez toutes les parties molles de la plante du pied ; disséquez isolément chaque ligament ; isolez-les complétement du tissu graisseux qui se trouve dans leur intervalle, et des gaînes tendineuses qui les cachent en partie. Pour voir le ligament interosseux astragalo-calcanéen, faites une coupe verticale antéro-postérieure de l'astragale et du calcanéum.

A. ARTICULATION DES OS DE LA PREMIÈRE RANGÉE ENTRE EUX, OU ARTICULATION ASTRAGALO-CALCANÉENNE.

Double arthrodie.

Surfaces articulaires. — Du *côté de l'astragale*, une facette postérieure concave, une facette antérieure convexe. Du *côté du calcanéum*, les facettes sont disposées en sens inverse.

Moyens d'union. — Un ligament interosseux (fig. 64. 1), très fort, étendu de la rainure de l'astragale à celle du calcanéum, et quelques ligaments périphériques assez rares et assez faibles en dedans ; en dehors, on trouve un épais faisceau, *ligament astragalo-calcanéen interne* (fig. 62. 2 et 63. 1), qui confond ses insertions supérieures avec celles du ligament latéral externe de l'articulation tibio-tarsienne.

Moyens de glissement. — Une synoviale tapisse l'articulation postérieure ; la synoviale de l'articulation antérieure communique avec celle de l'articulation des deux rangées des os du tarse.

B. ARTICULATION DES OS DE LA SECONDE RANGÉE.

Tous les os de la seconde rangée s'articulent par amphiarthrose.

Surfaces articulaires. — Ces os s'articulent par des surfaces planes encroûtées de cartilages ; la facette antérieure du scaphoïde est triple, et s'articule avec les trois cunéiformes.

Moyens d'union. — 1° *Ligaments interosseux* (fig. 64. 3. et 4), très forts, plus rapprochés de la face plantaire que de la face dorsale, qui vont d'un os à l'autre, s'insérant sur les facettes rugueuses voisines des facettes articulaires et réunissant les trois cunéiformes entre eux et le troisième cunéiforme au cuboïde. — 2° *Ligaments dorsaux*, bandelettes très fortes, étendues d'un os à l'autre, tels sont les liga-

ments *cunéo-cuboïdiens*, et ceux qui unissent les cunéiformes entre
eux (fig. 61. 11 et 12), et le *cunéo-scaphoïdien dorsal* (fig. 62. 8).
— 3° *Ligaments plantaires.* Ce sont de petites bandelettes fibreuses
peu considérables, dépendant des ligaments interosseux ; parmi eux
on remarque un ligament fort et étendu du scaphoïde aux trois cunéiformes, *ligaments cunéo-scaphoïdiens plantaires* (fig. 63. 5 et 62. 7);

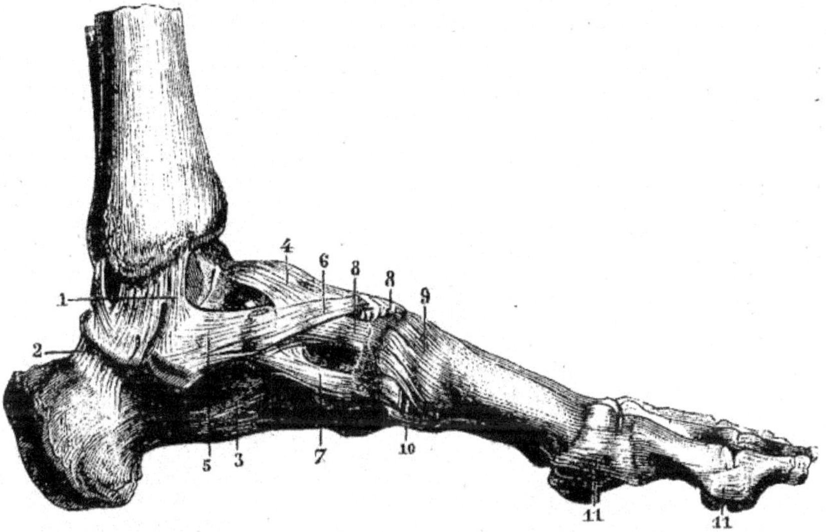

FIG. 62. — *Articulations du pied (côté interne).*

1. Ligament latéral interne de l'articulation tibio-tarsienne. — 2. Ligament astragalo-calcanéen. — 3. Ligament calcanéo-cuboïdien plantaire. — 4. Ligament
astragalo-scaphoïdien. — 5. Ligament calcanéo-scaphoïdien inférieur. — 6. Ligament calcanéo-cuboïdien interne. — 7. Ligament cunéo-scaphoïdien plantaire. — 8. Ligament cunéo-scaphoïdien dorsal. — 9. Ligament dorsal tarso-
métatarsien du gros orteil. — 10. Ligament plantaire tarso-métatarsien du gros
orteil. — 11. Ligaments latéraux des orteils.

un ligament épais, transversal, unit le scaphoïde au cuboïde, ligament
cuboïdo-scaphoïdien plantaire (fig. 63. 4), de petits ligaments interosseux qui unissent les os cunéiformes entre eux (fig. 63. 7) ; enfin
d'autres ligaments qui unissent le cuboïde aux cunéiformes (fig. 63. 6).

ARTICULATIONS DES DEUX RANGÉES DES OS DU TARSE.

La direction des surfaces articulaires est transversale et perpendiculaire à l'axe du pied. Cette disposition a été utilisée en médecine
opératoire pour l'amputation partielle du pied, dite amputation par la
méthode de Chopart. L'articulation astragalo-scaphoïdienne est formée
par une tête reçue dans une cavité, *articulation glénoïdale;* l'articu-

lation calcanéo-cuboïdienne est une *articulation par emboîtement réciproque* (fig. 64).

Surfaces articulaires. — Du *côté de la première rangée*. Tète de
l'astragale, plus étendue que la cavité glénoïde du scaphoïde, surtout
en bas, où elle est en contact avec la facette antérieure du calcanéum.
La cavité de réception du scaphoïde est complétée en bas et en dedans
par le ligament calcanéo-scaphoïdien inférieur ; la portion de la tète
de l'astragale en rapport avec le ligament est lisse, encroûtée de cartilage. Facette calcanéenne concave de haut en bas. — *Du côté de la
seconde rangée*. Cavité glénoïde du scaphoïde. Facette du cuboïde
concave transversalement.

Moyens d'union. — Les ligaments qui unissent les deux rangées
sont : 1° ligaments qui se portent du calcanéum au scaphoïde.
— A. *Ligament calcanéo-scaphoïdien dorsal* (fig. 61. 7), inséré
au côté interne de l'extrémité antérieure du calcanéum, et au côté
externe du scaphoïde. — B. *Ligament calcanéo-scaphoïdien inférieur*
(fig. 62. 5), très fort, d'une grande densité, d'où le nom de *cartilagineux* qui lui est donné par Arnold ; il remplit le vide qui existe entre
le scaphoïde et le calcanéum.

2° Ligaments qui vont du calcanéum au cuboïde. — A. *Ligament
calcanéo-cuboïdien dorsal* (fig. 61. 6), bandelette fibreuse très mince,
étendue d'arrière en avant du calcanéum au cuboïde. — B. *Ligament calcanéo-cuboidien interne* (fig. 62. 6), faisceau court, très
épais, dont les attaches supérieures se confondent avec celles du
ligament calcanéo-scaphoïdien supérieur, ce qui leur donne la forme
d'un Y. Ces ligaments sont pour ainsi dire la clef de l'articulation
médio-tarsienne ; quand ils ont été coupés dans l'amputation partielle
du pied par la méthode de Chopart, les surfaces articulaires s'écartent
avec la plus grande facilité. — C. *Ligament calcanéo-cuboïdien plantaire* (fig. 61. 5 et 62. 3), large, très épais, à fibres parallèles dirigées d'arrière en avant, de la face inférieure du calcanéum à la lèvre
postérieure de la coulisse du cuboïde.

3° *Ligament astragalo-scaphoïdien* (fig. 61. 8 et 62. 4), à fibres
parallèles minces, étendu du col de l'astragale au pourtour de la
facette du scaphoïde, et s'irradiant jusqu'au métatarse.

4° Ligaments qui vont de l'astragale au cuboïde et aux cunéiformes : A. *Ligament cuboïdo-astragalien dorsal* (fig. 61. 9) ; B. *ligament cunéo-astragalien* (fig. 61. 10).

5° Un ligament interosseux qui unit le scaphoïde au cuboïde
(fig. 64. 2).

Moyens de glissement. — Toutes les articulations des os du tarse
sont tapissées par des synoviales qui sont : 1° la synoviale calcanéo-
astragalienne (fig. 61, A) ; 2° la synoviale astragalo-calcanéo scaphoï-
dienne (fig. 64, B) ; 3° la synoviale calcanéo-cuboïdienne (fig. 64, C);
4° la synoviale cunéo-astragalienne (fig. 64, D).

ARTICULATIONS TARSO-MÉTATARSIENNES.

Surfaces articulaires. — C'est dans la ligne articulaire qui sépare les os du tarse de ceux du métatarsien, que l'on pratique l'amputation partielle du pied par la méthode de Lisfranc. Cet intervalle est assez régulier, sauf la saillie que forme en avant le troisième cunéiforme, et celle que forme en arrière le deuxième métatarsien, qui s'enchâsse entre le premier et le troisième cunéiforme. Les trois premiers métatarsiens s'articulent avec les trois cunéiformes, les deux derniers avec le cuboïde ; les facettes métatarsiennes, légèrement concaves, reçoivent les facettes convexes des os du tarse.

Moyens d'union. — A. *Ligaments dorsaux* (fig. 61. 13). Un ligament dorsal assez faible s'étend du premier cunéiforme au premier métatarsien (fig. 62. 9) ; trois vont au second métatarsien : l'un, interne, part du premier cunéiforme ; un moyen, très fort, s'attache au second cunéiforme ; un externe vient du troisième cunéiforme ; un ligament s'étend du troisième cunéiforme au troisième métatarsien ; enfin, du cuboïde, partent deux ligaments dorsaux : un pour le quatrième ; un autre oblique pour le cinquième métatarsien.

B. *Ligaments plantaires.* Un ligament plantaire très fort s'étend du premier cunéiforme au premier métatarsien (fig. 62. 10 et 63. 8) ; deux ligaments plantaires sont destinés au deuxième métatarsien : l'un, très fort, part du premier cunéiforme et se continue avec le ligament interosseux ; l'autre, plus court, part du second cunéiforme. Le ligament plantaire du troisième os du métatarse est très grêle, s'étend obliquement de cet os au premier cunéiforme, un ligament, le *ligament lacinié* allant du cuboïde aux deuxième, troisième et quatrième métatarsiens (fig. 63. 9). Il n'existe pas de ligament plantaire pour le dernier métatarsien.

C. *Ligaments interosseux.* De la facette latérale externe du premier cunéiforme part un ligament interosseux très fort qui s'attache à la facette latérale interne du deuxième métatarsien. Un autre ligament interosseux, également très fort, s'étend de la facette latérale externe du troisième cunéiforme et à la facette latérale interne du quatrième métatarsien.

Moyens de glissement. — Trois synoviales distinctes tapissent ces articulations : une est destinée au premier métatarsien (fig. 64, B), une au deuxième et au troisième (fig. 64, F), une au quatrième et au cinquième (fig. 64. G).

ARTICULATIONS DES MÉTATARSIENS ENTRE EUX.

Les métatarsiens se touchent à leur *extrémité postérieure* par des surfaces planes. Leurs articulations sont des amphiarthroses. Ils sont maintenus en rapport : 1° par des ligaments plantaires, faisceaux

16

dirigés transversalement, étendus de l'un à l'autre métatarsien ;
2° des *ligaments dorsaux*, beaucoup plus grêles que les plantaires

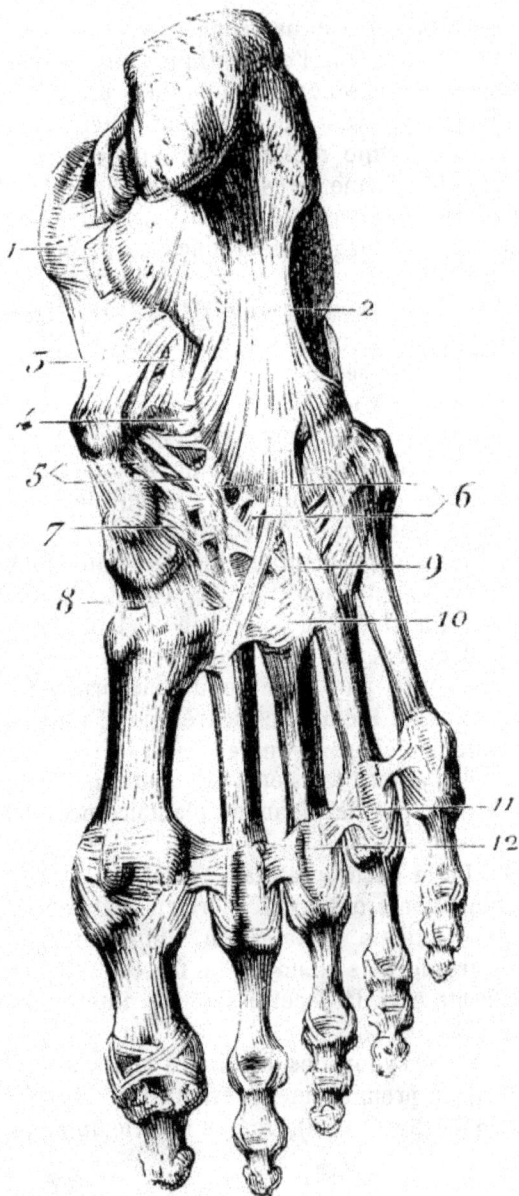

FIG. 63.

Ligaments du pied (face inférieure).

1. Ligament astragalo-calcanéen interne.
2. Ligament calcanéo-cuboïdien plantaire.
3. Ligament calcanéo-scaphoïdien inférieur.
4. Ligament cuboïdo-scaphoïdien plantaire.
5. Ligaments cunéo-scaphoïdiens plantaires.
6. Ligaments cunéo-cuboïdiens.
7. Ligaments réunissant les cunéiformes entre eux.
8. Ligament allant du cunéiforme au 1er métatarsien.
9. Ligament lacinié allant du cuboïde aux 2e, 3e, 4e métatarsiens.
10. Ligaments postérieurs transversaux du métatarse.
11. Ligaments antérieurs transversaux du métatarse.
12. Sillon des tendons des muscles fléchisseurs des orteils.

(fig. 62. 14) ; 3° des *ligaments interosseux*, très forts, vont d'une facette latérale rugueuse d'un métatarsien au métatarsien voisin au-devant des surfaces cartilagineuses

Les *extrémités antérieures* ou *digitales* des métatarsiens sont réunies par un ligament transverse, analogue à celui que nous avons vu au carpe. Il est seulement beaucoup plus faible (fig. 63. 11).

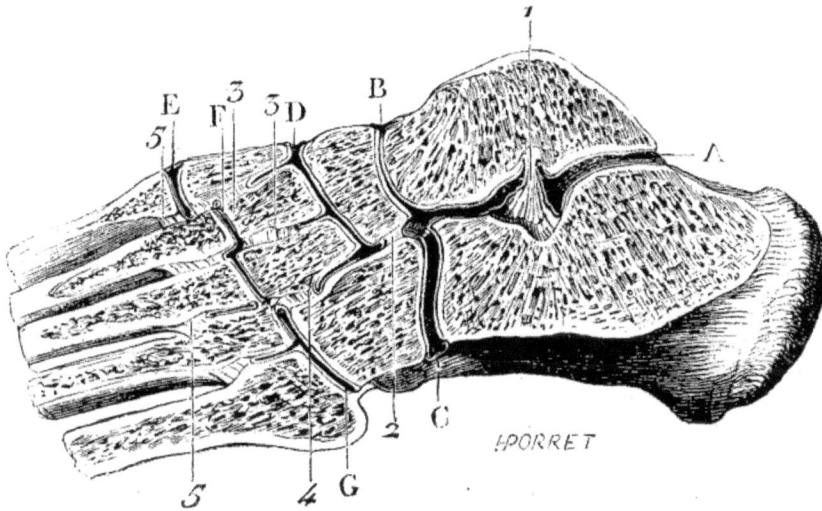

FIG. 64. — *Ligaments interosseux et synoviales du pied (coupe oblique).*

1. Ligament interosseux astragalo-calcanien. — 2. Ligament cuboïdo scaphoïdien. — 3, 3. Ligaments qui réunissent les cunéiformes entre eux. — 4. Ligament qui réunit les troisièmes cunéiformes au cuboïde. — 5, 5. Ligaments postérieurs intermétatarsiens. — A. Synoviale calcanéo-astragalienne. — B. Synoviale astragalo-calcaneo-scaphoïdienne. — C. Synoviale calcanéo-cuboïdienne. — D. Synoviale cunéo-astragalienne. — E. Synoviale du premier métatarsien. — F. Synoviale du second et du troisième métatarsien. — G. Synoviale des deux derniers métatarsiens.

Les *articulations métatarso-phalangiennes* et les *articulations phalangiennes* du pied sont tout à fait semblables aux articulations métacarpo-phalangiennes, et aux articulations phalangiennes de la main. Nous ne nous y arrêterons pas, nous renvoyons à la description que nous avons donnée page 162.

MYOLOGIE.

PRÉPARATION DES MUSCLES ET DES APONÉVROSES.

Les sujets les plus favorables à l'étude de la myologie sont les adultes, dont les muscles, bien prononcés, ne sont pas chargés d'une trop grande quantité de graisse. Les cadavres des hommes sont préférables à ceux des femmes.

Pour disséquer les muscles, il faut :

1° Mettre le muscle que l'on voudra découvrir dans un état de tension modérée.

2° Couper les téguments perpendiculairement à l'épaisseur de la peau et parallèlement à la direction des fibres musculaires.

3° Soulever la peau, d'abord avec des pinces, puis avec la main qui la tend d'une manière plus uniforme et dans un espace plus étendu.

4° Porter le tranchant du scalpel, et non la pointe, sur l'angle que forment la peau et l'aponévrose d'une part, le muscle de l'autre ; de cette manière on découvrira le muscle sans laisser de tissu cellulaire adhérent aux fibres musculaires.

5° On commencera la dissection d'un muscle par sa partie moyenne ; lorsque le muscle sera complétement mis à découvert sur sa partie superficielle, on l'isolera, en le soulevant, des parties situées plus profondément, puis on procédera à la dissection des attaches musculaires : cette préparation devra être faite avec le plus grand soin ; on grattera avec la rugine ou un fort scalpel les parties de l'os voisines de l'insertion.

6° Quand on soulèvera un muscle pour le disséquer dans sa partie profonde, on aura soin de ne pas le déplacer complétement, afin que l'on puisse bien constater ses rapports avec les organes environnants.

7° On disséquera avec soin les gros nerfs, les gros troncs vasculaires, etc., qui avoisinent les muscles, afin de conserver les rapports les plus importants. A la vérité, ce mode de dissection est plus long que celui qui consiste à ne conserver que les muscles, mais aussi il est beaucoup plus utile.

8° Quand il sera nécessaire, pour étudier un muscle profond, de couper le muscle superficiel, ce dernier sera coupé parallèlement aux fibres du muscle sous-jacent ; si cependant, comme il arrive dans quelques régions, aux membres par exemple, les fibres des muscles profonds sont parallèles à celles du muscle superficiel, l'incision devra porter sur le milieu du muscle qui vient d'être étudié, perpendiculairement à ses fibres ; on aura alors la précaution de couper de la partie profonde vers la superficie, ou bien on coupera le muscle en sens inverse, mais on apportera beaucoup de précautions en coupant les parties profondes.

Cette méthode, qui consiste à couper les muscles par leur partie moyenne, permet d'étudier avec beaucoup plus de facilité les rapports des muscles entre eux, puisqu'on peut presque reconstruire le muscle en rapprochant les deux lambeaux.

9° Il est certains muscles qui seront bien mieux étudiés à l'aide de certaines préparations spéciales : telle est la macération dans l'acide azotique étendu d'eau.

M. Bonamy a tiré un grand parti de cette méthode pour la dissection des muscles de la face et de ceux du périnée.

Pour préparer les aponévroses, la méthode est la même. On incisera la peau et le tissu cellulaire sous-cutané, on disséquera l'aponévrose, et quand on en aura étudié la face externe, on l'incisera suivant la direction d'un des muscles de la région, et l'on étudiera les prolongements que cette aponévrose envoie entre les organes.

Lorsqu'on voudra disséquer les muscles après avoir préparé l'aponévrose d'enveloppe, cette aponévrose sera incisée suivant la direction que nous avons indiquée plus haut, et soulevée d'abord dans les points où elle ne présente pas d'adhérence avec les muscles,

Enfin, lorsque les fibres musculaires s'attachent à l'aponévrose, celle-ci sera enlevée dans toute sa partie non adhérente et coupée au niveau de l'insertion musculaire.

DES MUSCLES EN GÉNÉRAL.

Les muscles sont des organes composés de fibres contractiles. Les uns sont destinés à faire mouvoir, en se raccourcissant, les différentes pièces du squelette ; les autres, en diminuant par leur contraction la capacité des canaux autour desquels ils sont disposés, servent à déplacer les substances contenues dans les viscères.

Les premiers se contractent sous l'influence de la volonté : ce sont les *muscles de la vie animale, de la vie de relation.*

Les seconds, au contraire, dont la contraction est involontaire, sont désignés sous le nom de *muscles de la vie organique.*

Les muscles de la vie animale seront seuls décrits dans ce chapitre ; nous ferons en même temps l'histoire du tissu fibreux qui leur sert d'enveloppe, les *aponévroses.* Les muscles de la vie organique, intimement liés aux viscères dont ils font partie, seront décrits avec la splanchnologie.

Dispositions générales. — De tous les systèmes organiques, il n'en est aucun qui tienne autant de place dans l'économie que le système musculaire de la vie de relation ; il n'en est aussi aucun qui varie autant selon la constitution, l'âge, le sexe, l'état de santé ou de maladie.

Le système musculaire extérieur est formé d'un grand nombre de masses distinctes, différentes par leur volume, par la direction de leurs fibres, par leurs attaches, par leurs fonctions ; ces masses musculaires sont réunies par des fibres résistantes, désignées sous le nom d'*aponévroses*, et qui en constituent une annexe. Non-seulement les aponévroses réunissent les diverses parties du système musculaire, mais encore se présentent sous la forme de cloisons plus ou moins résistantes, qui séparent les muscles, de telle sorte que chacun d'eux enveloppé dans une gaîne particulière est tout à fait indépendant.

Le *nombre* des muscles ne saurait être déterminé d'une manière rigoureuse. En effet, un assez grand nombre d'entre eux se confondent à une de leurs extrémités, et, parmi les anatomistes, les uns considèrent comme autant de muscles particuliers des faisceaux que d'autres réunissent dans une description commune.

Le *nom* des muscles est déduit : 1° de leur usage, comme les muscles *abducteur*, *adducteur*, *fléchisseur*, etc. ; 2° de leur forme : muscles *deltoïde*, *pyramidal*, etc. ; 3° des divisions qu'ils présentent : muscles *biceps*, *triceps*, etc. ; 4° de leur direction : muscles *droits*, *obliques*, etc. ; 5° de leur volume : muscles *grand*, *petit*, *moyen*, etc. ; 6° de leur situation : muscles *radial*, *cubital* ; 7° de leurs attaches : muscles *sterno-hyoïdiens*, etc. Ce dernier mode de dénomination, généralisé par Chaussier, a été adopté pour beaucoup de muscles.

Les muscles ont été divisés d'après les rapports de leurs trois dimensions, en muscles *longs*, muscles *larges*, muscles *courts*.

1° *Muscles longs.* — Ils sont disposés autour des membres ; les plus longs sont les plus superficiels ; les muscles de la couche profonde sont plus courts ; ils sont beaucoup plus épais à leur partie moyenne qu'à leurs extrémités, où elles se présentent presque toujours sous la forme d'un tendon assez grêle. Cette disposition opposée à celle des os offre l'avantage de superposer les fibres charnues au niveau des parties les plus grêles du squelette ; au contraire, le peu de volume des tendons d'origine et de terminaison des muscles permet à ceux-ci de s'insérer sur une surface peu étendue, et de se réfléchir sur les saillies osseuses disposition qui diminue le parallélisme qui existe entre les organes passifs et actifs de la locomotion.

2° *Muscles larges.* — Ils sont situés autour des grandes cavités splanchniques qu'ils concourent à former ; ils sont presque toujours disposés sur plusieurs couches. Dans ce cas, ils s'entre-croisent ; cette disposition augmente beaucoup la résistance des parois.

3° *Muscles courts.* — On les rencontre partout où l'on trouve des os courts à mouvoir ; les muscles de la plante du pied, ceux de la paume des mains, les élévateurs de la mâchoire, ceux des gouttières sacro-vertébrales, sont des muscles courts.

Direction. — C'est seulement par la connaissance exacte des insertions et de la direction des muscles, que l'on peut en déterminer exactement les usages.

Parmi les muscles, les uns sont complétement rectilignes ; pour ceux-ci, l'effet se produit suivant une ligne qui passerait par l'axe des muscles. D'autres muscles ont une direction curviligne ; le premier effet produit par leur contraction, est de les ramener en ligne droite ; il est alors facile d'en déterminer l'action qui se produira suivant une ligne droite qui passerait par l'axe du muscle. D'autres, enfin, éprouvent des déviations autour des articulations ; cette déviation favorise l'action des muscles en diminuant le parallélisme : pour comprendre l'action de ces muscles, on doit négliger la direction primitive des muscles et ne tenir compte que de la portion réfléchie.

D'après la direction de leurs fibres, les muscles ont été classés en : 1° *Muscles à fibres parallèles.* Cette catégorie renferme presque tous les muscles. — 2° *Muscles à fibres rayonnées*, chez lesquels les fibres partent comme autant de rayons de la périphérie d'un plan limité, et convergent vers un point qui fait partie de ce plan : exemple, le diaphragme. — 3° *Muscles à fibres circulaires.* Ceux-ci sont situés aux orifices ou à l'embouchure des canaux ; les fibres sont contournées et reviennent sur elles-mêmes ; elles ont pour fonction de rétrécir ou de fermer ces orifices : exemple, le sphincter de l'anus, l'orbiculaire des paupières, etc. Il est à remarquer qu'en général une portion seulement du muscle présente une disposition annulaire. Il est quelquefois des muscles chez lesquels cette disposition en anneau est incomplète ; les fibres alors se recourbent en arc autour du canal qu'elles doivent entourer, et se fixent aux parties solides environnantes. Tels sont les muscles du pharynx.

La direction des muscles doit être étudiée suivant l'axe du corps, et surtout suivant la direction du levier qu'ils doivent mouvoir ; il faut observer, en outre, que le rapport entre la direction du muscle et celle du bras de levier est variable, et que, selon les attitudes du membre, elle s'écarte ou se rapproche plus ou moins du parallélisme.

La différence de direction des fibres qui composent un muscle doit être examinée avec soin, si l'on veut déterminer l'action de ce muscle. Si les fibres musculaires s'insèrent obliquement sur un tendon étroit, la direction du muscle sera celle du tendon. Si, au contraire, les fibres musculaires s'insèrent suivant plusieurs directions sur une large surface fibreuse, la direction du muscle sera déterminée par la résultante de tous les faisceaux musculaires qui le composent.

Insertions. — Les muscles s'attachent par leurs deux extrémités à des os ; mais quelquefois aussi à une aponévrose, dont ils sont tenseurs, ou bien à la peau, comme le muscle peaucier et les muscles de la face, ou bien à un viscère, comme les muscles de l'œil, le muscle ischio-caverneux, etc.

C'est à tort que l'on a supposé que des fibres musculaires s'inséraient à d'autres fibres musculaires. On a été induit en erreur par l'entre-croisement des faisceaux qui entrent dans la structure de la langue, de la partie charnue de la face.

Les insertions des muscles ont été divisées en *insertions fixes* et en *insertions mobiles.* Cette division, rigoureuse pour un assez petit nombre de muscles, cesse de l'être pour la plupart d'entre eux. Les muscles qui s'attachent, d'une part, directement aux os qui concourent à former la partie supérieure de la face et le crâne, d'autre part à la peau, ont une insertion complétement fixe, puisque ces os n'exécutent aucun mouvement les uns sur les autres. Mais dans les autres

muscles, la fixité d'une des attaches musculaires ne doit pas être prise
dans un sens absolu, et l'on a l'habitude de désigner sous le nom
d'*insertion fixe* celle qui, le plus souvent, sert de point d'appui.

L'insertion fixe d'un muscle est généralement plus large que son
insertion mobile ; elle se confond fort souvent avec celle des muscles
voisins : exemple, les muscles demi-membraneux, demi-tendineux,
biceps, grand adducteur, qui tous s'attachent en confondant leurs
insertions à la tubérosité ischiatique. L'insertion mobile, au contraire,
est plus souvent isolée, mieux déterminée, et souvent indépendante.

Les muscles s'insèrent sur les rugosités, les saillies des os, plus rarement dans les dépressions osseuses. Ces insertions se font par l'intermédiaire des parties fibreuses désignées sous le nom de *tendons* ;
ceux-ci sont plus ou moins épais, plus ou moins grêles, plus ou moins
larges. Les tendons larges et minces sont appelés *aponévroses d'insertion*. Cette disposition a pour but de diminuer considérablement
l'étendue du point d'attache osseux sans diminuer la puisance musculaire. Les *tendons* se montrent principalement à l'extrémité des
muscles longs ; les *aponévroses d'insertion*, sur les bords des muscles
larges.

Il nous reste à parler de l'insertion des fibres musculaires sur les
parties fibreuses. Le tendon d'origine d'un muscle, ou bien se prolonge sous forme de bandelette sur la surface du muscle, ou bien pénètre dans son intérieur. C'est de cette surface que naissent les fibres
musculaires. La disposition est exactement la même pour le tendon de
terminaison : ce tendon, placé tantôt à la surface du muscle, d'autres
fois caché dans l'épaisseur des fibres, reçoit, dans tous les points de
son étendue, les insertions des fibres musculaires, de telle sorte que
les points d'origine des fibres musculaires se font à des hauteurs différentes, et que leur terminaison présente exactement le même caractère. De là, l'apparence *penniforme*, *semi-penniforme*, ou *fusiforme*
des muscles. Dans le premier cas, le tendon est apparent au milieu des
muscles, les fibres musculaires s'attachent obliquement de chaque côté
du tendon ; dans le second, les fibres musculaires s'insèrent sur un
seul côté du tendon ; dans le troisième, enfin, le tendon est caché dans
l'épaisseur des fibres. Dans certains cas, le tendon s'épanouit en une
bandelette fibreuse qui enveloppe l'extrémité inférieure du muscle ;
alors les fibres musculaires s'attachent sur la face profonde du tendon
épanoui. Elles sont, pour ainsi dire, reçues dans un cône creux.
Gerdy et Theile ont démontré que les fibres musculaires et les fibres
tendineuses affectaient à leurs deux extrémités une disposition inverse.
Ainsi, si à une des extrémités d'un muscle, les fibres musculaires sont
reçues dans un cône creux, à l'autre extrémité le tendon se prolonge
dans l'épaisseur du muscle, et les fibres musculaires s'attachent sur
la superficie du tendon ; si une lame aponévrotique recouvre à une
extrémité la face postérieure d'un muscle, à l'autre extrémité elle se
trouvera placée à sa face antérieure.

Enfin, il est quelques muscles dont les fibres tendineuses sont le prolongement des fibres musculaires. Cette disposition se rencontre lorsque la nature a pu disposer d'une surface d'insertion considérable : le muscle trapèze, par exemple, se trouve dans ce cas.

Les fibres musculaires sont intimement unies aux parties fibreuses qui leur servent d'attache. Cette adhérence est telle, que les fibres musculaires et les fibres tendineuses peuvent se rompre isolément, et que l'on observe rarement des cas dans lesquels les fibres musculaires aient été séparées par la violence des tendons sur lesquels elles viennent s'implanter.

Dans chaque muscle, on décrit un *corps* ou *ventre*, une extrémité d'*origine* ou *tête*, et une *terminaison* ou *queue*. Il ne faut pas confondre la tête du muscle avec son extrémité fixe, et la queue avec son extrémité mobile. Si la tête du muscle est le point fixe dans la plupart des muscles et dans presque tous les cas, il arrive souvent que le point qui était le plus mobile dans certaines circonstances devient le point fixe. On détermine la tête du muscle de la manière suivante : on suppose la colonne vertébrale comme un centre d'où partent les muscles ; le point d'origine sera le point le plus rapproché de la colonne vertébrale : le point de terminaison sera le point le plus éloigné. Cependant il est des muscles qui s'attachent à des os du même nom, les intercostaux par exemple, ou entre des os analogues au sternum et à l'os hyoïde, ou bien aux apophyses transverses des vertèbres, d'une part ; d'autre part, à d'autres apophyses transverses. Il est impossible de déterminer la tête du muscle, en ayant égard à la colonne vertébrale, puisque les deux extrémités en sont également éloignées. Il faut alors considérer comme point d'origine celui qui est le point fixe dans les mouvements les plus ordinaires.

Le *ventre* d'un muscle est généralement simple, quelquefois il est coupé par des intersections aponévrotiques : exemple, le droit antérieur de l'abdomen. D'autres fois, le corps du muscle est séparé par un véritable tendon, sur lequel s'insèrent les fibres musculaires des deux portions du muscle : exemple, le digastrique, etc.

La *tête* du muscle est le plus souvent simple, quelquefois multiple. Dans ce dernier cas, les fibres musculaires se réunissent en un ventre commun : exemple, les biceps, les triceps, etc. Quelquefois, ces extrémités d'origine des muscles sont désignées sous le nom de *digitations*.

La *queue* est bien plus souvent multiple que la tête. On désigne ces terminaisons sous le nom de *digitations* ou de *faisceaux*, lorsqu'elles sont formées en partie par la fibre charnue.

Rapports des muscles.

1° *Avec la peau.* — A l'exception des muscles peauciers, les muscles ne sont point en rapport immédiat avec la peau, ils en sont séparés par une lame fibreuse aponévrotique, et par une couche de tissu cellulaire graisseux plus ou moins abondante suivant les sujets. Toutefois cette couche de tissu cellulaire n'est pas assez épaisse pour que chez presque tous les sujets le corps charnu des muscles ne puisse faire saillie.

2° *Avec les os.* — La partie la plus épaisse des muscles se trouve au niveau de la partie la plus grêle des os ; les muscles profonds enveloppent l'os dans toute son étendue ; les muscles superficiels, au contraire, n'adhèrent aux os que par leurs extrémités d'insertion ; leurs tendons glissent dans des gaînes particulières plus ou moins longtemps avant de s'attacher sur les surfaces osseuses voisines des articulations. Les mouvements de glissement des tendons et des muscles sur les os sont favorisés par des bourses synoviales sur lesquelles nous nous arrêterons plus loin.

3° *Rapport des muscles entre eux.* — A l'exception des points où les muscles se confondent par une de leur origine, les muscles sont constamment isolés ; ils sont séparés par des aponévroses qui les enveloppent de toute part, leur servent de gaîne. Ces gaînes fibreuses, réunies à une grande gaîne commune qui enveloppe toute une partie, un membre par exemple, constituent les *aponévroses* proprement dites, bien différentes des aponévroses d'insertion qui sont de véritables tendons aplatis.

La force et la résistance de la gaîne fibreuse est en raison de la force du muscle et de sa tendance au déplacement. Aussi, plus les muscles sont rapprochés de la superficie des membres, plus leurs gaînes sont fortes.

Les muscles sont juxtaposés, serrés les uns contre les autres, et, en général, la forme des uns détermine la forme des autres ; cependant il existe souvent entre les muscles de petits espaces triangulaires remplis par du tissu cellulaire graisseux : ces espaces ou interstices, sont très importants à connaître en anatomie chirurgicale ; c'est au milieu d'eux que l'on va chercher les vaisseaux dont on veut pratiquer la ligature.

4° *Rapports avec les vaisseaux et avec les nerfs.* — Les muscles servent de protection aux nerfs et aux vaisseaux, et les garantissent par leur épaisseur contre les violences extérieures ; d'un autre côté, ceux-ci sont renfermés, dans l'intervalle des muscles, dans des gaînes celluleuses qui les protégent contre les contractions musculaires. Les grosses artères marchent parallèlement à un muscle auquel M. Cruveilhier a donné le nom de *muscle satellite :* ainsi le muscle biceps est le muscle satellite de l'artère humérale, etc.

Structure des muscles.

Les muscles sont formés : 1° de fibres rouges contractiles qui constituent le *tissu musculaire* proprement dit ; 2° de fibres blanches non contractiles : ce sont les *tendons* et les *aponévroses d'insertion.*

Tissu musculaire. — Il est fasciculé, d'un rouge vif chez les sujets vigoureux, plus pâle chez l'enfant et les sujets affaiblis ; d'une consistance très considérable pendant la vie, il se déchire facilement après la mort.

Le tissu musculaire peut être divisé en faisceaux prismatiques de forme variable et parfaitement visibles à l'œil nu ; chacun de ces faisceaux peut être divisé à son tour en faisceaux plus petits, jusqu'à ce qu'on soit arrivé à la fibre élémentaire qui, sous le microscope, paraît comme rubanée, striée. La fibre élémentaire a été divisée en *fibres primitives*, qui ont reçu le nom de *fibrilles*.

Nous avons déjà vu plus haut que chaque muscle se trouvait enveloppé dans une gaîne fibreuse qui l'isolait complétement. Cette gaîne envoie dans l'intérieur du muscle des cloisons celluleuses plus minces qui isolent les faisceaux, et de la paroi interne, desquelles partent d'autres prolongements qui isolent les fibres élémentaires et réunissent les fibres primitives. Cette gaîne spéciale a reçu le nom de *sarcolemme*. Cette enveloppe des fibres élémentaires ne s'applique pas sur leur extrémité ; elle se soude, au contraire, intimement à l'aponévrose d'insertion, la gaîne des fibres se prolonge sur le tissu fibreux d'insertion et se confond avec lui.

D'après Berzelius, la fibre musculaire est composée de :

Fibrine.	0,1580
Cruor et albumine.	0,0220
Gélatine.	0,0190
Osmazome.	0,0180
Ptyaline.	0,0015
Phosphate de soude.	0,0090
Phosphate de chaux.	0,0008
Eau.	0,7717
	1,0000

Tendons. — Ils sont d'un blanc brillant quelquefois un peu jaunâtre et formés presque entièrement de tissu conjonctif constituant des fibrilles d'une extrême ténuité, ils renferment en'outre un petit nombre de fibres élastiques. *Les aponévroses d'insertion* présentent la même structure que les tendons, elles ne sont en effet, nous l'avons déjà dit que des tendons très aplatis.

Artères. — Les muscles reçoivent de nombreuses artères, dont le nombre et le volume sont en raison de l'étendue du muscle. Elles pénètrent perpendiculairement dans les muscles larges et dans les muscles longs du bras et de la cuisse, obliquement dans les muscles de l'avant bras et de la jambe. Ces vaisseaux se divisent à l'infini dans l'épaisseur du muscle ; chaque petit rameau se loge entre les divers faisceaux.

Veines. — Les artères des muscles sont accompagnées de deux veines situées de chaque côté de l'artère ; ces veines sont pourvues de valvules plus nombreuses que les veines superficielles.

Nerfs. — Les muscles reçoivent des nerfs qui viennent du centre
nerveux encéphalo rachidien, se divisent dans l'épaisseur du muscle,
et, suivant certains anatomistes, se terminent en formant des anses ;
suivant d'autres, ils s'épuisent dans le système musculaire.

DES APONÉVROSES EN GÉNÉRAL.

Les muscles sont, comme nous l'avons déjà, maintenus dans leur
position par des membranes résistantes inextensibles qui les brident et
leur forment des gaines qui favorisent leur contraction. Ces membranes, de nature fibreuse, sont désignées sous le nom d'*aponévroses;*
elles sont encore appelées *fascia.*

L'épaisseur et la résistance des aponévroses varient avec l'étendue
et la puissance du muscle ; elles sont beaucoup moins épaisses autour
des muscles larges, elles présentent une bien plus grande résistance
autour des muscles des membres. Autour des muscles courts, dont
l'action est peu énergique, les gaines fibreuses sont extrêmement
grêles, parfois même elles échappent à la dissection.

Les aponévroses d'enveloppe offrent à considérer une *surface ex-*
terne une *surface interne* et *deux extrémités.*

Surface externe. — Elle est lisse, d'un blanc nacré, séparée de la
peau par le tissu cellulaire graisseux sous-cutané, dans l'épaisseur duquel rampent les vaisseaux et les nerfs superficiels. Cette couche a été
désignée sous le nom de *fascia superficialis.* Dans certaines régions
du corps, la couche celluleuse comprise entre l'aponévrose d'enveloppe et la peau acquiert une densité très remarquable, et a pu être
divisée en deux feuillets, l'un superficiel, l'autre profond. Si dans la
plupart des cas cette distinction est complétement arbitraire, dans
d'autres elle paraît justifiée par la disposition des globules de tissu
adipeux contenus dans les mailles du fascia superficialis et par la nature des vaisseaux qui rampent dans l'épaisseur des deux lames. Ainsi,
à la paroi antérieure de l'abdomen, la couche superficielle du fascia
superficialis présente des lobules adipeux arrondis, ne s'attache pas à
l'arcade crurale, dans son épaisseur rampe la veine sous-cutanée abdominale ; la couche profonde, au contraire, présente des lobules graisseux aplatis : elle adhère à l'arcade crurale, et dans son épaisseur se
trouve l'artère sous-cutanée abdominale.

Surface interne. — De la face interne de l'aponévrose d'enveloppe
partent des prolongements fibreux, dont les plus importants pénètrent
entre les principaux groupes des muscles : ils portent le nom de *cloi-*
sons intermusculaires, et donnent attache à des fibres charnues ; d'autres prolongements plus faibles pénètrent entre chaque muscle. La
résistance de ces prolongements est en raison de la puissance des
muscles : tous ces prolongements vont s'insérer au périoste. De cette
manière, l'aponévrose d'enveloppe se trouve solidement soutenue ; tous
les muscles, et même les muscles profonds, sont complétement enve-

loppés dans une gaîne fibreuse, le périoste complétant la gaîne dans les points où les muscles sont en contact avec les os.

A leurs extrémités, les aponévroses d'enveloppe s'attachent comme les muscles, sur des saillies osseuses ; il n'est pas rare de voir, dans le voisinage de l'extrémité d'origine des muscles, les fibres musculaires prendre des points d'attache sur la face interne de l'aponévrose. Les prolongements de la face interne des aponévroses se terminent tantôt sur les tendons, tantôt sur les ligaments, d'autres fois enveloppent les tendons d'une manière complète et se terminent au périoste.

Structure. — Les aponévroses sont formées de plusieurs ordres de fibres qui s'entre-croisent plus ou moins obliquement : les unes sont parallèles à l'axe du corps, les autres sont perpendiculaires ou obliques.

Les aponévroses sont percées de trous circulaires qui permettent aux nerfs et aux vaisseaux sous-aponévrotiques de devenir sous-cutanés.

DES GAINES TENDINEUSES.

Les gaînes tendineuses se trouvent autour des tendons qui sont libres dans une assez grande étendue ; elles sont destinées à empêcher ceux-ci de se déplacer pendant la contraction du muscle.

Elles sont générales ou partielles. Les gaînes tendineuses générales servent à maintenir plusieurs muscles : tels sont les ligaments annulaires et dorsaux du pied et de la main. De la face interne de ces gaînes fibreuses générales partent souvent des prolongements qui vont se fixer aux éminences osseuses, et divisent la gaîne générale en autant de gaînes particulières. Cette disposition se remarque surtout entre les tendons des muscles extenseurs ; les tendons des muscles fléchisseurs ne sont pas enfermés dans de petites gaînes tendineuses particulières.

Les gaînes particulières sont de deux espèces : les unes sont moitié osseuses et moitié fibreuses. La portion fibreuse est concave, et est insérée de chaque côté de la gouttière osseuse sur les saillies qu'elle présente ; les autres sont complétement fibreuses.

Une synoviale fort importante tapisse les gaînes tendineuses, et favorise le glissement des tendons. La plupart de ces *synoviales tendineuses* ont la forme d'un sac plus ou moins long, dont les extrémités se réfléchissent de manière à produire un canal ou un manchon dans lequel glisse le tendon, entouré plus ou moins lâchement par le feuillet séreux ; d'autres fois, une des faces du tendon seulement est tapissée par la membrane séreuse.

Les synoviales tendineuses communiquent rarement ensemble. Nous aurons occasion plus loin de revenir sur leur disposition.

DES BOURSES SÉREUSES.

On décrit sous le nom de *bourses séreuses*, et improprement sous celui de *bourses muqueuses*, des espèces de membranes séreuses, des sacs sans ouverture qui se trouvent placés entre les tendons des muscles, dans le point où ceux-ci se réfléchissent, et les os qui leur servent de poulie de réflexion. Ces bourses séreuses sont très nombreuses ; elles existent partout où l'on trouve un frottement un peu considérable.

Ces bourses séreuses ont été nommées *sous-musculaires* ; mais M. Chassaignac a démontré qu'elles existent toujours sur la face du tendon opposée à l'insertion des fibres musculaires : elles présentent donc la plus grande analogie avec les séreuses des gaînes des tendons.

DES MUSCLES EN PARTICULIER.

RÉGION POSTÉRIEURE DU TRONC.

Préparation. — Le sujet sera placé sur le ventre, un billot placé sous le thorax. Pour tendre le trapèze on laissera le membre inférieur pendant ; on fera à la peau deux incisions : l'une sur la ligne médiane, qui s'étendra de la protubérance occipitale externe à la région sacro-coccygienne ; une autre, transversale, étendue de l'acromion à la septième vertèbre dorsale, permettra de découvrir le trapèze. A l'aide d'une incision oblique, partant de l'aisselle et se rendant à la première vertèbre lombaire, on découvrira le grand dorsal. Lorsque ces muscles auront été étudiés, on les coupera perpendiculairement à la direction de leurs fibres, afin de découvrir les muscles sous-jacents.

TRAPÈZE.

Muscle large, aplati, triangulaire, situé à la partie postérieure du cou et supérieure du dos (fig. 65. 5).

Insertions. — Il s'insère, en haut à la ligne courbe supérieure de l'occipital, en dedans au ligament cervical postérieur, aux deux dernières vertèbres cervicales, aux douze vertèbres dorsales, aux ligaments interépineux qui les unissent. Les insertions supérieures se font par des fibres tendineuses d'où partent des fibres musculaires qui se portent en dehors, en bas et en avant. Les insertions moyennes sont également tendineuses ; l'aponévrose qui leur donne attache a la forme d'une demi-ellipse dont l'extrémité supérieure part de la sixième cervicale, et l'extrémité inférieure s'attache à la deuxième dorsale ; les fibres qui naissent de cette aponévrose sont horizontales. Enfin les attaches aux trois ou quatre dernières dorsales se font également par une aponévrose triangulaire dont la base serait au niveau de la colonne vertébrale ; ces dernières fibres sont obliques de bas en haut, de dedans en dehors et d'arrière en avant. De ces diverses directions, les fibres marchent vers la partie supérieure de l'épaule ; arrivées au niveau de la racine de l'épine de l'omoplate, elles se juxtaposent, se fixent à une petite aponévrose triangulaire séparée de l'os par une bourse séreuse, enfin s'attachent en avant au tiers externe du bord postérieur de la clavicule (fig. 69. 12), à l'acromion, au bord postérieur de l'épine de l'épine de l'omoplate.

Rapports. — En arrière avec la peau, en avant avec le splénius, les complexus, l'angulaire de l'omoplate, le rhomboïde, le petit dentelé supérieur, le sus-épineux, le sous-épineux, le grand dorsal et la masse sacro-lombaire.

Les *artères* qui vont au trapèze sont de petits rameaux de l'occipitale, des rameaux ascendants de la cervicale profonde ; les artères les plus volumineuses viennent de la scapulaire supérieure et de la branche ascendante de la scapulaire postérieure.

Les *nerfs* sont fournis : 1° par la deuxième paire cervicale postérieure ; 2° par la branche cervicale profonde postérieure du plexus cervicale ; 3° par le nerf spinal.

Action. — Il rapproche l'omoplate de la colonne vertébrale, il efface donc les épaules ; ses fibres supérieures élèvent très légèrement le moignon de l'épaule, et l'attirent un peu en dehors et en arrière, les mouvements d'élévation du scapulum, sont surtout déterminés par les fibres qui s'attachent en dedans de l'acromion et à la moitié externe de l'épine du scapulum ; les inférieures attirent l'épaule en bas, en arrière et en dehors. Quand l'épaule est fixée, il étend la tête et la renverse en arrière ; si un de ces muscles se contracte isolément, la tête est inclinée latéralement de son côté, et lui imprime un mouvement de rotation en vertu duquel le menton est tourné du côté opposé.

GRAND DORSAL ET GRAND ROND.

Muscle large et aplati situé à la partie inférieure, postérieure et latérale du tronc.

Insertions. — Le *grand dorsal* (fig. 65. 1) s'insère en dedans aux six dernières apophyses épineuses dorsales, aux apophyses épineuses, lombaires et sacrées ; en bas, au tiers postérieur de la lèvre externe de la crête de l'os iliaque ; latéralement, aux trois ou quatre dernières côtes par des digitations qui s'entre-croisent avec celles du grand oblique. Les insertions internes se font au moyen d'une aponévrose représentant un triangle dont la base serait tournée vers la colonne vertébrale, et le sommet vers l'épine iliaque postérieure et supérieure ; cette aponévrose, réunie à celle du petit oblique et au feuillet postérieur de celle du transverse, forme la gaîne postérieure des muscles de la masse sacro-lombaire. De ces diverses insertions, les fibres charnues se dirigent, les supérieures presque horizontalement, les moyennes obliquement, en haut, en avant et en dehors, les plus externes, surtout les fibres costales, presque verticalement, pour se rendre à un fort tendon qui s'insère au fond et au bord postérieur de la coulisse bicipitale, confondue en partie avec le tendon du grand rond qui lui est postérieur.

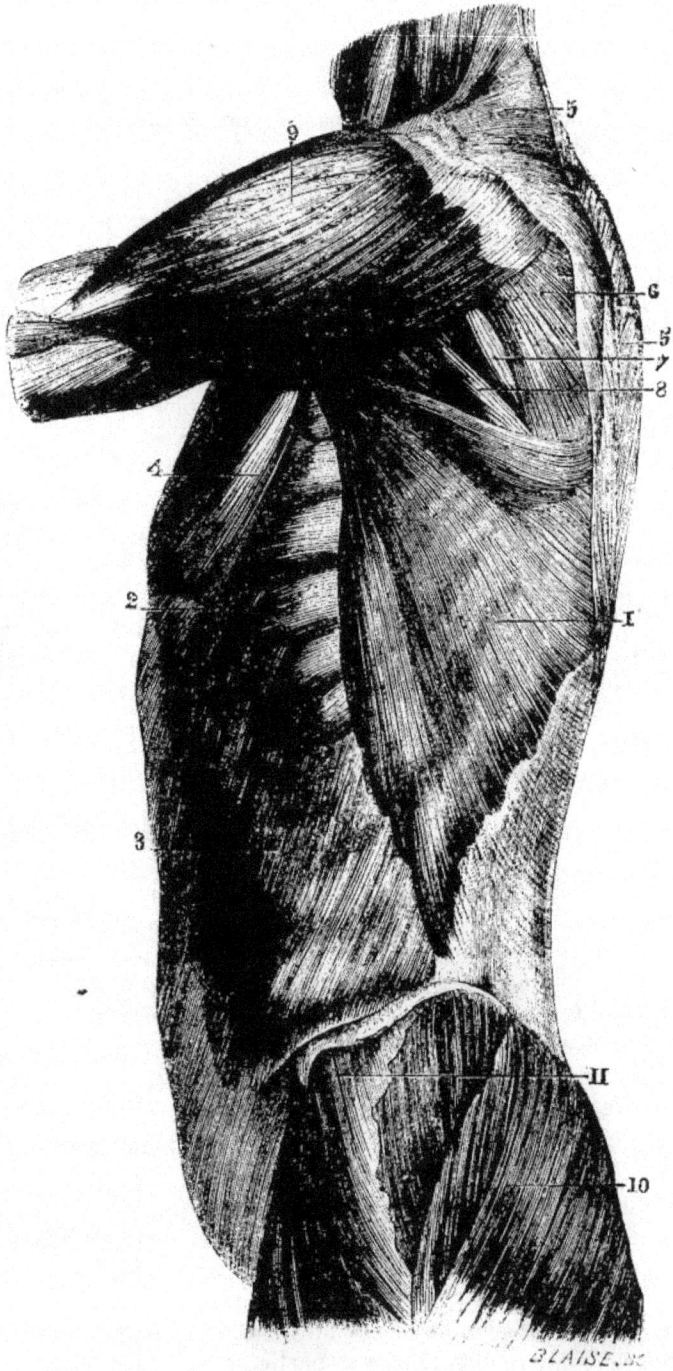

Fig. 65. — *Muscles de la partie latérale et de la partie postérieure du tronc.*
1, Muscle grand dorsal. — 2, M. grand dentelé. — 3, M. grand oblique. —

Le *grand rond* (fig. 65. 8, et fig. 66. 15) s'insère à la partie inférieure du bord axillaire de l'omoplate, à une surface quadrilatère, rugueuse de la fosse sous-épineuse au-dessous du petit rond; de là,
ces fibres se dirigent en dehors et en haut, et se fixent à un tendon
qui se réunit à celui du grand dorsal.

Lorsque le bras est pendant, le tendon de ces deux muscles est
tordu, de telle sorte que les fibres qui s'insèrent aux vertèbres dorsales sont plus superficielles, et s'insèrent à la partie inférieure du
tendon. Les fibres qui naissent de l'os iliaque et des côtes sont plus
profondes, et s'insèrent au bord supérieur du tendon. Quand le bras est
élevé, toute trace de torsion disparaît.

Rapports. — En arrière avec la peau et l'extrémité inférieure du
trapèze, en avant avec la masse sacro-lombaire, le petit dentelé inférieur, les intercostaux externes, le grand rond.

Les *artères* de ces deux muscles viennent de l'artère sous-clavière;
elles sont fournies par la scapulaire inférieure et surtout par la circonflexe antérieure.

Les *nerfs* viennent directement du plexus brachial.

Action. — Il abaisse l'épaule, tourne le bras en arrière et l'amène
derrière le dos; lorsque les deux muscles agissent en même temps,
les fibres du tiers supérieur rapprochent les deux scapulum, effacent
les épaules et produisent l'extension de la portion dorsale du tronc;
lorsque le bras est fixé, il élève le tronc : il agit donc puissamment
dans l'action de grimper. Par ces insertions costales il est inspirateur.

RHOMBOÏDE.

Préparation. — Divisez le trapèze par une incision étendue de la troisième vertèbre dorsale à l'angle inférieur de l'omoplate.

Large, aplati, quadrilatère, il est situé en avant du trapèze
(fig. 66. 10).

Insertions. — Il s'insère en dedans, au ligament cervical postérieur, aux deux dernières cervicales, aux trois premières dorsales. De
là, ses fibres vont en se dirigeant de haut en bas, et de dedans en
dehors, s'attacher au bord spinal de l'omoplate, dans les trois quarts
inférieurs, ou plutôt à une arcade fibreuse qui occupe cette portion du
bord spinal de l'omoplate où elle s'insère seulement par ses deux extrémités.

Les fibres qui s'attachent au ligament cervical, aux vertèbres cervicales, et à la première dorsale, forment souvent un faisceau plus
épais, appelé *petit rhomboïde.*

4. M. grand pectoral. — 5, 5. M. trapèze. — 6. M. sous-épineux. — 7. M. petit
rond. — 8. M. grand rond. — 9. M. deltoïde. — 10. M. grand fessier. —
11. M. moyen fessier.

Rapports. — En arrière, avec le trapèze et un peu le grand dorsal ; en avant, avec le petit dentelé supérieur, les côtes, les intercostaux externes, la masse sacro-lombaire.

Les *artères* viennent de la sous-clavière et sont fournies par la scapulaire postérieure.

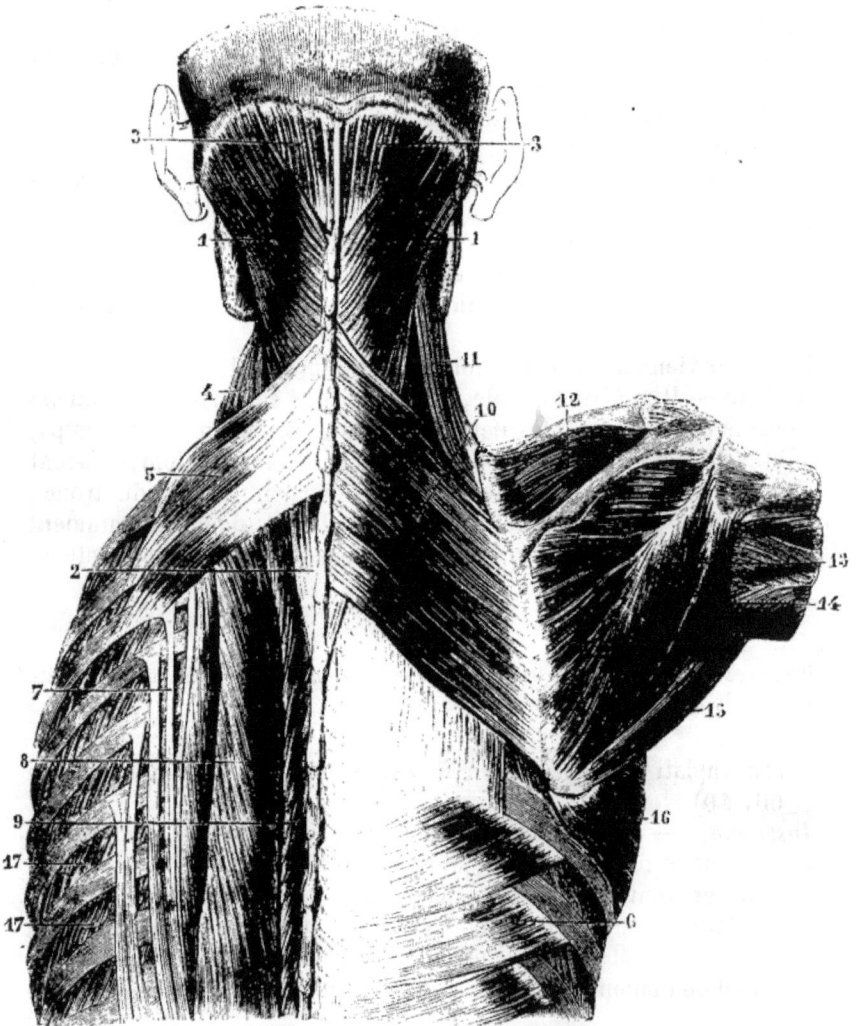

FIG. 66. — *Muscles de la partie postérieure du dos et du cou (seconde couche).*

1, 1. Muscle splénius. — 2. Son attache inférieure. — 3. M. grand complexus. — 4 M. transversaire du cou. — 5. M petit dentelé supérieur. — 6. M. petit dentelé inférieur. — 7. M. sacro-lombaire. — 8. M. long dorsal. — 9. M. transversaire épineux. — 10. M. rhomboïde. — 11. M. angulaire de l'omoplate. — 12. M. sus-épineux. — 13. M. sous-épineux. — 14. M. petit rond. — 15. M. grand rond. — 16. M. grand dentelé. — 17. Muscles intercostaux externes.

Les *nerfs* viennent de la branche cervicale profonde postérieure du plexus cervical ; un gros rameau vient directement du plexus brachial.

Usages. — Il porte l'omoplate en arrière et un peu en haut.

PETIT DENTELÉ SUPÉRIEUR.

Préparation. — Divisez le rhomboïde et le grand dorsal, ménagez l'aponévrose qui s'étend du bord inférieur du dentelé supérieur au bord supérieur du dentelé inférieur.

Situé en avant du précédent, très mince (fig. 66. 5).

Insertions. — Il s'insère en dedans par de longues fibres aponévrotiques, à la partie inférieure du ligament cervical postérieur, aux deux dernières vertèbres cervicales et aux trois premières dorsales ; de là ses fibres vont, en se dirigeant de haut en bas et de dedans en dehors, s'insérer par des digitations au bord supérieur des deuxième, troisième, quatrième et cinquième côtes.

De son bord inférieur part une lame fibreuse qui s'attache au bord supérieur du petit dentelé inférieur.

Rapports. — En arrière, avec le trapèze et le rhomboïde ; en avant, avec la masse sacro-lombaire, les côtes et les muscles intercostaux.

Action. — Il est élévateur des côtes, par conséquent inspirateur.

PETIT DENTELÉ INFÉRIEUR.

Mince, aplati, situé en avant du grand dorsal (fig. 66. 6).

Insertions. — Il s'insère en dedans aux apophyses épineuses des deux dernières dorsales et des trois premières lombaires ; de là, ses fibres vont en se dirigeant de dedans en dehors, et de bas en haut, s'insérer par des digitations au bord inférieur des quatre dernières côtes.

Rapports. — En arrière, avec le grand dorsal ; en avant, avec la masse sacro-lombaire, les côtes, les muscles intercostaux.

Action. — Il abaisse les côtes ; il est donc expirateur.

Aponévrose intermédiaire des dentelés. — Entre les deux dentelés, on trouve une lame aponévrotique quadrilatère qui s'insère, en dedans et en arrière, au sommet des apophyses épineuses des vertèbres dorsales ; en dehors et en avant, à l'angle des côtes correspondantes ; par son bord supérieur, au bord inférieur du dentelé supérieur ; par son bord inférieur, au bord supérieur du dentelé inférieur ; souvent le bord supérieur de cette aponévrose ne s'insère pas au dentelé supérieur, mais passe au-dessous de ce muscle et concourt à renforcer la gaîne du splénius.

Cette aponévrose est tendue, par la contraction, en sens opposé des

dentelés ; elle sert à la contention aux muscles des gouttières vertébrales.

SPLÉNIUS.

Préparation. — Enlevez le trapèze, le rhomboïde, le petit dentelé supérieur.
Pour préparer les muscles de la région postérieure du cou, on placera un billot
sous la poitrine, afin de tendre ces muscles par la flexion de la tête, qui retombe
par son propre poids.

Allongé, aplati, situé à la partie postérieure du cou et supérieure
du dos (fig. 66. 1, et fig. 74. 19).

Insertions. — Il s'insère en haut à l'occipital, dans l'intervalle
rugueux qui existe entre les deux lignes courbes, à la face postérieure
de l'apophyse mastoïde, aux apophyses transverses des deux premières vertèbres cervicales ; de là, les fibres se portent en bas et en
dedans, et vont s'attacher à la partie inférieure du ligament cervical
postérieur, aux apophyses épineuses des deux dernières vertèbres
cervicales et des cinq premières dorsales.

Rapports. — En arrière, avec le trapèze, le petit dentelé supérieur, le rhomboïde, l'angulaire, le sterno-mastoïdien ; en avant, avec
les complexus, le long dorsal et le transversaire.

Les *artères* sont fournies par la scapulaire postérieure.

Les *nerfs* viennent des branches postérieures des nerfs cervicaux.

Action. — S'ils se contractent tous deux, ils étendent la tête ; si
un seul se contracte, au contraire, il tourne la tête et le cou de
son côté.

ANGULAIRE DE L'OMOPLATE.

Préparation. — Enlevez les attaches supérieures du sterno-cléido-mastoïdien et
les insertions du trapèze au bord spinal de l'omoplate.

Allongé, aplati, plus large en bas qu'en haut, situé à la partie postérieure et latérale du cou (fig. 66. 11, et fig. 74. 20).

Insertions. — Il s'insère en haut aux tubercules postérieurs des
apophyses transverses des trois ou quatre premières cervicales, par
autant de faisceaux ; de là, ses fibres se portent de haut en bas et de
dedans en dehors, et s'attachent à l'angle de l'omoplate et à la portion supérieure du bord spinal de cet os.

Rapports. — En arrière, avec la peau, le trapèze, le sterno-mastoïdien ; en avant et en dedans, avec le splénius, le sacro-lombaire,
le transversaire, le petit dentelé supérieur.

Les *artères* viennent de la cervicale ascendante et de la branche
ascendante de la scapulaire postérieure.

Les *nerfs* viennent du plexus cervical, et directement du plexus
brachial.

Action. — Il élève l'angle supérieur de l'omoplate, le moignon de
l'épaule restant fixe avec l'angle externe du scapulum ; il imprime un

mouvement de bascule à l'angle inférieur qui se rapproche de la ligne médiane en venant faire une légère saillie sous la peau ; quand l'épaule est fixée, il incline le cou latéralement.

GRAND COMPLEXUS.

Préparation des complexus et du transversaire du cou. — Divisez le splénius perpendiculairement à la direction de ses fibres ; rejetez en dehors les muscles qui se trouvent à son côté externe.

Allongé, aplati, plus large en haut qu'en bas, situé à la partie postérieure du cou et supérieure du dos (fig. 66. 3).

Insertions. — Il s'insère à la partie interne de l'espace rugueux qui existe entre les deux lignes de l'occipital ; de là, ses fibres vont, en se dirigeant de haut en bas, et un peu de dehors en dedans, s'insérer par dix ou onze faisceaux aux apophyses transverses et articulaires des six dernières vertèbres cervicales, et aux apophyses transverses des quatre ou cinq premières dorsales.

Rapports. — En arrière, avec le trapèze, le splénius, le long dorsal, le transversaire du cou, le petit complexus ; en avant, avec le transversaire épineux, les droits et obliques postérieurs de la tête.

Les *artères* du grand et du petit complexus viennent de l'artère cervicale postérieure, branche de l'occipitale, d'un rameau de l'auriculaire, et principalement de la cervicale profonde.

Les *nerfs* viennent de la deuxième et de la troisième paire cervicale.

Action. — Les deux muscles réunis sont extenseurs de la tête ; si un de ces muscles se contracte, il tourne la tête un peu de son côté.

PETIT COMPLEXUS.

Petit muscle situé à la partie postérieure et latérale du cou (fig. 67. 6).

Insertions. — Il s'insère en haut au sommet de l'apophyse mastoïde ; de là, ses fibres se portent verticalement en bas, et s'attachent par quatre faisceaux aux tubercules postérieurs des quatre dernières vertèbres cervicales.

Rapports. — En arrière et en dehors, avec le transversaire du cou ; en avant, avec le grand complexus, le digastrique, l'artère occipitale.

Action. — Il fléchit la tête latéralement.

TRANSVERSAIRE DU COU.

Petit muscle allongé, terminé à ses deux extrémités par un grand nombre de faisceaux ; situé sur les parties latérales du cou et supérieures du dos (fig. 66. 4).

Insertions. — Il s'insère aux tubercules postérieurs des apophyses transverses des six dernières vertèbres cervicales ; de là, ses fibres se portent presque verticalement en bas aux apophyses transverses des cinq premières vertèbres dorsales.

Rapports. — En dedans, avec le complexus ; en dehors, avec le long dorsal, le sacro-lombaire, le splénius et l'angulaire de l'omoplate.

Les *artères* viennent de la cervicale profonde et de la première intercostale.

Les *nerfs* viennent des branches postérieures des paires cervicales.

Action. — Il est extenseur et rotateur du cou.

INTERÉPINEUX DU COU.

On donne ce nom à douze petits faisceaux charnus disposés par paires entre les apophyses épineuses bifurquées des vertèbres cervicales (fig. 67. 5).

Ces muscles sont extenseurs des vertèbres cervicales.

GRAND DROIT POSTÉRIEUR DE LA TÊTE.

Préparation. — Les muscles droits et obliques de la tête seront mis à découvert en enlevant le grand complexus.

Gros faisceau cylindrique, situé à la partie postérieure et supérieure du cou (fig. 67. 2).

Insertions. — Il s'insère en haut, aux inégalités qu'on remarque au-dessous de la ligne courbe inférieure de l'occipital ; de là, ses fibres vont, en se dirigeant de haut en bas et de dehors en dedans, s'attacher à l'apophyse épineuse de l'axis.

Rapports. — En arrière, avec le grand complexus et l'oblique supérieur ; en avant, avec l'atlas et l'occipital.

Action. — Il étend la tête sur l'atlas et l'atlas sur l'axis. Quand un seul des deux muscles se contracte, il fait tourner la tête de son côté.

PETIT DROIT POSTÉRIEUR DE LA TÊTE.

Situé en dedans du grand droit (fig. 67. 1).

Insertions. — Il s'insère en haut à l'occipital, au-dessous de la ligne courbe inférieure, de chaque côté de la ligne médiane ; de là, ses fibres vont, en se dirigeant de haut en bas et un peu d'arrière en avant, s'attacher au tubercule de l'arc postérieur de l'atlas.

Rapports. — En arrière, avec le grand complexus et le grand droit ; en avant, avec l'occipital et l'atlas.

Action. — Il est extenseur de la tête.

GRAND OBLIQUE, OU OBLIQUE INFÉRIEUR.

Situé à la partie supérieure et latérale du cou (fig. 67. 3).

Insertions. — Il s'insère en haut à l'apophyse transverse de l'atlas ; de là, ses fibres se dirigent de haut en bas, de dehors en dedans et d'avant en arrière, et s'implantent sur l'apophyse épineuse de l'axis.

Rapports. — En arrière, avec les complexus ; en avant, avec l'atlas.

Action. — Il est rotateur de la tête.

PETIT OBLIQUE, OU OBLIQUE SUPÉRIEUR.

Situé un peu plus haut que le précédent (fig. 67. 4).

Insertions. — Il s'attache en haut à l'occipital, au-dessous de la ligne courbe supérieure ; de là, ses fibres se portent de dedans en dehors, de haut en bas et d'arrière en avant, et vont se fixer à l'apophyse transverse de l'atlas.

Rapports. — En arrière, avec le splénius ; en avant, avec le grand droit et l'occipital.

Action. — Il incline la tête de son côté.

Les *artères* des muscles droits et obliques postérieurs de la tête viennent des rameaux spinaux postérieurs de l'artère vertébrale.

Les *nerfs* de la branche postérieure, de la première paire cervicale.

MUSCLE SACRO-LOMBAIRE.

Préparation. — Les muscles spinaux postérieurs seront à découvert, quand on aura enlevé le trapèze, le grand dorsal, le rhomboïde, les dentelés, le splénius et le grand complexus : pour les tendre, on placera un billot sous l'abdomen. Nous ferons remarquer que c'est surtout un sujet maigre et légèrement infiltré qui doit être choisi pour les étudier. Le muscle sacro-lombaire sera rejeté en dehors et l'on occupera toutes les branches vasculaires qui croisent perpendiculairement ses tendons et vont se rendre au long dorsal.

Situé à la partie postérieure du dos, épais et triangulaire en bas, aplati et beaucoup plus grêle en haut (fig. 67. 8).

Insertions. — Ses insertions inférieures se confondent avec celles du long dorsal. Cependant elles peuvent être à peu près complétement isolées ; les fibres du sacro-lombaire prennent leur origine sur une forte aponévrose, *aponévrose du sacro-lombaire*, qui s'attache à l'épine iliaque postérieure et supérieure, et à la portion de la crête de l'os des iles qui l'avoisine. De ce point, les fibres musculaires vont, en se dirigeant verticalement, s'implanter par six ou sept faisceaux, à l'angle des six ou sept dernières côtes. Cette première portion forme le sacro-lombaire proprement dit.

Fig. 67.

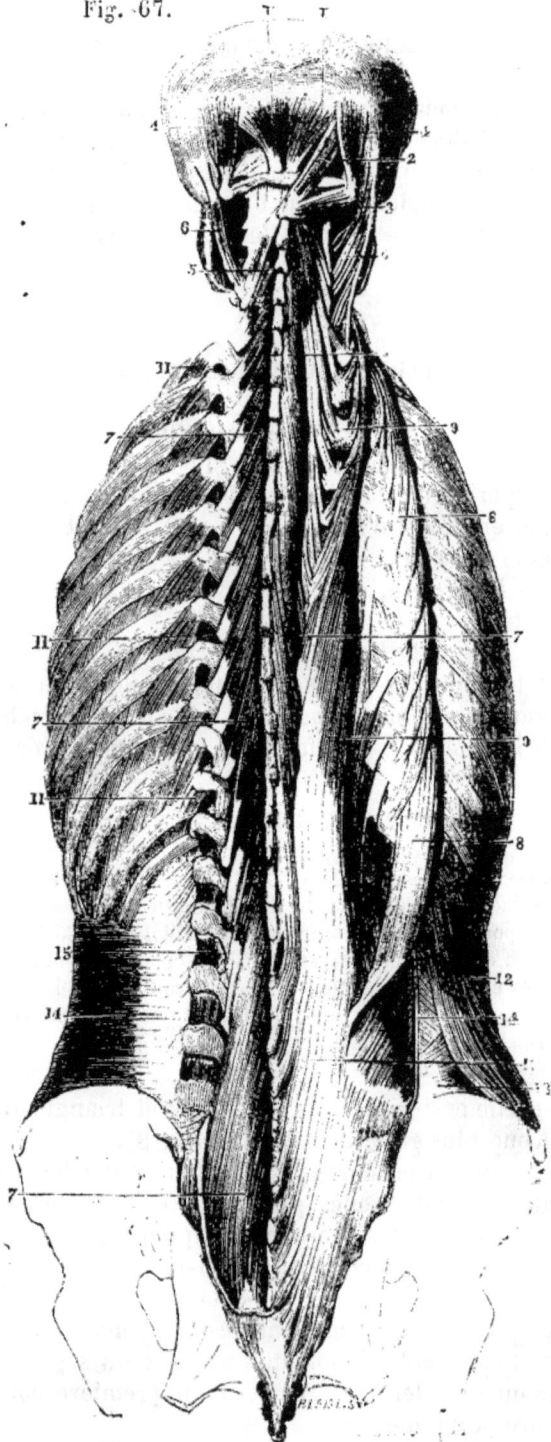

Mais ce muscle se trouve encore composé d'une autre portion, dite *portion de renforcement*. Cette partie est formée par des faisceaux, au nombre de dix ou douze, qui s'attachent à la partie supérieure de l'angle des côtes, se dirigent obliquement de bas en haut et de dehors en dedans, et vont s'implanter au bord inférieur de l'angle des premières côtes; les faisceaux les plus élevés s'attachent aux tubercules postérieurs des apophyses transverses des cinq dernières vertèbres cervicales.

Les faisceaux qui s'attachent à la partie inférieure de l'angle des côtes et aux vertèbres cervicales sont les *faisceaux de terminaison*. Ceux qui s'attachent, au contraire, à la partie supérieure sont désignés sous le nom de *faisceaux d'origine*.

Rapports. — En arrière, avec les petits dentelés et leur aponévrose, le rhomboïde, le grand dorsal, le trapèze ; en avant, avec les côtes, les muscles intercostaux et sur-costaux ; en dedans, avec le long dorsal.

LONG DORSAL.

Situé en dedans du précédent, il est épais, charnu en bas, beaucoup plus mince en haut (fig. 67. 9).

Insertions. — Son insertion inférieure est confondue en dehors avec celle du sacro-lombaire ; en dedans, elle se fait à la tubérosité de l'os des iles, à la crête du sacrum, aux apophyses épineuses des vertèbres lombaires et des premières dorsales. Les fibres musculaires de ces différents points se divisent en trois ordres de faisceaux.

1° Les *faisceaux externes*, un peu obliques de bas en haut, d'arrière en avant et de dedans en dehors, s'insèrent au sommet des apophyses articulaires, des vertèbres lombaires, à la partie inférieure des côtes, au milieu de l'espace qui sépare l'angle de la côte de sa tubérosité.

2° Les *faisceaux internes épineux* décrivent une courbe à concavité interne, et se portent des dernières apophyses dorsales aux apophyses épineuses des vertèbres supérieures de la même région ; ces faisceaux sont en nombre variable.

3° Les *faisceaux internes transversaires* sont constitués par des

FIG. 67. — *Muscles de la partie postérieure du dos et du cou (couche profonde).*

1, 1. Muscle petit droit postérieur de la tête. — 2. M. grand droit postérieur de la tête. — 3. M. grand oblique postérieur de la tête. — 4. M. petit oblique postérieur de la tête. — 5,5. M. interépineux. — 6,6. M. petit complexus. — 7,7,7. M. transversaire épineux du cou, du dos et des lombes. — 8. M. sacro-lombaire. — 9,9. M. long dorsal. — 10, Masse commune des muscles spinaux postérieurs. — 11,11,11. Muscles sur-costaux. — 12. M. grand oblique. — 13. M. petit oblique. — 14. M. transverse. — 15. M. intertransversaire des lombes.

faisceaux très forts qui partent de la partie antérieure et du bord
interne du muscle, se portent de haut en bas et d'arrière en avant, et
s'insèrent au tubercule des apophyses articulaires lombaires et au
sommet des apophyses transverses de toutes les vertèbres dorsales.

Rapports. — En arrière, les connexions de ce muscle sont les
mêmes que celles du sacro-lombaire, excepté au cou, où le muscle
long dorsal n'arrive jamais ; en avant, il est en rapport avec les vertèbres dorsales et lombaires, les côtes, les muscles sur-costaux ; en
dehors, avec le sacro-lombaire ; en dedans, avec le transversaire
épineux.

TRANSVERSAIRE ÉPINEUX.

Situé en dedans du précédent, grêle à son extrémité inférieure, il
s'élargit considérablement à la région lombaire, devient très grêle à la
région dorsale, augmente de volume à la partie supérieure du dos, et,
très large enfin à la région cervicale, il se termine en pointe à l'axis
(fig. 67. 7).

Insertions. — Ce muscle s'insère : 1° dans le fond de la gouttière
sacrée ; 2° aux apophyses articulaires lombaires ; 3° aux apophyses
transverses dorsales ; 4° aux apophyses articulaires des six dernières
vertèbres cervicales. De ces divers points partent des faisceaux nombreux qui se dirigent de bas en haut et de dehors en dedans, et s'attachent aux apophyses épineuses de toutes les vertèbres ; le faisceau
qui se rend à l'axis est un des plus volumineux.

Rapports. — En arrière, avec le long dorsal et le grand complexus ;
en avant avec les lames des vertèbres ; en dehors, avec le long dorsal ; en dedans, avec les apophyses épineuses.

Les *artères* des muscles sacro-lombaire, long dorsal, transversaire
épineux, viennent de la cervicale profonde, des branches postérieures
des intercostales, des lombaires et des sacrées latérales.

Les *nerfs* sont fournis par les branches postérieures des nerfs
spinaux cervicaux, dorsaux, lombaires et sacrés.

Action des muscles spinaux postérieurs. — Lorsque ces muscles
se contractent en même temps, ils sont extenseurs de la colonne vertébrale. S'ils se contractent isolément, ils inclinent la colonne vertébrale de leur côté. Le muscle transversaire épineux lui imprime encore un léger mouvement de rotation sur son axe.

Aponévroses de la partie postérieure du tronc.

1° Région cervicale postérieure.

De la protubérance occipitale externe à la sixième vertèbre cervicale, s'étend une bandelette fibreuse très forte, désignée sous le nom

de *ligament cervical postérieur*, sur laquelle s'attachent les fibres tendineuses du trapèze, du splénius et des petits dentelés ; en avant, cette aponévrose s'insère dans l'angle de bifurcation qui se trouve au sommet des apophyses épineuses cervicales ; le grand complexus droit est séparé du grand complexus gauche par cette lame fibreuse.

De cette aponévrose médiane partent des prolongements qui servent de gaîne aux muscles grand et petit droits postérieurs de la tête, aux grands complexus qui se trouvent ainsi séparés des transversaires épineux. Le feuillet postérieur de la gaîne du grand complexus forme la paroi antérieure de la gaîne du transversaire épineux. De l'aponévrose médiane partent, tout à fait en arrière, d'autres feuillets aponévrotiques qui forment des gaînes aux muscles trapèze, splénius, rhomboïde, petit dentelé. L'aponévrose intermédiaire aux dentelés que nous avons décrite n'est qu'une dépendance de la gaîne de ces muscles, ainsi que nous l'avons déjà fait connaître.

2° Région dorsale.

Les aponévroses de la région dorsale, de la partie postérieure du dos, ne présentent rien qui doive être signalé d'une manière particulière. Nous indiquerons les feuillets fibreux qui, de la ligne médiane, se portent en dehors pour former la gaîne du muscle grand dorsal, celle du muscle rhomboïde, celle du petit dentelé ; enfin, la forte aponévrose qui se continue avec le feuillet postérieur du muscle transverse, et recouvre les muscles spinaux en arrière.

3° Région lombaire.

On décrit, à la région lombaire, une large aponévrose désignée sous le nom d'*aponévrose du grand dorsal*. Cette lame fibreuse ne doit pas être regardée comme une aponévrose : ce n'est autre chose qu'un tendon très large, très aplati, qui, d'une part, s'insère aux os ; d'autre part, donne attache à des fibres musculaires ; l'aponévrose la plus importante de la région dorsale est celle qui sert de gaîne aux muscles spinaux postérieurs. Cette gaîne présente les dispositions suivantes : les muscles spinaux postérieurs sont enfermés inférieurement dans un étui fibro-osseux triangulaire, formé en dedans par les vertèbres ; en arrière, par le feuillet postérieur de l'aponévrose postérieure du muscle transverse, qui s'insère au sommet des apophyses épineuses ; ce feuillet se confond avec l'aponévrose du grand dorsal. En avant, par le feuillet moyen de l'aponévrose du transverse, qui s'attache au sommet des apophyses transverses. Nous signalerons, en passant, la disposition du feuillet antérieur du muscle transverse, qui s'attache à la base des apophyses transverses lombaires, et forme la paroi antérieure de la gaîne du muscle carré des lombes .. la paroi postérieure de ce muscle étant recouverte par l'aponévrose moyenne

du muscle transverse, qui sépare ainsi la masse commune du muscle
carré des lombes.

RÉGIONS ANTÉRIEURES DU COU.

RÉGION CERVICALE ANTÉRIEURE.

PEAUCIER.

Préparation. — Placez un billot sous les épaules du sujet, afin de tendre ce
muscle; faites trois incisions, l'une parallèle au bord inférieur de la mâchoire, une
autre parallèle à la clavicule, une troisième sur la ligne médiane de la symphyse du
menton à la fourchette sternale; disséquez le muscle de haut en bas, parallèlement
à la longueur des fibres; l'incision des téguments doit être peu profonde et entamer
seulement l'épaisseur du derme.

Muscle extrêmement mince, large, qui double la peau de la partie
antérieure du cou (fig. 73. 1).

Insertions. — Ce muscle s'insère en bas aux téguments de l'épaule
et de la partie supérieure et antérieure de la poitrine; et de là, ses
fibres se portent en haut, et s'entre-croisent en dedans avec les fibres
du muscles du côté opposé; plus en dehors, elles traversent le triangulaire des lèvres, contribuent à former le carré du menton, et se
perdent dans les téguments de la lèvre inférieure; plus en dehors encore, elles vont jusqu'à la commissure des lèvres, et forment le muscle
risorius de Santorini; enfin, tout à fait en arrière, elles se fixent aux
téguments qui recouvrent la parotide et le muscle sterno-cléido-
mastoïdien.

Rapports. — Il est recouvert par la peau et recouvre en bas la
clavicule, le deltoïde, le grand pectoral; au milieu, le sterno-mastoïdien, l'omoplat-hyoïdien, le mylo-hyoïdien; à la face, il est en rapport
avec le masséter, le buccinateur et la parotide.

Action. — Il est abaisseur de la lèvre inférieure et de la partie
inférieure de la face. C'est un des muscles les plus expressifs; il se
contracte souvent sous l'influence de la douleur.

STERNO-CLÉIDO-MASTOÏDIEN.

Préparation. — Enlevez le muscle peaucier et l'aponévrose qui recouvre le
muscle sterno-cléido-mastoïdien; pour voir les attaches supérieures, faites une incision horizontale au niveau de la ligne courbe supérieure de l'occipital.

Situé sur la partie latérale du cou, allongé, simple en haut, bifide
en bas (fig. 73. 18).

Insertions. — Il s'insère en haut à la base de l'apophyse mastoïde,
et au tiers externe de la ligne courbe supérieure de l'occipital. Ses
fibres se portent: les antérieures, verticalement en bas, et s'attachent

à la partie interne du bord postérieur de la clavicule ; les postérieures, obliques de haut en bas, de dedans en dehors et d'arrière en avant, s'attachent par un tendon à la partie supérieure et antérieure du sternum. Les deux portions de ce muscle sont séparées par un espace celluleux dans les deux tiers inférieurs de leur hauteur.

Rapports. — Il est recouvert par le peaucier et la peau. Il recouvre les muscles de la région sous-hyoïdienne, la veine jugulaire interne, la carotide primitive, le digastrique, le stylo-hyoïdien, le splénius. Son bord postérieur forme la branche antérieure du triangle sus-claviculaire, limité en arrière par le trapèze, et en bas par la clavicule.

Les *artères* sont fournies par la thyroïdienne supérieure, par la branche mastoïdienne de l'occipitale.

Les *nerfs* viennent de la deuxième paire antérieure cervicale et du nerf spinal.

Action. — Quand ils agissent tous deux, ils sont fléchisseurs de la tête ; si un seul se contracte, il est rotateur de la tête et porte la face du côté opposé ; quand son point fixe se trouve sur l'apophyse mastoïde, il élève le sternum et la clavicule ; il agit donc dans les grandes inspirations.

RÉGION SUS-HYOÏDIENNE.

Préparation. — Placez un billot sous les épaules, abaissez fortement la tête, coupez en travers le peaucier et le sterno-mastoïdien, enlevez la glande parotide et la glande sous-maxillaire.

DIGASTRIQUE.

Situé à la partie supérieure latérale et antérieure du cou, recourbé sur lui-même, charnu et épais à ses deux extrémités, tendineux à sa partie moyenne (fig. 68. 3, 4, 5).

Insertions. — Il s'insère en arrière dans la rainure digastrique de l'apophyse mastoïde et au bord antérieur de cette apophyse. De ce point, ses fibres se dirigent de haut en bas, d'arrière en avant et de dehors en dedans, s'implantent sur un tendon, qui suit d'abord la direction du muscle, traverse le muscle stylo-hyoïdien, passe quelquefois dans une espèce d'anneau fibreux fixé à l'os hyoïde, puis change de direction, se réfléchit à angle obtus, se porte en haut et en avant, et donne attache au ventre antérieur du muscle qui s'insère à l'os maxillaire inférieur, dans la fossette digastrique, au-dessous des apophyses géni.

Du tendon moyen du digastrique part une expansion aponévrotique (fig. 69. 3), qui se fixe à l'os hyoïde et se réunit à celle du côté opposé.

Rapports. — Il est recouvert par le peaucier, le sterno-mastoïdien, la glande parotide ; il embrasse dans sa concavité la glande sous-maxillaire : il recouvre les muscles styliens, le mylo-hyoïdien,

les artères faciale, linguale, la veine jugulaire interne, le nerf grand
hypoglosse.

Action. — Il élève l'os hyoïde, le porte en arrière si le ventre postérieur se contracte seul ; il le porte en avant, si le ventre antérieur
se contracte isolément ; si les deux portions se contractent en même
temps, l'os hyoïde est élevé; si l'os hyoïde est fixé, il concourt à
l'abaissement de la mâchoire.

STYLO-HYOÏDIEN.

Préparation. — Enlevez le ventre postérieur du digastrique.

Petit muscle très grêle, situé sur la partie supérieure et latérale du
cou (fig. 68. 8).

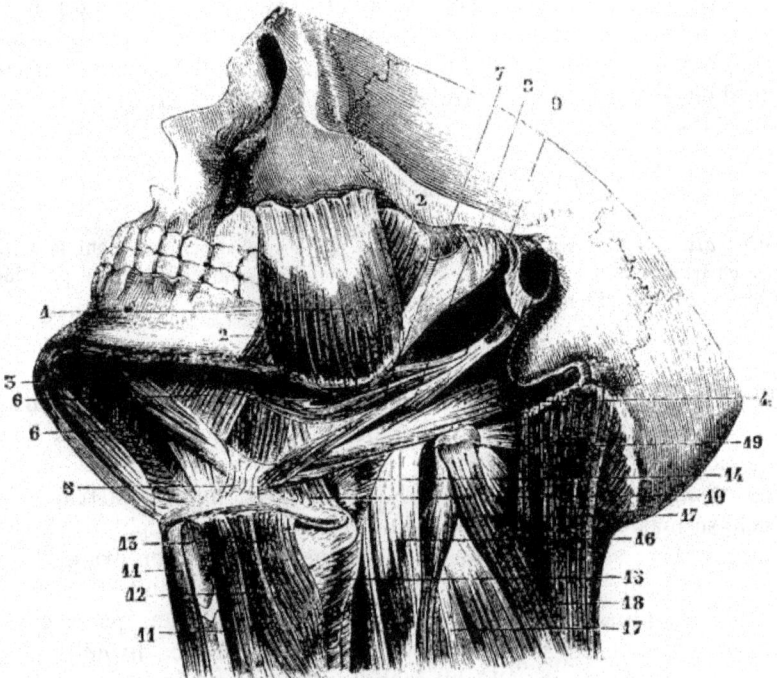

FIG. 68. *Muscles de la région sus-hyoïdienne (face latérale).*

1, 2. Masséter : — 1. Couche superficielle. — 2. Couche profonde. — 3,4,5. M.
digastrique : — 3. Ventre antérieur. — 4. Ventre postérieur. — 5. Aponévrose
qui s'insère à l'os hyoïde. — 6,6. M. mylo-hyoïdien. — 7. M. stylo-glosse. —
8. M. stylo-hyoïdien. — 9. Ligament stylo-maxillaire. — 10. M. hyo-glosse.
— 11. M. sterno-hyoïdien. — 12. M. omoplat-hyoïdien. — 13. M. thyro-
hyoïdien. — 14. M. constricteur moyen du pharynx. — 15. M. constricteur
inférieur du pharynx. — 16. M. grand droit antérieur de la tête. — 17.17, M.
scalène antérieur. — 18. M. angulaire de l'omoplate. — 19. M. splénius de la
tête.

Insertions. — Il s'insère en haut à la partie postérieure de l'apophyse styloïde ; de là, ses fibres se portent de haut en bas et d'arrière en avant, et vont s'implanter au corps de l'os hyoïde, donnant passage à leur partie inférieure, au tendon du digastrique.

Rapports. — En dehors, avec le digastrique ; en dedans, avec le muscle styloglosse, le nerf grand hypoglosse, et l'artère carotide.

Action. — Il porte l'os hyoïde en haut et en arrière, il concourt à abaisser la mâchoire inférieure lorsque l'os hyoïde est fixé.

MYLO-HYOÏDIEN.

Préparation. — Enlevez le ventre antérieur du digastrique ; pour étudier sa face supérieure, enlevez la langue et les muscles qui s'attachent aux apophyses géni.

Large quadrilatère, situé à la partie supérieure et antérieure du cou (fig. 68. 6, et fig. 69. 5).

Insertions. — Il s'insère sur le maxillaire inférieur, à toute la ligne mylo-hyoïdienne ; de là, ses fibres se portent en bas et en dedans, de manière à former un plan musculeux qui ferme la cavité buccale à sa partie inférieure ; les externes vont s'attacher au corps de l'os hyoïde ; les moyennes s'implantent sur un raphé médian, commun avec le mylo-hyoïdien du côté opposé ; les internes, très courtes, s'entre-croisent sans ligne de démarcation avec celles du côté opposé.

Rapports. — En bas, avec le peaucier, la peau, le digastrique, le stylo-hyoïdien, la glande sous-maxillaire ; en arrière, avec le génio-hyoïdien, le styloglosse, l'hypoglosse, la glande sublinguale.

Action. — Quand la mâchoire est fixée, il élève l'os hyoïde ; quand l'os hyoïde est fixé, il est abaisseur de la mâchoire.

GÉNIO HYOÏDIEN.

Préparation. — Divisez avec précaution le muscle mylo-hyoïdien.

Allongé, cylindrique, situé au-dessus du précédent.

Insertions. — Il s'insère en haut aux tubercules inférieurs des apophyses géni ; de là, il se porte en arrière, et s'attache à la partie moyenne du bord supérieur de l'os hyoïde.

Rapports. — Recouvert par le mylo-hyoïdien, il est en rapport, en haut, avec le génio-glosse ; en dedans, avec son congénère, dont il est quelquefois difficile de le séparer.

Action. — Même usage que le précédent.

Les *artères* des muscles de la région sus-hyoïdienne viennent de la sous-mentale, de la linguale, des parotidiennes, de la maxillaire interne, par le rameau mylo-hyoïdien de la dentaire inférieure.

Les *nerfs* de la cinquième paire, par le rameau mylo-hyoïdien ; le nerf hypoglosse, fournissent à cette région les rameaux les plus nombreux.

Les muscles génio-glosse, stylo-glosse, hypog-losse, muscles extrin-sèques de la langue, seront décrits avec cet organe. (Voyez *Splanch-nologie.*)

RÉGION SOUS-HYOÏDIENNE.

Préparation. — Placez un billot sous la partie postérieure et supérieure du dos : les insertions claviculaires et sternales ne peuvent être étudiées qu'après avoir scié le sternum à sa partie moyenne et l'avoir renversé de bas en haut, afin de voir sa face postérieure.

CLÉIDO-HYOÏDIEN (*Cruveilhier*). — STERNO-HYOÏDIEN.

Mince, étroit, rubané, situé à la partie moyenne et antérieure du cou (fig. 69. 6).

Insertions. — Il s'attache en bas à l'extrémité interne de la clavi-cule, à l'articulation et au fibro-cartilage sterno-claviculaire, au ster-num, dans le voisinage de la facette articulaire ; l'insertion sternale n'est pas constante : c'est ce qui a motivé la dénomination adoptée par M. le professeur Cruveilhier ; de là, ses fibres se portent directe-ment en haut, et vont s'attacher au bord inférieur de l'os hyoïde.

Rapports. — Il est recouvert par le peaucier, le sterno-mastoïdien et la peau ; il recouvre le sterno-thyroïdien, le thyro-hyoïdien et le corps thyroïde.

Action. — Il abaisse l'os hyoïde.

SCAPULO-HYOÏDIEN.

Plus grêle et plus long que le précédent, situé sur les parties anté-rieure, latérale et inférieure du cou (fig. 69. 7).

Insertions. — Il s'attache en bas au bord supérieur de l'omoplate, derrière l'échancrure convertie en trou, par un ligament (fig. 49. 6). De ce point, il longe le bord postérieur de la clavicule, vers la partie moyenne de cet os, se convertit en un tendon grêle, qui se réfléchit en formant un angle obtus à concavité tournée en haut et en arrière, et donne naissance à un nouveau faisceau charnu qui se porte en haut, en dedans et en avant, et va s'attacher à la partie inférieure du corps de l'os hyoïde, en dehors du précédent. Le tendon du scapulo-hyoï-dien est réuni à celui du côté opposé par une aponévrose sur laquelle nous reviendrons.

Rapports. — Il est recouvert par le trapèze, le peaucier, le sterno-mastoïdien et la peau. Il recouvre les scalènes, le plexus brachial, la carotide primitive ; il est en rapport en dedans avec le sterno-hyoïdien par sa partie supérieure.

Action. — Il abaisse l'os hyoïde et le porte en arrière. Quand ses deux extrémités sont fixées, il est tenseur de l'aponévrose cervicale.

STERNO-THYROÏDIEN.

Situé en arrière du cléïdo-hyoïdien, un peu plus large que lui
(fig. 69. 9).

Insertions. — Il s'insère en bas à la partie supérieure de la face
postérieure du sternum et au cartilage de la première côte; de là, ses

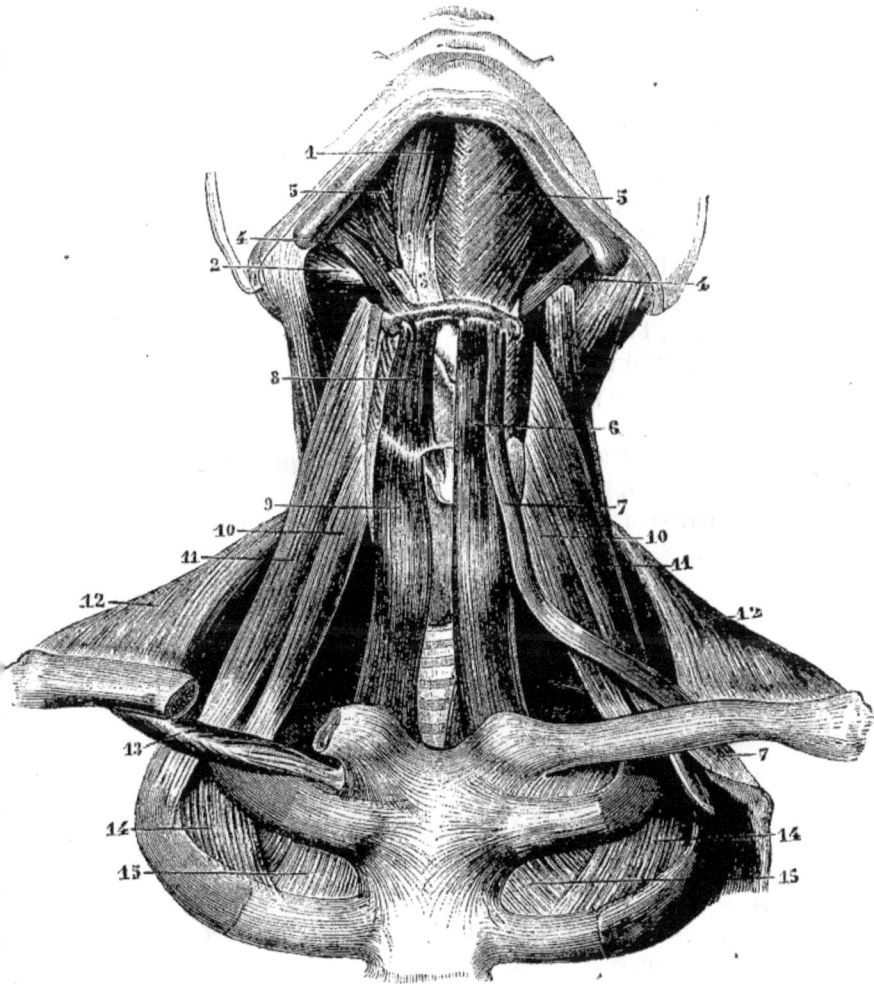

Fig. 69. — *Muscles des régions sus.- et sous-hyoïdiennes.*

1,2,3. Muscle digastrique : — 1. Ventre antérieur, — 2. Ventre postérieur. —
3. Partie moyenne tendineuse qui s'insère à l'os hyoïde.— 4,4. M. stylo-hyoïdien.
—5,5. M. mylo-hyoïdien.— 6. M. sterno-hyoïdien.— 7. M. omoplat-hyoïdien.
— 8. M. thyro-hyoïdien. — 9. M. sterno-thyroïdien. — 10. M. scalène antérieur. — 11. M. scalène postérieur. — 12,12. M. trapèze. — 13. M. sous-
clavier.— 14,14. M. intercostaux externes.— 15,15. M. intercostaux internes.

fibres se portent verticalement en haut et s'attachent à une bandelette fibreuse dont les extrémités se fixent aux tubercules situés sur les faces latérales du cartilage thyroïde.

Rapports. — Il est recouvert par le sternum, le cléïdo-hyoïdien, le scapulo-hyoïdien ; il recouvre la veine jugulaire interne, la carotide primitive, les troncs brachio-céphaliques veineux et artériel, la trachée, le corps thyroïde, les vaisseaux thyroïdiens.

Action. — Il est abaisseur du larynx.

THYRO-HYOÏDIEN.

Au-dessus du précédent, dont il paraît être le prolongement ; court, aplati, quadrilatère (fig. 69. 8).

Insertions. — Il s'insère en bas à la ligne oblique du cartilage thyroïde ; de là, se porte verticalement en haut, et s'insère au côté externe du corps de l'os hyoïde et à une partie de sa grande corne.

Rapports. — Il est recouvert par le sterno-hyoïdien ; il recouvre le cartilage thyroïde, la membrane thyro-hyoïdienne.

Action. — Il élève le larynx quand l'os hyoïde est fixé. Il abaisse l'os hyoïde quand le larynx est maintenu en place par le sterno-thyroïdien.

Les *artères* des muscles de la région sous-hyoïdienne sont fournies par les thyroïdiennes.

Les *nerfs*, par la branche descendante interne de l'hypoglosse et du plexus cervical.

RÉGION CERVICALE LATÉRALE.

Préparation. — Pour étudier les muscles des régions cervicales latérale et profonde, il faut faire la coupe dite *du pharynx*. Sciez le crâne au niveau de la ligne courbe supérieure de l'occipital ; détachez le crâne de la face par deux traits de scie obliques, partant chacun d'une des apophyses mastoïdes et allant se rencontrer au niveau de l'articulation de l'apophyse basilaire avec le sphénoïde ; divisez l'apophyse basilaire à l'aide du ciseau et du marteau ; séparez avec soin le pharynx des muscles de la région prévertébrale.

Les muscles de la région prévertébrale, les droits latéraux de la tête, les insertions supérieures des scalènes, seront préparés sans aucune difficulté.

Pour découvrir les insertions inférieures du scalène, désarticulez la clavicule à son extrémité sternale, coupez transversalement tous les muscles qui fixent le membre supérieur au thorax, et enlevez ce membre.

SCALÈNES.

Situés sur les parties latérale inférieure et profonde du cou, ils sont au nombre de deux, désignés sous les noms de *scalène antérieur et scalène postérieur.*

Scalène antérieur.

Insertions. — Ce muscle (fig. 69. 10, et fig. 70. 6) s'insère par quatre tendons aux tubercules antérieurs des apophyses transverses des troisième, quatrième, cinquième et sixième vertèbres cervicales ; de là, ses fibres se réunissent en un faisceau conoïde, oblique de haut en bas et de dedans en dehors, et vont s'insérer au moyen d'un fort tendon sur la partie moyenne de la première côte, à un tubercule, en dehors duquel on trouve l'artère sous-clavière.

Scalène postérieur.

Insertions. — Ce muscle (fig. 69. 11 et fig. 70, 7) s'attache en haut par six tendons aux tubercules postérieurs des apophyses transverses des six dernières vertèbres cervicales ; de là, ses fibres se dirigent en bas et en dehors, et vont s'insérer au bord supérieur de la seconde côte et à la face supérieure de la première, en dehors de la gouttière de l'artère sous-clavière.

Rapports des deux scalènes. — En avant, avec la clavicule, le sous-clavier, le scapulo-hyoïdien, le sterno-cléido-mastoïdien, le grand droit antérieur de la tête ; en arrière, avec le sacro-lombaire ; en dehors, avec le grand dentelé ; en dedans, avec les intertransversaires du cou, l'artère vertébrale, la première côte. Les deux muscles scalènes présentent entre eux un espace triangulaire, large en bas, étroit en haut, dans lequel passent l'artère sous-clavière et le plexus brachial ; la veine sous-clavière passe en avant du scalène antérieur.

Les *artères* des scalènes sont fournies : pour l'antérieur, par la thyroïdienne inférieure et la cervicale ascendante ; pour le postérieur, par la scapulaire postérieure.

Les *nerfs* viennent directement du plexus brachial.

Action. — Le scalène antérieur élève la première côte, mais comme celle-ci est à peu près immobile sur le sternum, il contribue au mouvement de totalité de la poitrine. Le scalène postérieur agit à la fois sur la première et la seconde côte, il fait exécuter à cette dernière un mouvement de rotation ; quand les côtes sont fixées, les scalènes fléchissent la tête de leur côté.

INTERTRANSVERSAIRES DU COU.

Petits muscles disposés par paire entre chaque apophyse transverse cervicale (fig. 70. 8) ; l'un est antérieur, l'autre est postérieur ; ils s'insèrent au bord supérieur du tubercule de la vertèbre inférieure, et se portent au bord inférieur du tubercule de la vertèbre supérieure. Ils sont séparés l'un de l'autre par les branches antérieures du plexus cervical, et par l'artère vertébrale dont ils complètent le canal.

Le muscle *droit latéral de la tête* (fig. 70. 3) n'est autre chose que le premier muscle intertransversaire du cou ; il s'insère en haut, à l'apophyse jugulaire de l'occipital ; en bas, à l'apophyse transverse de l'atlas. Il sépare la veine jugulaire interne de l'artère vertébrale.

Action. — Les muscles inter-transversaires du cou fléchissent la tête de leur côté en approchant l'atlas de l'occipital et les apophyses transverses les unes des autres.

RÉGION CERVICALE PROFONDE OU PRÉVERTÉBRALE.

GRAND DROIT ANTÉRIEUR DE LA TÊTE.

Le plus volumineux de la région prévertébrale (fig. 70. 1).

Insertions. — Il s'insère en haut, à l'apophyse basilaire, au-devant du trou occipital. De là, ses fibres se dirigent de haut en bas et de dedans en dehors, et vont s'implanter aux tubercules antérieurs des apophyses transverses des troisième, quatrième, cinquième et sixième vertèbres cervicales, par quatre petits tendons. On trouve au milieu de ce muscle un tendon volumineux qui lui donne l'apparence d'un muscle digastrique.

Rapports. — Il est recouvert par le pharynx, la carotide et la jugulaire internes, le grand sympathique, le pneumogastrique ; il recouvre les vertèbres cervicales, le petit droit antérieur de la tête, le long du cou ; les insertions inférieures se confondent en dehors avec les insertions supérieures des scalènes.

PETIT DROIT ANTÉRIEUR DE LA TÊTE.

Petit faisceau musculaire (fig. 70. 2) qui s'attache à l'apophyse basilaire, en arrière du muscle précédent, et se dirige très obliquement de haut en bas et de dedans en dehors, pour s'insérer à la base de l'apophyse transverse de l'atlas. Il est recouvert par le grand droit antérieur, le ganglion cervical supérieur repose sur lui. Il recouvre l'articulation occipito-atloïdienne.

Action des deux muscles droits. — Ils sont fléchisseurs de la tête et lui impriment un léger mouvement de rotation.

LONG DU COU.

Ce muscle, situé sur la partie antérieure de la colonne vertébrale, se compose de trois ordres de fibres (fig. 70. 4, 5).

1° *Faisceaux supérieurs.* — Insérés en haut au tubercule antérieur de l'atlas et à la partie moyenne du corps de l'axis, ils se dirigent de haut en bas et de dedans en dehors, et se fixent par plusieurs tendons aux tubercules antérieurs des troisième, quatrième et cinquième vertèbres cervicales.

2° *Faisceaux inférieurs.* — Insérés en bas au corps des trois premières vertèbres dorsales, ils se dirigent de bas en haut et de dedans

en dehors, et se fixent aux tubercules antérieures des apophyses transverses des troisième et quatrième vertèbres cervicales.

3° *Faisceaux internes ou moyens.* — Ils s'insèrent aux corps des
trois premières dorsales des vertèbres cervicales et à la crête de
l'axis, en dedans des deux autres faisceaux. Ces fibres musculaires

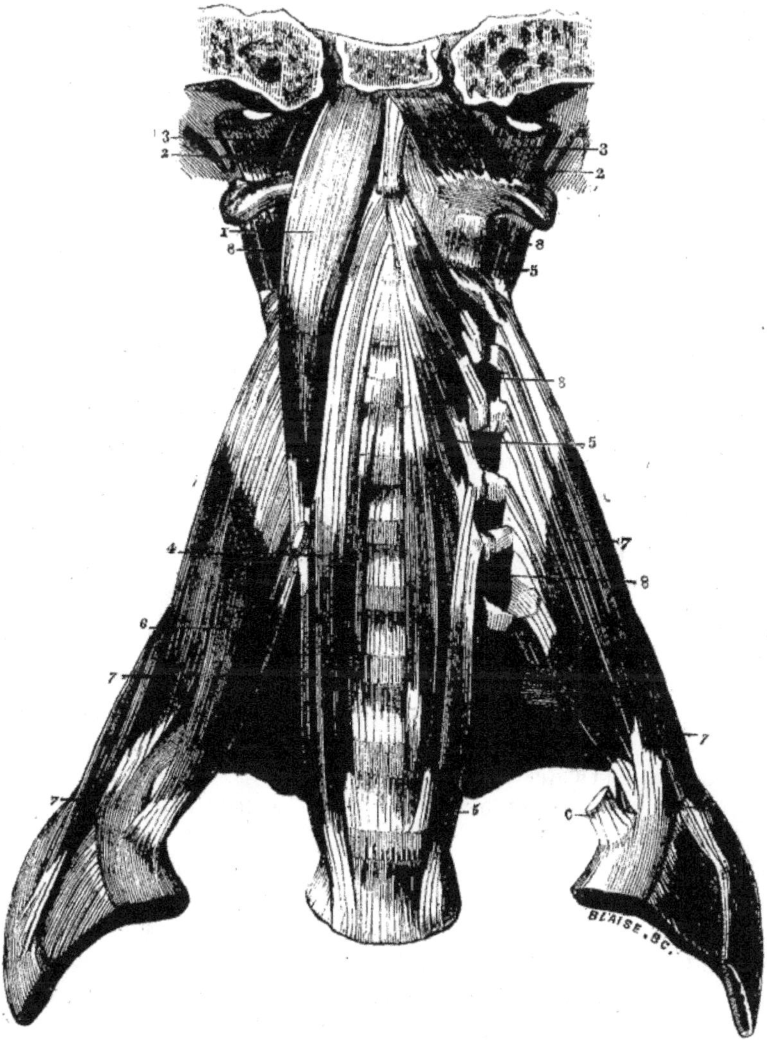

FIG. 70. — *Muscles de la région profonde et antérieure du cou.*

1. Muscle grand droit antérieur de la tête. — 2. M. petit droit antérieur. — 3. M.
droit latéral. — 4. M. long du cou. — 5,5,5. M. tendons isolés du muscle long
du cou. — 6,6. Scalène antérieur. —7,7,7. M. scalène postérieur. — 8,8,8. M.
intertransversaires du cou.

sont presque verticales ; elles décrivent une légère courbe à concavité interne.

Rapports. — Le long du cou est recouvert par le pharynx, l'œsophage, la carotide et la jugulaire internes, les nerfs pneumogastrique et grand sympathique ; il recouvre les vertèbres, les disques intervertébraux.

Action. — Ce muscle est fléchisseur de la tête ; par ses fibres supérieures, il tourne le cou de son côté ; par ses fibres inférieures, il le tourne en sens inverse.

Les *artères* des muscles de cette région sont fournies par la pharyngienne inférieure et la thyroïdienne inférieure.

Les *nerfs* viennent de la deuxième paire cervicale.

Aponévrose cervicale.

L'aponévrose cervicale offre une disposition extrêmement compliquée ; on en aura toutefois une idée exacte si l'on se rappelle que les muscles et les organes de la région du cou sont tous enveloppés dans une gaîne fibreuse particulière.

Sur la ligne médiane, point dont nous ferons partir l'aponévrose cervicale, ce feuillet fibreux est plus épais que partout ailleurs. Il est désigné sous le nom de *ligne blanche cervicale*.

De la ligne blanche cervicale part de chaque côté un feuillet assez dense : celui-ci, arrivé au niveau du bord interne du sterno-cléido-mastoïdien, se dédouble ; un feuillet passe en avant, l'autre feuillet en arrière de ce muscle ; ces deux feuillets forment l'un la paroi antérieure, l'autre la paroi postérieure de sa gaîne. En dehors du muscle, ces deux feuillets se réunissent, se séparent plus loin pour former la gaîne du trapèze, et finissent par s'insérer aux apophyses épineuses des vertèbres cervicales.

Le feuillet qui passe en avant du muscle sterno-cléido-mastoïdien est désigné sous le nom d' *aponévrose cervicale superficielle ;* il est situé au-dessous du peaucier ; inférieurement, la veine jugulaire externe est située en avant de ce feuillet ; supérieurement, elle lui est sous-jacente. Ce feuillet se continue en haut avec l'aponévrose qui recouvre le muscle masséter, et celle qui recouvre la face antérieure de la glande parotide ; en bas, elle se prolonge au-devant de la clavicule et se continue avec la paroi antérieure de la gaîne du muscle grand pectoral ; en avant du muscle masséter, elle se fixe au corps de l'os maxillaire inférieur. Le feuillet qui passe en arrière du sterno-mastoïdien est désigné sous le nom d'*aponévrose cervicale profonde ;* il présente une disposition plus compliquée, nous allons tâcher de la faire comprendre.

Cette aponévrose adhère intimement à l'os hyoïde, et peut être divisée en deux portions : l'une, portion *sus-hyoïdienne* ; l'autre, portion *sous-hyoïdienne.*

A. *Région sus-hyoïdienne.* — Nous signalerons de dedans en dehors trois gaînes :

1° La *gaîne du ventre intérieur du digastrique*, dont le feuillet profond recouvre la face antérieure du muscle mylo-hyoïdien, et se fixe à la ligne myloïdienne.

2° La *gaîne de la glande sous-maxillaire*, dans laquelle se trouvent contenues l'artère et la veine faciale ; le feuillet profond de cette gaîne tapisse le muscle hyoglosse et se fixe à la ligne myloïdienne.

3° La *gaîne de la glande parotide*. La glande parotide se trouve enveloppée dans une gaîne aponévrotique, formée en dehors par le feuillet le plus superficiel de l'aponévrose cervicale ; en dedans le feuillet profond de la gaîne de la parotide tapisse le ventre postérieur du digastrique, l'artère carotide externe, le pharynx, il se continue avec l'aponévrose sphéno-maxillaire ; en bas, la gaîne de la parotide est formée par un feuillet fibreux qui la sépare de la glande sous-maxillaire ; le feuillet supérieur la sépare du conduit auditif externe, l'antérieur du muscle masséter, du ptérygoïdien et de la branche de la mâchoire inférieure ; enfin, en arrière, un feuillet fibreux la sépare du muscle sterno-mastoïdien. Il est à remarquer que les deux portions du digastrique sont enveloppées dans des gaînes distinctes ; en effet, l'aponévrose cervicale s'attache au tendon de ce muscle et se confond avec lui de telle sorte que le prolongement fibreux du tendon du digastrique qui s'attache à l'os hyoïde est complétement réuni à l'aponévrose.

B. *Région sous-hyoïdienne.* — 1° En avant, nous trouvons des gaînes pour les muscles sterno-hyoïdien, sterno-thyroïdien et thyro-hyoïdien ; ces muscles, enveloppés dans une gaîne commune, sont séparés les uns des autres par des cloisons celluleuses peu résistantes. Le feuillet interne de cette gaîne fait partie de la ligne blanche cervicale ; le feuillet externe forme la paroi externe de la gaîne de l'omoplat-hyoïdien, sur laquelle nous aurons occasion de revenir ; enfin, par sa face profonde, elle recouvre le corps thyroïde et la trachée. Le feuillet profond se fixe à la face postérieure du sternum et à l'extrémité interne de la clavicule.

2° En arrière de la gaîne que nous venons de signaler, nous trouvons, en incisant le feuillet postérieur, la *gaîne du corps thyroïde*, membrane fibreuse assez mince qui enveloppe cet organe dans toute son étendue, et qui, dans les points où le corps thyroïde est adhérent au larynx, passe sur les parties latérales de cet organe, et se confond avec le feuillet qui forme la gaîne du larynx et du pharynx. La gaîne du corps thyroïde, rencontrant les vaisseaux thyroïdiens inférieurs, se prolonge autour d'eux, arrive dans la poitrine en se continuant avec la gaîne fibreuse qui enveloppe les veines et artères sous-clavières.

3° La gaîne du scapulo-hyoïdien est double. Elle forme deux cônes

creux dont les sommets se trouvent au niveau du tendon de ce muscle ;
la partie supérieure de cette gaîne, qui est la plus importante, est
formée en avant par la lame postérieure de la gaîne du sterno-mastoïdien ; en dedans, par la gaîne des muscles sterno-thyroïdien et sterno-
hyoïdien ; en arrière, elle adhère à la gaîne des vaisseaux du cou. La
partie inférieure de la gaîne est formée par l'aponévrose *sus-claviculaire*, constituée en grande partie par une forte lame aponévrotique
qui, du bord supérieur de la clavicule, se rend au tendon moyen du
muscle omoplat-hyoïdien, et par les feuillets aponévrotiques des muscles trapèze et sterno-cléido-mastoïdien ; c'est cette lamelle fibreuse
qui maintient le muscle scapulo-hyoïdien dans sa direction anguleuse.
Ce dernier muscle peut être considéré comme tenseur de la portion inférieure de l'*aponévrose cervicale*, ou *aponévrose sus-claviculaire*.

4° Aux apophyses transverses des vertèbres cervicales s'attache un
feuillet fibreux que nous appellerons *aponévrose cervicale profonde*,
et qui passe en avant des muscles prévertébraux. Ce feuillet, confondu
en dehors avec le feuillet postérieur du sterno-mastoïdien, s'en écarte
en dedans au niveau des vaisseaux du cou, envoie deux prolongements qui enveloppent, l'un : la *veine jugulaire interne ;* l'autre,
l'*artère carotide primitive* et le *nerf pneumogastrique ;* plus en dedans, il se réunit au feuillet qui, du corps thyroïde, passe sur les
parties latérales du larynx, de telle sorte que le larynx, le pharynx,
sont enveloppés dans une gaîne fibreuse formée latéralement par le
prolongement de la gaîne du corps thyroïde ; en arrière, par le feuillet fibreux qui recouvre les muscles de la région prévertébrale.

Cette aponévrose cervicale profonde, en arrière de laquelle se développent les abcès rétro-pharyngiens, s'attache en haut à la base du
crâne, et sur les parties latérales aux apophyses transverses cervicales ; elle recouvre non-seulement les muscles prévertébraux, mais
encore les nerfs du plexus brachial, les muscles scalènes, dont elle entoure les divers faisceaux ; c'est par ces prolongements qu'elle s'attache inférieurement aux côtes.

En résumé, l'aponévrose cervicale sous-hyoïdienne présente 1° une
*gaîne commune pour les muscles sterno-hyoïdien, sterno-thyroïdien,
thyro-hyoïdien ;* 2° une *gaîne pour le corps thyroïde ;* 3° une *gaîne
pour le larynx et le pharynx ;* 4° une *gaîne pour la veine jugulaire
interne, la carotide et le nerf pneumogastrique ;* 5° une *gaîne pour
l'omoplat-hyoïdien ;* 6° une *gaîne* complétée en arrière par la colonne
vertébrale pour les *muscles prévertébraux, le plexus brachial ;* enfin,
une partie de l'aponévrose cervicale, désignée sous le nom d'*aponévrose sus-claviculaire*, est formée par la lamelle intermédiaire au
sterno-cléido-mastoïdien et au trapèze.

RÉGION THORACIQUE ANTÉRIEURE.

GRAND PECTORAL.

Préparation. — Élevez le thorax, écartez le bras du tronc, incisez les téguments sur la ligne médiane ; du milieu de cette incision faites-en une seconde qui se prolonge jusqu'à la partie inférieure du creux de l'aisselle ; disséquez les deux lambeaux transversalement et parallèlement aux fibres musculaires.

Situé à la partie supérieure et antérieure du thorax, le grand pectoral est un muscle large, épais, triangulaire (fig. 65. 4).

Insertions. — Il s'insère, en dedans, à toute la face antérieure du sternum et aux cartilages des six premières côtes *portion thoracique* ; en haut, à la moitié interne du bord antérieur de la clavicule *portion claviculaire*, ces deux portions sont séparées par une ligne celluleuse ; en bas, à la partie supérieure de l'aponévrose abdominale *portion abdominale*. De ces différents points, ses fibres se rendent : les supérieures, de haut en bas et de dedans en dehors ; les moyennes, transversalement ; les inférieures, de bas en haut et de dedans en dehors, à un fort tendon qui s'attache à la lèvre antérieure de la coulisse bicipitale.

Le tendon huméral du grand pectoral se replie sur lui-même, de manière à former deux lames : l'une antérieure, plus forte, qui reçoit les fibres transversales et les fibres descendantes ; l'autre postérieure, plus faible, qui reçoit les fibres ascendantes.

Rapports. — Il est recouvert par la peau et le peaucier ; il recouvre au thorax, le petit pectoral, le sous-clavier, les côtes et les espaces intercostaux. A l'aisselle, il forme la paroi antérieure de cette cavité, et il se trouve dans cette région en contact avec les nerfs et les vaisseaux axillaires, les muscles biceps, coraco-brachial ; son bord externe est en rapport avec le deltoïde. C'est dans l'interstice de ces deux muscles que se trouvent la veine céphalique et l'artère acromiale.

Action. — Si le membre est élevé, il abaisse le bras jusqu'à la position horizontale par sa portion claviculaire ; il porte le moignon de l'épaule en haut et en avant, si les deux muscles se contractent en même temps dans leur portion supérieure ; les bras étant pendants le long du tronc, les coudes se portent obliquement en avant en dedans et un peu en haut, dans ce mouvement, si l'humérus est en suppination il se trouve dans la rotation en dedans. La portion thoracique et la portion abdominale tire en bas le moignon de l'épaule, si le bras est élevé, il abaisse le bras, ces portions agissent surtout pour ramener le membre au-dessous d'une ligne horizontale ; dans ce mouvement, le bras est ramené en dehors, mais ne se place pas exactement dans une direction parallèle. Quand le bras est fixé, il soulève les côtes par ses fibres antérieures ; il est donc inspirateur ; il déprime,

au contraire, les côtes et le sternum par ses fibres transversales : il
est donc expirateur, vérité démontrée par MM. Beau et Maissiat. Si
le bras est fixé et élevé, il est entièrement inspirateur.

PETIT PECTORAL.

Préparation. — Incisez le grand pectoral à sa partie moyenne, disséquez avec
ce muscle la lame fibreuse qui recouvre le petit pectoral.

Situé au-dessous du précédent, il est mince, aplati, dentelé à son
bord interne.

Insertions. — Il s'insère par trois digitations, à la face antérieure
des troisième, quatrième et cinquième côtes ; de là ses fibres vont, en
se dirigeant de bas en haut, d'avant en arrière et de dedans en dehors,
se réunir sur un tendon qui s'insère à la partie antérieure du bord interne de l'apophyse coracoïde.

Rapports. — Il est recouvert par le grand pectoral ; il recouvre les
côtes, les espaces intercostaux ; son extrémité externe répond au sommet de l'aisselle ; son bord inférieur déborde un peu celui du grand
pectoral.

Action. — Il abaisse le moignon de l'épaule ; quand l'épaule est
fixée, il est élévateur des côtes.

Les *artères* des deux muscles pectoraux viennent de la mammaire
interne, de l'acromio-thoracique et de la thoracique inférieure ou
mammaire externe.

Les *nerfs* viennent des nerfs thoraciques antérieurs pour le grand
pectoral ; thoraciques postérieurs pour le petit pectoral.

SOUS-CLAVIER.

Préparation. — Divisez le petit pectoral ; sciez la clavicule, enlevez sa partie
moyenne ; pour bien voir son insertion claviculaire, coupez le muscle à sa partie
moyenne et portez-le en dehors avec la portion externe de l'os.

Petit muscle fusiforme qui longe la face inférieure de la clavicule
(fig. 69. 13).

Insertions. — Il s'insère en dedans, au cartilage de la première
côte, par un tendon qui donne naissance à des fibres charnues qui se
portent de dedans en dehors, de bas en haut et d'avant en arrière, et
s'implantent à la face inférieure de la clavicule.

Rapports. — En haut, avec la clavicule ; en avant, avec le grand
pectoral ; en bas, avec la première côte, dont il est séparé par les nerfs
et les vaisseaux axillaires.

Les *artères* de ce muscle sont fournies par la scapulaire supérieure.

Les *nerfs* viennent directement du plexus brachial.

Action. — Il abaisse la clavicule; quand la clavicule est fixée, il soulève la première côte.

TRIANGULAIRE DU STERNUM.

Préparation. — Sciez les côtes en dehors de leur cartilage, enlevez le sternum et les cartilages, détachez la plèvre.

Petit muscle dentelé à ses insertions externes, situé à la face postérieure du sternum et des cartilages costaux.

Insertions. — Il s'insère en dedans, au bord de l'appendice xiphoïde et à la partie inférieure du sternum; de là, ses fibres vont, les inférieures horizontales, les supérieures très obliques en haut et en dehors, s'insérer par des digitations aux cartilages des troisième, quatrième, cinquième et sixième côtes.

Rapports. — Il est recouvert par le sternum, les intercostaux internes, les cartilages costaux; sa face postérieure est tapissée par la plèvre. Il est en rapport inférieurement avec le diaphragme.

Les *artères* viennent de la mammaire interne.

Les *nerfs* viennent des nerfs intercostaux.

Action. — Il abaisse les cartilages costaux; il est donc expirateur.

RÉGION THORACIQUE LATÉRALE.

GRAND DENTELÉ.

Préparation. — Quand on a coupé les pectoraux, scié la clavicule, coupé le sous-clavier, il suffit d'éloigner l'épaule du thorax pour découvrir le grand dentelé; pour l'étudier on l'isole du tissu cellulaire et des vaisseaux qui le recouvrent.

Muscle très large, dentelé sur ses bords, situé sur les parties latérales du thorax (fig. 65. 2, et fig. 66. 16).

Insertions. — Ce muscle est divisé en trois portions :

1° *Une supérieure*, qui s'attache par une très forte digitation à la première et à la deuxième côte, se porte de là en haut, en dehors, et en arrière, et s'insère à l'angle supérieur et postérieur de l'omoplate.

2° *Une moyenne*, s'attachant par trois digitations aux deuxième, troisième et quatrième côtes, se porte directement en arrière et s'attache à toute la longueur du bord spinal de l'omoplate.

3° *Une inférieure*, qui s'attache par cinq ou six digitations à la face externe des cinquième, sixième, septième, huitième, neuvième et dixième côtes, qui s'entre-croisent avec les digitations du grand oblique. Toutes ces digitations se portent en haut, en dehors et en arrière, d'autant plus obliques qu'elles sont plus inférieures, et se fixent à l'angle inférieur de l'omoplate.

Rapports. — Il est recouvert par les pectoraux, le sous-scapulaire, les nerfs et les vaisseaux axillaires ; en dedans, il est appliqué sur les côtes et les espaces intercostaux.

Les *artères* de ce muscle sont fournies par la scapulaire postérieure, par la thoracique inférieure et la scapulaire inférieure.

Les *nerfs* viennent directement du plexus brachial, nerfs du grand dentelé, grand nerf respiratoire externe de Ch. Bell, et du nerf mammaire externe, branche de la sixième paire cervicale.

Action. — Par ses fibres inférieures, il porte l'angle inférieur de l'omoplate dehors et en avant ; il élève par ce mouvement le scapulum et le moignon de l'épaule : les faisceaux moyens ont la même action, mais celle-ci est d'autant moins énergique que les faisceaux sont plus élevés. Les fibres supérieures portent le scapulum en avant et en dedans, si elles prennent leur point fixe sur les deux premières côtes. Si le scapulum est fixé, elles attirent les deux premières côtes : il est donc inspirateur. MM. Beau et Maissiat pensent que les fibres inférieures de ces muscles n'agissent sur les parois du thorax que dans les inspirations très fortes.

MUSCLES INTERCOSTAUX.

Préparation. — Pour voir les sur-costaux et les intercostaux externes, il faut enlever tous les muscles qui entourent le thorax ; pour voir les intercostaux internes et les sous-costaux, il faut scier verticalement la colonne vertébrale et le sternum, enlever la plèvre, et étudier ces muscles par l'intérieur du thorax.

Les muscles intercostaux remplissent l'intervalle qui existe entre les côtes. Ils sont de deux ordres :

1° Les *intercostaux externes* (fig. 66. 17, et fig. 69. 14), insérés au bord inférieur de la côte qui est au-dessus, au bord supérieur de la côte qui est au-dessous ; ils sont dirigés obliquement de haut en bas et d'arrière en avant.

2° Les *intercostaux internes* (fig. 69. 15) s'attachent à la face interne de la côte qui est au-dessus, et au bord supérieur de la côte qui est au-dessous ; ils sont dirigés de haut en bas et d'avant en arrière ; ils croisent donc à angle droit les intercostaux externes.

Entre les cartilages costaux, les intercostaux externes sont représentés par une bandelette aponévrotique. Il en est de même des intercostaux internes entre l'angle et le col de la côte.

Rapports. — Ils sont recouverts en avant par les muscles qui recouvrent le thorax ; en dedans par la plèvre, le triangulaire du sternum.

Les *artères* viennent des intercostales postérieures, branches qui viennent directement de l'aorte, excepté celles des trois premiers espaces formés par la première intercostale, branche de la sous-clavière ; des intercostales antérieures, branches de la mammaire interne, l'artère thoracique inférieure fournit, en outre, aux deuxième, troisième, quatrième, cinquième et sixième espaces intercostaux.

Les *nerfs* viennent des nerfs intercostaux, branches antérieures des nerfs dorsaux.

Action. — Les physiologistes varient d'opinion sur l'action des muscles intercostaux. On les a faits tous deux, les uns inspirateurs, les autres expirateurs ; ou alternativement inspirateurs et expirateurs. D'après MM. Beau et Maissiat, les intercostaux internes et externes sont expirateurs, en ce sens qu'ils rapprochent les côtes et forment de la poitrine une paroi rigide qui résiste à l'impulsion excentrique du poumon.

SUR-COSTAUX.

Petits muscles (fig. 67. 11) situés à la partie postérieure des intercostaux externes dont ils paraissent la continuation. Ils sont au nombre de douze : un pour chaque côte ; ils s'insèrent à l'apophyse transverse de la vertèbre qui est au-dessus, et à la face externe, au bord supérieur de la partie postérieure de la côte qui est au-dessous. Ils ont la même direction que l'intercostal externe. Le premier s'attache à l'apophyse transverse de la septième vertèbre cervicale ; le douzième, à l'apophyse transverse de la onzième dorsale. Ils vont, en augmentant de volume, de haut en bas.

Action. — Ils portent la côte en haut et en dehors. Si la côte est fixe, ils agissent comme extenseur de la colonne vertébrale.

SOUS-COSTAUX.

Petits muscles situés à la face interne des côtes, étendus de la face interne de la côte qui est au-dessus, à la face interne de la côte qui est au-dessous. Ils ont la même direction que les intercostaux internes, dont on peut les considérer comme une dépendance.

Les sur-costaux, comme les sous-costaux, ont quelquefois une longueur plus considérable que celle que nous avons indiquée : on les voit alors franchir une côte, quelquefois deux côtes sans s'y insérer.

Action. — Abaisseur des côtes ; congénère des intercostaux internes.

Aponévroses de la région thoracique.

Nous ne nous arrêterons pas à la description des aponévroses de la région thoracique. Il suffira de rappeler que chacun des muscles que nous venons d'examiner est enveloppé par une gaîne complète, et qu'un feuillet fibreux sépare les muscles intercostaux externes des intercostaux internes.

RÉGION ABDOMINALE ANTÉRIEURE.

GRAND OBLIQUE.

Préparation. — Placez le sujet dans une position moyenne entre le décubitus dorsal et le décubitus latéral. M. Sappey donne l'excellent conseil d'insuffler le péritoine à l'aide d'un tube introduit par l'ombilic, afin de tendre le muscle davantage. Faites deux incisions, l'une verticale sur la ligne médiane, l'autre transversale, de l'ombilic au niveau de la côte; disséquez parallèlement aux fibres musculaires, en commençant par la partie latérale du muscle, c'est-à-dire par sa partie charnue.

Large, quadrilatère, courbe, il forme la couche la plus superficielle des muscles de la paroi latérale et antérieure de l'abdomen (fig. 65. 3).

Insertions. — Il s'insère, en arrière et en haut aux huit dernières côtes par des digitations qui s'entre-croisent avec celles du grand dentelé et du grand dorsal; en bas, à la moitié antérieure de la lèvre externe de la crête iliaque. Les fibres supérieures se dirigent presque transversalement; les moyennes sont obliques, de haut en bas, d'arrière en avant et de dehors en dedans; les inférieures sont presque verticales, et vont s'insérer par leur aponévrose, sur laquelle nous reviendrons plus loin, à la ligne blanche, à l'arcade crurale et au pubis.

Rapports. — Il est recouvert par la peau, en arrière et dans une petite étendue par le grand dorsal; quelquefois il existe en cet endroit un petit espace triangulaire dans lequel on a constaté des hernies (*hernie lombaire* de J.-L. Petit); il recouvre le petit oblique, la partie antérieure des sept ou huit dernières côtes; les cartilages et muscles intercostaux correspondants.

Action. — Lorsque les deux muscles se contractent, ils sont fléchisseurs de la colonne vertébrale; ils compriment les viscères abdominaux en diminuant la capacité de l'abdomen; ils abaissent les dernières côtes, par conséquent, ils sont expirateurs; quand le thorax est fixé, ils fléchissent le bassin sur le rachis. Si un seul muscle se contracte, il tourne le tronc du côté opposé.

PETIT OBLIQUE.

Préparation. — Divisez le grand oblique perpendiculairement à la direction de ses fibres; enlevez avec soin le feuillet fibreux qui recouvre le muscle petit oblique.

Situé au-dessous du précédent, large, mince (fig. 67. 13).

Insertions. — Il s'insère, en haut et au bord inférieur des cartilages des quatre dernières côtes faisant suite aux intercostaux internes; en arrière, à une aponévrose qui se confond avec l'aponévrose postérieure du grand dorsal, et qui contribue à former en arrière la gaîne de la masse sacro-lombaire; en bas, aux trois quarts anté-rieurs de l'interstice de la crête de l'os des iles, et au tiers externe de l'arcade crurale; en avant, au feuillet moyen de l'aponévrose ab-dominale, et par cette aponévrose à la ligne blanche.

Direction. — Les fibres supérieures sont obliques de haut en bas, d'avant en arrière et de dedans en dehors; les moyennes sont hori-zontales; les inférieures sont obliques de bas en haut, d'avant en arrière et de dedans en dehors.

Rapports. — Il est recouvert par le grand oblique; il recouvre le transverse; à sa partie inférieure il est en rapport avec le cordon spermatique sur lequel il envoie des fibres musculaires qui forment le crémaster (fig. 71. 15).

Action. — Il comprime les viscères contenus dans la cavité abdo-minale; il rapproche les côtes du bassin, par conséquent, il est expi-rateur et fléchit le tronc en avant. Quand un de ces muscles se con-tracte seul, il imprime au tronc un mouvement de rotation de son côté; par conséquent, le petit oblique d'un côté est congénère du grand oblique du côté opposé.

TRANSVERSE.

Préparation. — Divisez horizontalement le muscle petit oblique; les insertions costales ne peuvent être vues qu'en ouvrant l'abdomen.

Large, mince, quadrilatère, situé au-dessous du précédent (fig. 67. 14).

Insertions. — Il s'insère, en haut, à la face interne des six dernières côtes par des digitations qui s'entre-croisent avec celles du diaphragme; en arrière, à une aponévrose qui se divise en trois feuillets :

1° Le feuillet antérieur passe en avant du carré des lombes, le sé-pare du muscle psoas, et s'attache à la partie antérieure des apophyses transverses des vertèbres lombaires.

2° Le feuillet moyen passe en arrière du carré des lombes en avant des muscles spineux, et s'attache au sommet des apophyses transverses.

3° Le feuillet postérieur passe en arrière des muscles spinaux pos-térieurs, se confond avec l'aponévrose du petit oblique et celle du grand dorsal, et s'attache au sommet des apophyses épineuses.

Le muscle transverse s'insère en bas aux trois quarts antérieurs de la lèvre interne de la crête de l'os des iles, au tiers externe de l'arcade crurale, enfin en avant à l'aponévrose abdominale, et par elle à la ligne blanche.

Direction. — Toutes les fibres de ce muscle sont transversales.

Rapports. — Il est recouvert par le muscle grand oblique; il re-couvre le péritoine dont il est séparé par une lame fibreuse.

Action. — Il comprime les viscères contenus dans la cavité abdominale ; comme les deux muscles précédents, il est expirateur.

Les *artères* des muscles grand, petit oblique et transverse, sont fournies par les branches antérieures des artères lombaires, par la mammaire interne, par les dernières intercostales et la circonflexe iliaque.

Les *nerfs* viennent des branches antérieures des nerfs dorsaux et lombaires.

GRAND DROIT DE L'ABDOMEN.

Préparation. — Couchez le sujet sur le dos ; faites une incision verticale à deux travers de doigt de la ligne blanche ; enlevez l'aponévrose qui forme la gaîne du muscle droit. Faites attention aux adhérences qui existent au niveau des intersections aponévrotiques de ce muscle.

Long, rubané, plus large en haut qu'en bas, ce muscle est situé sur la partie antérieure de l'abdomen.

Insertions. — Il s'insère en haut à la face antérieure des cartilages des cinquième, sixième et septième côtes, par trois digitations dont l'externe est la plus considérable, et dont l'interne, qui se fixe souvent au ligament costo-xiphoïdien, est la plus grêle. De là, ses fibres se portent directement en bas, et vont s'insérer par un tendon volumineux, souvent bifide, à l'épine du pubis, au bord supérieur des pubis, dans l'intervalle qui sépare la symphyse de l'épine.

Ce muscle est coupé par des intersections aponévrotiques variables par leur nombre, par leur forme, par leur direction ; toutefois ces intersections sont plus nombreuses dans sa portion sus-ombilicale.

Rapports. — Il est renfermé dans une gaîne fibreuse qui lui est fournie par les aponévroses des muscles des parois latérales de l'abdomen, et qui le séparent, en avant, de la peau ; en arrière, du péritoine et des viscères abdominaux. La face postérieure de la gaîne manque à sa partie inférieure, de sorte que ce muscle n'est séparé du péritoine que par le *fascia transversalis*.

Les *artères* du muscle droit antérieur de l'abdomen et celles du pyramidal sont fournies par l'épigastrique, la mammaire interne.

Les nerfs viennent des branches antérieures des nerfs dorsaux et lombaires.

Action. — Il comprime les viscères abdominaux ; il fléchit le tronc en abaissant le thorax ; il est expirateur.

PYRAMIDAL.

Petit muscle, dont l'existence n'est pas constante, situé à la partie inférieure et antérieure de l'abdomen.

Insertions. — Il s'insère en bas au pubis et à la symphyse pubienne ; de là ses fibres se portent : les internes verticalement en haut ; les externes obliquement en haut et en dedans, et vont se perdre en se terminant en pointe sur la ligne blanche, à une hauteur qui varie suivant les sujets.

Rapports. — Il recouvre le droit antérieur de l'abdomen ; il est enfermé dans la même gaîne.

Action. — Tenseur de la ligne blanche.

APONÉVROSE ABDOMINALE.

L'aponévrose abdominale est formée par la réunion des feuillets aponévrotiques de terminaison des muscles grand oblique, petit oblique et transverse ; ces feuillets, d'abord très distincts, se réunissent sur la ligne médiane, non-seulement entre eux, mais encore avec ceux du côté opposé, et forment la *ligne blanche*. Nous considérerons donc à l'aponévrose abdominale une partie moyenne, la ligne blanche, et deux parties latérales parfaitement semblables, une à droite, l'autre à gauche.

A. LIGNE BLANCHE.

On donne le nom de *ligne blanche* à un raphé fibreux étendu de l'appendice xiphoïde à la symphyse des pubis ; on peut considérer cette ligne blanche comme la continuation du sternum, qui, chez certains animaux, se prolonge jusqu'au pubis. Latéralement, la ligne blanche est comprise entre les bords internes des muscles droits de l'abdomen ; il résulte de la disposition de ces muscles que la ligne blanche est beaucoup plus large à sa partie supérieure qu'à sa partie inférieure, et qu'elle est beaucoup plus large chez les personnes hydropiques ou chez les femmes qui ont eu beaucoup d'enfants.

La ligne blanche présente un assez grand nombre de trous qui donnent passage aux nerfs et aux vaisseaux ; l'ouverture la plus importante que l'on trouve sur son trajet est l'*anneau ombilical*, qui donne passage chez le fœtus aux vaisseaux ombilicaux. Cet orifice se cicatrise après la naissance, et ce n'est que dans des cas exceptionnels qu'il reste permanent.

Ombilic.

L'*ombilic* est situé à peu près à la partie moyenne de l'abdomen, plutôt même un peu au-dessous de ce point : il existe d'ailleurs des différences assez notables suivant les sujets. La cicatrice qui résulte de la réunion des vaisseaux qui, chez le fœtus, passent par l'ombilic, est très solide. L'ouverture ombilicale est constituée par l'écartement des fibres de la ligne blanche ; cet écartement est comblé, à l'état

normal, par la réunion des trois vaisseaux ombilicaux et par l'ouraque
oblitérés. La peau est très adhérente au pourtour fibreux de l'anneau.

L'anatomie de la région ombilicale a été parfaitement exposée par
M. Richet (1). Il a fait connaître l'exacte disposition des parties qui
concourent à former l'anneau ombilical, et donné l'explication des
diverses formes de hernies que l'on observe dans ce point. Nous
allons exposer aussi succinctement que possible le résultat de ces importants travaux. Vu à l'extérieur, l'anneau ombilical se présente
sous la forme d'un anneau irrégulièrement quadrilatère, à angles
très mousses, et dont les bords sont constitués par des faisceaux
fibreux formés par les aponévroses abdominales qui s'entre-croisent
de manière à limiter l'espace qui doit laisser passer le cordon. A la
face postérieure de l'anneau sont deux faisceaux de fibres curvilignes
semi-circulaires qui embrassent l'un la demi-circonférence supérieure
de l'anneau, l'autre la demi-circonférence inférieure et s'entre-croisent
suivant le diamètre transversal de cet orifice. Quelle est l'origine de
ces faisceaux? Lorsqu'on dissèque l'ouverture ombilicale chez les sujets
nouveau-nés qui ont succombé dans les huit jours qui suivent la naissance, on peut voir que le contour de l'anneau, à sa face péritonéale,
est surmonté d'une sorte de bourrelet rougeâtre dont l'épaisseur est
variable. Il est formé par des fibres pâles ayant l'apparence des fibres
musculaires de la vie organique. L'examen au microscope fait voir
qu'ils sont constitués par des fibres élastiques aplaties, sinueuses, non
striées en travers, ayant beaucoup d'analogie avec celles de la tunique
moyenne des artères.

Dans l'ouverture circonscrite par ces fibres passent l'ouraque et les
vaisseaux ombilicaux, et l'on peut voir sur les enfants morts quarante
ou cinquante heures après la naissance, que sur ces vaisseaux, dans
le point qui correspond à cette espèce de sphincter, existe déjà une
rainure circulaire, quelquefois même un commencement de division
indiquant nettement le rôle qu'il est appelé à jouer. Sur les enfants
chez lesquels la section de ce cordon est sur le point de s'achever, ces
fibres enserrent la veine, mais surtout les artères et l'ouraque, dans
une sorte de collet contractile, et les éléments du cordon commencent
de leur côté à contracter adhérence avec l'infundibulum de la peau
attirée vers l'ouverture ombilicale. Sur les enfants plus âgés, les faisceaux deviennent de moins en moins saillants, les fibres sont plus
blanches, adhèrent de plus en plus aux fibres tendineuses avec lesquelles elles finissent par se confondre, constituant une sorte d'anneau
profond qui double et renforce celui qui est formé par les aponévroses
abdominales entre-croisées.

Ces fibres élastiques constituent un véritable sphincter ombilical
qui se resserre insensiblement, et les vaisseaux se trouvent progressivement coupés comme ils le seraient par une ligature. A la fin de la

_____

(1) Richet, *Traité pratique d'anatomie médico-chirurgicale*, 1857, p. 540.

première année, tous les éléments qui se réunissent pour fermer la cicatrice ombilicale, c'est-à-dire la peau qui adhère aux artères et à la veine, les faisceaux élastiques convertis en tissus fibreux, constituent un bouchon solide, résistant, qui ferme à peu près complétement l'espace laissé libre par les fibres aponévrotiques.

Les deux artères et l'ouraque contractent rapidement des adhérences soit entre elles, soit avec l'orifice abdominal sollicité vers la partie inférieure, la cicatrice ombilicale s'enfonce et est attirée en bas ; il n'en est pas de même de la veine, qui n'est point entraînée en haut par un mécanisme analogue, et qui ne se réunit pas d'une manière aussi intime au segment supérieur de l'anneau. Il en résulte qu'il reste à la partie supérieure de l'ombilic un petit espace dans lequel on peut même, chez l'adulte, faire pénétrer un stylet, et par lequel les viscères peuvent s'engager pour constituer la hernie ombilicale ; ce petit espace est généralement rempli par un peloton adipeux. Il résulte de cette disposition que dans les cas où l'abdomen prend un développement considérable par le fait de la grossesse, d'une hydropisie, etc., l'ombilic s'agrandit, le point qui cède le premier est celui où la cicatrice adhère le moins solidement, c'est-à-dire la demi-circonférence supérieure. Cet espace est encore augmenté par la traction que les artères et l'ouraque exercent sur la partie inférieure de l'anneau.

La face postérieure de l'ombilic est doublée, chez l'adulte, par une lame fibreuse à laquelle M. Richet donne le nom de *fascia umbilicalis*. Cette aponévrose commence à 3 ou 4 centimètres au-dessus de l'anneau ombilical, recouvre la partie postérieure de la veine et descend bien rarement au-dessous de la cicatrice ombilicale : il en résulte que la veine ou le cordon fibreux qui la remplace se trouve renfermé dans un véritable canal, *canal ombilical* constitué en arrière par la face postérieure de cette aponévrose, en avant par la face postérieure de la paroi abdominale. Cette lamelle existe surtout chez les individus forts, bien musclés ; elle disparaît par suite de la distension de la cavité abdominale ; dans ce canal, la veine est entourée d'une grande quantité de tissu adipeux.

Rapports de la ligne blanche. — En *avant*, avec la peau, qui est très adhérente, surtout au niveau de l'ombilic ; *en arrière*, avec le péritoine. Inférieurement, ses rapports avec le péritoine varient suivant l'état de distension ou de plénitude de la vessie : en effet, lorsque la vessie est distendue, le péritoine est repoussé en arrière ; le réservoir de l'urine se met alors en contact avec la paroi abdominale, disposition qui permet d'arriver dans sa cavité par la ligne blanche, soit pour la ponction, soit pour la taille sus-pubiennes. *En haut*, la ligne blanche est en rapport avec l'appendice xiphoïde ; *en bas*, avec la symphyse pubienne.

La ligne blanche est formée par l'entre-croisement des fibres aponévrotiques des muscles grand oblique, petit oblique et transverse, entre-croisement qui a lieu non-seulement de droite à gauche, mais encore d'avant en arrière pour l'aponévrose du grand oblique, et d'arrière en avant pour l'aponévrose du transverse.

Elle a pour tenseurs les muscles pyramidaux.

B. PARTIES LATÉRALES DE L'APONÉVROSE ABDOMINALE ANTÉRIEURE.

Du côté externe de la ligne blanche partent deux feuillets, l'un qui se porte en avant du muscle droit antérieur de l'abdomen, l'autre qui se porte en arrière de ce muscle. Arrivé au bord externe du muscle droit, le feuillet antérieur de la gaîne se dédouble, le feuillet le plus superficiel se continue avec les fibres du muscle grand oblique, le feuillet profond avec celles du petit oblique. La lame fibreuse qui passe en arrière du muscle droit antérieur se dédouble également ; le feuillet le plus antérieur se réunit au feuillet postérieur de la lame antérieure, et se continue avec les fibres du muscle petit oblique ; le plus profond avec celles du muscle transverse. Ces feuillets constituent au muscle droit antérieur une gaîne fibreuse sur laquelle nous reviendrons après avoir décrit chacune des aponévroses des muscles larges des parois de l'abdomen.

Aponévrose du grand oblique.

Cette aponévrose est quadrangulaire, plus large en bas qu'en haut ; sa partie moyenne est plus étroite que sa partie supérieure. Elle est en rapport en avant avec la peau, en arrière avec l'aponévrose du petit oblique, à laquelle elle adhère, et avec les fibres les plus internes du muscle petit oblique.

Elle s'insère par son bord interne à la ligne blanche, ou plutôt elle concourt à former la ligne blanche ; son bord externe, auquel s'attachent les fibres musculaires du grand oblique, s'étend de l'épine iliaque antérieure et supérieure au cartilage de la huitième côte. Son bord supérieur, oblique de haut en bas et de dehors en dedans, donne insertion à des fibres du muscle grand pectoral. Son bord inférieur est le plus important, il contribue à former l'arcade crurale et le canal inguinal.

Arcade crurale.

On donne le nom d'*arcade crurale*, d'*arcade fémorale*, de *ligament de Fallope* ou de *Poupart* (fig. 71. 5), à une bandelette fibreuse, étendue de l'épine iliaque antérieure et supérieure au pubis. Elle est formée par des fibres propres et par des fibres dépendantes de l'aponévrose du grand oblique. Elle est dirigée de haut en bas et de dehors en dedans, en formant une légère courbure à concavité supérieure. Elle limite avec l'os iliaque un vaste espace triangulaire qui établit une communication entre le membre inférieur et l'abdomen ; cet espace est rempli en dehors par le muscle psoas iliaque, le nerf crural, la veine et l'artère fémorale, et le muscle pectiné.

L'arcade crurale présente une portion directe et une portion réfléchie.

Portion directe. — Elle se fixe à l'épine du pubis et à la symphyse pubienne. Elle forme le pilier externe ou inférieur du canal inguinal. Ses fibres se continuent en partie avec celles de l'aponévrose fémorale.

La portion directe de l'arcade crurale présente un *bord antérieur*, auquel se fixent en haut l'aponévrose du muscle grand oblique, en bas l'aponévrose fémorale. Un *bord postérieur*, sur lequel s'insère en dedans le *fascia transversalis ;* en dehors, le *fascia iliaca ;* cette partie externe de l'arcade crurale, c'est-à-dire celle qu'on observe au niveau du psoas, se confond intimement avec la portion réfléchie, avec l'aponévrose fémorale et l'aponévrose iliaque. Une *face supérieure*, qui en dehors donne attache à des fibres du muscle petit oblique et du muscle transverse ; en dedans, elle est creusée comme d'une gouttière à concavité supérieure ; elle est en rapport avec le cordon et les vaisseaux spermatiques chez l'homme ; elle forme la paroi inférieure du trajet inguinal. Une *face inférieure* dont la portion externe reçoit le *fascia iliaca ;* la portion moyenne se recourbe en haut et se confond avec la paroi supérieure pour former là gouttière du canal inguinal. C'est au-dessous de cette portion libre d'adhérence osseuse ou aponévrotique que passent les vaisseaux fémoraux. La portion la plus interne est décrite sous le nom de *portion réfléchie.*

Portion réfléchie. — Étroite en dehors, plus large en dedans, elle a la forme d'un triangle ; elle est désignée sous le nom de *ligament de Gimbernat.* On lui considère deux faces et trois bords ; les deux faces regardent : la supérieure, en haut et en avant ; l'inférieure, en bas et en arrière. De cette face part souvent une lamelle fibreuse qui se confond avec l'aponévrose fémorale. Son bord antérieur répond à l'arcade fémorale ; son bord postérieur à la crête du pubis ; son bord externe est concave, tranchant, et forme la partie interne du pourtour de l'anneau crural, que nous décrirons un peu plus loin.

Anneau inguinal et canal inguinal.

On appelle *canal inguinal* un trajet creusé entre les muscles larges de l'abdomen, et qui donne passage, chez l'homme, au cordon spermatique, chez la femme, au ligament rond de l'utérus. Ce trajet est pourvu de deux orifices, l'un *cutané* (fig. 71. 6), l'autre *abdominal.*

L'*anneau cutané* est formé par l'écartement des fibres aponévrotiques du grand oblique ; il résulte de cet écartement deux faisceaux fibreux appelés *piliers de l'anneau.* L'un, le *pilier supérieur* ou *interne* (fig. 71. 7), est plus large, plus mince, descend obliquement vers l'épine du pubis, passe en avant de la symphyse, et s'insère,

celui du côté gauche sur la crête et l'épine du pubis du côté droit et
sur la crête sus-pubienne, et réciproquement. Le *pilier inférieur* ou
externe (fig. 71. 8) s'attache à l'épine du pubis. Du bord inférieur de

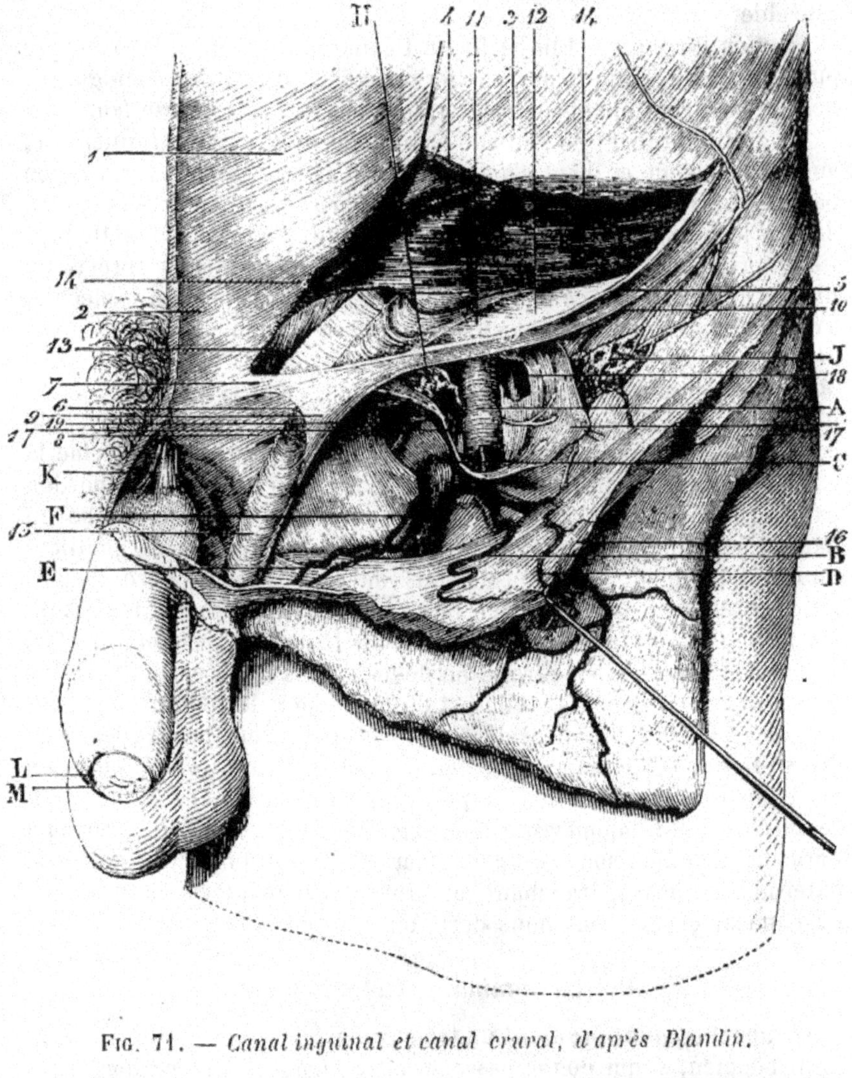

FIG. 71. — *Canal inguinal et canal crural, d'après Blandin.*

1. Muscle droit antérieur de l'abdomen dans sa gaîne. — 2. M. pyramidal dans sa
gaîne. — 3. Aponévrose du muscle grand oblique. — 4. Bord inférieur de cette
aponévrose détachée de l'arcade crurale. — 5. Arcade crurale. — 6. Orifice
externe du canal inguinal. — 7. Pilier interne de l'anneau inguinal. — 8. Pilier
externe. — 9. Expansion fibreuse qui part du pourtour de l'anneau et se rend au
cordon spermatique. — 10. Insertion de l'aponévrose fémorale sur l'arcade crurale. — 11. Insertion du *fascia transversalis* sur l'arcade crurale. — 12. Fascia
transversalis qui forme la paroi postérieure du canal inguinal. — 13. Insertion

ce pilier se détache la lamelle fibreuse dont nous avons déjà parlé, et sur laquelle nous reviendrons à propos du canal crural, le *ligament de Gimbernat*. Ces deux piliers circonscrivent un orifice triangulaire, dont le grand diamètre est oblique de haut en bas et de dehors en dedans, dont la base correspond à l'espace qui sépare la symphyse de l'épine du pubis, et limité au sommet par des fibres arciformes qui vont d'un des piliers à l'autre, et en dedans par le *ligament de Colles*, formé par les fibres du pilier interne du côté opposé. Du pourtour de l'anneau s'étend, sur le cordon testiculaire, une gaîne fibreuse très fine, distincte du *fascia superficialis*.

A partir de cet anneau, le *canal inguinal* se porte de bas en haut et de dedans en dehors, parallèlement à l'arcade crurale. Sa *paroi antérieure* est formée par l'aponévrose du grand oblique, et par quelques fibres charnues du petit oblique, principalement celles qui contribuent à former le muscle crémaster. Sa *paroi supérieure*, peu distincte, est formée par les fibres musculaires du petit oblique et du transverse. Sa *paroi postérieure*, par le *fascia transversalis*; sa *paroi inférieure*, par la gouttière qui forme la face supérieure de l'arcade crurale.

La longueur du canal inguinal chez l'adulte est de 4 centimètres environ, quelquefois, mais rarement, de 6 centimètres ; le canal du côté droit a paru à M. Jobert plus large que le canal du côté gauche.

L'*orifice abdominal du canal inguinal* est moins exactement circonscrit que l'orifice externe ; cet orifice n'est pas une simple fente du *fascia transversalis*, on remarque au contraire, en dedans, un bord fibreux concave, plus fort que le bord du côté externe. De la circonférence de cet anneau se détache une lamelle fibreuse dépendant du *fascia transversalis*, qui recouvre le cordon et l'accompagne jusque dans le scrotum.

Rapports. — Le canal inguinal est traversé par le *cordon spermatique*. Les divers éléments de ce cordon, épars dans l'abdomen, se réunissent au niveau de l'anneau abdominal, et ce n'est qu'après l'avoir franchi, qu'ils forment un véritable cordon. Il se compose du canal dé-

du *fascia transversalis* sur la paroi postérieure de la gaîne du muscle droit. — 14. Muscles petit oblique et transverse. — 15. Anses musculaires du muscle crémaster. — 16. *Fascia superficialis*. — 17. Aponévrose fémorale ouverte à sa partie antérieure pour laisser voir les rapports des vaisseaux au pli de l'aine. — 18. Ouverture faite à l'aponévrose crurale et qui laisse voir le nerf crural et la gaîne des psoas. — 19. Orifice qui donne passage à la veine saphène interne. — A. Artère fémorale. — B. Artère sous-cutanée abdominale. — C. Veine fémorale. — D. Veines sous-cutanées abdominales. — E. Veines génitales externes superficielles. — F. Veine saphène interne. — J. Ganglion lymphatique placé au devant du canal crural. — H. Ganglion lymphatique engagé dans l'orifice du canal crural. — K. Ligament suspenseur de la verge. — L. Ouverture du prépuce. — M. Orifice du canal de l'urèthre.

férent, des artères spermatique, déférente et funiculaire, de leurs veines correspondantes, des nerfs génito-crural et du plexus spermatique ; du muscle crémaster (fig. 71. 15), de la gaîne fibreuse formée par le prolongement du *fascia transversalis*, et enfin au niveau de l'anneau inguinal externe, le cordon reçoit une nouvelle gaîne fibreuse (fig. 71. 9), qui s'attache au pourtour de cet anneau.

L'orifice abdominal du canal inguinal est complétement fermé par le péritoine. On remarque sur la paroi postérieure de l'abdomen trois fossettes séparées par deux saillies. La première, *fossette inguinale externe*, par laquelle se forment les hernies obliques ou inguinales externes, est limitée en dedans par l'artère épigastrique, qui se trouve au côté interne du collet du sac. La seconde, *fossette inguinale interne*, est limitée en dehors par l'artère épigastrique, en dedans par l'artère ombilicale : les hernies qui se font par cette fossette sont appelées hernies inguinales internes ou directes ; l'artère épigastrique se trouve en dehors du collet du sac. Enfin, entre la saillie de l'artère ombilicale oblitérée et le bord externe du muscle droit, se trouve la *fossette vésico-inguinale ;* c'est par cet orifice que se font les hernies sus-pubiennes.

Canal crural.

Nous avons déjà dit que la partie supérieure et interne de la cuisse communique avec la cavité abdominale par un espace triangulaire formé par l'arcade crurale, le bord antérieur de l'os iliaque et le bord supérieur du pubis ; cet espace est comblé en dehors par le muscle psoas iliaque, renfermé dans une gaîne fibreuse qui contient le nerf crural et le sépare complétement de la portion interne dans laquelle nous trouvons la gaîne des vaisseaux fémoraux en dehors et le ligament de Gimbernat en dedans. L'espace compris entre la gaîne des vaisseaux et le ligament de Gimbernat est désigné sous le nom d'*anneau crural*. Il est formé : en avant, par l'arcade fémorale ; en arrière par le pubis, recouvert par le muscle pectiné et sa gaîne fibreuse d'enveloppe ; en dedans par la base du ligament de Gimbernat ; en dehors, par la veine crurale et la gaîne des vaisseaux fémoraux. Cette ouverture est fermée par une membrane fibreuse, *fascia propria* de Cooper *septum crural* de Cloquet ; dans son épaisseur se trouve un ganglion lymphatique. Cet orifice est l'ouverture la plus évasée d'un entonnoir, connu sous le nom de *canal crural*, dont les parois fibreuses sont formées : la paroi externe par le côté interne de la gaîne des vaisseaux fémoraux ; la paroi postérieure par la gaîne du muscle pectiné, et la paroi antérieure par une lame du *fascia lata*, percée d'un grand nombre de trous qui donnent passage à des vaisseaux lymphatiques ; l'orifice de la veine saphène considéré comme le sommet de cet entonnoir, n'est autre chose qu'un trou plus grand que les autres : cette lamelle antérieure est décrite comme une aponévrose particulière sous le nom de *fascia cribriformis*, qui s'insérerait à toute l'étendue de la

face externe du contour du ligament de Gimbernat, se continuerait en
arrière avec la gaîne du pectiné. Enfin la paroi du canal crural est
toutefois complète en dedans, et le repli falciforme de Scarpa est produit par la rupture de cette partie de l'entonnoir.

Rapports. — L'anneau crural est en rapport en dehors avec la veine
iliaque ; l'artère épigastrique côtoie son côté externe. Dans certaines
anomalies, lorsque l'artère obturatrice naît d'un tronc commun avec
l'épigastrique, si ce tronc est très court, elle côtoie le bord supérieur,
puis le bord interne de l'anneau, pour aller, en passant derrière le ligament de Gimbernat, gagner le trou sous-pubien.

Aponévrose du petit oblique.

Dans les trois quarts supérieurs, l'aponévrose du petit oblique présente deux feuillets : l'un, qui passe en avant du muscle droit, se réunit au feuillet du grand oblique, forme la paroi antérieure de la gaîne
du muscle droit antérieur ; l'autre, qui passe en arrière et est réuni à
l'aponévrose du transverse, forme la paroi postérieure de la gaîne même
du muscle.

Dans son quart inférieur, le muscle petit oblique n'a qu'un seul
feuillet qui passe en avant du muscle droit.

Aponévrose du transverse.

L'aponévrose antérieure, dans ses trois quarts supérieurs, se réunit
au feuillet postérieur de l'aponévrose du petit oblique, et passe en arrière du muscle droit. Dans son quart inférieur, elle passe en avant de
ce muscle avec cette même aponévrose.

Il résulte de cette disposition, que la gaîne fibreuse qui enveloppe
le muscle droit se trouve formée dans ses trois quarts supérieurs de
quatre feuillets : deux qui passent en avant, ce sont l'aponévrose du
grand oblique et le feuillet antérieur de l'aponévrose du petit oblique ;
deux passent en arrière, ce sont le feuillet postérieur de l'aponévrose
du petit oblique et l'aponévrose du transverse.

Dans le quart inférieur, le muscle droit n'a pas de gaîne en
arrière. Sa partie antérieure est en rapport avec trois feuillets fibreux,
qui sont le feuillet du grand oblique, le feuillet unique du petit
oblique et celui du transverse.

L'aponévrose postérieure du muscle transverse se décompose en
trois feuillets : l'antérieur s'attache à la base des apophyses transverses ; le moyen, au sommet de ces mêmes apophyses : c'est entre
ces deux feuillets que se trouve le muscle carré des lombes ; enfin,
le feuillet postérieur se confond avec l'aponévrose du muscle grand
dorsal et s'attache au sommet des apophyses épineuses : c'est entre
ce feuillet et le feuillet moyen que se trouvent les muscles de la
masse sacro-lombaire.

Fascia transversalis et aponévrose sous-péritonéale.

Le péritoine est doublé dans toute l'étendue des parois abdominales par une lame fibreuse à laquelle on a donné le nom d'*aponévrose péritonéale*; cette aponévrose, très mince en haut, est bien plus consistante à sa partie inférieure, où elle prend le nom de *fascia transversalis*.

Le *fascia transversalis* (fig. 71) ne serait donc autre chose que la partie **inférieure** de l'aponévrose sous-péritonéale. Cette aponévrose présente une *face antérieure*, qui est en rapport avec le muscle transverse, et qui forme la paroi postérieure du canal inguinal; une *face postérieure* en rapport avec le péritoine; un *bord supérieur*, qui se confond avec l'aponévrose sous-péritonéale; un *bord inférieur*, qui s'insère sur l'arcade crurale; un *bord interne*, qui passe en arrière du muscle droit et qui se confond avec l'aponévrose du côté opposé en s'attachant à la ligne blanche. Le *bord externe* s'insère sur le *fascia iliaca*.

Au niveau de l'anneau inguinal interne, le *fascia transversalis* se prolonge sur le cordon spermatique et descend avec lui dans le scrotum, où nous le retrouverons plus tard lorsque nous décrirons les enveloppes du testicule.

RÉGION ABDOMINALE SUPÉRIEURE, OU DIAPHRAGMATIQUE.

DIAPHRAGME.

Préparation. — Faites une incision cruciale à la paroi abdominale antérieure; enlevez tous les viscères contenus dans la cavité abdominale, en ayant soin de comprendre l'œsophage et le rectum entre deux ligatures, afin d'empêcher l'écoulement des matières dans la cavité abdominale; placez un billot à la région lombaire à l'effet de renverser le thorax : de cette manière on voit mieux le diaphragme, et l'on prévient l'écoulement du sang qui du cœur descend dans la veine cave inférieure. Le diaphragme sera facilement disséqué dans toute sa portion horizontale; il faut redoubler de précaution pour bien isoler les insertions et surtout la portion verticale ou pilier du diaphragme.

Nous ne saurions trop recommander d'éviter de perforer ce muscle, car il s'affaisserait et ne pourrait être étudié que très difficilement. Un sujet dont la poitrine aurait été ouverte ne conviendrait pas à la préparation du diaphragme.

Ce muscle forme une cloison musculeuse qui sépare la cavité thoracique de la cavité abdominale. Il est impair, non symétrique.

Insertions. — Il s'insère : en avant, à la face postérieure du sternum et à la base de l'appendice xiphoïde, en laissant sur la ligne médiane un intervalle triangulaire qui fait communiquer quelquefois la cavité abdominale avec la cavité thoracique; sur les parties latérales, à la face interne et au bord supérieur des cartilages des six dernières côtes, par des digitations qui s'entre-croisent avec celles des muscles transverses de l'abdomen ; en bas, il s'attache à deux arcades aponévrotiques. L'une, interne (fig. 72. 7), qui part du tendon d'origine des piliers, et se fixe à la base de l'apophyse transverse de la première vertèbre lombaire ; cette arcade laisse passer l'extrémité supérieure du muscle psoas. L'autre, externe, plus large, concave, connue sous le nom de *ligament cintré du diaphragme* (fig. 72, 6), va de l'extrémité externe de la première arcade au bord inférieur et à l'extrémité antérieure de la dernière côte ; cette arcade donne passage à l'extrémité du carré des lombes. Enfin, en bas et sur la ligne médiane, des fibres tendineuses s'insèrent à la deuxième et à la troisième vertèbre lombaire, se confondent avec les fibres du ligament vertébral antérieur, et donnent naissance à deux gros faisceaux charnus : ce sont les *piliers du diaphragme*. De ces différentes insertions les fibres musculaires se rendent dans diverses directions, s'attachent à une large aponévrose nommée *centre phrénique*. Les antérieures, très courtes, se portent en arrière ; les fibres latérales se portent en dedans et un peu obliquement ; les fibres qui s'attachent aux deux arcades aponévrotiques se portent d'arrière en avant ; enfin, les fibres charnues qui constituent les piliers du diaphragme se portent verticalement en haut, et vont se terminer à l'échancrure postérieure du centre phrénique.

Les piliers du diaphragme et le centre phrénique méritent une description particulière.

Piliers du diaphragme. — Le pilier droit descend plus bas que le gauche. Il est plus volumineux ; il occupe la partie moyenne des vertèbres lombaires ; le gauche, au contraire, occupe leur face latérale ; c'est entre les deux piliers que passent les nerfs grands sympathiques. Bientôt ces piliers s'envoient réciproquement des faisceaux musculaires et laissent entre eux deux ouvertures, l'une inférieure, aponévrotique, formée en arrière par la première vertèbre lombaire ; sur les parties latérales, par les tendons des piliers ; en haut, par une arcade fibreuse qui va d'un pilier à l'autre : c'est l'*orifice* aortique du diaphragme (fig. 72. 4). Cette ouverture donne passage à l'aorte, au canal thoracique, à la veine azygos, quelquefois au grand sympathique gauche. L'ouverture supérieure est musculaire, c'est l'*orifice œsophagien* (fig. 72. 3) ; elle donne passage à l'œsophage et aux nerfs pneumogastriques.

Centre phrénique (fig. 72. 2). — Il occupe la partie moyenne du diaphragme, il a à peu près la forme d'une feuille de trèfle. La foliole moyenne est la plus large ; la foliole gauche est la plus petite ; entre la foliole moyenne et la droite, on rencontre une ouverture régulièrement quadrilatère circonscrite par quatre bandelettes fibreuses, qui donne passage à la veine cave inférieure (fig. 72. 5).

Rapports. — Dans la cavité thoracique, le cœur, le péricarde, les deux poumons, la plèvre, sont en rapport avec le diaphragme. L'adhérence du péricarde au centre phrénique a fait considérer cette mem-

FIG. 27.

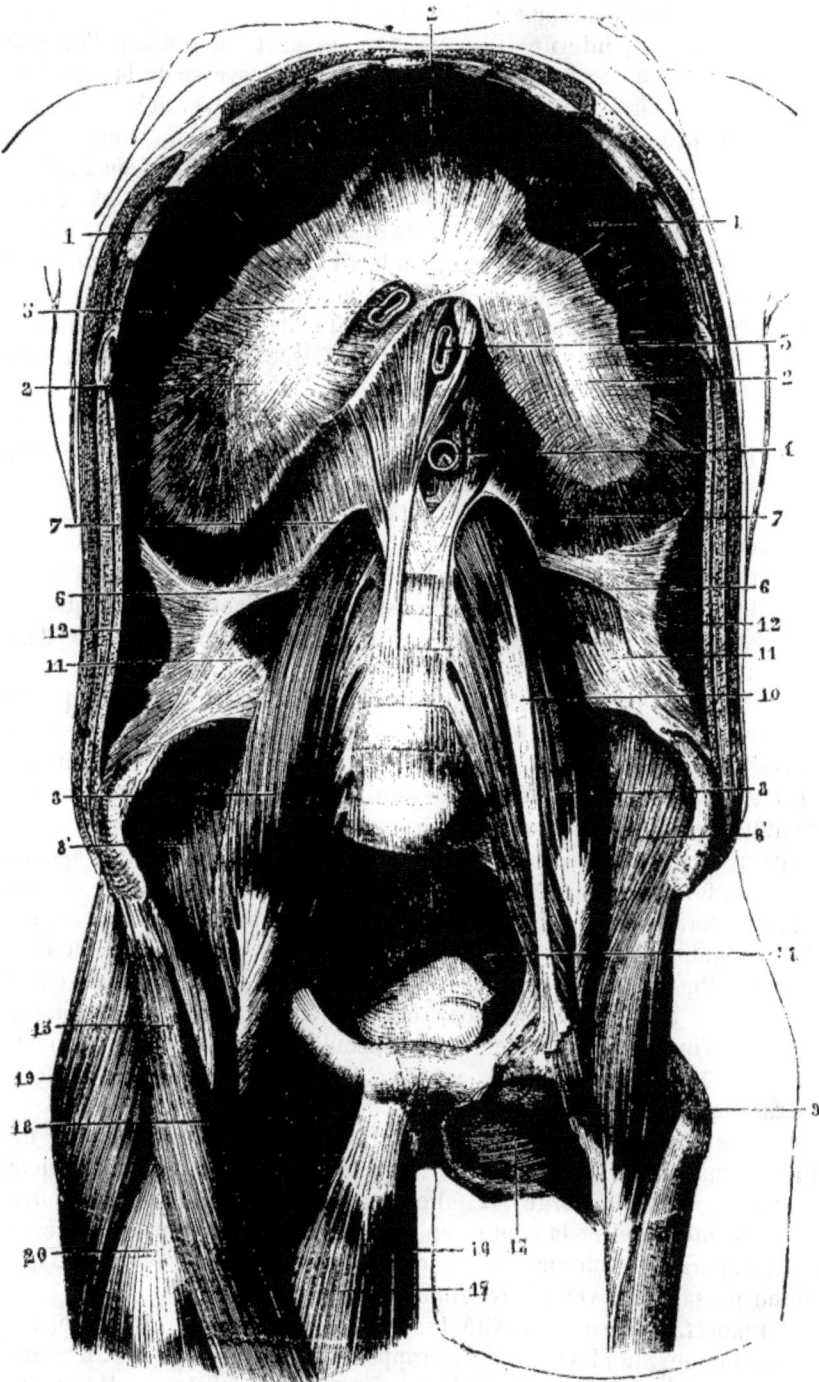

brane comme l'origine de toutes les aponévroses du corps humain ; mais chez l'enfant, le péricarde peut être facilement séparé du centre phrénique. Dans la cavité abdominale, il est en rapport avec l'estomac, le foie, la rate, les reins ; le pancréas et le duodénum sont en contact avec les piliers.

Les *artères* du diaphragme sont fournies par les diaphragmatiques inférieures, branches qui naissent directement de l'aorte ; les diaphragmatiques antérieures, qui viennent de la mammaire interne ; enfin, par les branches terminales externes de la mammaire interne.

Les *nerfs* viennent du nerf phrénique, branche du plexus cervical ; du plexus soléaire, comme l'ont démontré les concurrents pour la place d'aide d'anatomie en 1851.

Action. — Par son abaissement, il agrandit le diamètre vertical de la poitrine. MM. Beau et Maissiat ont démontré qu'en même temps il augmentait le diamètre transversal en projetant les dernières côtes en dehors en même temps qu'il les élève.

RÉGION ABDOMINALE LATÉRALE, OU LOMBAIRE.

PSOAS ILIAQUE.

Préparation. — Pour étudier la partie inférieure de ce muscle, coupez l'arcade crurale ; isolez les muscles de la partie supérieure de la cuisse. Pour étudier sa partie supérieure et les muscles petit psoas et carré des lombes, il faut enlever tous les viscères contenus dans la cavité abdominale.

Situé sur les parties latérales des vertèbres lombaires et dans la fosse iliaque interne, ce muscle est épais, étroit dans la partie supérieure, large et aplati dans la portion iliaque (fig. 72. 8).

Insertions. — Il s'insère en haut au corps de la douzième dorsale, à ceux de toutes les vertèbres lombaires, par des languettes tendineuses entre lesquelles passent les vaisseaux et les nerfs lombaires, aux disques intervertébraux, et à la base des apophyses transverses ; ses fibres se portent obliquement de haut en bas et de dedans en dehors, se réunissent aux fibres iliaques ; celles-ci (fig. 72. 8') s'insèrent au ligament iléo-lombaire, à la crête iliaque et aux deux tiers supérieurs

FIG. 72. — *Muscles de la région abdominale supérieure, ou diaphragmatique.*
1,1. Muscle diaphragme. — 2,2,2. Centre phrénique. — 3. Orifice œsophagien. — 4. Orifice aortique. — 5. Orifice de la veine cave ascendante. — 6. Ligament cintré. — 7. Arcade interne sous laquelle passe le psoas. — 8. Muscle psoas. — 8'. Portion iliaque du psoas. — 9. Tendon du psoas et de l'iliaque réunis. — 10. Muscle petit psoas. — 11. M. carré des lombes. — 12. M. transverse de l'abdomen. — 13. M. obturateur externe. — 14. M. pyramidal. — 15. M. couturier. — 16. M. droit interne. — 17. M. premier adducteur ou adducteur moyen. 18. M. pectiné. — 19. M. *fascia lata.* — 20. M. droit antérieur de la cuisse.

de cette fosse ; de là, les fibres se portent de haut en bas et de dehors en dedans, et se réunissent au psoas. Dans son tiers inférieur (fig. 72. 9), ce muscle change de direction ; il se contourne en dedans et en arrière, et vient s'insérer par un fort tendon au petit trochanter.

Rapports. — Il est recouvert par le petit psoas, le *fascia iliaca* qui le sépare du péritoine ; il recouvre les vertèbres lombaires, la fosse iliaque, l'articulation coxo-fémorale dont il est séparé par une bourse séreuse.

Les *artères* du psoas iliaque et du petit psoas viennent de la quatrième branche antérieure lombaire, de la branche iliaque, de l'obturatrice, de l'artère iléo-lombaire, de la circonflexe iliaque ; la grande musculaire, branche de la fémorale, envoie des rameaux à la portion fémorale de ce muscle.

Les *nerfs* sont fournis par le nerf crural, et directement par le plexus lombaire.

Action. — Il fléchit la cuisse sur le bassin, il tourne la cuisse en dehors ; dans la station debout lorsque le fémur est fixe, il ramène en avant la colonne vertébrale et le bassin, si les deux psoas agissent en même temps ils fléchissent le tronc sur le bassin.

PETIT PSOAS.

Petit muscle situé en avant du psoas et dont l'existence n'est pas constante (fig. 72. 10).

Insertions. — Il s'insère en haut à la douzième dorsale et à la première lombaire ; de là, ses fibres se portent verticalement en bas et s'insèrent sur un tendon grêle, aplati à son extrémité, qui se fixe à l'éminence iléo-pectinée, et au *fascia iliaca*.

Rapports. — Il est recouvert par le *fascia iliaca*, qui le sépare du péritoine ; il recouvre le grand psoas.

Action. — Tenseur du *fascia iliaca*.

CARRÉ DES LOMBES.

Quadrilatère, plus large en haut et en bas qu'au milieu, situé entre la dernière côte et l'os iliaque (fig. 72. 11).

Insertions. — Il s'insère en bas au ligament iléo-lombaire et à la partie postérieure de la crête iliaque ; de là, ses fibres se portent de bas en haut et un peu de dehors en dedans, et vont s'implanter : 1° à la douzième côte, *faisceaux iléo-costaux;* 2° aux apophyses transverses des quatre premières lombaires, *faisceaux iléo-transversaires.*

Enfin il existe un troisième ordre de faisceaux très grêles, et situés en avant des précédents ; ces fibres s'insèrent aux apophyses transverses des trois dernières lombaires d'une part, d'autre part au bord inférieur de la dernière côte, *faisceaux transverso-costaux.*

Rapports. — Renfermé entre les deux feuillets antérieurs de l'aponévrose du transverse, il est médiatement en rapport, en avant avec le rein, le côlon, le psoas, le diaphragme ; en arrière, avec les muscles spinaux postérieurs.

Les *artères* du carré des lombes viennent des artères lombaires et iléo-lombaires.

Les *nerfs* viennent du nerf crural et du plexus lombaire.

Action. — Il abaisse la dernière côte ; il incline latéralement la région lombaire.

MUSCLES INTERTRANSVERSAIRES DES LOMBES.

Entre chaque apophyse transverse des lombes, on trouve un petit faisceau musculaire quadrilatère qui a la plus grande analogie avec les faisceaux intertransverses du cou, et s'attache par son extrémité supérieure à la partie inférieure de la vertèbre qui est au-dessus, par son extrémité inférieure à la partie supérieure de la vertèbre qui est au-dessous (fig. 67. 15).

Action. — Il rapproche les apophyses transverses ; il incline donc latéralement la colonne vertébrale.

Aponévrose lombo-iliaque, fascia iliaca.

On désigne sous ce nom l'aponévrose qui sert de gaîne à la partie abdominale du muscle psoas iliaque. Elle commence à l'arcade aponévrotique du diaphragme, sous laquelle passe le muscle psoas ; de là, se porte en bas, se réunit en dehors avec le *fascia transversalis*, et au niveau de la crête iliaque s'attache au pourtour de cette crête ; en dedans, elle s'attache aux vertèbres lombaires et au détroit supérieur du bassin ; elle présente dans cette région quelques ouvertures destinées au passage des filets nerveux du plexus lombaire ; en avant, elle adhère à l'arcade crurale ; enfin, au-dessous de l'arcade crurale, elle se confond avec l'aponévrose *fascia lata*.

Rapports. — Placée au-dessous du péritoine, elle recouvre le muscle psoas, les nerfs et les vaisseaux contenus dans le bassin.

MUSCLES DE LA TÊTE.

Préparation. — Les muscles du crâne et de la face sont fort difficiles à préparer à cause du peu d'épaisseur des fibres charnués de quelques-uns d'entre eux et de leur pâleur ; enfin plusieurs sont très grêles, aussi ce n'est que sur une préparation faite avec soin qu'ils peuvent être bien étudiés. Nous rappellerons qu'ils sont très adhérents à la peau, en sorte que les plus grandes précautions sont nécessaires pour détacher les téguments.

On choisira, pour étudier ces muscles, le cadavre d'un homme fort, bien musclé. Le sujet sera couché sur le dos, la tête et le cou soulevés par un billot placé sous les épaules ; on rasera avec soin la barbe et les cheveux ; on fera deux incisions :

l'une horizontale, s'étendant, d'arrière en avant, de la protubérance occipitale externe à la bosse frontale ; l'autre transversale, coupant la première à angle droit, et passant sur le sommet de la tête. Si l'on dissèque les lambeaux résultant de cette double incision, on découvrira le muscle frontal, l'occipital et l'auriculaire supérieur.

Pour découvrir les muscles de la face, l'incision médiane verticale sera continuée jusqu'à la symphyse du menton ; cette incision sera coupée par une autre incision transversale et perpendiculaire, qui partira du milieu de l'espace compris entre la lèvre supérieure, la cloison des fosses nasales, et qui se prolongera jusqu'un peu au delà du conduit auditif externe. Toutes ces incisions seront peu profondes ; il vaut beaucoup mieux les faire en plusieurs temps que de s'exposer à diviser les muscles qui, nous le répétons, sont excessivement minces dans certaines régions. Les lambeaux qui résultent de ces incisions seront disséqués de dedans en dehors. On aura soin de suivre bien attentivement la direction des fibres musculaires : c'est le meilleur moyen d'enlever d'un seul coup tout le tissu cellulaire interposé entre elles, sans crainte de couper une partie des fibres charnues.

Telle est la conduite générale que l'on doit tenir lorsqu'on veut étudier les muscles du crâne et de la face. Quand la préparation de quelques muscles présentera quelques particularités, nous aurons soin de l'indiquer.

I. RÉGION SUPÉRIEURE.

OCCIPITAL.

Préparation. — Le sujet devra être couché sur le ventre, la tête soulevée par un billot placé sous la poitrine.

Mince, aplati, il est situé à la région postérieure de la tête.

Insertions. — En bas, à la ligne courbe supérieure de l'occipital, par de courtes fibres tendineuses ; ses fibres, après un trajet de 7 à 8 centimètres, se portent d'arrière en avant et de dedans en dehors, et s'attachent en haut au bord postérieur de l'aponévrose épicrânienne. Il est plus développé sur les parties latérales qu'à sa partie moyenne.

Rapports. — Il est recouvert par le cuir chevelu qui lui est fortement adhérent ; il recouvre l'occipital et le pariétal ; il est séparé quelquefois de celui du côté opposé par un intervalle qui varie de 1 à 3 centimètres.

Action. — Il entraîne le cuir chevelu en arrière ; il est tenseur de l'aponévrose épicrânienne.

FRONTAL.

Situé à la partie antérieure du crâne, il est large, mince, quadrilatère (fig. 73 2).

Insertions. — Le muscle frontal commence à l'extrémité frontale des os propres du nez et à l'apophyse orbitaire interne ; mais ce ne sont pas là ses véritables insertions inférieures : deux petits faisceaux, auxquels on a donné le nom de *muscles pyramidaux* (fig. 73. 3), s'attachent au bord inférieur des os propres du nez, et sont avec raison considérés comme les deux piliers de ce muscle ; ces petits faisceaux se portent en haut sur la ligne médiane, où ils forment la partie moyenne du frontal. Arrivé au niveau de l'origine du *sourcilier*, le frontal reçoit des fibres musculaires venant de ce dernier muscle, de

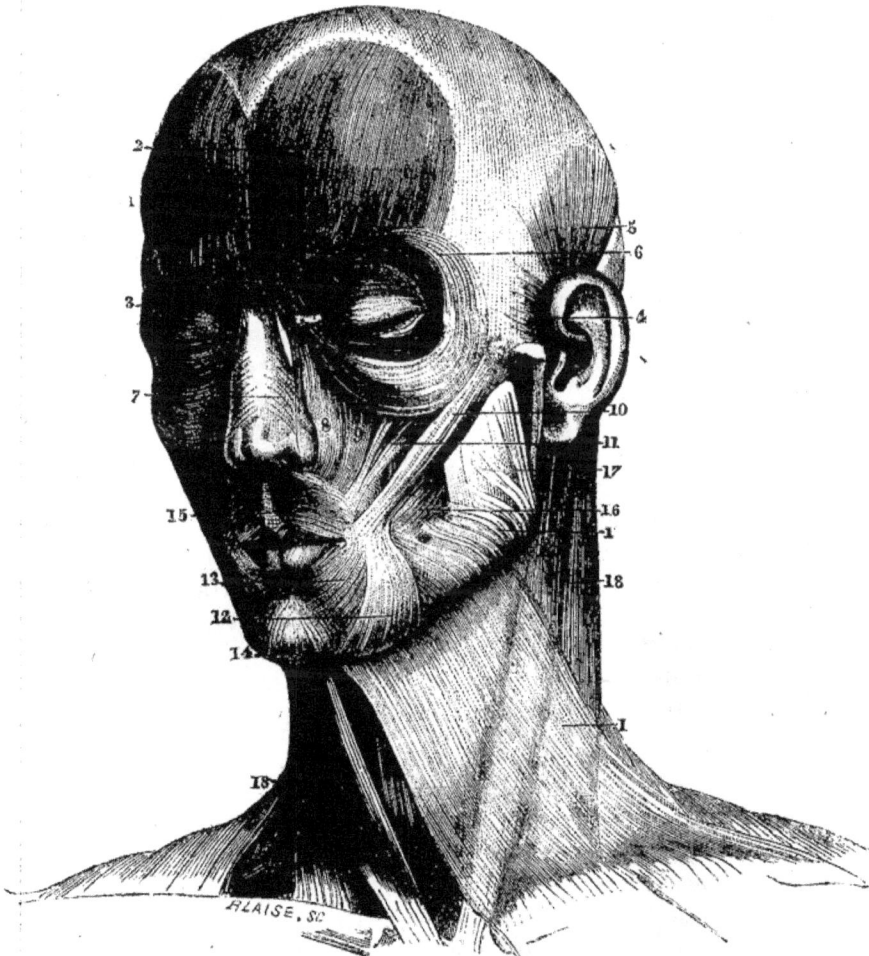

FIG. 73. — *Muscles de la face.*

1. Muscle peaucier. — 2. M. frontal. — 3. M. pyramidal. — 4. M. auriculaire antérieur. — 5 M. auriculaire supérieur. — 6. M. orbiculaire des paupières. — 7. M. triangulaire du nez. — 8. M. élévateur commun de l'aile du nez et de la lèvre supérieure. — 9. M. élévateur propre de la lèvre supérieure. — 10. M. grand zygomatique. — 11. M. petit zygomatique. — 12. M. triangulaire des lèvres. — 13. M. carré du menton. — 14. M. de la houppe du menton. — 15. M. orbiculaire des lèvres. — 16. M. buccinateur. — 17. M. masséter. — 18. M. sterno-cléido-mastoïdien.

sorte que l'on pourrait résumer ainsi les insertions inférieures du frontal : 1° par le muscle pyramidal, au bord inférieur des os propres du nez, aux cartilages latéraux du nez ; 2° par le muscle sourcilier, à la partie interne de l'arcade sourcilière ; 3° enfin, ses fibres les plus externes se confondent avec l'orbiculaire des paupières. De ces différents points, toutes les fibres vont s'insérer en haut à l'aponévrose épicrânienne.

Les fibres internes courtes s'entre-croisent avec celles du muscle du côté opposé, ce qui a fait considérer le muscle frontal comme un muscle impair ; les fibres moyennes sont les plus longues et arrivent quelquefois jusqu'au niveau de la suture fronto-pariétale ; enfin, les fibres externes sont obliques en haut et en dehors.

Rapports. — Il est recouvert par la peau, à laquelle il est intimement uni ; il recouvre l'os frontal.

Action. — Lorsque l'aponévrose épicrânienne est tendue par l'occipital, il relève les sourcils et la peau de la racine du nez ; il exprime les passions gaies. Quand il prend son point d'appui sur le muscle pyramidal, si l'aponévrose épicrânienne n'est pas tendue, il porte les sourcils en dedans, ride la peau du front, et exprime les passions tristes.

PYRAMIDAL DU NEZ.

Petit muscle (fig. 24. 3) que M. Cruveilhier a réuni au muscle frontal dont il forme la partie moyenne et inférieure, situé sur la racine et les parties latérales du nez. Il s'insère en bas, comme nous l'avons dit, au bord inférieur des os propres du nez et aux cartilages latéraux ; en haut, confondant ses fibres avec le frontal. Il est recouvert par la peau ; il recouvre les os propres du nez.

Nous n'insisterons pas davantage sur ce muscle, que nous avons presque entièrement décrit avec le frontal.

Aponévrose épicrânienne.

Les deux muscles occipitaux et frontaux sont réunies entre eux par leur bord supérieur au moyen d'une large aponévrose désignée sous le nom d'*aponévrose épicrânienne*. Cette aponévrose est formée de deux ordres de fibres : les unes, dirigées d'avant en arrière, vont du frontal à l'occipital ; les autres, beaucoup plus minces, sont dirigées transversalement d'un auriculaire supérieur à l'autre. Cette aponévrose s'insère, en outre, à la ligne courbe supérieure de l'occipital, pénétrant dans l'espace que laissent entre eux les deux muscles occipitaux ; latéralement et en arrière, à la base de l'apophyse mastoïde, dans l'espace qui existe entre l'occipital et l'auriculaire supérieur ; latéralement et en avant, à l'os malaire et à l'arcade zygomatique, dans l'espace situé entre l'angle externe de l'œil et le conduit auditif externe, se confondant avec l'aponévrose qui recouvre le muscle temporal.

Elle est recouverte par le cuir chevelu; elle recouvre les os du crâne, auxquels elle adhère par un tissu cellulaire lâche.

L'aponévrose épicrânienne a été considérée comme le tendon qui réunirait les deux ventres d'un muscle digastrique, l'*occipito-frontal*. Nous préférons, avec M. Cruveilhier, comparer cette aponévrose au centre phrénique du diaphragme, centre sur lequel viennent s'attacher les fibres musculaires des muscles peauciers qui s'insèrent à la partie inférieure du crâne.

SOURCILIER.

Préparation. — Incisez transversalement le frontal à sa partie moyenne; disséquez la portion inférieure en la renversant en avant et en bas.

Situé sur l'arcade sourcilière, il est court, étroit, aplati (fig. 74. 2).

Insertions. — En dedans, à l'extrémité interne de l'arcade sourcilière, confondant ses insertions avec celles du frontal et du pyramidal; de là, ses fibres vont, en formant une arcade à concavité inférieure, s'attacher à la peau du sourcil par des fibres peu colorées, qui passent entre celles du frontal et celles de l'orbiculaire des paupières.

Rapports. — Il recouvre l'arcade sourcilière; il est recouvert par le frontal, le pyramidal et l'orbiculaire des paupières.

Action. — Il abaisse la peau du front en bas et en dedans. Quand les deux muscles agissent ensemble, la peau comprise entre les deux sourcils est froncée.

ORBICULAIRE DES PAUPIÈRES.

Situé autour de l'orbite et dans l'épaisseur des paupières, il est large, mince; ses fibres présentent entre elles une ouverture elliptique, qui correspond à celle des paupières (fig. 73. 6).

Insertion. — 1° Une partie de ses fibres a des insertions tendineuses. Un tendon long de 4 à 5 millimètres et large de 2 s'attache à l'apophyse montante de l'os maxillaire supérieur, au-devant de la gouttière lacrymale; c'est le *tendon direct*. Ce tendon passe en avant du sac lacrymal, laissant au-dessous de lui la plus grande portion de cette cavité, se bifurque au niveau de l'angle interne des paupières, et chacune de ses branches de bifurcation va s'insérer au cartilage tarse correspondant. A la face postérieure de ces tendons s'insère une lame aponévrotique qui forme la paroi externe du sac lacrymal: c'est le tendon réfléchi de l'orbiculaire. Les fibres musculaires naissent du tendon direct et du bord antérieur du tendon réfléchi. 2° L'autre partie s'attache par de courtes fibres aponévrotiques, à l'apophyse orbitaire interne, à l'apophyse montante de l'os maxillaire supérieur, à la partie interne et inférieure de la base de l'orbite. De ces divers points, les fibres musculaires se portent de dedans en dehors, se divisant en deux moitiés: les unes sont supérieures, vont

se rendre à la paupière supérieure, et décrivent une courbe à concavité inférieure ; les autres vont se rendre à la paupière inférieure et
décrivent une courbe en sens inverse ; le tendon réfléchi donne attache à un très petit faisceau musculaire, qui s'attache en dedans à
la crête de l'os unguis, se bifurque en dehors, et va se terminer au
niveau des points lacrymaux : c'est ce petit faisceau qu'on désigne
sous le nom de *muscle de Horner* (ce petit muscle ne peut être vu
qu'en détachant l'orbiculaire de dehors en dedans, et en le renversant vers la racine du nez).

Le muscle orbiculaire a été considéré par un grand nombre d'anatomistes comme formant deux muscles : l'un, orbitaire externe ou
extra-palpébral ; l'autre, orbitaire interne ou palpébral. Les fibres du
premier sont plus rouges, plus épaisses, plus arquées ; celles du second sont beaucoup plus pâles ; elles vont se fixer à un raphé celluleux de l'angle externe. Celles qui sont dans le voisinage du bord
libre de la paupière sont presque horizontales ; dans ce point, la couche
musculaire est un peu plus épaisse. Riolan en a fait un muscle à part,
sous le nom de *muscle ciliaire*.

Rapports. — Recouvert par la peau qui lui est intimement unie à
sa partie supérieure, et dont il est séparé dans sa portion palpébrale
par le tissu cellulaire séreux qui s'infiltre facilement, il recouvre le
sac lacrymal, le muscle sourcilier, une petite partie du muscle temporal, l'apophyse montante du maxillaire supérieur, l'os frontal, l'os
malaire ; sa circonférence est en rapport en haut avec le frontal, en
dedans avec le pyramidal, en bas avec les zygomatiques.

Action. — Par leur contraction les fibres des muscles orbiculaires
ferment les paupières ; dans les contractions un peu fortes, la peau
du front se trouve rapprochée des angles internes de l'orbite.

II. MUSCLES EXTRINSÈQUES DE L'OREILLE.

AURICULAIRE SUPÉRIEUR.

Situé au-dessus du pavillon de l'oreille, il est très mince, rayonné
(fig. 73. 5).

Insertions. — Il s'insère en haut à l'aponévrose épicrânienne, à
peu près au milieu de la ligne courbe qui limite la fosse temporale ;
de là ses fibres vont, en convergeant, s'attacher par un large tendon
à la saillie de la face interne du cartilage de l'oreille, saillie qui correspond à la fosse naviculaire.

Rapports. — Il est recouvert par la peau, il recouvre l'aponévrose
du muscle temporal.

Action. — Il élève le pavillon de l'oreille.

AURICULAIRE POSTÉRIEUR.

Situé en arrière de l'oreille, composé en général de deux faisceaux dont l'inférieur est le plus considérable.

Insertions. — Il s'insère en arrière à la racine de l'apophyse mastoïde, au-dessus du sterno-cléido-mastoïdien ; en avant, à l'éminence de la face interne du cartilage de l'oreille qui correspond à la conque.

Rapports. — Il est recouvert par la peau, il recouvre l'os temporal.

Action. — Il porte la conque de l'oreille en arrière.

AURICULAIRE ANTÉRIEUR.

Rudimentaire chez l'homme ; situé en avant de l'oreille, il est mince et aplati (fig. 73. 4).

Insertions. — Il s'insère, en avant à l'apophyse zygomatique et à l'aponévrose épicrânienne, en arrière, à la face externe du tragus.

Action. — Il porte le tragus en avant et en haut, dilate, ainsi que le muscle auriculaire supérieur, le conduit auditif externe.

III. MUSCLES DU NEZ.

TRANSVERSAL DU NEZ (*pinnal transverse*, Cruveilhier).

Situé sur les parties latérales du nez ; il a une forme triangulaire qui lui a fait encore donner le nom de *triangulaire du nez* (fig. 73. 7).

Insertions. — En haut, sur le dos du nez, où les deux muscles s'entre-croisent ; de là ses fibres vont, en s'élargissant, s'attacher au bord supérieur et à l'extrémité postérieure du cartilage de l'aile du nez.

Rapports. — Il est recouvert par la peau et l'élévateur commun de l'aile du nez et de la lèvre supérieure ; il recouvre les cartilages et les os propres du nez.

Action. — Il est dilatateur des narines.

MYRTIFORME (*pinnal radié*, Cruveilhier).

Situé au-dessous du nez, il est mince, aplati, rayonné.

Insertions. — En bas, dans la fossette incisive du maxillaire supérieur, en haut à l'extrémité postérieure des cartilages de l'aile du nez et à la sous-cloison.

Rapports. — Il est recouvert par les fibres supérieures de l'orbiculaire des lèvres ; il recouvre l'os maxillaire supérieur.

Action. — Il est abaisseur de l'aile du nez et constricteur des narines, par le faisceau qui s'attache à l'aile du nez ; par le faisceau qui s'insère à la cloison, il déprime, d'après M. Duchenne (de Boulogne), le cartilage de la sous-cloison, par conséquent, il est dilatateur de la narine.

IV. MUSCLES DES LÈVRES.

ÉLÉVATEUR COMMUN DE L'AILE DU NEZ ET DE LA LÈVRE SUPÉRIEURE.

Situé sur les côtés du nez, il est triangulaire, étroit en haut, large en bas (fig. 73. 8).

Insertions. — En haut il s'attache par de courtes fibres tendineuses à l'apophyse montante de l'os maxillaire supérieur, à la partie interne et inférieure de la circonférence de la base de l'orbite ; de là ce muscle va, en s'élargissant, s'insérer par ses fibres antérieures aux téguments de l'aile du nez, et par les postérieures à la lèvre supérieure en se confondant avec celles de l'élévateur propre.

Rapports. — Il est recouvert par la peau; il recouvre l'élévateur propre, l'os maxillaire supérieur, les muscles moteurs de l'aile du nez.

Action. — Il est, comme son nom l'indique, élévateur de l'aile du nez et de la lèvre supérieure.

ÉLÉVATEUR PROPRE DE LA LÈVRE SUPÉRIEURE.

Petit muscle quadrilatère situé en dehors du précédent (fig. 73. 9).

Insertions. — Il s'insère en haut à la circonférence de la base de l'orbite en dehors de l'élévateur commun, ses insertions s'étendent jusqu'au niveau du trou sous-orbitaire ; en bas, aux téguments de la lèvre supérieure, et d'après M. Sappey, à l'aile du nez ; aussi propose-t-il de donner à ce muscle le nom d'élévateur commun profond.

Rapports. -- Il est recouvert par la peau et l'orbiculaire des paupières ; il recouvre l'os maxillaire supérieur, le nerf sous-orbitaire, le muscle canin.

Action. — Il est élévateur de la lèvre supérieure et dilatateur de la narine ; il agirait donc dans ce dernier cas comme le pinnal transverse dont M. Sappey nie l'existence.

GRAND ZYGOMATIQUE.

Muscle grêle, allongé, situé à la partie moyenne de la face (fig. 73. 10).

Insertions. — Il s'insère à l'os de la pommette, sur sa face externe, vers son angle postérieur ; de là ses fibres vont, en se dirigeant de haut en bas, d'arrière en avant et de dedans en dehors, se perdre dans la commissure des lèvres, s'entre-croisant avec la portion inférieure de l'orbiculaire et le triangulaire des lèvres.

Rapports. — Il est recouvert en haut par l'orbiculaire des paupières; dans le reste de son étendue, par la peau. Il recouvre les muscles masséter et buccinateur.

Action. — Il élève la commissure des lèvres, la porte en dehors et en haut.

PETIT ZYGOMATIQUE.

Petit muscle dont l'existence n'est pas constante, situé en dedans du précédent (fig. 73. 11).

Insertions. — A la face externe de l'os malaire en haut ; à la commissure des lèvres en bas.

Rapports. — Il est recouvert en haut par l'orbiculaire des paupières et la peau ; il recouvre les muscles canin et buccinateur.

Son *action* est la même que celle du grand zygomatique.

CANIN.

Situé dans la fosse canine (fig. 74. 5).

Insertions. — Il s'attache en haut au sommet de la fosse canine, immédiatement au-dessous du trou sous-orbitaire ; de là ses fibres vont, en se dirigeant de haut en bas et de dedans en dehors, se perdre dans la commissure, s'entre-croisant surtout avec le triangulaire des lèvres.

Rapports. — Il est recouvert par l'élévateur propre, le petit zygomatique ; il recouvre l'os maxillaire supérieur et l'orbiculaire des lèvres.

Action. — Il élève la lèvre supérieure en soulevant la commissure des lèvres.

TRIANGULAIRE DES LÈVRES.

Petit muscle triangulaire situé à la partie inférieure de la face (fig. 73. 12).

Insertions. — Il s'attache en bas à la face antérieure et au bord inférieur du corps du maxillaire inférieur en s'entre-croisant avec le peaucier ; de là ses fibres se portent en haut en décrivant des courbes à concavité interne, et se perdent dans la commissure, où elles s'entre-croisent avec celles du canin et du grand zygomatique.

Rapports. — Il est recouvert par la peau et quelques fibres du peaucier ; il recouvre l'os maxillaire inférieur, le carré et le buccinateur.

Action. — Il est abaisseur de la commissure. M. Gubler a démontré que ce muscle était indépendant du peaucier.

CARRÉ DU MENTON.

Situé à la partie inférieure de la face (fig. 73. 13, et fig. 74. 9).

Insertions. — Il s'insère au corps du maxillaire inférieur, au-dessous du trou mentonnier, dans une étendue correspondant à la dent

canine et aux trois premières molaires; de là ses fibres vont, en se
dirigeant obliquement de bas en haut et de dehors en dedans, vers la
lèvre inférieure, aux téguments de laquelle il se fixe; ses fibres les
plus internes s'entre-croisent avec celles du côté opposé.

Rapports. — Il est recouvert par la peau et le triangulaire des
lèvres; il recouvre l'os maxillaire inférieur, la muqueuse buccale,
l'orbiculaire des lèvres.

Action. — Il abaisse la lèvre inférieure et la porte légèrement en
dehors.

HOUPPE DU MENTON.

Petit muscle conoïde situé de chaque côté de la symphyse et qui
ne peut être bien étudié qu'en le disséquant en dedans, c'est-à-dire
en détachant la muqueuse buccale au niveau du frein de la lèvre
inférieure (fig. 73. 14).

Insertions. — Il s'insère, en haut aux petites fossettes qu'on remarque de chaque côté de la symphyse, en bas aux téguments du
menton.

Rapports. — En haut il est en rapport avec la muqueuse buccale,
en bas avec le peaucier, en dehors avec le carré, en dedans avec son
congénère.

Action. — Il élève la peau du menton et l'applique contre l'os
maxillaire inférieur.

BUCCINATEUR.

Préparation. — 1° Tendez les lèvres et la cavité buccale. 2° Sciez l'apophyse
zygomatique et renversez le masséter. 3° Sciez la branche de la mâchoire à son
point de réunion avec le corps; sciez le sommet de l'apophyse coronoïde, en res-
pectant les attaches du temporal; sciez également le col du condyle. 4° Détachez avec
soin la branche de la mâchoire. (Voyez la préparation, fig. 74.)

Ce muscle, qui forme la paroi latérale des joues, est mince, quadrilatère (fig. 73. 16, et fig. 74. 8).

Insertions. — Il s'insère : en arrière, à la face externe du bord
alvéolaire supérieur entre la tubérosité maxillaire et la fosse canine,
à l'apophyse ptérygoïde, à la ligne oblique externe du maxillaire inférieur, depuis la dernière molaire jusqu'au niveau du trou mentonnier; en dehors, à une bandelette aponévrotique, aponévrose *buccinato-pharyngienne*, appelée à tort ligament *ptérygo-maxillaire*, et
qui lui est commune avec le constricteur supérieur du pharynx, à un
tendon qui est le prolongement du tendon du muscle temporal; de
ces différents points ses fibres se portent, les moyennes, horizontalement d'arrière en avant; les supérieures, un peu obliquement de
haut en bas et d'arrière en avant; les inférieures, de bas en haut et
d'arrière en avant, vers la commissure des lèvres, où elles s'entre-
croisent, de telle sorte que les fibres supérieures vont se jeter dans la
lèvre inférieure, les fibres inférieures dans la lèvre supérieure.

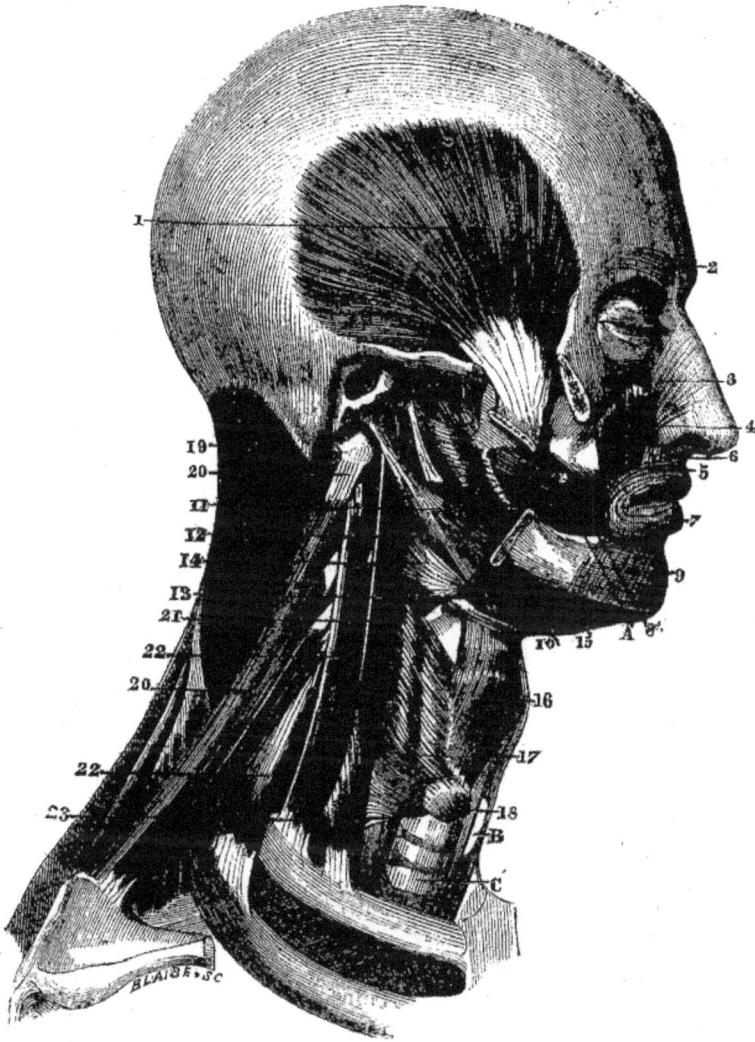

Fig. 74. — *Muscles de la face (couche profonde) et du cou (vue latérale).*

1. Muscle temporal. — 2. M. sourcilier. — 3. M. triangulaire du nez. — 4. M. élévateur propre de la lèvre supérieure. — 5. M. canin. — 6. M. abaisseur de l'aile du nez. — 7. M. orbiculaire des lèvres. — 8. M. buccinateur. — 9. M. carré du menton. — 10. M. constricteur supérieur du pharynx. — 11. M. stylo-glosse. — 12. M. stylo-pharyngien. — 13. M. stylo-hyoïdien (insertion inférieure). — 14. M. constricteur moyen du pharynx. — 15. M. mylo-hyoïdien. — 16. M. thyro-hyoïdien. — 17. M. constricteur inférieur du pharynx. — 18. M. crico-thyroïdien. — 19. M. splénius. — 20,20. M. angulaire de l'omoplate. — 21. M. droit antérieur de la tête. — 22. M. scalène postérieur. — 23. M. scalène antérieur. — A. Orifice du canal de Sténon. — B. Corps thyroïde. — C. Trachée-artère.

Rapports. — Il est recouvert par le grand zygomatique, le masséter dont il est séparé par du tissu adipeux et une aponévrose résistante ; il recouvre la muqueuse buccale ; le canal de Sténon le
recouvre dans sa partie postérieure, le traverse, et rampe dans une
étendue de quelques millimètres entre sa face interne et la muqueuse
buccale.

Action. — Quand les deux muscles se contractent, ils éloignent les
commissures ; dans la mastication, ils ramènent dans la cavité buccale les aliments qui tombent en dehors des arcades alvéolaires.

ORBICULAIRE DES LÈVRES (*portion labiale du buccinateur*, Cruveilhier).

Ce muscle est situé dans l'épaisseur des lèvres, où il occupe tout
l'espace compris, d'une part, entre le bord libre de la lèvre supérieure et la racine du nez ; d'autre part, l'espace compris entre le
bord libre de la lèvre inférieure et le sillon transverse qui surmonte
le menton (fig. 73. 15, et fig. 74. 7) ; il est formé par deux faisceaux de fibres semi-elliptiques résultant en partie du prolongement
des fibres qni vont se perdre aux commissures.

Les fibres de l'orbiculaire des lèvres peuvent être divisées en deux
couches qui sont séparées par l'artère coronaire. La *couche interne*,
formée par un faisceau arrondi, très épais au niveau du bord libre
des lèvres chez certains individus à lèvres épaisses, et surtout chez
les nègres. Ces fibres, qui viennent du buccinateur, forment pour
chaque lèvre un demi-cercle complet constitué par les fibres des
deux buccinateurs droit et gauche. La *couche externe* est beaucoup
plus mince ; elle est formée par des faisceaux aplatis, plus serrés à la
lèvre inférieure qu'à la lèvre supérieure. Elle est constituée : 1º par
des fibres du buccinateur qui s'entrecroisent avec celles du buccinateur du côté opposé, et vont s'attacher pour la lèvre supérieure à
la fossette incisive du côté opposé, savoir : pour le buccinateur droit,
à la fossette incisive gauche, et réciproquement ; pour la lèvre inférieure, au côté opposé de la symphyse du menton ; 2º de fibres plus
élevées qui s'attachent : pour la lèvre supérieure, à la fossette incisive du même côté ; à l'aile du nez, quelquefois se continuent avec
le muscle canin ; pour la lèvre inférieure, sur le même côté de la
symphyse du menton.

Le muscle orbiculaire des lèvres ne doit pas être considéré comme
un muscle indépendant, mais comme formé de l'entrecroisement des
fibres des muscles de la face qui se rencontrent au niveau de la commissure des lèvres. Cette idée, déjà émise par Santorini, a été développée par Thomson, qui, partant de ce principe que les muscles de
la face ont deux insertions osseuses, faisait passer le grand zygomatique dans l'épaisseur de la lèvre inférieure, et le faisait insérer à l'os
malaire du côté opposé ; le triangulaire des lèvres passait sur la lèvre

supérieure, et allait s'insérer au côté opposé du maxillaire inférieur, etc.

Rapports. — Il est recouvert par la peau et les muscles qui vont se
porter aux commissures ; il recouvre la muqueuse buccale et les
glandules labiales très nombreuses.

Action. — Il est constricteur des lèvres ; il joue un grand rôle dans
la succion, la mastication, l'articulation des sons, etc.

V. MUSCLES ÉLÉVATEURS DE LA MACHOIRE INFÉRIEURE.

Deux sont situés en dehors, le masséter et le temporal ; un en dedans, le ptérygoïdien interne. Nous décrirons dans ce chapitre le
ptérygoïdien externe qui est diducteur.

MASSÉTER.

Situé sur la partie latérale de la face ; ce muscle est épais, quadrilatère (fig. 68. 1, et fig. 73. 17),

Insertions. — Il s'insère en haut à tout le bord inférieur et à la
face interne de l'arcade zygomatique et de l'os de la pommette, en
bas à toute la face externe de la branche de la mâchoire inférieure,
depuis l'angle jusqu'à la base de l'apophyse coronoïde.

On distingue au masséter deux couches : l'une, *superficielle,* qui
s'attache à l'os de la pommette et à l'angle de la mâchoire ; cette
partie est dirigée obliquement de haut en bas, un peu d'avant en
arrière ; l'autre, *profonde,* s'insère à l'os jugal et à l'apophyse zygomatique jusqu'au voisinage de l'articulation temporo-maxillaire : ses
fibres se dirigent perpendiculairement en bas vers la face externe de
la branche de la mâchoire, croisant à angle aigu celle de la couche
superficielle.

Rapports. — Il est recouvert par le canal de Sténon, le muscle
grand zygomatique et les ramifications du nerf facial ; il recouvre la
branche de la mâchoire, la partie inférieure du temporal, la partie
externe du buccinateur ; en arrière, il est en rapport avec la glande
parotide.

Action. — Élévateur de la mâchoire supérieure, il lui imprime un
léger mouvement d'arrière en avant.

TEMPORAL.

Préparation. — Sciez et détachez l'arcade zygomatique ; disséquez l'aponévrose
qui le recouvre.

Rayonné, triangulaire, large en haut, étroit en bas, ce muscle
occupe toute la fosse temporale (fig. 74. 1).

Insertions. — Il s'insère en haut dans toute l'étendue de la fosse temporale ; quelques fibres naissent de la partie supérieure de la face interne de l'*aponévrose temporale*, épais feuillet fibreux qui s'attache à toute la circonférence de la fosse et à l'arcade zygomatique. Ses fibres vont en se dirigeant : les antérieures un peu obliquement en dehors, les moyennes verticalement, les postérieures obliquement en dedans, les plus postérieures horizontalement ; toutes s'implantent sur un fort tendon qui s'attache au sommet de l'apophyse coronoïde.

Rapports. — Il est recouvert par la peau, l'auriculaire supérieur, les nerfs et les vaisseaux temporaux superficiels, en bas par le masséter et l'arcade zygomatique. Il recouvre la fosse temporale, le muscle ptérygoïdien externe, les vaisseaux et nerfs temporaux profonds.

Action. — Il élève la mâchoire inférieure par un mouvement de bascule en agissant sur la partie postérieure de l'apophyse coronoïde.

PTÉRYGOÏDIEN INTERNE.

Préparation. — Faites la coupe du pharynx ; étudiez les muscles par leur face profonde, après avoir détaché complétement le pharynx et tous les muscles abaisseurs de la mâchoire.(voy. fig. 75). Ces muscles peuvent encore être étudiés par leur face antérieure, en enlevant le masséter, l'arcade zygomatique, le temporal, la partie antérieure de la branche de la mâchoire, et la partie supérieure et externe du corps de cet os.

Cette préparation est commune aux deux ptérygoïdiens.

Le muscle ptérygoïdien interne est situé sur la face interne de la branche de la mâchoire ; épais, quadrilatère (fig. 75. 1).

Insertions. — Il s'insère à toute la fosse ptérygoïdienne ; on lui distingue supérieurement deux faisceaux, l'un qui s'attache à l'aileron interne, l'autre à l'aileron externe. Ces deux faisceaux se réunissent bientôt sur une espèce de tendon qui part de l'apophyse palatine ; de là ses fibres se portent de haut en bas, de dedans en dehors et d'avant en arrière, et vont s'attacher à l'angle de la mâchoire inférieure et à la face interne de la branche ascendante de cet os.

Rapport. — En dedans et en haut avec le péristaphylin externe, dans toute son étendue avec le pharynx, dont il est séparé par des nerfs et des vaisseaux ; en dehors, il est recouvert par la branche de la mâchoire, dont il est séparé par les nerfs et les vaisseaux dentaires.

PTÉRYGOÏDIEN EXTERNE.

Horizontalement dirigé de l'apophyse ptérygoïde au col du condyle ; il est triangulaire ; sa base est en dedans, son sommet en dehors (fig. 75. 2).

Insertions. — Il s'insère en dedans sur la face externe de l'apophyse ptérygoïde et de l'apophyse palatine. Son faisceau supérieur naît de la base de l'apophyse ptérygoïde et sur la partie inférieure de la face latérale du sphénoïde ; de là ses fibres se portent horizontalement de dedans en dehors et d'avant en arrière, et vont s'insérer à la partie antérieure du col du condyle et au fibro-cartilage interarticulaire.

Rapports. — En dehors avec la branche de la mâchoire, l'artère maxillaire interne, le muscle temporal ; en dedans avec le ptérygoïdien interne.

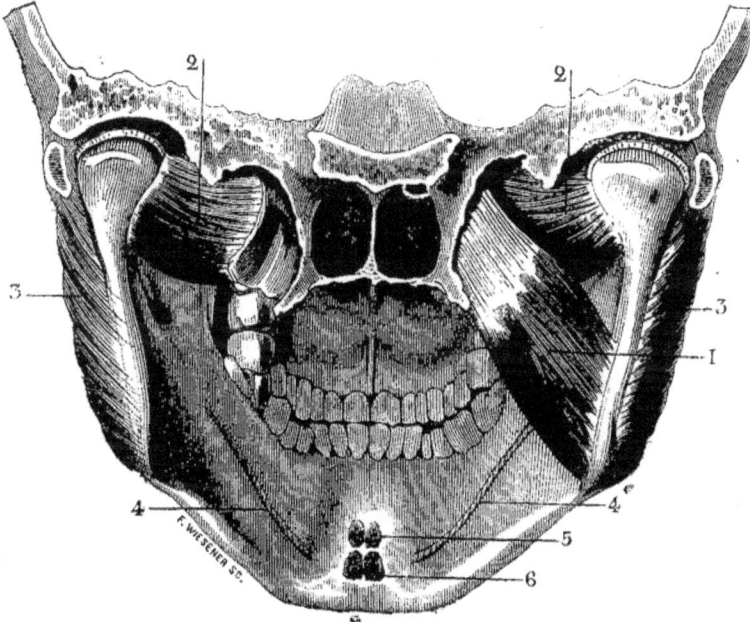

FIG. 75. — *Muscles ptérygoïdiens.*

1. Ptérygoïdien interne. — 2,2. Ptérygoïdien externe. — 3,3. Masséter. — 4. Mylo-hyoïdien, insertion supérieure. — 5. Apophyse génisupérieure, insertion du génio-glosse. — 6. Apophyse géni inférieure, insertion du génio-hyoïdien.

Action des ptérygoïdiens. — Le muscle ptérygoïdien interne est élévateur de la mâchoire ; mais, en raison de l'obliquité de ses fibres, il concourt aux mouvements de latéralité de cet os.

Le muscle ptérygoïdien externe n'est point élévateur, il est diducteur, il imprime à la mâchoire des mouvements favorables au broiement des aliments. En effet, si un des muscles se contracte seul, il porte la mâchoire un peu en avant, mais surtout latéralement dans le sens opposé au ptérygoïdien qui agit ; lorsque les deux ptérygoïdiens se contractent en même temps, la mâchoire est portée directement en avant.

22.

Les *artères* des muscles de la tête sont extrêmement nombreuses ; elles viennent : 1° de la sous-mentale, branche de la faciale ; 2° de la faciale ; 3° des branches terminales de la linguale ; 4° des artères parotidiennes ; 5° de l'artère transversale de la face ; 6° de la maxillaire interne par la branche terminale de la dentaire inférieure et celle de la sous-orbitaire ; 7' des branches terminales de l'ophthalmique, artères sus-orbitaire et angulaire du nez ; 8° de la temporale superficielle, branche terminale de la carotide externe.

Certains muscles de la face reçoivent des rameaux artériels qui leur sont presque exclusivement destinés : ainsi le muscle *occipito-frontal* reçoit ses artères de la sous-orbitaire, de l'auriculaire postérieure, de l'occipitale, de la temporale superficielle. Le *masséter* reçoit ses artères de la transversale de la face et du rameau massé-térin de la maxillaire interne ; le muscle *buccinateur*, de l'artère buccale de la maxillaire interne ; les muscles *ptérygoïdiens*, des ptérygoïdiennes fournies par la faciale et la maxillaire interne. Le muscle *temporal* reçoit, outre la temporale superficielle, branche terminale de la carotide externe, les deux **temporales profondes**, branche de la maxillaire interne.

Quelques-unes des artères de la face ont reçu des noms particuliers : telles sont les artères coronaires labiales, l'artère de l'aile du nez, etc.

Les *nerfs moteurs* des muscles de la face viennent de deux sources : 1° du nerf facial destiné à presque tous les muscles de la face et du crâne ; 2° de la portion motrice du nerf maxillaire inférieur qui envoie des rameaux aux muscles élévateurs et diducteurs de la mâchoire inférieure.

MUSCLES DU MEMBRE THORACIQUE.
MUSCLES DE L'ÉPAULE.

DELTOÏDE.

Préparation. — Faites une incision horizontale étendue de la partie moyenne de la clavicule au bord spinal de l'omoplate. Faites sur la partie moyenne de l'épaule une incision verticale perpendiculaire à la première ; disséquez les lambeaux parallèlement aux fibres musculaires.

Situé à la partie supérieure et externe du bras, large en haut, étroit en bas, ce muscle a la forme d'un V contourné sur le moignon de l'épaule (fig. 65. 9).

Insertions. — Il s'insère en haut au tiers externe du bord antérieur de la clavicule, à l'acromion, et à tout le bord postérieur de l'épine de l'omoplate. De là ses fibres se portent : les antérieures de haut en bas et d'avant en arrière, les moyennes verticalement, les postérieures de haut en bas et d'arrière en avant, et s'insèrent à l'empreinte deltoïdienne par trois tendons : l'interne et l'externe, cachés sous les fibres musculaires, aux deux branches du V de l'empreinte ; l'autre, moyen, plus grêle, apparent à l'extérieur, se fixe au sommet du V.

Rapports. — Il est recouvert par la peau et l'aponévrose brachiale ; il recouvre l'articulation scapulo-humérale, le tiers supérieur de l'humérus, la grosse tubérosité de cet os, dont il est séparé par une bourse séreuse ; il recouvre encore le tendon du grand pectoral, l'apophyse coracoïde et la partie supérieure des muscles biceps, coracobrachial et petit pectoral, les tendons des sus- et sous-épineux, du grand et du petit rond, le triceps brachial, les nerfs et les vaisseaux circonflexes.

Action. — Il est élévateur du bras, qui est porté directement en dehors lorsque toutes ses fibres se contractent ; il le porte en avant par la contraction de ses fibres antérieures, en arrière par celle de ses fibres postérieures. M. Duchenne a montré que le maximum d'élévation de l'humérus par la contraction isolée du deltoïde arrive à peu près à la direction horizontale ; que ce maximum est produit par la contraction des fibres antérieures ; les postérieures donnent à peine un angle de 45 centimètres avec le tronc. L'élévation est plus facile lorsque l'humérus est dans la rotation en dehors que quand il est dans la rotation en dedans. Quand le bras est élevé et fixé, il devient élévateur de l'épaule et du tronc, il agit donc dans l'action de grimper.

SUS-ÉPINEUX.

Préparation. — Détachez le bras du tronc, enlevez la clavicule ; sciez et enlevez l'acromion et le ligament acromio-coracoïdien.

Ce muscle occupe la fosse sus-épineuse (fig. 66. 12).

Insertions. — Il s'insère aux deux tiers internes de la fosse sus-épineuse ; de là ses fibres se portent transversalement d'arrière en avant et de dedans en dehors, et s'attachent à la facette supérieure de la grosse tubérosité de l'humérus par un tendon dont une partie concourt à renforcer la capsule fibreuse de l'articulation.

Rapports. — Il est recouvert par le trapèze, le deltoïde, la clavicule ; il recouvre la face sus-épineuse, les nerfs et les vaisseaux sus-épineux, l'articulation scapulo-humérale.

Action. — Il est élévateur du bras, et concourt surtout dans le mouvement d'élévation à appliquer la tête humérale sur la cavité glénoïde.

SOUS-ÉPINEUX,

Préparation du sous-épineux et du petit rond. — La même que celle du muscle précédent ; de plus, détachez le deltoïde à ses insertions scapulaires.

Situé dans la fosse sous-épineuse (fig. 66. 13).

Insertions. — Il s'insère aux deux tiers internes de la fosse sous-

épineuse et à une aponévrose qui le sépare du petit-rond ; de là ses
fibres se dirigent : les supérieures horizontalement, les moyennes et
les inférieures d'autant plus obliquement en haut qu'elles sont plus inférieures, pour s'attacher, par un tendon qui concourt à renforcer la
capsule articulaire, à la facette moyenne de la grosse tubérosité de
l'humérus.

Rapports. — Il est recouvert par le deltoïde, le trapèze, le grand
dorsal et la peau ; il recouvre la fosse sous-épineuse.

Action. — Il est rotateur de l'humérus en dehors : il applique la
tête humérale contre la cavité glénoïde.

PETIT ROND.

Petit faisceau musculaire à peine distinct du précédent, à la partie
inférieure duquel il est situé (fig. 66. 14).

Insertions. — Il s'insère au bord axillaire de l'omoplate, à la partie
inférieure de la fosse sous-épineuse entre le sous-épineux et le grand
rond, ainsi qu'à deux feuillets fibreux situés entre chacun de ces deux
muscles ; de là ses fibres se portent obliquement de bas en haut et de
dedans en dehors, pour s'attacher par un tendon à la facette inférieure
de la grosse tubérosité de l'humérus.

Rapports. — Les mêmes que ceux du sous-épineux.

Action. — Rotateur de l'humérus en dehors.

SOUS-SCAPULAIRE.

Préparation. — Détachez le bras du tronc ; enlevez le grand dentelé, les nerfs,
les vaisseaux, les ganglions du creux de l'aisselle ; détachez avec soin l'aponévrose
qui couvre la face interne du muscle.

Ce muscle occupe toute la fosse sous-scapulaire.

Insertions. — Il s'insère aux deux tiers internes de la fosse sous-
scapulaire par des lames fibreuses qui s'attachent aux crêtes de cette
fosse, à la lèvre interne du bord axillaire de l'omoplate ; de là ses
fibres se portent : les supérieures horizontalement, les inférieures
obliquement en haut et en dehors, pour se fixer à la petite tubérosité
de l'humérus par un tendon qui concourt à renforcer la capsule articulaire.

Rapports. — En avant avec le grand dentelé, le coraco-brachial,
la courte portion du biceps, les nerfs et les vaisseaux axillaires, en arrière avec le scapulum.

Action. — Il est rotateur de l'humérus en dedans, il rapproche la
tête humérale de la cavité glénoïde.

Les *artères* des muscles de l'épaule viennent : 1° de l'acromio-thoracique ; 2° de la circonflexe postérieure qui fournit au deltoïde ; 3° de
la scapulaire supérieure qui fournit aux muscles sus- et sous-épineux ;

4° de la scapulaire postérieure qui fournit au sus- et sous-épineux, au petit rond et au sous-scapulaire ; 5° de la scapulaire inférieure qui se rend aux mêmes muscles ; 6° de la thoracique inférieure qui fournit au petit rond et au sous-scapulaire ; quelquefois des rameaux de la circonflexe antérieure se jettent dans le deltoïde.

Les *nerfs* viennent du plexus brachial. Ce sont : 1° le nerf axillaire ou circonflexe qui fournit au deltoïde, au petit rond et au sous-scapulaire ; 2° le nerf sus-scapulaire qui fournit aux sus- et sous-épineux ; 3° le nerf sous-scapulaire supérieur ; 4° le nerf sous-scapulaire inférieur.

MUSCLES DU BRAS.

BICEPS.

Préparation. — Divisez la peau et l'aponévrose brachiale par une incision verticale étendue de la partie moyenne de la clavicule au milieu du pli du bras ; disséquez en dedans et en dehors, en ménageant les gros nerfs et les gros vaisseaux. Pour étudier l'extrémité supérieure du muscle, détachez les muscles deltoïde et grand pectoral à leur insertion claviculaire, renversez-les de dedans en dehors ; pour étudier l'insertion supérieure de la longue portion, ouvrez la capsule de l'articulation scapulo-humérale ; pour l'insertion inférieure, fléchissez l'avant-bras et écartez les muscles qui recouvrent son extrémité inférieure.

Situé à la partie antérieure du bras, bifide supérieurement, simple inférieurement.

Insertions. — Il s'insère en haut, par sa courte portion, au sommet de l'apophyse coracoïde par un tendon qui lui est commun avec le coraco-brachial ; par sa longue portion, à la partie la plus élevée de la cavité glénoïde, au moyen d'un tendon provenant du bourrelet glénoïdien. Ce tendon est grêle, cylindrique, renfermé à son origine dans la cavité articulaire ; il contourne la tête de l'humérus sur laquelle il se réfléchit, et se loge dans la gouttière bicipitale où il est maintenu par une membrane fibreuse qui lui forme une gaîne tapissée par une bourse synoviale ; sorti de cette gaîne, ce tendon s'élargit, et donne attache aux fibres charnues. Les fibres musculaires parties de ces deux origines se dirigent verticalement en bas, sont longtemps séparées par un espace celluleux, mais se réunissent complétement à la partie inférieure du bras, et vont s'attacher par un tendon large, aplati, au bord postérieur de la tubérosité bicipitale du radius. Ce tendon envoie sur la face antérieure de l'avant-bras une forte expansion fibreuse qui est une des origines de l'aponévrose antibrachiale.

Rapports. — Dans le creux axillaire, les deux portions du biceps sont situées entre le grand pectoral et le deltoïde en avant ; le grand dorsal et le grand rond en arrière ; la courte portion est en dehors du coraco-brachial, et appliquée sur le sous-scapulaire qui la sépare de l'articulation scapulo-humérale ; dans ce point, le biceps est encore en rapport avec les nerfs et les vaisseaux axillaires qui sont situés en dedans. Au bras, il est recouvert par la peau, recouvre le coraco-brachial et le brachial antérieur, le nerf musculo-cutané. Enfin, en dedans de ce muscle, on trouve le nerf médian, l'artère humérale : le tendon inférieur se trouve séparé par une bourse séreuse de la partie antérieure de la tubérosité bicipitale.

Action. — Il fléchit l'avant-bras sur le bras ; quand l'avant-bras est fixé, il devient fléchisseur du bras sur l'avant-bras. Enfin, quand l'avant-bras est fortement étendu, il est supinateur, et il concourt à porter le bras en avant ; son expansion aponévrotique le rend tenseur de l'aponévrose antibrachiale.

CORACO-BRACHIAL.

Préparation. — Détachez le deltoïde, le grand dorsal et le grand pectoral ; ne conservez que les insertions humérales de ces muscles.

Situé à la partie interne et supérieure du bras.

Insertions. — Il s'insère en haut au sommet de l'apophyse cora-coïde par un tendon qui lui est commun avec la courte portion du biceps ; de là ses fibres se portent en bas, en arrière, et un peu en dehors, et vont s'attacher à la partie moyenne de la face et du bord internes de l'humérus, entre le brachial antérieur et le triceps brachial.

Rapports. — Il est recouvert par le deltoïde, le grand pectoral, le biceps ; il recouvre le sous-scapulaire, le grand dorsal et le grand rond ; il recouvre par sa partie supérieure l'artère axillaire, les nerfs médian et musculo-cutané, puis le nerf et l'artère se placent à son côté interne ; il est très souvent traversé par le nerf musculo-cutané, d'où le nom de muscle perforé de Cassérius.

Action. — Il porte le bras en avant et en dedans en même temps qu'il l'élève.

BRACHIAL ANTÉRIEUR.

Préparation. — Coupez le biceps à sa partie moyenne ; renversez son extrémité nférieure sur l'avant-bras.

Situé derrière le biceps à la partie antérieure et inférieure de l'humérus.

Insertions. — Il s'insère en haut à la partie inférieure de l'empreinte deltoïdienne en embrassant l'extrémité du deltoïde, aux apo-névroses intermusculaires interne et externe, aux faces interne, externe, et au bord antérieur de l'humérus jusqu'au voisinage de l'articulation du coude ; de là ses fibres se portent verticalement en bas et s'attachent a l'empreinte rugueuse qu'on remarque à la face inférieure de l'apophyse coronoïde du cubitus ; quelques fibres s'attachent à la capsule fibreuse de l'articulation.

Rapports. — Recouvert par le biceps, il répond en avant aux nerfs médian et musculo-cutané, à l'artère humérale ; il recouvre l'articulation du coude ; il est en rapport en dedans avec le rond pronateur et le triceps brachial, en dehors avec le long supinateur, le premier radial externe et le nerf radial.

Action. — Il fléchit l'avant-bras sur le bras, et réciproquement le bras sur l'avant-bras.

TRICEPS BRACHIAL.

Préparation. — Faites une incision sur la face postérieure du bras jusqu'à l'olécrâne ; tendez ce muscle en fléchissant l'avant-bras sur le bras ; renversez le deltoïde de bas en haut ou de haut en bas, l'insertion de la partie moyenne devra être poursuivie jusqu'à l'omoplate entre les muscles grand et petit rond.

Situé sur les parties postérieure et latérale du bras.

Insertions. — Il s'insère : 1° par sa portion moyenne, ou *longue portion*, à une dépression ou à une saillie qu'on rencontre sur le bord axillaire de l'omoplate, près de la cavité glénoïde ; 2° par sa portion externe à la face postérieure de l'humérus, au-dessus de la gouttière radiale, et à l'aponévrose intermusculaire externe ; 3° par sa portion interne, ou *courte portion*, à la face postérieure de l'humérus, au-dessous de la gouttière radiale et à l'aponévrose intermusculaire interne ; de là ses fibres se portent, les moyennes verticalement en bas, les internes obliquement en dehors, les externes obliquement en dedans, et viennent se réunir sur un large tendon très apparent à la face postérieure du muscle et qui s'attache à la partie postérieure et supérieure de l'olécrâne. M. Béraud (1) a souvent rencontré un petit faisceau musculaire profond s'insérant à la synoviale du coude et l'empêchant d'être pincée dans l'extension de l'avant-bras.

Rapports. — Il est recouvert en arrière par la peau et l'aponévrose brachiale ; il recouvre l'humérus, l'artère humérale profonde, le nerf radial.

Action. — Il est extenseur de l'avant-bras sur le bras, il n'agit avec énergie que quand l'omoplate est fixée par d'autres muscles.

Les *artères* des muscles du bras viennent de l'axillaire et de l'humérale. Ce sont : 1° la circonflexe antérieure pour l'extrémité supérieure des muscles biceps, brachial antérieur et coraco-brachial ; 2° la collatérale interne, le rameau du brachial antérieur, une branche externe de l'humérale pour le corps des trois muscles que nous venons de nommer ; 3° le triceps reçoit les artères de l'humérale profonde, des collatérales interne et externe et d'un rameau volumineux dit branche du vaste interne.

Les *nerfs* viennent du plexus brachial. Ce sont : 1° le nerf musculo-cutané qui fournit aux muscles biceps, brachial antérieur et coraco-brachial ; 2° le nerf radial qui fournit au triceps.

APONÉVROSES DE L'AISSELLE ET DU BRAS.

La peau de l'aisselle est maintenue en place par une très forte lamelle fibreuse signalée pour la première fois par Gerdy.

(1) Béraud, *Éléments de physiologie*, t. I, p. 385. Paris, 1856.

Cette aponévrose s'insère en haut à l'apophyse coracoïde, entre le tendon du petit pectoral et ceux du coraco-brachial et de la courte portion du biceps ; en bas à la partie moyenne de la peau de l'aisselle, vers le point le plus central, qui paraît toujours enfoncé, quelle que soit la position que l'on donne au membre supérieur.

Les autres aponévroses de l'aisselle ne sont autre chose que les gaînes des muscles de cette région : en avant on trouve la gaîne du muscle grand pectoral, dont le feuillet postérieur se dédouble pour envelopper le petit pectoral ; au-dessus de ce muscle ces deux feuillets se réunissent et vont s'insérer à la clavicule. C'est cette aponévrose qui a été désignée par Blandin sous le nom de *fascia clavicularis*, et par M. Velpeau sous celui d'*aponévrose axillaire* ou *clavi-axillaire*. P. Bérard a signalé le premier une disposition anatomique fort importante : l'adhérence des veines à ce feuillet aponévrotique, disposition qui ne permet pas aux veines de s'affaisser et qui favorise l'entrée de l'air dans leur cavité. En arrière on trouve une gaîne pour le grand dorsal, une autre pour le grand rond. Ces deux gaînes se confondent vers le point de réunion des deux muscles. Nous signalerons encore la paroi externe de la gaîne du grand dentelé. Entre le muscle grand rond et la partie inférieure du muscle sous-scapulaire, on aperçoit un trou qui donne passage aux nerfs et aux vaisseaux circonflexes postérieurs : c'est par ce trou que le pus des abcès profonds de l'aisselle fuse vers la partie postérieure ; en dehors, enfin, on rencontre une aponévrose très résistante, qui communique en haut avec la partie inférieure du cou, prenant un point d'appui sur l'aponévrose d'insertion du muscle sous-clavier. Cette aponévrose sert de gaîne aux nerfs et aux vaisseaux axillaires.

L'*aponévrose brachiale* naît des feuillets que nous venons d'examiner dans l'aisselle : ainsi par l'intermédiaire des gaînes du grand et du petit pectoral, par la gaîne des vaisseaux axillaires, elle s'attache à la clavicule ; elle s'attache en outre aux tendons des muscles grand pectoral et grand dorsal qui peuvent être considérés comme ses muscles tenseurs ; à l'acromion, à l'épine de l'omoplate, à la partie inférieure de la cavité glénoïde ; née de ces différents points, elle entoure le bras et se termine autour de l'articulation du coude pour se continuer avec l'aponévrose antibrachiale, s'insérant aux éminences qu'on trouve au niveau de l'articulation huméro-cubitale.

Sa face externe est en rapport avec la peau, dont elle est séparée par le *fascia superficialis*, les nerfs et les vaisseaux sous-cutanés.

Sa face interne présente plusieurs cloisons qui forment autant de gaînes plus ou moins résistantes pour les muscles du bras.

Les deux cloisons les plus importantes sont celles qui sont désignées sous le nom d'*aponévroses intermusculaires interne et externe*. Ces deux cloisons séparent les muscles de la région antérieure du bras de ceux de la partie postérieure, divisant le bras en deux grandes cavités : l'une, antérieure, qui renferme les muscles biceps, brachial antérieur, coraco-brachial, et la partie supérieure des muscles long supinateur et premier radial externe ; l'autre, postérieure, qui contient le muscle triceps.

L'aponévrose intermusculaire interne naît au-dessous du grand rond au bord postérieur de la coulisse bicipitale, longe le bord interne de l'humérus auquel elle adhère fortement, et se termine à l'épitrochlée. Cette cloison est traversée par le nerf cubital.

L'aponévrose intermusculaire externe naît du bord antérieur de la coulisse bicipitale, se confond avec le bord postérieur du tendon du deltoïde, longe le bord externe de l'humérus auquel elle adhère, et va se terminer à l'épicondyle. Cette cloison est traversée obliquement par le nerf radial et l'artère humérale profonde.

Ces deux cloisons sont considérablement renforcées par des lamelles fibreuses qui semblent partir des bords de l'humérus ; elles donnent toutes deux attache à des fibres musculaires, en avant au muscle brachial antérieur, en arrière au muscle triceps.

Outre ces deux grandes gaînes on trouve aux bras d'autres gaînes secondaires qui sont, en avant, une gaîne particulière pour le muscle deltoïde, une pour le biceps ; la paroi antérieure de ces deux gaînes est formée par l'aponévrose brachiale commune, la partie postérieure par des feuillets fibreux beaucoup plus minces qui vont d'une aponévrose intermusculaire à l'autre. Enfin, nous rencontrons encore la gaîne des vaisseaux et nerfs du bras qui n'est autre chose que la gaîne fibreuse que nous avons déjà signalée dans l'aisselle. En arrière des cloisons intermusculaires partent des feuillets fibreux qui isolent, dans la moitié supérieure du bras, les diverses portions du muscle triceps.

MUSCLES DE L'AVANT-BRAS.

RÉGION ANTIBRACHIALE ANTÉRIEURE.

A. Couche superficielle.

Préparation. — Incisez la peau et l'aponévrose depuis la partie moyenne du bras jusqu'au milieu de la paume de la main ; disséquez la peau et l'aponévrose, et renversez-les en dedans et en dehors.

ROND PRONATEUR.

Situé à la partie supérieure et antérieure de l'avant-bras.

Insertions. — Il s'insère en haut, au bord interne de l'humérus, à l'épitrochlée, à une aponévrose qui le sépare du grand palmaire et du fléchisseur superficiel, à l'apophyse coronoïde du cubitus, en dedans du brachial antérieur, par un petit faisceau séparé du reste du muscle par le nerf médian ; de là, ses fibres se portent obliquement de haut en bas, s'attachent sur un tendon aplati, qui, s'enroulant autour du radius, se fixe à la partie moyenne de sa face externe.

23

Rapports. — Il est recouvert à sa partie supérieure par la peau et l'aponévrose antibrachiale, à sa partie inférieure par le long supinateur, les radiaux externes, l'artère et le nerf radial ; il recouvre le brachial antérieur, les fléchisseurs des doigts, le nerf médian et l'artère cubitale.

Action. — Il tourne le radius en dedans, par conséquent il porte la paume de la main en dedans et en arrière. Il concourt à la flexion de l'avant-bras sur le bras.

GRAND PALMAIRE, OU RADIAL ANTÉRIEUR.

Préparation. — L'attache inférieure de ce muscle et le trajet de son tendon dans la gouttière du trapèze ne peuvent être étudiés qu'après les muscles de la main, si l'on ne veut sacrifier ces derniers.

Situé en dedans du précédent, à la partie antérieure de l'avant-bras.

Insertions. — Il s'insère en haut à l'épitrochlée, par un tendon qui lui est commun avec le rond pronateur, le petit palmaire, le fléchisseur superficiel et le cubital antérieur ; de là, ses fibres se portent un peu obliquement de haut en bas et de dedans en dehors, s'implantent vers la partie moyenne de l'avant-bras aux deux faces d'un tendon aplati qui suit la direction primitive du muscle, et qui, arrivé au poignet, passe dans une gouttière tapissée par une membrane séreuse, qui est formée par le scaphoïde et le trapèze, et s'attache à la partie antérieure de l'extrémité supérieure du deuxième métacarpien.

Rapports. — Il est recouvert par la peau, l'aponévrose antibrachiale, le rond pronateur ; il recouvre les fléchisseurs du doigt, le tendon du fléchisseur propre du pouce, les os du carpe ; son extrémité inférieure est longée en dehors par l'artère radiale.

Action. — Il fléchit la deuxième rangée du carpe sur la première, puis la main sur l'avant-bras ; en raison de la réflexion, il est pronateur, et de son obliquité en bas et en dehors, il est abducteur.

PETIT PALMAIRE.

Petit muscle situé en dedans du précédent, grêle, fusiforme.

Insertions. — Il s'insère à l'épitrochlée par le tendon commun, et surtout à des cloisons intermusculaires qui le séparent des muscles voisins. Ses fibres musculaires descendent en bas et un peu en dehors, s'implantent sur un long tendon qui se fixe à l'aponévrose palmaire, au-devant du ligament annulaire du carpe.

Rapports. — Il est recouvert par la peau et l'aponévrose anti-brachiale ; il recouvre le fléchisseur superficiel ; il est en rapport en dehors avec le grand palmaire, en dedans avec le cubital antérieur.

Action. — Il tend l'aponévrose palmaire, et par l'intermédiaire de cette aponévrose il est fléchisseur de la main sur l'avant-bras.

CUBITAL ANTÉRIEUR.

Situé à la partie antérieure et interne de l'avant-bras.

Insertions. — Il s'insère en haut à l'épitrochlée, par le tendon commun et au bord interne de l'olécrâne ; ce muscle présente entre ces deux apophyses une arcade fibreuse sous laquelle passe le nerf cubital ; à l'aponévrose antibrachiale, et par son intermédiaire à la moitié du bord postérieur du cubitus. De là, ses fibres se portent sur un tendon aplati, qui s'attache à la face antérieure de l'os pisiforme.

Rapports. — Il est recouvert par la peau et l'aponévrose antibrachiale ; il recouvre les fléchisseurs des doigts, le carré pronateur, le nerf et l'artère cubital, qui, d'abord, placés en arrière, ne tardent pas à se porter à son côté externe.

Action. — Il est fléchisseur de la main sur l'avant-bras ; il incline la main du côté du cubitus ; il est donc adducteur.

FLÉCHISSEUR SUPERFICIEL, OU SUBLIME.

Préparation des fléchisseurs des doigts et du pouce. — Coupez par leur partie moyenne les muscles rond pronateur, grand et petit palmaire ; pour étudier la portion palmaire des fléchisseurs, faites une incision verticale qui comprenne la peau de la main et des doigts dans toute leur longueur ; coupez le ligament annulaire antérieur du carpe ; enlevez l'aponévrose palmaire et ouvrez la gaîne des tendons.

Situé à la partie antérieure de l'avant-bras, au-dessous des précédents.

Insertions. — Il s'insère en haut à l'épitrochlée, par le tendon commun, au côté interne de l'apophyse coronoïde du cubitus, au bord antérieur du radius ; de là, ses fibres se dirigent verticalement à la partie moyenne de l'avant-bras, et s'implantent sur quatre tendons qui se superposent deux à deux, passent sous le ligament annulaire du carpe, en dedans du nerf médian, avec les tendons du fléchisseur profond et du fléchisseur propre du pouce, se portent dans la paume de la main, se distribuent aux doigts et s'insèrent chacun par deux languettes à la face antérieure des deuxièmes phalanges.

Rapports. — Recouvert à l'avant-bras par le rond pronateur, le grand et le petit palmaire, le cubital antérieur, à la main par l'arcade palmaire superficielle, l'aponévrose palmaire, les divisions des nerfs médian et cubital, il recouvre à l'avant-bras le fléchisseur profond, l'artère et le nerf cubital, le nerf médian, à la main le tendon du fléchisseur profond.

B. Couche profonde.

Préparation. — Coupez en travers le fléchisseur sublime et le cubital antérieur.

FLÉCHISSEUR PROFOND.

Situé au-dessous du précédent.

Insertions. — Il s'insère en haut aux trois quarts supérieurs des

faces antérieure et interne du cubitus, au ligament interosseux, à la
partie interne de l'apophyse coronoïde, et à la partie supérieure du
radius ; de là, ses fibres se dirigent verticalement en bas, se perdent
sur quatre tendons qui suivent le même trajet que le fléchisseur superficiel, et vont s'insérer à la face antérieure de la troisième phalange des doigts.

Rapports. — A l'avant-bras, il est recouvert par le fléchisseur superficiel, l'artère cubitale et le nerf médian ; il recouvre le radius, le
cubitus, le ligament interosseux et le carré pronateur ; il est en rapport, en dedans avec le cubital antérieur, en dehors avec le fléchisseur
propre du pouce ; à la main, il est recouvert par les tendons du fléchisseur superficiel et les lombricaux ; il recouvre l'arcade palmaire
profonde, les muscles interosseux et les phalanges.

Les rapports des tendons des deux fléchisseurs des doigts présentent une disposition fort importante. Ils marchent superposés l'un à
l'autre, jusqu'au niveau de l'articulation métacarpo-phalangienne ; là,
le tendon du fléchisseur superficiel s'aplatit, se creuse en gouttière, se
perfore et laisse passer le tendon du fléchisseur profond, qui, à son
tour, devient superficiel. Le tendon du fléchisseur superficiel, appliqué
sur la face palmaire de la phalange, reçoit comme dans une gouttière
le fléchisseur profond. Bientôt il se bifurque, et va se fixer sur les
côtés de la deuxième phalange. Les tendons du fléchisseur profond
continuent leur trajet et vont s'attacher à la face antérieure de la troisième phalange (fig. 51. 18. 19. 20).

Action des fléchisseurs. — Le fléchisseur profond fléchit la troisième
phalange sur la seconde ; les deux fléchisseurs réunis fléchissent la
seconde phalange sur la première, la première sur le métacarpe, la
seconde rangée du carpe sur la première, le poignet sur l'avant-bras.

LONG FLÉCHISSEUR DU POUCE.

Situé en dehors du fléchisseur profond.

Insertions. — Il s'insère en haut aux trois quarts supérieurs du
radius, à son bord antérieur au ligament interosseux et quelquefois,
par une languette, au fléchisseur sublime ; de là, ses fibres se portent
obliquement de haut en bas et de dedans en dehors, sur un tendon
qui s'attache à l'extrémité antérieure de la seconde phalange du
pouce.

Rapports. — A l'avant-bras, il est recouvert par le fléchisseur superficiel, le grand palmaire, le long supinateur, l'artère radiale ; il
recouvre le ligament interosseux, le carré pronateur ; à la main, il
est reçu dans une gouttière profonde qui lui est fournie par les muscles de l'éminence thénar.

Action. — Il fléchit la deuxième phalange sur la première et très
faiblement, la première sur le métacarpien.

CARRÉ PRONATEUR.

Préparation. — Coupez tous les tendons des muscles de la partie antérieure de l'avant-bras.

Situé à la partie antérieure et inférieure de l'avant-bras, quadrilatère (fig. 77. 1).

Insertions. — Il s'insère au quart inférieur du bord interne et de la face antérieure du cubitus ; de là, ses fibres se portent transversalement en dehors et se fixent au quart inférieur du bord externe, de la face antérieure et du bord interne du radius. Ses fibres sont d'autant plus longues qu'elles sont plus antérieures.

Rapports. — Il est recouvert par les tendons des fléchisseurs des doigts et du pouce, et ceux du grand palmaire et du cubital antérieur, par les artères radiale et cubitale. Il recouvre l'extrémité inférieure du radius et du cubitus, le ligament interosseux.

Action. — Il porte la main dans la pronation.

Les *artères* des muscles de la région antérieure de l'avant-bras sont les suivantes : 1° l'artère collatérale interne, branche de l'humérale destinée à l'extrémité supérieure des muscles qui s'insèrent à l'épitrochlée ; 2° de petits rameaux musculaires qui viennent directement de la radiale et de la cubitale ; 3° l'artère récurrente cubitale antérieure ; 4° l'artère interosseuse antérieure qui fournit au carré pronateur et au fléchisseur commun profond.

Les *nerfs* viennent : 1° du médian, qui fournit aux grand et petit palmaire, au rond pronateur, au fléchisseur sublime, à la moitié externe du fléchisseur profond, aux deux lombricaux externes, au long fléchisseur propre du pouce, au carré pronateur : le nerf qui se rend à ce dernier muscle porte le nom de *nerf interosseux* ; 2° du nerf cubital qui fournit au cubital antérieur, à la moitié interne du fléchisseur profond, et aux deux lombricaux internes.

RÉGION ANTIBRACHIALE EXTERNE.

Préparation. — Enlevez la peau et l'aponévrose de la région externe de l'avant-bras ; disséquez l'insertion des deux radiaux sur le dos de la main.

LONG SUPINATEUR.

Situé à la partie externe et inférieure du bras et de l'avant-bras.

Insertions. — Il s'insère en haut au bord externe de l'humérus, et à l'aponévrose qui le sépare du vaste externe, dans la partie située au-dessous de la gouttière radiale ; de là, ses fibres se portent verticalement en bas, s'attachent sur un tendon aplati qui se fixe à la base de l'apophyse styloïde du radius.

Rapports. — Recouvert par la peau et les aponévroses brachiale et antibrachiale, il est en rapport : en dedans, avec le muscle brachial antérieur, le nerf radial, le tendon du biceps, le rond pronateur, le grand palmaire, le fléchisseur superficiel des doigts, le fléchisseur propre du pouce, l'artère radiale ; en dehors, il est en rapport avec le premier radial externe.

Action. — M. Duchenne a démontré que ce muscle n'était pas supinateur, mais bien pronateur ; il est encore fléchisseur de l'avant-bras, sur le bras.

PREMIER RADIAL EXTERNE.

Situé à la région externe de l'avant-bras, au-dessous et en dehors du précédent.

Insertions. — Il s'insère en haut à la partie inférieure du bord externe de l'humérus, et à l'épicondyle par le tendon commun des muscles de la région externe et postérieure de l'avant-bras, qui s'attachent à cette éminence ; de là, ses fibres se dirigent verticalement en bas et viennent s'implanter sur un long tendon qui descend verticalement d'abord, puis se porte un peu en dehors ; vers l'extrémité inférieure du radius, et au niveau du carpe, il passe dans une coulisse qui lui est commune avec le second radial, et va s'attacher à l'extrémité supérieure de la face dorsale du deuxième métacarpien (fig. 76.7).

Rapports. — Il est recouvert par le long supinateur et l'aponévrose antibrachiale ; il est croisé en bas par les tendons du long abducteur et du court extenseur du pouce, puis par celui du long extenseur ; il recouvre l'articulation du coude, le second radial externe, l'articulation du poignet.

Action. — Il étend la deuxième rangée du carpe sur la première, et celle-ci sur l'avant-bras ; il incline la main sur le bord radial de l'avant-bras, il est donc abducteur ; il concourt à la flexion de l'avant-bras sur le bras.

SECOND RADIAL EXTERNE.

Situé au-dessous du précédent (fig. 76. 3).

Insertions. — Il s'insère en haut à l'épicondyle, par le tendon commun ; de là, ses fibres se portent un peu obliquement de haut en bas et d'avant en arrière, et vont s'implanter sur un tendon, qui, en bas, s'engage dans la même gaîne que le premier radial, et s'insère à la face dorsale de l'extrémité supérieure du troisième métacarpien.

Rapports. — Il est recouvert par le premier radial externe ; il est croisé en bas, comme ce dernier muscle, par les tendons des muscles du pouce ; il recouvre le court supinateur, le radius, le rond pronateur, l'articulation du poignet.

Action. — La même que le premier radial.

COURT SUPINATEUR.

Préparation. — Portez le bras dans la pronation forcée. Ce muscle ne peut être étudié qu'après les muscles de la région postérieure de l'avant-bras, car il faut, pour le mettre à découvert, couper non-seulement les deux radiaux externes, mais encore une partie des muscles de la région postérieure.

Petit muscle aplati, enroulé autour de l'extrémité supérieure du radius (fig. 76. 2).

Insertions. — Il s'insère à l'épicondyle par le tendon commun, au ligament latéral externe de l'articulation du coude, au ligament annulaire, à une petite excavation située sur la face externe du cubitus, au-dessous de la cavité sigmoïde de cet os ; de là, ses fibres se portent obliquement en bas, en avant et en dedans d'autant plus obliques qu'elles sont plus inférieures, s'insèrent aux faces antérieure, externe et postérieure du radius, à son bord extérieur.

Rapports. — En dehors, avec les deux radiaux, le long supinateur, le rond pronateur ; en arrière, avec l'extenseur commun des doigts, l'extenseur propre du petit doigt, l'anconé ; il recouvre le radius, l'articulation du coude, les ligaments annulaire et interosseux.

Action. — Il tourne le radius en dehors ; il porte donc l'avant-bras dans la supination.

Les *artères* de la région antibrachiale externe sont fournies : 1° par la récurrente radiale antérieure ; 2° par des rameaux musculaires qui viennent directement de la radiale.

Les *nerfs* viennent tous du nerf radial.

RÉGION ANTIBRACHIALE POSTÉRIEURE.

A. Couche superficielle.

Préparation. — Placez l'avant-bras dans la pronation ; faites une incision verticale allant de la tubérosité externe de l'humérus au troisième métacarpien ; faites une incision circulaire horizontale à la partie inférieure du bras, disséquez la peau, puis enlevez avec soin l'aponévrose sur la surface interne de laquelle s'insèrent un grand nombre de fibres musculaires ; l'aponévrose doit être conservée dans tous les points où elle est adhérente.

EXTENSEUR COMMUN DES DOIGTS.

Situé à la partie postérieure de l'avant-bras.

Insertions. — Il s'insère en haut à l'épicondyle, par le tendon commun ; de là ses fibres se portent verticalement en bas, forment un faisceau musculaire considérable, aplati, qui ne tarde pas à se diviser en quatre petits faisceaux, deux plus forts, ce sont les faisceaux moyens, ils sont destinés au médius et à l'annulaire, et deux autres plus grêles pour l'indicateur et le petit doigt. Ces faisceaux s'attachent sur quatre tendons qui passent dans une coulisse qui leur est particulière sous le ligament dorsal du carpe ; arrivés sur la face dorsale du métacarpe, ces tendons communiquent entre eux par des languettes tendineuses ; enfin, au niveau des premières phalanges, ils se divisent en trois languettes : l'une moyenne, qui s'attache à l'extrémité supérieure de la deuxième phalange ; deux latérales, qui longent la seconde phalange, se rapprochent et s'insèrent après s'être réunies à l'extrémité supérieure de la troisième phalange.

Rapports. — Il est recouvert par l'aponévrose antibrachiale qui lui fournit beaucoup d'insertions, par le ligament dorsal du carpe, la peau de la main, dont il est séparé par les veines dorsales de cette région. Il recouvre à l'avant-bras le court supinateur, l'extenseur propre de l'index, le long abducteur, le long et court extenseur du pouce ; au poignet, le radius et l'articulation radio-carpienne ; à la main, les métacarpiens, les muscles interosseux, les phalanges et les articulations des phalanges entre elles. Il est encore en rapport, en dedans avec l'extenseur propre du petit doigt et le cubital postérieur, en dehors avec le second radial externe.

Action. — Il est extenseur des phalanges sur le métacarpe, du métacarpe sur le carpe, de la main sur l'avant-bras ; il agit fort peu sur les dernières phalanges.

EXTENSEUR PROPRE DU PETIT DOIGT.

Situé en dedans du précédent (fig. 76. 6).

Insertions. — Il s'insère en haut à l'épicondyle, par le tendon commun ; de là, ses fibres se portent un peu obliquement de haut en bas et de dehors en dedans, s'implantent sur un tendon qui, au niveau du poignet, passe dans une coulisse particulière que lui offre la tête du cubitus, et qui, au niveau du carpe, s'engage dans la même gaîne que les tendons de l'extenseur commun, dont il reçoit une expansion tendineuse, et s'insère de la même manière que l'extenseur commun aux phalanges du petit doigt.

Rapports. — Ses rapports superficiels et profonds sont les mêmes que ceux de l'extenseur commun : en dedans, il longe le cubital antérieur ; en dehors, l'extenseur commun.

Action. — La même que celle de l'extenseur commun, mais bornée au petit doigt pour l'extension des phalanges sur le métacarpe.

CUBITAL POSTÉRIEUR.

Situé en dedans du précédent, le plus interne des muscles de la région postérieure de l'avant-bras (fig. 76. 4).

Insertions. — Il s'insère à l'épicondyle par le tendon commun, à la face et au bord postérieurs du cubitus ; de là, ses fibres se portent verticalement en bas, se fixent sur un tendon qui passe dans une coulisse particulière creusée sur la tête du cubitus, et s'insère à l'extrémité supérieure de la face postérieure du cinquième métacarpien.

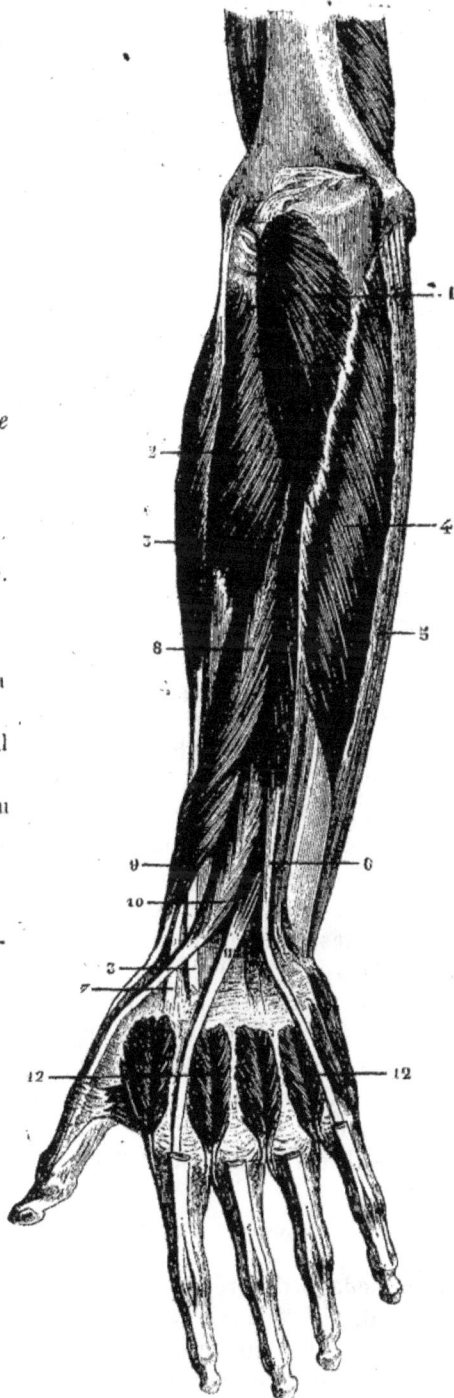

Fig. 76.

*Muscles de la région postérieure
de l'avant-bras.*

1. Muscle anconé.

2. M. court supinateur.

3,3. M. second radial externe.

4. M. cubital postérieur.

5. Aponévrose antibrachiale.

6. Muscle extenseur propre du
petit doigt.

7. Tendon du premier radial
externe.

8. Muscle long abducteur du
pouce.

9. M. court extenseur.

10. M. long extenseur.

11. M. extenseur propre de l'indicateur.

12. Muscle interosseux.

Rapports. — Il est recouvert par la peau et l'aponévrose anti-brachiale ; il recouvre le cubitus, les muscles de la couche profonde, le court supinateur.

Action. — Il est extenseur de la main ; il la porte dans l'adduction.

ANCONÉ.

Situé à la partie postérieure et supérieure de l'avant-bras, triangulaire (fig. 76. 1).

Insertions. — Il s'insère en haut à la face postérieure de l'épicondyle, par un tendon distinct et très fort, duquel partent des fibres d'autant plus obliques en bas et en dedans, qu'elles sont plus inférieures, et qui vont s'attacher au côté externe de l'olécrâne, et à la partie supérieure de la face et du bord postérieurs du cubitus.

Action. — Il est extenseur de l'avant-bras sur le bras. Il est aussi rotateur en dedans.

B. Couche profonde.

Préparation. — Enlevez les muscles extenseur commun des doigts et extenseur propre du petit doigt.

LONG ABDUCTEUR DU POUCE.

Le plus volumineux et le plus externe des muscles de la couche profonde (fig. 76. 8).

Insertions. — Il s'insère en haut au cubitus, au-dessous de l'insertion du court supinateur, au ligament interosseux et au radius ; de là, ses fibres se portent obliquement de haut en bas et de dedans en dehors, et vont s'implanter sur un tendon aplati qui contourne le radius, croise les radiaux externes, passe avec le tendon du court extenseur, dans une coulisse qui lui est creusée dans le radius, et va se fixer à l'extrémité supérieure du premier métacarpien.

Rapports. — Il est recouvert par l'extenseur commun des doigts et l'extenseur propre du petit doigt ; il recouvre le ligament interosseux, le radius, les tendons des radiaux, le côté externe de l'articulation du poignet.

Action. — Il est abducteur et fléchisseur du premier métacarpien et de la main.

COURT EXTENSEUR DU POUCE.

Situé en dedans du précédent, dont il suit la direction et les contours (fig. 76. 9).

Insertions. — Il s'insère en haut à la partie postérieure du cubitus et du ligament interosseux, en bas à la partie postérieure de l'extrémité supérieure de la première phalange du pouce.

Sa *direction* et ses *rapports* sont les mêmes que ceux du long abducteur.

Action. — Il étend la première phalange sur le métacarpien, le métacarpien sur le carpe ; il porte le pouce dans l'abduction.

LONG EXTENSEUR DU POUCE.

Situé en dedans du précédent (fig. 76. 10).

Insertions. — Il s'insère en haut à la face postérieure du cubitus et du ligament interosseux ; de là, ses fibres se portent obliquement de haut en bas et de dedans en dehors, s'implantent sur un tendon qui passe dans une gouttière particulière, en suivant la même direction que les tendons des deux muscles précédents. Il limite avec ces deux muscles, sur le bord radial de l'articulation du poignet, un espace connu sous le nom de *tabatière anatomique.* Il forme le côté interne de cet intervalle, et va s'insérer à la partie postérieure de l'extrémité supérieure de la seconde phalange du pouce.

Rapports. — Les mêmes que ceux du long abducteur.

Action. — Il étend la deuxième phalange sur la première, le reste de son action est identique avec celle du court extenseur.

EXTENSEUR PROPRE DE L'INDEX.

Situé à la partie postérieure de l'avant-bras (fig. 76. 11).

Insertions. — Il s'insère en haut à la face postérieure du cubitus et du ligament interosseux ; de là, ses fibres descendent verticalement et s'attachent à un tendon, d'abord vertical, et qui, parvenu à la gaîne de l'extenseur commun, s'y engage, se porte de haut en bas et de dedans en dehors, et s'attache aux deux dernières phalanges du doigt indicateur, se confondant avec le tendon de l'extenseur commun destiné à l'index.

Rapports. — Les mêmes que ceux des muscles précédents.

Action. — C'est à ce muscle que l'index doit son indépendance dans les mouvements d'extension.

Les *artères* des muscles de la région postérieure de l'avant-bras viennent : 1° de l'artère récurrente cubitale postérieure ; 2° de la récurrente radiale postérieure, des deux interosseuses antérieure et postérieure ; 3° des branches musculaires perforantes qui viennent de la cubitale.

Les *nerfs* viennent tous du nerf radial.

APONÉVROSE ANTIBRACHIALE.

L'aponévrose antibrachiale forme une gaîne qui entoure tous les muscles de l'avant-bras ; elle s'insère à la partie supérieure, à l'olécrâne, aux tubérosités interne et externe de l'humérus. Ces trois tubérosités donnent attache aux fibres propres de l'aponévrose ; mais celle-ci se trouve en outre composée d'un assez grand nombre de faisceaux accessoires verticaux. Ces faisceaux proviennent : en dehors du tendon du brachial antérieur, en arrière du triceps brachial, de chaque côté des tendons des muscles épitrochléens et épicondyliens, d'une bandelette qui naît de la crête cubitale et qui donne attache à des fibres des muscles cubital antérieur et fléchisseur sublime. Mais la plus remarquable de ces expansions est celle qui est fournie en avant et en dedans par l'expansion aponévrotique du biceps que l'on peut considérer comme le muscle tenseur de l'aponévrose antibrachiale.

Cette aponévrose se termine inférieurement, en se confondant en avant avec le ligament annulaire antérieur du carpe, en arrière avec le ligament dorsal du carpe.   •

L'aponévrose antibrachiale est beaucoup plus épaisse à sa partie postérieure qu'à sa partie antérieure et plus résistante en bas qu'en haut.

Sa *face externe* est séparée de la peau par le tissu cellulaire sous-cutané, les veines, les lymphatiques et les nerfs superficiels du membre ; on y remarque un grand nombre de lignes blanches verticales qui correspondent aux cloisons intermusculaires.

Sa *face interne* donne attache à un très grand nombre de fibres musculaires ; l'aponévrose brachiale est donc non-seulement une aponévrose d'enveloppe, mais encore une aponévrose d'insertion.

De sa face interne partent plusieurs prolongements qui séparent les nombreux muscles de l'avant-bras.

Parmi ces cloisons nous signalerons les deux pyramides multiloculaires interne et externe ; chacune des loges de ces deux pyramides renferme un des muscles qui s'attachent à l'épicondyle et à l'épitrochlée. Gerdy, qui le premier a bien décrit cette disposition, compare chacune de ces loges à autant de petits cornets qui s'enroulent sur l'extrémité supérieure des muscles de l'avant-bras.

A la partie antérieure, on remarque une cloison transversale qui sépare les muscles de la couche superficielle des muscles de la couche profonde ; cette lame fibreuse est réunie à l'aponévrose générale d'enveloppe par des cloisons antéro-postérieures qui séparent les divers muscles de la couche superficielle. Ces lamelles sont, ainsi que la lamelle transversale, beaucoup plus résistantes en bas qu'en haut ; les gaînes des tendons des muscles grand et petit palmaires sont très distinctes, et sont situées sur un plan antérieur à l'aponévrose qui en avant de ces tendons est excessivement mince.

En arrière, on trouve une gaîne transversale analogue à celle que nous avons signalée en avant et qui sépare les muscles de la couche superficielle de la couche profonde ; on trouve également des gaînes antéro-postérieures qui isolent les divers muscles : c'est ainsi qu'on trouve une gaîne pour l'extenseur commun des doigts, une autre pour l'extenseur propre du petit doigt, une pour le cubital postérieur, une pour l'anconé, une pour les muscles long supinateur et radiaux externes, une pour le court supinateur, une gaîne commune pour le long extenseur propre du pouce et l'extenseur propre de l'index, enfin une autre pour le long abducteur du pouce et le court extenseur.

Enfin on trouve à l'avant-bras une troisième cloison transversale qui sépare les muscles de la région antérieure de ceux de la région postérieure de l'avant-bras. Cette cloison s'attache de chaque côté au radius et au cubitus.

L'aponévrose antibrachiale est percée d'un grand nombre d'ouvertures qui donnent passage aux nerfs et aux vaisseaux ; au pli du bras, sur le côté externe de l'expansion aponévrotique du biceps, on trouve une ouverture à travers laquelle le tissu cellulaire sous-cutané communique avec le tissu cellulaire sous-aponévrotique.

MUSCLES DE LA MAIN.

PALMAIRE CUTANÉ.

Préparation. — Disséquez avec beaucoup de soin les téguments qui recouvrent l'éminence hypothénar.

Petit muscle peaucier de la main situé à la partie supérieure de la saillie interne de la main, *éminence hypothénar* (fig. 77. 5).

Insertions. — Il s'insère en dehors à l'aponévrose palmaire ; de là, ses fibres se portent transversalement en dedans, et s'attachent aux téguments du bord interne de la main.

Rapports. — Il est recouvert par la peau : il recouvre les muscles de l'éminence hypothénar et l'artère cubitale.

Action. — Il porte en dehors la peau du bord interne de la peau.

MUSCLES DE L'ÉMINENCE THÉNAR.

Préparation. — Faites une incision circulaire au niveau du poignet, une autre incision oblique qui, de la partie moyenne du ligament annulaire du carpe, irait se rendre au côté externe de la première phalange du pouce ; disséquez la peau et l'aponévrose palmaire. Tous les muscles de cette région seront disséqués de l'extrémité inférieure vers l'extrémité supérieure.

COURT ABDUCTEUR DU POUCE.

Le plus superficiel des muscles de cette région (fig. 77. 1).

Insertions. — Il s'insère en haut au scaphoïde, à la partie supérieure, antérieure et externe du ligament annulaire du carpe, et très souvent à une expansion aponévrotique du long abducteur ; de là ses fibres se portent obliquement de haut en bas et de dedans en dehors et vont s'attacher au côté externe de l'extrémité supérieure de la première phalange du pouce.

Rapports. — Il est recouvert par la peau et l'aponévrose palmaire ; il recouvre l'opposant du pouce.

Action. — Il incline la première phalange sur son bord externe ; il est fléchisseur de la première phalange.

OPPOSANT.

Situé au-dessous et en dehors du précédent ; triangulaire (fig. 78. 2).

Insertions. — Il s'insère en haut au trapèze, à la partie externe du ligament antérieur du carpe ; de là, ses fibres se portent, les supérieures horizontalement, les suivantes d'autant plus obliquement qu'elles sont plus inférieures, et s'insèrent à toute la longueur du bord externe du premier métacarpien.

Rapports. — Il est recouvert par la peau et le court abducteur ; il recouvre le premier métacarpien.

Action. — Il porte surtout le premier métacarpien en avant ; mais très légèrement, et par conséquent dans la flexion en dedans. Ainsi le nom d'opposant lui aurait été donné à tort, puisqu'il imprime des mouvements d'opposition très limités.

COURT FLÉCHISSEUR DU POUCE.

Préparation. — Coupez transversalement le court abducteur du pouce ; rejetez en haut et en bas ses deux extrémités. Soulevez le tendon du long fléchisseur propre du pouce.

Situé au-dessous et en dedans du précédent. Nous considérons, avec M. Cruveilhier, comme appartenant à ce muscle, la portion qui s'attache à l'os sésamoïde externe ; la portion qui s'attache à l'os sésamoïde interne sera réunie à l'adducteur (fig. 77. 2).

Insertions. — Ce muscle, bifide supérieurement, s'insère en haut à la partie inférieure et externe du ligament annulaire du carpe, à la gaîne du grand palmaire, au grand os, à l'apophyse du trapèze ; de là, ses fibres se portent obliquement de haut en bas et de dedans en dehors, et s'attachent au côté externe de la première phalange et à l'os sésamoïde externe.

Action. — Il porte le premier métacarpien en avant et en dedans ; il fléchit la première phalange ; mais il étend la dernière.

ADDUCTEUR DU POUCE.

Triangulaire ; le plus volumineux des muscles du pouce (fig.77. 3 ; fig. 78. 3).

Insertions. — Il s'insère à toute la longueur du bord antérieur du troisième métacarpien, à la partie antérieure du grand os, du trapézoïde et du trapèze ; de là, ses fibres se portent, les supérieures obliquement, les inférieures horizontalement en dehors, et vont s'attacher à l'os sésamoïde interne et à la première phalange du pouce.

Rapports. — Recouvert par les tendons du fléchisseur profond et les lombricaux, en bas et en dehors par la peau ; il recouvre les trois muscles interosseux les plus externes.

Action. — Il rapproche le pouce de l'axe de la main ; il est par conséquent adducteur.

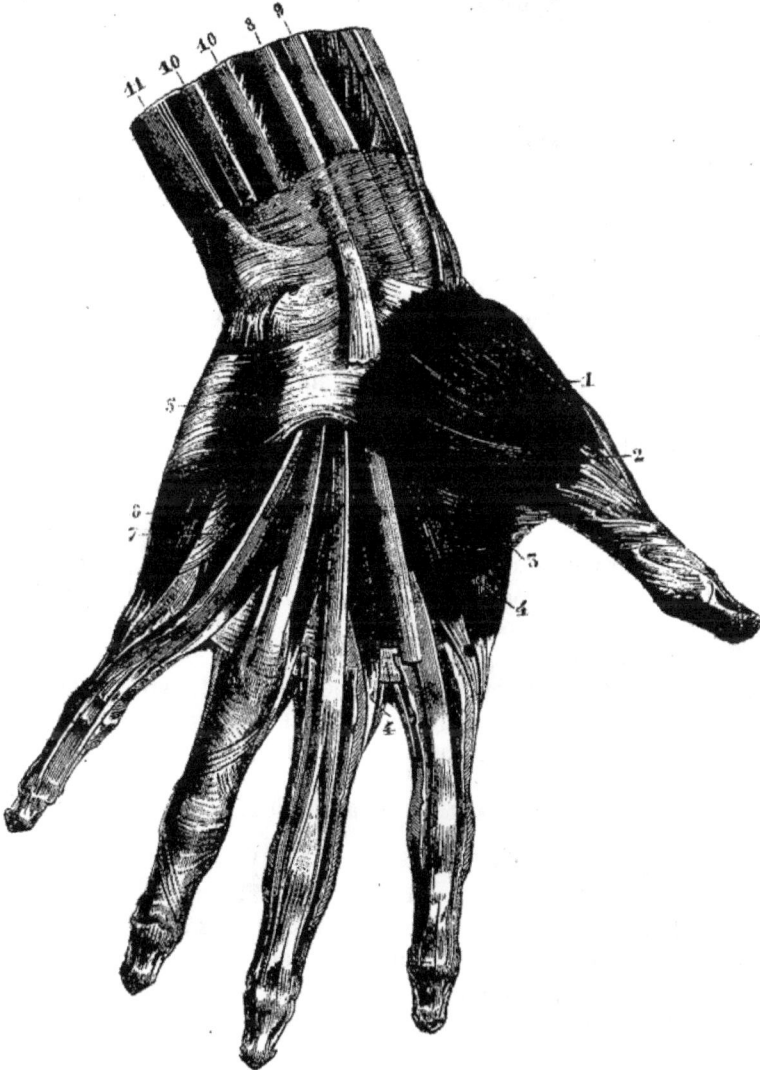

[FIG. 77. — *muscles de la main (couche superficielle).*

1. Muscle court abducteur du pouce. — 2. M. court fléchisseur. — 3. M. adducteur du pouce. — 4, 4. Muscles lombricaux. — 5. Muscle palmaire cutané. — 6. M. adducteur du petit doigt. — 7. M. court fléchisseur du petit doigt. — 8. M. petit palmaire. — 9. M. radial antérieur, ou grand palmaire. — 10, 10. M. fléchisseur superficiel. — 11. M. cubital antérieur.

Les *artères* des muscles de l'éminence thénar sont fournies par l'artère radio-palmaire, branche de l'artère radiale.

Les *nerfs* sont fournis par le nerf médian ; le cubital ne fournit qu'au muscle adducteur du pouce.

MUSCLES DE L'ÉMINENCE HYPOTHÉNAR.

Préparation. — Elle est identique avec celle des muscles de l'éminence thénar-thénar.

ADDUCTEUR DU PETIT DOIGT.

Allongé, aplati ; c'est le plus superficiel des muscles de cette région (fig. 77. 6).

Insertions. — Il s'insère en haut à l'os pisiforme et au tendon du muscle cubital antérieur ; de là, ses fibres se portent verticalement en bas et vont s'attacher au côté interne de la première phalange du petit doigt.

Rapports. — Il est recouvert par le palmaire cutané qui le sépare de la peau ; il recouvre l'opposant du petit doigt.

Action. — Il est adducteur du petit doigt.

COURT FLÉCHISSEUR DU PETIT DOIGT.

Situé en dehors du précédent (fig. 77. 7).

Insertions. — Il s'insère à l'apophyse de l'os crochu, se porte en bas et un peu en dedans et va confondre ses insertions inférieures avec celles du précédent.

Rapports. — Il est recouvert par la peau ; il recouvre l'opposant ; il est séparé en haut de l'adducteur par l'artère et le nerf cubital.

Action. — Il fléchit légèrement le petit doigt.

OPPOSANT DU PETIT DOIGT.

Situé au-dessous des précédents (fig. 78. 4).

Insertions. — Il s'insère en haut à l'os crochu et au ligament annulaire du carpe ; de là, ses fibres se portent, les supérieures horizontalement en dedans, les suivantes d'autant plus obliques qu'elles sont plus inférieures, s'attachent à toute la longueur du bord interne du cinquième métacarpien.

Rapports. — Il est recouvert par l'adducteur et le court fléchisseur ; il recouvre le cinquième métacarpien, l'interosseux correspondant, le tendon fléchisseur du petit doigt.

Action. — Il porte le petit doigt en avant et en dehors ; il oppose sa face palmaire à la face palmaire du pouce. Il est à remarquer que l'adducteur et le court fléchisseur du petit doigt agissent sur les phalanges comme les interosseux, les court abducteur et court fléchisseur du pouce, c'est-à-dire qu'ils fléchissent la première phalange pendant qu'ils étendent les deux dernières (1).

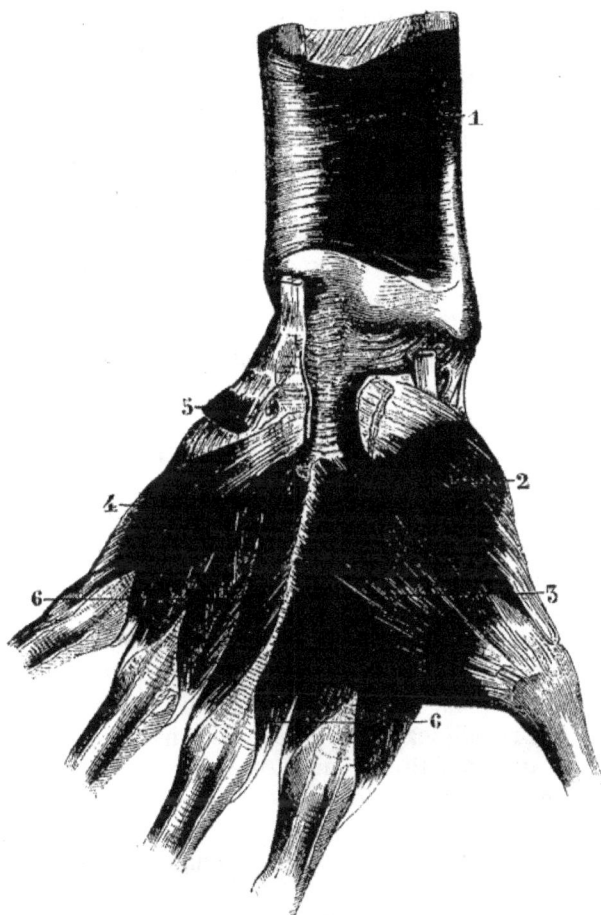

Fig. 78. — *Muscles de la main (couche profonde).*

1. Muscle carré pronateur. — 2. M. opposant du pouce. — 3. M. adducteur du pouce. — 4. M. opposant du petit doigt. — 5. Insertion supérieure de l'adducteur du petit doigt. — 6,6. Muscles interosseux.

MUSCLES DE LA PAUME DE LA MAIN.

LOMBRICAUX.

Petites languettes charnues, au nombre de quatre, désignées par les noms numériques de *premier*, *deuxième*, etc., en allant de dehors en dedans (fig. 77. 4).

(1) Béraud, *loc. cit.*, t. I, p. 291.

Ils naissent des tendons du fléchisseur profond après qu'ils ont franchi le ligament annulaire ; les deux premiers naissent de la partie antérieure des tendons destinés à l'index et au médius, le troisième entre le tendon du médius et celui de l'annulaire, le quatrième entre celui de l'annulaire et du petit doigt. Ces petits muscles se portent, les moyens verticalement, les deux autres obliquement, pour gagner le côté externe de l'articulation métacarpo-phalangienne des doigts correspondant aux tendons extenseurs, et se terminent par une languette assez large qui complète la gaîne de ces tendons. Leur tendon s'unit à celui du muscle interosseux et au tendon de l'extenseur correspondants.

Rapports. — Ils ont les mêmes rapports que les tendons du fléchisseur profond à la paume de la main.

Action. — M. Cruveilhier pense qu'ils ont pour usage de maintenir les tendons extenseurs appliqués contre les phalanges, de servir de lien entre les extenseurs et les fléchisseurs. Theile les considère comme des fléchisseurs.

M. Parise leur assigne les usages suivants : 1° ils sont, par l'intermédiaire du tendon de l'extenseur commun, extenseurs des deux dernières phalanges ; 2° en prenant leur point d'appui sur les tendons extenseurs, ils relâchent les fléchisseurs ; 3° ils inclinent les quatre derniers doigts vers le bord radial de la main, en leur communiquant un léger mouvement de rotation.

« Cette rotation des doigts sur la tête des métacarpiens complète les caractères enarthrodiaux des articulations métacarpo-phalangiennes, que nous ne saurions classer avec Boyer parmi les arthrodies, et avec M. Cruveilhier parmi les condylarthroses ; car elles présentent tout ce qui constitue l'énarthrose : une tête sphérique, une cavité articulaire dont un fibro-cartilage agrandit la capacité en bordant sa circonférence, des mouvements de flexion, d'extension, d'adduction, d'abduction, de circumduction, et enfin de rotation (1). »

INTEROSSEUX.

Préparation.—Enlevez les tendons extenseurs et fléchisseurs au niveau de l'articulation métacarpo-phalangienne ; détachez le carpe du métacarpe et séparez les os du carpe en coupant les ligaments transverses.

Petits muscles prismatiques, triangulaires, situés dans les espaces interosseux, divisés en *dorsaux* ou *palmaires* en raison de leur situation rapprochée du dos ou de la paume de la main, désignés sous le nom numérique de *premier*, *second*, etc., en allant de dehors en dedans (fig. 78. 6).

INTEROSSEUX DORSAUX.

Beaucoup plus volumineux que les interosseux palmaires, ils

_____

(1) Sappey, *Manuel d'anatomie descriptive*, t. Ier, p. 270. Paris, 1847.

occupent toute la partie postérieure et la moitié antérieure des espaces interosseux ; ils sont au nombre de quatre.

Insertions. — Ils s'insèrent en haut des deux métacarpiens entre lesquels ils sont placés ; leur double insertion est séparée par l'artère radiale pour le premier interosseux, les artères perforantes pour les trois autres. Une de ces insertions est bornée à la partie postérieure de la face latérale d'un des métacarpiens, l'autre occupe toute la longueur de la partie latérale de l'autre métacarpien. Broc a fait remarquer que l'insertion à toute la longueur de la face latérale du métacarpien existe toujours du côté de la phalange à laquelle s'insère le muscle; inférieurement, ces muscles s'insèrent par un tendon à l'extrémité supérieure de la première phalange et au bord du tendon extenseur correspondant.

Rapports. — Ils sont recouverts en arrière par la peau, les tendons extenseurs, en avant par les interosseux palmaires et les tendons du fléchisseur profond.

INTEROSSEUX PALMAIRES.

Plus petits que les précédents, au nombre de trois seulement, le premier interosseux palmaire étant représenté par l'adducteur du pouce.

Insertions. — Ils s'insèrent, le premier à la face interne du second métacarpien, les deux autres à la face externe du troisième et du quatrième ; de là ces muscles se portent verticalement en bas, et s'attachent, le premier au côté interne de l'extrémité supérieure de la première phalange du doigt indicateur, les deux autres au côté externe de la première phalange de l'annulaire et du petit doigt. Tous ces muscles s'insèrent en outre aux tendons extenseurs correspondants.

Rapports. — En arrière, avec les interosseux dorsaux ; en avant, avec les tendons des fléchisseurs, les muscles adducteur du pouce et court fléchisseur du petit doigt, les nerfs et les vaisseaux de la paume de la main.

Action des interosseux. — Ils président aux mouvements de latéralité en vertu desquels les doigts s'écartent ou se rapprochent les uns des autres. Si, à l'exemple de M. Cruveilhier, on examine l'action des muscles interosseux en les supposant situés de chaque côté d'une ligne qui passerait par l'axe de la main, on voit que tous les interosseux dorsaux sont abducteurs, et les palmaires adducteurs par rapport à cet axe et non à celui du corps. Ainsi le doigt médius, qui forme l'axe de la main, reçoit-il deux interosseux dorsaux qui le portent en dehors relativement à une ligne qui passerait par son milieu, et ne reçoit-il pas de muscle interosseux palmaire. Le doigt indicateur a son interosseux dorsal inséré au côté externe, son interosseux palmaire au côté interne de la phalange, le doigt annulaire et le petit doigt leurs interosseux dorsaux au côté interne, leurs interosseux palmaires au côté externe de leur première phalange.

Les *artères* des muscles de l'éminence hypothénar et des muscles interosseux sont fournies : 1° par la transverse dorsale du carpe, branche de la radiale ; 2° par l'artère antérieure du carpe, branche de la cubitale ; 3° par le rameau cubito-radial, branche de la cubitale.

Les *nerfs* sont tous fournis par le cubital.

APONÉVROSES DE LA MAIN.

Les aponévroses de la main comprennent : 1° le *ligament dorsal du carpe ;* 2° l'*aponévrose dorsale du métacarpe ;* 3° le *ligament annulaire antérieur du carpe ;* 4° l'*aponévrose palmaire ;* 5° les *gaines fibreuses synoviales des tendons fléchisseurs ;* 6° l'*aponévrose interosseuse.*

1° *Ligament dorsal du carpe.*

Au niveau du poignet, l'aponévrose antibrachiale est renforcée par un grand nombre de fibres transversales ; elle devient plus épaisse, et forme ce que l'on appelle le *ligament dorsal du carpe.*

Ce ligament s'insère *en dedans* à l'os pisiforme et à l'aponévrose palmaire, au cubitus et au pyramidal ; *en dehors* au bord du radius et à l'aponévrose antibrachiale ; son *bord supérieur* se continue avec l'aponévrose antibrachiale ; son *bord inférieur* avec l'aponévrose dorsale du métacarpe ; sa *face postérieure* est en rapport avec la peau. Sa *face antérieure* recouvre les tendons des muscles qui passent sous la face dorsale du poignet : de cette face antérieure partent des prolongements fibreux qui isolent les tendons et leur forment des gouttières spéciales.

Ces gouttières sont au nombre de six : elles sont, en procédant de dehors en dedans.

a. Une gouttière pour les tendons des long abducteur et court extenseur du pouce.

b. Une seconde pour les deux radiaux externes.

c. Une autre pour le long extenseur du pouce ; ces deux dernières gouttières se réunissent en bas en une seule gaîne complétement fibreuse.

d. Une quatrième, la plus considérable de toutes, est destinée aux muscles extenseur commun des doigts et extenseur propre du doigt indicateur.

e. Une cinquième complétement fibreuse dans toute sa longueur pour le muscle extenseur propre du petit doigt.

f. Une sixième pour le tendon du muscle cubital antérieur qui se prolonge jusqu'au cinquième métacarpien.

Toutes ces gouttières sont tapissées par des membranes synoviales qui remontent assez haut, et qui se prolongent au-dessous de ce ligament ; quelques-unes de ces membranes synoviales se prolongent jusqu'à l'extrémité des tendons.

2° *Aponévrose dorsale du métacarpe.*

L'aponévrose dorsale du métacarpe fait suite inférieurement au liga-ment dorsal du carpe ; c'est une lamelle fibreuse composée de fibres transversales qui sépare les nerfs et les vaisseaux sous-cutanés des tendons des muscles extenseurs.

3° *Ligament annulaire antérieur du carpe.*

On désigne sous ce nom une bandelette fibreuse extrêmement ré-sistante qui passe en avant des os du carpe et complète la gouttière formée par ces os.

On lui considère : Une *extrémité interne* qui s'insère à l'os pisiforme et à l'os crochu : entre ces deux insertions passe le nerf cubital ; une *extrémité externe* qui s'attache au trapèze et au scaphoïde. Un *bord supérieur* qui se continue avec l'aponévrose antibrachiale ; un *bord in-férieur* qui se continue au milieu avec l'aponévrose palmaire, et sur les parties latérales avec les lamelles fibreuses minces qui recouvrent les muscles des éminences thénar et hypothénar. Par son bord infé-rieur et par sa face antérieure ce ligament donne encore attache à un grand nombre de fibres des muscles de ces éminences. Une *face anté-rieure*, en rapport avec la peau et avec le tendon du muscle petit pal-maire qui confond ses fibres avec celles du ligament ; une *face posté-rieure* en rapport avec les tendons des muscles fléchisseurs de la main ; cette face postérieure est tapissée par la synoviale commune de ces muscles. Dans l'épaisseur de ce ligament se trouve la gaîne du muscle grand palmaire, d'abord complétement fibreuse, et qui devient ostéo-fibreuse en passant dans la coulisse du trapèze.

4° *Synoviales du poignet.*

Les synoviales qui environnent les tendons de la face antérieure du poignet ne sont pas aussi distinctes que celles de la face postérieure ; aussi les auteurs ne sont-ils pas d'accord sur leur nombre.

M. Michon (1), à qui nous empruntons la description des synoviales du poignet, rapporte les opinions émises par les anatomistes, à trois principales : 1° Il n'existe qu'une gaîne synoviale commune au niveau du carpe (Bichat, M. Maslieurat-Lagemard) ; 2° il y a généralement deux synoviales au niveau du carpe, l'une commune aux fléchisseurs des doigts, l'autre propre au fléchisseur du pouce : Meckel, Winslow, MM. Cruveilhier, Velpeau, Leguey, Gosselin, admettent presque sans exception l'indépendance de ces deux synoviales ; 3° il existe un bien plus grand nombre de synoviales (Bourgery, Monro, etc.).

M. Michon, après avoir examiné avec soin les travaux des anato-

---

(1) Michon, *Thèse de concours pour une chaire de clinique chirurgicale*, 1851: *Des tumeurs synoviales de la face palmaire de l'avant-bras, etc.*

mistes que nous venons de nommer, et après avoir préparé par l'insufflation les synoviales du poignet, est arrivé à constater qu'il existe une synoviale indépendante destinée au muscle fléchisseur propre du pouce, et que ce n'est que dans des cas exceptionnels qu'il a trouvé plusieurs synoviales pour les muscles fléchisseurs des doigts.

La *synoviale du fléchisseur propre du pouce*, ou *bourse externe*, est située au-dessous des muscles de l'éminence thénar, passe sous le ligament annulaire du carpe, et monte à 3 ou 4 centimètres au-dessus de lui, entre le long supinateur et le fléchisseur commun des doigts ; au-dessous du ligament elle est entre l'apophyse du trapèze et le nerf médian. Elle est traversée par le tendon du fléchisseur propre du pouce, qui est libre dans toute son étendue et fixé à son extrémité supérieure par deux replis falciformes qui indiquent le point où la synoviale se réfléchit sur lui. En bas, elle se prolonge jusqu'à l'extrémité du tendon du fléchisseur propre du pouce.

La *bourse synoviale des extenseurs communs*, ou *bourse synoviale du carpe*, présente la forme d'un bissac étranglé au niveau du ligament annulaire ; son extrémité supérieure, arrondie, le dépasse en haut de 8 centimètres environ ; on la trouve d'abord entre le muscle cubital antérieur et le nerf médian ; elle recouvre le faisceau des fléchisseurs qu'on aperçoit par transparence. En écartant le muscle cubital, on voit qu'elle s'enfonce sous le fléchisseur profond.

Au niveau du ligament annulaire, elle est étranglée et située entre l'apophyse de l'os crochu et le nerf médian.

Au-dessous du ligament annulaire, derrière l'aponévrose palmaire, on trouve le renflement inférieur dirigé un peu en dedans ; il se sépare de la bourse externe au niveau de la tête du deuxième métacarpien, et se termine par une extrémité arrondie vers le milieu de la main. De cette extrémité partent trois prolongements ; les deux premiers sont très courts, pour les tendons de l'index et du médius ; le troisième tantôt s'arrête à l'articulation métacarpo-phalangienne, tantôt s'étend jusqu'au petit doigt. Dans la cavité de cette synoviale, on trouve les tendons des muscles fléchisseurs ; sur le côté externe, la membrane s'adosse à la synoviale externe ; entre ces deux feuillets, à leur partie antérieure, se trouve le nerf médian.

Quelquefois il existe une communication entre les deux synoviales, d'autres fois on a rencontré une synoviale médiane destinée au tendon fléchisseur de l'index.

Dans l'intérieur des synoviales du poignet, on trouve souvent des replis qui divisent ces synoviales en autant de loges plus ou moins complètes.

Nous décrirons plus loin les synoviales des gaînes tendineuses des doigts qui sont indépendantes de celles du poignet.

5° *Aponévrose palmaire.*

L'aponévrose palmaire forme une gaîne commune à tous les mus-

cles de la paume de la main ; on la divise en trois portions : l'une
moyenne, l'aponévrose palmaire proprement dite ; deux latérales, les
aponévroses des éminences thénar et hypothénar.

A. *Portion moyenne.* — C'est cette partie qui est généralement décrite sous le nom d'*aponévrose palmaire ;* elle est triangulaire. On peut
donc lui considérer deux faces, trois angles et trois bords · 1° la *face
antérieure* est intimement unie à la peau par des prolongements multipliés ; 2° la *face postérieure* est unie lâchement aux parties sous-jacentes, et recouvre les tendons des muscles fléchisseurs, l'arcade palmaire superficielle, les nerfs médian et cubital ; 3° l'*angle supérieur*,
ou *sommet* de l'aponévrose, s'insère au bord inférieur du ligament annulaire du carpe, et reçoit l'épanouissement tendineux du muscle petit
palmaire : c'est le seul angle qui mérite d'être signalé ; 4° le *bord
interne* donne attache à l'aponévrose de l'éminence hypothénar et à
une aponévrose intermusculaire antéro-postérieure, qui sépare les
muscles de la région palmaire interne de ceux de la région palmaire
moyenne ; 5° le *bord externe* présente une disposition tout à fait semblable ; 6° le *bord inférieur*, ou *base de l'aponévrose*, situé au niveau
des articulations métacarpo-phalangiennes, se divise en ce point en
huit languettes destinées aux quatre derniers doigts ; au niveau de ces
divisions, les faisceaux de l'aponévrose palmaire sont réunis par des
fibres transversales qui forment avec les fibres longitudinales sept arcades fibreuses : quatre sont destinées aux tendons des muscles fléchisseurs de la main, les trois autres arcades intermédiaires donnent
passage aux muscles lombricaux, aux nerfs et aux vaisseaux collatéraux des doigts.

L'aponévrose palmaire est formée de deux plans de fibres : les unes
longitudinales, qui sont l'origine des languettes dont nous venons de
parler ; les autres transversales, qui sont l'origine des aponévroses des
éminences thénar et hypothénar, et qui réunissent les faisceaux inter-
digitaux de l'aponévrose.

B. *Aponévroses latérales.* — Ce sont des feuillets fibreux très
minces qui enveloppent les muscles des éminences thénar et hypothénar ; l'aponévrose interne est renforcée par des fibres qui partent du
muscle cubital antérieur ; l'aponévrose externe, par des fibres qui partent du tendon du long abducteur du pouce.

6° *Gaînes tendineuses des doigts.*

Après avoir franchi les arcades qui leur sont formées par l'aponévrose palmaire, les tendons des muscles fléchisseurs de la main, disposés
par paires, se logent dans un canal ostéo-fibreux, que l'on remarque
sur la face palmaire des doigts. Ce canal est formé en arrière par la
gouttière osseuse des phalanges ; en avant, par une gouttière fibreuse
à concavité postérieure ; les bords de la gouttière osseuse donnent attache aux extrémités de la gouttière fibreuse, formée par des demi-

anneaux superposés et pressés les uns contre les autres ; ces demi-an
neaux, moins abondants au niveau des articulations, s'emboîtent les
uns dans les autres dans les mouvements de flexion ; ils n'existent plus
au niveau de l'articulation de la seconde phalange avec la troisième.

Ces canaux ostéo-fibreux sont tapissés par une synoviale fort remarquable, désignée sous le nom de *gaine synoviale des doigts*.

Nous avons déjà parlé de la gaine synoviale du pouce et de celle du
petit doigt. La description que nous allons donner se rapporte donc
aux trois doigts du milieu. La synoviale présente au niveau de l'articulation métacarpo-phalangienne un rétrécissement très considérable, au
point qu'il est quelquefois difficile d'y admettre un stylet ; elles existent
constamment au niveau des deux premières phalanges ; au niveau de
la troisième, elles dégénèrent en un tissu cellulaire séreux, qu'il est
quelquefois difficile de séparer des tendons ; enfin, elles présentent des
replis triangulaires qui, au niveau de la première phalange, vont du
tendon fléchisseur sublime à celui du fléchisseur profond ; au niveau
de la seconde, des deux divisions du fléchisseur sublime au fléchisseur
profond ; enfin, un autre repli qui va du tendon à la phalange.

7° *Aponévroses interosseuses.*

Elles sont au nombre de deux : l'une *antérieure*, l'autre *postérieure*.

L'*antérieure* sépare les muscles interosseux des lombricaux et des
tendons fléchisseurs des doigts ; elle s'attache latéralement aux aponévroses intermusculaires que fournit l'aponévrose palmaire par sa face
postérieure ; elle envoie des prolongements qui servent de gaine aux
muscles interosseux ; ces gaines sont complétées par des feuillets analogues, qui partent de l'aponévrose interosseuse *postérieure*, laquelle
s'attache de chaque côté sur les bords latéraux des métacarpiens.

MUSCLES DU MEMBRE INFÉRIEUR.

Les muscles et les aponévroses du périnée, ayant les plus intimes
rapports avec l'organe de la défécation et l'appareil génito-urinaire,
seront décrits avec la splanchnologie.

MUSCLES DU BASSIN.

GRAND FESSIER.

Préparation. — Couchez le sujet sur le ventre, placez un billot sous le bassin,
faites une incision de la partie moyenne du sacrum au grand trochanter ; disséquez
en même temps la peau et l'aponévrose sous-cutanée, qui envoie de nombreux prolongements entre les fibres musculaires.

Situé à la partie postérieure du bassin, large, épais, quadrilatère ;
c'est le plus volumineux des muscles du corps humain (fig. 65. 10 ;
fig. 79. 2).

Insertions. — Il s'insère en haut à la ligne demi-circulaire supérieure de l'os des iles, à la portion de la face externe de l'os en arrière de cette ligne, au ligament sacro-iliaque postérieur, à l'aponévrose commune des muscles spinaux postérieurs, à la crête sacrée, à l'échancrure qui termine cette crête à la partie inférieure, aux bords du coccyx et à la face postérieure du grand ligament sacro-sciatique; de ces diverses insertions, ses fibres se portent de haut en bas, de dedans en dehors, et un peu d'arrière en avant, et vont s'attacher à une série de rugosités qui vont du grand trochanter à la ligne âpre du fémur, et à l'aponévrose fémorale.

Rapports. — En arrière avec la peau, une couche épaisse de tissu graisseux, et une aponévrose qui se continue avec celle du moyen fessier et l'aponévrose crurale et divise le grand fessier en un grand nombre de faisceaux très distincts. En avant, il recouvre le moyen fessier, le pyramidal, les jumeaux, l'obturateur interne, le carré de la cuisse, les muscles demi-tendineux, demi-membraneux et biceps, la tubérosité de l'ischion et le grand trochanter; il est séparé de ces deux éminences osseuses par une bourse séreuse; enfin, il est en rapport inférieurement avec les muscles grand adducteur et triceps fémoral, et recouvre les vaisseaux et nerfs fessiers, ischiatique, honteux interne, le grand nerf sciatique.

Actions. — Il étend la cuisse sur le bassin; il est rotateur de la cuisse en dehors; il maintient le corps dans la rectitude.

MOYEN FESSIER.

Préparation. — Coupez verticalement le grand fessier, enlevez avec soin le tissu adipeux qui sépare le moyen fessier de la peau.

Situé au-dessous du précédent, large, épais, triangulaire (fig. 79. 1).

Insertions. — Il s'insère en haut, aux trois quarts antérieurs de la lèvre externe de l'os des iles, à l'espace compris entre les deux lignes courbes de la face externe de l'os iliaque, à l'épine iliaque antérieure et supérieure, à une aponévrose postérieure, qui s'insère à la lèvre externe de la crête iliaque, et le sépare du grand fessier; de là ses fibres se portent, les antérieures, obliquement de haut en bas et d'avant en arrière, les moyennes verticalement, les postérieures obliquement de haut en bas et d'arrière en avant, et vont s'attacher par un fort tendon à la partie supérieure de la face externe du grand trochanter; le tendon glisse sur le grand trochanter à l'aide d'une bourse séreuse.

Rapports. — Il est recouvert en dehors par la peau et le grand fessier; il recouvre en dedans le petit fessier, les nerfs et les vaisseaux fessiers; en avant, il est en rapport avec le muscle tenseur du *fascia lata*; en arrière, avec le pyramidal.

Action. — Il est extenseur de la cuisse sur le bassin; par ses fibres antérieures, il est rotateur en dedans; par ses fibres postérieures, il est rotateur en dehors; enfin il est abducteur de la cuisse.

PETIT FESSIER.

Préparation. — Coupez transversalement le moyen fessier.

Triangulaire, situé au-dessous du précédent.

Insertions. — Il s'insère à la ligne courbe inférieure et à toute la partie de la fosse iliaque externe située au-dessous de cette ligne ; de là

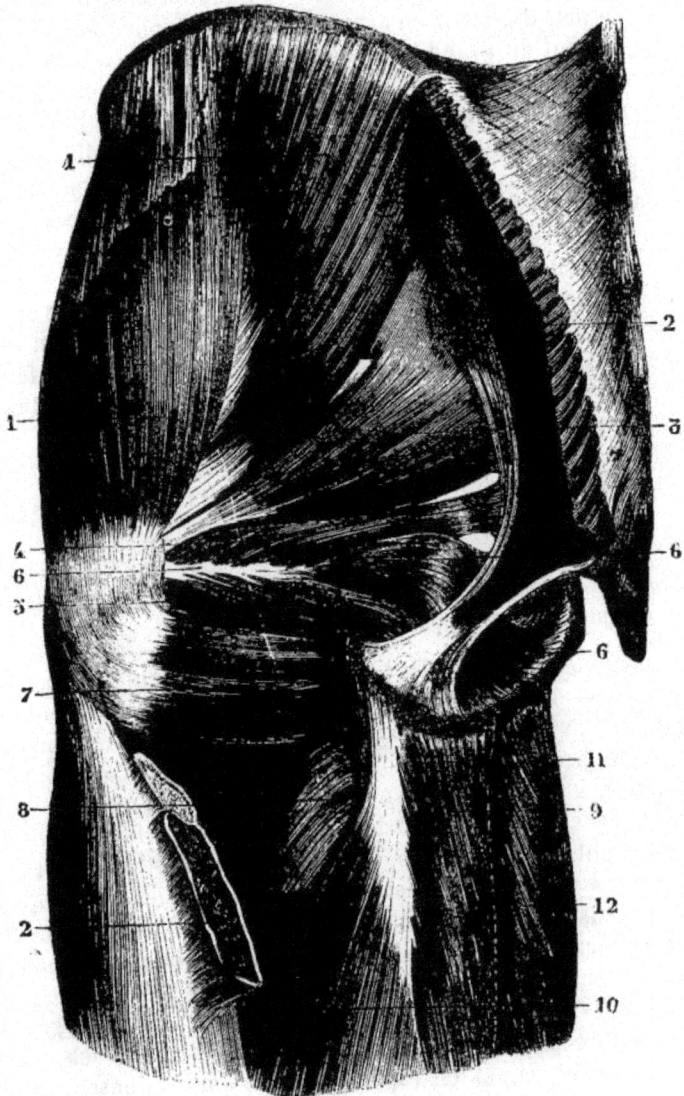

FIG. 79. — *Muscles du bassin.*

1. Muscle moyen fessier. — 2,2, M. grand fessier (insertions). — 3. M. pyramidal. — 4. M. jumeau supérieur. — 5. M. jumeau inférieur. — 6,6,6. M. obturateur

ses fibres vont, en convergeant, s'insérer par un fort tendon au bord antérieur et à la moitié antérieure du bord supérieur du grand trochanter.

Rapports. — Il est recouvert par le moyen fessier ; il recouvre la fosse iliaque, l'articulation coxo-fémorale et le tendon réfléchi du droit antérieur ; en avant il répond au muscle *fascia lata*.

Action. — Il est abducteur de la cuisse ; il est rotateur en dedans par ses fibres antérieures, en dehors par ses fibres postérieures.

Les *artères* des muscles fessiers viennent : 1° de la branche antérieure de la quatrième lombaire ; 2° de l'artère fessière ; 3° de l'artère ischiatique ; 4° de la circonflexe externe, branche de la fémorale ; les rameaux de ces derniers vaisseaux sont principalement destinés aux insertions fémorales du grand fessier.

Les *nerfs* viennent : 1° des branches postérieures du plexus sacré, 2° du grand nerf fessier ou petit nerf sciatique, 3° du nerf fessier supérieur, branche du plexus sacré.

PYRAMIDAL.

Préparation du pyramidal, de l'obturateur interne, des jumeaux et du carré crural. — Détachez le bassin de la colonne vertébrale ; divisez-le sur la ligne médiane pour voir les insertions internes du pyramidal : toute la face externe des muscles est à découvert quand on a enlevé le grand fessier.

Situé en partie dans la cavité du bassin, au-dessous du moyen fessier, grêle et arrondi à son sommet, bifurqué en bas (fig. 79. 3).

Insertions. — Il s'insère en dedans par des digitations à la face antérieure du sacrum, dans les gouttières qui correspondent aux deuxième et troisième trous sacrés ; à la face antérieure du ligament sacro-sciatique et à la partie supérieure de la grande échancrure sciatique ; de ces insertions ses fibres se portent presque horizontalement en dehors et un peu en bas, et vont s'attacher à l'angle postérieur du bord supérieur du grand trochanter.

Rapports. — Sa face antérieure répond, dans le bassin, au rectum, aux vaisseaux hypogastriques, au plexus sciatique ; hors du bassin, à l'articulation coxo-fémorale et au moyen fessier. Sa face postérieure répond au sacrum et au muscle grand fessier ; son bord supérieur répond aux nerfs et aux vaisseaux fessiers ; son bord inférieur, aux nerfs et aux vaisseaux ischiatiques.

Action. — Il est rotateur de la cuisse en dehors.

OBTURATEUR INTERNE.

Aplati, situé sur les parties latérales du bassin (fig. 79. 6).

interne. — 7. M. carré crural. — 8. M. grand adducteur. — 9. M. demi-tendineux. — 10. M. biceps (longue portion). — 11. M. droit interne. — 12. Portion du grand adducteur comprise entre le demi-tendineux, le demi-membraneux et le droit interne.

Insertions. — Il s'insère en dedans à la membrane sous-pubienne et au pourtour du trou sous-pubien, à la surface quadrilatère qui sépare le trou sous-pubien de l'échancrure sciatique ; toutes ces fibres, partant de ces divers points, convergent vers l'ouverture triangulaire formée en haut par l'épine sciatique et le petit ligament sacro-sciatique, en dedans par le grand ligament sacro-sciatique, en dehors par l'ischion. Bientôt ce muscle se réfléchit à angle droit sur l'ischion, séparé de cette éminence osseuse par une bourse séreuse, passe dans une gouttière qui lui est fournie par les jumeaux, se porte horizontalement en dehors et va s'attacher au bord supérieur du grand trochanter au-dessous du pyramidal.

Rapports. — En avant dans le bassin avec la membrane sous-pubienne et le trou sous-pubien ; en arrière, il est en rapport avec le releveur de l'anus et la vessie ; au moment où il sort du bassin, il est en rapport avec les nerfs et les vaisseaux honteux internes ; hors du bassin il est en rapport, en arrière, avec le nerf grand sciatique et le muscle grand fessier. Nous avons déjà signalé ses rapports avec les jumeaux.

Action. — Il est rotateur de la cuisse en dehors.

JUMEAUX PELVIENS.

Ce sont deux petits faisceaux, séparés par le tendon de l'obturateur interne dont ils peuvent être considérés comme une dépendance (fig. 79. 4, 5).

Insertions. — Ils s'insèrent, le supérieur à l'épine sciatique, l'inférieur à la partie postérieure et supérieure de la tubérosité de l'ischion ; ils se portent de là horizontalement en dehors, se réunissent pour former une gouttière au tendon de l'obturateur interne, auquel ils adhèrent, et vont avec lui s'insérer au bord postérieur du grand trochanter.

Rapports. — Les mêmes que ceux de la portion réfléchie de l'obturateur interne.

Action. — Ils sont rotateurs de la cuisse en dehors.

CARRÉ DE LA CUISSE.

Situé au-dessous des jumeaux, assez régulièrement rectangulaire (fig. 79. 7).

Insertions. — Il s'insère en dedans au bord externe de la tubérosité de l'ischion ; de là ses fibres se portent transversalement en dehors et vont s'attacher au-dessus du grand adducteur à la ligne qui s'étend du grand au petit trochanter.

Rapports. — En avant, avec l'obturateur externe et le petit trochanter, dont il est séparé par une bourse séreuse ; en arrière, avec le grand nerf sciatique et le grand fessier.

Actions. — Il est rotateur de la cuisse en dehors.

OBTURATEUR EXTERNE.

Préparation. — Ce muscle ne peut être étudié qu'après avoir enlevé le carré crural, le pectiné, le droit interne et le petit adducteur.

Situé à la partie latérale et antérieure du bassin (fig. 72. 13).

Insertions. — Il s'insère en dedans au pourtour du trou sous-pubien, à la membrane sous-pubienne, à l'arcade fibreuse, qui complète le canal sous-pubien ; de là ses fibres se portent, en convergeant, sur un tendon qui embrasse la demi-circonférence postérieure du col du fémur, au-dessous duquel il se réfléchit pour s'attacher dans le fond de la cavité digitale.

Rapports. — En avant, avec le pectiné, les adducteurs, le psoas iliaque, le carré de la cuisse ; il recouvre la membrane obturatrice, le col du fémur, la capsule de l'articulation coxo-fémorale.

Action. — Il est rotateur de la cuisse en dehors.

Les *artères* des muscles pelvi-trochantériens viennent de l'artère obturatrice, de l'ischiatique, de la honteuse interne et de la circonflexe interne ; les trois premières branches sont fournies par l'artère hypogastrique ; la quatrième par la fémorale.

Les *nerfs* viennent directement du plexus sacré et du nerf obturateur.

MUSCLES DE LA CUISSE (1).

I. RÉGION POSTÉRIEURE.

Préparation. — Placez le sujet sur le ventre ; divisez le grand fessier à sa partie moyenne, perpendiculairement à ses fibres ; faites à la peau et à l'aponévrose une incision étendue du milieu de l'espace compris entre le grand trochanter et la tubérosité de l'ischion à l'intervalle compris entre les deux condyles du fémur. Conservez le nerf sciatique, les nerfs et les vaisseaux poplités.

BICEPS FÉMORAL.

Situé à la partie postérieure et externe de la cuisse, simple inférieurement, bifide supérieurement.

Insertions. — Il s'insère en haut, par sa longue portion, à la partie la plus externe et la plus élevée de la tubérosité ischiatique, avec le muscle demi-tendineux ; par sa courte portion à la lèvre externe de la ligne âpre du fémur ; de là ses fibres se portent en bas et un peu de dedans en dehors, et vont s'attacher à la tête du péroné par un fort

---

(1) Nous n'avons pas représenté ici les muscles de la cuisse ni ceux de la région antérieure et de la région postérieure superficielle de la jambe. Nous renvoyons le lecteur aux figures destinées à représenter les artères de ces mêmes régions.

tendon qui recouvre et renforce le ligament latéral externe de l'articulation du genou et qui envoie une expansion fibreuse à l'aponévrose jambière.

Rapports. — En arrière, avec le grand fessier et l'aponévrose fémorale, en dedans avec le demi-tendineux, le demi-membraneux; le nerf grand sciatique est d'abord situé en dehors, puis en avant, puis en dedans de ce muscle. Le biceps forme en bas le côté externe du creux poplité; il répond dans ce point au jumeau externe et au plantaire grêle.

Action. — Il fléchit la jambe sur la cuisse; par sa longue portion il étend la cuisse sur le bassin. Quand la jambe est fléchie, il lui imprime un mouvement de rotation en dehors : il est donc supinateur.

DEMI-TENDINEUX.

Situé à la partie postérieure et interne de la cuisse.

Insertions. — Il s'insère en haut à la tubérosité ischiatique, par le tendon qui lui est commun avec la longue portion du biceps, se porte de haut en bas et de dehors en dedans, contourne la tubérosité interne du tibia, et s'attache par un long tendon assez grêle à la tubérosité antérieure du même os; ce tendon, réuni à celui du droit interne et à celui du couturier qui lui est antérieur, constitue ce que l'on appelle la *patte d'oie*, séparée du tibia par une bourse séreuse.

Rapports. — En arrière, avec le grand fessier et l'aponévrose crurale; en avant, avec le demi-membraneux; en dehors et en haut, avec la longue portion du biceps; en bas, avec le jumeau interne; il forme le bord supérieur et interne du creux poplité.

Action. — Il fléchit la jambe sur la cuisse; il est légèrement rotateur de la jambe en dedans. Il est donc pronateur comme les autres muscles dont les tendons constituent la patte d'oie.

DEMI-MEMBRANEUX.

Situé à la partie postérieure et interne de la cuisse, creusé en gouttière postérieurement pour loger le demi-tendineux.

Insertions. — Il s'insère en haut à la partie supérieure et externe de la tubérosité ischiatique, en avant du biceps et du demi-tendineux; de là ses fibres se portent obliquement de haut en bas et de dehors en dedans, et vont s'insérer sur un tendon qui se trifurque inférieurement; la branche postérieure se porte en dedans et contribue à former le ligament postérieur de l'articulation fémoro-tibiale; la branche moyenne se fixe à la partie postérieure de la tubérosité interne du tibia; la branche interne horizontale glisse dans une rainure spéciale et s'attache à la partie antérieure de la même tubérosité.

Rapports. — En arrière, avec le grand fessier, le biceps, le demi-tendineux ; en avant, avec le carré crural, le grand adducteur, le jumeau interne de la jambe ; en dehors, avec le grand nerf sciatique ; en dedans, avec le muscle droit interne ; il contribue à former avec le demi-tendineux le côté interne du creux poplité.

Action. — La même que le muscle précédent.

Les *artères* des muscles de la région postérieure de la cuisse viennent de l'ischiatique, de la honteuse interne, de la circonflexe interne et des perforantes.

Les *nerfs* viennent du grand nerf sciatique.

II. RÉGION EXTERNE.

TENSEUR DU FASCIA LATA.

Préparation. — Divisez la peau et l'aponévrose qui recouvrent ce muscle.

Aplati ; situé à la partie supérieure et externe de la cuisse, contenu entre deux feuillets aponévrotiques très épais (fig. 72. 19).

Insertions. — Il s'insère en haut à la lèvre externe de l'épine iliaque antérieure et supérieure ; de là ses fibres se portent en bas et vont s'attacher sur une large bandelette fibreuse qui fait partie de l'aponévrose crurale et se fixe à la tubérosité externe du tibia.

Rapports. — En dehors, avec la peau ; en dedans, avec le triceps crural ; en avant, avec le couturier ; en arrière, avec le moyen fessier.

Les *artères* lui viennent de la circonflexe externe.

Les *nerfs*, du plexus sacré.

Action. — Il est tenseur de l'aponévrose crurale ; par l'insertion de sa bandelette au tibia il est abducteur, et, quand la jambe est demi-fléchie, il devient fléchisseur de la jambe sur la cuisse.

III. RÉGION ANTÉRIEURE.

Préparation des muscles des régions antérieure et interne de la cuisse. — Faites une incision horizontale au niveau de l'arcade crurale ; faites une seconde incision verticale, qui parte du milieu de la première et aille aboutir à l'extrémité inférieure du tendon rotulien ; ménagez avec soin les nerfs et les vaisseaux, afin de bien examiner les rapports ; évitez surtout d'ouvrir la veine saphène interne, de laquelle s'écoulerait une grande quantité de sang qui souillerait la préparation. Pour étudier les muscles profonds, divisez par leur partie moyenne les muscles superficiels et rejetez les lambeaux en haut et en bas.

Pour étudier le muscle grand adducteur, il faut enlever non-seulement les muscles de la région antérieure et de la région externe, mais encore ceux de la région postérieure, c'est-à-dire le biceps, le demi-tendineux et le demi-membraneux.

COUTURIER.

Extrêmement long, situé à la partie antérieure de la cuisse qu'il croise de dehors en dedans et de haut en bas (fig. 72. 15).

Insertions. — Il s'insère en haut à l'épine iliaque antérieure et supérieure, à la moitié supérieure de l'échancrure qui est au-dessous de cette épine, et à une cloison aponévrotique qui le sépare du muscle tenseur du *fascia lata*; de là il va en s'élargissant, et se porte de haut en bas, de dehors en dedans et d'avant en arrière, jusqu'à la partie inférieure de la cuisse, puis il devient interne et vertical. Arrivé au condyle interne du fémur, il le contourne d'arrière en avant, devient tendineux, et va s'insérer à la partie supérieure de la crête du tibia, en avant des tendons des muscles droit interne et demi-tendineux avec lesquels il forme la patte d'oie.

Rapports. — En avant, avec la peau dont il est séparé par l'aponévrose fémorale; en arrière, avec le psoas iliaque, le triceps crural, le premier et le troisième adducteur, le droit interne; en haut, il est en dehors des vaisseaux cruraux; à sa partie moyenne il les recouvre, en bas il est en dedans.

Action. — Il fléchit la jambe sur la cuisse, la renverse en dehors, et la croise sur la jambe du côté opposé.

TRICEPS.

Nous décrirons, à l'exemple de M. Cruveilhier, le triceps comme composé du droit antérieur et du triceps des auteurs anciens; la portion moyenne des auteurs sera réunie au vaste interne dont elle fait réellement partie.

Insertions. — Ce muscle présente, comme son nom l'indique, trois portions supérieures ou têtes: l'une antérieure, longue portion, *portion moyenne, droit antérieur*; une autre externe, *vaste externe*; une interne, *vaste interne*.

La *portion moyenne* s'insère en haut à l'épine iliaque antérieure et inférieure par un tendon dit *tendon direct*, qui reçoit à son côté externe un autre tendon qui part du sourcil cotyloïdien: c'est le *tendon réfléchi*. Au tendon s'attachent des fibres charnues qui vont en augmentant de volume jusqu'à la partie moyenne de la cuisse, puis diminuent graduellement, et vont s'implanter à un fort tendon qui reçoit les fibres du vaste externe et du vaste interne, et s'attache au sommet et à la face antérieure de la rotule.

Le *vaste externe* s'insère en haut à une crête verticale qui fait suite au bord antérieur du grand trochanter, à la base de cette éminence sur une crête horizontale, à la ligne qui va du grand trochanter à la ligne âpre, à la lèvre externe de la ligne âpre, enfin aux deux tiers supérieurs de la face externe du fémur ; de là, ses fibres se portent : les antérieures verticalement en bas, les suivantes d'autant plus obliques et d'autant plus courtes qu'elles sont plus inférieures, et vont, les fibres internes, se confondre avec les fibres du droit antérieur et du vaste interne, les fibres externes s'implantent sur une large bandelette tendineuse qui s'attache à la moitié externe du bord supérieur de la rotule et au bord externe de cet os.

Le *vaste interne* s'insère en haut à une ligne qui va du col du fémur à la ligne âpre, à la lèvre interne de la ligne âpre, aux trois faces et aux bords interne et externe du fémur, qu'il enveloppe ; de là, ses fibres se portent, les moyennes verticalement en bas, les externes en dedans et en bas, les internes en avant, en bas et en dehors, et vont s'insérer, au moyen d'une bandelette tendineuse, au bord interne et à la face antérieure de la rotule ; une portion de ses fibres se réunit au vaste externe et au droit antérieur.

Rapports. — La portion antérieure est recouverte par la peau et l'aponévrose crurale, par le muscle couturier, le muscle moyen fessier et le psoas. Les vastes interne et externe enveloppent le fémur comme dans une gaîne, et sont en rapport avec tous les muscles de la cuisse ; l'artère fémorale est en rapport avec le vaste interne.

Les fibres antérieures les plus profondes du vaste externe forment un petit faisceau souvent distinct, muscle *sous-crural* de Theile, qui s'insère à la partie synoviale du genou. Winslow considère avec raison ce faisceau comme destiné à empêcher le pincement de la membrane synoviale dans les mouvements d'extension.

Action. — Le triceps est extenseur de la jambe sur la cuisse. Son action est favorisée par la disposition de la rotule que l'on peut considérer comme un os sésamoïde développé dans l'épaisseur du tendon, qui alors s'insérerait non plus au bord supérieur de la rotule, mais bien, par l'intermédiaire du tendon rotulien, à la partie la plus inférieure de la tubérosité antérieure du tibia (voy. page 171, *Articulation fémoro-tibiale*). Il soulève le corps dans la marche et dans le saut ; dans ce cas, le point d'appui est pris sur le tibia ; aussi n'est-il pas très rare de voir survenir des ruptures du tendon rotulien, de la rotule, ou du tendon du droit antérieur. Par sa longue portion, le triceps fléchit la cuisse sur le bassin. Le triceps et les muscles de la région postérieure de la cuisse agissent comme antagonistes dans la station.

Les *artères* de la région antérieure de la cuisse sont fournies par les rameaux de la grande musculaire, par la fémorale profonde, les perforantes. Les artères articulaires fournissent des rameaux à l'extrémité inférieure du triceps.

Les *nerfs* viennent du nerf crural.

IV. RÉGION INTERNE.

DROIT INTERNE.

Grêle, allongé, situé à la partie interne de la cuisse (fig. 72. 16).

Insertions. — Il s'insère sur le côté de la symphyse du pubis, depuis l'épine jusqu'à la branche descendante du pubis ; de là, ses fibres se portent verticalement en bas, et vont s'implanter sur un tendon qui s'insère à la tubérosité antérieure et à la crête du tibia, et qui concourt à former la patte d'oie.

Rapports. — Recouvert par la peau et l'aponévrose fémorale, il est en rapport, en bas, avec le couturier ; en dehors, avec les adducteurs et le ligament latéral interne de l'articulation du genou.

Action. — Il est adducteur de la cuisse, et fléchisseur de la jambe.

PECTINÉ. *Premier adducteur superficiel* (Cruveilhier).

Situé à la partie supérieure, antérieure et interne de la cuisse (fig. 72. 18).

Insertions. — Il s'insère en haut, à toute la crête pectinéale, à l'épine du pubis, à l'éminence ilio-pectinée, et à une forte aponévrose qu'on voit sur sa face antérieure ; de là, ses fibres se portent obliquement en bas, en dehors et en arrière, et vont s'attacher à la ligne qui s'étend du petit trochanter à la ligne âpre.

Rapports. — En avant, avec l'aponévrose crurale et les vaisseaux fémoraux ; par sa face profonde, avec l'articulation de la hanche, le petit adducteur et l'obturateur interne ; par son bord externe, avec le psoas iliaque ; par son bord interne, avec le moyen adducteur.

Action. — Adducteur et légèrement rotateur de la cuisse.

PREMIER ADDUCTEUR (Boyer). *Second adducteur superficiel* (Cruveilhier).

Situé sur le même plan que le précédent, qu'il semble continuer inférieurement (fig. 72. 17).

Insertions. — Il s'insère en haut à l'épine du pubis par un tendon fort et arrondi ; de là, ses fibres se portent en bas, en dehors et en arrière, et vont s'attacher au tiers moyen de l'interstice de la ligne âpre.

Rapports. — En avant, avec le couturier, dont il est séparé par l'aponévrose crurale et les vaisseaux fémoraux ; en arrière, avec le petit et le grand adducteur.

Action. — La même que le pectiné.

SECOND ADDUCTEUR (Boyer). *Petit adducteur profond* (Cruveilhier).

Situé plus profondément que le précédent.

Insertions. — Il s'insère au-dessous de l'épine du pubis, entre l'obturateur externe et le droit interne ; de là, il se porte en bas, en arrière et en dehors, et s'attache au tiers supérieur de l'interstice de la ligne âpre.

Rapports. — En avant, avec les deux précédents ; en arrière, avec le grand adducteur.

Action. — La même que le pectiné.

TROISIÈME OU GRAND ADDUCTEUR.

Muscle très volumineux, triangulaire ; il forme presque à lui seul toute l'épaisseur des muscles de la partie postérieure et interne de la cuisse.

Insertions. — Il s'insère en haut à la branche ascendante de l'ischion, et à la portion la plus inférieure de la tubérosité ischiatique ; de là, ses fibres se portent, les internes presque verticalement en bas, les suivantes obliquement en bas et en dehors, d'autant plus horizontales qu'elles sont plus élevées, et vont s'attacher les premières à un tubercule qu'on remarque sur le condyle interne du fémur, les secondes à l'interstice de la ligne âpre. A l'angle inférieur de séparation des deux portions de ce muscle, on trouve un anneau très important, qui donne passage aux vaisseaux fémoraux.

Cet anneau est formé : en bas, par la longue portion du grand adducteur ; en haut, par la courte portion du muscle ; en dehors, par le vaste interne ; en dedans, par quelques fibres du premier adducteur.

Au voisinage de la ligne âpre, ce muscle présente, ainsi que les autres adducteurs, des anneaux fibreux moins importants, pour le passage des artères perforantes.

Rapports. — En avant, avec les deux autres adducteurs , en arrière, avec le grand fessier, le demi-tendineux, le demi-membraneux et le biceps ; en dedans, avec le droit interne et le couturier ; en dehors, avec le vaste interne ; en haut, avec le carré crural et l'obturateur externe ; en bas, avec les nerfs et vaisseaux fémoraux.

Action. — Adducteur et rotateur de la cuisse en dehors ; par son faisceau inférieur, il est plutôt rotateur de la cuisse en dedans.

Les *artères* de la région interne de la cuisse sont fournies par la circonflexe interne, les perforantes et l'obturatrice.

Les *nerfs* viennent du nerf obturateur ; le nerf crural fournit au pectiné.

APONÉVROSE CRURALE.

L'aponévrose crurale offre la plus grande analogie avec l'aponévrose brachiale, seulement elle est beaucoup plus résistante. En effet, elle

sert à maintenir des muscles beaucoup plus puissants ; elle présente un
bien plus grand nombre de cloisons intermusculaires ; elle avait, en
effet, à s'interposer entre des muscles beaucoup plus nombreux.

Circonférence supérieure. — En avant, l'aponévrose fémorale naît
de l'arcade crurale ; en dedans, elle s'attache au corps et à la branche
descendante du pubis et à la branche ascendante de l'ischion ; en arrière et en dehors, elle s'attache à la crête de l'os des iles, à l'épine
iliaque postérieure et à la crête sacrée ; entre ces deux dernières saillies, elle s'attache sur une arcade fibreuse qui lui est commune avec
l'aponévrose des muscles de la région postérieure du dos.

Circonférence inférieure. — L'aponévrose fémorale se termine inférieurement au niveau de l'articulation du genou, et présente la disposition suivante : En avant, elle passe sur l'articulation du genou en
avant de la rotule, dont elle est séparée par la synoviale prérotulienne,
puis au-devant du ligament rotulien ; en arrière, elle se continue avec
l'aponévrose jambière, en passant sur le creux du jarret ; en dedans,
elle se continue avec la même aponévrose, et recouvre les tendons des
muscles droit interne, demi-tendineux et couturier, qu'elle applique
contre la partie interne de l'articulation ; en dehors, elle se continue
également avec l'aponévrose jambière, s'attache au condyle externe
du tibia, à la tête du péroné, et recouvre le tendon du biceps et le
ligament latéral externe de l'articulation.

Sa *face externe* est séparée de la peau par le *fascia superficialis*,
par les nerfs et les vaisseaux sous-cutanés ; elle présente à sa partie
antérieure un grand nombre de perforations, qu'on remarque surtout
à la partie supérieure, entre l'arcade crurale et l'embouchure de la
veine saphène : c'est cette partie de l'aponévrose qui a reçu le nom
de *fascia cribriformis*; les orifices de ce fascia donnent passage aux
vaisseaux lymphatiques et sanguins, qui, de superficiels, deviennent
profonds. A 2 ou 3 centimètres de l'arcade crurale, on rencontre l'orifice de la veine saphène, considérée à tort comme l'orifice inférieur
du canal crural ; cet orifice est parfaitement limité en bas, où l'aponévrose présente une disposition semi-lunaire, *ligament falciforme*, qui
embrasse le bord inférieur de la veine.

Surface interne. — La surface interne de l'aponévrose fémorale est
en rapport avec les muscles de la cuisse ; elle envoie entre ces muscles
un grand nombre de prolongements fibreux ; nous signalerons surtout
les deux cloisons intermusculaires.

1° *Cloison intermusculaire interne.* — Elle s'étend du grand trochanter au condyle interne du fémur ; elle s'insère, dans toute sa longueur, par son bord externe, à la ligne âpre ; par son bord interne, à
l'aponévrose commune ; elle est en rapport, en avant, avec le vaste
externe, auquel elle fournit des insertions, en arrière avec les adducteurs. Elle est percée, au niveau de la ligne âpre, de trous nombreux
qui donnent passage à des vaisseaux, et qui établissent une large communication entre la gaîne antérieure et la gaîne postérieure.

2° *Cloison intermusculaire externe*. — Elle s'étend du grand trochanter au condyle externe du fémur ; elle s'attache par son bord interne à la ligne âpre ; elle donne attache, en avant, au vaste externe ; en arrière, à la courte portion du biceps ; elle est perforée, surtout en haut et en bas, pour le passage des vaisseaux circonflexes et des vaisseaux articulaires.

Les cloisons intermusculaires séparent les muscles de la région antérieure de ceux de la région postérieure et de la région interne ; un autre feuillet fibreux sépare les muscles de la région postérieure de ceux de la région interne, de sorte qu'il existe trois grandes gaînes qui sont divisées en d'autres gaînes secondaires.

1° *Grande gaine postérieure*. — Cette gaîne est indivise, et est commune aux muscles demi-tendineux, demi-membraneux et biceps.

2° *Grande gaine antérieure*. — Elle est divisée en plusieurs gaînes secondaires : la gaîne du couturier, celle du droit antérieur, celle du muscle *fascia lata* ; enfin, à la partie supérieure, la gaîne du psoas iliaque, qui fait suite à l'aponévrose lombo-iliaque.

3° *Grande gaine interne*. — Elle se subdivise aussi en un grand nombre de gaînes distinctes, pour le muscle droit interne, pour le pectiné et le premier adducteur, pour le deuxième adducteur, pour le grand adducteur ; enfin, pour l'obturateur externe, on observe une gaîne dont le feuillet supérieur est formé par la membrane sous-pubienne.

Les *aponévroses qui enveloppent les muscles fessiers* font partie de l'aponévrose crurale, ou du moins se continuent avec elle sans ligne de démarcation ; elles présentent la disposition suivante : Le grand fessier est enveloppé dans une gaîne qui lui est propre, dont le feuillet postérieur sépare le muscle de la peau, se continue avec l'aponévrose fémorale ; le feuillet antérieur forme la paroi postérieure de la gaîne du moyen fessier : cette aponévrose est séparée du grand trochanter et de la tubérosité ischiatique par des bourses séreuses ; elle présente une ouverture désignée sous le nom d'*arcade fessière*, et qui donne passage aux nerfs et aux vaisseaux fessiers.

Au milieu des gaînes fibreuses qui enveloppent les muscles de la cuisse, on trouve la gaîne des vaisseaux fémoraux. Cette gaîne, qui prend son origine de l'aponévrose ilio-lombaire et de l'arcade crurale, est tout à fait indépendante des gaînes musculaires, et elle se continue jusqu'au creux poplité. Sa paroi antérieure est formée en haut par le *fascia cribriformis ;* plus bas, elle est en rapport avec la lame postérieure de la gaîne du couturier ; la paroi interne est doublée par le feuillet antérieur de la gaîne du pectiné et des adducteurs ; sa paroi externe, par la gaîne du psoas et celle du vaste interne.

MUSCLES DE LA JAMBE.

I. RÉGION ANTÉRIEURE.

Préparation. — Faites à la peau une incision verticale qui s'étende de la tubérosité antérieure du tibia au milieu du cou-de-pied ; enlevez complétement l'aponévrose dorsale du pied et la partie inférieure de l'aponévrose jambière ; disséquez aussi loin que possible la partie supérieure de cette aponévrose, en procédant de bas en haut.

JAMBIER ANTÉRIEUR.

Situé sur la partie antérieure et externe de la jambe.

Insertions. — Il s'insère en haut à la crête du tibia, au tubercule qui termine cette crête en haut, à la tubérosité externe du tibia, à la face externe du tibia dans ses deux tiers supérieurs, au ligament interosseux, à la face profonde de l'aponévrose jambière et à une aponévrose qui le sépare du long extenseur commun des orteils ; de là ses fibres se portent verticalement sur un tendon assez fort, qui, arrivé au niveau de l'articulation du pied, marche d'arrière en avant et de dehors en dedans, et s'attache au tubercule du premier cunéiforme, envoyant une expansion fibreuse à la tête du premier métatarsien.

Rapports. — Il est recouvert par la peau dont il est séparé par les aponévroses jambière et dorsale du pied ; en dedans, il est en contact avec la face externe du tibia, en dehors et en haut avec le long extenseur commun des orteils, plus bas avec l'extenseur propre du gros orteil, les nerfs et les vaisseaux tibiaux antérieurs. Il est le muscle satellite de l'artère tibiale antérieure qui longe sa face externe.

Action. — Il fléchit le pied sur la jambe ; il relève le bord interne du pied ; il imprime aux os du tarse un mouvement de rotation par lequel le pied est porté dans l'adduction.

LONG EXTENSEUR COMMUN DES ORTEILS.

Situé en dehors du précédent, simple à sa partie supérieure, divisé en quatre ou cinq tendons inférieurement.

Insertions. — Il s'insère en haut à la tubérosité externe du tibia, à la portion de la face interne du péroné qui est en avant du ligament interosseux, à des cloisons aponévrotiques qui le séparent : en dedans du jambier antérieur, en dehors des péroniers latéraux ; de là ses fibres se portent, les plus internes verticalement en bas, les suivantes d'autant plus obliques qu'elles sont plus inférieures, sur un tendon qui, à la partie moyenne de la jambe, se divise en deux portions : l'une interne, qui se sépare en trois tendons, pour les deuxième, troisième et quatrième orteils ; l'autre externe, qui se divise en deux tendons, l'un pour le cinquième orteil ; l'autre, qui manque quelquefois, s'insère à la tête du cinquième métatarsien : il a été désigné généralement sous le nom de tendon du *péronier antérieur*. Arrivés au niveau de l'articulation tibio-tarsienne, ces tendons passent dans une gouttière avec l'extenseur propre du gros orteil, se portent directement en avant, croisent les tendons du muscle pédieux, et vont s'insérer aux phalanges de la même manière que les extenseurs des doigts, c'est-à-dire qu'ils se divisent en trois languettes : une qui s'attache à l'extrémité postérieure de la seconde phalange ; deux autres qui passent sur les parties latérales de cette deuxième phalange et se réunissent au delà pour s'insérer à l'extrémité postérieure de la troisième phalange.

Rapports. — Il est recouvert par la peau et l'aponévrose jambière ; il est en rapport, en dedans avec le jambier antérieur et l'extenseur propre du gros orteil, les vaisseaux et les nerfs tibiaux antérieurs dans sa moitié supérieure, en dehors avec les péroniers latéraux, en arrière avec le péroné, le ligament interosseux ; il recouvre le muscle pédieux, le tarse, le métatarse et les orteils.

Action. — Il est extenseur des orteils sur le métatarse et fléchisseur du pied sur la jambe ; par son tendon métatarsien il élève le bord externe du pied ; il est antagoniste du jambier antérieur.

EXTENSEUR PROPRE DU GROS ORTEIL.

Situé entre le jambier antérieur et le long extenseur commun.

Insertions. — Il s'insère à la face interne du péroné et au ligament interosseux ; à peu près à la partie moyenne de la jambe, ses fibres se portent verticalement en bas, s'implantent sur un tendon qui passe dans la même gaîne que le long extenseur, se réfléchit et se porte en avant et en dedans, longe le premier métatarsien, et va s'attacher par deux faisceaux à la première phalange du gros orteil, et par un faisceau plus fort à la seconde.

Rapports. — En dedans, avec le jambier antérieur, les nerfs et les vaisseaux tibiaux antérieurs ; en dehors, avec le long extenseur commun ; au pied il recouvre le muscle pédieux ; l'artère pédieuse est située en dehors de son tendon.

Action. — Il est extenseur du gros orteil sur le métatarse et fléchisseur du pied sur la jambe.

Les *artères* de la région antérieure de la jambe sont fournies par la tibiale antérieure.

Les *nerfs* viennent du sciatique poplité externe.

II. RÉGION EXTERNE.

Préparation. — La dissection de la partie charnue des péroniers est tout à fait analogue à celle des muscles de la région antérieure. Pour étudier les tendons des péroniers, il faut sacrifier les muscles de la plante du pied en les divisant transversalement. Nous conseillons de remettre l'étude du tendon du long péronier latéral après celle des muscles plantaires.

LONG PÉRONIER LATÉRAL.

Le plus volumineux et le plus superficiel des muscles de la région
externe (fig. 80. 5).

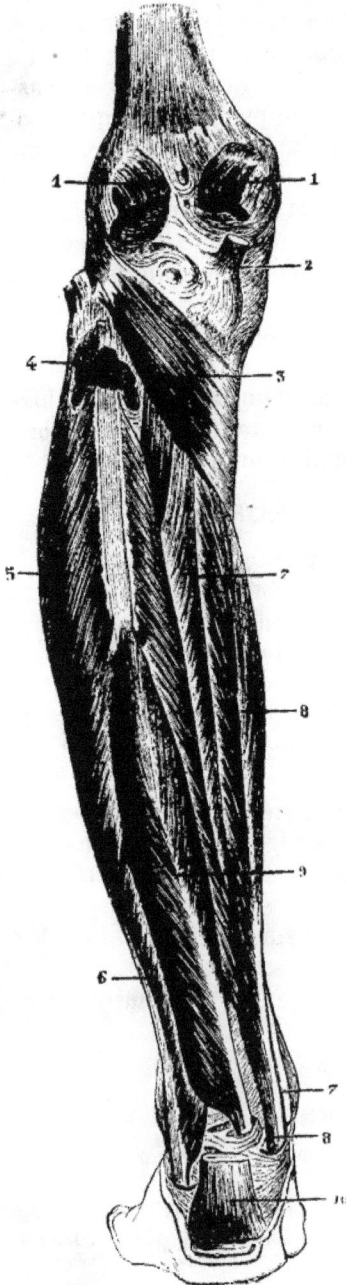

FIG. 80. — *Muscles de la partie postérieure
de la jambe (couche profonde).*

1. Insertions supérieures des jumeaux.

2. Tendon du demi-membraneux.

3. Muscle poplité.

4. Insertion du soléaire.

5. Muscle long péronier latéral.

6. M. court péronier latéral.

7,7. M. jambier postérieur.

8,8. M. long fléchisseur commun.

9. M. fléchisseur propre du gros orteil.

10. Tendon d'Achille.

Insertions. — Il s'insère en haut à la partie externe et antérieure de la tête du péroné, au tiers supérieur de cet os, à l'aponévrose jambière et aux aponévroses intermusculaires qui le séparent du long extenseur commun des orteils et des muscles de la région postérieure de la jambe. De ces diverses insertions les fibres musculaires se portent sur un tendon qui apparaît à la partie moyenne de la jambe, devient postérieur, passe derrière la malléole externe dans une gouttière ostéo-fibreuse, se réfléchit d'arrière en avant et de haut en bas, se place sur le côté externe du calcanéum où il est maintenu par une gaîne qui lui est propre ; puis se réfléchit une seconde fois d'arrière en avant et de dehors en dedans, depuis le cuboïde creusé à la face externe d'une coulisse pour recevoir ce tendon jusqu'au premier métatarsien (fig. 82. 2), à la partie inférieure et externe de l'extrémité postérieure duquel il s'attache ; il est maintenu sous la plante du pied par une gaîne particulière ; une membrane synoviale tapisse le canal flexueux qui forme la gaîne du tendon du long péronier latéral.

Rapports. — A la jambe, il est recouvert par la peau et l'aponévrose jambière ; il recouvre le péroné et le court péronier latéral ; il est séparé par des cloisons aponévrotiques, en avant, du long extenseur commun des orteils ; en arrière, du soléaire et du fléchisseur propre du gros orteil ; au côté externe du pied, il est sous la peau ; à la plante du pied, entre les os du tarse et les parties molles de la plante du pied.

Action. — Il élève le bord externe du pied ; il porte le pied en dehors.

COURT PÉRONIER LATÉRAL.

Situé au-dessous du précédent (fig. 80. 6).

Insertions. — Il s'insère en haut à la face externe du péroné, dans sa moitié inférieure aux bords antérieur et postérieur du même os, aux cloisons fibreuses intermusculaires qui le séparent des muscles de la région antérieure et de ceux de la région postérieure ; presque vertical jusqu'à la malléole externe, il passe avec le long péronier latéral dans une coulisse dont nous avons déjà parlé, se réfléchit pour se porter en avant, et va s'attacher à l'extrémité postérieure du cinquième métatarsien.

Rapports. — Recouvert par le long péronier latéral, il recouvre le péroné et le calcanéum.

Action. — Il est rotateur du pied en dehors ; les deux péroniers sont aussi extenseurs du pied sur la jambe, et antagonistes des jambiers.

Les *artères* des péroniers latéraux viennent de l'artère péronière.
Les *nerfs* sont fournis par le sciatique poplité externe.

III. RÉGION POSTÉRIEURE SUPERFICIELLE.

Préparation. — Faites une incision circulaire à la partie supérieure du creux poplité, puis une incision verticale étendue de ce point au calcanéum ; quand vous aurez étudié les jumeaux par leur face postérieure, coupez-les transversalement à leur partie moyenne pour étudier leurs insertions et leur face antérieure ; prenez garde, en coupant le jumeau externe, de couper le plantaire grêle. Pour étudier la structure du soléaire, il faut le diviser verticalement à côté de son raphé médian.

JUMEAUX DE LA JAMBE.

Épais, volumineux, séparés en haut, réunis en bas, situés à la partie postérieure de la jambe.

Insertions. — Ils s'insèrent : le jumeau externe sur la partie la plus reculée du condyle externe du fémur, au-dessus du muscle poplité ; le jumeau interne, plus fort, en arrière du tubercule d'insertion du troisième adducteur (fig. 80. 1). Les tendons d'insertion de ces deux faisceaux s'épanouissent sur la partie postérieure du muscle, et donnent attache à de nombreuses fibres musculaires qui de là se portent verticalement en bas, s'implantant sur le tendon d'Achille, sur une large aponévrose située sur la partie antérieure du muscle, et de là par le tendon d'Achille à la partie inférieure de la face postérieure du calcanéum.

Rapports. — Ils sont recouverts par la peau et l'aponévrose jambière ; ils recouvrent par leur face antérieure le poplité, le plantaire grêle, le soléaire.

Les deux bords des jumeaux forment les deux côtés inférieurs du creux poplité.

SOLÉAIRE.

Épais, aplati, situé au-dessous des jumeaux.

Insertions. — Il s'insère à la partie postérieure de la tête du péroné (fig. 80. 4), à la moitié supérieure du bord externe, et au tiers supérieur de la face postérieure du même os, à la ligne oblique du tibia au-dessous du poplité, par une aponévrose au tiers moyen du bord interne du tibia, enfin à une arcade fibreuse sous laquelle passe l'artère poplitée ; de là ses fibres convergent vers l'axe de la jambe, et vont s'attacher à une aponévrose verticale qui sépare pour ainsi dire le muscle en deux parties, et à une aponévrose élargie située sur la face antérieure des muscles : ces deux aponévroses vont se perdre sur le tendon d'Achille.

Le *tendon d'Achille* (fig. 80. 10), sur lequel s'implantent les jumeaux et le soléaire, est un tendon volumineux situé à la partie postérieure et inférieure de la jambe, qui s'insère, comme nous l'avons déjà dit, à la partie inférieure de la face postérieure du calcanéum, séparé des muscles de la couche profonde de la jambe, des vaisseaux et nerfs tibiaux postérieurs par une couche épaisse de tissu cellulaire, et de la face postérieure du calcanéum par une bourse séreuse.

Rapports. — Le soléaire est recouvert par les jumeaux et le plantaire grêle ; il recouvre les muscles de la couche profonde de la jambe.

PLANTAIRE GRÊLE.

Petit faisceau charnu situé entre les jumeaux et le soléaire.

Insertions. — En haut à la face postérieure de la capsule fibreuse qui revêt le condyle externe du fémur ; de là ses fibres musculaires se fixent sur un tendon extrêmement grêle, qui descend le long du bord interne du tendon d'Achille, et va s'attacher au calcanéum, tantôt en avant, tantôt sur les côtés du tendon d'Achille.

Action des muscles soléaire et jumeaux. — Ces muscles ont été considérés comme un seul muscle, et décrits sous le nom de triceps de la jambe : *triceps sural*. Il est extenseur du pied sur la jambe, celle-ci représentant un levier de premier genre, lorsque le poids du corps pèse sur l'astragale, et un levier de second genre quand le corps porte sur l'extrémité antérieure du pied. Quand le pied est libre, les jumeaux fléchissent la jambe sur la cuisse.

IV. RÉGION POSTÉRIEURE PROFONDE.

Préparation. — Coupez transversalement les muscles de la couche superficielle ; les tendons des muscles de cette région devront, comme les péroniers, être étudiés après les muscles des régions plantaires.

POPLITÉ.

Aplati, triangulaire, situé à la partie postérieure et supérieure de la jambe (fig. 80. 2).

Insertions. — Il s'insère en haut à une fossette de la tubérosité externe du fémur, au-dessous du jumeau externe ; de là ses fibres se portent obliquement de haut en bas et de dehors en dedans, et s'attachent à la ligne oblique du tibia au-dessous du soléaire, et à toute la face du tibia située au-dessus de cette ligne. Ses fibres les plus superficielles s'attachent à une aponévrose, expansion fibreuse du muscle demi-membraneux qui recouvre la face postérieure du muscle.

Rapports. — En arrière, avec les vaisseaux poplités, le sciatique poplité interne, le plantaire grêle et les jumeaux ; en avant, avec le tibia et l'articulation de cet os avec le péroné.

Action. — Il fléchit la cuisse sur la jambe ; il est rotateur de la jambe en dedans.

JAMBIER POSTÉRIEUR.

Situé sur la face postérieure de la jambe (fig. 80. 7).

Insertions. — Il s'insère à la ligne oblique du tibia, au-dessous du

poplité et du soléaire, au bord interne du péroné, au ligament interosseux et à des cloisons fibreuses qui lui sont communes en dedans
avec le long fléchisseur commun des orteils, en dehors avec le long
fléchisseur propre du gros orteil ; ces fibres se portent de ces divers points sur un tendon qui passe dans une gaîne propre derrière
la malléole interne, au-devant du tendon du long fléchisseur commun ; là, il se réfléchit à angle obtus, se porte obliquement de haut
en bas et d'arrière en avant, et va s'attacher à la tubérosité du scaphoïde et à la base du premier cunéiforme.

Rapports. — En arrière, avec le long fléchisseur commun des orteils ; en avant, avec le ligament interosseux, le tibia et le péroné ; en
bas, il répond au ligament latéral interne de l'articulation du pied et
au ligament calcanéo-scaphoïdien.

Action. — Il est extenseur du pied sur la jambe, rotateur du pied
en dedans.

LONG FLÉCHISSEUR COMMUN DES ORTEILS.

Le plus interne des muscles de la couche profonde de la jambe
(fig. 80. 8).

Insertions. — Il s'insère à la ligne oblique et à la face postérieure
du tibia, et à la cloison aponévrotique qui le sépare du jambier postérieur ; de là ses fibres descendent jusqu'à la malléole interne, et
s'insèrent obliquement sur un tendon (fig. 82. 4), d'abord vertical,
qui change de direction, passe dans une coulisse qui lui est particulière, et se dirige d'arrière en avant et de dedans en dehors, au
niveau de la malléole. A la plante du pied, il reçoit son muscle accessoire, et se divise en quatre tendons destinés aux quatre derniers orteils ; au niveau de la tête des premières phalanges, ces tendons
passent dans la même gaîne que ceux du court fléchisseur, et vont
s'insérer aux extrémités postérieures des troisièmes phalanges, se
comportant exactement comme les tendons du fléchisseur profond des
doigts.

Rapports. — En arrière, avec le soléaire, les nerfs et vaisseaux
tibiaux ; en avant, avec le tibia et le jambier antérieur ; au pied, avec
les muscles court fléchisseur commun et adducteur du gros orteil, qui
lui sont inférieurs.

Action. — Il fléchit les orteils sur le métatarse ; il est extenseur du
pied sur la jambe ; il porte le pied en dedans.

LONG FLÉCHISSEUR DU GROS ORTEIL.

Le plus externe des muscles de la jambe (fig. 80. 9).

Insertions. — Il s'insère en haut, aux deux tiers inférieurs de la
face postérieure du péroné, et aux bords interne et externe de cet os,
au ligament interosseux et aux aponévroses intermusculaires qui le

séparent du jambier postérieur et des péroniers latéraux ; de là ses fibres se portent obliquement sur un tendon d'abord vertical, puis qui passe dans les gouttières astragalienne et calcanéenne, où, devenu oblique en bas et en avant, il est maintenu par une gaîne fibreuse très forte (fig. 82. 3). A la plante du pied, il marche horizontalement d'arrière en avant, passe dans une gouttière qui sépare le court fléchisseur et l'abducteur oblique du gros orteil, glisse dans une gouttière fibreuse située sur la face plantaire de la première phalange du gros orteil, et va s'attacher à l'extrémité postérieure de la seconde phalange.

Rapports. — En arrière, avec le soléaire, le tendon d'Achille ; en avant, avec le péroné, le jambier postérieur, l'artère péronière, le ligament interosseux ; à la plante du pied, avec le long fléchisseur commun des orteils qu'il croise obliquement.

Action. — Il fléchit les phalanges du gros orteil sur le premier métatarsien ; il étend le pied sur la jambe ; il renverse le gros orteil et le pied en dehors.

Les *artères* des muscles de la région postérieure de la jambe sont fournies par les jumelles, les rameaux musculaires du tronc tibio-péronier, de la péronière et de la tibiale postérieure.

Les *nerfs* viennent du sciatique poplité interne.

APONÉVROSE JAMBIÈRE.

L'aponévrose jambière est très résistante, elle sert d'enveloppe à tous les muscles de la jambe. On lui considère :

1° Une *circonférence supérieure* qui se continue avec l'aponévrose fémorale dans tout son pourtour. Elle y reçoit en outre une expansion fibreuse qui vient des tendons des muscles biceps, droit interne, demi-tendineux, et de la bandelette du muscle *fascia lata*. En avant, elle se continue avec l'aponévrose de la cuisse, au-dessous du tendon rotulien, et s'insère à la tubérosité antérieure du tibia, à la tête du péroné.

2° Une *circonférence inférieure* qui se continue avec les ligaments annulaires du tarse.

3° Une *surface externe* séparée de la peau par une couche de tissu cellulaire, dans laquelle rampent les nerfs et les vaisseaux sous-cutanés. Cette surface présente un assez grand nombre de perforations, dont la plus importante est celle qui se trouve en haut et en arrière pour le passage de la veine saphène externe.

4° Une *surface interne*, de laquelle part un grand nombre de cloisons intermusculaires, dont les deux principales sont celles qui se trouvent entre les péroniers et les muscles de la région antérieure, les péroniers et les muscles de la région postérieure. Il existe donc à la jambe trois grandes gaînes principales, qui sont : 1° une *gaîne antérieure* destinée aux muscles de la partie antérieure, et divisée en gaînes secondaires, l'une pour le jambier antérieur, une seconde pour l'extenseur commun des orteils, une troisième pour l'extenseur propre du gros orteil ; 2° une *gaine externe* qui renferme les deux péroniers latéraux ; 3° une *gaine postérieure* présentant une cloison transversale très forte, qui sépare les muscles de la couche profonde, les nerfs et les vaisseaux tibiaux postérieurs et péroniers des muscles superficiels soléaire et jumeaux. De cette cloison partent des lamelles plus ou moins résistantes qui constituent des gaînes plus ou moins complètes aux muscles de ces régions.

L'aponévrose jambière donne en outre attache supérieurement, par sa face interne, à des fibres du jambier antérieur et de l'extenseur commun des orteils.

Elle est formée supérieurement de fibres entrecroisées ; inférieurement de fibres circulaires plus résistantes en bas qu'en haut ; elle s'insère latéralement sur le bord antérieur et le bord interne du tibia, qui ne se trouve pas enveloppé par l'aponévrose, excepté à sa partie inférieure.

MUSCLES DU PIED.

I. RÉGION DORSALE.

MUSCLE PÉDIEUX.

Préparation. — Enlevez l'aponévrose dorsale du pied ; soulevez les tendons des muscles de la région antérieure de la jambe.

Situé sur le dos du pied, simple en arrière, quadrifide en avant.

Insertions. — En arrière, à la face supérieure du calcanéum et dans l'excavation calcanéo-astragalienne ; de là ce muscle se porte d'arrière en avant et de dehors en dedans, se divise en quatre faisceaux qui se fixent à des tendons qui gagnent la face dorsale des quatre premiers orteils, et s'attachent à la face dorsale de leur première phalange, en dehors des tendons de l'extenseur commun dont ils sont d'abord assez éloignés.

Rapports. — Recouvert par la peau et l'aponévrose dorsale du pied, les tendons de l'extenseur commun des orteils et de l'extenseur propre du gros orteil ; il recouvre les os du tarse, du métatarse et les phalanges ; il est longé à son côté interne par l'artère pédieuse.

Action. — Il est extenseur des orteils ; quand il se contracte seul, il incline les orteils en dehors.

Les *artères* du muscle pédieux sont fournies par l'artère pédieuse ; les *nerfs*, par le poplité externe.

II. RÉGION PLANTAIRE INTERNE.

Préparation des muscles de la plante du pied. — Enlevez l'aponévrose plantaire interne, et pour étudier les muscles profonds on peut sacrifier les muscles les plus superficiels en les coupant transversalement ; mais il vaut mieux employer la méthode suivante, désignée sous le nom de *coupe du calcanéum*, qui permet de mieux conserver les rapports. Cernez avec un bistouri les insertions calcanéennes des muscles adducteurs du gros orteil, court fléchisseur commun et abducteur du petit orteil ; sciez d'avant en arrière avec une scie fine la portion du calcanéum qui les supporte, et renversez les muscles et ce fragment osseux du côté des orteils. Enlevez de la même manière la portion du calcanéum où s'attache l'accessoire du long fléchisseur, et vous découvrirez les muscles de la couche la plus profonde du pied sans avoir coupé un seul des muscles plantaires.

COURT ADDUCTEUR DU GROS ORTEIL.

Le plus superficiel et le plus interne des muscles de la région plantaire (fig. 81, D).

Insertions. — Il s'insère à l'apophyse postérieure et interne du calcanéum, au ligament annulaire interne, à l'aponévrose plantaire ; de là ses fibres se portent un peu en dedans et en avant, et vont se fixer sur un fort tendon qui s'attache à l'os sésamoïde interne de la première phalange du gros orteil.

Rapports. — En bas, avec l'aponévrose plantaire ; il est séparé des muscles de la région plantaire moyenne par une cloison aponévrotique sur laquelle s'insèrent une partie de ses fibres charnues ; en haut, avec le court fléchisseur du gros orteil, les tendons du long fléchisseur commun, du long fléchisseur propre, l'extrémité de ceux du jambier antérieur et postérieur.

Action. — Il est fléchisseur et légèrement adducteur du gros orteil.

COURT FLÉCHISSEUR DU GROS ORTEIL.

Situé à la partie antérieure et interne de la plante du pied (fig. 81, C ; fig. 82. 6, et fig. 83. 1).

Insertions. — Il s'insère aux os de la seconde rangée du tarse, particulièrement au cuboïde et au troisième cunéiforme, à des expansions fibreuses des ligaments inférieurs du tarse, et de là ses fibres se dirigent un peu obliquement en avant et en bas, et vont s'insérer à l'os sésamoïde interne, se confondant en partie avec le tendon de l'adducteur.

Rapports. — En bas, avec l'aponévrose plantaire et le tendon du court abducteur, avec l'adducteur du gros orteil ; en dehors, avec l'abducteur oblique auquel il est uni supérieurement ; en haut, avec

le tendon du long péronier latéral, le premier métatarsien et le premier cunéiforme.

  Action. — La même que celle du précédent.

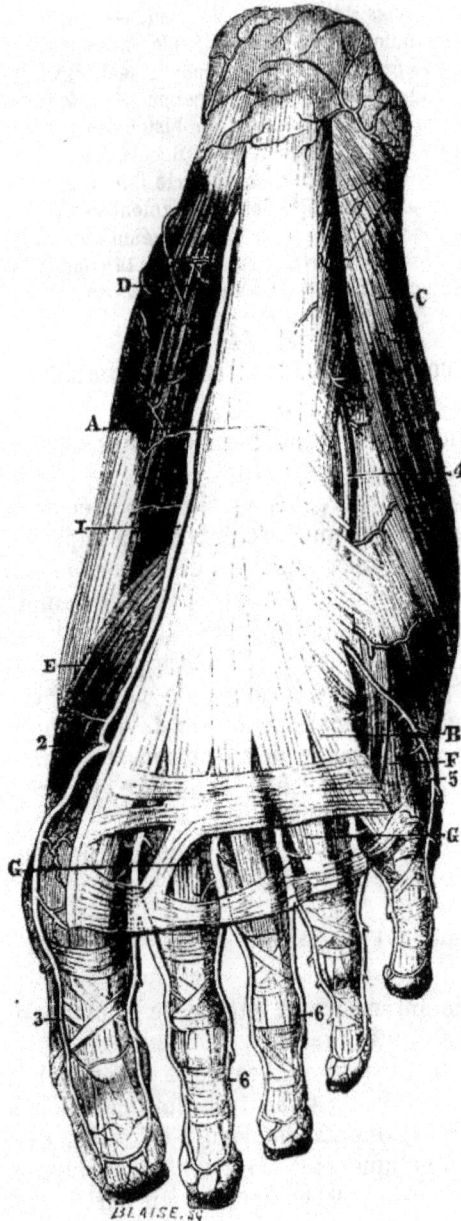

FIG. 81. — *Région plantaire.*

A. Aponévrose plantaire. — B. Sa division en cinq bandelettes. — C. Muscle abducteur du petit orteil. — D. Muscle adducteur du gros orteil. — E. Muscle

ABDUCTEUR OBLIQUE DU GROS ORTEIL.

Prismatique, triangulaire, situé en dehors du précédent (fig. 83. 2).

Insertions. — Il s'insère en arrière et en dedans au cuboïde, aux expansions fibreuses qui lui sont communes avec le court fléchisseur ; par son faisceau externe, à la gaîne du long péronier latéral et à l'extrémité postérieure des trois derniers métatarsiens ; de là ses fibres se portent obliquement en dedans, et s'insèrent par un tendon volumineux à l'os sésamoïde externe et au côté externe de la première phalange.

Rapports. — En bas, avec le long fléchisseur commun, son accessoire et les lombricaux, le court fléchisseur ; en haut, avec les interosseux ; en dedans, avec le tendon du long fléchisseur propre du gros orteil.

Action. — Il est abducteur et fléchisseur du gros orteil.

ABDUCTEUR TRANSVERSE DU GROS ORTEIL.

Petit faisceau transversal situé à la partie antérieure du tarse (fig. 83. 3).

Insertions. — Il s'insère en arrière de la tête du cinquième métatarsien ; de là ses fibres se portent transversalement en dedans, reçoivent de nouveaux faisceaux du ligament transverse antérieur du métatarse et de l'aponévrose interosseuse, et vont s'attacher au côté externe de l'extrémité postérieure de la première phalange du gros orteil.

Rapports. — En bas, avec les tendons des deux fléchisseurs communs des orteils et les lombricaux ; en haut, avec les métatarsiens, les articulations métatarso-phalangiennes, les interosseux.

Action. — Il porte le gros orteil en dehors.

III. RÉGION PLANTAIRE EXTERNE.

ABDUCTEUR DU PETIT ORTEIL.

Situé à la partie externe de la plante du pied (fig. 81, C).

Insertions. — Il s'insère en arrière à la partie postérieure et externe de la face inférieure du calcanéum ; de là, ses fibres se portent obliquement en avant et en dehors, renforcées par un faisceau qui vient de

court fléchisseur du gros orteil. — F. Muscle court fléchisseur du petit orteil.— G,G. Tendons du court fléchisseur commun des orteils. — 1. Artère plantaire interne. — 2. Anastomose de la plantaire interne avec la plantaire externe. — 3. Artère collatérale interne du gros orteil. — 4. Artère plantaire externe. — 5. Artère collatérale interne du petit orteil. — 6. Artères collatérales des orteils.

l'aponévrose plantaire, s'attachent à la partie externe de la première
phalange du petit orteil.

Rapports. — En bas, avec la peau et l'aponévrose plantaire ; en

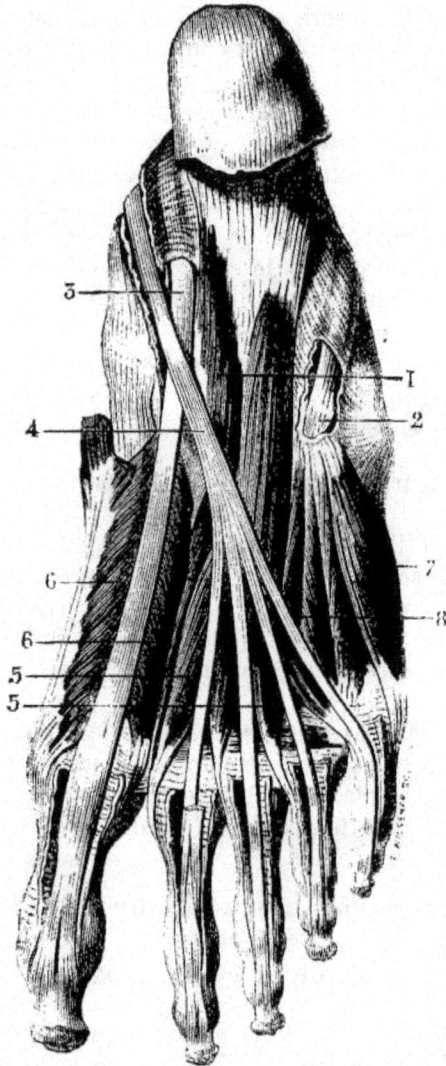

FIG. 82. — *Muscles du pied (couche moyenne)*.

1. Muscle accessoire du long fléchisseur commun. — 2. Tendon du long péronier
latéral. — 3. Tendon du fléchisseur propre du gros orteil. — 4. Tendon du long
fléchisseur commun des orteils. — 5,5. Muscles lombricaux. — 6,6. Muscle
court fléchisseur du gros orteil. — 7. Muscle court fléchisseur du petit orteil. —
8. Muscles interosseux.

haut, avec le calcanéum, le cuboïde, le cinquième métatarsien ; en dedans, avec le court fléchisseur commun des orteils.

Action. — Abducteur et fléchisseur du petit orteil.

COURT FLÉCHISSEUR DU PETIT ORTEIL.

Situé le long du bord externe du cinquième métatarsien (fig. 81, F ; fig. 82. 7 et fig. 83. 4).

Insertions. — Il s'insère en arrière à l'extrémité postérieure du cinquième métatarsien, à la gaîne fibreuse du tendon du long péronier latéral. Ses fibres se portent d'avant en arrière et vont s'attacher au côté externe de l'extrémité postérieure de la première phalange du petit orteil.

Rapports. — En bas, avec l'aponévrose plantaire et l'abducteur du petit orteil ; en haut, avec le premier interosseux plantaire et le cinquième métatarsien.

Action. — La même que celle du muscle précédent.

IV. RÉGION PLANTAIRE MOYENNE.

COURT FLÉCHISSEUR COMMUN DES ORTEILS.

Situé à la partie moyenne de la plante du pied, simple postérieurement, quadrifide antérieurement.

Insertions. — Il s'insère en arrière à la tubérosité externe du calcanéum, à l'aponévrose plantaire, et à une cloison fibreuse qui le sépare des muscles de la région plantaire externe. Ses fibres se portent en avant ; à la partie moyenne de la plante du pied elles se divisent en quatre languettes qui s'implantent sur autant de tendons (fig. 81, G) qui se placent sous les tendons du long fléchisseur commun des orteils, sont perforés pour les laisser passer, et vont s'attacher par deux languettes à l'extrémité postérieure de la seconde phalange des orteils.

Rapports. — En bas, avec la peau et l'aponévrose plantaire ; par sa face profonde, avec les nerfs, les vaisseaux plantaires, les lombricaux, le long fléchisseur commun et son accessoire.

Action. — Il fléchit les secondes phalanges sur les premières et celles-ci sur les métatarsiens.

ACCESSOIRE DU LONG FLÉCHISSEUR COMMUN DES ORTEILS.

Petit muscle quadrilatère situé à la partie postérieure et moyenne de la plante du pied (fig. 82. 1).

Insertions. — Il s'insère en arrière à la face antérieure du calcanéum et de la coulisse calcanéenne par deux faisceaux, l'un au côté interne, l'autre au côté externe du calcanéum ; de là, ses fibres se portent en avant et en dedans, et vont s'attacher au bord externe du tendon du long fléchisseur commun des orteils.

Rapports. — En bas, avec les tendons du court fléchisseur commun, les nerfs et les vaisseaux plantaires ; en haut, avec le calcanéum et le ligament calcanéo-cuboïdien inférieur.

Action. — Il redresse l'obliquité du tendon du long fléchisseur des orteils.

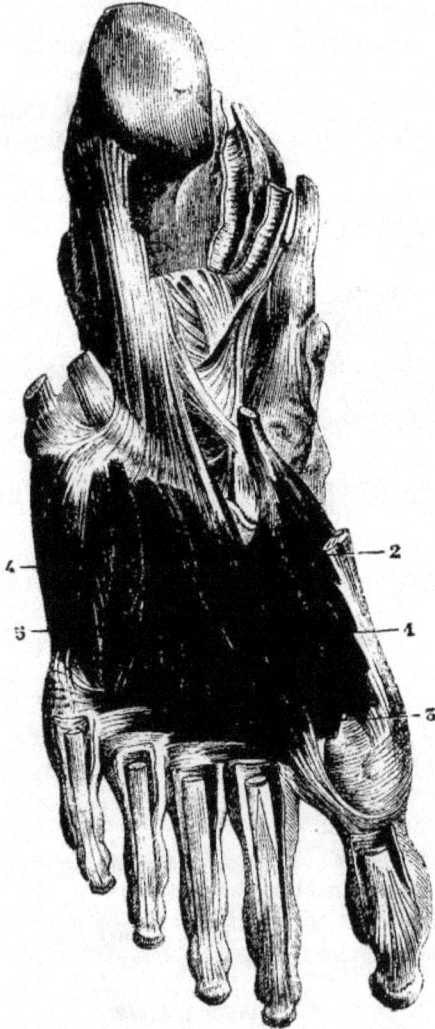

FIG. 83. — *Muscles du pied (couche profonde).*

1. Muscle court fléchisseur du gros orteil. — 2. Muscle abducteur oblique. — 3. Muscle abducteur transverse. — 4. Muscle court fléchisseur du petit orteil. — 5. Muscles interosseux.

LOMBRICAUX DU PIED.

Comme ceux de la main, au nombre de quatre, ils affectent la même disposition, étendus de l'angle de division des tendons du long fléchisseur commun des orteils aux tendons extenseurs, vers le côté interne des premières phalanges des orteils. Leurs *rapports* sont les mêmes que ceux du tendon du long fléchisseur ; leur *action*, la même que celle des lombricaux de la main (fig. 82. 5).

INTEROSSEUX DU PIED.

Préparation. — Elle est tout à fait semblable aux interosseux de la main.

Comme ceux de la main, au nombre de sept, quatre dorsaux et trois plantaires (fig. 82. 8, et fig. 83. 5), distingués en *premier, second*, etc., en comptant de dehors en dedans.

1° Les *interosseux dorsaux*, placés dans les quatre espaces inter-métatarsiens, s'insèrent en arrière à toute la longueur du métatarsien le plus rapproché de l'axe du pied (l'axe du pied passant par le second métatarsien), et à l'extrémité postérieure du métatarsien qui se trouve en dehors du muscle. En avant, au côté interne de la première phalange du second orteil, et au côté externe des premières phalanges des second, troisième et quatrième orteils.

2° Les *interosseux plantaires*, plus faibles que les dorsaux, s'attachent à la face interne des troisième, quatrième et cinquième métatarsiens, et vont s'attacher au côté interne des premières phalanges des trois derniers orteils.

Les interosseux du pied offrent la plus grande analogie avec ceux de la main ; tous les interosseux dorsaux sont abducteurs des orteils, relativement à l'axe du pied ; les interosseux plantaires sont adducteurs.

Les *artères* des muscles de la plante du pied sont fournies par les malléolaires interne et externe, les plantaires interne et externe ; l'arcade plantaire fournit aux muscles de la couche profonde ; aux muscles interosseux se rendent les artères sus-tarsiennes et sus-métatarsiennes.

Les *nerfs* viennent du plantaire interne et du plantaire externe ; les interosseux et les lombricaux reçoivent leurs nerfs : les deux internes, du plantaire interne ; les deux externes, du plantaire externe.

APONÉVROSES DU PIED.

Nous décrirons à la région du pied : 1° les *ligaments annulaires du tarse* ; 2° l'*aponévrose dorsale du pied* ; 3° l'*aponévrose plantaire* ; 4° l'*aponévrose interosseuse*.

27.

1° *Ligaments annulaires du tarse.*

Les ligaments annulaires du tarse sont au nombre de trois : 1° le *ligament annulaire supérieur* ou *dorsal*; 2° le *ligament annulaire interne*; 3° le *ligament annulaire externe.*

1° *Ligament dorsal du tarse.* — Il naît de l'extrémité antérieure du calcanéum, dans l'excavation astragalo-calcanéenne, par une extrémité étroite et épaisse ; de là, se porte en dedans et va s'attacher à la malléole interne. Son bord supérieur se continue avec l'aponévrose jambière; son bord inférieur, avec l'aponévrose dorsale du pied ; sa face supérieure est en rapport avec la peau, dont elle est séparée par du tissu cellulaire ; sa face inférieure répond à l'articulation des os du tarse. Ce ligament forme des gaînes aux tendons des muscles de la région antérieure de la jambe. Ces gaînes sont : 1° une gaîne complète pour le muscle jambier antérieur ; 2° une gaîne incomplète pour le muscle extenseur propre du gros orteil, les nerfs et les vaisseaux tibiaux antérieurs; 3° une gaîne complète pour le muscle extenseur commun des orteils et le péronier antérieur.

2° *Ligament annulaire interne.* — Il s'insère, d'une part, au sommet de la malléole interne ; d'autre part, par son extrémité inférieure, au côté interne du calcanéum et au bord interne de l'aponévrose plantaire interne. Sa face interne est recouverte par la peau ; sa face externe transforme la gouttière calcanéenne en un canal complet, qui est divisé en trois compartiments par deux prolongements fibreux. Ces canaux secondaires sont de haut en bas : le premier, pour le muscle jambier postérieur ; le second, pour le tendon du long fléchisseur commun des orteils ; le troisième, pour le long fléchisseur propre du gros orteil.

3° *Ligament annulaire externe.* — Il s'insère à la malléole externe d'une part, d'autre part à la partie externe et postérieure du calcanéum ; au-dessous de ce ligament passent les tendons des péroniers latéraux, qui, renfermés d'abord dans une gaîne commune, sont bientôt séparés par un prolongement fibreux qui forme deux gaînes secondaires.

2° *Aponévrose dorsale du pied.*

Lamelle fibreuse qui sert de gaîne aux tendons de la face dorsale du pied ; son bord postérieur se confond avec le ligament dorsal du tarse ; par son extrémité antérieure elle se perd au niveau de l'extrémité antérieure du métatarse ; par ses bords latéraux elle se continue avec l'aponévrose plantaire et s'attache sur les côtés du pied ; sa face supérieure est en rapport avec la peau et le tissu cellulaire, les vaisseaux et les nerfs sous-cutanés ; de sa face profonde part une lamelle fibreuse assez résistante qui sépare les tendons extenseurs du muscle

pédieux : ce dernier feuillet, qu'il faut diviser pour lier l'artère pédieuse, forme la gaîne du muscle pédieux, complétée par les os du tarse.

3° *Aponévroses plantaires.*

Les aponévroses plantaires sont au nombre de trois, une moyenne,
deux latérales.

1° *Aponévrose plantaire moyenne* (fig. 81, A). — Plan fibreux
extrêmement résistant, qui s'insère, en arrière à la tubérosité interne du calcanéum, et qui en avant se divise en cinq bandelettes
(fig. 81, B), lesquelles se bifurquent et entourent les tendons fléchisseurs des quatre derniers orteils, leur forment une gaîne complète,
vont s'attacher aux ligaments des articulations métatarso-phalangiennes et se continuent avec les gaînes fibreuses des orteils ; entre
ces gaînes se trouvent des arcades qui donnent passage aux nerfs et
aux vaisseaux plantaires. L'aponévrose plantaire se trouve bridée antérieurement par des fibres transversales. D'autres fibres transversales
répondent à la partie moyenne des premières phalanges et forment
un véritable ligament transverse qui s'oppose efficacement à l'écartement des orteils. Par sa face inférieure, l'aponévrose plantaire
moyenne est en rapport avec la peau, à laquelle elle adhère par des
prolongements fibreux très résistants ; par sa face supérieure elle
donne attache postérieurement à quelques fibres musculaires du
court fléchisseur commun des orteils ; les bords latéraux s'enfoncent
de chaque côté de ce muscle, et se confondent avec les fibres des
aponévroses plantaires interne et externe.

2° *Aponévrose plantaire externe.* — Très forte en arrière, où elle
donne attache aux fibres musculaires de l'abducteur du petit orteil ;
elle se bifurque au niveau de l'extrémité postérieure du cinquième
métatarsien auquel elle s'attache.

3° *Aponévrose plantaire interne.* — Beaucoup plus mince que la
précédente, elle s'insère, en haut, à une arcade étendue de la malléole interne au calcanéum ; en dedans au bord interne du tarse, et
se continue avec l'aponévrose dorsale du pied ; par son bord externe
elle se confond avec l'aponévrose plantaire moyenne pour former la
cloison intermusculaire interne.

Les deux cloisons intermusculaires constituées par les trois aponévroses plantaires forment avec ces aponévroses trois gaînes qui sont :

a. Une *gaîne plantaire interne*, divisée en deux gaînes secondaires, l'une pour le court adducteur du gros orteil, l'autre pour le
court fléchisseur.

b. Une *gaîne plantaire externe*, divisée également en deux gaînes
secondaires : l'une pour le court abducteur, l'autre pour le court fléchisseur du petit orteil.

c. Une *gaîne plantaire moyenne*, divisée en deux parties par une
lame fibreuse transversale ; la gaîne inférieure renferme le muscle

court fléchisseur commun des orteils ; la gaîne supérieure contient
le tendon du long extenseur commun et son accessoire, les nerfs et
les vaisseaux plantaires externes.

L'abducteur oblique et l'abducteur transverse sont renfermés, le
premier dans une gaîne complète, le second dans une subdivision de
cette gaîne. L'enveloppe fibreuse de ces deux muscles est formée en
haut par l'aponévrose interosseuse, en bas par le plan fibreux qui
forme la paroi supérieure de la gaîne supérieure plantaire moyenne.

4° *Aponévroses interosseuses.*

Elles sont au nombre de deux : l'une *dorsale*, pour les interosseux
dorsaux ; elle se compose de quatre languettes qui s'insèrent aux
métatarsiens correspondants ; l'autre, *plantaire*, plus résistante, sépare par sa face inférieure les muscles interosseux plantaires des
muscles abducteur oblique et abducteur transverse ; elle envoie par
sa face supérieure des prolongements qui séparent les interosseux
plantaires des interosseux dorsaux ; ces prolongements fibreux s'insèrent aux bords inférieurs des métatarsiens.

ANGIOLOGIE.

L'*angiologie* a pour objet la description de l'appareil de la circulation.

Cet appareil se compose d'une partie centrale, le *cœur;* de vaisseaux qui portent le sang du cœur dans toutes les parties du corps, les *artères;* de vaisseaux qui ramènent le sang de toutes les parties du corps vers le cœur, les *veines;* enfin, de vaisseaux qui versent dans le système veineux un liquide qu'ils ont puisé dans toutes les parties du corps, les *vaisseaux lymphatiques.*

CŒUR.

Préparation. — Pour étudier la conformation extérieure du cœur, il faut distendre la cavité par une injection poussée : 1° par une des veines caves, 2° par une des veines pulmonaires. La première injection distendra les cavités droites; la seconde, les cavités gauches. On aura soin de lier ceux des vaisseaux qui se rendent au cœur ou qui en partent, par lesquels on ne poussera pas l'injection.

Le *cœur,* centre de l'appareil circulatoire, est une cavité musculaire, à compartiments multiples destinés à chasser par les artères, dans les organes, le sang qu'il a reçu par les veines. Les cavités du cœur, sur lesquelles nous reviendrons d'ailleurs en décrivant la conformation intérieure de cet organe, sont : deux cavités à droite pour le sang noir, deux cavités à gauche pour le sang rouge ; ces cavités sont séparées par une cloison complète chez l'adulte, de telle sorte qu'elles ne communiquent point entre elles. Chaque moitié, droite et gauche, est divisée en deux cavités superposées et séparées par une cloison incomplète munie d'une valvule. La cavité supérieure reçoit des veines le sang veineux; celui-ci passe dans la cavité inférieure, qui, à son tour, le chasse dans les organes : la première porte le nom d'*oreillette,* la seconde celui de *ventricule;* la valvule qui se trouve entre l'oreillette et le ventricule permet au sang de passer de l'oreillette dans le ventricule, mais ne lui permet pas de retourner du ventricule dans l'oreillette.

L'*oreillette droite* reçoit le sang des veines de toutes les parties du corps, excepté du poumon ; le *ventricule droit* reçoit ce sang et le

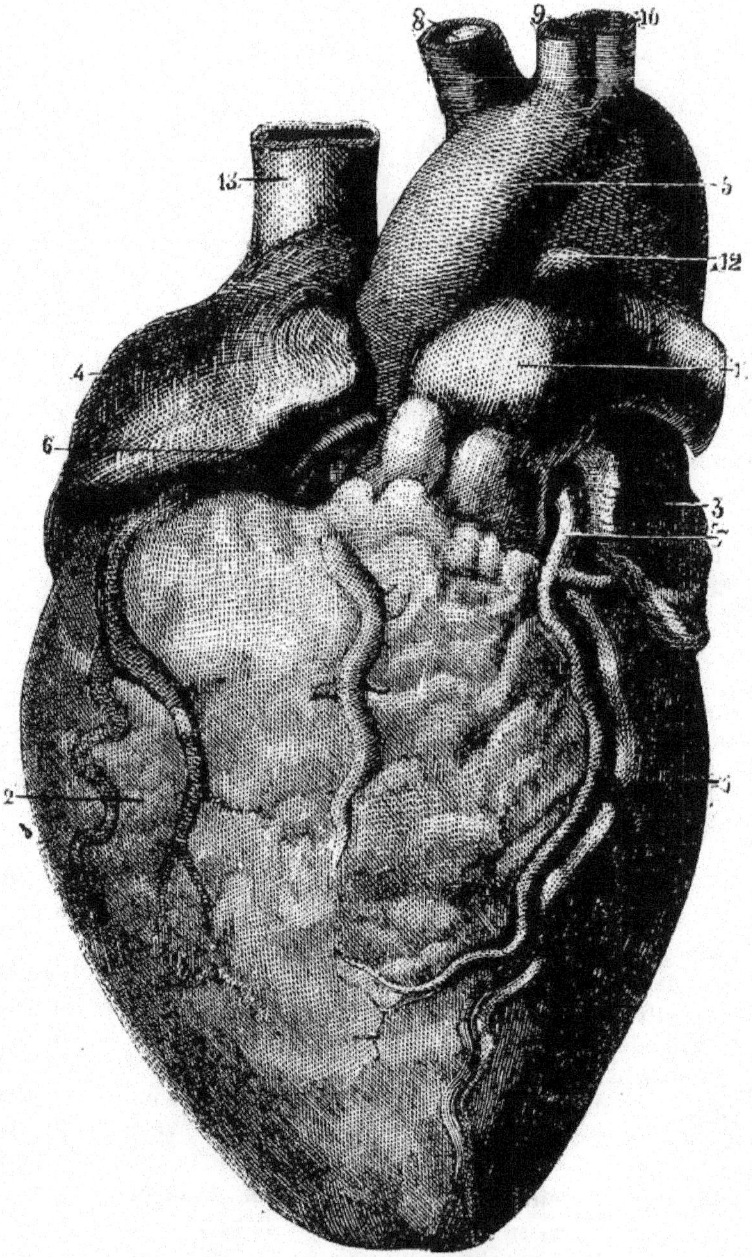

FIG. 84. — *Face antérieure du cœur.*

1. Face antérieure du ventricule gauche. — 2. Face antérieure du ventricule droit.
— 3. Auricule du côté gauche. — 4. Auricule du côté droit. — 5. Aorte. —
C. Artère coronaire antérieure ou externe. — 7. Artère coronaire postérieure ou
interne. — 8. Tronc brachio céphalique. — 9. Artère carotide primitive gauche.
— 10. Artère sous-clavière gauche. — 11. Artère pulmonaire. — 12. Canal
artériel. — 13. Veine cave supérieure.

chasse par l'artère pulmonaire dans les poumons ; l'*oreillette gauche* reçoit le sang rouge qui lui est amené par les veines pulmonaires ; le *ventricule gauche* reçoit ce sang et le chasse par l'artère aorte dans toutes les parties du corps.

Situation. — Le cœur est situé dans la cavité thoracique, dans le médiastin. Placé en avant de la colonne vertérale, de l'œsophage et de l'aorte, en arrière du sternum, entre les deux poumons, il est maintenu en place par une membrane fibro-séreuse, le *péricarde*, qui l'enveloppe, par les gros vaisseaux qui partent de sa base ou qui s'y rendent ; enfin il repose sur le diaphragme.

Volume et poids. — Le volume du cœur a été comparé, par Laennec, à celui du poing du sujet. Ce mode d'évaluation peut, dans quelques circonstances, donner des résultats assez exacts ; mais la plupart du temps il peut induire en erreur, car les dimensions de la main peuvent augmenter par les travaux manuels, tandis que ce genre d'exercice n'influe en rien sur le volume du cœur.

D'après M. le professeur Bouillaud, les dimensions du cœur sont, en moyenne, les suivantes chez l'adulte :

La circonférence mesurée à la base des ventricules. . . . . . 228 millimètres.
La longueur, de l'origine de l'aorte à la pointe du cœur. . . 98
La largeur, prise d'un bord à l'autre à la base des ventricules. 107
L'épaisseur à la base des ventricules et au niveau du sillon
    interventriculaire. 52

Ces dimensions sont susceptibles d'augmenter ou de diminuer, selon l'état d'atrophie ou d'hypertrophie de l'organe. Il en est de même du poids, qui est en moyenne, d'après M. Bouillaud, de 250 à 280 grammes.

Forme et direction. — Le cœur a la forme d'un cône aplati ; il est dirigé de haut en bas, d'arrière en avant et de droite à gauche.

SURFACE EXTÉRIEURE DU CŒUR.

Ventricules.

Les ventricules présentent à considérer une *face antérieure*, une *face postérieure*, un *bord droit*, un *bord gauche*, une *base* et un *sommet*.

Face antérieure. — Elle est convexe, divisée en deux parties inégales par un sillon dirigé verticalement de la base au sommet ; par conséquent ce sillon est parallèle à l'axe du corps, contrairement au sillon de la face postérieure, qui est parallèle à l'axe du cœur. Ce sillon loge l'artère et la veine cardiaques antérieures ; il est souvent rempli par du tissu adipeux, il répond à la cloison interventriculaire ; toute la partie située à gauche du sillon appartient au ventricule gauche ; elle est beaucoup plus étroite que la portion droite, qui appartient au ventricule droit.

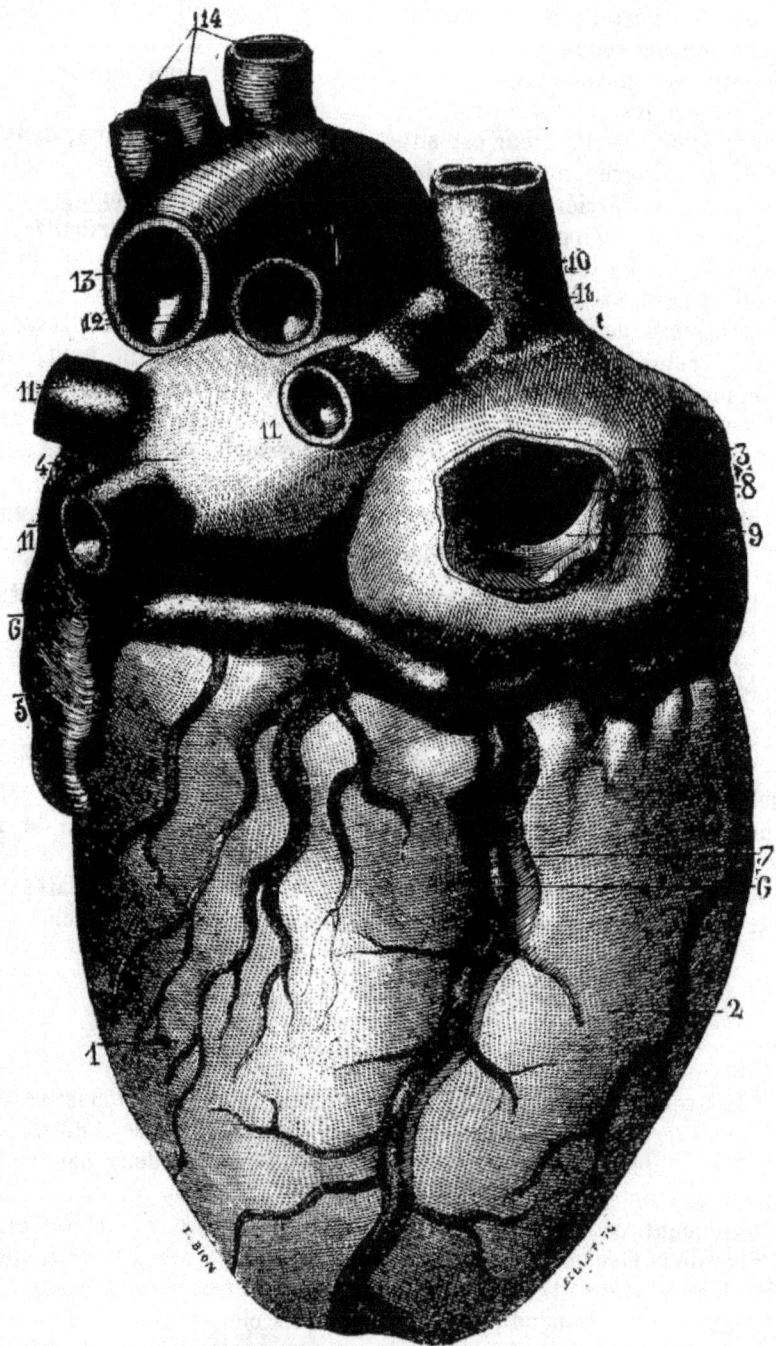

FIG. 85. — *Face postérieure du cœur.*

1. Face postérieure du ventricule gauche. — **2.** Face postérieure du ventricule

Rapports. — Elle est en rapport avec le sternum, les cartilages des quatrième, cinquième et sixième côtes gauches et avec les poumons.

Face postérieure. — Elle est plane, divisée en deux parties égales par un sillon parallèle à l'axe du cœur ; ce sillon est rempli par du tissu adipeux moins abondant qu'à la face antérieure, et par l'artère et la veine cardiaques postérieures.

Rapports. — La face postérieure des ventricules repose sur le diaphragme qui la sépare du foie et de l'estomac ; c'est à cette disposition que l'on doit de sentir les battements du cœur à la région épigastrique.

Bord droit. — Mince, rectiligne, excepté à la base, il est couché sur le diaphragme.

Bord gauche. — Très épais, convexe, presque vertical : il est en rapport avec le poumon gauche.

Base. — La base du cœur est oblique de haut en bas et d'avant en arrière, aussi les parois de la masse ventriculaire sont-elles plus longues en avant qu'en arrière. M. Verneuil a utilisé cette disposition pour expliquer le phénomène si contesté de la projection de la pointe du cœur dans la systole. La base du cœur présente, à la jonction des ventricules avec les oreillettes, un sillon occupé dans sa partie postérieure par les artères et veines cardiaques et rempli par du tissu adipeux ; la partie antérieure de ce sillon est moins profonde et masquée par les deux artères qui partent de chaque ventricule. Le vaisseau antérieur est l'*artère pulmonaire*, qui se porte de droite à gauche ; le vaisseau postérieur est l'*artère aorte*, qui se porte de gauche à droite ; ils tirent leur origine, le premier du ventricule droit, le second du ventricule gauche.

Sommet. — Le sommet, ou pointe du cœur, présente à son extrémité une échancrure qui répond à la réunion des deux sillons antérieur et postérieur, et qui est masquée par les vaisseaux du tissu adipeux ; la portion située à gauche de l'échancrure appartient au ventricule gauche ; elle est plus volumineuse et descend plus bas que la portion située à droite, laquelle appartient au ventricule droit. Il est en rapport avec les cartilages des cinquième et sixième côtes gauches.

Oreillettes.

Les oreillettes sont situées à la base du cœur dont elles occupent la partie postérieure ; elles sont en arrière de l'artère pulmonaire et de l'aorte. On leur considère quatre *faces* et deux *extrémités*.

droit. — 3. Oreillette droite. — 4. Oreillette gauche. — 5. Auricule du côté gauche. — 6,6. Veine coronaire et veine interventriculaire postérieure. — 7. Artère coronaire postérieure. — 8. Orifice de la veine cave inférieure. — 9. Valvule d'Eustachi. — 10. Veine cave supérieure. — 11,11,11,11. Orifice des veines pulmonaires. — 12. Orifice de l'artère pulmonaire. — 13. Orifice de l'aorte. — 14. Orifice des artères qui naissent de la crosse de l'aorte.

Face antérieure. — Elle est concave, ne présente pas de sillon médian vertical ; elle embrasse l'aorte et l'artère pulmonaire.

Face postérieure. — Elle est convexe et divisée en deux parties par un sillon curviligne correspondant à la cloison interauriculaire ; la concavité de ce sillon regarde à droite ; son extrémité inférieure se continue avec le sillon de la face postérieure des ventricules. A droite du sillon on trouve l'orifice de la veine cave inférieure et celui de la grande veine coronaire ; ce dernier orifice est situé tout à fait à la partie inférieure.

Cette face est en rapport avec l'aorte, l'œsophage et la colonne vertébrale.

Face supérieure. — Elle regarde en arrière et à droite ; elle est divisée en deux parties par un sillon dont la convexité est à droite, qui se continue avec le sillon de la face postérieure et correspond à la cloison interauriculaire. A droite de ce sillon on trouve l'orifice de la veine cave supérieure, à gauche les orifices des quatre veines pulmonaires, deux droites s'ouvrant près du sillon, deux gauches à l'extrémité opposée de la face supérieure des oreillettes.

Cette face est en rapport avec la bifurcation de la trachée-artère.

Face inférieure. — En rapport avec la base des ventricules.

Extrémités. — Les extrémités des oreillettes sont désignées sous le nom d'*auricules* ; on les a comparées au pavillon de l'oreille du chien ; elles sont dentelées sur leur bord. L'*auricule du côté droit* se continue sans ligne de démarcation avec l'extrémité de l'oreillette droite ; elle est antérieure, plus courte, plus large que celle du côté opposé ; concave, elle embrasse la crosse de l'aorte. L'*auricule du côté gauche*, située à l'extrémité de l'oreillette gauche, avec laquelle elle se continue par une base rétrécie, est postérieure ; elle est plus étroite, plus longue que l'auricule droite ; elle embrasse l'artère pulmonaire.

SURFACE INTÉRIEURE DU CŒUR.

Préparation. — Pour étudier la conformation intérieure des ventricules et des oreillettes, on fera sur le cœur les coupes suivantes :

Pour le *ventricule droit*, on fera une incision parallèle au sillon antérieur du cœur, à un centimètre de ce sillon ; cette incision sera prolongée jusque sur l'artère pulmonaire, où elle joindra une seconde incision demi-circulaire pratiquée sur la face antérieure de ce vaisseau ; enfin, de la pointe du cœur on pratiquera sur le bord droit de cet organe une autre incision qui joindra la seconde à sa partie moyenne : le lambeau qui résultera de ces diverses incisions sera enlevé avec soin de la pointe du cœur vers la base, en ménageant les colonnes charnues dont les tendons se rendent à la valvule. Pour conserver les valvules sigmoïdes, on coupera le lambeau au niveau de la partie inférieure de l'infundibulum.

Pour le *ventricule gauche*, on fera des incisions semblables, mais sur la face postérieure du cœur.

Pour voir l'*oreillette droite*, on fera sur la face antérieure du cœur une incision qui partira de l'orifice de la veine cave supérieure et sera conduite sur le milieu de la valvule auriculo-ventriculaire.

L'incision faite à l'*oreillette gauche* sera verticale et portera sur la face postérieure de l'oreillette, dans le milieu de l'espace compris entre les veines pulmonaires du côté droit et les veines pulmonaires du côté gauche.

I. — *Surface intérieure du ventricule droit.*

Le ventricule droit (fig. 86) occupe le côté droit antérieur et inférieur du cœur ; il est encore désigné sous le nom de *ventricule antérieur* et de *ventricule inférieur;* il a la forme d'une pyramide triangulaire. On lui considère trois *parois*, une *base* et un *sommet*.

La *paroi interne* est formée par la cloison interventriculaire (fig. 86. 6) ; elle est convexe, lisse en haut, réticulée inférieurement.

Les *parois antérieure* et *postérieure* sont concaves, peu épaisses, lisses à leur partie supérieure, c'est-à-dire vers la base du ventricule, réticulées à leur partie inférieure, c'est-à-dire vers le sommet.

La *base* présente deux orifices, l'orifice auriculo-ventriculaire droit, l'orifice de l'artère pulmonaire.

Le *sommet* répond à la pointe du cœur.

Colonnes charnues du ventricule. — Nous avons dit plus haut que les parois du ventricule droit étaient aréolaires. Cette disposition est due à l'existence de colonnes charnues diversement disposées et qui ont été divisées en trois espèces. Les colonnes charnues de la première espèce (fig. 86. 3) sont libres dans toute leur longueur, fixées par leur base aux parois du ventricule ; elles se terminent par un petit mamelon simple ou bifide duquel partent de petits tendons qui s'insèrent sur la valvule auriculo-ventriculaire appelée *valvule tricuspide.* Ces colonnes charnues sont dirigées du sommet vers la base du ventricule. Les faisceaux musculaires sur lesquels s'insèrent les petits tendons qui se rendent à la valvule tricuspide sont rapportés par M. Parchappe à deux groupes distincts : l'un, situé en avant et à gauche, est la *colonne antérieure ;* l'autre, en arrière et à droite, inséré sur la paroi ventriculaire postérieure, forme le *groupe des colonnes postérieures.* La colonne antérieure est unie à sa base et à droite par des faisceaux transverses à la colonne postérieure ; elle est simple, un peu aplatie d'avant en arrière ; son sommet donne naissance à trois faisceaux de tendons. Le groupe des colonnes postérieures est formé de trois faisceaux, dont l'un est antérieur, l'autre moyen, l'autre postérieur ; ces trois faisceaux, réunis par leur base et par leur côté, forment une gouttière tournée en avant et à gauche qui, dans la contraction du cœur, reçoit la colonne antérieure. Ces colonnes charnues ont pour fonction de tendre la valvule auriculo-ventriculaire.

Celles de la deuxième espèce sont libres dans toute leur étendue et fixées par leurs deux extrémités aux parois du ventricule. Ces colonnes charnues sont les plus nombreuses ; elles sont souvent dirigées du sommet vers la base du ventricule, souvent aussi elles s'entre-

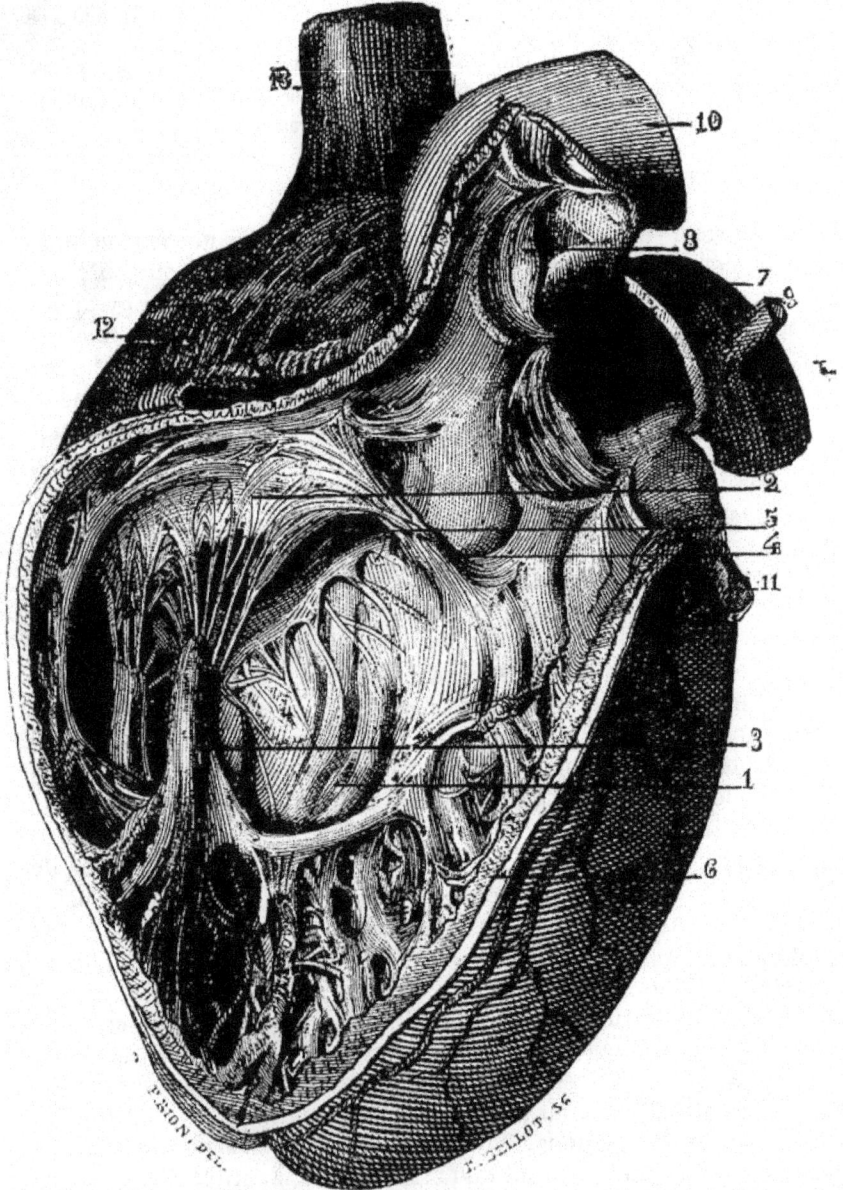

FIG. 86. — *Ventricule droit.*

1. Cavité du ventricule droit. — 2. Valvule tricuspide. — 3. Colonne charnue dont les tendons s'insèrent au bord libre de la valvule tricuspide. — 4. Colonne charnue qui de la cloison interventriculaire se rend à la valvule tricuspide. — 5. Orifice auriculo-ventriculaire droit. — 6. Cloison interventriculaire. — 7. Artère pulmonaire. — 8. Valvules sigmoïdes. — 9. Portion du cordon qui résulte de l'oblitération du canal artériel. — 10. Aorte. — 11. Extrémité de l'auricule gauche. — 12. Auricule droite. — 13. Veine cave supérieure.

croisent surtout vers la pointe de la cavité ventriculaire. Ces faisceaux, plus prononcés sur les faces antérieure et postérieure de la cavité du ventricule, s'insèrent en haut par une extrémité aponévrotique, quelquefois tendineuse, dans le voisinage de la valvule, quelquefois à la valvule elle-même, mais près de son bord adhérent ; elles s'unissent les unes aux autres par des arcades à concavité inférieure ; tous ces faisceaux se divisent vers le sommet du ventricule, sont réunis par des faisceaux dirigés transversalement et forment avec eux des anses et des réseaux qui donnent au cœur l'apparence réticulée que nous avons signalée. M. Parchappe a fait remarquer que, dans la contraction du cœur, tous ces réseaux disparaissaient et que le cœur devenait lisse dans toute son étendue.

Enfin celles de la troisième espèce sont adhérentes par leurs deux extrémités, et l'une de leurs faces à la paroi du ventricule ; ces colonnes charnues sont très nombreuses et très courtes.

Orifices du ventricule droit. — Ces orifices sont au nombre de deux : l'un, l'*orifice auriculo-ventriculaire* (fig. 86. 5) ; l'autre, l'*orifice de l'artère pulmonaire.*

1° *Orifice auriculo-ventriculaire.* — Elliptique, situé à la base du ventricule, il s'étend de droite à gauche du bord droit du cœur au bord droit de l'aorte ; en arrière, il est au niveau de l'échancrure où commence le sillon postérieur, en avant du bord supérieur du ventricule, à gauche de l'origine de l'aorte ; l'aire de cet orifice est dans un plan presque horizontal incliné légèrement de gauche à droite et d'avant en arrière. Il est pourvu d'une valvule désignée sous le nom de *valvule triglochine, valvule tricuspide.*

La *valvule tricuspide* (fig. 86. 2) présente une *surface auriculaire,* lisse, dirigée vers l'axe du ventricule ; une *surface ventriculaire* qui reçoit un grand nombre de petits tendons qui viennent des colonnes charnues du cœur ; un *bord adhérent* sur lequel s'implantent des colonnes charnues et de petits cordages tendineux ; un *bord libre,* festonné. La valvule auriculo-ventriculaire droite est formée de trois valves : l'une, qui correspond à la paroi antérieure du ventricule, reçoit les tendons qui partent de la colonne antérieure ; la seconde correspond à la cloison, la troisième à la paroi ventriculaire postérieure ; ces deux dernières reçoivent les tendons du groupe des colonnes postérieures. Tous les petits tendons s'insèrent en s'entrecroisant sur les bords libres de la valvule ; toutefois le pourtour de la valvule est constamment libre d'adhérence dans trois points, un à gauche, l'autre à droite, le troisième au niveau de la cloison. M. Parchappe (1) a parfaitement exposé la disposition des colonnes charnues et des tendons qui s'insèrent à la valvule.

2° *Orifice artériel pulmonaire.* — Il est situé à la partie anté-

(1) Parchappe, *Du cœur, de sa structure et de ses mouvements.* 1 vol. in-8 et atlas in-4 de 10 planches. Paris, 1848.

rieure de la base du ventricule droit, au-devant de l'aorte, près de
son bord gauche ; l'aire de cet orifice est dans un plan presque verti-
tical, légèrement incliné de haut en bas et de droite à gauche ; il est
séparé, à droite de l'orifice auriculo-ventriculaire, par une lamelle
charnue, une espèce d'éperon désigné par M. Parchappe sous le nom
d'*appendice conoïdal*. Cette lamelle détermine par la saillie de son
repli dans la cavité ventriculaire une arcade musculaire à concavité
inférieure, tendue d'avant en arrière de la paroi de la cloison à la
paroi antérieure ; elle sépare au niveau du bord gauche de l'orifice
auriculaire la cavité du ventricule droit en deux portions, que M. Parchappe a désignées, l'une sous le nom de *chambre gauche* ou *pulmonaire*, l'autre *chambre droite* ou *auriculaire*. M. Cruveilhier décrit la
première sous le nom d'*infundibulum;* cette portion du ventricule a,
en effet, la forme d'un entonnoir. Cet orifice est régulièrement circulaire, un peu plus étroit que l'artère pulmonaire, muni de trois valvules bien distinctes, désignées sous le nom de *valvules sigmoïdes*
(fig. 86. 8).

Les *valvules sigmoïdes* présentent une *surface ventriculaire ;* une
surface artérielle qui intercepte entre elle et la paroi de l'artère un
petit cul-de-sac comparé à un nid à pigeon ; un *bord adhérent*, convexe du côté du ventricule ; un *bord libre*, dirigé du côté de l'axe de
l'artère et présentant à sa partie moyenne un petit noyau fibro-carti-
lagineux, *nodule de Morgagni*, qui divise le bord libre de chaque
valvule en deux moitiés égales.

Lorsque les valvules sigmoïdes sont abaissées; elles sont presque
horizontales ; leur face ventriculaire regarde le ventricule, les bords
libres se touchent, le petit noyau bouche le petit espace triangulaire
qui résulterait de l'adossement de trois surfaces courbes : aussi le
sang ne peut-il refluer de l'artère pulmonaire dans le ventricule.
Lorsqu'au contraire la valvule est ouverte, la face artérielle de la
valvule est appliquée contre la paroi de l'artère, et le passage du sang
du ventricule vers l'artère pulmonaire est parfaitement libre.

II. — *Surface intérieure du ventricule gauche.*

La surface interne du ventricule gauche présente la plus grande
analogie avec la surface interne du ventricule droit; il existe cependant quelques différences que nous allons signaler. Il descend plus
bas que le ventricule droit ; ses parois, beaucoup plus épaisses, sont
au nombre de deux seulement ; elles ne s'affaissent pas ; aussi est-il
convexe même du côté de la cloison interventriculaire qui fait relief
dans la cavité du ventricule droit.

Les colonnes charnues (fig. 87. 5) de trois espèces existent dans
le ventricule gauche aussi bien que dans le ventricule droit. Celles de
la première espèce, beaucoup plus volumineuses, sont au nombre
de deux, l'une à droite, l'autre à gauche ; elles se détachent, l'une de

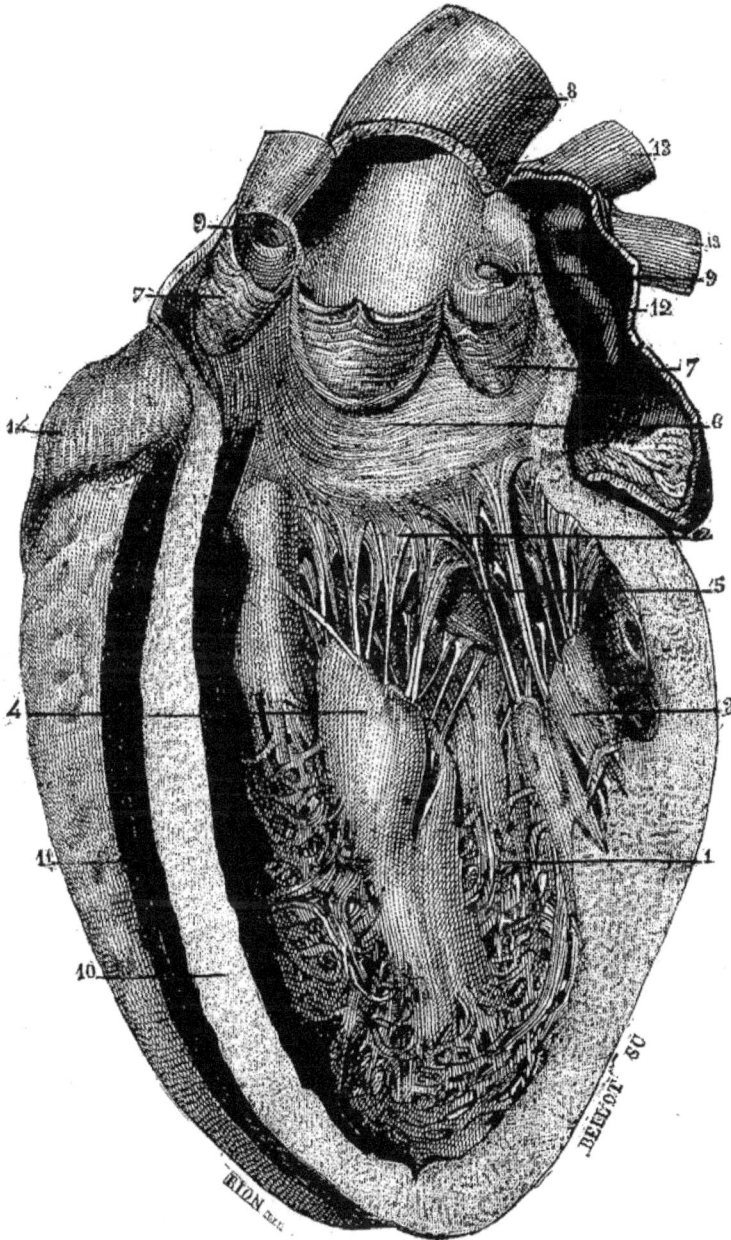

FIG. 87. — *Ventricule gauche.*

1. Cavité ventriculaire gauche. — 2. Valvule mitrale. — 3. Colonne charnue du côté gauche. — 4. Colonne charnue du côté droit. — 5. Orifice auriculo-ventriculaire gauche. — 6. Orifice ventriculo-aortique. — 7,7. Valvules sigmoïdes. — 8. Aorte. — 9,9. Origine des artères cardiaques. — 10. Cloison interventriculaire. — 11. Cavité du ventricule droit. — 12. Oreillette gauche ouverte. — 13, 13. Veines pulmonaires gauches. — 14. Auricule du côté droit.

la paroi antérieure, l'autre de la paroi postérieure du ventricule, vis-à-vis l'un de l'autre ; elles sont unies par leur base au moyen de faisceaux à concavité supérieure. La colonne postérieure est la plus large ; elle est convexe en arrière, concave en avant; elle présente une gouttière longitudinale qui s'élargit de la base au sommet. Du sommet mamelonné naissent des faisceaux de tendons disposés au pourtour de la gouttière longitudinale de la colonne charnue et qui vont se rendre au bord postérieur de la valvule mitrale. La colonne antérieure est moins large et plus épaisse, et dans les mouvements de contraction du cœur elle se rapproche de la colonne postérieure et se loge dans sa concavité.

Celles de la seconde et de la troisième espèce sont très nombreuses, mais moins volumineuses que celles du ventricule droit, de sorte que les aréoles du ventricule gauche sont extrêmement multipliées, mais de petite dimension.

Le ventricule gauche présente aussi deux orifices : l'*orifice auriculo-ventriculaire gauche* (fig. 87. 5) et l'*orifice aortique* (fig. 87. 6).

1° *Orifice auriculo-ventriculaire gauche.* — Il est semblable à celui du ventricule droit, et est pourvu d'une valvule à deux festons bien distincts, ce qui lui a fait donner le nom de *valvule mitrale* (fig. 87. 2). Ces deux festons sont d'égale longueur ; l'un est antérieur, l'autre est postérieur ; au feston antérieur s'attachent les tendons qui viennent de la colonne charnue antérieure, au feston postérieur ceux qui viennent de la colonne postérieure ; les bords de la valvule sont dépourvus d'insertions tendineuses en deux points opposés, l'un à droite, l'autre à gauche. Cette valvule est beaucoup plus forte, plus résistante que la valvule tricuspide.

2° *Orifice aortique.* — Il est semblable à l'orifice pulmonaire par sa régularité, ses valvules sigmoïdes (fig. 87. 7) ; cependant celles-ci sont beaucoup plus résistantes, et le petit nodule de leur bord libre, désigné sous le nom de *tubercule d'Arantius*, est bien plus développé.

Les rapports des orifices aortique et auriculo-ventriculaire gauche diffèrent de ceux que nous avons signalés à droite entre ces deux orifices. Ainsi, sur le côté droit, l'orifice de l'artère pulmonaire est au sommet de l'infundibulum, par conséquent supérieur à l'orifice auriculo-ventriculaire ; ils sont, au contraire, à gauche, sur le même plan et contigus.

M. Parchappe a parfaitement fait comprendre le mécanisme des valvules auriculo-ventriculaires ; nous allons exposer en quelques mots sa théorie, et nous joindrons une des planches que nous avons tirée de son magnifique atlas.

Dans l'écartement des colonnes libres des deux ventricules, l'anneau valvulaire est déployé, appliqué et tendu de toutes parts contre les parois du ventricule ; il constitue ainsi une sorte de canal dont l'ouverture supérieure est à l'orifice de l'oreillette et dont l'ouverture inférieure évasée se continue avec la cavité du ventricule. L'écartement des colonnes et ses effets appartiennent à l'état de relâchement des fibres musculaires du ventricule, par conséquent à l'état cadavérique,

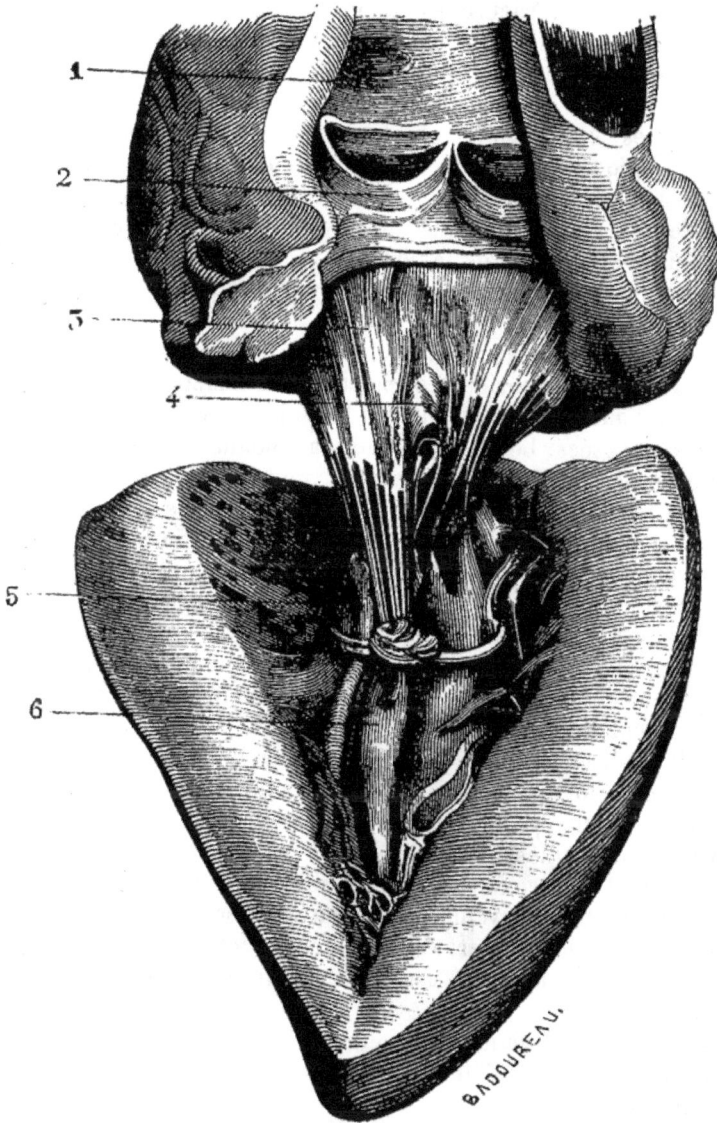

FIG. 88. — *Appareil valvulaire du ventricule gauche fermé par le rapprochement des colonnes charnues maintenues au moyen d'un lien* (figure tirée de l'atlas de M. Parchappe).

1. Aorte ouverte verticalement. — 2. Valvules si gmoïdes. — 3. Valvule mitrale. — 4. Pli de la valvule mitrale dans la systole ventriculaire. — 5. Cavité du ventricule gauche. — 6. Colonnes charnues du cœur rapprochées artificiellement par un lien. Cet état est normal dans la systole ventriculaire.

mais n'atteignent leur maximum que dans la dilatation complète de la cavité ventriculaire par une force mécanique.

Dans l'état de rapprochement des colonnes libres du ventricule droit, la colonne antérieure s'applique contre le pilastre postérieur, le groupe des colonnes postérieures est rapproché à gauche jusqu'au contact de la colonne antérieure et de la cloison, de manière à embrasser entre ses digitations le côté droit de la colonne antérieure. Ainsi groupées, ces colonnes constituent par leur ensemble un pilier musculaire unique adossé à la cloison vers la gauche ; les radiations tendineuses intermédiaires sont rapprochées et forment au sommet de ce pilier un faisceau unique de rayons à peine divergents ; de cette manière les festons de la valvule se trouvent rapprochés et le canal auriculo-ventriculaire est fermé par le froncement du bord libre de la valvule.

Dans le ventricule gauche les choses se passent de la même manière. Les colonnes antérieure et postérieure, exactement appliquées l'une contre l'autre, s'engrènent par les saillies et les dépressions de leurs faces opposées. Le pilier droit de la colonne antérieure, la plus volumineuse des saillies, s'adapte à la gouttière longitudinale de la colonne postérieure et la remplit ; le pilier gauche de la colonne postérieure, moins volumineux, s'adapte à la gouttière longitudinale moins profonde de la colonne antérieure, la remplit ; les deux colonnes, ainsi engrenées, forment une seule colonne charnue située au centre de la cavité du ventricule.

Les radiations divergentes sont ramenées à une position parallèle et constituent au sommet de la colonne musculaire un seul faisceau ; elles entraînent le bord libre de la valvule qui se fronce et présente à sa partie antérieure un pli fort remarquable qui persiste et peut se produire même lorsque toute la valvule a été envahie par des sels calcaires. M. Parchappe a observé et figuré un cas de ce genre. Toute la valvule était ossifiée, mais les bords du pli, toujours en mouvement, n'avaient pu être envahis par l'ossification ; il formait une espèce de charnière dont le mouvement, joint au rapprochement des colonnes charnues du ventricule, permettait encore à cette cavité de remplir ses fonctions d'une manière assez satisfaisante pour que le malade pût exister.

Ainsi donc les contractions du cœur rapprochent les colonnes charnues jusqu'au contact et déterminent l'occlusion des ouvertures auriculo-ventriculaires.

III. — *Surface intérieure de l'oreillette droite.*

On a comparé la cavité de l'oreillette droite (fig. 89. 5) à un segment d'ovoïde dont le grand diamètre est dirigé d'avant en arrière et de haut en bas. On lui considère une *paroi antérieure* convexe ; une *paroi interne*, légèrement concave, répondant à la cloison des oreil-

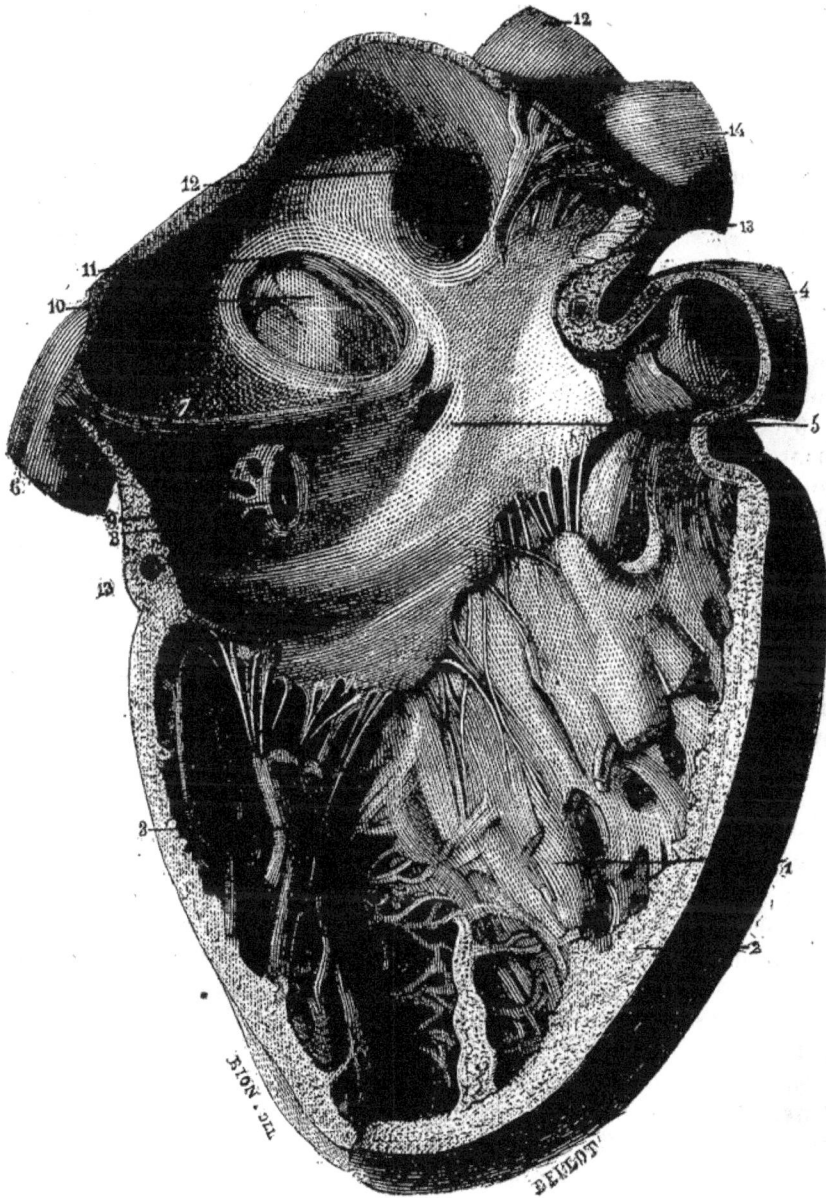

FIG. 89. — *Oreillette droite.*

1. Ventricule droit. — 2. Cloison interventriculaire. — 3. Colonnes charnues dont les tendons s'insèrent au bord libre de la valvule tricuspide. — 4. Artère pulmonaire. — 5. Cavité de l'oreillette droite. — 6. Veine cave inférieure. — 7. Valvule d'Eustachi. — 8. Orifice de la grande veine coronaire. — 9. Valvule de Thébésius. — 10. Fosse ovale. — 11. Anneau de Vieussens. — 12. Veine cave supérieure. — 13. Auricule droite coupée. — 14. Aorte.

lettes, sur laquelle on trouve la *fosse ovale ;* une *paroi postérieure*
concave, la plus étendue et la plus musculeuse ; quatre *orifices,* qui
sont : l'orifice *auriculo-ventriculaire,* celui de la *veine cave supé-*
rieure, celui de la *veine cave inférieure,* et celui de la *veine cave*
coronaire ; enfin, chez le fœtus, on trouve un cinquième orifice, appelé *trou de Botal,* fermé après la naissance et représenté par la *fosse*
ovale.

1° *Orifice auriculo-ventriculaire.* — Nous avons déjà parlé de cet
orifice en décrivant le ventricule droit ; il est occupé par la valvule
tricuspide.

2° *Orifice de la veine cave supérieure.* — Il est circulaire, regarde
en bas et un peu en arrière ; il est complétement dépourvu de valvules.

3° *Orifice de la veine cave inférieure.* — Il s'ouvre horizontalement dans l'oreillette et dans le voisinage de la cloison. Il est circulaire, plus large que celui de la veine cave supérieure et pourvu
d'une valvule, *valvule d'Eustachi.*

La *valvule d'Eustachi* (fig. 89. 7) entoure la moitié antérieure de
l'orifice de la veine cave ; elle est semi-lunaire ; son bord libre concave est dirigé en haut, il est très mince ; son bord adhérent est
dirigé en bas, il est épais et formé par un faisceau charnu. Une de ses
faces regarde du côté de l'oreillette ; l'autre regarde du côté du ventricule. Une de ses extrémités semble se continuer avec la fosse
ovale ; l'autre se perd sur la paroi de la veine cave. La valvule d'Eustachi ne ferme que très incomplétement l'orifice de la veine cave.

4° *Orifice de la veine coronaire* (fig. 89. 8). — Placé en avant et
au-dessous du précédent, il en est séparé par la valvule d'Eustachi ;
il est pourvu d'une petite valvule, *valvule de Thébésius,* excessivement mince, qui ferme complétement l'orifice du vaisseau, et dont
l'extrémité supérieure est adhérente à la valvule d'Eustachi.

On a signalé au niveau de la veine cave quelques petits pertuis
dépourvus de valvules ; on a prétendu que ces pertuis conduisaient
à des veines ; M. Cruveilhier a démontré qu'ils conduisaient dans des
petits groupes d'aréoles.

5° *Fosse ovale* (fig. 89. 10). — On désigne sous ce nom une surface
lisse, rarement réticulée, qui occupe le point de la cloison interauriculaire, où se trouvait chez le fœtus le *trou de Botal ;* elle est
limitée en avant par un anneau musculaire, *anneau de Vieussens*
(fig. 89. 11). La fosse ovale se continue pour ainsi dire sans ligne de
démarcation avec la veine cave inférieure, car une des extrémités de
la valvule d'Eustachi s'attache à son pourtour. Aussi, on peut considérer cette valvule comme destinée plutôt à prolonger la veine cave
inférieure du fœtus jusqu'au trou de Botal, qu'à boucher la veine
cave inférieure dans les contractions de l'oreillette. Quelquefois on
rencontre à la fosse ovale une petite fissure très oblique à travers laquelle on peut introduire un stylet ; cette espèce de communication

des deux oreillettes ne se manifeste pendant la vie par aucun phéno·
mène morbide.

Auricule du côté droit (fig. 89. 13). — A l'extrémité supérieure
de l'oreillette droite, on trouve un diverticulum désigné sous le nom
d'*auricule*, présentant une surface aréolaire analogue à celle que nous
avons signalée dans les ventricules.

Ce n'est pas seulement dans cette partie de l'oreillette que l'on
trouve des colonnes charnues, on en voit encore, principalement à
droite, autour des veines caves, et dans le voisinage de l'artère coronaire ; ces faisceaux charnus paraissent dirigés de l'orifice de l'auricule vers l'orifice auriculo-ventriculaire. Entre les embouchures des
veines caves, on a signalé une saillie désignée sous le nom de *tubercule de Lower*. La partie interne de l'oreillette est lisse et ne présente
aucun faisceau charnu.

IV. — *Surface intérieure de l'oreillette gauche.*

L'oreillette gauche, moins grande que la droite, est irrégulièrement cuboïde. Elle présente chez l'adulte cinq orifices, qui sont :

1° Les *quatre orifices des veines pulmonaires*, situés aux extrémités de la face supérieure de l'oreillette et disposés par paire, deux à
gauche, deux à droite. Ces orifices sont circulaires et dépourvus de
valvules.

2° L'*orifice auriculo-ventriculaire gauche* est situé à la partie
inférieure de l'oreillette ; il est muni d'une valvule déjà signalée, la
valvule mitrale.

3° Chez le fœtus, on trouve sur la paroi interne de l'oreillette l'*orifice du trou de Botal*, oblitéré chez l'adulte.

L'*auricule du côté gauche* est bien plus distincte de l'oreillette
que celle du côté droit. Son orifice de communication est circulaire ;
sa cavité a été heureusement comparée à celle d'un doigt de gant ;
elle est réticulée comme celle de l'auricule du côté droit.

TEXTURE DU CŒUR.

Le cœur est un organe essentiellement musculeux ; ses fibres charnues prennent leur point d'appui sur des zones fibreuses. Il reçoit des
artères et des nerfs destinés à son tissu propre ; on y trouve encore
des veines, des vaisseaux lymphatiques, du tissu cellulaire ; enfin, il
est recouvert à sa face interne par l'endocarde, qui se continue avec
la membrane interne des veines et des artères ; à l'extérieur, il est
tapissé par le feuillet viscéral du péricarde.

ZONES FIBREUSES DU CŒUR.

Les zones fibreuses du cœur sont au nombre de quatre, une pour

chaque orifice des ventricules : il existe donc deux *zones auriculo-
ventriculaires*, deux *zones artérielles*.

1° *Zones auriculo-ventriculaires*. — On désigne ainsi deux cercles
fibreux qui circonscrivent les orifices auriculo-ventriculaires, se prolongent dans l'épaisseur des valvules mitrale et tricuspide, et donnent
attache aux tendons des colonnes charnues de la première espèce.

2° *Zones artérielles*. — Elles sont plus caractérisées que les précédentes ; elles occupent les orifices des artères pulmonaire et aortique,
et sont plus étroites que ces vaisseaux. Elles présentent : 1° trois
prolongements qui occupent l'intervalle des valvules sigmoïdes ;
2° trois autres prolongements tapissés par la membrane interne du
cœur et la membrane interne des artères : ce sont ces trois feuillets qui
composent les valvules sigmoïdes. Nous ferons remarquer toutefois que
la membrane fibreuse n'occupe pas toute la largeur de la valvule sigmoïde, et que vers son bord libre la valvule est formée seulement
par les deux feuillets séreux adossés.

Les deux zones auriculo-ventriculaires et la zone aortique sont
situées sur un même plan, de sorte qu'elles se touchent deux à deux
par un point de leur circonférence ; l'espace compris entre les points
de contact s'encroûte quelquefois de phosphate calcaire. Cette partie a
été décrite par les anciens sous le nom d'*os du cœur*.

FIBRES MUSCULAIRES DU CŒUR.

Préparation. — Il est difficile de suivre les fibres musculaires du cœur sur un
cœur qui n'a subi aucune préparation. La préparation nécessaire pour démontrer
les plans musculaires de cet organe consistera ou dans la coction, ou dans la macération dans l'alcool ou mieux dans l'acide nitrique. Les différents plans musculeux
du cœur seront étudiés couche par couche, les fibres seront suivies depuis leur
origine jusqu'à leur terminaison.

Fibres musculaires des ventricules.

Les ventricules sont formés de deux sacs musculeux, un pour
chaque ventricule contenu dans un troisième sac également musculeux, commun aux deux ventricules. Nous avons donc à examiner les
fibres propres à chaque ventricule, et les *fibres communes* aux deux
ventricules.

1° *Fibres propres*. — Elles sont placées entre les fibres superficielles et les fibres profondes de l'enveloppe musculeuse commune ;
elles ont la forme d'un cône tronqué creux, adossées par une de leur
face comme le seraient les deux canons d'un fusil à deux coups. La
base répond à l'orifice auriculo-ventriculaire ; leur extrémité inférieure, plus étroite que la base, est dirigée vers la pointe du cœur,
et laisse pénétrer dans leur intérieur les faisceaux profonds des fibres
communes. Sénac pense que les fibres qui composent ce plan charnu

se contournent en spirale ; Gerdy a démontré qu'elles forment, au contraire, des anses attachées aux zones fibreuses artérielles et auriculo-ventriculaires, et que ces anses s'emboîtent les unes dans les autres, comme le feraient des cornets de papier d'inégale grandeur.

2° *Fibres communes.* — Gerdy désigne ces fibres sous le nom de *fibres unitives* ; elles sont *superficielles* et *profondes*.

A. Les *fibres superficielles* naissent toutes de la base du cœur, et se dirigent obliquement vers la pointe ; celles de la région antérieure de droite à gauche, celles de la région postérieure de gauche à droite. Arrivées à la pointe du cœur, les fibres antérieures et les fibres postérieures, formant chacune un faisceau distinct, se contournent réciproquement en formant une demi-spire, de telle sorte que le faisceau antérieur est embrassé à gauche par le faisceau postérieur, et que le faisceau postérieur embrasse à droite le faisceau antérieur. A partir de ce point, les fibres unitives et superficielles deviennent profondes, et embrassent les fibres propres des ventricules : celles du ventricule gauche sont logées dans l'angle de réflexion du faisceau antérieur, celles du ventricule droit dans l'angle de réflexion du faisceau postérieur ; d'où il suit que les faisceaux superficiels des fibres unitives enveloppent les faisceaux propres des ventricules, et que ces derniers recouvrent à leur tour les faisceaux profonds des fibres communes.

En se réfléchissant vers la pointe du cœur, les fibres antérieures circonscrivent un orifice à travers lequel on peut faire passer un stylet dans la cavité du ventricule. Ce petit canal a été fort bien observé par les anatomistes qui se sont occupés de la structure du cœur, et ceux-ci ont comparé la pointe du cœur à une étoile, à une rose tournante. Gerdy a parfaitement décrit cette disposition, et il dit que les fibres unitives antérieures se contournent *en tourbillon*, expression très heureuse, qui fait parfaitement comprendre l'orifice infundibuliforme, les spires qui le circonscrivent, et la marche ascendante des fibres dans la cavité du ventricule. Les fibres postérieures ne se contournent pas en tourbillon comme les fibres antérieures ; elles se réfléchissent non-seulement sur l'extrémité inférieure du ventricule droit, mais encore sur le bord droit du cœur, en formant des anses d'autant plus longues qu'elles sont plus inférieures.

B. *Fibres profondes.* — Parvenues dans l'intérieur des ventricules, les fibres unitives se placent en dedans des fibres propres, et présentent trois modes de disposition bien distincts. Ce sont :

a. *Fibres à anses.* — Par leur partie superficielle et par leur partie profonde, elles appartiennent à des ventricules opposés : ainsi les fibres à anses superficielles du ventricule droit deviennent les fibres à anses profondes du ventricule gauche, et réciproquement.

b. *Fibres en huit de chiffre.* — L'anneau inférieur de ces fibres est extrêmement étroit, et est représenté par le petit orifice de la pointe du cœur ; par leur partie superficielle, elles se confondent avec les fibres à anses ; elles appartiennent par leur partie profonde à al même paroi que leur portion superficielle. Ces fibres, dont on a nié l'existence, ont été démontrées d'une manière incontestable par Gerdy dans le ventricule gauche, mais il ne les a pas constatées dans le ventricule droit.

c. *Colonnes charnues.* — Les fibres qui leur donnent naissance sont disposées tantôt en anses, tantôt en huit de chiffre.

La *cloison interventriculaire* n'a pas de fibres qui lui soient propres ; elle est formée par l'adossement des fibres qui appartiennent aux deux ventricules. La démonstration de ce fait anatomique est facile, il suffit de séparer les deux cœurs. On voit encore par cette préparation que le ventricule gauche s'emboîte dans le ventricule droit ; en effet, le premier est convexe, et est reçu dans une concavité formée par la portion de cloison qui appartient au ventricule droit.

Fibres musculaires des oreillettes.

Les fibres musculaires des oreillettes sont de deux espèces, comme celles des ventricules : les *fibres communes* aux deux oreillettes, les *fibres propres* à chacune d'elles.

1º *Fibres communes.* — Il n'existe qu'une seule bandelette musculaire étendue sur la face antérieure du cœur de l'auricule droite à l'auricule gauche.

2º *Fibres propres.* — Elles forment une couche musculaire très mince qui s'insère à la zone auriculo-ventriculaire et s'y termine. Elles présentent la disposition suivante :

A. *Fibres propres de l'oreillette droite.* — Elles ne forment pas un plan continu, mais bien des faisceaux qui sont : un faisceau circulaire qui entoure l'orifice auriculo-ventriculaire ; un faisceau semilunaire entre la veine cave supérieure et l'auricule ; un sphincter pour la veine cave inférieure ; enfin des faisceaux qui s'entrecroisent irrégulièrement sur la face antérieure de l'oreillette.

B. *Fibres propres de l'oreillette gauche.* — Elles forment une couche continue, uniforme, dans laquelle on distingue : des fibres circulaires qui occupent l'orifice auriculo-ventriculaire ; une bandelette située entre l'auricule et les veines pulmonaires gauches ; une autre, plus large, qui remplit l'intervalle qui existe entre les veines pulmonaires droites et gauches ; enfin des fibres circulaires autour des orifices des veines pulmonaires. Ces dernières sont constituées par les faisceaux précédents qui s'infléchissent pour former des espèces de sphincter.

C. *Fibres musculaires des auricules.* — Elles forment un tissu réticulé constitué par des colonnes charnues qui s'entrecroisent sans ordre déterminé.

D. *Fibres musculaires de la cloison interauriculaire.* — Elles sont constituées en grande partie par les fibres musculaires des oreillettes ; on y remarque en outre un sphincter plus ou moins complet, suivant les sujets, qui circonscrit la fosse ovale. Ces fibres musculaires forment l'*anneau de Vieussens*.

Vaisseaux, nerfs, et tissu cellulaire du cœur.

Artères. — Le cœur reçoit deux artères nommées *artères coronaires* ou *cardiaques* : ces vaisseaux sont les deux premières branches fournies par l'aorte. Elles se bifurquent et s'anastomosent pour former deux cercles réciproquement perpendiculaires, et correspondent l'un au sillon interventriculaire, l'autre au sillon auriculo-ventriculaire.

Veines. — Les veines du cœur sont : la *grande veine cardiaque*, qui s'ouvre dans l'oreillette droite, et quelques *veines cardiaques antérieures.*

Vaisseaux lymphatiques. — Assez nombreux, ils se jettent dans les ganglions qui avoisinent la trachée et la crosse de l'aorte.

Nerfs. — Ils viennent du grand sympathique et du pneumogastrique ; ces nerfs sont remarquables par la longueur de leur trajet : ils suivent la direction des artères, et s'épuisent dans le tissu musculaire du cœur.

Tissu cellulaire. — On le rencontre à la surface extérieure du cœur ; il est surtout abondant dans le sillon auriculo-ventriculaire ; dans le sillon interventriculaire, on en trouve encore entre les petites dentelures des auricules.

PÉRICARDE.

Le *péricarde* est un sac fibro-séreux qui enveloppe le cœur et l'origine des gros vaisseaux ; il a la forme d'un cône dont le sommet serait dirigé en haut, et la base en bas. Il est formé de deux feuillets, l'un *fibreux*, l'autre *séreux*. On lui considère une *surface extérieure* et une *surface intérieure*.

Surface extérieure. — Située dans le médiastin, elle présente les rapports suivants :

Rapports. — 1° *En avant*, avec la face postérieure du sternum et celle des cartilages des quatrième, cinquième et sixième côtes gauches. Elle est séparée de ces cartilages par la plèvre gauche, excepté à la partie antérieure qui correspond au médiastin ; dans ce point le péricarde n'est séparé du sternum que par du tissu cellulaire. 2° *En arrière*, il répond au médiastin postérieur, à l'œsophage, à l'aorte, au canal thoracique et à la veine azygos qui le séparent de la colonne vertébrale. 3° *Sur les côtés*, avec les poumons dont il est séparé par la plèvre. 4° *Inférieurement* ou par *sa base*, il est en contact avec le diaphragme, et surtout avec le centre phrénique auquel il est très adhérent chez l'adulte. 5° *Par son sommet*, il se prolonge sur les gros vaisseaux qui partent de la base du cœur et sur ceux qui s'y

rendent. 6° Il est enveloppé par la plèvre, excepté au niveau des médiastins antérieur et postérieur.

La face interne du feuillet fibreux du péricarde est tapissée par le
feuillet séreux, excepté vers la base du cœur, au niveau des gros
vaisseaux, dans des points que nous signalerons en décrivant le trajet
de ce dernier.   .

Feuillet séreux du péricarde. — Il forme, comme toutes les membranes séreuses, un sac sans ouverture dont la surface externe est en
rapport, d'une part, avec la face interne du feuillet fibreux, d'autre
part, avec la surface extérieure du cœur.

Nous considérerons au feuillet séreux un *feuillet pariétal*, un *feuillet viscéral*.

Le *feuillet pariétal* tapisse la lame fibreuse du péricarde ; arrivé
au niveau des gros vaisseaux, il se réfléchit en formant une gaîne
commune, mais complète, qui enveloppe l'aorte et l'artère pulmonaire, et des demi-gaînes aux veines pulmonaires et aux deux veines
caves qui ne sont recouvertes que sur la partie antérieure de leur circonférence. Dans les points où se fait la réflexion, le feuillet séreux
s'écarte du feuillet fibreux : c'est au niveau de ces petits espaces
triangulaires que l'on peut facilement démontrer l'existence des deux
feuillets.

Le *feuillet viscéral* recouvre le cœur sur toute sa surface.

Les *artères* du péricarde sont très grêles, et viennent des artères
environnantes, des bronchiques, des œsophagiennes, des diaphragmatiques, etc.

Les *veines* accompagnent les artères et se jettent dans la veine azygos.

Les *lymphatiques* se rendent aux ganglions qui entourent la veine
cave.

M. L. Corvisart (1) a signalé au voisinage de la réflexion du feuillet
séreux du péricarde, sur les gros vaisseaux et au niveau des fibres
aréiformes de la tunique fibreuse qui embrassent les vaisseaux entre
l'aorte et la veine cave supérieure, de petits corps qui pourraient être
considérés comme des glandules péricardiennes ; celles-ci n'ont été
rencontrées que sur les trois quarts environ des sujets.

ENDOCARDE.

Les cavités du cœur sont tapissées par une membrane que l'on
appelle *endocarde*. Celle-ci est plus épaisse dans les oreillettes que
dans les ventricules ; elle se compose d'un épithélium qui se continue directement avec celui des vaisseaux, de fibres longitudinales
mêlées à du tissu strié. Ces diverses tuniques, qui sont très minces,
sont réunies au tissu du cœur par une couche de tissu cellulaire faisant corps commun avec celui que l'on trouve entre les fibres charnues du cœur.

(1) *Bulletins de la Société anatomique*, 1851, page 272.

ARTÈRES.

PRÉPARATION DES ARTÈRES.

Pour isoler les artères des parties qui les environnent, il faut avoir recours aux injections ; à la vérité, on pourrait préparer certaines artères un peu volumineuses sans avoir préalablement recours à ce procédé, qui devient indispensable pour disséquer les divisions un peu fines.

La préparation des artères se compose donc de deux temps : 1° de l'injection, 2° de la dissection.

Injections. — Elles sont générales ou partielles ; elles se font à l'aide d'une seringue avec laquelle on pousse dans les vaisseaux une matière liquide susceptible de se solidifier par le refroidissement.

Seringues et tubes. — La seringue destinée aux injections générales doit être assez grande pour contenir au moins un kilogramme de liquide ; les seringues à injections partielles sont d'un volume variable, en rapport avec la capacité des vaisseaux de l'organe que l'on veut injecter.

M. Sappey fait remarquer avec raison que les garnitures de cuir du piston sont mauvaises. « Les plaques de cuir dont on garnit constamment l'extrémité du piston seront constamment rejetées ; elles se brûlent, se racornissent après deux ou trois injections, et la seringue fonctionne alors très imparfaitement ; à ces plaques, qui sont excellentes dans les seringues où l'on introduit des liquides froids, il faut substituer la filasse, qui n'offre aucun inconvénient et qu'on peut si facilement renouveler dans ses couches les plus superficielles, lorsqu'elle s'altère, se déroule et ne ferme pas hermétiquement le corps de pompe (1). »

Le corps de pompe de la seringue sera muni à sa partie moyenne d'un anneau supportant de chaque côté une poignée de bois. L'extrémité de la seringue supporte un robinet sur lequel s'adaptent des tubes d'ajutage qui se fixent au robinet par le même mécanisme que la baïonnette s'adapte au canon d'un fusil. Tous les tubes d'ajutage doivent avoir le même volume à l'extrémité qui s'adapte au robinet ; l'extrémité que l'on introduit dans le vaisseau doit avoir un volume proportionné à celui du vaisseau que l'on veut injecter. Six tubes d'ajutage de différents calibres suffisent pour faire toutes les injections partielles ; nous ajouterons que l'extrémité inférieure du tube sera munie d'une rainure circulaire ou creusée dans l'épaisseur de la paroi du tube ou bien formée par le tube lui-même et le relief de son extrémité. C'est sur cette rainure que doit être placée la ligature qui fixe le tube au vaisseau. Lorsqu'on veut injecter des vaisseaux d'un petit calibre, on est obligé d'avoir de très petits tubes que l'on fixe sur un tube d'ajutage spécial qui ne présente point de rainure ; le petit tube, devant être fixé au vaisseau, présente seul des points d'arrêt pour fixer la ligature.

Tel est l'appareil à l'aide duquel on peut faire toutes les injections artérielles et veineuses. Quoiqu'il soit suffisant, nous engageons les anatomistes à se procurer un second robinet qui se fixe par une de ses extrémités au robinet de la seringue, comme le tube d'ajutage, et qui par l'autre extrémité reçoit le tube d'ajutage. Nous reviendrons plus bas sur l'utilité de ce second robinet.

Matière à injections. — La matière à injections doit être assez résistante, cependant elle ne doit pas être cassante. Elle est composée de la manière suivante pour les injections générales des sujets destinés aux dissections : Suif, 9 parties ; essence

_____

(1) Sappey, *Manuel d'anatomie descriptive*, 1849, t. Ier, p. 385.

de térébenthine, 1 partie; noir de fumée, quantité suffisante pour colorer le mélange. Le mélange est un peu différent quand on veut injecter des pièces destinées à être conservées : au lieu d'essence de térébenthine, on ajoute au suif une certaine quantité de cire dans la proportion d'un sixième et une égale quantité de térébenthine molle de Venise. La cire donne plus de consistance à la matière à injection; la térébenthine la fait rester plus longtemps liquide et lui permet de pénétrer plus loin dans les petits vaisseaux. Cette matière sera colorée en rouge par du vermillon, pour l'injection des artères; en bleu par du bleu de Prusse à l'huile, pour les veines.

Il arrive souvent, quand on fait une injection partielle, de préparer une trop grande quantité de matière à injection; quand on voudra faire une seconde injection, si l'on veut utiliser la matière déjà préparée, nous conseillons de la faire chauffer sur un bain de sable, sans quoi les couleurs de l'injection s'altèrent; l'injection rouge devient beaucoup plus brune, l'injection bleue devient d'un vert foncé. Le même phénomène se présente quand on mélange la matière colorante dans le suif élevé à une trop haute température.

Pour faire une injection très pénétrante, il est bon de pousser préalablement dans les vaisseaux du vernis à l'alcool coloré avec du vermillon : ce mélange pénètre dans les vaisseaux capillaires et s'y consolide assez rapidement; l'essence de la térébenthine colorée est plus pénétrante, mais elle se consolide moins vite. Les veines s'injectant en général des vaisseaux capillaires vers les troncs veineux, il est dans presque tous les cas inutile de faire précéder l'injection de suif d'une injection au vernis.

Manière de faire les injections. — Pour injecter tout un sujet, on placera le tube dans la crosse de l'aorte par une incision faite à ce vaisseau, ou mieux dans le ventricule gauche; pour arriver jusqu'au cœur, on fera sur la ligne médiane une incision aux téguments, on fendra le sternum dans toute sa longueur, on écartera les bords de la solution de continuité, et on les maintiendra écartés à l'aide d'un petit chevalet de bois, puis on ira à la recherche du cœur. La ligature pratiquée sur le vaisseau devra porter sur la crosse de l'aorte, dans sa portion ascendante. Pour les injections partielles, le vaisseau par lequel on voudra faire une injection sera découvert par une incision aussi petite que possible, le tube d'ajutage sera introduit dans le vaisseau; on aura soin, dans ce temps de la préparation, de ne pas décoller la tunique interne du vaisseau : celle-ci, refoulée par le tube, empêcherait l'injection de réussir; une ligature sera faite au niveau du point d'arrêt du tube, afin de bien fixer le vaisseau, puis on poussera, si on le juge convenable, une injection au vernis coloré.

L'injection à base de suif sera poussée immédiatement après. On procédera de la manière suivante. On placera dans le tube un robinet que l'on fermera, puis on chargera la seringue, munie d'un second robinet. On reconnaît que la température du mélange est à un degré convenable quand quelques gouttes d'eau jetées au milieu de la matière à injection font entendre un bruit de crépitation. Le robinet de la seringue étant ouvert, le liquide sera introduit par aspiration, c'est-à-dire en retirant le piston. On pourrait verser dans la seringue, dont le robinet serait tenu fermé, le liquide à injection, mais celui-ci se refroidirait pendant le temps qu'on introduirait le piston et qu'on visserait la plaque qui ferme la seringue supérieurement. Le liquide étant introduit dans la seringue, celle-ci sera renversée, le robinet étant dirigé en haut. Le piston sera poussé légèrement afin de chasser la petite quantité d'air qui serait contenu dans la seringue. Le robinet est ensuite introduit dans le tube d'ajutage. L'opérateur applique l'extrémité libre du piston sur la partie antérieure de la poitrine; il ouvre le robinet ou le fait ouvrir par un aide, et pousse le piston avec force afin de faire pénétrer le plus rapidement possible l'injection dans les vaisseaux. Lorsqu'il commence à éprouver de la résistance, il doit pousser avec beaucoup plus de ménagement ; enfin, dès que le piston reste immobile, il ferme le robinet adapté au tube d'ajutage, ferme le robinet de la seringue, la retire. Le premier robinet et le tube restent fixés au vaisseau jusqu'à ce que l'injection soit refroidie ; cependant ils peuvent être enlevés immédiatement, si l'on a soin de pratiquer une ligature sur le vaisseau au delà du tube à injection.

Les injections les plus pénétrantes sont celles que l'on fait avec un liquide froid, le vernis, l'essence de térébenthine : ces substances doivent leur propriété de pénétration à ce que l'on peut plus longtemps soutenir l'effort qui fait pénétrer le liquide dans les vaisseaux.

Dissection des artères. — Nous n'exposerons dans ce paragraphe que quelques généralités applicables à la préparation de toutes les artères ; les préparations des diverses branches artérielles seront décrites avec les artères elles-mêmes.

En général, les artères seront disséquées du tronc vers les branches ; ce n'est que lorsque le tronc est situé trop profondément et qu'on aura crainte de couper quelques branches collatérales en cherchant immédiatement le tronc artériel, qu'on disséquera l'artère par sa terminaison pour la conduire à son origine.

Les artères seront séparées avec soin du tissu cellulaire qui les environne : il n'est pas, en général, nécessaire de conserver les aponévroses ; il faut cependant ménager les anneaux fibreux un peu importants, afin de pouvoir étudier les rapports des vaisseaux. Quant aux autres organes, muscles, nerfs, veines, ils doivent être disséqués en même temps que l'artère, afin de conserver les rapports et les branches qui se rendent aux divers organes.

Avant de passer à l'étude de l'artère, il faudra avoir disséqué toutes ses branches collatérales.

DES ARTÈRES EN GÉNÉRAL.

CONSIDÉRATIONS GÉNÉRALES.

On donne le nom d'*artères* aux vaisseaux qui partent des ventricules et à leurs divisions.

L'artère qui part du ventricule droit charrie du sang noir ; celle qui part du ventricule gauche charrie du sang rouge ; il existe donc deux systèmes artériels parfaitement distincts : le premier est le *système artériel pulmonaire;* le second, le *système artériel aortique.* Les généralités dans lesquelles nous allons entrer, s'appliquent particulièrement au système artériel à sang rouge, ou aortique.

Les systèmes artériels représentent dans leur ensemble une succession non interrompue de canaux décroissants, qui naissent d'un tronc commun. On les a comparés à un arbre dont le tronc serait représenté par l'aorte ou l'artère pulmonaire, les branches et les rameaux par les divisions artérielles.

Origine et terminaison des artères.

Origine. — L'aorte naît, comme nous l'avons déjà dit, du ventricule gauche ; mais les autres artères n'ont pas une origine aussi bien

déterminée, aussi constante. Cependant on peut dire d'une manière
générale, que chaque vaisseau, après un trajet plus ou moins étendu,
se divise en deux branches, d'un calibre à peu près égal ; ces deux
branches, que l'on appelle *branches terminales*, se bifurquent chacune après un trajet plus ou moins long. Ces branches de bifurcation
constituent chacune un nouveau tronc se divisant en deux branches,
qui se bifurquent à leur tour. M. Sappey fait remarquer que cette division dichotomique des artères se fait, en général, à peu près au niveau
des grandes articulations et des principaux segments du corps.

Depuis leur point d'origine jusqu'à leur bifurcation, chaque tronc
artériel fournit un autre ordre de vaisseaux ; ces vaisseaux sont les
branches collatérales, dont le volume est généralement en rapport
avec l'importance de l'organe auquel ils sont destinés.

Les artères se bifurquent en formant un angle aigu ; mais les
branches collatérales naissent du vaisseau principal en formant des
angles variables ; à la vérité, on observe le plus souvent des angles
aigus, mais quelquefois elles se séparent à angle droit et même à
angle obtus. La première disposition est la plus favorable à la circulation ; les deux autres, et surtout la dernière, le sont beaucoup moins.

Les artères collatérales ne font pas diminuer le 'tronc dont elles
naissent, autant que pourrait le faire supposer leur calibre. Les artères terminales sont assez exactement proportionnées au calibre des
vaisseaux d'où elles tirent leur origine.

Les considérations sur lesquelles nous venons d'entrer sont, comme
on a pu le remarquer, extrêmement générales. Il était impossible, en
effet, d'assigner d'une manière exacte l'origine des artères, en raison
des nombreuses variétés que l'on rencontre dans la disposition anatomique de ces vaisseaux. Ces variétés, désignées sous le nom d'*anomalies*, portent principalement sur l'origine, plus rarement sur le trajet, et presque jamais sur la terminaison.

Terminaison des artères. — Les artères se terminent en s'épuisant
dans l'épaisseur des organes où elles communiquent avec les veines.

Les dernières ramifications des artères, qui communiquent très
fréquemment entre elles, et les premières ramifications des veines,
qui communiquent aussi entre elles, forment un réseau qui a été désigné sous le nom de *système capillaire*, et c'est au moyen des capillaires veineux et artériels que les artères et les veines communiquent
entre elles : la communication de ces deux ordres de vaisseaux est
démontrée par les injections qui passent avec facilité des artères dans
les veines, lorsque le liquide est pénétrant. Nous ferons remarquer, en
outre, que dans le système capillaire, les veines sont en bien plus
grande proportion que les artères.

Nomenclature et trajet des artères.

Nom. — Les artères tirent leur nom : 1° des parties auxquelles

elles se distribuent, *artères thyroïdienne, faciale, ophthalmique ;* 2° de leur situation, *artère radiale, cubitale ;* 3° de leur direction, *artère circonflexe,* etc.

Situation. — Les gros vaisseaux sont toujours rapprochés le plus possible de l'axe du corps, et sont protégés par les tissus ambiants. Au niveau des articulations des membres, les gros vaisseaux sont toujours placés dans le sens de la flexion.

Direction. — Les artères suivent en général une direction parallèle à l'axe des régions qu'elles parcourent. Elles sont rectilignes dans la plupart des cas ; cependant elles décrivent des courbes, des flexuosités, que l'on peut diviser en plusieurs espèces. Ce sont :

1° Celles qu'on remarque au niveau des organes soumis à des alternatives de resserrement et de dilatation. Exemple : artère coronaire labiale.

2° D'autres flexuosités sont destinées à augmenter la longueur des vaisseaux et à permettre à un plus grand nombre de branches collatérales de prendre leur origine de cette artère. Exemple : l'artère maxillaire interne, l'artère hypogastrique.

3° D'autres servent à ralentir le cours du sang. Exemple : les artères vertébrales et carotides internes.

4° Il est des flexuosités qui sont dues au progrès de l'âge. On trouve fréquemment, en effet, chez les vieillards, des flexuosités que l'on ne constate pas chez l'enfant et chez l'adulte.

Les gros troncs artériels sont rarement flexueux ; les vaisseaux d'un petit calibre, au contraire, le sont presque toujours.

Anastomoses des artères.

On désigne sous ce nom les communications des vaisseaux entre eux ; ces anastomoses sont de plusieurs espèces. Ce sont :

1° Les *anastomoses par inosculation* ou *par arcade,* dans lesquelles les deux branches se portent l'une vers l'autre, s'abouchent par leur extrémité et forment une arcade.

2° Les *anastomoses par les capillaires* sont les plus fréquentes ; elles établissent entre les branches collatérales une voie de communication supplémentaire, indépendante du tronc principal : c'est à l'aide de ces anastomoses que la circulation se rétablit quand on a pratiqué la ligature d'un vaisseau.

3° Les *anastomoses par communication transversale,* dans lesquelles deux branches artérielles sont réunies par une branche transversale, perpendiculaire aux deux vaisseaux. Les artères qui se rendent au cerveau présentent cette disposition. Elles communiquent entre elles à l'aide des artères appelées *communicantes.*

4° Les *anastomoses par convergence,* dans lesquelles deux branches artérielles se réunissent à angle aigu pour former une troisième

branche unique plus considérable. Exemple : les deux artères vertébrales, qui se réunissent pour former le tronc basilaire.

Les anastomoses désignées par Blandin sous le nom d'*anastomoses
polygonales, annulaires*, que l'on remarque aux artères mésentériques,
aux artères de l'estomac, etc., ne sont autre chose que des anastomoses en arcade, destinées, moins à favoriser la circulation collatérale, qu'à augmenter l'étendue des points sur lesquels les vaisseaux
d'un ordre inférieur prennent leur origine.

Rapports des artères.

1° *Avec les os.* — En raison de leur tendance à se rapprocher des
parties les plus profondes, les artères volumineuses se trouvent en
rapport avec les os. Ces rapports sont souvent immédiats; d'autres
fois, les artères sont séparées du système osseux par des muscles plus
ou moins épais. Les rapports des artères avec les os sont de la plus
haute importance en chirurgie. C'est à cette disposition que l'on doit
de pouvoir arrêter le cours du sang dans un vaisseau à l'aide de la
compression. Il est des points au niveau desquels la compression est
très facile; il est important de connaître ces points d'élection; nous
disons toutefois, d'une manière générale, que ce sont ceux où l'artère,
en contact avec l'os, n'est séparée des téguments que par une épaisseur peu considérable de parties molles.

2° *Avec les articulations.* — Les artères se placent, comme nous
l'avons dit, toujours dans le sens de la flexion des articulations; aussi
se dévient-elles de leur direction primitive pour se placer dans la position que nous venons d'indiquer.

3° *Avec les muscles.* — Les artères sont en général cachées au
milieu de la masse musculeuse des membres; elles se logent dans des
espaces celluleux qui existent entre les muscles. Nous avons déjà signalé cette disposition dans la myologie. Nous avons dit aussi que les
gros troncs artériels étaient accompagnés par un muscle que l'on pouvait considérer comme un muscle satellite.

4° *Avec les aponévroses.* — Outre la gaîne celluleuse dont nous
avons parlé et qui enveloppe l'artère, nous avons à indiquer les rapports de ces vaisseaux avec les anneaux aponévrotiques. Ceux-ci forment une espèce d'arcade, sur la circonférence externe de laquelle
s'insèrent des fibres musculaires qui, lors de la contraction du
muscle, dilatent l'anneau et empêchent le sang d'être arrêté dans son
cours.

5° *Avec le tissu cellulaire.* — Les artères sont enveloppées par une
gaîne celluleuse qu'on peut facilement séparer du tissu propre du
vaisseau; c'est à travers cette gaîne celluleuse que pénètrent les vaisseaux destinés au tissu de l'artère.

6° *Avec la peau.* — Les gros troncs artériels, toujours sous-aponévrotiques, ne présentent aucun rapport immédiat avec la peau ; le plus souvent la membrane tégumentaire ne reçoit que des vaisseaux très grêles. Dans certaines régions du corps, cependant, des artères volumineuses rampent entre la peau et l'aponévrose : cette disposition, extrêmement remarquable au cuir chevelu, explique comment la gangrène des téguments est si rare dans cette région, tandis qu'elle est si fréquente partout ailleurs quand une inflammation phlegmoneuse a décollé la peau dans une certaine étendue.

7° *Avec les veines*. — Les artères sont toujours accompagnées par des veines ; ces veines, désignées sous le nom de *veines satellites*, sont en général au nombre de deux, situées à droite et à gauche de l'artère, plus rarement en avant et en arrière. Quelquefois, quand on se rapproche du centre de la circulation, on ne trouve plus qu'une seule veine satellite pour une artère ; dans ces cas, la veine est toujours plus superficielle que l'artère. M. Sappey fait remarquer que les artères se portant toujours dans le sens de la flexion des articulations, passant alors sur le côté interne de l'axe des membres, les veines satellites ne peuvent devenir plus superficielles qu'en se plaçant sur leur côté interne : aussi, lorsqu'on procède à l'application d'une ligature, il convient, si le tronc veineux se rencontre le premier, de se porter à son côté externe pour chercher le tronc artériel.

Les rapports généraux des artères et des veines satellites ont été ainsi formulés par M. Serres. Dans la partie supérieure du corps, les veines se placent en avant des artères ; dans la partie inférieure, au contraire, les artères se placent en avant. La partie supérieure du corps ne doit pas être prise à partir du diaphragme, car la loi cesserait d'être exacte, les veines rénales se trouvant en avant des artères correspondantes ; c'est l'ombilic qui doit être considéré comme le point d'intersection de la partie supérieure et de la partie inférieure. M. le professeur Malgaigne a complété cette loi en démontrant que les artères sont en dehors des veines dans la partie du corps située au-dessus de l'ombilic, et qu'elles sont en dedans au-dessous de cette région. La veine axillaire semblerait faire exception à cette règle ; mais M. Malgaigne a démontré que cette loi conservait toute son exactitude si l'on supposait les deux bras relevés et étendus parallèlement au-dessus de la tête. La veine iliaque primitive droite est bien en dehors de l'artère à son origine, mais dans un espace nécessaire pour que l'artère correspondante vienne se mettre à son côté externe.

8° *Avec les nerfs*. — Les nerfs du grand sympathique forment autour des artères viscérales des plexus qui les enlacent et qui constituent pour ainsi dire une tunique nerveuse. L'artère sert de support aux filets nerveux extrêmement grêles qui constituent ces plexus. Les nerfs qui viennent du centre nerveux encéphalo-rachidien n'ont pas avec les artères des rapports aussi immédiats ; ils sont plus superficiels que les artères et même que les veines. Ainsi, une incision pratiquée sur les membres, des parties superficielles vers les parties profondes,

rencontrera d'abord les cordons nerveux, puis les veines, puis l'artère.
Cette loi, formulée par M. le professeur Velpeau, souffre des exceptions
assez importantes. Quant à la loi formulée par M. Fouilhoux, à savoir :
que le nerf satellite d'une artère au-dessus du diaphragme correspond
au vaisseau dans le sens où l'artère est la plus éloignée de l'axe de la
partie du corps où elle se trouve, tandis que pour le bassin et les
membres inférieurs, le nerf répond toujours au vaisseau dans le sens
où celui-ci est plus rapproché de l'axe de la partie du membre où on
l'observe, elle présente encore plus d'exceptions que la loi formulée
par M. Velpeau.

TEXTURE DES ARTÈRES.

Les parois des artères sont formées par trois tuniques superposées :
une *externe*, une *moyenne*, et une *interne*. Elles reçoivent des vaisseaux et des nerfs.

1° *Tunique externe*, appelée encore *tunique celluleuse*. — Elle a
été longtemps confondue avec le tissu cellulaire environnant ; elle est
formée de fibres entrecroisées qui forment comme un tissu aréolaire,
feutré, qui ne s'infiltre jamais de graisse ni de sérosité. M. Cruveilhier l'a comparée au *tissu dartoïde*. Elle est formée de fibres de
tissu cellulaire et de fibres de noyaux ou dartoïques. C'est cette tunique
qui résiste dans les ligatures.

2° *Tunique moyenne, tunique propre*. — Elle est composée de fibres
circulaires qui s'entrecroisent à angle très aigu. D'après Henle, ces
fibres circulaires ne forment pas des anneaux complets, mais bien des
portions d'anneaux dont les deux extrémités sont réunies par d'autres
portions d'anneaux qui passent au-dessous et au-dessus de l'espace
qui les sépare, ou bien qui se soudent entre eux ; les fibres les plus
profondes sont très obliques, presque longitudinales. Il est facile de
séparer la tunique moyenne en plusieurs couches ; les fibres internes
sont beaucoup plus serrées que les fibres externes qui s'entrecroisent
avec les fibres de la tunique celluleuse. Son épaisseur est proportionnellement moins considérable dans les grosses artères que dans les
artères d'un petit calibre. La tunique moyenne des artères est extrêmement élastique ; elle est très fragile, se déchire avec la plus grande
facilité, soit dans l'extension forcée des vaisseaux, soit dans leur ligature. D'après M. Robin (1), cette tunique est formée de plusieurs éléments qui sont : *a*. des *fibres de tissu jaune élastique* plus larges et
plus régulières à la face externe de la tunique qu'à la face interne ;
b. des *fibres musculaires lisses et rubanées de la vie organique*, disposées circulairement à la face interne de la tunique. Elles sont peu considérables dans l'aorte et dans les gros vaisseaux ; elles sont, au contraire, très abondantes dans les artères intercostales et dans les artères
un peu plus petites ou un peu plus grosses que ces dernières ; *c*. on

(1) Robin, *Société de biologie*, 10 mars 1849.

trouve dans l'épaisseur de cette tunique une substance séparable en
lamelle mince, homogène, striée, très fragile, présentant çà et là des
orifices caractéristiques qui lui ont fait donner le nom de *substance
fenêtrée* : elle empâte en quelque sorte les autres éléments de la tunique élastique, et fait quelquefois saillie, surtout dans les artères d'un
moyen et d'un petit volume, à la face interne de la couche qu'ils représentent ; elle les dépasse quelquefois de ce côté, Henle en a fait une
tunique à part sous le nom de *tunique striée* ou *fenêtrée*. D'après
M. Robin, cette substance se trouve dans toute l'épaisseur de la tunique moyenne.

3º *Tunique interne.* — Elle est mince, transparente, formée de
deux feuillets. L'un, le plus interne, que l'on ne peut considerer
comme formant une véritable tunique, c'est la *couche épithéliale;* elle
est formée de cellules pavimenteuses imbriquées ou accolées, ou de
cellules libres, isolées, plus ou moins abondantes.

L'autre, la *tunique interne* proprement dite, est très mince, se déchire facilement en long, difficilement en travers (1). Elle est formée
d'une substance homogène finement granuleuse, transparente, striée
ou fibreuse dans le sens des artères. Vers le cœur, elle se continue
avec la membrane interne de ce viscère ; elle est très mince dans les
artères du volume de l'humérale. Chez les vieillards, elle devient
épaisse et très rigide ; c'est sur la face interne de cette tunique que
se forment les dépôts athéromateux et calcaire.

On ne trouve de *tissu cellulaire* que dans la tunique externe des
artères et dans la partie la plus superficielle de la tunique moyenne.

Artères et veines. — Les vaisseaux des tuniques artérielles sont
extrêmement nombreux et très grêles. Ils sont désignés sous le nom
de *vasa vasorum*. Ces petites veines et ces petites artères sont beaucoup plus nombreuses dans la tunique externe que dans la tunique
moyenne. La tunique interne paraît en être dépourvue.

Nerfs. — Les parois artérielles reçoivent des filets nerveux qui ont
été suivis dans l'épaisseur de la tunique celluleuse, et dans la partie
superficielle de la tunique propre ; on ne doit pas considérer comme
nerfs des artères les plexus du grand sympathique qui entourent les
vaisseaux et qui se distribuent en même temps que ces derniers au
parenchyme des organes.

ARTÈRES EN PARTICULIER.

ARTÈRE PULMONAIRE.

Préparation. — *Injection.* — Ouvrez la poitrine, liez une des veines caves, et
poussez par l'autre veine cave l'injection dans l'oreillette droite. Il est préférable de
lier la veine cave inférieure et de pousser l'injection par la veine cave supérieure.

(1) Robin, *loc. cit.*

Dissection. — Enlevez le péricarde, le tissu cellulaire qui entoure l'artère à son origine et au niveau de la bifurcation. Isolez l'artère des veines pulmonaires, de l'aorte et de la trachée.

L'*artère pulmonaire* charrie le sang noir du ventricule droit aux deux poumons. Elle naît de l'infundibulum du ventricule droit, se porte de bas en haut et de droite à gauche, croise l'aorte, au-devant de laquelle elle est située et qu'elle embrasse par sa concavité, et après un trajet de 35 millimètres environ, se divise en deux troncs, qui se portent transversalement, l'un à droite pour le poumon droit, l'autre à gauche pour le poumon gauche ; arrivés au poumon, ils s'y divisent en un très grand nombre de branches et se terminent dans cet organe.

A son origine, l'artère pulmonaire est enveloppée en dehors par les fibres musculaires de l'infundibulum ; en dedans, elle est pourvue de trois valvules sigmoïdes, dont nous avons déjà parlé en décrivant le ventricule droit.

Rapports. — En avant et à gauche, le tronc de l'artère pulmonaire est convexe, il est recouvert par le feuillet séreux du péricarde ; en arrière et à droite, il est concave, est en rapport avec l'aorte qu'il embrasse ; latéralement, il est en rapport avec les auricules droite et gauche.

L'*artère pulmonaire droite*, dont la longueur est de 40 millimètres environ, est en rapport : en avant, avec la veine cave supérieure et le feuillet du péricarde, qui la sépare de l'aorte ; en arrière, avec la bronche droite ; en bas, avec l'oreillette droite.

L'*artère pulmonaire gauche* est un peu plus courte que celle du côté opposé ; elle n'a que 30 millimètres environ ; elle est en rapport : en avant, avec le feuillet séreux du péricarde et les veines pulmonaires gauches ; en arrière, avec la bronche gauche et l'artère bronchique, et immédiatement avec l'aorte.

Chez l'adulte, on trouve un cordon fibreux qui, du point de bifurcation du tronc de l'artère pulmonaire, se rend à la concavité de l'aorte. Ce cordon, vestige du *canal artériel* du fœtus, sert à faire communiquer l'artère pulmonaire avec l'aorte pendant la vie intra-utérine. Nous reviendrons sur ce canal quand nous décrirons l'*embryologie*.

ARTÈRE AORTE.

Préparation. — Pour étudier l'aorte depuis son origine jusqu'à sa bifurcation, il faut ouvrir les cavités thoracique et abdominale, enlever ou déplacer les viscères contenus dans cette cavité. Comme dans cette préparation on détruirait sur le sujet injecté un grand nombre de vaisseaux ; comme, d'un autre côté, l'aorte peut parfaitement être étudiée sans injection, nous conseillons de consacrer à l'examen de ce vaisseau un sujet qui a déjà servi à l'étude de la splanchnologie.

L'artère aorte est l'origine commune de toutes les artères du corps ; elle naît du ventricule gauche et se termine dans la région abdominale, où elle se divise en deux branches, les artères iliaques primitives (fig, 90. 11) ; on peut considérer l'artère sacrée moyenne (fig. 90.5) comme la branche terminale de l'aorte : les deux artères iliaques seraient alors deux branches collatérales.

Rapprochée à son origine de la paroi antérieure de la poitrine, l'aorte se place bientôt le long de la colonne vertébrale, dont elle suit exactement les contours.

On divise l'aorte en trois portions : la *crosse de l'aorte* (fig. 90. 2), l'*aorte thoracique* (fig. 90. 3), et l'*aorte abdominale* (fig. 90. 4).

A. *Crosse de l'aorte.* — On donne ce nom à la portion de l'artère aorte comprise entre son origine et le point où elle se trouve en rapport avec la bronche gauche, qui la coupe transversalement.

A son origine, l'aorte se dirige directement en haut, en décrivant une légère courbure à convexité à droite ; à sa sortie du péricarde, elle se porte brusquement de droite à gauche et d'avant en arrière, jusqu'à la partie latérale gauche de la colonne vertébrale. Là, elle se porte verticalement en bas, et prend le nom d'*aorte thoracique*, au niveau de son passage derrière la bronche gauche.

La crosse de l'aorte présente depuis son origine jusqu'à sa partie horizontale, où elle fournit les artères de la tête, du cou, et du membre supérieur, un calibre beaucoup plus grand que dans le reste de son étendue ; tout à fait à sa naissance, au-dessus des valvules sigmoïdes, on trouve trois ampoules désignées sous le nom de *sinus de l'aorte*.

Rapports. — Dans sa *portion ascendante* ou *péricardite*, l'aorte est en rapport : en avant, avec l'infundibulum du ventricule droit ; en arrière, avec les oreillettes ; à droite, avec l'espèce de gouttière qui sépare l'infundibulum de l'orifice auriculo-ventriculaire droit ; à gauche, avec l'artère pulmonaire. A sa sortie du cœur, l'aorte est enveloppée par le péricarde ; en avant, à gauche et en bas, elle est séparée du péricarde par l'artère pulmonaire ; elle répond, en avant, au sternum, dont elle est séparée par le péricarde ; à droite, à la veine cave supérieure ; à gauche, au tronc de l'artère pulmonaire ; en arrière avec la branche droite de l'artère pulmonaire. Les rapports de l'aorte et de l'artère pulmonaire sont très importants. Née du ventricule droit, l'artère pulmonaire se place du côté gauche de l'aorte, envoie une grosse branche de bifurcation qui se porte à droite ; de son côté, l'aorte se dirige de droite à gauche, de telle sorte que ces deux vaisseaux offrent chacun une courbure en sens inverse et s'embrassent par leur concavité.

Dans sa portion horizontale et descendante, elle est en rapport : en avant et à gauche, avec le poumon gauche, dont elle est séparée par le feuillet gauche du médiastin, avec le nerf phrénique, et le nerf

pneumogastrique ; en arrière, avec la trachée, la bronche gauche,
l'œsophage, la colonne vertébrale. Par sa concavité, elle répond au
nerf récurrent gauche, à la bronche gauche qui passe en avant de sa
portion horizontale, à un grand nombre de ganglions lymphatiques.
Par sa convexité, elle donne naissance au tronc brachio-céphalique,
à l'artère carotide primitive gauche, à l'artère sous-clavière gauche.
La convexité de l'aorte est située à 8 ou 10 millimètres de la fourchette sternale chez l'enfant, à 20 ou 25 millimètres chez l'adulte, à
12 ou 15 millimètres chez le vieillard.

B. *Aorte thoracique.* — On désigne sous ce nom la portion de
l'aorte qui s'étend depuis la bronche gauche jusqu'à l'anneau du diaphragme, qui lui sert de passage. L'aorte thoracique longe la colonne
dorsale, située sur le côté gauche des vertèbres. Son calibre est à peu
près le même dans toute son étendue.

Rapports. — Elle est renfermée dans le médiastin postérieur et est
en rapport : à gauche, avec le poumon gauche ; à droite, avec l'œsophage, le canal thoracique, la veine azygos ; en avant, avec les vaisseaux pulmonaires gauches, et inférieurement avec l'œsophage ; en
arrière, avec la colonne vertébrale.

L'aorte thoracique traverse le diaphragme par un orifice formé par
l'intervalle qui existe entre les piliers de ce muscle et qui lui est commun avec le canal thoracique.

C. *Aorte abdominale.* — Après son passage à travers l'orifice diaphragmatique, l'aorte se porte un peu à droite et se place sur la partie
antérieure de la colonne vertébrale ; elle fournit des branches artérielles très volumineuses, de sorte que son calibre est considérablement réduit à sa partie inférieure.

Rapports. — A droite, avec la veine cave inférieure ; en avant, avec
le pancréas et la troisième portion du duodénum ; elle est séparée par
le péritoine et le mésentère, de l'estomac et des circonvolutions de
l'intestin grêle ; en arrière, avec les vertèbres lombaires.

Dans son trajet, l'aorte fournit un grand nombre de branches qui
sont :

1º Pour la *crosse de l'aorte*, les artères coronaires ou cardiaques,
le tronc brachio-céphalique, l'artère carotide primitive et l'artère
sous-clavière gauche. A l'exemple de M. Cruveilhier, nous considérerons ces trois dernières artères comme les branches terminales supérieures de l'aorte.

2º Pour l'*aorte thoracique*, des *artères viscérales*, les bronchiques,
les œsophagiennes, les médiastines ; des *artères pariétales*, les intercostales.

3º Pour l'aorte abdominale, des *artères viscérales*, le tronc cœliaque, les deux mésentériques, les artères rénales, capsulaires et sper-

matiques ; des *artères pariétales*, les artères diaphragmatiques inférieures, les artères lombaires.

Les branches terminales de l'aorte sont les deux iliaques primitives,
et une petite branche qui continue, sur la dernière vertèbre lombaire
et la concavité du sacrum, la direction de l'aorte : c'est l'artère sacrée
moyenne.

ARTÈRES QUI NAISSENT DE L'AORTE A SON ORIGINE.

ARTÈRES CARDIAQUES OU CORONAIRES.

Préparation. — Cherchez l'origine des artères cardiaques dans le tissu cellulaire
graisseux qui occupe un enfoncement situé entre l'origine de l'aorte, l'artère pulmonaire, l'oreillette et le ventricule droit ; les divisions de l'artère cardiaque seront
découvertes dans les sillons que nous avons signalés sur les deux faces du cœur.

Les artères cardiaques sont au nombre de deux : elles naissent de
l'aorte immédiatement au-dessus des valvules sigmoïdes, l'une sur le
côté droit, l'autre sur le côté gauche de ce vaisseau. L'artère coronaire, qui naît sur le côté gauche, se distribue à la face antérieure du
cœur ; celle qui naît sur le côté droit se distribue à la face postérieure
de cet organe. D'après leur origine, et d'après leur mode de distribution, les artères coronaires sont désignées sous le nom d'*artère coronaire gauche* ou *antérieure* ; *artère coronaire droite* ou *postérieure*.

Artère cardiaque gauche ou antérieure. — Cachée à son origine
par l'infundibulum du ventricule droit, elle se dégage entre cet infundibulum et l'auricule gauche, se loge dans le sillon antérieur du
cœur, qu'elle parcourt en décrivant de nombreuses flexuosités, et se
termine en s'anastomosant vers la pointe du cœur avec l'artère cardiaque droite. Dans son trajet, elle fournit un très grand nombre de
petites branches collatérales qui se portent dans le tissu du cœur.
Parmi ces branches, nous signalerons : 1° le *rameau auriculo-ventriculaire gauche*, qui se porte dans le sillon auriculo-ventriculaire
gauche, le parcourt, et s'anastomose sur la face postérieure du cœur
avec l'artère cardiaque droite ; 2° une branche, *artère de la cloison*,
qui se perd dans la cloison interventriculaire.

Artère cardiaque droite ou postérieure. — Cette artère, un peu
plus volumineuse que la gauche, naît un peu plus bas, entre l'infundibulum et l'oreillette droite, se loge dans le sillon auriculo-ventriculaire droit ; parvenue au sillon de la face postérieure du cœur, elle
envoie une branche qui s'anastomose avec le rameau auriculo-ventriculaire gauche, se recourbe à angle droit, longe le sillon postérieur du
cœur, et s'anastomose à la pointe du cœur avec l'artère cardiaque
gauche, après avoir fourni de chaque côté du sillon de petits rameaux
qui se perdent dans le tissu du cœur.

Il résulte de cette disposition que les artères **cardiaques** décrivent

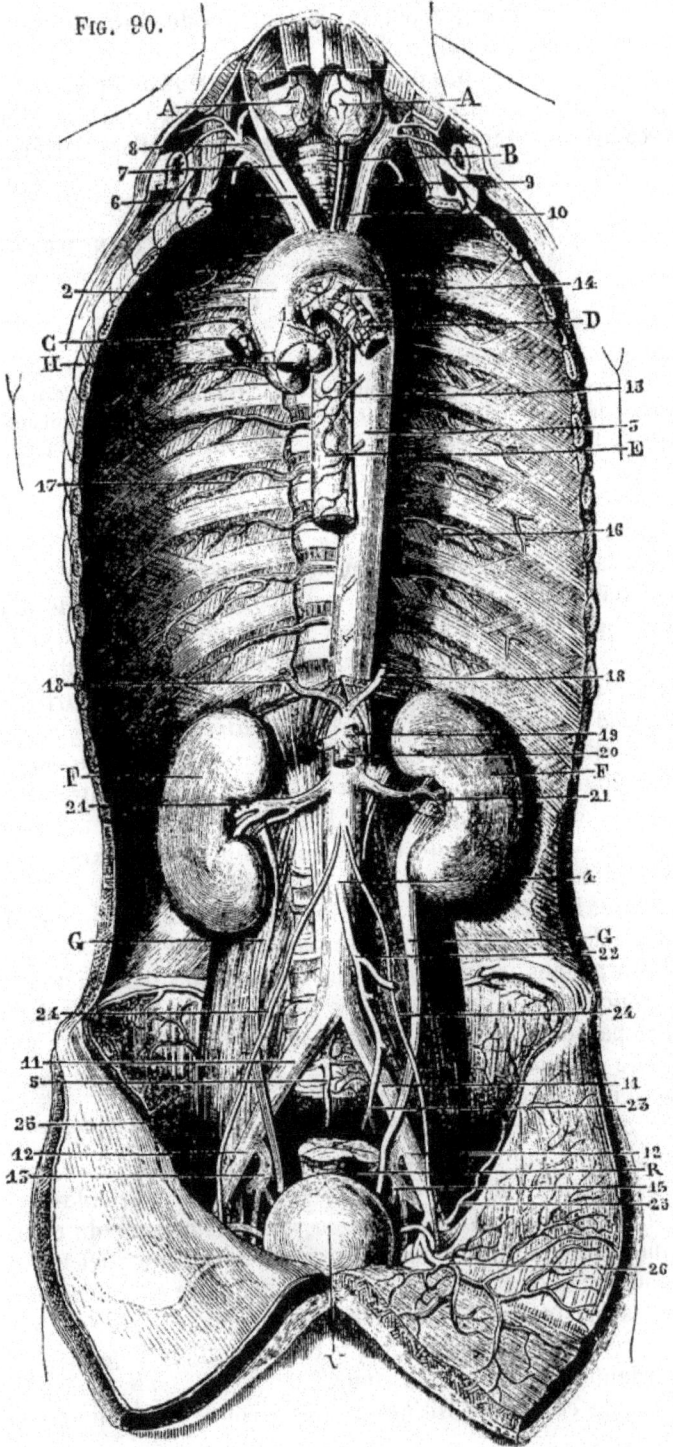

FIG. 90.

deux cercles : l'un vertical, ou ventriculaire ; l'autre horizontal, ou auriculo-ventriculaire, qui coupe le premier à angle droit. C'est de ces deux cercles que partent les petits rameaux destinés au tissu du cœur; les rameaux qui partent du cercle ventriculaire se distribuent au tissu des ventricules et à la cloison. Ceux qui partent du cercle auriculo-ventriculaire sont : les uns descendants, ils se distribuent à la base des ventricules; les autres ascendants, ils se portent aux oreillettes, à l'origine de l'artère pulmonaire et de l'aorte; la branche qui se ramifie sur l'aorte s'anastomose avec les artères bronchiques.

Les *artères qui naissent de la crosse de l'aorte* sont : le tronc brachio-céphalique, la carotide primitive gauche, l'artère sous-clavière gauche. Nous avons déjà dit que nous considérerions ces trois vaisseaux comme les branches terminales supérieures de l'aorte ; nous les décrirons donc après avoir examiné les branches que l'aorte fournit sur son trajet.

ARTÈRES VISCÉRALES QUI NAISSENT DE L'AORTE THORACIQUE.

ARTÈRES BRONCHIQUES.

Préparation. — Enlevez avec précaution le cœur et le péricarde, suivez ces artères sur les bronches.

Petites branches (fig. 90. 14), souvent au nombre de deux, quelquefois au nombre de trois, quatre ou cinq. On décrit généralement une *artère bronchique droite*, une *artère bronchique gauche*, qui se rendent à la bronche qui leur correspond.

L'*artère bronchique droite*, plus volumineuse, naît assez souvent de la sous-clavière, ou d'une intercostale. Elle est destinée au poumon droit ; elle fournit quelques rameaux à l'œsophage, à la trachée.

FIG. 90. — *Artère aorte.*

1. Artère cardiaque.— 2. Crosse de l'aorte. — 3. Aorte thoracique. — 4. Aorte abdominale. — 5. Artère sacrée moyenne. — 6. Tronc brachio-céphalique. — 7. Artère carotide primitive droite. — 8. Artère sous-clavière droite. — 9. Artère sous-clavière gauche. — 10. Artère carotide primitive gauche. — 11,11. Artères iliaques primitives. — 12,12. Artères iliaques externes. — 13,13. Artères iliaques internes ou hypogastriques. — 14. Artère bronchique. — 15. Artère œsophagienne. — 16. Artères intercostales du côté gauche. — 17. Artères intercostales du côté droit. — 18. Artères diaphragmatiques. — 19. Tronc cœliaque. — 20. Artère mésentérique supérieure. — 21,21. Artères rénales. — 22. Artère mésentérique inférieure. — 23. Artère hémorrhoïdale supérieure. — 24, 24. Artères spermatiques. — 25, 25. Artères circonflexes. — 26. Artère épigastrique. — H. Valvules aortiques. — A. Corps thyroïde. — B. Trachée-artère. — C. Bronche droite. — D. Bronche gauche. — E. Œsophage. — F. Rein. — G, G. Uretères. — R. Rectum. — V. Vessie.

L'*artère bronchique gauche* se porte sur la face postérieure de la bronche gauche, se perd dans le poumon gauche, après avoir fourni quelques rameaux à l'œsophage, à la trachée, à l'oreillette gauche, aux parois de l'aorte et de l'artère pulmonaire. C'est ce vaisseau qui s'anastomose avec les artères coronaires.

Arrivées dans le poumon, les artères bronchiques se divisent en même temps que les bronches dont elles suivent le trajet, et s'épuisent dans les parois du tube aérifère.

ARTÈRES ŒSOPHAGIENNES.

Préparation. — Enlevez le poumon en conservant la racine des bronches.

Petits rameaux très grêles (fig. 90. 15), en nombre très variable, qui naissent de la partie antérieure de l'aorte thoracique, et se jettent dans l'œsophage. Ces artères se divisent en rameaux ascendants et en rameaux descendants, de manière à fournir du sang à tous les points du tube œsophagien ; elles fournissent à toutes les tuniques de l'œsophage : les dernières ramifications se perdent dans la membrane muqueuse. Les artères œsophagiennes s'anastomosent, en haut, avec les rameaux œsophagiens de la thyroïdienne supérieure, avec les bronchiques, en bas avec les rameaux œsophagiens de la diaphragmatique inférieure et de la coronaire stomachique.

On a désigné sous le nom d'*artères médiastines postérieures*, de petits rameaux très grêles qui viennent tantôt de l'aorte, tantôt des œsophagiennes, et qui se jettent dans le médiastin postérieur.

Branches fournies par l'aorte abdominale.

L'aorte abdominale fournit des *branches pariétales*, qui seront décrites en même temps que les branches pariétales du thorax, et des branches viscérales, qui sont : le *tronc cœliaque*, les *mésentériques supérieure* et *inférieure ; les artères spermatiques* ou *ovariennes ;* les *rénales*, les *capsulaires moyennes.*

ARTÈRES VISCÉRALES FOURNIES PAR L'AORTE ABDOMINALE.

TRONC CŒLIAQUE.

Préparation. — Relevez le foie et fixez-le à droite et en haut ; fixez l'estomac en bas et à gauche ; incisez l'épiploon gastro-hépatique, repoussez en bas le pancréas et cherchez le tronc cœliaque entre les piliers du diaphragme ; suivez avec soin toutes les branches qui partent de ce vaisseau.

Artère très volumineuse (fig. 91. 1) qui naît de la partie antérieure de l'aorte, immédiatement au-dessous des diaphragmatiques inférieures, se porte horizontalement en avant, et après un trajet de 10 à

15 millimètres, se divise immédiatement en trois branches, qui sont la *coronaire stomachique*, l'*hépatéique* et la *splénique*.

Le tronc cœliaque est enveloppé par un plexus nerveux très considérable ; il offre les rapports suivants : à gauche, avec le cardia ; en bas, avec le pancréas ; en haut, avec le lobe de Spigel.

ARTÈRE CORONAIRE STOMACHIQUE.

La plus petite des branches du tronc cœliaque, l'*artère coronaire stomachique* (fig. 91. 8) se dirige d'abord en haut et à gauche, gagne l'orifice œsophagien de l'estomac, se porte ensuite de gauche à droite le long de la petite courbure de ce viscère, et se termine au pylore, où elle s'anastomose avec l'artère pylorique.

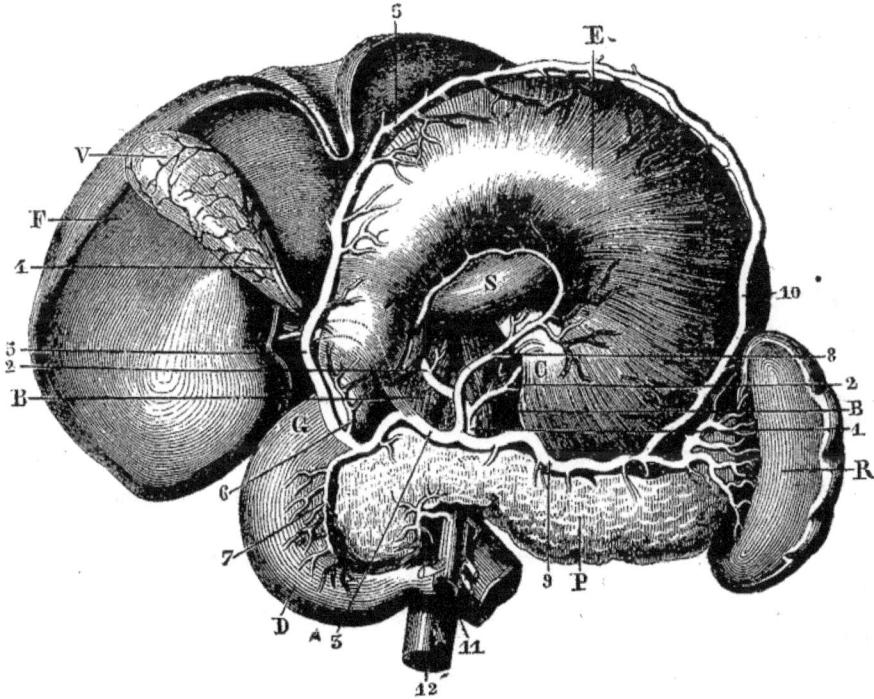

Fig. 91. — *Tronc cœliaque et ses divisions.*

F. Foie. — V. Vésicule du fiel. — S. Lobule de Spigel. — E. Estomac. — C. Extrémité cardiaque de l'estomac. — G. Extrémité pylorique. — D. Duodénum. — P. Pancréas. — R. Rate. — B. Pilier du diaphragme. — 1. Tronc cœliaque. — 2, 2. Artères diaphragmatiques inférieures. — 3. Artère hépatique. — 4. Artère cystique. — 5. Artère gastro-épiploïque droite. — 6. Artère pylorique. — 7. Artère pancréatico-duodénale. — 8. Artère coronaire stomachique. — 9. Artère splénique. — 10. Artère gastro-épiploïque gauche. — 11. Artère mésentérique supérieure. — 12. Aorte.

Branches collatérales. — Dans son trajet elle fournit :

1° Des *rameaux œsophagiens*, qui se distribuent à la partie inférieure de l'œsophage.

2° Des *rameaux cardiaques*, destinés à l'orifice cardiaque et à la
grosse tubérosité de l'estomac.

3° Des *rameaux gastriques*, qui se portent, les uns sur la face
antérieure, les autres sur la face postérieure de l'estomac, et qui
s'anastomosent avec les branches artérielles qui suivent la grande
courbure de l'estomac.

La coronaire stomachique fournit quelquefois un rameau qui se
jette dans le foie.

ARTÈRE HÉPATIQUE.

Plus volumineuse que la coronaire stomachique, l'*artère hépatique*
(fig. 91. 3) se porte de gauche à droite en décrivant une courbe à
concavité supérieure, puis directement en haut, arrive au sillon transverse du foie, où elle se divise en deux branches.

Rapports. — Renfermée entre les deux feuillets de l'épiploon gastro-hépatique, elle forme, avec les canaux biliaires et la veine porte,
derrière lesquels elle est située, la partie antérieure de l'hiatus de
Winslow.

Branches collatérales. — 1° *Artère pylorique* (fig. 91. 6). — Petite
branche qui, au voisinage du pylore, se porte sur la petite courbure
de l'estomac et s'anastomose avec la coronaire stomachique. Elle se
divise en *rameaux stomachiques antérieur* et *postérieur* ; elle fournit
des rameaux à la première portion du duodénum.

2° *Artère gastro-épiploïque droite* (fig. 91. 5). — Branche volumineuse qui se porte directement en bas, passe derrière le duodénum,
arrive au bord inférieur de l'estomac, dont elle suit la grande courbure entre les deux feuillets antérieurs du grand épiploon ; elle s'anastomose avec la gastro-épiploïque gauche.

Branches collatérales. — *a.* Plusieurs petites branches qui se distribuent au pylore.

b. L'*artère pancréatico-duodénale* (fig. 91. 7). — Branche volumineuse qui se distribue à la tête du pancréas, à la seconde portion
du duodénum, et s'anastomose avec un rameau de la mésentérique
supérieure. M. Verneuil a constaté qu'il existait deux artères pancréa-
tico-duodénales formant, par leur anastomose avec la mésentérique,
deux arcades, l'une antérieure, l'autre postérieure, à convexité tournée
à droite. Les rameaux qui partent de la convexité se rendent au duodénum ; ceux qui partent de la concavité se rendent aux faces correspondantes de la tête ou portion duodénale du pancréas.

c. Dans sa portion qui suit la grande courbure, l'artère gastro-épiploïque fournit des rameaux descendants, *rameaux épiploïques*, qui

sont situés entre les deux feuillets antérieurs du grand épiploon, se recourbent avec lui et vont se terminer au côlon transverse.

d. Des *rameaux gastriques*, les uns pour la face antérieure, les autres pour la face postérieure de l'estomac, et qui s'anastomosent avec les rameaux antérieurs et les rameaux postérieurs de la pylorique et de la coronaire stomachique.

3° *Artère cystique* (fig. 91. 4). — Petite branche qui se porte au col de la vésicule biliaire, où elle se divise en deux branches : l'une, supérieure, qui se place entre le foie et la vésicule biliaire ; l'autre, inférieure, qui se perd dans la paroi de cette vésicule.

Branches terminales. — Arrivée au sillon transverse du foie, l'artère hépatique se divise en deux branches qui pénètrent à l'extrémité gauche et à l'extrémité droite de ce sillon, dans le tissu du foie, enveloppées dans la capsule de Glisson, avec la veine porte et les canaux biliaires, dont elles suivent toutes les ramifications.

ARTÈRE SPLÉNIQUE.

La plus volumineuse des branches du tronc cœliaque (fig. 91. 9). Elle se porte de droite à gauche en décrivant un grand nombre de flexuosités, en rapport avec le bord supérieur du pancréas, et contenue entre deux feuillets du péritoine ; arrivée à la scissure de la rate, elle se divise en un grand nombre de branches qui se perdent dans le parenchyme de cet organe.

Branches collatérales. — *a*. Des *artères pancréatiques* assez volumineuses.

b. L'*artère gastro-épiploïque gauche* (fig. 91. 10), dont le volume est en raison inverse de la gastro-épiploïque droite, avec laquelle elle s'anastomose, et qui fournit des *rameaux gastriques* et des *rameaux épiploïques* dont la distribution est tout à fait semblable à celle des rameaux fournis par la gastro-épiploïque droite.

c. Les *vaisseaux courts*, branches nombreuses et très courtes qui naissent des divisions supérieures de la splénique, qui se portent au grand cul-de-sac de l'estomac, où elles s'anastomosent avec des rameaux fournis par l'artère coronaire stomachique.

Les vaisseaux courts sont contenus entre les deux feuillets de l'épiploon gastro-splénique.

ARTÈRE MÉSENTÉRIQUE SUPÉRIEURE.

Préparation. — Renversez en haut le côlon transverse ; mettez à découvert le feuillet droit du mésentère en renversant l'intestin grêle du côté gauche ; incisez le mésocôlon transverse, soulevez le pancréas, et détachez le feuillet du péritoine qui recouvre les vaisseaux.

L'artère mésentérique supérieure (fig. 92. 1) naît de la partie antérieure de l'aorte, un peu au-dessous du tronc cœliaque, se porte direc-

tement en bas, en arrière du pancréas, puis en avant de la troisième
portion du duodénum, dont elle établit la limite inférieure, gagne le
mésentère à l'angle que ce repli forme avec le mésocôlon transverse ;
dans le mésentère, elle décrit une courbe dont la convexité est à

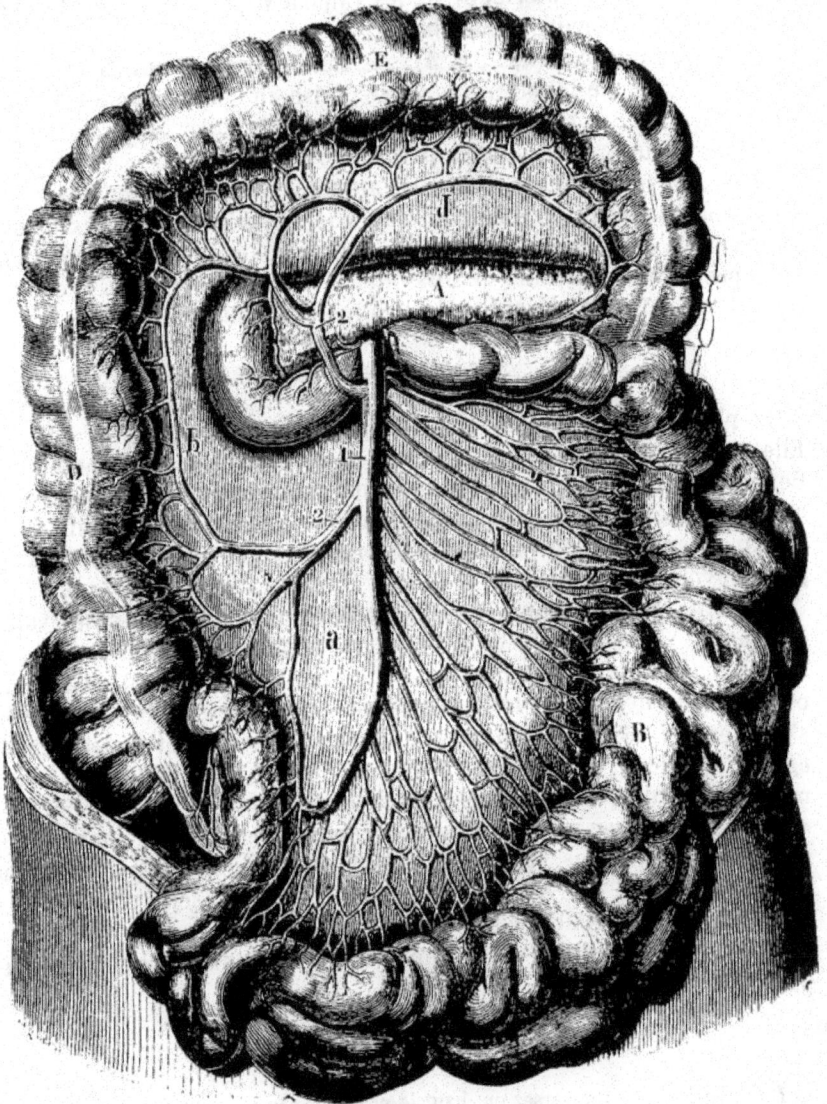

FIG. 92. — *Artère mésentérique supérieure.*

A. Pancréas. — B. Intestin. — C. Cæcum. — D. Côlon ascendant. — E. Côlon
transverse. — *a.* Mésentère. — *b.* Mésocôlon ascendant. — *d.* Mésocôlon transverse. — 1. Artère mésentérique supérieure. — 2,2. Artères coliques droites.

gauche et la concavité à droite, fournit un très grand nombre de rameaux à l'intestin grêle et au gros intestin, et s'épuise dans le cæcum, à l'extrémité inférieure du mésentère.

Branches collatérales. — Ce sont des rameaux qui se jettent dans le pancréas, un ou deux rameaux qui s'anastomosent avec la pancréatico-duodénale : ses branches les plus importantes sont les *artères de l'intestin grêle* et celles de la *moitié droite du gros intestin.*

1° *Artères de l'intestin grêle.* — De la convexité de l'artère mésentérique supérieure partent un assez grand nombre de branches volumineuses, qui, après un trajet de 6 à 8 centimètres, se bifurquent, se recourbent en arcades et s'anastomosent avec les branches voisines ; de la convexité de ces arcades partent un grand nombre de branches qui se bifurquent à leur tour, constituent une seconde série d'arcades ; de la convexité de ces arcades partent de nouvelles branches qui se comportent exactement de la même manière. Il n'est pas rare de rencontrer à la partie moyenne de l'intestin grêle une quatrième série et même une cinquième série d'arcades : quoi qu'il en soit, dès que ces arcades sont arrivées au voisinage de l'intestin grêle, il part de leur convexité deux ordres de rameaux qui se portent, les uns sur la moitié gauche, les autres sur la moitié droite de l'intestin ; chacun de ces rameaux est divisé en rameaux superficiels destinés à la tunique musculeuse et en rameaux profonds destinés à la muqueuse.

2° *Artères du gros intestin*, désignées encore sous le nom de *coliques droites* (fig. 92. 2). — Au nombre de trois, *supérieure, moyenne* et *inférieure*, elles naissent de la concavité de l'artère mésentérique supérieure ; elles se dirigent du mésentère vers le mésocôlon transverse, la supérieure de bas en haut, la moyenne horizontalement, l'inférieure de haut en bas. Chaque artère colique fournit plusieurs branches qui se bifurquent, se réunissent en arcades en s'anastomosant avec les branches voisines ; de ces arcades partent des branches qui se portent, les unes en avant, les autres en arrière du gros intestin ; chacun de ces rameaux se divise en un rameau superficiel et un rameau profond destiné à la membrane muqueuse.

Le rameau supérieur (fig. 93. 3) se distribue à la moitié droite du côlon transverse, et s'anastomose par inoculation avec l'artère colique gauche, branche de la mésentérique inférieure ; le rameau inférieur se distribue au cæcum, à l'appendice iléo-cæcal, et s'anastomose avec la terminaison de la mésentérique supérieure.

ARTÈRE MÉSENTÉRIQUE INFÉRIEURE.

Préparation. — Renversez l'intestin grêle dans le flanc droit, retirez au dehors le côlon descendant et l'S iliaque.

Moins volumineuse que la supérieure, l'artère mésentérique infé-

rieure (fig. 93. 4) naît au niveau du quart inférieur de l'aorte abdominale, sur sa partie antérieure, et un peu à gauche ; descend verti-

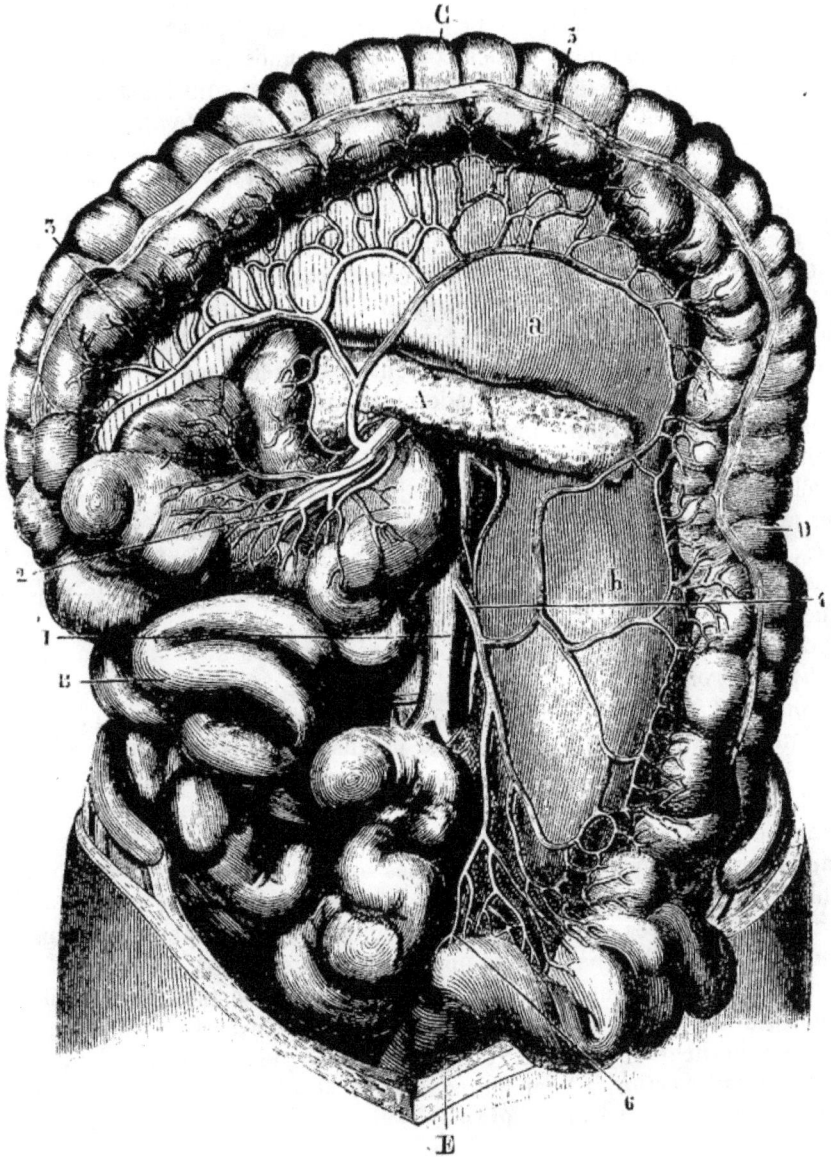

FIG. 93. — *Artère mésentérique inférieure.*

A. Pancréas. — B. Intestin grêle. — C. Côlon transverse. — D. Côlon descendant. — E. Rectum. — *a.* Mésocôlon transverse. — *b.* Mésocôlon descendant.
— 1. Aorte. — 2. Artère mésentérique supérieure. — 3. Artère colique droite
(branche supérieure). — 4. Artère mésentérique inférieure. — 5. Artère
colique gauche (branche supérieure). — 6. Artère hémorrhoïdale supérieure.

calement en avant de l'aorte, puis de l'artère iliaque primitive gauche, dans l'épaisseur du mésocôlon iliaque et du mésorectum, se bifurque et forme les *deux artères hémorrhoïdales supérieures*.

Dans son trajet elle fournit trois branches qui sont : les *coliques gauche supérieure, moyenne* et *inférieure*. Ces artères sont destinées à la moitié gauche du côlon transverse, au côlon descendant, à l'S iliaque du côlon ; elles présentent la même disposition en arcades que les artères coliques droites. La colique gauche supérieure (fig. 93. 5) s'anastomose largement avec la colique supérieure droite.

Les *artères hémorrhoïdales supérieures* (fig. 93. 6) se distribuent au rectum comme les autres artères intestinales ; elles s'anastomosent avec les hémorrhoïdales moyennes, branches de l'hypogastrique.

ARTÈRE SPERMATIQUE.

Préparation. — Détachez avec soin le péritoine au-devant du psoas ; fendez le scrotum jusqu'au testicule, parallèlement au cordon.

Les *artères spermatiques* (fig. 90. 24, et fig. 104. 17) se distribuent chez l'homme au testicule, *artères testiculaires ;* chez la femme, à l'ovaire, aux trompes, à l'utérus, *artères utéro-ovariennes*.

Leur longueur est très considérable ; leur calibre est très étroit ; elles naissent de la partie antérieure, quelquefois de la partie latérale de l'aorte, au-dessous des rénales, d'autres fois elles naissent de ces derniers vaisseaux. Elles descendent presque verticalement en bas, derrière le péritoine, en avant du psoas et de l'uretère ; l'artère du côté droit passe derrière l'S du côlon ; celle du côté gauche est en rapport avec la veine cave.

Arrivée à la partie inférieure de l'abdomen, l'artère spermatique se place en dedans du psoas, en avant de l'artère iliaque externe, et se comporte de la manière suivante :

Chez l'homme, elle se place dans le canal inguinal, à côté du canal déférent, et forme avec lui et les veines spermatiques le cordon testiculaire, fournit quelques petits rameaux qui se distribuent au canal déférent et au muscle crémaster, sort par l'orifice externe du canal inguinal, pénètre dans les bourses, où elle se divise en deux branches, qui se distribuent, l'une à l'épididyme, qu'elle pénètre par sa tête, l'autre au testicule ; cette branche traverse la tunique albuginée, à laquelle elle fournit quelques rameaux, et se perd dans la substance propre du testicule.

Chez la femme, l'artère *utéro-ovarienne*, après avoir croisé le bord interne du psoas, s'enfonce dans le bassin, fournit à l'ovaire et aux trompes une branche externe ; leur branche interne se rend aux parties latérales du corps de l'utérus, et s'anastomose avec les artères utérines fournies par l'artère hypogastrique.

ARTÈRES RÉNALES.

Préparation. — Disséquez le péritoine ; pour voir ces artères dans le rein, fendez cet organe par son bord externe, et renversez à plat les deux portions. On peut encore sculpter les vaisseaux dans le parenchyme du rein.

Elles naissent à angle droit des parties latérales de l'aorte, entre les deux mésentériques (fig. 90. 21). Elles ont un calibre très considérable, et présentent une assez grande variété d'origine. Ainsi, elles sont quelquefois au nombre de deux ou trois de chaque côté ; elles naissent à des hauteurs très différentes.

Le plus communément elles se portent transversalement en dehors, recouvertes par le péritoine et les veines rénales, en rapport en arrière avec les vertèbres lombaires ; l'artère du côté droit est en rapport, en avant, avec la veine cave inférieure.

Dans leur trajet, elles fournissent un petit rameau à la capsule sur-rénale, *artère capsulaire inférieure*, et d'autres petits filets qui se jettent dans le tissu adipeux qui enveloppe le rein et ses vaisseaux.

Parvenues à la scissure du rein, elles se divisent en plusieurs branches et pénètrent dans le tissu du rein, en arrière des veines rénales et en avant du bassinet ; elles se ramifient et se perdent dans le tissu du rein, ainsi que nous le verrons plus tard. (Voyez *Structure du rein.*)

ARTÈRES CAPSULAIRES MOYENNES.

Petites branches qui naissent des parties latérales de l'aorte, se portent à la capsule surrénale, et se distribuent à la face antérieure et à la face postérieure de cet organe. Nous rappelons que les capsulaires supérieures sont fournies par les diaphragmatiques, et les inférieures par la rénale.

BRANCHES PARIÉTALES, THORACIQUES ET ABDOMINALES.

Nous décrirons dans un même chapitre les artères intercostales aortiques et les artères lombaires ; ces branches offrent dans leur distribution une telle analogie, qu'il nous paraît utile de les réunir, non-seulement pour ne pas nous exposer à des redites inutiles, mais encore pour montrer l'ensemble de la circulation dans les parois postérieures et latérales du tronc.

ARTÈRES INTERCOSTALES AORTIQUES ET ARTÈRES LOMBAIRES.

Préparation. — Pour voir les branches postérieures, disséquez les muscles spinaux postérieurs ; ouvrez le canal rachidien. Pour voir les branches antérieures des intercostales, découvrez la moitié postérieure du vaisseau par la partie interne de la poitrine, en enlevant la plèvre ; la moitié antérieure du vaisseau sera étudiée par la face externe du thorax. Les branches antérieures des artères lombaires seront suivies dans l'épaisseur des muscles de l'abdomen.

Les branches intercostales qui naissent de l'aorte ont reçu le nom d'*intercostales aortiques*, pour les distinguer des intercostales supérieures, formées par la première intercostale, branche de la sous-clavière et des intercostales antérieures, qui viennent de la mammaire interne.

Artères intercostales.

Elles sont au nombre de neuf ou dix paires, les deux ou trois intercostales supérieures étant fournies par l'artère sous-clavière. Elles naissent de la partie postérieure de l'aorte ; elles présentent le même calibre à droite qu'à gauche, en haut qu'en bas. Les artères du côté droit (fig. 90. 17) sont plus longues que celles du côté gauche (fig. 90. 16) ; en effet, nous avons déjà dit que, dans le thorax, l'aorte était située sur la partie gauche de la colonne vertébrale ; aussi les intercostales droites contournent-elles les corps de chaque vertèbre dorsale, passant derrière l'œsophage, le canal thoracique, la veine azygos, et gagnent l'espace intercostal correspondant ; dans leur trajet elles fournissent quelques rameaux qui pénètrent dans le corps de la vertèbre dorsale qui les supporte. Les artères intercostales gauches, au contraire, se jettent immédiatement dans l'espace intercostal correspondant ; à partir de ce point, elles offrent, des deux côtés, une disposition tout à fait identique.

Elles sont en rapport avec la plèvre et les ganglions du grand sympathique ; les deux dernières intercostales des deux côtés sont en rapport avec les piliers du diaphragme.

Arrivées à l'espace intercostal, elles se divisent en deux branches : une *branche postérieure* ou *dorso-spinale*, une *branche antérieure* ou *intercostale proprement dite*, que l'on peut considérer comme la continuation de l'artère.

A. *Branches postérieures ou dorso-spinales.* — Elles se portent en arrière, entre les apophyses transverses des vertèbres et se divisent en deux rameaux :

1° Un *rameau spinal*, qui pénètre dans le trou de conjugaison qui lui correspond, et se divise en un *rameau osseux*, qui pénètre dans l'intérieur de la vertèbre et s'anastomose avec les rameaux vertébraux antérieurs qui viennent du tronc des intercostales droites, et un *rameau médullaire*, qui gagne la dure-mère, la traverse avec les nerfs rachidiens, et envoie sur chaque racine antérieure et postérieure un rameau qui se distribue sur les faces antérieure et postérieure de la moelle épinière, se divisant en un rameau ascendant, qui s'anastomose avec les artères situées au-dessus, et en un rameau descendant, qui s'anastomose avec celles qui sont situées au-dessous.

2° Un *rameau musculaire* ou *dorsal*, qui se divise aussi en deux branches : une *externe*, qui s'épuise dans les muscles sacro-lombaire et long dorsal ; un *rameau interne*, qui passe entre le long dorsal et le transversaire épineux, se distribue à ces muscles, fournissant aux muscles superficiels et aux téguments du dos.

B. *Branches intercostales proprement dites.* — D'abord situées au milieu de l'espace intercostal, entre la plèvre et le muscle intercostal interne, elles se placent ensuite entre les deux muscles intercostaux ; puis, gagnant la gouttière située à la partie interne et inférieure de la côte, qu'elles occupent par leur partie moyenne, elles se replacent dans leur tiers antérieur au milieu de l'espace intercostal. Dans tout le trajet elles sont en rapport avec la veine intercostale et le nerf du même nom.

Les artères intercostales fournissent des rameaux aux muscles intercostaux, aux côtes et à leur périoste, aux muscles et aux téguments de la partie antérieure du thorax, enfin aux mamelles. Ces rameaux mammaires sont plus volumineux chez la femme que chez l'homme ; ils peuvent acquérir un grand développement pendant l'allaitement et dans certaines maladies du sein.

Elles se terminent en s'anastomosant avec les intercostales antérieures qui viennent de la mammaire interne, avec les branches qui fournissent aux muscles de la partie antérieure du thorax, avec l'épigastrique et avec les diaphragmatiques inférieures.

Vers le huitième espace intercostal, les artères abandonnent dans leur tiers antérieur l'espace intercostal, et se jettent, à la manière des artères lombaires, dans les muscles larges de l'abdomen.

Artères lombaires.

Leur nombre est variable, et en raison du développement de l'artère ilio-lombaire ; elles sont en général au nombre de quatre. Elles naissent de la partie postérieure de l'aorte, se portent à droite et à gauche sur la moitié droite ou gauche de la vertèbre lombaire qui leur correspond, passent, les premières, c'est-à-dire les supérieures, sous les piliers du diaphragme, les suivantes dans les anneaux fibreux du psoas, fournissent des rameaux qui se perdent dans le tissu de l'os, et, parvenues au niveau de la base des apophyses transverses, se divisent en deux branches : l'une, *dorso-spinale,* qui offre exactement la même disposition que la branche dorso-spinale des intercostales ; l'autre, *antérieure,* qui se perd dans les muscles de la paroi antérieure de l'abdomen, s'anastomosant avec l'épigastrique, l'iléo-lombaire, la sous-cutanée abdominale. La première artère lombaire se divise en deux rameaux dont le supérieur longe la dernière côte, l'inférieure longe la crête iliaque, et envoie des rameaux aux muscles fessiers, à l'os iliaque et aux muscles de l'abdomen.

Pour compléter la description des artères pariétales de l'abdomen fournies par l'aorte, il nous reste à parler des artères diaphragmatiques inférieures.

ARTÈRES DIAPHRAGMATIQUES INFÉRIEURES.

Préparation. — Enlevez avec soin le péritoine qui recouvre la face inférieure du diaphragme.

Ces artères sont au nombre de deux (fig. 90. 18, et fig. 91. 2), l'une à droite, l'autre à gauche. Elles naissent de la partie antérieure de l'aorte, quelquefois du tronc cœliaque, d'autres fois de la coronaire stomachique ou des rénales. Quelle que soit leur origine, elles se portent d'arrière en avant, au niveau du pilier du diaphragme correspondant, envoient un rameau à la capsule surrénale, *artère capsulaire supérieure*, et se divisent en deux branches. L'une, *interne*, s'anastomose en arcade avec celle du côté opposé, autour du centre phrénique et de l'orifice œsophagien ; l'artère du côté gauche envoie à l'œsophage un rameau qui s'anastomose avec les artères œsophagiennes qui viennent de l'aorte : elles envoient toutes deux des rameaux inférieurs qui se portent au pancréas, à l'estomac. L'autre, *externe*, beaucoup plus volumineuse, se porte vers les attaches du diaphragme, et s'anastomose avec les intercostales et la mammaire interne : elle forme sur la partie supérieure du diaphragme une troisième arcade artérielle en s'anastomosant avec l'artère du côté opposé.

ARTÈRES QUI NAISSENT DE LA CROSSE DE L'AORTE.

Préparation de la crosse de l'aorte et des vaisseaux qui en partent. — Enlevez la partie supérieure du sternum, les cartilages des trois premières côtes, l'extrémité interne des clavicules ; ayez soin de ménager l'artère mammaire interne qui rampe sur la face postérieure des cartilages costaux. Conservez les rapports de l'aorte avec les vaisseaux pulmonaires et avec la trachée.

Nous avons déjà dit que, de la convexité de la crosse de l'aorte, naissaient trois gros vaisseaux, qui sont de droite à gauche et d'avant en arrière : le *tronc brachio-céphalique*, l'*artère carotide primitive gauche*, l'*artère sous-clavière gauche*.

Ces trois artères présentent dans leur origine de nombreuses variétés sur lesquelles nous ne pouvons nous arrêter.

TRONC BRACHIO-CÉPHALIQUE.

Désigné encore sous le nom de *tronc innominé*, le tronc brachio-céphalique (fig. 90. 6) naît de la portion la plus élevée et la plus antérieure de la crosse de l'aorte ; sa longueur est de 3 centimètres environ. Il s'étend depuis la crosse aortique jusqu'au niveau de la fourchette sternale, qu'il déborde quelquefois chez le vieillard.

Rapports. — En avant, avec le sternum et l'extrémité inférieure des muscles qui s'attachent à cet os, avec le tronc veineux brachio-céphalique droit ; en arrière, avec la trachée-artère ; en dehors, avec le poumon droit dont il est séparé par la plèvre ; en dedans, avec l'artère carotide primitive gauche, qui en est assez rapprochée en bas, et qui s'en éloigne supérieurement.

Au niveau de la fourchette sternale, le tronc brachio-céphalique se divise en deux branches : l'*artère carotide primitive droite* et l'*artère sous-clavière droite*. Il ne fournit pas de branches collatérales ; ce n'est que dans des cas très rares qu'on l'a vu donner naissance à la *thyroïdienne de Neubaüer*.

ARTÈRES CAROTIDES PRIMITIVES.

Préparation de la carotide primitive et de la carotide externe. — Faites sur la ligne médiane une incision partant de la symphyse du menton et descendant jusqu'à la partie inférieure du cou. Faites une incision transversale au niveau du bord supérieur du cartilage thyroïde, et allant jusqu'au bord postérieur du sterno-cléido-mastoïdien ; disséquez avec soin les muscles des régions sous-et sus-hyoïdiennes ; conservez les rapports avec les nerfs et les veines.

Pour découvrir la partie supérieure de la carotide externe, disséquez les téguments jusqu'au niveau du conduit auditif externe, renversez la parotide de bas en haut ; disséquez les petits rameaux que la carotide envoie à cette glande ; prenez garde de couper l'auriculaire et la transversale de la face, qui souvent prennent leur origine dans l'épaisseur de la parotide.

Au nombre de deux (fig. 90. 7, 10, et fig. 94. 1), l'une à droite, l'autre à gauche, les *artères carotides primitives* naissent, la première du tronc brachio-céphalique, la seconde de la crosse de l'aorte. Au niveau du bord supérieur du cartilage thyroïde, elles se divisent en deux branches : l'une, l'*artère carotide externe* ; l'autre, l'*artère carotide interne*.

La longueur de la carotide droite est moindre que celle de la carotide gauche : cette différence est mesurée par la hauteur du tronc brachio-céphalique ; l'artère du côté droit est située à son origine seulement sur un plan plus antérieur que celle du côté gauche ; verticales à leur partie supérieure, elles sont à leur origine obliques de bas en haut et de dedans en dehors.

Rapports. — *Dans le thorax*, la carotide primitive gauche est en rapport, en avant, avec le tronc veineux-brachio-céphalique gauche qui la sépare du sternum ; le sternum et les muscles de la région sous-hyoïdienne qui s'y attachent ; en arrière, avec l'œsophage, la trachée et les artères sous-clavière et vertébrale gauche ; en dehors, avec le poumon gauche ; en dedans, avec le tronc brachio-céphalique, dont elle est séparée par un espace triangulaire à base dirigée en haut. Dans cet espace se trouve la trachée-artère.

Au cou, les rapports sont les mêmes pour les deux carotides. En avant, elles sont recouvertes en bas par le sterno-hyoïdien, l'omoplat-hyoïdien, le sterno-mastoïdien qu'on peut considérer comme son muscle satellite; elles correspondent à l'interstice qu'on trouve entre les deux chefs de ce muscle ; en haut, le sterno-mastoïdien se portant en arrière, elles ne sont plus séparées de la peau que par l'aponévrose cervicale et le peaucier : c'est le muscle sterno-mastoïdien qui sert de guide quand on veut faire la ligature de ce vaisseau; en arrière, les carotides primitives sont séparées de la colonne vertébrale par les muscles prévertébraux, le grand sympathique ; en bas, par la thyroïdienne inférieure ; en dehors, elles sont en rapport avec la jugulaire interne et le pneumogastrique situé en arrière entre la jugulaire et la carotide ; en dedans, avec la trachée, l'œsophage, le corps thyroïde.

L'artère carotide primitive ne fournit aucune branche, à l'exception de la thyroïdienne de Neubaüer qui en part quelquefois; elle se divise en *carotide interne* et en *carotide externe*. Au niveau de la bifurcation, on trouve une légère dilatation en ampoule.

ARTÈRE CAROTIDE EXTERNE.

Branche de bifurcation de la carotide primitive, l'artère carotide externe (fig. 94. 3) conserve son nom jusqu'au niveau du col du condyle de la mâchoire, où elle se divise en deux branches : l'*artère temporale* et l'*artère maxillaire interne*. Dans son trajet elle fournit un grand nombre de branches destinées principalement au cou et à la face.

Rapports. — A son origine, elle est recouverte par la peau et le peaucier ; plus haut, elle est recouverte par le muscle digastrique, le stylo-hyoïdien, le nerf grand hypoglosse ; plus haut encore, par la glande parotide à laquelle elle fournit de nombreux rameaux ; en dedans, elle est en rapport avec le pharynx, le stylo-pharyngien et le stylo-glosse ; en dehors, à son origine, elle est en rapport avec la carotide interne, qui, en bas, est placée à son côté externe, lui devient postérieure, et se place supérieurement à son côté interne.

Branches collatérales. — L'artère carotide externe fournit par sa partie antérieure l'*artère thyroïdienne supérieure*, la *faciale* et la *linguale* ; par sa partie postérieure, l'*occipitale* et l'*auriculaire* ; par sa partie interne, la *pharyngienne inférieure*.

Branches terminales. — Ce sont la *temporale* et la *maxillaire interne*.

ARTÈRE THYROÏDIENNE SUPÉRIEURE.

Préparation. — Coupez à leur partie moyenne les muscles scapulo-hyoïdien ; fendez le cartilage thyroïde à sa partie moyenne pour suivre les divisions du rameau pharyngien.

Destinée au larynx et au corps thyroïde, l'*artère thyroïdienne supérieure* (fig. 94. 4) naît de la partie antérieure et inférieure de la carotide externe ; elle se porte d'abord en avant et en dedans, puis verticalement en bas, et se termine à la partie supérieure du lobe correspondant du corps thyroïde.

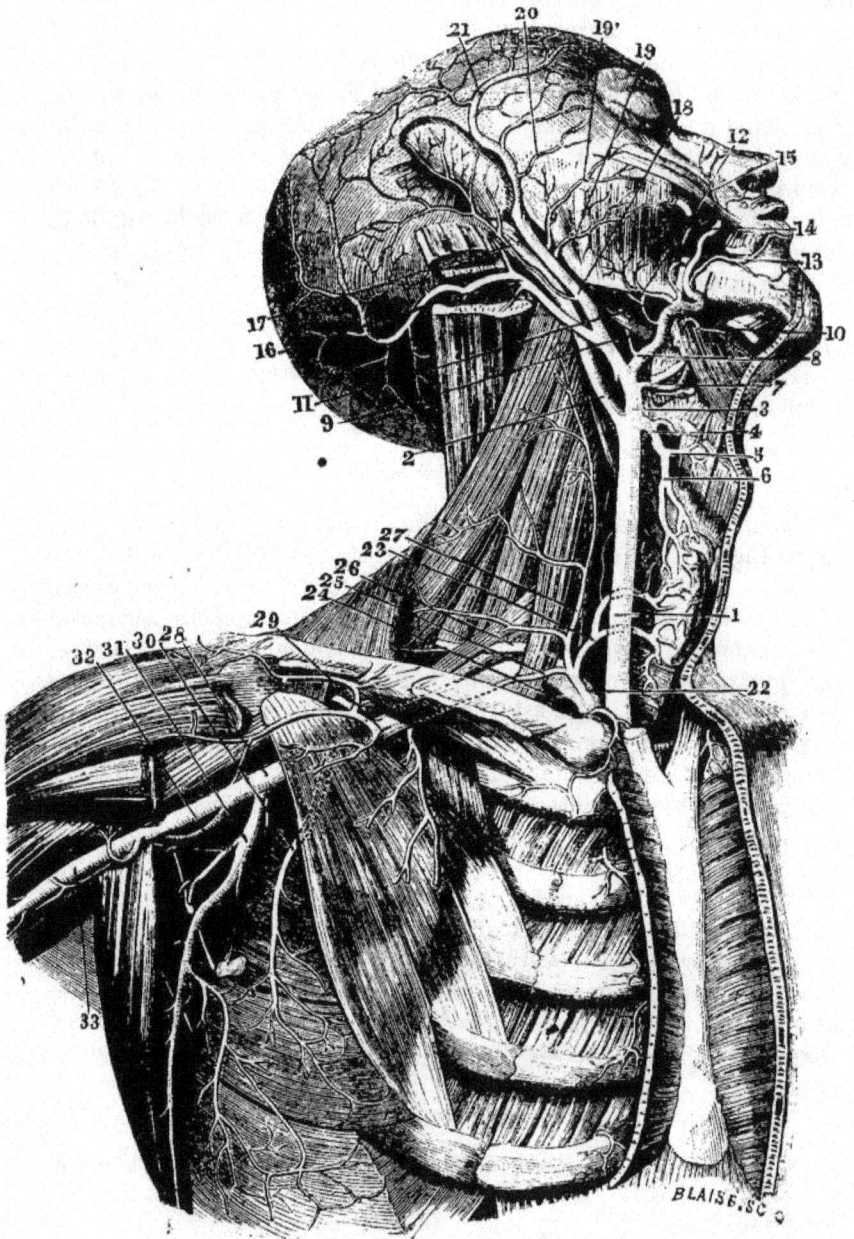

FIG. 94. — *Artères carotides, sous-clavière et axillaire.*

1. Artère carotide primitive.— 2. Artère carotide interne. — 3. Artère carotide
externe.— 4. Artère thyroïdienne supérieure. — 5. Artère laryngée supérieure.
— 6. Artère laryngée inférieure. — 7. Artère linguale. — 8. Artère faciale.
— 9. Artère palatine inférieure — 10 Artère sous-mentale. -- 11. Artère

Rapports. — A son origine, elle est recouverte par la peau et le peaucier ; plus bas, par les muscles de la région sous-hyoïdienne et les veines thyroïdiennes ; elle recouvre en dedans les parties latérales du pharynx.

Branches collatérales. — Au nombre de trois : la *laryngée supérieure*, la *sterno-mastoïdienne*, la *laryngée inférieure.*

1° *Artère laryngée supérieure* (fig. 94. 5). — Elle naît de la thyroïdienne au niveau du point où ce vaisseau se recourbe pour devenir vertical. Elle se porte transversalement en avant, au-dessous du muscle thyro-hyoïdien, traverse la membrane thyroïdienne, et se divise en deux rameaux, dont l'un *ascendant*, se porte à l'épiglotte ; l'autre, *descendant*, se perd dans les muscles et la membrane muqueuse du larynx.

2° *Artère sterno-mastoïdienne.* — Petite branche peu volumineuse, qui naît de la thyroïdienne supérieure, entre les deux laryngées, et se perd dans la partie moyenne du muscle sterno-mastoïdien.

3° *Artère laryngée inférieure* (fig. 94. 6) : — Branche peu volumineuse, qui naît de la partie inférieure de la thyroïdienne, se porte transversalement le long du bord inférieur du cartilage thyroïde, s'anastomose avec celle du côté opposé, forme une espèce d'arcade, d'où partent des rameaux qui se perdent dans les muscles et la muqueuse du larynx.

Branches terminales. — Parvenues à l'extrémité supérieure du corps thyroïde, l'artère thyroïdienne se divise en trois branches : l'une, postérieure, qui se porte entre le corps thyroïde et la trachée ; l'une, interne, qui longe le bord interne du lobe latéral du corps thyroïde ; l'autre, externe, qui longe le bord externe du corps thyroïde. Ces branches s'anastomosent avec des branches qui viennent de la thyroïdienne inférieure et la thyroïdienne supérieure du côté opposé.

ARTÈRE FACIALE.

Préparation. — Placez un billot sous la partie postérieure du cou ; disséquez les muscles digastrique et stylo-hyoïdien ; coupez-les vers leur partie supérieure, renversez-les ainsi que la glande sous-maxillaire, sur l'os hyoïde.

Les coronaires labiales seront très rapidement mises à découvert en enlevant la muqueuse des lèvres.

Nommée encore *maxillaire externe*, l'*artère faciale* (fig. 94. 8, et

du ptérygoïdien interne. — 12. Artère massétérine. — 13. Artère coronaire labiale inférieure — 14. Artère coronaire labiale supérieure. — 15. Artère de l'aile du nez.— 16. Artère occipitale. — 17. Artère auriculaire postérieure. — 18. Artère temporale. — 19. Artère transversale de la face. — 19. Artère zygomato-orbitaire.— 20, 21. Branches terminales de la temporale.— 22. Artère sous-clavière. — 23. Artère thyroïdienne inférieure. — 24. Artère intercostale supérieure. — 25. Artère scapulaire supérieure.— 26. Artère scapulaire postérieure.— 27. Artère cervicale ascendante. — 28. Artère axillaire. — 29. Artère acromio-thoracique. — 30. Artère mammaire externe. — 31. Artère scapulaire inférieure.— 32. Artère circonflexe postérieure. — 33. Artère humérale.

fig. 96. 1) se distribue à la plus grande partie de la face. Elle naît de la partie antérieure de la carotide externe, un peu au-dessus de la linguale, se porte en serpentant de bas en haut et d'arrière en avant, longe un sillon qui lui est fourni par la glande sous-maxillaire à laquelle elle envoie de nombreux rameaux, croise verticalement le corps de la mâchoire en avant du masséter, redevient oblique en haut et en avant, arrive à la commissure des lèvres, puis va gagner le grand angle de l'œil, où elle s'anastomose avec la branche terminale de l'ophthalmique.

Rapports. — *Au cou*, elle est recouverte par la peau, le peaucier, les muscles digastrique et stylo-hyoïdien; en dedans, elle longe la glande sous-maxillaire. *A la face*, elle croise perpendiculairement le corps de la mâchoire en avant du muscle masséter; elle est recouverte par la peau, le peaucier, le triangulaire des lèvres, les deux zygomatiques; elle recouvre les élévateurs de l'aile du nez et de la lèvre supérieure, le buccinateur.

Branches collatérales. — Elles sont fort nombreuses, ce sont :

1° La *palatine inférieure* (fig. 94. 9), petite branche qui remonte derrière les muscles styliens et se distribue à l'amygdale, aux piliers du voile du palais, aux parties latérales du pharynx; elle naît quelquefois de la carotide externe ou de la pharyngienne inférieure.

2° La *sous-mentale* (fig. 94. 10), qui marche parallèlement au bord inférieur de la mâchoire, se distribue au muscle mylo-hyoïdien, au digastrique, se perd dans les muscles et les téguments du menton, et s'anastomose avec la dentaire inférieure.

3° Des branches qui se jettent dans la glande sous-maxillaire.

4° Une petite branche qui se jette dans le ptérygoïdien interne (fig. 94. 11).

5° Des *branches faciales externes*, qui se distribuent à la peau, aux muscles des joues, et s'anastomosent avec la transversale de la face, la buccale, la sous-orbitaire. Parmi ces branches, on décrit un *rameau massétérin* (fig. 94. 12).

6° La *coronaire labiale inférieure* (fig. 94. 13, et fig. 96. 2), qui se distribue en décrivant de nombreuses flexuosités à la peau, aux muscles, à la muqueuse de la lèvre inférieure; elle s'anastomose sur la ligne médiane avec celle du côté opposé; elle envoie des rameaux descendants, qui s'anastomosent avec la dentaire inférieure et la sous-mentale.

7° La *coronaire labiale supérieure* (fig. 94. 14, et fig. 96. 3), plus volumineuse que l'inférieure, se distribue à la lèvre supérieure de la même manière que la précédente. Elle envoie, par la partie supérieure de l'arcade qu'elle forme en s'anastomosant avec celle du côté opposé, plusieurs petits rameaux qui se portent à la sous-cloison du nez et au lobule; cette branche s'anastomose avec l'artère de l'aile du nez.

8° L'*artère de l'aile du nez* (fig. 94. 15, et fig. 96. 4), petite branche qui se porte sur la partie postérieure de l'aile du nez, se divise en deux rameaux : l'un, *inférieur*, qui longe le cartilage au niveau de l'ouverture des fosses nasales ; l'autre, *supérieur*, qui se porte sur la face externe de la narine, se distribue aux téguments, et dont une branche pénètre dans l'intérieur de la narine et se distribue à la membrane muqueuse.

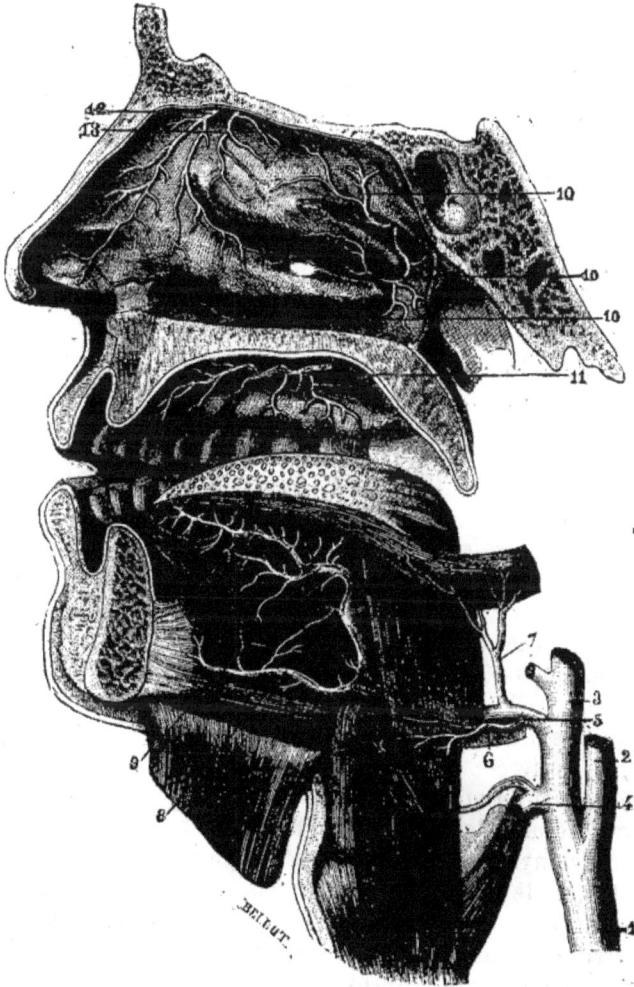

FIG. 95. — *Artères de la langue et des fosses nasales.*

1. Artère carotide primitive. — 2. Artère carotide interne. — 3. Artère carotide externe. — 4. Artère thyroïdienne supérieure. — 5. Artère linguale. — 6. Rameau hyoïdien. — 7. Artère dorsale de la langue. — 8. Artère sublinguale. — 9. Artère ranine. — 10, 10, 10. Branches de l'artère sphéno-palatine qui se rendent aux trois cornets des fosses nasales. — 11. Branche terminale de la palatine supérieure. — 12. Artère ethmoïdale antérieure. — 13. Artère ethmoïdale postérieure.

Branche terminale. — L'artère faciale se termine par un petit rameau très grêle qui va s'anastomoser avec l'artère angulaire. Souvent aussi elle se termine par l'artère de l'aile du nez, ou par la coronaire labiale supérieure, et l'artère de la sous-cloison.

ARTÈRE LINGUALE.

Préparation. — La faciale étant préparée, coupez le muscle mylo-hyoïdien à son insertion à l'os hyoïde; sciez le maxillaire près de sa partie moyenne, tirez la langue en avant et maintenez-la fixée à l'aide d'une érigne.

Branche assez volumineuse, qui naît de la carotide externe au-dessus de la thyroïdienne supérieure (fig. 94. 7, et fig. 95. 5); elle longe en avant, et un peu en haut, le bord supérieur des grandes cornes de l'os hyoïde; au niveau des petites cornes, elle se porte tout à fait en avant dans l'épaisseur de la langue, jusqu'à sa pointe, où elle s'anastomose avec l'artère du côté opposé.

Rapports. — Très flexueuse dans son trajet, elle est recouverte à son origine par les muscles digastrique et styloglosse, par le nerf grand hypoglosse; plus en avant, elle est placée entre l'hyoglosse et le constricteur moyen du pharynx; dans l'épaisseur de la langue, elle est accompagnée par le nerf lingual et située entre le muscle lingual et le génio-glosse.

Branches collatérales. — 1° *Rameau hyoïdien* (fig. 96. 6), qui s'anastomose sur le corps de l'os hyoïde avec celui du côté opposé.

2° *Artère dorsale de la langue* (fig. 96. 7). — Elle naît au niveau de la grande corne de l'os hyoïde, se porte de bas en haut sous la membrane muqueuse, fournit des rameaux aux piliers antérieurs du voile du palais et à l'épiglotte; ces rameaux s'anastomosent avec des rameaux qui viennent de la laryngée supérieure, branche de la thyroïdienne supérieure.

3° *Artère sublinguale* (fig. 96. 8). — La plus volumineuse des branches collatérales de la linguale. Elle se porte horizontalement en avant, entre le mylo-hyoïdien et le génio-glosse, longe le conduit de Warthon, la glande sublinguale, auxquels elle donne de nombreux rameaux, fournit au niveau du filet l'*artère du frein de la langue*, et se termine derrière les dents incisives inférieures.

Branches terminales. — Après avoir fourni la sublinguale, l'artère linguale prend le nom d'*artère ranine* (fig. 96. 9), se perd dans le tissu de la langue, où elle se distribue aux muscles et à la muqueuse de cet organe; elle s'anastomose avec l'artère du côté opposé.

ARTÈRE OCCIPITALE.

Préparation. — Disséquez les attaches supérieures des muscles sterno-cléido-mastoïdien, splénius et petit complexus; sciez à sa base l'apophyse mastoïde et renversez-la en arrière avec les muscles qui s'y insèrent ; coupez l'apophyse styloïde et renversez-la de la même manière avec les muscles styliens; disséquez avec soin les téguments du crâne.

L'*artère occipitale* naît à la partie postérieure de la carotide externe, au niveau de la linguale ou de la faciale (fig. 94. 16), quelquefois plus haut ; se dirige de là en haut et en arrière ; arrivée à l'apophyse mastoïde, elle se porte horizontalement en arrière, derrière le splénius, où elle se divise en deux branches.

Rapports. — Elle est recouverte par le nerf grand hypoglosse, les muscles digastrique et sterno-mastoïdien ; dans la portion horizontale, elle passe entre le splénius et le grand complexus ; en arrière du splénius, elle est placée entre la peau et le muscle occipito-frontal.

Branches collatérales. — 1° *Artère mastoïdienne supérieure*, destinée à la partie supérieure du muscle sterno-mastoïdien.

2° *Artère stylo-mastoïdienne.* — Branche très longue et très grêle qui naît souvent de l'auriculaire postérieure, pénètre dans le trou stylo-mastoïdien, fournit à la caisse du tympan, au vestibule, aux canaux demi-circulaires, au limaçon, et s'anastomose avec la tympanique de la maxillaire interne et l'artère méningée moyenne.

3° Deux *branches méningiennes* : l'une, qui pénètre par le trou mastoïdien, fournit aux cellules mastoïdiennes, et se perd dans la dure-mère ; l'autre, qui passe par le trou pariétal, et se perd dans la partie voisine du sinus logitudinal supérieur.

4° Deux *branches cervicales* : l'une *superficielle*, qui se perd dans la peau et dans les muscles de la couche superficielle du cou ; l'autre, *profonde*, qui se perd dans les muscles droits et obliques postérieurs de la tête et les muscles de la couche profonde du cou, et s'anastomose avec l'artère cervicale profonde inférieure.

Branches terminales. — En dedans des muscles splénius, l'artère occipitale se divise en deux branches : l'une, *externe*, très petite, qui se dirige verticalement en haut ; l'autre, *interne*, très volumineuse, qui se porte horizontalement en arrière, se recourbe au niveau de la protubérance occipitale externe, et se divise en un très grand nombre de rameaux qui, ainsi que la branche externe, se distribuent au muscle occipital et au cuir chevelu.

ARTÈRE AURICULAIRE POSTÉRIEURE.

Préparation. — Découvrez le tronc de cette artère dans l'épaisseur de la parotide, suivez les rameaux en renversant le pavillon de l'oreille.

L'*artère auriculaire postérieure.* (fig. 94. 17) naît de la partie postérieure de la carotide externe, au-dessus de l'occipitale, quelquefois par un tronc commun avec cette dernière ; elle se porte directement en haut en arrière, passe au-dessous du digastrique et dans l'épaisseur de la glande parotide ; enfin, au niveau de l'apophyse mastoïde, elle se divise en deux branches : la *branche mastoïdienne* et la *branche auriculaire*.

Branches collatérales. — 1° *Rameaux musculaires* qui se distribuent au sterno-mastoïdien, au digastrique, aux muscles styliens ; 2° *branches parotidiennes*, nombreuses et très grêles ; 3° *branche stylo-mastoïdienne*, qui vient souvent de l'occipitale, et que nous avons déjà décrite.

Branches terminales. — Au niveau de l'apophyse mastoïde, l'artère auriculaire se divise en deux branches, qui sont :

1° Le *rameau mastoïdien*, qui se dirige en arrière et en haut, sur la base de l'apophyse mastoïde, et se distribue aux attaches supérieures du sterno-mastoïdien, du splénius et aux téguments de cette région.

2° *Rameau auriculaire*, divisé en deux branches : l'une, *inférieure*, qui se distribue au lobule et à la face externe du pavillon ; l'autre *supérieure*, qui se rend à la face interne du pavillon, traverse les cartilages de l'oreille externe, fournit à la partie externe de cet organe, et s'anastomose avec la branche inférieure.

ARTÈRE PHARYNGIENNE INFÉRIEURE.

Préparation.— Cette artère ne devra être étudiée qu'après la maxillaire interne ; pour la découvrir dans toute son étendue, il faut pratiquer la coupe du pharynx. (Voyez page 214.)

Petite branche qui naît en dedans de la carotide externe au niveau de la linguale, monte directement vers la base du crâne, d'abord entre les deux carotides, puis entre la carotide interne et la paroi latérale du pharynx.

Dans son trajet, elle fournit des *rameaux pharyngiens*, qui gagnent horizontalement la partie postérieure du pharynx, se distribuent aux constricteurs inférieur et moyen.

Au niveau de l'angle qui sépare le pharynx du muscle ptérygoïdien interne, la pharyngienne inférieure se divise en deux branches, qui sont :

1° Une *branche méningée postérieure*, qui pénètre dans le crâne par le trou déchiré postérieur, et se distribue à la portion de dure-mère qui tapisse les fosses occipitales inférieures.

2° Une *branche pharyngienne*, qui se place au devant de la carotide interne et au niveau de la base du crâne, fournit des rameaux descendants au constricteur supérieur du pharynx et à la trompe d'Eustachi.

ARTÈRES PAROTIDIENNES.

En traversant la glande parotide, l'artère carotide externe fournit un grand nombre de rameaux qui se jettent dans la glande. Parmi ces rameaux il en est quatre ou cinq plus volumineux, qui non-seulement fournissent au tissu de la glande, mais passent entre la glande et le muscle masséter, et se perdent dans les muscles et les téguments de la face ; d'autres gagnent l'angle de la mâchoire, et se perdent dans la région sus-hyoïdienne.

Branches terminales de la carotide externe.

Au niveau du col du condyle de la mâchoire inférieure, l'artère carotide externe se divise en deux branches, la *temporale* et la *maxillaire interne*.

ARTÈRE TEMPORALE.

Préparation. — Renversez la parotide pour découvrir l'origine de l'artère ; suivez ses branches sur la face, sur le crâne et sur le pavillon de l'oreille.

Branche externe de bifurcation de l'artère carotide externe, l'*artère temporale* (fig. 94. 18, et fig. 96. 5), profondément située à son origine, se porte verticalement en haut dans la région temporale ; à la partie moyenne de cette région, elle se termine en se divisant en deux branches : l'une *frontale*, l'autre *temporo-occipitale*.

Rapports. — A son origine, elle est recouverte par la glande parotide, et est en rapport, en avant, avec le col du condyle de la mâchoire et l'articulation temporo-maxillaire ; en arrière, avec le conduit auditif externe ; au-dessus de l'arcade zygomatique, elle devient superficielle, se place entre la peau et l'aponévrose temporale, plus haut elle est entre les téguments et l'aponévrose épicrânienne.

Branches collatérales. — Elles sont divisées en *antérieures*, *postérieures* et *internes*.

Branches antérieures. — 1° *Artère transversale de la face* (fig. 94. 19). — Cette artère vient souvent de la carotide externe ; elle se porte en avant, parallèlement à l'arcade zygomatique et au canal de Sténon, fournit des rameaux à l'articulation temporo-maxillaire, au masséter, aux muscles et aux téguments de la face, s'anastomosant avec la massétérine, la buccale, la sous-orbitaire et la faciale. Le développement de cette branche est en raison inverse du développement de l'artère faciale.

2° Une *branche zygomato-orbitaire* (fig. 94. 19'), qui naît de la temporale au-dessus de l'arcade zygomatique, se dirige obliquement en avant et en haut, entre les deux feuillets de l'aponévrose temporale, puis derrière l'orbiculaire des paupières ; elle se distribue aux muscles et à la peau de la partie supérieure de la face, et s'anastomose avec l'artère lacrymale, la palpébrale supérieure, la transversale de la face.

3° *Deux* ou *trois branches postérieures* ou *auriculaires antérieures*, qui se distribuent au lobule, au conduit auditif externe et au pavillon. Ces artères s'anastomosent avec l'auriculaire postérieure.

4° Une ou deux *artères temporales superficielles*, qui, au-dessus de l'arcade zygomatique, traversent l'aponévrose du temporal, fournissent à ce muscle, et s'anastomosent avec les temporales profondes.

Branches terminales (fig. 94. 21). — A peu près à la partie moyenne de la région temporale, l'artère temporale se divise : 1° en un *rameau antérieur* ou *frontal*, qui se porte en avant, se distribue sur la région du front, s'anastomosant avec la sus-orbitaire et l'artère du côté opposé ; 2° en un *rameau temporo-occipital*, qui se porte plus en arrière, se ramifie sur le pariétal, et sur la partie latérale postérieure de l'occipital, en s'anastomosant avec les artères occipitale, auriculaire, et la temporale du côté opposé.

ARTÈRE MAXILLAIRE INTERNE.

Préparation. — 1° Incisez les téguments sur la ligne médiane, depuis la racine du nez jusqu'à la protubérance occipitale externe, renversez-les latéralement.

2° Détachez les insertions supérieures du temporal, et renversez ce muscle sur l'arcade zygomatique.

3° Sciez la tête horizontalement à la réunion de la face avec le crâne.

4° Coupez la dure-mère verticalement et renversez-la latéralement.

5° Enlevez le cerveau avec ses artères ; conservez-le dans l'acide azotique étendu ou dans l'alcool, afin d'étudier les artères un peu plus tard.

6° Sciez l'arcade zygomatique et renversez-la en bas avec le muscle masséter, en ayant soin de ne pas déchirer l'artère massétérine.

7° Sciez l'apophyse coronoïde au-dessous des attaches du muscle temporal.

8° Sciez le col du condyle, en ayant soin de ménager le tronc de la maxillaire interne ; on peut désarticuler la mâchoire et laisser le fibro-cartilage adhérent à la cavité glénoïde.

9° Sciez la branche de la mâchoire au-dessus de son angle ; évitez de couper l'artère dentaire inférieure.

10° Enlevez la portion du maxillaire inférieur, en détachant avec soin les fibres musculaires du ptérygoïdien interne et du masséter qui la font encore adhérer à la pièce.

Ce premier temps de la préparation permettra de découvrir l'artère tympanique, l'origine de la méningée moyenne, celle de la dentaire inférieure, les artères temporales profondes, la massétérine, les ptérygoïdiennes, l'artère buccale et l'alvéolaire : toutes ces artères seront suivies dans les organes auxquels elles se distribuent ; la méningée moyenne sera étudiée dans le crâne sous la dure-mère, dans l'épaisseur de laquelle elle se trouve. On pourra, en sculptant avec un ciseau le corps du maxillaire inférieur, suivre l'artère dentaire inférieure dans le canal dentaire, et voir les rameaux que ce vaisseau envoie aux dents. Pour voir les rameaux que l'alvéolaire envoie aux dents supérieures et postérieures, enlevez avec un fort scalpel la lame externe de l'os maxillaire supérieur.

11° Enlevez avec un ciseau et un maillet toute la portion externe de l'orbite pour découvrir l'artère sous-orbitaire.

12° Pour découvrir les branches qui naissent dans la fosse sphéno-maxillaire, divisez la base du crâne et toute la face verticalement, en laissant la cloison des fosses nasales du côté de la préparation.

13° Enlevez, à l'aide de deux traits de scie qui convergeront vers le trou petit rond, la partie antérieure et supérieure de l'aile externe de l'apophyse ptérygoïde; enlevez le muscle ptérygoïdien externe presque en entier.

14° Suivez l'artère palatine supérieure dans le canal palatin postérieur que vous ouvrirez en avant et en dehors.

15° Suivez l'artère vidienne en enlevant la portion du sphénoïde situé au-dessous et en arrière de la gouttière qui contient le sinus caverneux, et suivez l'artère ptérygo-palatine dans le canal ptérygo-palatin.

16° Étudiez sur la cloison des fosses nasales la branche interne de la sphéno-palatine en coupant le vomer et la lame perpendiculaire de l'ethmoïde, et en laissant la membrane muqueuse; puis coupez cette muqueuse, et renversez-la pour voir le rameau externe de la sphéno-palatine sur la paroi externe des fosses nasales.

Branche interne de bifurcation de la carotide externe plus volumineuse que la temporale, la *maxillaire interne* s'enfonce entre le condyle de la mâchoire et l'apophyse styloïde. Horizontale dans la première partie de son trajet, elle ne tarde pas à se porter obliquement en haut, en avant et en dedans, traversant la fosse zygomatique, et décrivant un grand nombre de flexuosités en rapport avec les nombreuses branches qu'elle fournit; dans cette région, elle est située tantôt entre les deux ptérygoïdiens, tantôt en avant du ptérygoïdien externe; gagne la partie la plus élevée de la tubérosité maxillaire, pénètre dans la fosse ptérygo-maxillaire, où elle se termine en se divisant en plusieurs branches, qui sont les artères *sphéno-palatines*.

Branches collatérales. — Ces branches sont au nombre de quatorze; ce sont : 1° au niveau du col du condyle, les artères *tympanique, méningée moyenne, dentaire inférieure, temporale profonde postérieure, massétérine, ptérygoïdienne, petite méningée*; 2° au voisinage de la tubérosité maxillaire, les artères *buccale, temporale profonde antérieure, alvéolaire, sous-orbitaire*; 3° dans la fosse ptérygo-maxillaire, les artères *vidienne* ou *ptérygoïdienne, ptérygo-palatine, la palatine supérieure*.

1° *Artère tympanique.* — Petite branche qui pénètre par la scissure de Glaser dans la caisse du tympan, où elle se distribue, elle fournit encore à l'articulation temporo-maxillaire.

2° *Artère méningée moyenne ou sphéno-épineuse* (fig. 96. 7). — Cette artère est la plus volumineuse des branches de la maxillaire interne; elle passe derrière le muscle ptérygoïdien externe, remonte verticalement en haut, pénètre dans le crâne par le trou sphéno-

épineux ; parvenue dans le crâne, elle se porte horizontalement en dehors, et se divise en deux branches, l'une antérieure, l'autre postérieure.

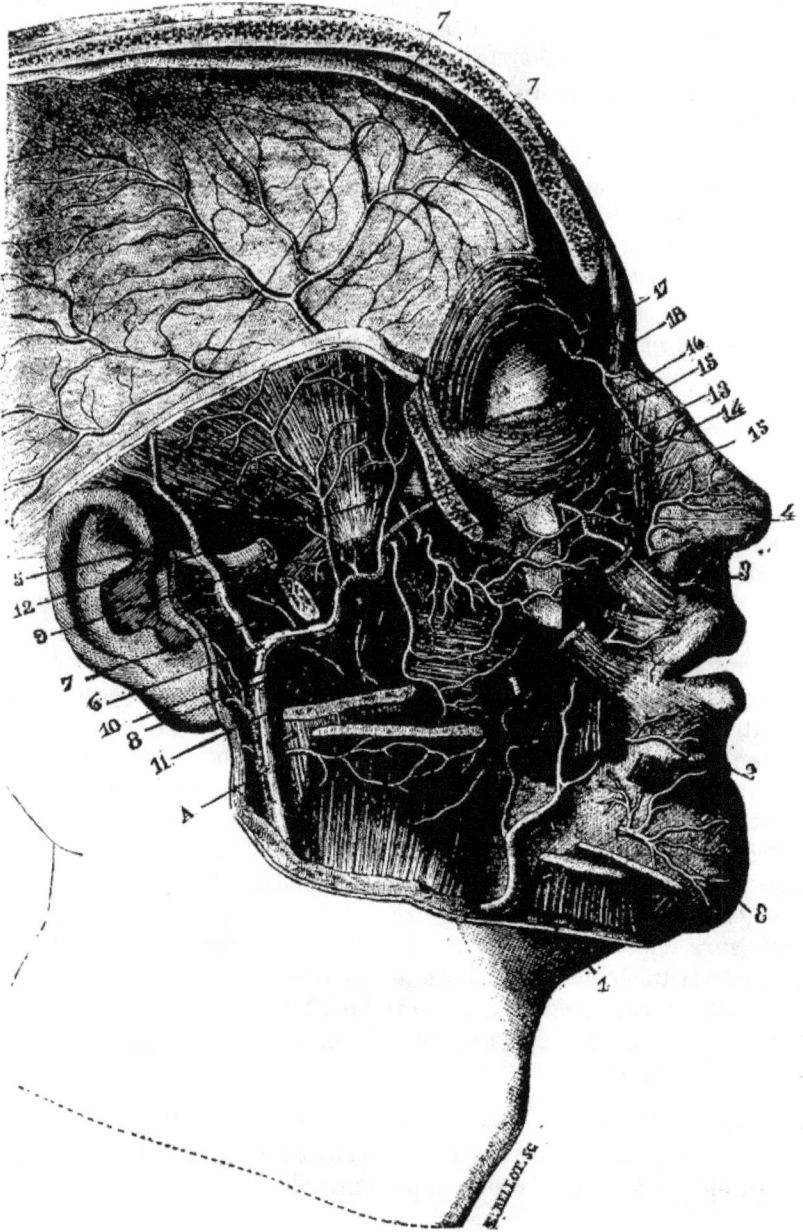

FIG. 96. — *Artères faciale et maxillaire interne.*

A. Tronc de la carotide externe. — 1. Artère faciale. — 2. Artère coronaire labiale inférieure. — 3. Artère coronaire labiale supérieure. — 4. Artère de l'aile

Branches collatérales. — Ce sont : hors du crâne, de petits rameaux qui vont se rendre au ptérygoïdien externe et au péristaphylin externe ; dans le crâne, des rameaux qui se jettent dans la dure-mère ; une branche très grêle, qui pénètre dans l'hiatus de Fallope, gagne l'aqueduc de Fallope, où elle s'anastomose avec l'artère stylo-mastoïdienne ; elle fournit encore au nerf facial et donne de petits rameaux qui pénètrent dans l'orbite par la fente sphénoïdale et de petites branches auriculaires et temporales.

Branches terminales. — A la partie antérieure du trou sphéno-épineux, l'artère méningée moyenne se divise en deux branches : *a.* une *branche antérieure,* qui gagne l'angle antérieur et inférieur du pariétal, où elle est reçue dans un canal quelquefois complet, se divise et se subdivise en un grand nombre de rameaux sur la face interne du pariétal où ils se creusent des sillons que nous avons déjà signalés, et qui ont été appelés *nervures de la feuille de figuier ; b.* une *branche postérieure,* qui se dirige en arrière et en haut sur la portion écailleuse du temporal, puis sur la face interne du même os, se ramifie comme la branche antérieure, et s'anastomose avec elle, avec celle du côté opposé et avec les branches méningées antérieure et postérieure.

Les ramifications des artères méningées sont placées dans l'épaisseur du feuillet externe de la dure-mère ; elles se perdent dans cette membrane et dans les os du crâne auxquels la dure-mère sert de périoste interne.

3° *Artère dentaire inférieure* (fig. 96. 8). — Elle naît au niveau de la précédente, descend le long de la branche de la mâchoire inférieure, entre cet os et le ptérygoïdien interne dont elle est séparée par le ligament sphéno-maxillaire, fournit un petit rameau qui se perd dans le muscle mylo-hyoïdien, puis pénètre dans le canal dentaire, qu'elle parcourt avec le nerf dentaire dans toute sa longueur, fournit aux dents et au tissu de l'os, et arrivée au trou mentonnier, se divise en deux rameaux : l'un, qui passe par le trou mentonnier, se distribue aux parois latérales du menton, et s'anastomose avec la sous-mentale et la coronaire labiale inférieure ; l'autre rameau continue le trajet primitif de l'artère et fournit aux dents incisives.

4° *Artère temporale profonde postérieure* (fig. 96. 9). — Petit rameau qui se porte directement en haut entre le temporal et le ptérygoïdien externe, gagne le bord postérieur du muscle temporal entre

du nez.— 5. Artère temporale.— 6. Artère maxillaire interne.— 7,7,7. Artère méningée moyenne. — 8,8. Artère dentaire inférieure. — 9. Artère temporale profonde antérieure. — 10. Artère ptérygoïdienne. — 11. Artère buccale. — 12. Artère temporale profonde antérieure. — 13. Origine de la palatine supérieure. — 14. Artère alvéolaire. — 15,15. Artère sous-orbitaire.— 16. Origine de l'artère sphéno-palatine. — 17 et 18. Branches terminales de l'artère ophthalmique. — 17. Rameau frontal. — 18. Rameau nasal, artère angulaire.

le muscle et le périoste, et se perd dans l'épaisseur du muscle, s'anastomosant avec les artères temporales superficielles et l'artère temporale profonde antérieure.

5° *Artère massétérine.* — Petit rameau qui se jette dans le masséter par la face interne de ce muscle et qui s'anastomose avec l'artère massétérine de la transversale de la face.

6° *Artères ptérygoïdiennes* (fig. 96. 10). — Branches souvent nombreuses qui se jettent dans les deux muscles ptérygoïdiens.

7° *Artère petite méningée.* — Petite branche dont l'existence n'est pas constante, qui se porte entre les deux muscles ptérygoïdiens auxquels elle fournit, ainsi qu'au voile du palais, pénètre dans le crâne par le trou ovale, fournit au nerf de la cinquième paire, et se termine dans la dure-mère, au voisinage du sinus caverneux.

8° *Artère buccale* (fig. 96. 11). — Branche quelquefois très grêle, qui naît le plus souvent au voisinage de la tubérosité maxillaire, descend entre le ptérygoïdien interne et la branche de la mâchoire, puis se porte en avant et se perd dans le buccinateur, où elle s'anastomose avec la faciale et la transversale de la face.

9° *Artère temporale profonde antérieure* (fig. 96. 12). — Elle se porte en haut sur le bord antérieur du muscle temporal, où elle se perd en s'anastomosant avec les branches temporales superficielles et profonde postérieure.

10° *Artère alvéolaire ou dentaire supérieure* (fig. 96. 14). — Se porte en avant et en bas sur la tubérosité maxillaire, où elle décrit un grand nombre de flexuosités, et se divise en rameaux qui vont aux gencives et au périoste, en rameaux qui pénètrent dans les canaux dentaires supérieurs et se distribuent aux dents molaires, au tissu de l'os et à la muqueuse du sinus maxillaire. Elle se termine par de petits rameaux qui se distribuent aux gencives et au périoste de la partie postérieure de la mâchoire supérieure.

11° *Artère sous-orbitaire* (fig. 96. 15). — Elle naît au niveau de la fente sphéno-maxillaire, gagne le canal sous-orbitaire, qu'elle parcourt dans toute sa longueur, sort par le trou sous-orbitaire, où elle se distribue à la peau et aux muscles de la partie moyenne de la face, s'anastomosant avec la faciale et la transversale de la face par ses ramifications descendantes, et avec l'ophthalmique par ses ramifications ascendantes qui se jettent dans l'orbiculaire des paupières. Dans son trajet, elle fournit : *a.* un *rameau orbitaire*, qui se divise en deux branches : l'une, supérieure, qui se perd dans la glande lacrymale ; l'autre, inférieure, qui se jette dans la paupière inférieure ; *b.* un *rameau dentaire*, qui se rend aux dents canines et incisives.

12° *Artère vidienne*, qui naît, ainsi que les deux suivantes, dans le fond de la fosse zygomatique, pénètre dans le canal vidien ou ptérygoïdien, et se distribue au pharynx et à l'orifice de la trompe d'Eustache.

13° *Artère ptérygo-palatine ou pharyngienne supérieure.* — Très petite branche qui passe dans le canal ptérygo-palatin, et se porte à la partie supérieure du pharynx et à l'orifice postérieur des fosses nasales.

14° *Artère palatine supérieure* (fig. 96. 13, et fig. 95. 11). — Branche volumineuse qui se porte verticalement en bas dans le canal palatin postérieur. Après avoir franchi l'orifice de ce canal, elle se porte d'arrière en avant entre la voûte palatine et la membrane muqueuse, à laquelle elle se distribue en s'anastomosant avec celle du côté opposé. Dans son trajet, elle fournit des rameaux qui se perdent dans le voile du palais, dans la muqueuse et les glandules palatines et gingivales. Cette artère se termine par un petit rameau qui pénètre dans le canal palatin antérieur et s'anastomose avec la sphéno-palatine.

Branches terminales de la maxillaire interne. — Dans le fond de la fosse ptérygo-maxillaire, l'artère maxillaire interne devient très grêle et se termine par deux ou trois rameaux désignés sous le nom d'*artères sphéno-palatines* (fig. 96. 16, et fig. 95. 10). Cette artère s'engage dans le trou sphéno-palatin, pénètre dans les fosses nasales, et se divise en deux branches : l'une, *interne*, artère de la cloison des fosses nasales, se ramifie sur cette cloison ; l'autre, *externe*, artère des cornets et des méats, se subdivise en trois rameaux qui se distribuent aux cornets et aux méats, et pénètrent dans les divers sinus des fosses nasales et dans le canal nasal.

ARTÈRE CAROTIDE INTERNE.

Préparation. — 1° Enlevez la mâchoire inférieure et les muscles qui s'y attachent. On peut encore, à l'aide de la coupe du pharynx, découvrir ce vaisseau dans toute sa longueur.

2° Ouvrez le canal carotidien à l'aide du ciseau et du marteau.

3° Disséquez l'artère dans le sinus caverneux.

4° Pour étudier les divisions de l'artère carotide interne dans le cerveau, il faut enlever la masse encéphalique, comme nous l'avons indiqué dans la préparation de la maxillaire interne. Nous conseillons de n'étudier les artères du cerveau qu'avec les artères vertébrales, afin d'examiner dans leur ensemble toutes les artères qui se rendent à l'encéphale.

Branche de bifurcation de la carotide primitive, l'artère carotide interne (fig. 94. 2) est destinée à la partie antérieure du cerveau, à l'œil et à ses annexes. Elle est, chez l'adulte, d'un volume à peu près égal à celui de la carotide externe.

Elle naît de la carotide primitive en dehors de la carotide externe, mais ne tarde pas à lui devenir postérieure, puis interne ; elle continue son trajet rectiligne jusqu'à la base du crâne, où elle pénètre dans le canal carotidien dont elle suit les courbures ; au sortir de ce canal, elle est placée dans le sinus caverneux, sur les côtés de la selle turcique. Après avoir traversé ce sinus, elle se réfléchit de bas en haut, en dedans de l'apophyse clinoïde antérieure, et se divise en trois branches : la *cérébrale antérieure*, la *cérébrale moyenne*, la *communicante postérieure*.

Rapports. — *Au cou.* Située au côté externe de la carotide externe, elle lui devient postérieure, puis interne ; elle est en rapport, en dedans, avec le pharynx et l'amygdale, et en dehors, avec la veine jugulaire interne, les nerfs pneumogastrique, glosso-pharyngien, hypoglosse ; en arrière, avec la colonne vertébrale, les muscles prévertébraux, l'artère pharyngienne inférieure ; en avant, avec les muscles styliens.

Dans le crâne, elle traverse le canal carotidien, où elle est enveloppée d'un grand nombre de filets nerveux qui forment le plexus carotidien. Plus loin, elle se trouve appliquée contre la paroi interne du sinus caverneux ; le nerf moteur oculaire externe est en dehors de l'artère ; enfin, plus en avant, elle répond au côté externe du nerf optique.

Branches collatérales. — La carotide interne ne fournit aucun rameau le long du cou ; dans le canal carotidien, elle donne un petit rameau qui se porte dans la caisse du tympan ; dans le sinus caverneux, elle fournit de très petits rameaux qui se jettent dans la dure-mère, dans le nerf trijumeau ; enfin, au niveau de l'apophyse clinoïde, elle fournit l'artère ophthalmique.

ARTÈRE OPHTHALMIQUE.

Préparation. — *Injection.* — Cette artère est rarement injectée complétement dans les injections générales ; nous conseillons surtout, si l'on veut étudier les vaisseaux dans le globe de l'œil, de pousser une injection partielle dans le tronc de la carotide interne, en ayant soin de lier le tronc de l'artère au-dessus de l'apophyse clinoïde antérieure et de l'origine de l'ophthalmique. M. Sappey a parfaitement réussi en poussant l'injection par l'artère cérébrale moyenne, après avoir lié le tronc de la carotide à sa sortie du canal carotidien.

Dissection. — 1° Incisez le cuir chevelu verticalement d'un conduit auditif à l'autre, rabattez les téguments et le muscle frontal en avant. Cette première partie de la préparation doit être faite avant l'injection partielle.

2° Enlevez la voûte orbitaire en ayant soin de ménager l'artère sus-orbitaire.

3° Disséquez les muscles et la glande lacrymale en ayant soin de conserver tous les vaisseaux.

4° Pour étudier les branches qui se rendent aux parties centrales de l'œil, enlevez la sclérotique en ménageant les points traversés par les vaisseaux.

5° Faites une coupe antéro-postérieure de la tête pour suivre les branches terminales de l'ophthalmique dans les fosses nasales.

L'*artère ophthalmique*, remarquable surtout par le grand nombre de branches qu'elle fournit, pénètre dans l'orbite par le trou optique en dehors et au-dessous du nerf optique ; dans la cavité orbitaire, cette artère est placée d'abord entre le nerf moteur oculaire externe et le droit externe, puis se porte en dedans, passe au-dessus du nerf optique, se porte ensuite horizontalement d'arrière en avant le long de la paroi interne de l'orbite, le long du muscle grand oblique, et parvenue à la base de l'orbite, elle se termine en se divisant en deux branches : l'*artère nasale* et l'*artère frontale interne*.

Branches collatérales. — Elles sont très nombreuses et sont généralement divisées en branches qui naissent : 1° en dehors du nerf optique, les *artères lacrymale* et *centrale de la rétine* ; 2° au-dessus du nerf optique, les *artères sus-orbitaires, ciliaires postérieures, moyennes et antérieures, musculaires supérieure* et *inférieure* ; 3° en dedans du nerf optique, les *artères ethmoïdales postérieure* et *antérieure, palpébrales supérieure* et *inférieure*.

1° *Artère lacrymale* (fig. 97. 5). — Cette artère est une des branches les plus volumineuses de l'artère ophthalmique ; elle se porte d'arrière en avant, le long de la paroi externe de l'orbite, en dehors du muscle droit externe ; elle se jette dans la glande lacrymale, dans laquelle elle s'épuise presque complétement et se termine dans la paupière supérieure.

Dans son trajet, elle fournit un *rameau méningien*, qui traverse la fente sphénoïdale et se jette dans la dure-mère ; quelques *rameaux musculaires* (fig. 97. 6), qui fournissent à l'élévateur de la paupière supérieure et dans le muscle droit supérieur ; enfin, un *rameau malaire*, qui traverse l'os de la pommette, et va s'anastomoser sur l'os malaire avec la transversale de la face.

2° *Artère centrale de la rétine* (fig. 97. 4). — Branche très grêle qui pénètre dans l'intérieur du nerf optique, marche d'arrière en avant au centre de ce nerf, et se divise en rameaux divergents qui s'épanouissent contre la face interne de la rétine ; un rameau se porte d'arrière en avant, traverse le corps vitré dans le canal hyaloïdien, et se jette à la partie postérieure de la capsule cristalline.

3° *Artère sus-orbitaire* (fig. 97. 13, 14). — Branche souvent volumineuse qui se porte d'arrière en avant entre l'élévateur de la paupière supérieure et la voûte orbitaire, sort de l'orbite par l'échancrure sourcilière, se réfléchit sur cette échancrure, devient ascendante et se divise en deux branches : l'une, *superficielle*, qui se porte entre la peau et le muscle frontal, se distribue à ce muscle et aux téguments ; l'autre, *profonde*, qui fournit aux muscles et au périoste entre lesquels elle est située.

4° *Artères ciliaires postérieures, ciliaires courtes, artères choroï-*

diennes (fig. 97. 3). — Au nombre de deux, l'une qui naît de l'oph
thalmique en dehors du nerf optique, l'autre qui naît au-dessus de ce
nerf. Ces artères ne tardent pas à se diviser en un grand nombre de
rameaux extrêmement flexueux qui entourent le nerf optique, traversent la sclérotique autour de l'insertion de ce nerf et se répandent
dans la choroïde et dans les procès ciliaires.

5° *Artères ciliaires moyennes, ciliaires longues, artères iriennes.*
— Au nombre de deux, l'une *interne*, l'autre *externe*, elles pénètrent
dans la sclérotique à une certaine distance du nerf optique, rampent
entre cette membrane et la choroïde, et arrivées au niveau du cercle

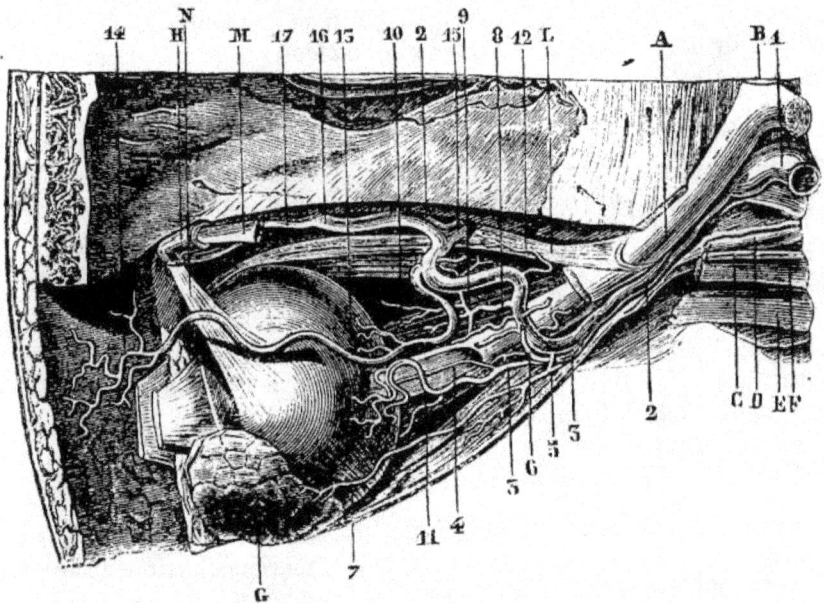

FIG. 97. — *Artère ophthalmique.*

A. Nerf optique. — B. Chiasma des nerfs optiques. — C. Nerf pathétique. —
D. Moteur oculaire commun. — E. Nerf maxillaire supérieur. — F. Branche
ophthalmique de Willis. — G. Glande lacrymale. — H. Poulie du muscle grand
oblique. — L, M, N. Muscle grand oblique : — L. Son extrémité postérieure. —
M. Son extrémité antérieure. — N. Sa portion réfléchie. — 1. Artère carotide.
2, 2, 2. Artère ophthalmique. — 3, 3. Artères ciliaires postérieures. — 4. Artère centrale de la rétine. — 5. Artère lacrymale. — 6. Rameaux musculaires
de l'artère lacrymale. — 7. Rameau de la glande lacrymale. — 8. Artère musculaire inférieure. — 9. Son rameau du droit supérieur et de l'élévateur de la
paupière. — 10. Son rameau du droit inférieur. — 11. Son rameau du petit
oblique. Ce rameau passe sous le nerf optique. — 12. Rameau du grand oblique.
— 13. Artère sus-orbitaire. — 14. Sa terminaison. — 15. Artère ethmoïdale
postérieure. — 16. Artère ethmoïdale antérieure. — 17. Branche terminale de
l'artère ophthalmique.

ciliaire, aux deux extrémités du diamètre transversal, elles se bifurquent, s'anastomosent en arcade et forment le *grand cercle de l'iris*.
De la concavité de ce cercle partent d'autres rameaux qui s'anastomosent en se bifurquant dans l'épaisseur de l'iris et donnent naissance au
petit cercle de l'iris.

6° *Artères ciliaires antérieures, petites iriennes.* — Elles naissent
des musculaires, de la lacrymale ou de la sous-orbitaire ; elles traversent la sclérotique dans le voisinage de la cornée, et se jettent dans le
grand cercle de l'iris, qu'elles contribuent à former.

7° *Artère musculaire supérieure* (fig. 97. 12). — Branche assez
grêle, destinée aux muscles élévateur de la paupière supérieure, grand
oblique, droit supérieur et droit interne.

8° *Artère musculaire inférieure* (fig. 97. 8). — Plus considérable
que la précédente, elle fournit la plupart des ciliaires courtes et se
distribue aux muscles droit externe, droit inférieur, petit oblique ; elle
se termine en s'anastomosant avec l'artère sous-orbitaire, branche de
la maxillaire interne.

9° *Artère ethmoïdale postérieure* (fig. 97. 15, et fig. 95. 13). —
Souvent volumineuse, quelquefois très grêle, elle pénètre dans le crâne
par le canal orbitaire interne postérieur, fournit un rameau méningé
qui se porte à la faux du cerveau, sort du crâne par les trous de la
lame criblée, et, sous le nom de *rameau nasal*, se distribue aux
fosses nasales et s'anastomose avec les ramifications de la sphéno-
palatine.

10° *Artère ethmoïdale antérieure* (fig. 97. 16, et fig. 95. 12). —
Son calibre est en raison inverse de celui de la précédente ; elle pénètre
dans le crâne par le canal orbitaire antérieur, s'y comporte comme
l'ethmoïdale postérieure, et se termine comme cette dernière par un
rameau nasal.

11° *Artère palpébrale supérieure.* — Elle naît, ainsi que l'inférieure, au niveau de la poulie du grand oblique, se porte d'abord de
haut en bas ; puis, au niveau du point lacrymal supérieur, se dirige en
dehors et décrit entre l'orbiculaire des paupières et le cartilage tarse
une arcade à concavité inférieure, et se termine en s'anastomosant avec
la branche zygomato-orbitaire qui complète l'arcade en dehors ; elle
fournit au muscle orbiculaire, à la peau, à la muqueuse, et aux glandes
de Meibomius.

12° *Artère palpébrale inférieure.* — Elle se porte en bas et en
dehors, forme une arcade semblable à la précédente, mais à concavité
tournée en haut ; elle se distribue, comme l'artère palpébrale supérieure, à la peau, à la muqueuse, aux glandes de Meibomius, au

3.

cartilage tarse et au muscle orbiculaire ; elle fournit en outre un rameau qui pénètre dans le canal nasal et se distribue à la muqueuse de ce conduit.

Branches terminales de l'ophthalmique. — Parvenue à la partie antérieure de l'orbite, à l'angle formé par la paroi supérieure et la paroi interne, l'artère ophthalmique se divise en deux branches, qui sont :

1° L'*artère nasale* (fig. 97. 17, et fig. 96, 18), branche très volumineuse qui sort de l'orbite au-dessus du tendon de l'orbiculaire, s'anastomose avec l'artère faciale : cette anastomose augmente considérablement son volume ; elle fournit ensuite une petite branche qui se distribue à la muqueuse du sac lacrymal et se divise en deux branches : l'une, l'*artère angulaire,* qui se continue avec la faciale dans le sillon qui sépare le nez de la joue ; l'autre, l'*artère dorsale du nez,* qui longe le dos du nez et s'anastomose avec l'artère de l'aile du nez. Ces deux branches sont destinées aux muscles et à la peau du nez.

2° L'*artère frontale interne* (fig. 97. 17, et fig. 96, 17), branche peu volumineuse qui se porte de bas en haut, parallèlement à la sous-orbitaire avec laquelle elle s'anastomose, et qui, comme elle, se divise en rameaux superficiels et en rameaux profonds.

BRANCHES TERMINALES DE LA CAROTIDE INTERNE.

Au niveau de l'apophyse clinoïde antérieure, à l'extrémité de la scissure de Sylvius, l'artère carotide interne se divise en quatre branches, qui sont : les *artères cérébrale antérieure, cérébrale moyenne, communicante postérieure* et *choroïdienne.*

1° *Artère cérébrale antérieure.* — L'artère cérébrale antérieure (fig. 98. 2) se porte immédiatement après son origine en dedans et en avant, et arrive à la scissure qui sépare les deux lobes antérieurs du cerveau ; là elle se trouve très rapprochée de l'artère du côté opposé, avec laquelle elle communique par une branche très courte et volumineuse : c'est la *communicante antérieure* (fig. 98. 3) ; de là les artères cérébrales antérieures se portent d'arrière en avant, se réfléchissent sur le bord antérieur du corps calleux et se dirigent d'avant en arrière jusqu'à l'extrémité postérieure de ce corps.

Elles fournissent : par leur concavité, des branches très grêles qui se distribuent au corps calleux ; par leur convexité, des rameaux beaucoup plus volumineux qui se portent dans toutes les directions sur les hémisphères cérébraux, se logent entre les circonvolutions cérébrales et fournissent des rameaux capillaires qui pénètrent dans la substance cérébrale elle-même ; elles se terminent en s'anastomosant avec des branches qui viennent de la cérébrale moyenne et de la cérébrale postérieure.

2° *Artère cérébrale moyenne.* — Branche volumineuse qui se dirige
en dehors et en arrière, gagne la scissure de Sylvíus, fournit des rameaux assez volumineux qui se jettent dans le corps strié, se divise
en trois branches, lesquelles se portent, l'*antérieure* au lobe antérieur,
la *moyenne* et la *postérieure* à la partie moyenne du lobe postérieur.
Ces divers rameaux se distribuent dans le cerveau comme les branches

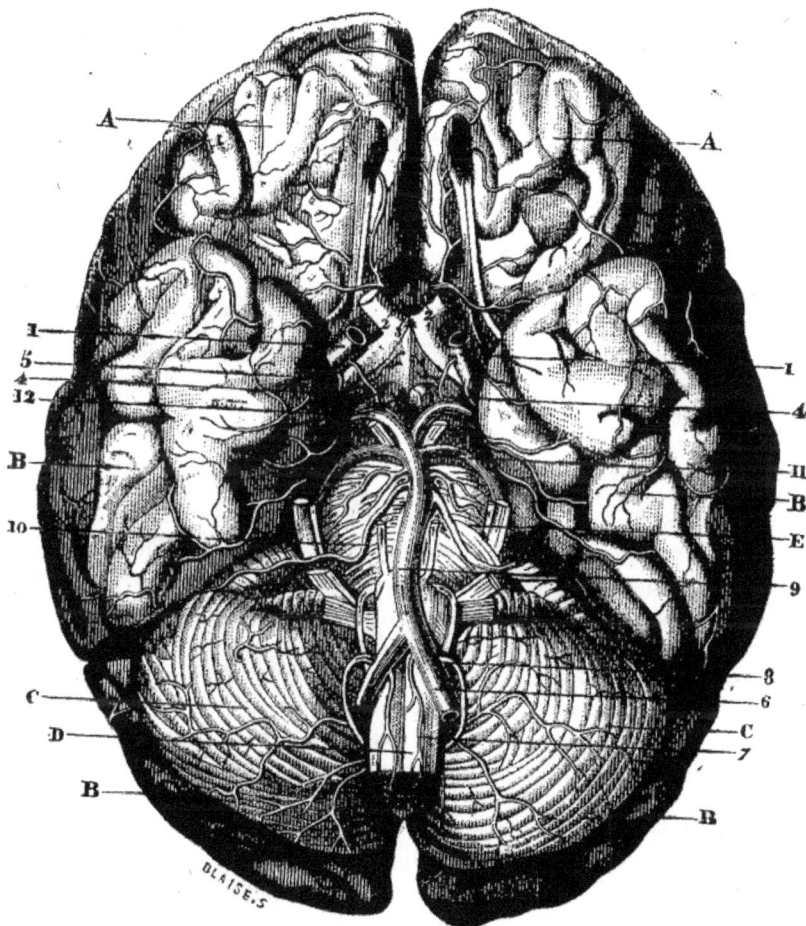

FIG. 98. — *Artères du cerveau.*

A, A. Lobes antérieurs du cerveau. — B, B, B, B. Lobes postérieurs du cerveau.—
C, C. Cervelet. — D. Bulbe rachidien. — E. Protubérance annulaire.— 1,1, Artère carotide interne. — 2,2. Artère cérébrale antérieure. — 3. Artère communicante antérieure. (L'artère cérébrale moyenne est cachée dans la scissure de
Sylvius.) — 4,4. Artère communicante postérieure. — 5. Artère choroïdienne.
— 6. Artère vertébrale. — 7. Artère spinale antérieure. — 8. Artère cérébelleuse inférieure et postérieure. — 9. Tronc basilaire. — 10. Artère cérébelleuse
inférieure et antérieure. — 11. Artère cérébelleuse supérieure. — 12. Artère
cérébrale postérieure.

qui viennent de la cérébrale antérieure, et s'anastomosent avec cette artère et la cérébrale postérieure.

3° *Artère communicante postérieure, ou communicante de Willis* (fig. 98. 4). — Branche de volume très variable, qui naît de la partie postérieure de la carotide interne et fait communiquer cette artère avec la cérébrale postérieure fournie par l'artère vertébrale.

4° *Artère choroïdienne* (fig. 98. 5). — Petite branche qui naît en dehors de la communicante postérieure, se porte en arrière et en dehors le long de la bandelette optique, contourne le pédoncule cérébral, pénètre dans le ventricule latéral par la partie latérale de la grande fente cérébrale, fournit à la corne d'Ammon et se termine dans le plexus choroïde.

ARTÈRE SOUS-CLAVIÈRE.

Préparation. — Les troncs d'origine des deux sous-clavières sont préparés quand on a enlevé la partie supérieure du thorax pour étudier l'origine des carotides et la crosse de l'aorte ; sciez ensuite la clavicule au niveau de son quart externe, et renversez-la en dehors. Disséquez avec soin les scalènes.

Les *artères sous-clavières* (fig. 94), tronc commun des artères destinées au membre supérieur, à la partie postérieure du cou et du cerveau, au cervelet et à la partie antérieure et latérale du thorax, etc., naissent, la droite du tronc brachio-céphalique, la gauche de la crosse de l'aorte, et se terminent au moment où l'artère, passant sous la clavicule, prend le nom d'*axillaire*. Il résulte de cette différence d'origine, que la sous-clavière gauche est plus longue que la sous-clavière droite de toute la longueur du tronc innominé, que leur direction n'est point la même : ainsi la sous-clavière droite se porte un peu en haut et en dehors et se recourbe sur le sommet du poumon en décrivant une courbe à concavité inférieure ; l'artère sous-clavière gauche se porte verticalement en haut, et, arrivée au sommet du poumon, elle se porte horizontalement en dehors, de sorte que la courbe décrite par la sous-clavière gauche regarde en bas et un peu en dehors, et qu'elle appartient à un cercle plus petit que celle de la sous-clavière droite ; enfin les rapports de ces vaisseaux depuis leur origine jusqu'à leur passage entre les scalènes sont un peu différents.

Rapports. — 1° *Depuis l'origine des sous-clavières jusqu'à leur passage entre les scalènes. Artère sous-clavière droite.* — En avant, avec l'extrémité interne de la clavicule, l'articulation sterno-claviculaire et les muscles qui s'attachent à la partie supérieure du sternum, avec les nerfs pneumogastrique et diaphragmatique droits qui la croisent ; en arrière, avec le nerf récurrent ; en dehors, avec le poumon ; en dedans, avec la carotide, dont elle s'écarte supérieurement.

Artère sous-clavière gauche. — Elle est plus rapprochée de la colonne vertébrale ; elle est presque parallèle à l'artère carotide, aux nerfs pneumogastrique et diaphragmatique ; elle est croisée par la veine sous-clavière. Ses rapports avec le poumon sont plus étendus : cette différence de rapport tient à ce que l'artère est presque verticale, tandis que celle du côté droit est beaucoup plus oblique.

2° *Entre les scalènes*, les artères sous-clavières sont en rapport, en bas avec la première côte, qui présente une dépression pour les recevoir, et sur laquelle on rencontre un tubercule en dehors duquel se trouve l'artère, en avant avec le scalène antérieur, qui sépare la veine sous-clavière de l'artère, en haut et en arrière avec le plexus brachial.

3° *En dehors des scalènes*, l'artère sous-clavière est dans le creux sus-claviculaire limité en avant par le sterno-mastoïdien, en arrière par le trapèze, en bas par la clavicule. Elle est en rapport, en avant avec la clavicule, dont elle est séparée par le sous-clavier et la veine sous-clavière ; en haut avec le peaucier et l'artère scapulaire supérieure, en arrière avec le plexus brachial, en bas avec la première côte.

Branches collatérales. — Elles sont au nombre de sept, divisées : 1° en supérieures, *artères vertébrale* et *thyroïdienne inférieure;* 2° inférieures, *artères mammaire interne* et *intercostale supérieure ;* 3° externes, *artère scapulaire postérieure, scapulaire supérieure* et *cervicale profonde.*

ARTÈRE VERTÉBRALE.

Préparation. — Disséquez les muscles trapèze, splénius, complexus, renversez-les du côté opposé en ménageant les vaisseaux qui s'y rendent ; disséquez les muscles qui s'attachent aux apophyses transverses cervicales, les muscles droits et obliques postérieurs de la tête ; renversez-les sur l'occipital ; ouvrez avec le ciseau et le marteau le canal des apophyses transverses, ouvrez le rachis. Cette préparation a pour but de montrer l'artère dans sa portion vertébrale ; sa portion crânienne n'a pas besoin de préparation spéciale, les artères sont très faciles à étudier ; il suffit de placer le cerveau sur sa face convexe, et d'enlever l'arachnoïde. Cette dernière préparation convient également aux branches terminales de la carotide interne.

Nous conseillons, pour ménager le sujet, d'étudier l'artère vertébrale en trois temps : 1° Étudiez l'artère à son origine, et dans son trajet jusqu'à son entrée dans le canal des apophyses transverses.

2° Étudiez les branches terminales avec les artères fournies par la carotide interne, c'est-à-dire toutes les artères du cerveau ensemble.

3° Enfin, quand vous aurez examiné tous les vaisseaux de la tête et du cou, enlevez la portion cervicale de la colonne vertébrale, et vous suivrez facilement le trajet de l'artère et les branches qu'elle fournit dans le canal rachidien, en enlevant les parties molles qui entourent la colonne vertébrale ; vous aurez soin de ménager les petits vaisseaux qui se rendent aux muscles droits et obliques postérieurs de la tête.

Destinée à la moelle, à la protubérance annulaire, au cervelet et à la partie postérieure du cerveau, l'*artère vertébrale* (fig. 98. 6) est la plus volumineuse des branches de la sous-clavière ; elle naît, en haut et en arrière, au moment où cette artère se recourbe sur le sommet du poumon. De là elle passe entre l'apophyse transverse de la sixième et de la septième vertèbre cervicale, pénètre dans le canal creusé dans l'apophyse transverse des vertèbres cervicales, et se porte directement en haut dans ce canal jusqu'à l'axis. Elle décrit là une première courbure entre l'axis et l'atlas, puis une seconde entre l'atlas et l'occipital ; pénètre dans le crâne par le trou occipital, en traversant la dure-mère. Arrivées au niveau du sillon qui sépare le bulbe rachidien de la protubérance annulaire, les deux artères vertébrales se réunissent pour former le *tronc basilaire* (fig. 98. 9).

Rapports. — Très profonde à son origine, elle est couchée sur la colonne vertébrale et les muscles prévertébraux ; elle est croisée en avant par la thyroïdienne inférieure. Dans toute sa portion cervicale elle est logée dans le canal des apophyses transverses. Au niveau des deux premières vertèbres cervicales, elle est en rapport avec les muscles droits et obliques postérieurs de la tête ; dans le crâne, elle est placée entre l'occipital et le bulbe rachidien.

Branches collatérales. — Au cou, l'artère vertébrale envoie de petits *rameaux spinaux* qui pénètrent dans les trous de conjugaison, et se distribuent à la moelle de la même manière que les rameaux spinaux des intercostales et des lombaires ; tout à fait en haut, elle donne quelques rameaux musculaires pour les muscles droits et obliques postérieurs de la tête ; enfin un rameau assez volumineux qui se jette dans la partie postérieure de la dure-mère : c'est l'artère *méningée postérieure*.

Dans le crâne, avant sa réunion avec l'artère du côté opposé, elle fournit des rameaux plus importants, qui sont : les *artères spinales postérieure* et *antérieure*, l'*artère cérébelleuse inférieure et postérieure*.

1° *Artère spinale postérieure*. — Elle naît de la vertébrale, sur les côtés du bulbe rachidien ; fournit un rameau ascendant qui se porte vers le quatrième ventricule, puis se dirige en dedans et en bas, sur les côtés de la face postérieure de la moelle, se divise en deux branches qui se portent l'une en avant, l'autre en arrière des racines postérieures des nerfs rachidiens. Ces rameaux s'anastomosent entre eux autour des paires spinales ; ils s'épuisent bientôt, et sont continués par les branches spinales émanées de la portion rachidienne, de la vertébrale, des artères intercostales et lombaires.

2° *Artère spinale antérieure* (fig. 98. 7). — Plus volumineuse que la précédente, elle naît de la vertébrale, près du tronc basilaire, se dirige en dedans et en bas au-devant du bulbe rachidien. Bientôt les deux artères spinales antérieures se réunissent pour former un tronc commun, *rameau médian antérieur*, qui se place en avant du sillon médian antérieur.

Ce rameau, renforcé par les rameaux spinaux, cervicaux, dorsaux et lombaires, peut être suivi jusqu'à la partie inférieure de la moelle, où il se termine par un filet très grêle, après avoir présenté un calibre un peu plus considérable au niveau du renflement brachial et du renflement lombaire de la moelle. Dans son trajet, cette petite artère fournit des vaisseaux qui se jettent dans le sillon antérieur et des rameaux latéraux destinés au névrilème de la moelle.

3° *Artère cérébelleuse inférieure et postérieure* (fig. 98. 8). — Branche assez considérable qui naît sur les parties latérales de l'artère vertébrale, se porte de dedans en dehors, puis d'avant en arrière, passe entre les filets d'origine du nerf grand hypoglosse, au-devant des racines du pneumogastrique et du glosso-pharyngien, croise le corps restiforme, se place à la partie postérieure du bulbe, et se divise en deux branches : l'une, *interne*, qui fournit au lobule médian du cervelet ; l'autre, *externe*, qui se subdivise en nombreux rameaux, lesquels se distribuent à la partie postérieure de la face inférieure du cervelet, et s'anastomosent sur les bords de cet organe avec la cérébelleuse supérieure.

Il est à remarquer que les artères du cervelet ne pénètrent pas entre les sillons de cet organe comme les artères cérébrales entre les circonvolutions du cerveau.

TRONC BASILAIRE.

Cette artère (fig. 98. 9) est formée par la réunion des deux art res vertébrales ; elle commence généralement au niveau du sillon de séparation du bulbe et de la protubérance annulaire, et se bifurque vers le bord antérieur de cette protubérance, dont elle occupe le sillon médian.

Branches collatérales. — Les unes, supérieures, très grêles, pénètrent dans la substance de la protubérance ; les autres, externes, sont : la *cérébelleuse antérieure et inférieure*, la *cérébelleuse supérieure*.

1° *Artère cérébelleuse antérieure et inférieure* (fig. 98. 10). —Elle naît de la partie moyenne du tronc basilaire, se porte en dehors et en arrière, contourne le pédoncule cérébelleux, et se termine sur la face inférieure du cervelet.

2° *Artère cérébelleuse supérieure* (fig. 98. 11). — Plus volumineuse que la précédente, elle naît près de l'angle de bifurcation du tronc basilaire, contourne le pédoncule cérébral, et, parvenue à la face supérieure de la protubérance, elle se divise en deux branches : l'une, *externe*, qui longe la moitié antérieure de la circonférence du cervelet, fournit à la face supérieure de cet organe, et s'anastomose avec la cérébelleuse inférieure ; l'autre, *interne*, qui fournit au lobe moyen du cervelet, à la valvule de Vieussens, et s'épuise sur la face supérieure du cervelet.

Branches terminales du tronc basilaire. — Au niveau de la partie
antérieure de la protubérance annulaire, le tronc basilaire se bifurque;
les deux branches de la bifurcation prennent le nom d'*artères cérébrales postérieures* (fig. 98. 12). Elles se recourbent d'avant en arrière,
contournent le pédoncule cérébral parallèlement à la cérébelleuse supérieure, suivent le bord concave de la grande fente cérébrale, et,
parvenues à l'extrémité du corps calleux, se portent d'avant en arrière
sur la face inférieure du cerveau, où elles se distribuent de la même
manière que les artères cérébrales antérieure et moyenne. Au moment
où elles se recourbent, elles envoient de nombreux rameaux excessivement grêles qui pénètrent dans le cerveau par l'espace perforé
compris entre les pédoncules; elles reçoivent l'artère communicante
de Willis dont le volume est généralement en raison inverse de l'artère cérébrale postérieure. En arrière de cette anastomose, se trouve
un petit vaisseau, l'*artère choroïdienne postérieure*, qui contourne le
pédoncule cérébelleux, passe au-dessus des tubercules quadrijumeaux,
et va se porter dans les plexus choroïdes.

Les anastomoses des vaisseaux du cerveau à la base du crâne forment un hexagone artériel, constitué en avant par la communicante
antérieure et les cérébrales antérieures; les bords postérieurs par les
cérébrales postérieures, les bords latéraux par la communicante de
Willis. Dans cet hexagone se trouvent inscrits les tubercules mamil--
laires, la lame perforée interpédonculaire, l'infundibulum, la tige pituitaire, les nerfs optiques.

Nous devons faire remarquer que les gros vaisseaux qui vont se
rendre au cerveau ne fournissent que des branches collatérales extrêmement grêles, et qu'avant de pénétrer dans le crâne, ils décrivent
des flexuosités très considérables, savoir : la carotide interne, dans le
canal carotidien ; la vertébrale, au niveau des deux premières vertèbres cervicales.

ARTÈRE THYROÏDIENNE INFÉRIEURE.

L'*artère thyroïdienne inférieure* (fig. 94. 23) naît de la partie antérieure de l'artère sous-clavière, au même niveau que l'artère vertébrale; son calibre, variable, est en raison inverse du développement de
la thyroïdienne supérieure ; elle se porte en haut et en dedans, et
gagne, en décrivant une double courbure, la première à concavité inférieure, la seconde à concavité supérieure, l'extrémité inférieure du lobe
latéral du corps thyroïde.

Rapports. — En arrière, avec la trachée, l'œsophage, l'artère vertébrale, les muscles prévertébraux et la colonne vertébrale ; en avant,
avec la carotide primitive, la veine jugulaire interne, les nerfs pneumogastrique et grand sympathique, derrière lesquels elle passe ; enfin
elle croise en arrière le nerf récurrent. Le ganglion cervical moyen
repose sur ce vaisseau.

Branches collatérales. — La thyroïdienne inférieure envoie un grand nombre de petites branches collatérales qui sont : 1° des branches *descendantes*, qui se distribuent à l'œsophage, à la trachée, aux bronches et aux muscles de la région sous-hyoïdienne ; 2° une branche *ascendante*, *artère cervicale ascendante*, qui se place d'abord en avant du muscle scalène antérieur, puis entre ce muscle et le grand droit antérieur de la tête. Cette artère peut être suivie jusqu'à la partie supérieure du cou ; elle fournit aux muscles prévertébraux et à ceux de la région sous-hyoïdienne, et elle donne des rameaux spinaux, plus importants par leur distribution que par leur volume, qui s'anastomosent avec les branches spinales de la vertébrale.

Branches terminales. — Au niveau de la partie inférieure du lobe latéral du corps thyroïde, l'artère thyroïdienne, se divise en trois branches : l'une qui se porte à la partie moyenne du corps thyroïde et se distribue au bord latéral et à la face postérieure de cet organe ; elle s'anastomose avec la branche correspondante de la thyroïdienne supérieure ; l'autre se distribue à la partie inférieure du lobe latéral ; la troisième passe derrière le corps thyroïde, entre cet organe et le cartilage cricoïde, se distribue à l'isthme du corps thyroïde et s'anastomose avec la branche correspondante du côté opposé.

ARTÈRE SCAPULAIRE SUPÉRIEURE.

Préparation. — Détachez le trapèze à ses insertions scapulaire et claviculaire, renversez-le sur le dos en ayant soin de ménager les rameaux artériels qui s'y rendent ; disséquez les muscles de l'épaule.

L'*artère scapulaire supérieure* (fig. 94. 25) naît de la partie antérieure de la sous-clavière, au-dessous de la thyroïdienne inférieure, se porte en bas et en dehors, puis horizontalement derrière la clavicule, gagne le bord supérieur de l'omoplate, passe au-dessus du ligament qui convertit en trou l'échancrure coracoïdienne, se distribue à la fosse sus-épineuse, contourne l'épine de l'omoplate par son bord concave et va se terminer dans la fosse sous-épineuse.

Rapports. — Au *cou*, elle répond en avant au sterno-mastoïdien, à la clavicule ; en arrière à l'artère sous-clavière et au plexus brachial ; en bas à la veine sous-clavière ; elle s'enfonce sous le trapèze avec le nerf sous-scapulaire. A l'*épaule*, elle est située dans les fosses sus- et sous-épineuses, entre les muscles et les os.

Branches collatérales. — L'artère scapulaire supérieure fournit un grand nombre de rameaux qui se distribuent aux muscles et à la peau ; la branche la plus importante est la *branche du trapèze* qui est très volumineuse, se rend au trapèze par sa face profonde, et envoie des rameaux qui pénètrent dans le muscle sus-épineux par sa partie superficielle.

Branches terminales. — Dans les fosses sus- et sous-épineuses,

34

cette artère donne des branches qui se jettent dans les muscles, le périoste, les os ; elle se termine en s'anastomosant largement avec la
scapulaire postérieure.

ARTÈRE SCAPULAIRE POSTÉRIEURE.

L'*artère scapulaire postérieure, cervicale transverse* (fig. 94. 26).
naît de la partie antérieure de l'artère sous-clavière, tantôt en dedans
des scalènes, tantôt entre ces muscles, tantôt en dehors, se porte
transversalement en dehors dans le triangle sus-claviculaire ; superficielle dans cette partie de son trajet, elle fournit au cou quelques rameaux qui se distribuent aux muscles sterno-mastoïdien, scalène postérieur peaucier et à la peau, gagne l'angle postérieur et supérieur de
l'omoplate où elle se divise en deux branches : une *branche ascendante*, plus grêle, qui se distribue au trapèze, au splénius, à l'angulaire de l'omoplate ; une *branche descendante* qui descend le long du
bord spinal de l'omoplate, entre le rhumboïde et le grand dentelé, se
distribue aux muscles sus- et sous-épineux, sous-scapulaire, et s'anastomose avec la scapulaire supérieure et la scapulaire inférieure.

ARTÈRE MAMMAIRE INTERNE.

Préparation. — Séparez le sternum des cartilages costaux d'un côté, de l'autre
sciez les côtes à leur partie moyenne ; renversez le sternum sur l'abdomen, étudiez
d'un côté l'origine de l'artère, de l'autre poursuivez le vaisseau sur le lambeau.

L'*artère mammaire interne* naît de la sous-clavière au niveau de la
thyroïdienne inférieure ; elle descend verticalement, se place derrière
l'extrémité interne de la clavicule et de la première côte ; puis, croisant le cartilage de cette dernière, elle pénètre dans le thorax et se
place le long du bord du sternum jusqu'au niveau de la sixième côte,
où elle se divise en deux branches, l'une *interne*, l'autre *externe*.

Rapports. — En avant, avec le scalène antérieur, le nerf phrénique
qui lui devient bientôt interne, l'extrémité interne de la clavicule et
le tronc veineux brachio-céphalique ; dans la poitrine, elle est recouverte par les cartilages costaux, les muscles intercostaux ; elle est
située à 5 millimètres environ du bord du sternum.

Branches collatérales. — 1° *Artères intercostales antérieures*. Au
nombre de deux pour chaque espace intercostal, l'une longe le bord
supérieur, l'autre le bord inférieur de la côte. Elles s'anastomosent par
inosculation avec les intercostales aortiques, et fournissent aux espaces
intercostaux, aux cartilages costaux. 2° *Rameaux antérieurs*, qui se
distribuent à la peau, aux muscles de la paroi antérieure de la poitrine. 3° *Rameaux internes*, qui se portent vers le sternum et se divisent pour pénétrer, les uns dans le tissu de l'os, les autres pour se

jeter dans le périoste et dans les téguments. 4° *Rameaux postérieurs*, qui se jettent dans le thymus et le médiastin ; la branche la plus importante est l'*artère diaphragmatique supérieure*, branche longue et grêle qui s'accole au nerf phrénique, pénètre dans le diaphragme, se distribue à ce muscle et s'anastomose avec les diaphragmatiques aortiques.

Branches terminales. — Au niveau de la sixième côte, l'artère mammaire interne se divise en deux branches :

1° *Branche interne.* — Elle continue le trajet primitif de l'artère, pénètre dans la gaîne du muscle droit antérieur de l'abdomen, fournit à ce muscle, aux muscles de l'abdomen, et s'anastomose avec l'artère épigastrique.

2° *Branche externe.* — Plus volumineuse que l'interne, elle longe le bord des cartilages costaux et envoie à chaque espace intercostal deux branches intercostales antérieures, tout à fait semblables par leur distribution et leurs anastomoses avec les intercostales décrites plus haut ; leur longueur est en rapport avec celle des espaces intercostaux ; elle envoie au niveau des insertions costales du diaphragme de nombreux rameaux qui se distribuent à ce muscle.

ARTÈRE CERVICALE PROFONDE.

Elle naît de la partie postérieure de la sous-clavière, en dehors de la vertébrale, se porte derrière le scalène, s'enfonce entre l'apophyse transverse de la septième vertèbre cervicale et la première côte, et se divise en deux branches : l'une, *ascendante*, qui remonte entre le grand complexus et le transversaire épineux auquel elle fournit ; l'autre, *descendante*, qui se perd dans les muscles de la partie postérieure du dos.

ARTÈRE INTERCOSTALE SUPÉRIEURE.

Cette artère (fig. 94. 24) naît en arrière et en bas de la sous-clavière, descend au-devant du col de la première et de la seconde côte, se distribue aux deux ou trois premiers espaces intercostaux à la manière des artères intercostales fournies par l'aorte, présentant comme celles-ci une branche dorso-spinale et une branche intercostale proprement dite.

ARTÈRE AXILLAIRE.

Préparation. — Pour découvrir l'artère axillaire et les autres artères des membres dont nous n'indiquerons pas les préparations, il suffit de disséquer les muscles et de suivre les rameaux artériels.

L'*artère axillaire* (fig. 94. 28) fait suite à l'artère sous-clavière ; elle s'étend de la clavicule au bord inférieur du grand pectoral. Dans ce point l'artère axillaire prend le nom d'*humérale* ; elle traverse

comme une diagonale le creux de l'aisselle. Sa direction est représentée par une ligne étendue de la réunion du tiers externe avec les
deux tiers internes de la clavicule, au côté interne du col de l'humérus, et dans le creux axillaire par une ligne située à la réunion du
tiers antérieur avec les deux tiers postérieurs de cette région.

Rapports. — En avant, l'artère est successivement recouverte par
le sous-clavier, le grand pectoral, le petit pectoral, une seconde fois
par le grand pectoral, enfin par le coraco-brachial. En arrière et en
haut, elle est séparée par une couche épaisse de tissu cellulaire du
sous-scapulaire et du grand dentelé; plus bas, elle est en rapport
avec le grand et le petit rond. En dedans et en haut, elle est appliquée
contre la première côte et le premier espace intercostal; plus bas,
elle quitte la paroi de la poitrine, se rapproche de l'humérus, et n'est
plus recouverte que par la peau. En dehors, elle est successivement
en rapport avec l'apophyse coracoïde, la tête de l'humérus dont elle
est séparée par le muscle sous-scapulaire.

La veine axillaire est située en dedans de l'artère, à sa partie inférieure; plus haut, elle est en avant et en dedans; à sa partie supérieure elle devient interne en s'écartant de l'artère, de sorte qu'en
passant sous la clavicule elle en est éloignée de 7 millimètres.

Le plexus brachial à sa partie supérieure est situé en dehors; au
niveau du bord inférieur du petit pectoral, l'artère axillaire se trouve
entre les deux branches qui doivent constituer le nerf médian; au niveau de la tête de l'humérus, le nerf médian est au côté antérieur et
externe de l'artère, le cubital au côté antérieur et interne, le nerf radial est en arrière, le nerf cutané interne est un peu en arrière et en
dedans du nerf médian.

Il suit de ces rapports que l'artère axillaire peut être liée au-dessus
du petit pectoral et dans le creux de l'aisselle; que ce vaisseau peut
être facilement comprimé sur la tête de l'humérus par le doigt introduit dans le creux de l'aisselle; que cette compression est douloureuse
en raison du voisinage des nerfs du plexus brachial.

Branches collatérales. — Elles sont au nombre de cinq : 1° *l'acromio-thoracique*, 2° la *thoracique inférieure*, 3" la *scapulaire inférieure*, 4° les *deux circonflexes*.

ARTÈRE ACROMIO-THORACIQUE.

L'*artère acromio-thoracique* (fig. 94. 29) naît au côté interne de
l'artère axillaire, au-dessus du petit pectoral, croise le bord supérieur
de ce muscle et se divise en deux branches.

1° *Artère thoracique*, qui se porte en bas entre le grand et le petit
pectoral, se distribue à ces deux muscles, traverse le grand pectoral
et fournit aux téguments et à la mamelle.

2° *Artère acromiale*, qui se porte transversalement en dehors et se
divise en deux rameaux : un *rameau deltoïdien*, qui se loge dans l'es-

pace celluleux compris entre le deltoïde et le grand pectoral, fournit
à ces deux muscles ; un *rameau transversal*, qui passe sous le deltoïde entre ce muscle et l'apophyse coracoïde, se distribue à une
partie de ce muscle, à l'articulation acromio-claviculaire, à l'acromion,
au périoste qui recouvre cette apophyse et aux téguments du moignon
de l'épaule.

Les deux branches de l'acromio-thoracique naissent souvent isolément de la sous-clavière et sont décrites par quelques anatomistes
comme deux branches distinctes.

ARTÈRE THORACIQUE INFÉRIEURE.

Désignée sous le nom de *mammaire externe*, la *thoracique inférieure* (fig. 94. 30) naît de l'axillaire sous le petit pectoral ; elle se
dirige en bas sur les parois latérales du thorax, entre le petit pectoral
et le grand dentelé, puis entre ce dernier muscle et le grand pectoral, et se termine au niveau du sixième espace intercostal ; dans
son trajet elle fournit des rameaux aux muscles grand et petit pectoral,
au grand dentelé, au sous-scapulaire, aux intercostaux et aux téguments de la partie latérale du thorax.

ARTÈRE SCAPULAIRE INFÉRIEURE.

Appelée encore *scapulaire commune, sous-scapulaire* (fig. 94. 31),
elle naît de l'axillaire au niveau du bord inférieur du petit pectoral ;
se dirige en bas, le long du bord inférieur du sous-scapulaire, fournit
à ce muscle, au grand rond, et se divise en deux branches :

1° Une *branche thoracique*, qui descend verticalement en bas,
parallèlement à la mammaire externe, se distribue aux muscles
grand dorsal, grand dentelé, et peut être suivie jusqu'à leur partie
inférieure.

2° Une *branche scapulaire*, qui s'accole à la longue portion du triceps et se divise en trois rameaux : 1° un *rameau sous-scapulaire*,
qui s'enfonce dans la fosse sous-scapulaire et fournit au muscle sous-
scapulaire et à l'articulation scapulo-humérale ; 2° un *rameau sous-
épineux*, qui pénètre dans la fosse sous-épineuse par le bord axillaire
de l'omoplate, fournit au muscle sous-épineux et s'anastomose avec la
scapulaire supérieure ; 3° un *rameau descendant*, qui longe le bord
axillaire de l'omoplate entre le grand et le petit rond, et se termine
à l'angle inférieur de l'omoplate, en s'anastomosant avec la scapulaire
supérieure et la branche thoracique de la scapulaire inférieure.

ARTÈRE CIRCONFLEXE POSTÉRIEURE.

Branche volumineuse (fig. 94. 32) qui naît en arrière et à la partie
inférieure de l'artère axillaire ; elle se porte horizontalement en arrière

34.

entre le sous-scapulaire et le grand rond, contourne le col chirurgical
de l'humérus, entre cet os et le deltoïde, accompagnée par la veine
circonflexe et le nerf axillaire ; elle se distribue au muscle deltoïde,
au périoste de l'humérus, au tissu de l'os et à l'articulation scapulo-
humérale.

ARTÈRE CIRCONFLEXE ANTÉRIEURE.

Beaucoup plus grêle que la précédente, au-devant de laquelle elle
prend naissance, se porte de dedans en dehors, entre les tendons du
grand dorsal et du grand rond, passe sous le biceps et le coraco-
brachial, et au niveau de la coulisse bicipitale se divise en deux
branches, l'une *descendante*, l'autre *ascendante;* elle fournit à la
coulisse bicipitale, au périoste, à l'humérus ; elle s'anastomose, ainsi
que la précédente, avec les rameaux deltoïdiens de l'acromio-thoracique.

ARTÈRE HUMÉRALE.

L'*artère humérale* (fig. 94. 33, et fig. 99. 1) s'étend de la partie
inférieure de l'aisselle, au niveau du bord inférieur du grand pectoral,
jusqu'au pli du coude, où elle se divise en deux branches : l'*artère
radiale* et l'*artère cubitale*. Elle est dirigée de haut en bas, un peu
d'arrière en avant et de dedans en dehors.

Rapports. — En avant, avec le muscle coraco-brachial et le bord
interne du biceps ; en arrière, avec le triceps et le brachial antérieur ;
en dedans, avec la peau et l'aponévrose brachiale ; en dehors, avec le
coraco-brachial et la face interne de l'humérus.

Elle est accompagnée de deux veines satellites, situées, l'une en
dedans, l'autre en dehors.

Le nerf médian est situé tout à fait en haut, en dehors et en avant
de l'artère ; dans presque toute l'étendue du vaisseau il est au-devant ;
à sa partie inférieure, il est en dedans ; il est contenu dans la même
gaîne que l'artère. Le nerf cubital, situé en haut, en dedans de l'artère, lui devient bientôt postérieur ; le nerf radial n'est en rapport
avec ce vaisseau qu'à sa partie supérieure, il est en arrière ; le nerf
cutané interne est situé à sa partie antérieure et interne.

Au pli du coude, l'humérale est située à la partie moyenne de
l'articulation et croisée très obliquement par la veine médiane basilique, dont elle est séparée par l'expansion aponévrotique du biceps.

Branches collatérales. — Ce sont des branches musculaires qui se
jettent dans les muscles biceps, coraco-brachial, brachial antérieur,
deltoïde ; les plus importants sont :

1° *Artère humérale profonde,* ou *collatérale externe* (fig. 99. 2).
— Branche volumineuse, qui se porte en bas et en arrière, gagne la
gouttière radiale, qu'elle parcourt avec le nerf radial ; à sa sortie de la
gouttière, elle se divise en deux branches : l'une, *profonde,* qui se

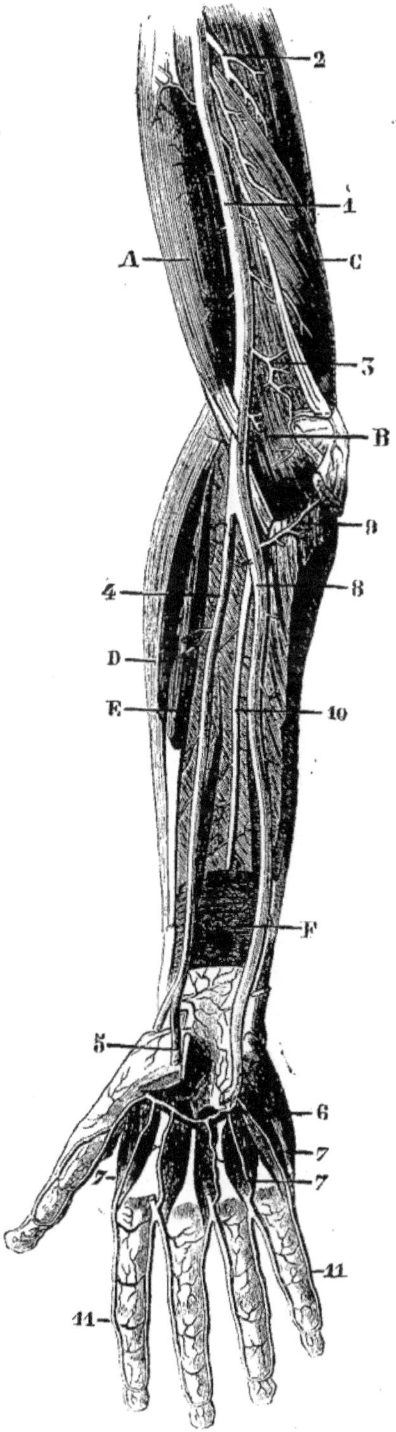

FIG. 99.

Artères du bras et de l'avant-bras.

A. Muscle biceps.

B. M. brachial antérieur.

C. M. triceps.

D. M. long supinateur.

E. M. premier radial externe.

F. M. carré pronateur.

1. Artère humérale.

2. Artère humérale profonde.

3. Artère collatérale interne.

4. Artère radiale.

5. Artère radio-palmaire.

6. Arcade palmaire profonde.

7. Artères interosseuses palmaires.

8. Artère cubitale.

9. Artère récurrente cubitale antérieure.

10. Artère interosseuse antérieure.

11. Artères collatérales des doigts.

perd dans le muscle triceps et s'anastomose avec les collatérales du coude ; l'autre, *superficielle*, qui se porte vers l'épicondyle et s'anastomose avec la récurrente radiale postérieure.

2° *Artère collatérale interne* (fig. 99. 3). — Plus petite que la précédente, elle fournit aux muscles du bras et se termine en se divisant en deux branches : l'une, *antérieure*, se jette dans les muscles qui s'insèrent à l'épitrochlée dans le brachial antérieur et fournit au périoste ; l'autre, *postérieure*, traverse la cloison intermusculaire interne passe devant le triceps auquel elle fournit ainsi qu'au périoste et aux os, s'anastomose au niveau de l'articulation du coude avec la récurrente radiale antérieure et la récurrente cubitale postérieure.

L'artère humérale fournit encore deux branches constantes, mais peu importantes, qui sont destinées, l'une au vaste interne, l'autre au brachial antérieur. La première peut être suivie jusqu'au niveau de l'articulation du coude, où elle s'anastomose, entre l'épitrochlée et l'olécrâne, avec la récurrente cubitale postérieure ; la seconde descend jusqu'à la partie inférieure du bras, où elle s'anastomose avec la collatérale interne.

Branches terminales de l'humérale. — Au-dessous du pli du coude, l'artère humérale se divise en deux branches : l'*artère radiale* et l'*artère cubitale*. Il existe assez souvent des anomalies, dont on doit être prévenu, à cause des opérations qui se pratiquent sur l'artère humérale, et surtout à cause des accidents qui pourraient survenir à la suite de la saignée : c'est ainsi qu'on voit l'artère brachiale se bifurquer, tantôt au milieu du pli du coude ; d'autres fois au bras ; quelquefois même dans l'aisselle. Lorsque ces anomalies existent, on trouve deux artères au pli du coude. Nous conseillons donc toujours, lorsqu'on voudra pratiquer la saignée du bras, d'explorer attentivement la région sur laquelle on devra porter l'instrument, et de constater qu'il n'y a pas de battements en arrière et dans le voisinage de la veine que l'on veut ouvrir.

ARTÈRE RADIALE.

Branche externe de bifurcation de l'artère humérale, l'*artère radiale* (fig. 99. 4, fig. 100. 1, et fig. 101. 1) se dirige en bas, un peu en dehors et en arrière ; à l'extrémité inférieure du radius, elle contourne l'apophyse styloïde de cet os, gagne le côté externe du carpe ; arrivée à l'extrémité supérieure du premier espace intermétacarpien, elle pénètre d'arrière en avant dans la paume de la main, où elle constitue l'*arcade palmaire profonde*.

Rapports. — 1° *A l'avant-bras*, en avant et en haut, avec le long supinateur ; à ses parties moyenne et inférieure, avec l'aponévrose antibrachiale et la peau ; en arrière, avec le rond pronateur, le fléchisseur superficiel et le fléchisseur propre du pouce ; tout à fait en bas, avec le carré pronateur : tous ces muscles la séparent de la face antérieure du radius ; en dedans, avec le rond pronateur et le tendon du grand palmaire ; en dehors, avec le long supinateur et le nerf radial.

2" *Au poignet.* — En avant, elle est appliquée sur les os du carpe et les ligaments qui les unissent. Elle est croisée obliquement par les tendons des long et court extenseurs du long abducteur du pouce ; dans l'intervalle de ces tendons, elle est sous-cutanée.

Branches collatérales. — 1° *A l'avant-bras*, elle fournit trois branches importantes, qui sont : la *récurrente radiale antérieure*, la *transverse antérieure du carpe*, la *radio-palmaire*.

a. Récurrente radiale antérieure. — Elle naît à la partie supérieure de la radiale ; elle se porte de bas en haut, en décrivant une courbe à concavité supérieure, fournit par sa convexité un grand nombre de rameaux qui se distribuent aux muscles de l'avant-bras, et se termine en s'anastomosant avec l'humérale profonde, entre le muscle long supinateur et le brachial antérieur.

b. Artère transverse antérieure du carpe. — Petite branche qui naît au côté interne de la partie inférieure de la radiale, et s'anastomose, au-dessous du bord inférieur du carré pronateur, avec un rameau semblable venu de la cubitale.

c. Artère radio-palmaire (fig. 99. 5, et fig. 101. 2). — Branche quelquefois très volumineuse qui naît de la radiale à son côté interne, et le plus souvent à la partie inférieure de sa portion antibrachiale, se porte verticalement en bas, au-devant du ligament antérieur du carpe, et va se jeter dans l'extrémité externe de l'arcade palmaire superficielle fournie par l'artère cubitale. Elle donne quelques rameaux qui s'épuisent dans les muscles de l'éminence thénar.

2° *Au poignet*, l'artère radiale présente p usieurs branches importantes, qui sont :

a. Artère transversale dorsale du carpe (fig. 100. 4). — Branche peu considérable, formant, avec une artère semblable, fournie par la cubitale, une espèce d'arcade dorsale du carpe, d'où partent des *rameaux ascendants* qui s'anastomosent avec l'artère interosseuse antérieure qui devient postérieure à la partie inférieure de l'avant-bras (fig. 100. 2), des *rameaux descendants* qui s'anastomosent au niveau de l'extrémité supérieure des métacarpiens avec les artères perforantes fournies par l'arcade palmaire profonde. Ces artères forment avec l'artère dorsale du métacarpe une seconde arcade dorsale située à l'extrémité supérieure des métacarpiens ; de cette arcade partent des rameaux interosseux dorsaux qui se bifurquent au niveau de la racine des doigts, et fournissent des branches assez grêles, qui sont : les *collatérales dorsales du petit doigt, de l'annulaire*, et la *collatérale interne dorsale du médius*.

b. Artère dorsale du métacarpe (fig. 100. 6).—Branche quelquefois assez volumineuse qui longe le deuxième espace interosseux, et qui, arrivée à l'extrémité inférieure du métacarpe, s'anastomose avec les

FIG. 400.

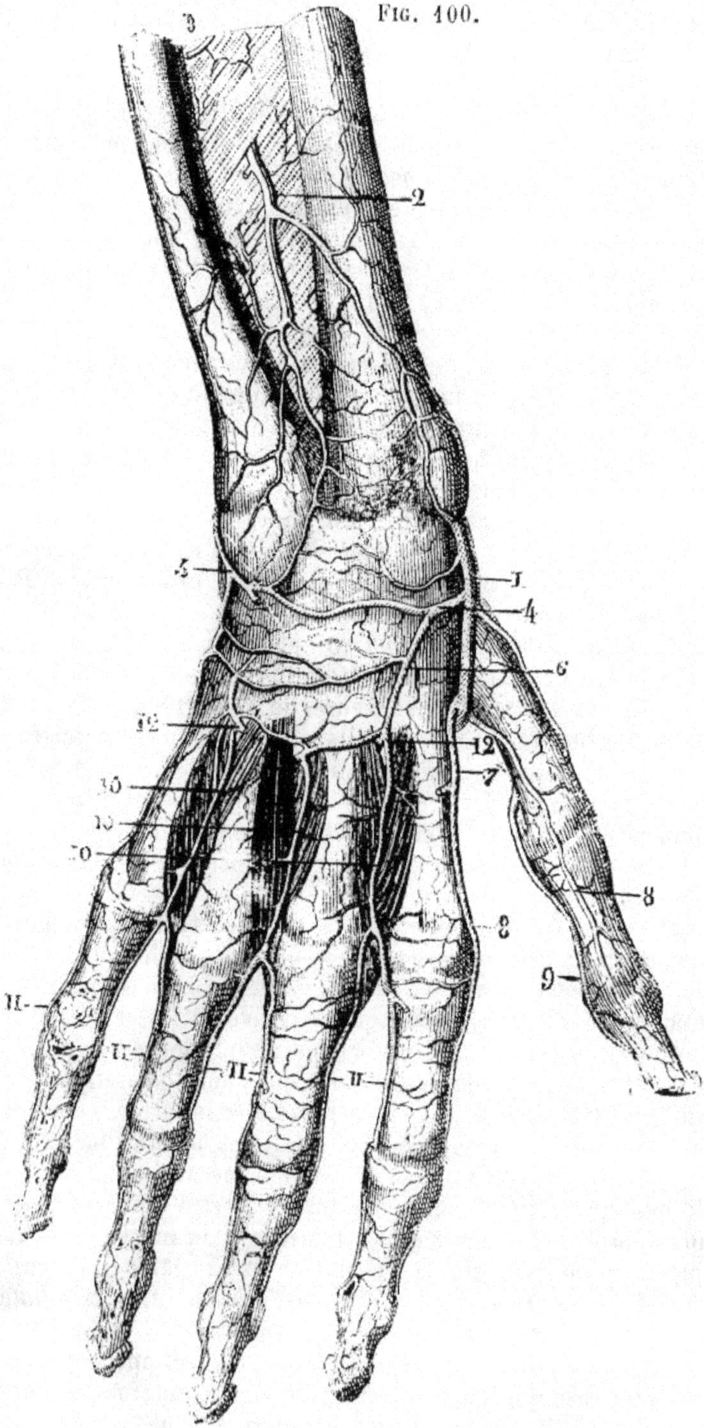

branches de l'arcade palmaire superficielle, et fournit la *collatérale externe dorsale du doigt médius*, la *collatérale interne de l'index*.

c. Artère interosseuse dorsale du premier espace (fig. 100. 7).— Branche très considérable qui longe le premier espace interosseux, et se divise à la partie inférieure de cet espace. Ces deux rameaux sont la *collatérale interne du pouce* et la *collatérale externe du doigt indicateur* (fig. 100. 8).

d. Artère collatérale externe du pouce (fig. 100. 9).— Quelquefois fournie par la précédente ou par l'arcade palmaire superficielle, elle se porte sur le côté externe du pouce.

Arcade palmaire profonde.

Formée principalement par la branche terminale de la radiale, et par une branche de la cubitale, l'*arcade palmaire profonde* (fig. 99. 6) est située au-devant des métacarpiens, en rapport en avant avec les tendons et les nerfs de la paume de la main, où elle décrit une courbure à convexité inférieure. De cette arcade partent des *branches ascendantes*, des *branches postérieures* et des *branches descendantes*.

1° Les *branches ascendantes* sont très grêles, et vont se distribuer aux os et aux articulations du carpe.

2° Les *branches postérieures* ou *perforantes*, au nombre de trois, sont destinées aux trois derniers espaces interosseux ; parvenues au dos de la main, elles s'anastomosent avec les interosseuses dorsales fournies par la dorsale du carpe. Elles s'épuisent dans les muscles interosseux.

3° Les *branches descendantes* (fig. 99. 7), verticalement dirigées le long des espaces interosseux, s'anastomosent avec les branches descendantes de l'arcade palmaire superficielle, et concourent à former avec elles les collatérales palmaires des doigts.

ARTÈRE CUBITALE.

Branche interne de bifurcation de l'artère humérale, l'*artère cubitale* (fig. 99. 8, et fig. 101. 3) se porte en bas, en dedans ; au niveau du poignet, elle se place en dehors de l'os pisiforme, gagne la paume de la main, où elle forme l'*arcade palmaire superficielle*.

FIG. 100. — *Artères du dos de la main.*

1. Artère radiale. — 2. Artère interosseuse antérieure. — 3. Branche terminale de l'interosseuse postérieure. — 4. Artère transverse dorsale du carpe, branche de la radiale. — 5. Artère transverse dorsale du carpe, branche de la cubitale. — 6. Artère dorsale du métacarpe. — 7. Artère interosseuse du premier espace. — 8, 8. Artères collatérale interne du pouce et collatérale externe de l'index.— 9. Artère collatérale externe du pouce. — 10, 10, 10. Artères interosseuses dorsales. — 11, 11, 11, 11. Artères collatérales dorsales. — 12, 12. Artères perforantes.

Rapports.—En avant, avec les muscles qui s'attachent à l'épitrochlée, avec le nerf médian, le fléchisseur superficiel, et à sa partie
inférieure, avec la peau et l'aponévrose antibrachiale ; en arrière, avec
le brachial antérieur, le fléchisseur profond des doigts et le carré
pronateur ; en dedans et en haut, avec le nerf médian ; en dehors et
en bas, avec le nerf médian et le tendon du cubital antérieur.

Branches collatérales.—Elles sont très nombreuses. Les unes sont
de petits rameaux qui se jettent dans les muscles de la partie interne
et antérieure de l'avant-bras. Les autres sont plus importantes et sont
au nombre de trois.

1° *L'artère récurrente cubitale.*—Elle naît de la partie postérieure
de l'artère cubitale, se porte en dedans, et se divise en deux branches,
qui sont :

a. La *récurrente cubitale antérieure* (fig. 99. 9), qui se porte en
haut et en dedans entre le branchial antérieur et le rond pronateur,
fournit aux muscles épitrochléens, et s'anastomose avec l'artère collatérale interne de l'humérale.

b. La *récurrente cubitale postérieure*, plus volumineuse que l'antérieure, passe derrière les muscles épitrochléens, et arrive à la partie
postérieure de l'articulation du coude, où elle s'anastomose avec la
collatérale interne et la récurrente radiale postérieure.

2° *Artère interosseuse.* — Branche très volumineuse qui naît de la
partie postérieure de l'artère cubitale au niveau de la tubérosité bicipitale du radius ; arrivée à la partie supérieure du ligament interosseux, elle se divise en deux branches : l'une, *artère interosseuse
antérieure* ; l'autre, *artère interosseuse postérieure.*

a. Artère interosseuse antérieure (fig. 99. 10, et fig. 100. 2).—
Elle descend verticalement entre le ligament interosseux et les muscles
fléchisseur profond, long fléchisseur propre du pouce et carré pronateur ; en bas, elle traverse le ligament interosseux, devient dorsale,
et se termine en s'anastomosant avec l'artère dorsale du carpe.

Elle fournit aux muscles profonds de la région antérieure de l'avant-
bras, des rameaux perforants aux muscles de la région postérieure, enfin
une branche très grêle et très longue qui accompagne le nerf médian.

b. Artère interosseuse postérieure (fig. 100. 3). — Elle naît de la
partie postérieure et supérieure de l'interosseuse, à 4 ou 5 centimètres
de l'articulation, traverse le ligament interosseux, gagne la partie
postérieure du membre, descend entre les muscles de la couche
superficielle et ceux de la couche profonde de l'avant-bras, et elle se
perd dans ces muscles en leur fournissant de nombreux rameaux.

Dans son trajet, elle fournit une branche collatérale très importante,
c'est l'*artère récurrente radiale postérieure;* elle est volumineuse,
remonte derrière l'épicondyle, entre l'anconé et le cubital postérieur
qui sont en arrière, et le court supinateur qui est en avant, et s'anastomose sur le côté externe de l'articulation du coude avec la collatérale externe.

3° *Artère transverse antérieure du carpe.* — Petite branche transversale dont nous avons déjà parlé et qui s'anastomose avec un rameau semblable de la radiale.

4° A la partie inférieure du cubitus, la cubitale fournit l'*artère transversale dorsale du carpe* (fig. 100. 5), qui se porte en arrière, contourne l'apophyse styloïde du cubitus, et s'anastomose avec l'artère transversale dorsale du carpe fournie par la radiale.

Arcade palmaire superficielle.

L'arcade palmaire superficielle (fig. 101. 4) est formée en grande partie par l'artère cubitale dont elle est la terminaison ; elle reçoit un rameau assez volumineux de l'artère radiale, la branche *radio-palmaire* qui la complète en dehors, de même que le rameau cubito-radial de l'artère cubitale complète l'arcade palmaire profonde en dedans.

L'arcade palmaire superficielle occupe la partie superficielle de la paume de la main, située par conséquent en avant des muscles, des tendons, des nerfs de la paume de la main, et séparée de la peau par l'aponévrose palmaire et le muscle palmaire cutané. Elle présente une arcade à convexité inférieure.

De la concavité de cette arcade ne part aucune branche collatérale. A son origine, au niveau de la ligne articulaire des deux rangées des os du carpe, elle fournit une branche *cubito-radiale* qui s'enfonce entre le court abducteur et le court fléchisseur du petit doigt, puis entre le court fléchisseur et l'opposant, et va s'anastomoser avec l'arcade palmaire profonde qu'elle complète.

A la paume de la main et de la convexité de l'arcade, partent quatre ou cinq branches descendantes qui se dirigent en divergeant vers la racine des doigts (fig. 101. 5), fournissent des rameaux très grêles aux lombricaux, aux tendons et aux téguments de la paume de la main, et s'anastomosent au niveau de l'extrémité inférieure des métacarpiens avec les interosseuses fournies par l'arcade palmaire profonde, puis elles se distribuent aux doigts de la manière suivante : La première branche descendante, en comptant de dedans en dehors, fournit la *collatérale interne du petit doigt ;* la seconde se bifurque, et fournit la *collatérale externe du petit doigt* et la *collatérale interne de l'annulaire ;* la troisième longe le troisième espace interosseux, et fournit la *collatérale externe de l'annulaire* et l'*interne du médius ;* la quatrième longe le second espace interosseux et forme en se bifurquant la *collatérale externe du médius* et l'*interne de l'indicateur.* Les trois autres artères collatérales de la main, l'*externe de l'indicateur,* l'*interne* et *externe du pouce,* sont fournies par les branches que nous avons désignées sous le nom d'artère interosseuse du premier espace et collatérale externe du pouce : elles viennent toutes deux de la radiale. Ces deux artères sont rarement fournies par l'arcade palmaire super-

Fig. 101.

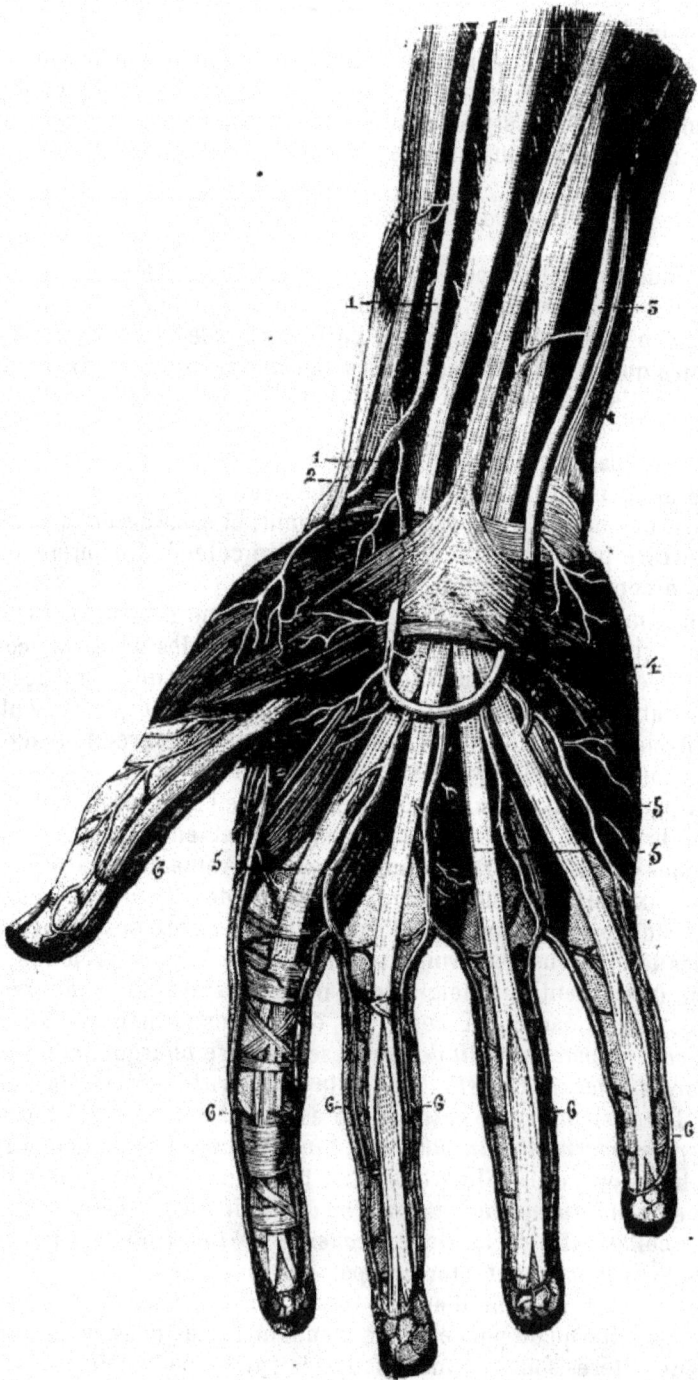

ficielle, de la convexité de laquelle partent alors cinq ou six branches descendantes.

Les *artères collatérales des doigts* (fig. 99. 11, et 101. 6, 6, 6), se placent sur la face antérieure des phalanges, de chaque côté de la gaîne des tendons fléchisseurs, et envoient des rameaux palmaires qui s'anastomosent entre eux sur le milieu du doigt, des rameaux dorsaux qui se portent sur les parties latérales des phalanges, et s'anastomosent sur les parties latérales des doigts avec les rameaux des collatérales dorsales. Lorsque les artères collatérales dorsales s'épuisent avant d'être arrivées à l'extrémité des doigts, elles sont remplacées par des rameaux des collatérales palmaires. Parvenues à la partie moyenne de la dernière phalange, les collatérales s'anastomosent en arcade en formant un réseau très riche, et envoient un rameau dorsal destiné à la peau et à la matrice de l'ongle.

ARTÈRES TERMINALES DE L'AORTE.

Ce sont l'artère *sacrée moyenne* et deux *iliaques primitives.*

ARTÈRE SACRÉE MOYENNE.

Petite artère située sur la ligne médiane (fig. 102. 4, et fig. 104. 1), et qu'on peut considérer comme la terminaison de l'aorte ; elle naît en arrière de l'aorte et un peu au-dessus de sa bifurcation, se porte verticalement en bas au-devant de la cinquième vertèbre lombaire, du sacrum et du coccyx, auquel elle est accolée. Dans son trajet elle fournit de petites branches collatérales qui continuent la série des intercostales, se portent transversalement en dehors, fournissent des rameaux périostiques et osseux, et s'anastomosent avec les sacrées latérales.

L'artère sacrée moyenne, arrivée à la pointe du coccyx, se bifurque, et se termine en s'anastomosant en arcade avec les artères sacrées latérales.

ARTÈRES ILIAQUES PRIMITIVES.

Branches de bifurcation de l'aorte, les *artères iliaques primitives* (fig. 102. 3, et fig. 104. 2) naissent au niveau de la quatrième vertèbre lombaire, et se bifurquent elles-mêmes au niveau de l'articulation sacro-vertébrale. Elles se séparent à angle aigu, se portent en bas et en dehors, et sont séparées l'une de l'autre à leur partie inférieure

FIG. 101. — *Artères de la main (face palmaire).*

1,1. Artère radiale. — 2. Artère radio-palmaire. — 3. Artère cubitale. — 4. Arcade palmaire superficielle. — 5, 5, 5. Branches digitales.— 6, 6, 6. Artères collatérales palmaires des doigts.

par un espace qui peut être mesuré par le diamètre transverse de la cinquième vertèbre lombaire.

Rapports. — En avant, avec le péritoine qui les recouvre, avec les artères et les vaisseaux spermatiques qui les croisent ; en haut et en arrière, avec la colonne vertébrale ; en dehors et en bas, avec le côté interne du psoas.

Les veines iliaques primitives sont situées en arrière et en dedans des artères ; mais, en raison de la réunion des deux veines à droite de l'aorte, la veine iliaque primitive gauche est en rapport avec les deux artères et est située en arrière, de telle sorte que la veine iliaque gauche est pressée entre la colonne vertébrale et l'artère iliaque primitive droite ; d'où la fréquence des varices à gauche. Enfin l'artère iliaque primitive gauche est croisée en avant par l'artère mésentérique inférieure.

L'artère iliaque primitive ne donne aucune branche collatérale ; ce n'est que dans des cas fort rares qu'on les voit fournir l'artère rénale, l'artère spermatique.

Elle se divise en deux branches : l'une interne, *artère hypogastrique* ou *iliaque interne* ; l'autre externe, *artère iliaque externe.*

ARTÈRE ILIAQUE INTERNE OU HYPOGASTRIQUE.

Préparation. — 1° Divisez la colonne vertébrale entre la quatrième et la cinquième vertèbre lombaire ; divisez également le bassin par un trait de scie portant sur la symphyse sacro-iliaque d'un côté et sur le corps du pubis du même côté, au-devant du trou sous-pubien ; videz la vessie et le rectum, distendez ces organes, le premier par l'insufflation, le second par du crin ou du tissu cellulaire graisseux ; renversez-les ensuite du côté de la section, afin de suivre plus facilement les artères qui s'y rendent.

2° Disséquez les branches intra-pelviennes et toutes les branches qui naissent de l'hypogastrique.

3° Procédez ensuite à la dissection des rameaux extra-pelviens de la manière suivante : Disséquez le muscle grand fessier, coupez-le au niveau de ses insertions fémorales et renversez-le de bas en haut, en ménageant les rameaux artériels qui s'y distribuent ; disséquez ensuite le moyen fessier et sciez la portion du grand trochanter sur laquelle il s'attache inférieurement ; renversez-le comme le grand fessier, en prenant les mêmes précautions : cette préparation permettra de découvrir les branches terminales des artères fessière et ischiatique. Pour découvrir toutes les branches de l'artère honteuse interne, séparez les deux ligaments sacro sciatiques, préparez les muscles du périnée en ayant soin de ménager l'artère périnéale superficielle ; enlevez le tissu cellulaire renfermé dans l'espace ischio-rectal, afin de découvrir l'artère hémorrhoïdale inférieure ; les artères bulbeuse et caverneuse seront suivies dans l'épaisseur du corps caverneux, l'artère dorsale de la verge sera mise en évidence jusqu'à sa terminaison en enlevant les téguments de la verge.

Branche de bifurcation de l'iliaque primitive, l'artère *hypogastrique* (fig. 102. 5) se porte d'abord obliquement en bas et en avant, passe au-devant de la symphyse sacro-iliaque, et, à 2 ou 3 centimètres de cette articulation, se divise en un grand nombre de branches qui sont : les unes antérieures, les artères *ombilicale, vésicale, obturatrice, hémorrhoïdale moyenne, utérine, vaginale* ; d'autres, postérieures, les artères *ilio-lombaire, sacrée latérale, fessière ;* d'autres, terminales, l'artère *ischiatique* et la *honteuse interne.*

Cette artère, destinée en partie aux organes génitaux, présente donc des différences très grandes dans les deux sexes : ainsi les artères vaginales, utérines, manquent chez l'homme ; l'artère honteuse interne présente aussi des modifications fort importantes.

ARTÈRE OMBILICALE.

Très volumineuse chez le fœtus, l'*artère ombilicale* (fig. 102. 6) s'oblitère chez l'adulte, où elle ne reste perméable que dans une très petite étendue. Au voisinage de son origine, où elle est extrèmement rétrécie et comme ligamenteuse, elle fournit une ou deux artères vésicales, quelquefois l'artère utérine, l'artère vaginale, l'hémorrhoïdale moyenne.

Les artères ombilicales se dirigent en bas, en dehors et en avant, fournissent les branches dont nous venons de parler, puis deviennent tout à fait ligamenteuses. Parvenus sur les côtés de la vessie, les cordons fibreux qui les remplacent se portent en haut et en dedans, gagnent la paroi abdominale antérieure, recouverts par le péritoine, sortent de la cavité abdominale par l'anneau ombilical, et vont avec la veine ombilicale former le cordon. (Voyez *Anatomie du fœtus.*)

ARTÈRES VÉSICALES.

Branches grêles et nombreuses qui viennnent de l'artère ombilicale (fig. 102. 7), du tronc de l'artère hypogastrique, de l'ischiatique, de la vaginale, de l'hémorrhoïdale moyenne, de l'obturatrice. Elles sont divisées en :

1° *Vésicales postérieures,* qui se portent de dehors en dedans sur la face postérieure de la vessie.

2° *Vésicales antérieures,* qui se portent en bas et en dedans, le long de la face antérieure de la vessie ; elles sont le plus souvent fournies par l'artère ombilicale.

3° *Vésicales inférieures.* Elles naissent le plus souvent de l'hypogastrique, se distribuent au bas-fond de la vessie et envoient chez l'homme des rameaux à la prostate, aux vésicules séminales, à la portion prostatique de l'urèthre.

ARTÈRE HÉMORRHOÏDALE MOYENNE.

Elle provient souvent de l'ischiatique ou de la honteuse interne : elle se porte sur les côtés du rectum et s'anastomose avec l'hémor-

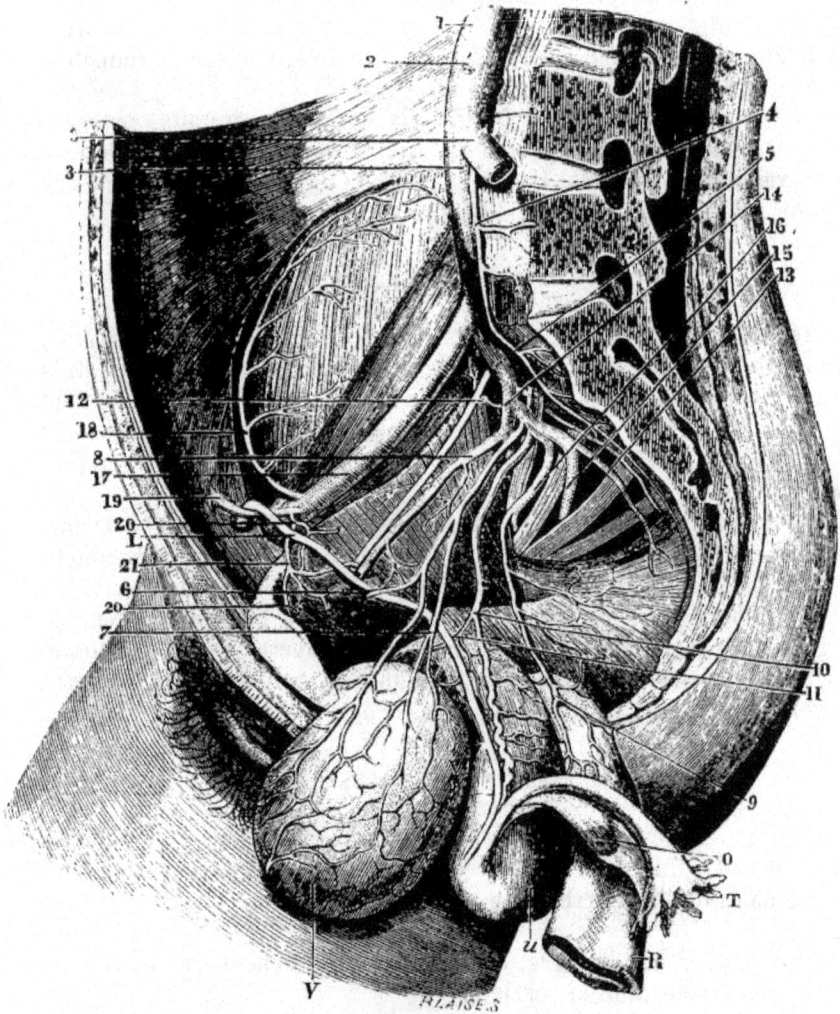

FIG. 102. — *Artère hypogastrique chez la femme.*

V. Vessie. — U. Utérus. — O. Ovaire. — T. Trompes de Fallope. — R. Rectum.
— L. Ligament rond. — 1. Artère aorte abdominale. — 2. Tronc de la mésentérique inférieure. — 3, 3. Artère iliaque primitive. — 4. Artère sacrée moyenne.
— 5. Artère iliaque interne ou hypogastrique. — 6. Artère ombilicale. —
7. Artères vésicales nées de l'ombilicale. — 8. Artère obturatrice. — 9. Artère
hémorrhoïdale moyenne. — 10. Artère utérine. — 11. Artère vaginale. —
12. Artère ilio-lombaire. — 13. Artère sacrée latérale. — 14. Artère fessière.
— 15. Artère ischiatique. — 16. Artère honteuse interne. — 17. Artère iliaque
externe. — 18. Artère circonflexe iliaque. — 19. Artère épigastrique. —
20, 20. Rameau pubien de l'épigastrique. — 21. Rameau anastomotique de
l'épigastrique et de l'obturatrice.

rhoïdale supérieure, branche de la mésentrique inférieure, et l'hémorrhoïdale inférieure, branche de l'artère honteuse interne (fig. 102. 9).

ARTÈRE UTÉRINE.

L'*artère utérine* (fig. 102. 10) naît quelquefois de l'ombilicale,
d'autres fois d'un tronc commun avec cette artère, se porte en bas
vers le bord correspondant de l'utérus, et se divise en trois ordres de
branches : les unes se portent sur la face antérieure, les autres sur
la face postérieure, les dernières, enfin, sur le bord supérieur de
l'utérus, où elles s'anastomosent avec les artères du côté opposé ;
l'artère utérine s'anastomose largement avec l'artère utéro-ovarique.
Elle est remarquable par des flexuosités très considérables, qui augmentent pendant la grossesse. Dans l'état de gestation, les artères
utérines prennent un développement très considérable.

ARTÈRE VAGINALE.

L'*artère vaginale* (fig. 102. 11) naît de l'ombilicale ou de l'utérine,
quelquefois de la honteuse interne ; elle se porte en bas et en avant
sur les côtés du vagin ; elle envoie un rameau au bulbe de cet organe,
et un autre plus considérable, qui se distribue à la face inférieure de
la vessie, à son col et au canal de l'urèthre. Cette artère se termine en
s'anastomosant avec celle du côté opposé, entre le vagin et le rectum,
près de leur orifice.

ARTÈRE OBTURATRICE.

L'*artère obturatrice* (fig. 102. 8) naît le plus souvent de l'artère
hypogastrique. Elle présente deux anomalies d'origine sur lesquelles
il est important de fixer l'attention.

Lorsqu'elle naît de l'hypogastrique, elle se porte horizontalement
d'arrière en avant, et s'engage dans le canal sous-pubien ; mais
lorsqu'elle naît de l'iliaque externe, soit isolément, soit par un tronc
commun avec l'artère épigastrique, elle se porte en dedans, au-
dessous de la veine iliaque, puis obliquement en avant ; plus ou
moins éloignée du bord du canal crural, elle se contourne sur le côté
interne de cet anneau, et descend en longeant la base du ligament
de Gimbernat, derrière la branche horizontale du pubis, pour s'engager dans le canal sous-pubien. Il résulte de cette disposition que cette
artère pourrait être blessée dans le débridement de la hernie crurale
étranglée sur le ligament de Gimbernat.

Enfin, l'artère obturatrice tire son origine de l'artère fémorale ;
cette disposition offre moins d'importance sous le rapport chirurgical ;
car l'artère passe sous la veine fémorale, se réfléchit de bas en haut

et passe par-dessus la branche horizontale du pubis pour gagner le canal sous-pubien.

Branches collatérales.—1° L'artère obturatrice fournit un *rameau iliaque* qui traverse l'aponévrose, se perd dans le muscle iliaque, et s'anastomose avec la circonflexe.

2° Un rameau plus ou moins volumineux, qui s'anastomose avec l'artère épigastrique ; ce rameau peut être considéré comme une des origines de l'artère obturatrice : c'est lorsqu'il est très développé, que l'on dit que cette artère naît de l'épigastrique (fig. 102. 21).

3° Une petite branche qui se porte transversalement derrière le corps du pubis et s'anastomose avec celle du côté opposé.

4° Une petite branche qui se porte à la prostate et à la face antérieure de la vessie.

Branches terminales. — Au nombre de deux. L'une, *interne*, qui se porte entre l'obturateur externe et la branche du publis, fournit des rameaux osseux périostiques, des rameaux musculaires aux muscles obturateurs et adducteurs, des rameaux génitaux qui se distribuent à la peau des bourses et aux grandes lèvres. Elle se termine en s'anastomosant avec l'artère circonflexe interne.

L'autre, *externe*, qui se dirige vers l'articulation coxo-fémorale et le col du fémur, fournit à cette articulation, au muscle carré de la cuisse, aux deux obturateurs, et s'anastomose avec l'artère ischiatique.

ARTÈRE ILIO-LOMBAIRE.

L'*artère ilio-lombaire* (fig. 102, 12) naît de la partie postérieure de l'artère hypogastrique ; elle est aux artères lombaires ce qu'est l'intercostale supérieure aux autres intercostales. Elle se porte d'avant en arrière, entre le nerf lombo-sacré et le psoas, et se divise en deux branches.

1' Une *branche ascendante*, qui se porte en haut, entre le corps des vertèbres et le muscle psoas, fournit des rameaux musculaires pour le psoas, et des rameaux spinaux qui pénètrent dans les trous de conjugaison, et se distribuent de la même manière que les rameaux spinaux des artères intercostales et lombaires.

2° Une *branche transversale* qui se porte horizontalement au niveau du détroit supérieur du bassin, se divise en deux rameaux : l'un, *superficiel*, qui se place entre le muscle iliaque et l'aponévrose ; l'autre, *profond*, plus volumineux, qui se porte entre le muscle iliaque et l'os des iles, et fournit à ce muscle, à l'os iliaque et au périoste qui l'enveloppe.

ARTÈRES SACRÉES LATÉRALES.

Les *artères sacrées latérales* (fig. 102. 13) font suite aux branches spinales des artères lombaires ; elles sont au nombre de deux. L'une, *supérieure*, est généralement plus volumineuse, pénètre dans le canal sacré, et se distribue à la dure-mère et aux nerfs sacrés, de la même manière que les rameaux spinaux des intercostales et des lombaires ; elle envoie en outre un rameau qui passe par un des trous sacrés postérieurs, et se distribue à la peau et aux téguments de la partie postérieure du dos.

L'autre, *inférieure*, dont le volume est en raison inverse de la supérieure, se trouve en arrière du muscle pyramidal, pénètre dans les trous sacrés antérieurs, se distribue comme la précédente au sacrum, au canal sacré et aux organes qu'il renferme, et envoie comme elle un rameau postérieur qui présente la même distribution.

ARTÈRE FESSIÈRE.

L'*artère fessière* (fig. 102. 14, et fig. 105. 1) est une branche très volumineuse, qui se porte en bas et en arrière entre le nerf lombo-sacré, et le premier nerf sacré ; sort du bassin par la partie la plus élevée de la grande échancrure sciatique, se réfléchit sur cette échancrure, et se divise en deux branches, l'une *superficielle*, l'autre *profonde*. La branche *superficielle* se porte entre le moyen et le grand fessier, se distribue à la partie supérieure de ce dernier muscle et à la peau qui le recouvre ; la branche *profonde*, qui se porte entre le moyen et le petit fessier, suit la courbe des attaches de ce dernier muscle, et se distribue au moyen, au petit fessier, au périoste et à l'os des iles.

ARTÈRE ISCHIATIQUE.

Un peu moins volumineuse que la précédente, et destinée à la partie inférieure de la fesse, l'*artère ischiatique* fig. 102. 15, et fig. 105. 2) descend en avant du plexus sacré et du muscle pyramidal, traverse le plexus sacré, et sort du bassin entre le muscle pyramidal et le petit ligament sacro-sciatique, entre le grand nerf sciatique, qui est en dehors, et l'artère honteuse interne, qui est en dedans. Elle se divise hors du bassin en :

1° *Branches transversales*, qui se portent en dedans entre le grand ligament sacro-sciatique et le grand fessier, fournissent à la partie interne du grand fessier et à la peau de la partie inférieure de la fesse ; ses divisions peuvent être suivies jusqu'à la région coccygienne.

2° *Branches descendantes*, qui se jettent dans la partie inférieure du grand fessier, dans la partie supérieure des muscles qui s'insèrent à la tubérosité ischiatique. Parmi ces rameaux collatéraux nous signalerons une branche qui se place à la partie postérieure du grand nerf sciatique, et accompagne ce nerf jusqu'à la partie inférieure de la cuisse ; un autre rameau qui s'anastomose autour du col du fémur avec l'artère circonflexe interne.

ARTÈRE HONTEUSE INTERNE.

Cette artère, très importante plutôt par sa distribution que par son volume, est destinée au périnée et aux organes génitaux externes (fig. 102. 16, fig. 103. 1, et fig. 105. 3).

Elle se porte de haut en bas, au-devant du plexus sacré et du muscle pyramidal, sort du bassin avec l'artère ischiatique, contourne d'arrière en avant l'épine sciatique, et rentre dans le bassin, entre les deux ligaments sacro-sciatiques. De là elle s'accole au muscle obturateur, recouverte par une aponévrose très résistante, se divise au niveau du bord postérieur du muscle transverse du périnée en deux branches : l'une *inférieure, artère superficielle du périnée* ; l'autre *supérieure* ou *profonde, artère pénienne* chez l'homme, *clitoridienne* chez la femme.

Branches collatérales. — Dans le bassin, l'artère honteuse interne fournit de petits rameaux qui vont se porter à la prostate, aux vésicules séminales, au vagin, à la vessie. Au niveau de la tubérosité ischiatique, elle fournit des rameaux musculaires et périostiques destinés à la tubérosité de l'ischion et aux muscles qui s'y attachent. Elle fournit encore dans ce point : 1° l'*artère hémorrhoïdale inférieure*, qui se distribue à la partie inférieure du rectum, au muscle sphincter, au releveur de l'anus (fig. 103. 2) ; 2° une branche assez volumineuse, qui se porte entre le grand trochanter et la tubérosité de l'ischion, et s'anastomose avec l'artère ischiatique et la circonflexe interne.

Branches terminales. — 1° *Artère superficielle du périnée* (fig. 103.3). Moins volumineuse que la branche profonde, elle se porte d'arrière en avant dans l'espace celluleux qui sépare le muscle ischio-caverneux du bulbo-caverneux, se jette dans la peau des bourses et de la verge, et se termine par une petite branche qui se distribue à la cloison des dartos ; cette branche porte le nom d'*artère de la cloison*. Dans son trajet, elle fournit des *rameaux externes* qui se distribuent aux téguments du périnée et au muscle ischio-caverneux ; deux *rameaux internes*, dont l'un, très important, longe le muscle transverse du périnée : c'est l'*artère transverse du périnée* (fig. 103. 4) ; elle se porte transversalement en dedans, se distribue au bulbe de l'urèthre et à la partie spongieuse de ce canal. Cette artère est quelquefois double ; elle naît plus souvent de la branche profonde que de la superficielle, et est assez importante pour que sa blessure donne lieu à une hémorrhagie dans l'opération de la taille. Un autre rameau de la honteuse interne se jette dans le muscle bulbo-caverneux.

Chez la femme, cette artère est plus volumineuse que la branche profonde ; elle se termine dans la grande lèvre.

2° *Artère profonde ou supérieure du périnée; artère pénienne chez l'homme* (fig. 103. 5). — Elle est plus volumineuse que l'artère superficielle du périnée ; elle marche à côté de la branche ascendante de l'ischion, entre cet os et la racine du corps caverneux, et parvenue à l'angle de réunion des deux racines du corps caverneux, elle se divise en deux branches : l'une, l'*artère dorsale de la verge* (fig. 104. 16); l'autre, l'*artère du corps caverneux*.

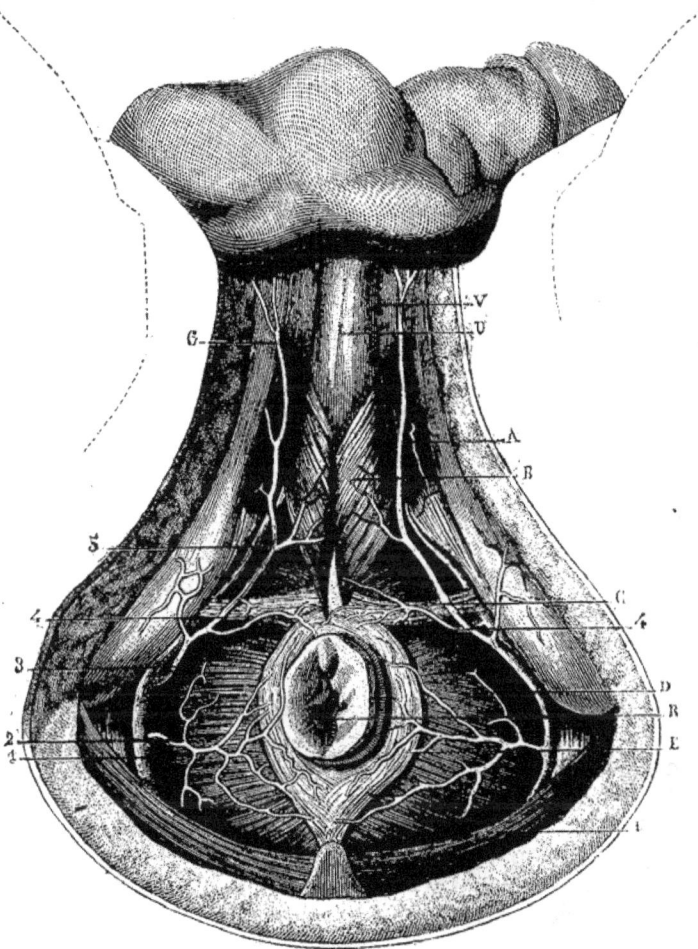

FIG. 103. — *Artères du périnée.*

V. Corps caverneux. — U. Canal de l'urèthre. — R. Anus. — A. Muscles ischio-caverneux. — B. M. bulbo-caverneux. — C. M. transverse du périnée. — D. M. releveur de l'anus. — E. M. sphincter externe. — F. M. grand fessier. — 1. Tronc de l'artère honteuse interne. — 2. Artère hémorrhoïdale inférieure.— 3. Artère superficielle du périnée. — 4 Artère transverse du périnée.— 5. Artère profonde du périnée ou pénienne. — 6. Branches terminales de l'artère superficielle du périnée.

Dans son trajet, elle fournit très souvent l'artère transverse du périnée que nous avons décrite plus haut.

a. Artère dorsale de la verge. — Elle gagne la face dorsale de la verge, passe au-dessous de la symphyse du pubis, marche parallèlement avec celle du côté opposé sur les côtés de la ligne médiane, fournit des rameaux à la peau de la verge et à l'enveloppe fibreuse du corps caverneux, et se termine en se ramifiant dans le sillon de la couronne du gland, fournissant des rameaux au prépuce et au gland.

Chez la femme, cette artère est beaucoup moins volumineuse et forme la *dorsale du clitoris.*

b. Artère caverneuse, ou artère profonde de la verge. — Elle pénètre dans le corps caverneux au niveau de sa racine, longe la cloison et se distribue au tissu aréolaire du corps caverneux.

Chez la femme, cette artère est plus grêle que chez l'homme ; elle se distribue au corps caverneux du clitoris.

ARTÈRE ILIAQUE EXTERNE.

Branche externe de bifurcation de l'iliaque primitive, l'*artère iliaque externe* (fig. 102. 17, et fig. 104. 4) s'étend de la symphyse sacro-iliaque à l'arcade crurale, où elle prend le nom d'*artère fémorale* ; elle se dirige de haut en bas et de dedans en dehors, suivant le trajet d'une ligne étendue de la symphyse sacro-iliaque à la partie moyenne de l'arcade crurale.

Rapports. — En avant et en dedans avec le péritoine, en dehors avec le psoas, en arrière avec la veine iliaque externe ; en haut elle est croisée par l'uretère, et recouverte, l'artère du côté droit par la fin de l'iléon, celle du côté gauche par l'S iliaque du côlon.

Branches collatérales. — Elles sont au nombre de deux, l'*artère circonflexe iliaque* et l'*artère épigastrique.*

A. L'*artère circonflexe iliaque* (fig. 102. 18, et fig. 104. 5) naît en dehors de l'artère iliaque externe, se porte obliquement en haut et en dehors le long de l'arcade fémorale, fournit des rameaux à la paroi abdominale antérieure, au muscle iliaque ; au niveau de l'épine iliaque antérieure et supérieure, elle se divise en deux branches :

1° Une *branche ascendante,* ou *abdominale,* qui se porte dans la paroi abdominale antérieure entre le muscle transverse et le petit oblique, se distribue à ces muscles et s'anastomose avec les branches abdominales des artères intercostales et des artères lombaires.

2° Une *branche circonflexe proprement dite,* qui longe la crête de l'os des iles, se distribue au muscle iliaque et aux attaches iliaques des muscles larges de l'abdomen, et se termine en s'anastomosant avec la branche iliaque de la quatrième artère lombaire.

B. *Artère épigastrique.* — Elle est un peu plus volumineuse que la circonflexe iliaque (fig. 102. 19, et 104. 6) ; elle naît de la partie

Fig. 104.

Artères de la cuisse.

1. Artère sacrée moyenne.
2. A. iliaque primitive.
3. A. hypogastrique.
4. A. iliaque externe.
5. A. circonflexe iliaque.
6. A. épigastrique.
7. A. funiculaire.
8. A. fémorale.
9. A. fémorale profonde.
10. A. circonflexe interne.
11. A. circonflexe externe.
12. A. grande musculaire. Elle vient ordinairement de la fémorale.
13, 13. A. perforantes.
14. A. grande anastomotique, ou première articulaire supérieure interne.
15. A. seconde articulaire supérieure interne.
16. A. dorsale de la verge.
17. A. spermatique.

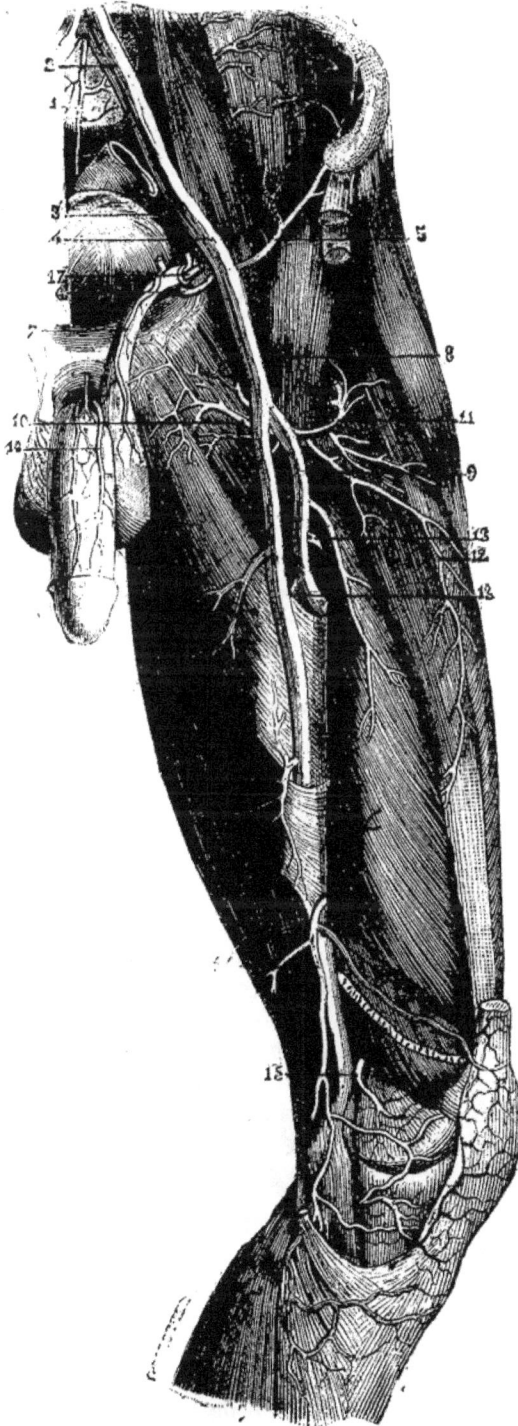

interne de l'artère iliaque externe, à 6 ou 8 millimètres environ de l'arcade crurale; on l'a vue naître quelquefois de l'artère obturatrice et même de la fémorale.

L'artère épigastrique, à son origine, se porte en dedans; arrivée au niveau de l'orifice abdominal du canal inguinal, elle se dirige en haut et en dedans en décrivant une courbe à concavité supérieure qui embrasse la courbe à concavité inférieure que forme le cordon spermatique ou le ligament rond; bientôt, continuant sa marche ascendante, elle gagne le bord externe, puis la face postérieure du muscle droit, et se perd dans l'épaisseur de ce muscle en s'anastomosant avec la mammaire interne.

Rapports. — 1° *Dans sa portion transversale,* l'artère épigastrique est en rapport avec le péritoine, qui l'enveloppe quelquefois complétement, et avec la veine iliaque qu'elle croise obliquement en avant. 2° *Dans sa portion oblique,* elle sépare les deux fossettes inguinales : en dehors est la fossette inguinale externe, en dedans la fossette inguinale interne. Ces rapports sont fort importants en médecine opératoire : dans la hernie inguinale interne, l'artère épigastrique se trouve en dehors du collet du sac ; dans la hernie inguinale externe, elle se trouve en dedans ; en avant, l'artère est en rapport avec le cordon spermatique. 3° *Dans sa portion verticale,* l'artère est située entre la face postérieure du muscle droit et sa gaîne.

Branches collatérales. — *Dans sa portion transversale,* l'artère épigastrique fournit un *rameau pubien* (fig. 102. 20) plus ou moins volumineux, qui s'anastomose avec un rameau dont nous avons déjà parlé et qui vient de l'obturatrice (fig. 102. 21). C'est ce dernier rameau qui constitue le tronc même de l'épigastrique quand cette artère est fournie par l'obturatrice ou, si l'on veut, quand l'obturatrice naît de l'épigastrique ou que ces deux vaisseaux naissent par un tronc commun. *Dans sa portion oblique,* elle fournit un *rameau funiculaire* (fig. 104. 7) qui se distribue au cordon spermatique ; chez la femme, il se porte dans les grandes lèvres en accompagnant le ligament rond. *Dans sa portion verticale,* elle fournit de nombreux rameaux ascendants qui se perdent dans l'épaisseur du muscle droit. Les dernières ramifications de cette artère s'anastomosent avec les rameaux descendants terminaux de la mammaire interne, avec les artères intercostales et lombaires de la sous-cutanée abdominale.

ARTÈRE FÉMORALE.

L'*artère fémorale* (fig. 104. 8) est limitée en haut par l'arcade crurale, en bas par l'anneau du troisième adducteur, où elle change de nom et prend celui d'*artère poplitée* ; elle occupe la partie antérieure et interne de la cuisse ; elle se dirige de haut en bas et un peu d'avant en arrière, de telle sorte que cette artère, qui était en avant du fémur en haut, lui devient interne à la partie moyenne de la cuisse, et postérieure inférieurement, lorsqu'elle est devenue *artère poplitée*. Sa direction est exactement représentée par une ligne qui, tirée au milieu de l'arcade crurale, irait aboutir au bord interne du fémur, un peu au-dessous de son tiers moyen.

Rapports. — Sous-cutanée à sa partie supérieure, la fémorale est, en avant, séparée de la peau par l'aponévrose fémorale et située au milieu d'un espace triangulaire, *triangle de Scarpa*, limité en dehors par le muscle couturier, en dedans par le premier adducteur, en haut par l'arcade crurale. Au-dessous de ce triangle, elle est en rapport en avant avec le muscle couturier, qui en haut est situé en dehors de l'artère, se trouve en avant de ce vaisseau à la partie moyenne, et en dedans à sa partie inférieure. En arrière, elle répond à l'éminence iliopectinée, entre le psoas et le pectiné ; elle est séparée du muscle psoas par une lamelle fibreuse assez résistante ; plus bas, elle répond à la tête du fémur, au muscle pectiné, et au premier adducteur. En dehors, elle est en rapport avec le psoas iliaque, avec le bord interne du couturier et le muscle vaste interne. En dedans, avec le premier adducteur.

La veine fémorale, placée en haut au côté interne et postérieur de l'artère, lui devient tout à fait postérieure en bas ; le nerf crural est en dehors et un peu en arrière de l'artère dans la gaîne du psoas ; le nerf saphène interne se place en dehors de l'artère, dans la même gaîne, et l'accompagne jusqu'à l'anneau du troisième adducteur.

Branches collatérales. — Elles sont fort nombreuses ; on décrit particulièrement : 1° l'*artère sous-cutanée abdominale* ; 2° les *honteuses externes* ; 3° les *artères musculaires* ; 4° la *fémorale profonde* ; 5° l'*articulaire supérieure* et *interne du genou*, ou *grande anastomotique*.

A. *Artère sous-cutanée abdominale.* — Petite branche dont l'existence est constante, qui naît de la partie antérieure de la fémorale, à 1 centimètre de l'arcade crurale ou immédiatement au-dessous, et se porte sur la partie antérieure de l'abdomen dans l'épaisseur du feuillet profond du *fascia superficialis ;* elle est destinée aux téguments de l'abdomen et peut être suivie jusqu'à la région ombilicale.

B. *Artères honteuses externes.* — Destinées aux organes génitaux externes, *artères scrotales* chez l'homme, *vulvaires* chez la femme, elles sont au nombre de deux. L'une, *superficielle* et *supérieure*, qui rampe dans le tissu cellulaire sous-cutané, envoie un rameau qui se porte vers le pubis et se distribue à la peau de la verge et du scrotum, ou à celle de la grande lèvre.

L'autre, *sous-aponévrotique* ou *inférieure*, est située au-dessous de l'aponévrose fémorale, passe au-dessous du point où la veine saphène se jette dans la veine fémorale, traverse l'aponévrose et se distribue, comme la précédente, à la peau du scrotum ou de la grande lèvre. Ces deux artères s'anastomosent largement avec celles du côté opposé et avec les branches scrotales de la honteuse interne.

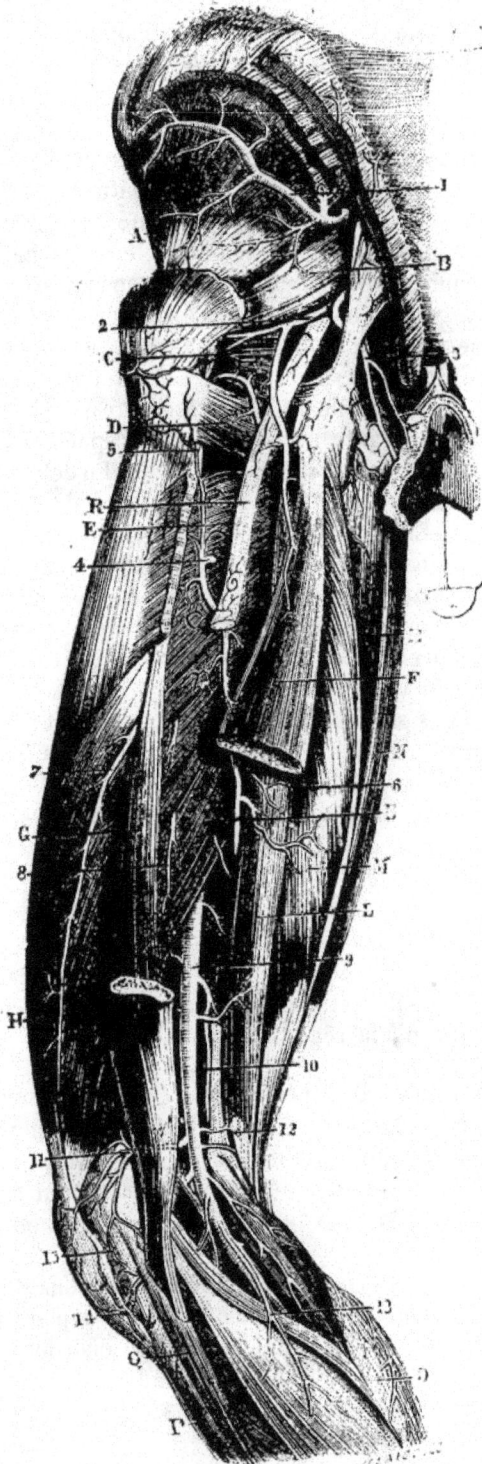

FIG. 105.

Artères de la partie posté-
rieure de la fesse et de
la vessie.

A. Muscle petit fessier.
B. M. pyramidal.
C. M. jumeaux pelviens et
  obturateur interne.
D. M. carré crural.
E,E,E. M. grand adducteur.
F. M. biceps (longue por-
  tion).
G. M. biceps (courte portion).
H. M. vaste externe.
L. M. demi-tendineux.
M. M. demi-membraneux.
N. M. droit interne.
O. M. jumeau de la jambe.
P. M. extenseur commun des
  orteils.
Q. M. long péronier latéral.
R. Nerf grand sciatique.

1. Artère fessière.
2. A. ischiatique.
3. A. honteuse interne.
4. A. première perforante.
5. Rameau anastomotique
  de la perforante avec la
  circonflexe interne.
6. Rameau musculaire de
  la première perforante.
7. Deuxième perforante.
8. Troisième perforante.
9. Artère poplitée.
10. Première articulaire supérieure interne.
11. Première articulaire supérieure externe.
12. Deuxième articulaire interne.
13. Artères jumelles.
14. Rameau récurrent de
  l'artère tibiale anté-
  rieure.
15. Artère articulaire inférieure externe.

C. *Artères musculaires.* — L'artère fémorale fournit un grand nombre de branches qui se perdent dans les muscles de la partie antérieure de la cuisse : ce sont les artères musculaires superficielles. Parmi ces branches, il en est une que l'on désigne sous le nom de *grande musculaire* (fig. 104. 12), qui envoie des *rameaux ascendants* aux muscles iliaques, couturier, *fascia lata*, et des *rameaux descendants* destinés au vaste interne, au vaste externe, et surtout au droit antérieur.

D. *Artère fémorale profonde.* — Branche très volumineuse destinée aux muscles des régions postérieure et interne de la cuisse : elle naît de la partie postérieure de l'artère fémorale, à 4, 5, 6 centimètres de l'arcade crurale, quelquefois plus près de cette arcade (fig. 104. 9) ; on a vu même l'artère fémorale divisée en deux branches dans le bassin, mais ces divisions prématurées sont fort rares. L'artère fémorale profonde se porte en arrière, puis en bas, en avant du muscle pectiné, en dehors du vaste interne ; parvenue au bord supérieur du premier adducteur, elle passe derrière ce muscle, en avant du grand adducteur, traverse ce dernier muscle, et se termine dans les muscles biceps et demi-membraneux.

Branches collatérales. — La fémorale profonde fournit un très grand nombre de branches collatérales, dont la plupart, sans nom particulier, se jettent dans les muscles de la partie postérieure et de la partie interne de la cuisse. On signale, parmi ces branches, les *circonflexes* et les *perforantes.*

1° *Artère circonflexe interne ou postérieure* (fig. 104. 10). — Branche volumineuse qui naît quelquefois de l'artère fémorale elle-même, quand la fémorale profonde naît plus bas que de coutume ; elle se porte en arrière, entre le pectiné et le col du fémur, contourne ce col, se dégage au-dessous du carré de la cuisse, et se termine en *rameaux ascendants* et en *rameaux descendants*. Dans son trajet, elle fournit des *rameaux collatéraux,* dont les plus importants sont une *branche articulaire,* qui pénètre dans l'articulation coxo-fémorale, au niveau de l'échancrure cotyloïdienne ; une branche qui s'anastomose avec l'obturatrice ; des rameaux musculaires nombreux, plus ou moins volumineux, qui fournissent aux muscles pectiné, obturateur externe et adducteurs.

Les *branches terminales* sont : les unes *musculaires,* destinées aux muscles grand fessier, demi-membraneux, demi-tendineux, biceps ; d'autres, *périostiques,* se distribuent au périoste du grand trochanter et de la partie postérieure du col du fémur ; enfin, des rameaux qui s'anastomosent avec les artères ischiatique, obturatrice, honteuse interne et fessière.

2° *Artère circonflexe externe ou antérieure* (fig. 104. 11). — Moins volumineuse que la précédente, elle se porte horizontalement entre le droit antérieur et le psoas, fournit à ces muscles et se divise en deux branches : l'une *ascendante,* qui se distribue aux muscles petit fessier et *fascia lata ;* l'autre *transversale,* qui s'enfonce dans l'épaisseur du triceps et s'anastomose avec la circonflexe interne autour du grand trochanter.

3° *Artères perforantes* (fig. 104. 13 ; fig. 105. 4, 5, 6, 7 et 8).— Ces artères, destinées aux muscles et à la peau de la partie postérieure de la cuisse, offrent toutes la même disposition. Elles traversent les fibres tendineuses des adducteurs au niveau de leur insertion fémorale, et arrivées à la partie postérieure de la cuisse, se divisent en rameaux ascendants et descendants, qui se perdent dans les muscles de la partie postérieure de la cuisse. La *première perforante* est la plus volumineuse ; la *seconde* fournit le plus souvent l'artère nourricière du fémur dirigée de bas en haut; la *troisième* est la plus grêle.

Après avoir fourni ces artères, la fémorale profonde, devenue beaucoup plus grêle, s'épuise dans les muscles de la partie postérieure de la cuisse en prenant tous les caractères d'une artère perforante.

E. *L'artère grande anastomotique* (fig. 104. 14, et 105. 10). — Cette artère naît de la partie inférieure de l'artère fémorale, au niveau de l'anneau du troisième adducteur. Dans beaucoup de cas, elle naît de la partie supérieure de l'artère poplitée ; c'est pourquoi elle est souvent décrite sous le nom de *première artère articulaire supérieure et interne*. Cette artère descend verticalement le long du tendon du troisième adducteur, qu'elle perfore en se dirigeant d'arrière en avant ; elle passe au-dessous de ce tendon quand elle naît de la poplitée ; fournit au troisième adducteur et au vaste interne, et arrivée au côté interne de la cuisse, elle se divise en deux rameaux : l'un *profond* ou *périostique*, qui traverse le vaste interne, glisse entre ce muscle et le fémur, et se distribue au périoste, à l'articulation du genou, à la partie inférieure du fémur, et s'anastomose avec l'artère articulaire supérieure et externe en formant une arcade à concavité tournée en haut ; l'autre, *superficiel*, descend sur le côté interne de la cuisse jusqu'au niveau de l'articulation du genou, et se divise en un grand nombre de rameaux destinés aux téguments du genou et à l'articulation, et qui s'anastomosent, les supérieurs, avec l'articulaire supérieure externe et l'articulaire supérieure interne, les inférieurs avec les artères articulaires inférieures et la récurrente tibiale. Elle fournit encore un rameau qui accompagne le nerf saphène interne.

ARTÈRE POPLITÉE.

Au niveau de son passage dans l'anneau du troisième adducteur, l'artère fémorale prend le nom d'*artère poplitée* (fig. 105. 9 ; fig. 106. 1, et fig. 107. 1).

L'artère poplitée s'étend de l'anneau du troisième adducteur jusqu'à la partie supérieure de la jambe, un peu au-dessous du bord inférieur du muscle poplité, où elle se divise en deux branches : *l'artère tibiale antérieure* et le *tronc tibio-péronier*.

Située dans le creux poplité, elle est légèrement oblique de haut en bas et de dedans en dehors à sa partie supérieure, et tout à fait verticale dans sa moitié inférieure. Flexueuse dans la flexion de la jambe sur la cuisse, elle devient rectiligne dans l'extension du membre. Ces

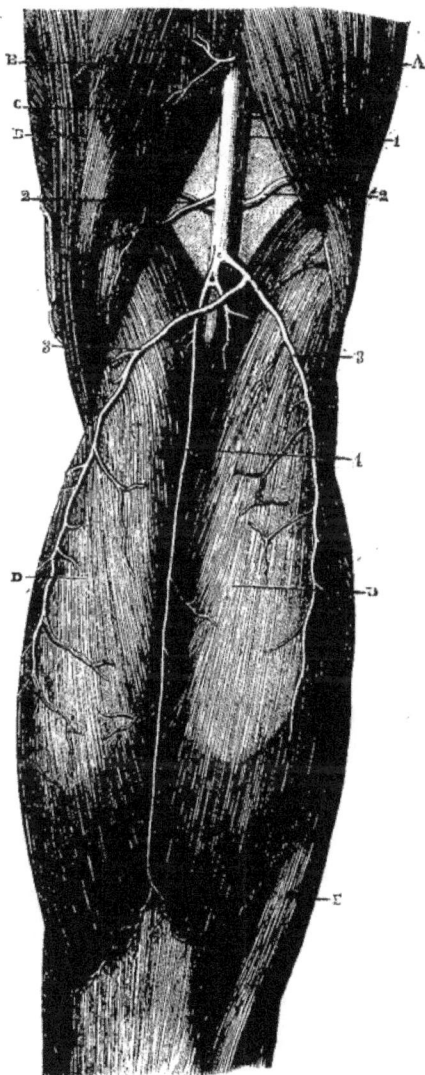

FIG. 106.
Artère poplitée.

A. Muscles biceps.

B,B. M. demi-membraneux.

C. M. demi-tendineux.

D,D. M. jumeaux.

E. M. soléaire.

1. Artère poplitée.

2,2. Artères articulaires supérieures.

3,3. A. jumelles.

4. A. du nerf saphène externe.

alternatives de flexion et de redressement du vaisseau expliquent facilement la fréquence des anévrysmes, lorsque du phosphate calcaire s'est déposé entre les tuniques artérielles.

Rapports. — En arrière, avec le muscle demi-membraneux qui la croise à sa partie supérieure. A sa partie inférieure, elle est recouverte par les deux jumeaux réunis, le muscle plantaire grêle, et tout à fait inférieurement par le soléaire ; entre les points où elle est recouverte par des muscles, l'artère poplitée est dans le creux poplité en rapport avec la veine et le nerf poplités et une quantité considérable de graisse : la veine poplitée, très adhérente à l'artère, est située en arrière et un peu en dehors ; le nerf sciatique poplité interne se trouve en arrière et en dehors de la veine.

En avant, l'artère est en rapport avec la face interne du fémur, l'espace intercondylien, la face postérieure de l'articulation, le muscle poplité ; en dedans, avec le demi-membraneux, le condyle interne du fémur, le jumeau interne ; en dehors, avec le biceps, le condyle externe du fémur, le jumeau externe.

Branches collatérales. — Elles sont divisées en *antérieures* et en *postérieures.*

Les *branches antérieures* sont les artères *articulaires supérieures interne* et *externe,* les *articulaires inférieures interne* et *externe,* les *articulaires moyennes.* Les *branches postérieures* sont les *artères jumelles.*

1° *Artères articulaires supérieures.* — A. *Articulaire supérieure interne* (fig. 104. 15 ; 105. 12 ; 106. 2, et 109. 3). — Quelquefois double, cette branche, née de la partie interne de l'artère poplitée, au-dessus du condyle interne du fémur, se divise en *rameaux musculaires,* qui se jettent dans le muscle vaste interne. Ils peuvent être suivis jusqu'à la partie supérieure de la rotule, où ils s'anastomosent avec les artères articulaires externes ; en *rameaux osseux* ou *periostiques* qui se jettent dans le périoste et l'extrémité inférieure du fémur ; en un *gros rameau antérieur* qui passe sous le ligament latéral interne de l'articulation du genou et s'anastomose au niveau du bord interne de la rotule avec les autres artères articulaires.

B. *Artère articulaire supérieure externe* (fig. 105. 11 ; 107. 1, et 109. 2). — Elle naît sur le côté externe de l'artère poplitée, se porte horizontalement en dehors derrière le muscle biceps, et se divise, comme la précédente, en *rameaux musculaires* qui se jettent dans le vaste externe ; en *rameaux osseux* et *périostiques* qui se perdent dans le périoste et le condyle externe du fémur ; en un *rameau antérieur* qui s'anastomose sur le bord externe de la rotule avec les autres branches articulaires.

Les deux artères articulaires supérieures, outre leur anastomose entre elles et avec les autres articulaires, s'anastomosent encore avec la grande anastomotique. Ces diverses communications expliquent comment la circulation peut se rétablir après la ligature de l'artère poplitée ou de l'artère fémorale au-dessus de l'anneau du troisième adducteur, et au-dessous entre les articulaires supérieures et inférieures.

2° *Artères articulaires inférieures.* — A. *Artère articulaire inférieure interne* (fig. 109. 5). — Elle naît au côté interne de la poplitée, au niveau de l'articulation fémoro-tibiale, se porte en dedans, contourne l'extrémité supérieure du muscle poplité, le condyle interne du tibia,

passe entre l'os et les muscles qui concourent à former la patte d'oie,
et se perd sur la partie antérieure de l'articulation du genou en s'a-
nastomosant avec l'artère articulaire inférieure externe et les articulaires supérieures ; dans son trajet, elle fournit des *rameaux musculaires* qui vont au muscle poplité, des *rameaux osseux* et *périostiques*
pour le tibia et son périoste ; à la partie antérieure, elle se divise en
rameaux ascendants qui longent le ligament rotulien et se distribuent
en avant de l'articulation du genou, et en *rameaux descendants* qui se
portent sur la face antérieure du tibia et s'anastomosent avec la récurrente tibiale.

B. *Artère articulaire inférieure externe* (fig. 105. 15 ; 107. 2, et
109. 4). — Elle naît au niveau de la précédente, quelquefois d'un
tronc commun avec elle, se porte horizontalement en dehors, contourne
le cartilage semi-lunaire externe, passe au-dessous du tendon du biceps
et du ligament latéral externe de l'articulation, se porte en avant vers
la partie inférieure de l'articulation, où elle s'anastomose avec les
branches que nous venons de décrire ; dans son trajet, elle fournit des
rameaux descendants qui s'anastomosent avec la récurrente tibiale,
des *rameaux transverses* qui se portent sur la partie inférieure du
ligament rotulien, des *rameaux ascendants* qui longent le côté externe
du ligament rotulien et s'anastomosent sur la rotule avec les autres
artères articulaires.

3° *Artères articulaires moyennes.* — Petites branches qui naissent
de la face antérieure de l'artère poplitée, traversent d'arrière en avant
le ligament postérieur de l'articulation, et se distribuent à toutes les
parties constituantes de l'articulation et à la partie inférieure du fémur.

4° *Artères jumelles* (fig. 105. 13, et fig. 106. 3). — Au nombre
de deux, elles naissent isolément, plus rarement par un tronc commun
de la face postérieure de l'artère poplitée : la branche interne est destinée au jumeau interne, la branche externe au jumeau externe; ces
branches se portent directement en bas, et se divisent en un grand
nombre de rameaux qui se perdent dans les muscles jumeaux, quelques-unes de ces branches peuvent être suivies jusqu'à l'origine du
tendon d'Achille. Une des deux jumelles se divise au point de réunion
des jumeaux, et fournit une branche assez volumineuse qui s'accole au
nerf saphène externe, et l'accompagne jusqu'à la partie moyenne de la
jambe (fig. 106, 4).

Après son passage dans l'anneau du soléaire, au-dessous du muscle
poplité, à la partie supérieure du ligament interosseux, l'artère poplitée se divise en deux branches : l'une, qui se porte d'arrière en
avant, traverse le ligament interosseux, c'est l'*artère tibiale antérieure;*
l'autre continue le trajet primitif du vaisseau, c'est le tronc *tibio-péronier ;* ce tronc lui-même ne tarde pas à se diviser en artère *tibiale
postérieure* et *artère péronière.*

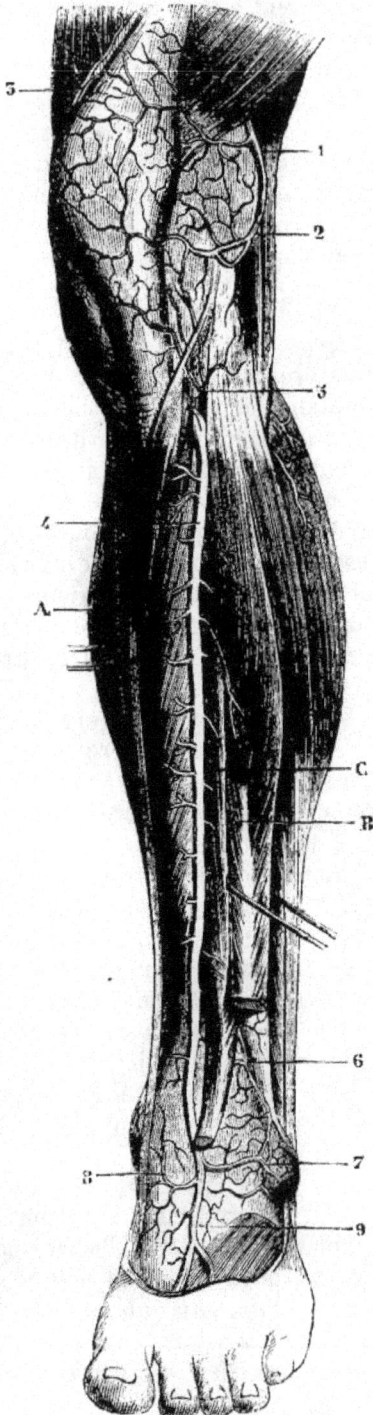

FIG. 107.

Artère tibiale antérieure.

A. Muscle jambier antérieur.

B. M. extenseur commun des orteils.

C. M. extenseur propre du gros orteil.

1. Artère articulaire supérieure externe.

2. A. articulaire inférieure externe.

3. A. articulaire supérieure interne.

4. A. tibiale antérieure.

5. A. récurrente tibiale.

6. A. péronière antérieure.

7. A. malléolaire externe.

8. A. malléolaire interne.

9. A. pédieuse.

ARTÈRE TIBIALE ANTÉRIEURE.

Branche de bifurcation de l'artère poplitée, *l'artère tibiale antérieure* (fig. 107. 4, et fig. 108. 2), immédiatement après son origine, se porte directement en avant, traverse la partie supérieure du ligament interosseux, puis se porte verticalement en bas, suit la face externe du tibia, par conséquent se dirige un peu en dedans à sa partie inférieure, et, arrivée au niveau du ligament dorsal du tarse, elle change de nom, et prend celui d'*artère pédieuse*.

Rapports. — En arrière, avec le ligament interosseux dans ses trois quarts supérieurs, avec la face externe et antérieure du tibia dans son quart inférieur. Au sixième environ de sa longueur ; elle est située entre le jambier antérieur et l'extenseur commun des orteils ; à sa partie moyenne, elle côtoie en dedans le jambier antérieur et en dehors l'extenseur propre du gros orteil ; tout à fait en bas, elle est séparée de la peau par l'aponévrose jambière et par l'extenseur propre du gros orteil : elle est recouverte par une lame aponévrotique très forte qui la maintient appliquée contre le ligament interosseux. Ses rapports avec le tibia en bas, dans une région où l'on trouve peu de parties molles, permet la compression de l'artère à sa partie inférieure.

Branches collatérales. — L'artère tibiale antérieure fournit un très grand nombre de petites branches internes, externes, antérieures et postérieures, qui se perdent dans les téguments, les muscles de la jambe et le périoste du tibia. Parmi les rameaux collatéraux, on en signale trois : la *récurrente tibiale antérieure*, la *malléolaire externe*, la *malléolaire interne*.

A. *Récurrente tibiale antérieure* (fig. 107. 5, et fig. 105. 14). — Branche quelquefois volumineuse qui naît de la tibiale antérieure au moment où elle franchit le ligament interosseux, se porte en haut et en dedans entre le jambier antérieur et la tubérosité externe du tibia, et se divise en un grand nombre de *rameaux articulaires* et *périostiques* qui s'anastomosent avec des rameaux des artères articulaires inférieures.

B. *Malléolaire externe* (fig. 107. 7, et fig. 108. 3). — Branche assez volumineuse dont l'origine est très variable ; elle naît tantôt de l'extrémité inférieure de l'artère tibiale, tantôt à 5 ou 6 centimètres au-dessus du ligament annulaire ; elle a souvent deux racines, l'une qui vient de la tibiale antérieure, l'autre de la péronière. On conçoit que ces différentes origines doivent faire varier son trajet. Quoi qu'il en soit, elle se porte au-devant de la malléole externe, puis au côté externe de l'astragale, du calcanéum, et se divise en *rameaux malléolaires externes*, en *rameaux articulaires*, et en *rameaux calcanéens externes ;* enfin elle fournit des rameaux qui se portent en dedans, et s'anastomosent avec l'artère dorsale du tarse.

C. *Malléolaire interne* (fig. 107. 8, et fig. 108. 4). — Moins volumineuse que la précédente, elle naît au niveau de l'extrémité inférieure de l'artère tibiale antérieure, se porte transversalement en dedans au-dessous du tendon du jambier antérieur, se divise en deux rameaux : l'un *profond*, ou *articulaire*, qui se jette dans l'articulation tibio-tarsienne ; l'autre *malléolaire proprement dite*, qui se porte sur la malléole interne, fournit des rameaux qui se perdent dans les téguments du bord interne du pied et se rendent à l'articulation calcanéo-astragalienne ; d'autres rameaux s'anastomosent avec l'artère plantaire interne.

ARTÈRE PÉDIEUSE.

Fournie par l'artère tibiale antérieure, qui change de nom à son passage sous le ligament annulaire dorsal du tarse, *l'artère pédieuse* (fig. 107. 9, et fig. 108. 5) occupe le dos du pied, s'enfonce à l'extrémité postérieure du premier espace interosseux, s'anastomose avec l'artère plantaire interne, et forme avec elle l'arcade plantaire. Nous reviendrons sur cette portion de la pédieuse en décrivant l'arcade plantaire.

L'artère pédieuse naît le plus souvent de la tibiale antérieure ; mais il existe des anomalies d'origine qu'il est important de signaler : nous l'avons vue fournie par la péronière, par la tibiale postérieure, cette anomalie est plus rare que la précédente. Enfin elle naît assez souvent par deux troncs, l'un qui vient de la tibiale antérieure, l'autre de la péronière.

Cette artère, depuis son origine jusqu'à l'extrémité postérieure du premier espace interosseux, se porte d'avant en arrière ; sa direction est indiquée par une ligne étendue du milieu de l'articulation tibio-tarsienne à l'extrémité postérieure du premier espace interosseux.

Rapports. — Elle recouvre les os du tarse sur lesquels elle est appliquée par une lame fibreuse très épaisse ; elle est recouverte par la peau et l'aponévrose dorsale du pied. Ainsi, pour mettre ce vaisseau à découvert, il est nécessaire de diviser deux plans aponévrotiques. En dedans, elle longe le tendon de l'extenseur propre du gros orteil ; en dehors, le faisceau le plus interne du muscle pédieux qui la recouvre quelquefois.

Branches collatérales. — A. *Branches internes.* — Petites branches très grêles qui se rendent aux articulations, aux téguments du bord interne du pied, et s'anastomosent avec la malléolaire interne et la plantaire interne ; une de ces branches, un peu plus considérable que les autres et quelquefois assez développée, forme la collatérale interne du gros orteil.

B. *Branches externes.* — Outre les nombreux petits rameaux qui se perdent dans les téguments du dos du pied, on trouve deux branches plus importantes, qui sont :

FIG. 108.
Artère pédieuse.

A. Muscle extenseur propre du gros orteil.

B. Attache supérieure du muscle pédieux.

1. Artère péronière antérieure.

2. A. tibiale antérieure.

3. A. malléolaire externe.

4. A. malléolaire interne.

5. A. pédieuse.

6. A. dorsale du tarse.

7. A. dorsale du métatarse.

8. Arcade dorsale du pied.

9,9,9. Artères interosseuses des trois derniers espaces.

10. A. interosseuse du premier espace.

11. A. perforante postérieure du premier espace.

12,12,12,12. Artères collatérales des orteils.

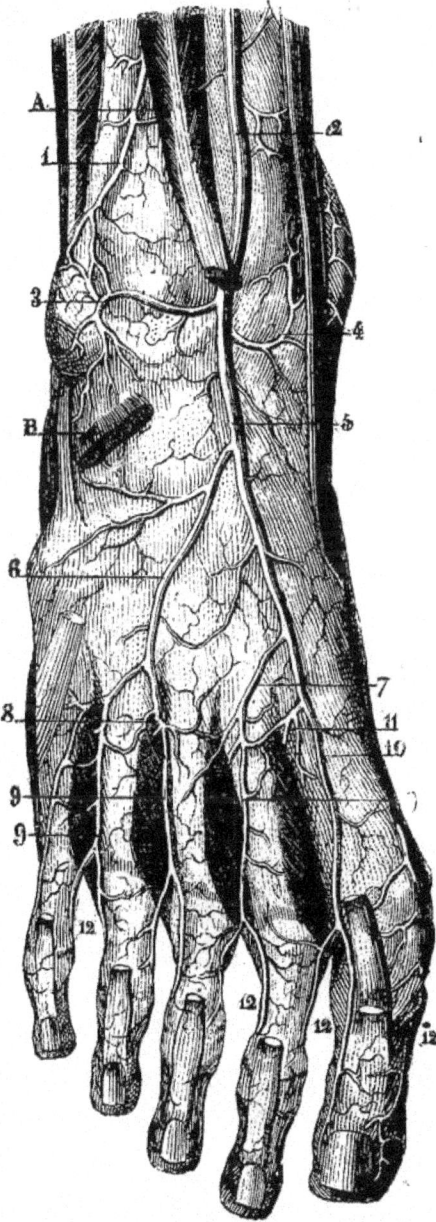

1° L'*artère dorsale du tarse* (fig. 108. 6), branche souvent très volumineuse qui se porte en dehors au-dessous du muscle pédieux, et se divise en rameaux nombreux qui se distribuent au muscle pédieux,

37

aux os, aux articulations du tarse, aux téguments du pied, et qui s'anastomosent avec la péronière, la plantaire externe ; ses rameaux antérieurs s'anastomosent avec la dorsale du métatarse.

2° *Artère dorsale du métatarse* (fig. 108. 7), branche volumineuse qu'on peut considérer comme branche de bifurcation de la pédieuse ; elle naît de cette artère au niveau de l'extrémité postérieure du premier espace interosseux. De ce point, elle se porte en dehors au niveau de l'extrémité postérieure des métatarsiens, et forme l'*arcade dorsale du métatarse* (fig. 108. 8) ; de cette arcade partent trois rameaux qui se rendent en avant le long des trois derniers espaces interosseux (fig. 108. 9). Ces artères reçoivent des rameaux qui viennent de l'arcade plantaire ; ce sont les *artères perforantes*, au nombre de deux pour chaque interosseux : l'une, au niveau de l'extrémité postérieure ; l'autre, au niveau de l'extrémité antérieure de l'espace interosseux correspondant. Au niveau des articulations métatarso-phalangiennes, ces artères, considérablement augmentées de volume, se divisent chacune en deux branches ; ce sont : les *collatérales dorsales des orteils* (fig. 108. 12).

Branches terminales. — Au niveau de l'extrémité postérieure du premier espace interosseux, l'artère pédieuse se bifurque ; une branche se porte en avant : c'est l'*artère interosseuse du premier espace* (fig. 108. 10). Cette artère se comporte exactement comme les interosseuses déjà décrites ; elle fournit deux branches collatérales qui sont : la *collatérale externe du gros orteil*, la *collatérale interne du second orteil*. La seconde branche de bifurcation se porte directement en bas, va se jeter dans l'artère plantaire interne, et concourt à former l'arcade plantaire.

TRONC TIBIO-PÉRONIER.

Branche postérieure de bifurcation de l'artère poplitée, cette artère (fig. 109. 7), dont la longueur est très variable, limitée en bas par sa division en *artère tibiale postérieure* et *artère péronière*, est située à la partie supérieure, postérieure et profonde de la jambe ; elle est en rapport en avant avec les muscles de la couche profonde de la jambe, en arrière avec le muscle soléaire.

• *Branches collatérales.* — 1° *Branche récurrente interne*, petit rameau qui contourne la tubérosité interne du tibia et va s'anastomoser avec l'articulaire inférieure interne. 2° *Artère nourricière du tibia*, rameau qui s'enfonce de haut en bas dans l'épaisseur du tibia. 3° *Rameaux postérieurs* qui s'enfoncent dans l'épaisseur du muscle soléaire.

Branches terminales. — Le tronc tibio-péronier se termine en se divisant en deux branches, l'*artère péronière* et l'*artère tibiale postérieure*.

ARTÈRE PÉRONIÈRE.

La plus petite des branches de bifurcation du tronc tibio-péronier, et dont le calibre est en raison inverse de celui de la tibiale antérieure, *l'artère péronière* (fig. 109. 9), est dirigée verticalement le long de la face postérieure du péroné.

Rapports. — En avant, avec le péroné, dont elle est séparée supérieurement par le jambier postérieur ; en arrière, avec le soléaire et avec le fléchisseur propre du gros orteil ; en bas, elle se trouve appliquée sur le ligament interosseux, entre le jambier postérieur et le fléchisseur propre du gros orteil.

Branches collatérales. — Ce sont des rameaux musculaires divisés en *postérieurs, antérieurs, internes,* et *externes ;* beaucoup plus volumineux que les autres, ils sont destinés aux muscles de la face postérieure et de la face inférieure de la jambe ; parmi les rameaux antérieurs se trouve *l'artère nourricière* du péroné dirigée de haut en bas comme l'artère nourricière tibiale.

Branches terminales. — A une hauteur variable, le plus souvent au niveau du cinquième inférieur de la jambe, l'artère péronière se divise en deux branches qui sont :

1° La *branche postérieure* (fig. 109. 10), qui longe le bord externe du tendon d'Achille, se porte derrière la malléole externe et se divise en nombreux rameaux. Ceux-ci se portent à la face externe du calcanéum, se distribuent à la peau qui recouvre la face externe de l'articulation du pied, aux attaches des muscles de la région externe du pied et aux téguments de cette région ; ces diverses branches s'anastomosent avec la malléolaire externe, la plantaire externe et des rameaux calcanéens de la tibiale postérieure. Dans son trajet elle fournit une branche transversale qui se porte en arrière de la partie inférieure de la jambe et concourt à former la *branche transversale tibio-péronière.*

2° La *branche antérieure, péronière antérieure* (fig. 107. 6, et fig. 108. 1), branche ordinairement très grêle et dont le volume est en raison inverse de la tibiale antérieure qu'elle remplace quelquefois ; elle traverse la partie inférieure du ligament interosseux, descend sur la partie antérieure et inférieure de la jambe, sur la face supérieure du tarse et du pied, se distribue aux téguments, à l'articulation tibio-tarsienne, au muscle pédieux et se jette dans l'artère pédieuse qu'elle renforce.

ARTÈRE TIBIALE POSTÉRIEURE.

Branche interne de bifurcation du tronc tibio-péronier, *l'artère tibiale postérieure* (fig. 109. 8), située à la partie postérieure de la jambe, se dirige obliquement en bas et en dedans, et arrivée à la gouttière calcanéenne, elle se divise en deux branches, *l'artère plantaire interne* et *l'artère plantaire externe.*

Rapports. — Située entre les muscles de la couche superficielle et ceux de la couche profonde, elle est en rapport en avant avec le long fléchisseur commun des orteils, le jambier postérieur et son tendon

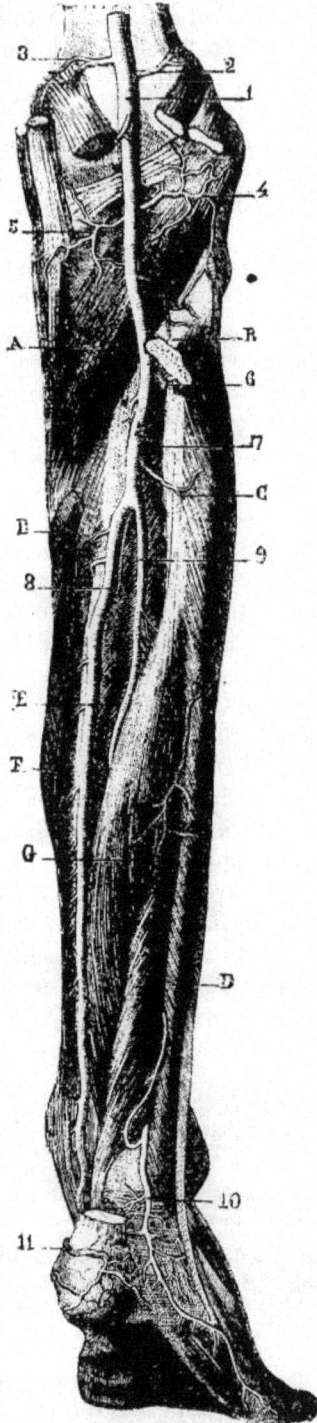

FIG. 109.

*Artères de la partie postérieure
de la jambe.*

A. Muscle poplité.

B,B. Attaches du muscle soléaire.

C. Muscle long péronier latéral.

D. M. court péronier latéral.

E. M. jambier postérieur.

F. M. long fléchisseur commun
des orteils.

G. M. long fléchisseur propre
du gros orteil.

1. Artère poplitée.

2. A. articulaire supérieure
externe.

3. A. articulaire supérieure
interne.

4. A. articulaire inférieure
externe.

5. A. articulaire inférieure
interne.

6. A. tibiale antérieure.

7. Tronc tibio-péronier.

8. Artère tibiale postérieure.

9. Artère péronière.

10. Branche postérieure de la
péronière.

11. Artère calcanéenne.

qui la sépare de la face postérieure de la malléole interne ; en arrière, avec le soléaire et les jumeaux ; à la partie inférieure de la jambe, avec le bord interne du tendon d'Achille ; en dedans, avec le nerf tibial postérieur ; très profonde à son origine, elle devient superficielle à sa partie inférieure, et elle peut être facilement liée.

Branches collatérales. — Elles sont très nombreuses et très grêles ; les branches fournies à la jambe se portent dans les muscles et dans les téguments ; nous signalerons seulement la *branche transversale tibio-péronière* dont nous avons déjà parlé. Les branches fournies au niveau du calcanéum se portent sur la face interne de cet os, aux articulations voisines, et s'anastomosent avec la péronière et la malléolaire interne ; d'autres rameaux se rendent aux articulations tibio-astragalienne et astragalo-calcanéenne.

Branches terminales. — Au niveau de la gouttière calcanéenne et du ligament annulaire interne, l'artère tibiale postérieure se divise en deux rameaux, l'*artère plantaire interne* et l'*artère plantaire externe.*

ARTÈRE PLANTAIRE INTERNE.

La plus grêle des branches terminales de la tibiale postérieure, l'*artère plantaire interne* (fig. 110. 1, et fig. 111. 3) se porte d'arrière en avant le long du côté interne de la plante du pied, entre les muscles court fléchisseur commun des orteils et adducteur du gros orteil, fournit un grand nombre de petits rameaux aux articulations des os du tarse et aux muscles plantaires, s'anastomose avec des rameaux qui viennent de la malléolaire interne et de la dorsale du tarse, et se divise au niveau de la partie moyenne du premier espace interosseux en deux branches : l'une, *externe* (fig. 110. 2), qui se porte transversalement en dehors et se jette dans l'arcade plantaire ; l'autre, *interne*, qu'on peut considérer comme la terminaison de l'artère, longe le bord interne du gros orteil dont elle forme la collatérale interne (fig. 110. 3, et fig. 111. 4).

ARTÈRE PLANTAIRE EXTERNE.

Branche très volumineuse qu'on peut considérer comme la continuation de la tibiale postérieure, l'*artère plantaire externe* (fig. 110. 4, et fig. 111. 5) contourne le calcanéum, se porte obliquement en bas, en dehors et en avant, entre le court fléchisseur commun des orteils et l'accessoire du long fléchisseur, puis entre le premier de ces muscles et l'adducteur du petit orteil. Cette artère fournit des rameaux calcanéens, musculaires, articulaires, périostiques peu importants, et, arrivée à l'extrémité postérieure du cinquième métatarsien, elle se recourbe, se porte très obliquement en dedans et en avant, gagne l'extrémité postérieure du premier espace interosseux où elle reçoit un

37.

rameau très volumineux de l'artère pédieuse ; cette courbe constitue
'arcade *plantaire* (fig. 111. 7). Cette arcade, formée par la réunion

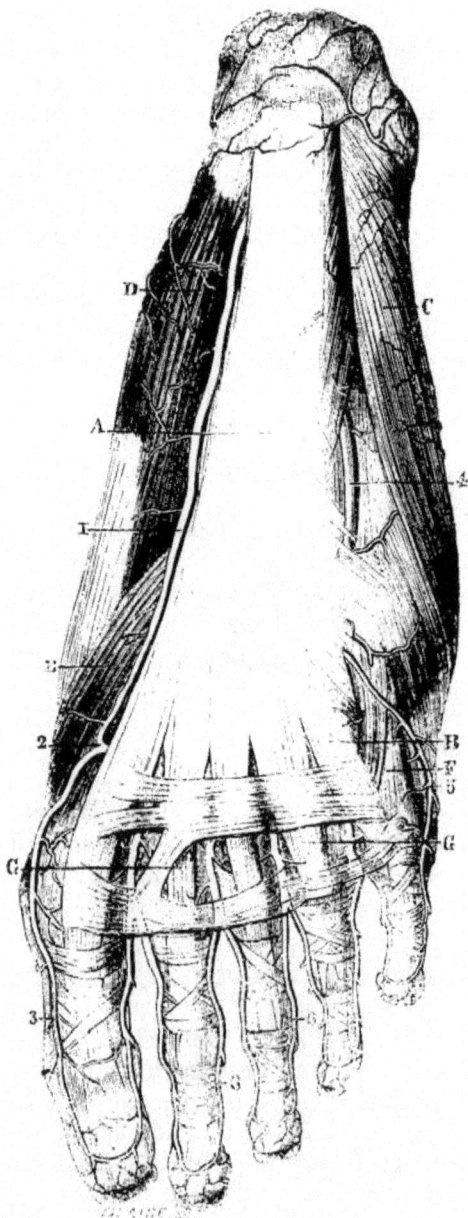

FIG. 110.
Région plantaire.

A. Aponévrose plantaire.

B. Sa division en cinq bandelettes.

C. Muscle abducteur du petit
orteil.

D. Muscle abducteur du gros
orteil.

E. M. court fléchisseur du
gros orteil.

F. M. court fléchisseur du
petit orteil.

G,G. Tendons du court fléchisseur commun des
orteils.

1. Artère plantaire interne.

2. Rameau anastomotique
de la plantaire interne
avec la plantaire ex-
terne.

3. A. collatérale interne du
gros orteil.

4. A. plantaire externe.

5. A. collatérale interne du
petit orteil.

6. Artères collatérales des
orteils.

par inosculation des artères pédieuse et plantaire interne, est accolée
aux interosseux et fournit trois ordres de rameaux.

1° Des *rameaux supérieurs*, ou *perforants*, au nombre de trois, un pour chacun des trois espaces interosseux ; ce sont les perforants postérieurs dont nous avons déjà parlé en décrivant l'artère dorsale du

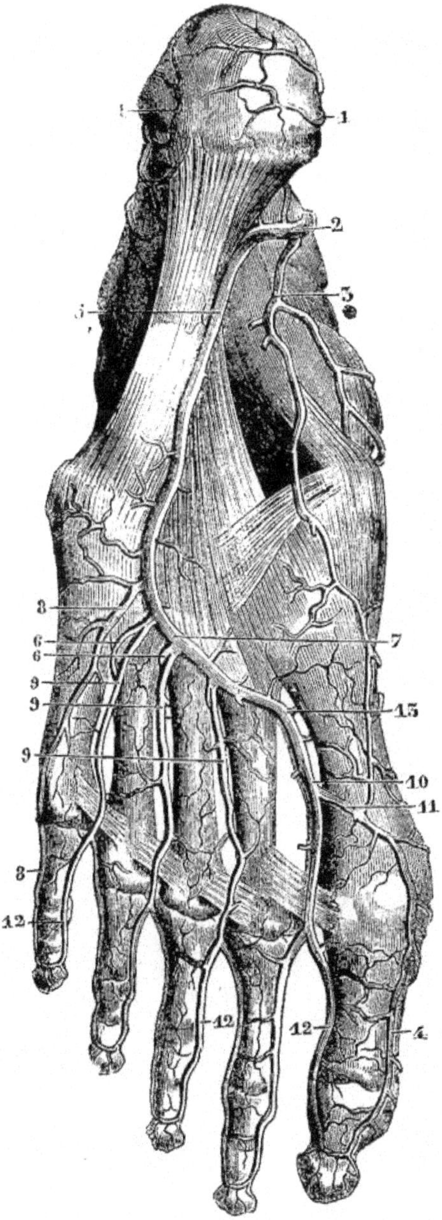

FIG. 111.

Artères du pied (couche pro-fonde).

1,1. Artères calcanéennes.

2. Artère tibiale postérieure.

3. A. plantaire interne.

4. A. collatérale interne du gros orteil, branche terminale de la plantaire interne.

5. A. plantaire externe.

6,6. A. perforante postérieure.

7. Arcade plantaire.

8,8. A. collatérale externe du petit orteil.

9,9,9. Quatrième, troisième et deuxième interosseuses plantaires.

10. A. première interosseuse.

11. Rameau anastomotique de la première artère interosseuse avec l'artère plantaire interne.

12. Artère collatérale des orteils.

13. Branche anastomotique de la pédieuse.

tarse. La branche terminale postérieure de l'artère pédieuse peut être considérée comme la perforante du premier espace interosseux (fig. 111. 13).

2° De petits *rameaux postérieurs* qui se jettent dans les muscles profonds de la plante du pied et dans les articulations tarso-métatarsiennes.

3° Des *rameaux antérieurs*, ce sont les plus importants ; ils sont au nombre de cinq, savoir, de dehors en dedans :

a. Une petite branche qui passe obliquement sur la surface inférieure du cinquième métatarsien, se place sur le côté externe du dernier orteil et forme la *collatérale externe du petit orteil* (fig. 111. 8) ; dans son trajet cette petite branche fournit des rameaux qui vont se rendre aux parties molles environnantes : les rameaux les plus importants sont les rameaux externes, qui vont s'anastomoser avec les branches fournies par l'artère dorsale du métatarse.

b. Trois branches plus volumineuses, désignées sous les noms de 4°, 3° et 2° *interosseuses plantaires* (fig. 111. 9). Ces rameaux se portent d'arrière en avant, en longeant les espaces interosseux correspondants, fournissent une branche qui se porte de bas en haut : c'est l'*artère perforante*, qui s'anastomose par inosculation avec le rameau correspondant de la pédieuse ; des rameaux *internes*, *externes* et *inférieurs* qui se distribuent aux muscles, au périoste et aux téguments de la face plantaire du pied. Arrivée à l'extrémité antérieure des métatarsiens, chaque artère se divise en deux branches qui sont les *collatérales des orteils*. La quatrième interosseuse fournit la *collatérale interne du petit orteil* et la *collatérale externe du second orteil* ; ces artères se distribuent comme les collatérales des doigts.

c. Une grosse branche qu'on peut considérer comme la continuation de l'arcade plantaire (fig. 111. 10) ; elle naît au niveau du point où l'artère pédieuse se jette dans l'arcade plantaire. Ce rameau se porte d'arrière en avant en longeant le bord interne du premier métatarsien ; au niveau de la partie moyenne du premier espace interosseux, elle envoie une branche collatérale volumineuse qui s'anastomose avec la branche terminale de l'artère plantaire interne et forme avec elle la *collatérale externe du gros orteil* ; arrivée à l'extrémité antérieure du premier métatarsien, elle se divise en deux branches qui forment la *collatérale externe du gros orteil* et la *collatérale interne du second orteil*.

VEINES.

PRÉPARATION DES VEINES.

Les gros troncs veineux peuvent être disséqués, aussi bien que les artères, sans injection préalable ; mais les veines d'un petit calibre doivent être injectées. La préparation des veines consiste donc dans l'injection et dans la dissection.

Injection. — Nous ne reviendrons pas sur les généralités que nous avons exposées précédemment : ce que nous avons dit des artères s'applique également aux veines. Il est un point seulement sur lequel nous devons nous arrêter. Par quel vaisseau doit-on pousser l'injection? Il est certain qu'une injection poussée du cœur vers les extrémités ne réussirait que pour un très petit nombre de veines, pour celles qui sont dépourvues de valvules ; aussi, dans la plupart des cas, est-on obligé de pousser l'injection des extrémités vers le cœur. Ainsi, pour étudier tout le système veineux, on est forcé de faire un grand nombre d'injections partielles.

Pour injecter les veines de tout un sujet, on procédera de la manière suivante :

1° En introduisant le tube dans la veine cave supérieure et en poussant le liquide du cœur vers les extrémités, on remplira la plupart des veines de la tête et du cou et les gros troncs veineux terminaux des membres thoraciques.

2° Pour injecter les veines du membre thoracique, on introduira plusieurs tubes, l'un dans la veine céphalique du pouce, un autre dans la veine salvatelle, un troisième dans une des veines superficielles qui émergent de la paume de la main. L'injection sera poussée des extrémités vers le cœur.

3° Pour injecter les veines des doigts et de la paume de la main, on réussit assez souvent en poussant, des divers points que nous venons d'indiquer, l'injection vers les extrémités des doigts.

4° On introduira un tube dans une des veines iliaques externes, et, en poussant l'injection de bas en haut, on remplira de liquide les veines du rachis, les veines abdominales, à l'exception de celles qui forment le système veineux de la veine porte. Si les extrémités supérieures n'ont pas été injectées sur le sujet, il faut embrasser par une ligature la veine cave supérieure, ou bien la veine cave inférieure près de son embouchure.

5° Le système veineux de la veine porte sera injecté ou par des veines mésaraïques, ou par le tronc de la veine elle-même. Dans le premier cas, l'injection sera poussée des intestins vers le cœur ; dans le second, du cœur vers les intestins.

6° Les veines du bassin seront injectées par la veine dorsale de la verge.

7° Pour injecter les veines du membre abdominal, placez un tube à injection dans l'une des veines dorsales du pied ou dans une des veines dorsales du gros orteil ; si une injection poussée par ce tube ne remplit pas les veines du membre abdominal, poussez une seconde injection par la veine saphène externe, que vous découvrirez derrière la malléole externe. On réussit souvent à remplir les petites veines du pied en injectant par une des veines du gros orteil, du cœur vers les extrémités.

Dans certains cas on est obligé de se servir de tubes très fins. Blandin recommande de faire tenir ce tube par un aide, avec une pince préalablement chauffée.

On conseille également d'élever la température du sujet en le plongeant pendant deux heures dans un bain à 50 ou 60 degrés centigrades.

Dissection. — La dissection des veines ne diffère en rien de celle des artères.

DES VEINES EN GÉNÉRAL.

CONSIDÉRATIONS GÉNÉRALES.

On donne le nom de *veines* aux vaisseaux qui ramènent aux oreillettes le sang de toutes les parties du corps.

Les veines qui se rendent à l'oreillette gauche charrient du sang rouge ; celles qui se rendent à l'oreillette droite charrient du sang noir. Les premières constituent le *système veineux pulmonaire ;* les secondes, le *système veineux général.* Il est un troisième système veineux, celui de la *veine porte*, qui présente à lui seul un appareil

circulatoire tout entier. Le *système veineux de la veine ombilicale* sera
décrit avec l'*embryologie*.

Les généralités dans lesquelles nous allons entrer s'appliquent particulièrement au système veineux à sang noir.

Origine, trajet et terminaisons des veines.

Les veines prennent leur origine des dernières ramifications des artères, par des ramuscules à peine plus volumineux que les extrémités
des artères ; dans certains points, au clitoris, à la verge, la continuité,
au lieu d'être directe, est établie à l'aide d'un tissu spongieux, appelé
tissu érectile, qui est lui-même essentiellement veineux.

Les capillaires veineux se réunissent en rameaux, ceux-ci en branches, ces derniers en tronc.

Les veines accompagnent les artères ; on trouve, en général, deux
veines pour une artère. Cependant on ne remarque qu'une seule veine
correspondant à l'aorte et aux branches qui en partent. Ainsi, il
n'existe qu'une veine cave supérieure et inférieure correspondant à
l'aorte, une veine iliaque primitive correspondant à l'artère du même
nom ; néanmoins les artères diaphragmatiques inférieures sont accompagnées de deux veines. Il est des régions où l'on ne rencontre qu'une
seule veine correspondant à deux artères : exemple, la veine dorsale
de la verge, la veine ombilicale.

Aux membres et dans quelques parties du tronc, à la langue, par
exemple, les veines sont *superficielles* et *profondes*.

Les *veines profondes* sont *satellites* des artères. Lorsqu'elles sont au
nombre de deux pour chaque artère, l'une occupe un côté de l'artère,
l'autre le côté opposé. Nous avons déjà indiqué les rapports des veines
avec les artères, nous n'y reviendrons pas (voy. p. 349). Quelquefois
les veines profondes s'écartent des artères : les sinus de la dure-mère,
par exemple, la veine azygos. Dans ces circonstances, la disposition
de l'appareil veineux est essentiellement différente de celle de l'appareil artériel.

Les *veines superficielles* sont placées entre la peau et l'aponévrose
sous-cutanée, en rapport avec les nerfs et les vaisseaux lymphatiques
superficiels ; ces veines, qui s'anastomosent largement avec les veines
profondes, établissent une espèce de circulation collatérale, partout où
les contractions violentes de muscles puissants pourraient ralentir la
circulation dans les veines profondes.

Les veines ne sont pas aussi flexueuses que les artères ; les gros
troncs sont rectilignes, et ce n'est que dans les ramifications les plus
déliées, au niveau des plexus veineux ou dans les veines hypertrophiées, que l'on rencontre des flexuosités.

Les veines se terminent : celles de la partie sus-diaphragmatique,
dans la veine cave supérieure ; celles de la partie sous-diaphragmatique, dans la veine cave inférieure.

La plupart des anatomistes admettent que l'on rencontre plus fréquemment des *anomalies* dans le système veineux que dans le système artériel ; mais si l'on écarte les veines sous-cutanées qui ne correspondent pas à des artères et qui ne peuvent offrir aucun terme de comparaison ; si l'on tient compte des nombreuses branches anastomotiques, on verra que les veines ne présentent pas plus d'anomalies que les artères. Il arrive souvent, en effet, qu'un rameau veineux se jette dans une autre veine par deux branches ; tantôt une de ces branches sera plus développée, tandis que l'autre branche présentera un calibre moins considérable ; mais une disposition inverse s'observera chez un autre sujet : dans les cas de ce genre, l'anomalie portera seulement sur les dimensions des branches de bifurcation du vaisseau, mais nullement sur sa distribution. Nous ajouterons toutefois que si le mode de terminaison des veines ne présente pas autant d'irrégularités qu'on pourrait le supposer au premier abord, il est très fréquent d'observer des anomalies dans le calibre et dans les anastomoses.

Anastomoses et calibre des veines.

Les *anastomoses* des veines entre elles sont extrêmement fréquentes ; elles s'établissent non-seulement entre les veines superficielles et les veines profondes, mais encore entre ces veines entre elles. Il n'est pas rare de voir d'une grosse veine naître une collatérale plus petite, qui, après un trajet plus ou moins long, se jette, après avoir recueilli le sang des parties qu'elle traverse, dans la veine d'où elle était partie.

Autour de certains organes dont la circulation peut être ralentie, ou qui sont le siége d'une fonction où une fluxion sanguine est nécessaire, les veines, en s'anastomosant, forment un réseau à mailles serrées, désigné sous le nom de *plexus veineux*.

Il est fort difficile d'apprécier d'une manière exacte la *dimension des veines*, ces vaisseaux étant susceptibles d'une grande dilatabilité. Aussi les auteurs qui ont cherché à déterminer le rapport qui existait entre la capacité du système artériel et celle du système veineux, sont-ils loin d'être d'accord.

TEXTURE DES VEINES.

Les veines sont généralement formées de deux tuniques : l'une *externe*, *tunique celluleuse*, tout à fait semblable à la tunique externe des artères ; l'autre *interne*, identique avec la tunique interne des artères, formée par conséquent d'une couche de fibres longitudinales et d'une d'épithélium. Dans certains cas, la tunique interne forme seule la paroi de la veine : par exemple, les sinus de la dure-mère, les veines des os, etc., où la tunique externe est remplacée par la dure-mère, par le tissu osseux, etc. Dans les gros troncs veineux on trouve une tunique intermédiaire à la tunique interne et à la tunique externe: elle est formée par une couche de fibres annulaires, moins développée que celle des artères ; entre les faisceaux qui la constituent sont interposés des faisceaux de tissu cellulaire. Cette tunique, d'après Henle, est contractile et remplacée par un véritable tissu musculaire à l'origine des veines cardiaques, tissu qu'on peut suivre sur la veine cave supérieure jusqu'à la clavicule, sur l'inférieure jusqu'au diaphragme, et sur les veines pulmonaires jusqu'à la division des troncs en branches.

La membrane interne des veines présente un grand nombre de replis valvulaires dont l'étude est du plus grand intérêt.

Les *valvules* sont généralement disposées par paires, rarement solitaires, plus rarement encore au nombre de trois. On leur considère un bord adhérent convexe, dirigé vers les extrémités ; un bord libre dirigé vers le cœur. Des deux faces, l'une regarde le centre du vaisseau, l'autre la paroi ; au niveau de leur bord adhérent les veines présentent un petit étranglement surmonté par une ampoule : aussi paraissent-elles noueuses quand elles sont distendues.

Les valvules sont formées par un repli de la membrane interne des veines ; dans leur épaisseur, on trouve quelques filaments fibreux, surtout au niveau de leur bord adhérent.

Il résulte de la disposition des valvules, que le sang peut facilement circuler des extrémités vers le cœur, tandis que le sang ne peut être repoussé du cœur vers les capillaires, les valvules bouchant complètement le vaisseau. Malgré leur ténuité, les valvules offrent une très grande résistance ; aussi ne peut-on pas faire passer une injection du cœur vers les capillaires.

Les veines ne sont pas pourvues également de valvules. Celles-ci sont plus nombreuses dans les veines profondes que dans les veines superficielles ; on en rencontre un bien plus grand nombre dans les veines où le sang est obligé de remonter contre son propre poids, au membre inférieur, par exemple. Elles manquent presque entièrement ou elles sont très incomplètes dans les veines du cou. Le système de la veine porte est dépourvu de valvules

Les parois des veines sont pourvues d'*artères* et de *veines* (*vasa vasorum*) ; on n'a rencontré des *filets nerveux* que dans le tissu de la veine cave inférieure. Il est à remarquer que jamais les filets du grand sympathique ne se portent sur les veines, comme ils le font sur les artères. Le tronc de la veine porte fait seul exception à cette règle.

VEINES EN PARTICULIER.

SYSTÈME VEINEUX PULMONAIRE.

VEINES PULMONAIRES.

Préparation. — Ces veines peuvent être étudiées sans injection. Si cependant on craignait de ne pouvoir suivre les ramifications de ces vaisseaux dans l'intérieur du poumon, on retirerait de la cavité thoracique le cœur et les deux poumons, on les plongerait pendant une demi-heure dans de l'eau à 50 degrés, et l'on pousserait l'injection par une des veines. Si l'on voulait injecter les quatre veines, on lierait l'aorte, on ferait une incision au ventricule gauche, et l'on introduirait le tube dans l'oreillette par l'orifice auriculo-ventriculaire gauche.

Les veines pulmonaires sont au nombre de quatre, deux pour chaque poumon. Elles naissent dans chacune des cellules des divers lobules pulmonaires ; les capillaires fournies dans chaque cellule se réunissent, et forment un petit vaisseau qui s'accole à l'artère et à la bronche correspondante, se réunit aux veines qui partent des lobules voisins, forment des rameaux, puis des branches, et se réunissent en un seul tronc pour chaque lobe du poumon. Mais comme le poumon droit a trois lobes, les veines des lobes moyen et supérieur se réunissent en un seul tronc descendant qui se jette dans l'oreillette gauche. Quelquefois les veines de ces deux lobes ne se réunissent pas ; on observe alors à l'oreillette gauche cinq veines pulmonaires : deux pour le poumon gauche, trois pour le poumon droit.

Dans des cas beaucoup plus rares, les deux veines pulmonaires gauches se réunissent en un seul tronc, et il n'y a alors que trois veines qui s'ouvrent dans l'oreillette.

Rapports.—*Dans le poumon.*—Les veines pulmonaires supérieures se dirigent obliquement de dehors en dedans et de haut en bas ; les inférieures sont horizontales. Bien qu'il y ait deux veines pour chaque poumon, il n'y a qu'un seul rameau veineux correspondant à un rameau artériel. Les petites divisions des veines pulmonaires marchent parallèlement aux artères et aux divisions bronchiques ; les veines sont en arrière, les artères en avant, les bronches au milieu. En approchant de la racine du poumon, les veines se portent en avant, de telle sorte qu'en sortant du poumon on trouve la veine en avant, la bronche en arrière et l'artère au milieu.

Dans le péricarde.—Elles sont enveloppées en avant par le feuillet séreux de cette membrane ; les veines pulmonaires gauches sont en rapport avec l'artère pulmonaire ; les veines pulmonaires droites avec la veine cave supérieure.

Les veines pulmonaires sont complétement dépourvue de valvules ; elles transportent le sang rouge du poumon au cœur.

Trois veines se rendent dans l'oreillette droite ; ce sont : la *veine coronaire*, la *veine cave supérieure*, la *veine cave inférieure*. Nous allons étudier successivement ces trois vaisseaux et les diverses branches qui concourent à les former.

VEINES CORONAIRES.

Les *veines coronaires* sont divisées en *grandes* et *petites*.

Grande veine coronaire (fig. 85. 6).—Elle commence à la pointe du cœur, à la partie inférieure du sillon antérieur, parcourt ce sillon en se plaçant sur le côté de l'artère cardiaque qu'elle abandonne au niveau du sillon transverse, se réfléchit à angle droit, contourne de droite à gauche le sillon auriculo-ventriculaire gauche, augmente considérablement de volume, ce qui lui a fait donner le nom de *sinus veineux*, et s'ouvre, après s'être dilatée en ampoule, à la partie postérieure et inférieure de l'oreillette droite, près de la cloison interauriculaire. A son embouchure, elle est pourvue d'une valvule que nous avons déjà décrite : la *valvule de Thébésius*.

Dans son trajet, elle reçoit, dans sa *portion ascendante*, des veines qui viennent de la face antérieure des ventricules et de la cloison interventriculaire.

Dans sa *portion transverse*, elle reçoit : *a*. des *veines descendantes* qui viennent de l'oreillette gauche ; *b*. des *veines ascendantes* qui viennent de la face postérieure du ventricule ; parmi ces dernières, on remarque : 1° la *veine interventriculaire postérieure* (fig. 85. 6), qui parcourt le sillon interventriculaire postérieur et s'ouvre dans l'ampoule de la veine cardiaque ; 2° une veine qui parcourt le sillon auriculo-ventriculaire droit ; 3° la *veine du bord gauche du cœur*, qui commence à la pointe ventriculaire gauche, et s'ouvre dans la veine coronaire, derrière le bord gauche du cœur.

Petites veines cardiaques, veines antérieures. — On donne ce nom à de petites veines qui rampent sur la face antérieure du ventricule droit et se rendent à la partie inférieure de l'oreillette. La plus remarquable est la *veine du bord droit du cœur*, décrite par Galien.

VEINE CAVE SUPÉRIEURE.

La veine cave supérieure (fig. 112. 1, et fig. 113. 1) est le tronc commun des veines de la tête et des membres supérieurs. Elle correspond à la partie supérieure de la portion thoracique de l'aorte ; elle est formée par la réunion des deux *troncs veineux brachio-céphaliques* ; elle commence au-dessous du cartilage de la première côte droite, et va se jeter, en décrivant une légère courbure dirigée à gauche, après un trajet de 4 à 5 centimètres de longueur, dans

l'oreillette droite s'ouvrant à la partie supérieure de cette cavité.
Dans son trajet, elle est en rapport, à droite, avec le poumon droit ;
à gauche, avec la crosse de l'aorte ; en avant avec le thymus et le
tissu cellulaire qui la sépare du sternum ; en arrière, avec la trachée.
Dans le péricarde, elle est recouverte seulement, dans ses trois quarts
antérieurs, par cette membrane ; elle touche immédiatement en arrière la veine pulmonaire supérieure droite et l'artère pulmonaire.

Branches collatérales. — Avant son entrée dans le péricarde, la
veine cave supérieure reçoit la *veine azygos*, que nous décrirons avec
les veines du rachis. A l'angle de réunion des deux troncs brachio-
céphaliques, se jettent les *veines thyroïdienne inférieure droite,
mammaire interne, thymique, médiastine, diaphragmatique supérieure du même côté.*

TRONCS VEINEUX BRACHIO-CÉPHALIQUES.

Ils sont au nombre de deux : l'un à droite (fig. 112. 3), l'autre à
gauche (fig. 112. 4). Celui du côté droit correspond au tronc artériel brachio-céphalique ; celui du côté gauche, à l'origine des artères
carotide primitive et sous-clavière gauches. Ils sont formés des deux
côtés par la veine *jugulaire interne* et la *veine sous-clavière ;* le tronc
du côté droit est beaucoup plus court que celui du côté gauche ; la
différence est de 3 centimètres environ. Leur calibre est en raison du
volume de la jugulaire interne. Le tronc du côté droit est presque
vertical, un peu oblique de haut en bas et de droite à gauche ; il est
parallèle au tronc artériel brachio-céphalique, mais un peu plus en
dedans ; il est séparé par la plèvre du poumon droit, et en avant du
nerf pneumogastrique. Celui du côté gauche est presque horizontal
et décrit une courbure à concavité postérieure et supérieure ; il embrasse par sa concavité la crosse de l'aorte et les artères carotide
primitive et sous-clavière gauches ; il longe le bord supérieur du
sternum.

Les deux troncs branchio-céphaliques, sont, ainsi que la veine cave
supérieure, dépourvus de valvules.

Branches collatérales. — Le tronc du côté gauche reçoit les *veines
diaphragmatique supérieure, thymiques, péricardique, mammaire
interne du côté gauche.* Les veines correspondantes du côté droit se
jettent dans l'angle de bifurcation des deux troncs brachio-céphaliques ; la *veine thyroïdienne inférieure* du côté droit se jette souvent
aussi dans le tronc brachio-céphalique droit. Les deux troncs reçoivent
la *veine thyroïdienne inférieure,* la *veine vertébrale* et la *jugulaire
postérieure ;* enfin, le tronc du côté gauche reçoit la *veine intercostale
supérieure.* Ces deux derniers vaisseaux seront décrits avec les veines
du rachis.

Veines thyroïdiennes inférieures. — Au nombre de deux : l'une à

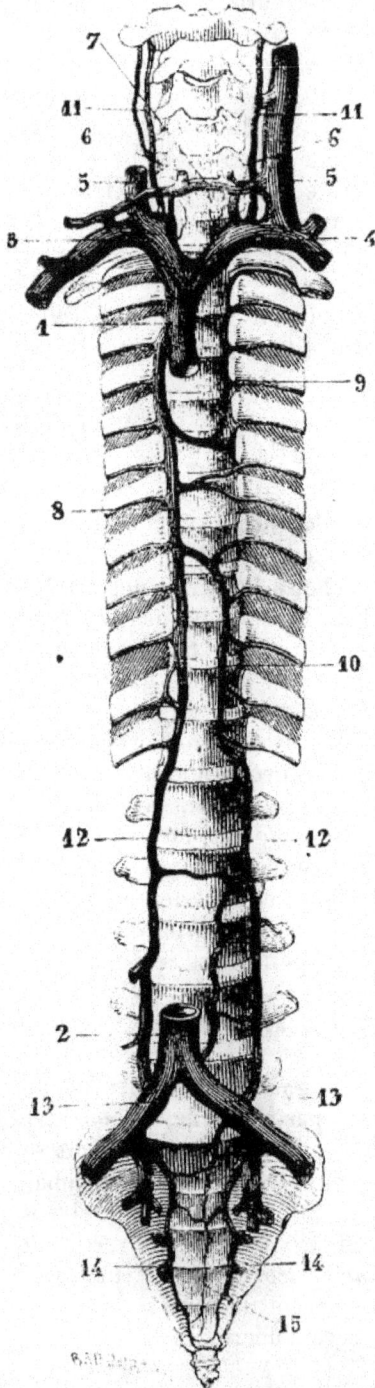

FIG. 112.

Veines du rachis.

1. Veine cave supérieure.
2. V. cave inférieure.
3. V. innominée et veine sous-clavière droites.
4. V. innominée et veine sous-clavière gauches.
5,5. Veines jugulaires internes.
6,6. Orifice des veines jugulaires antérieures.
7. Rameau anastomotique entre les jugulaires.
8. Grande veine azygos.
9. Veine intercostale supérieure gauche ou petite azygos supérieure.
10. Petite veine azygos inférieure.
11,11. Veines cervicales profondes.
12,12. V. lombaires.
13,13. V. iliaques primitives.
14,14. V. sacrées latérales.
15. V. sacrée latérale moyenne.

droite, l'autre à gauche. Souvent elles sont multiples ; elles naissent dans l'épaisseur du corps thyroïde, et se portent verticalement en bas entre la trachée et les muscles de la région sous-hyoïdienne, et se jettent, celle du côté droit, dans le tronc veineux brachio-céphalique du côté droit, mais souvent aussi dans la veine cave supérieure, à l'angle de réunion des deux troncs brachio-céphaliques ; celle du côté gauche se jette toujours dans le tronc innominé du même côté. Elles reçoivent les *veines de la trachée* et *celles de la partie inférieure du larynx*, avec lesquelles elles forment un plexus à mailles très serrées, que l'on rencontre dans l'opération de la trachéotomie.

Veines mammaires internes. — Elles correspondent aux artères mammaires internes ; elles sont au nombre de deux par chaque artère. Près de leur terminaison, les deux veines de chaque côté se réunissent en un tronc commun qui se jette, celui du côté gauche dans le tronc veineux brachio-céphalique du même côté, celui du côté droit dans l'angle de réunion des deux troncs brachio-céphaliques, ou dans la partie supérieure de la veine cave descendante ; elles reçoivent les veines du sternum et de petits rameaux qui correspondent aux veines intercostales antérieures.

Veines diaphragmatiques supérieures. — Petites veines qui correspondent aux artères du même nom, et qui se jettent, celle du côté gauche dans le tronc innominé correspondant, celle du côté droit dans l'angle de bifurcation des deux troncs veineux ou dans la veine cave supérieure ; quelquefois elles se jettent dans la veine mammaire interne ; celle du côté gauche se rend quelquefois dans la veine intercostale du même côté.

Veines thymiques, médiastines, péricardiques. — Petites veines qui partent du thymus ou du tissu cellulaire qui remplace cet organe atrophié, du péricarde et du médiastin antérieur, et se jettent, celles du côté droit dans l'angle de bifurcation des deux troncs brachio-céphaliques, celles du côté gauche dans le tronc innominé du même côté.

Veine vertébrale. — Elle correspond à la portion cervicale de l'artère vertébrale. Elle commence dans les muscles de la partie profonde du cou, reçoit souvent une branche anastomotique qui vient de la veine occipitale, et un autre rameau qui sort par le trou condylien postérieur ; puis elle s'engage dans le canal des apophyses transverses des vertèbres cervicales, où elle reçoit des veines musculaires qui viennent des muscles de la région postérieure du dos et de la région prévertébrale, et de petites veines intrarachidiennes, et se jette dans le tronc brachio-céphalique de son côté ; elle reçoit près de sa terminaison deux veines assez volumineuses qui correspondent, l'une à l'artère cervicale ascendante, l'autre à l'artère cervicale profonde.

VEINES JUGULAIRES.

Les veines jugulaires sont au nombre de trois : 1° la *jugulaire externe*, 2° la *jugulaire antérieure*, 3° la *jugulaire interne*.

I. VEINE JUGULAIRE EXTERNE.

La *veine jugulaire externe* (fig. 113. 7) est sous-cutanée ; elle occupe la partie latérale et inférieure du cou ; en bas elle se jette dans la veine sous-clavière, derrière la clavicule ; en haut, elle s'étend jusqu'à l'angle de la mâchoire.

Le calibre de la jugulaire externe est très variable ; il est généralement en rapport inverse de celui de la jugulaire antérieure. Cette veine est quelquefois double ; cette disposition tient, soit à la réunion tardive des rameaux qui concourent à la former, soit à une bifurcation de la veine.

Rapports.— Elle est oblique de haut en bas et d'avant en arrière ; elle croise à angle très aigu le muscle sterno-cléido-mastoïdien, et marche parallèlement aux fibres du muscle peaucier, qui la sépare de la peau ; de là le précepte de couper perpendiculairement les fibres du peaucier dans la saignée de la jugulaire, afin que les lèvres de la plaie demeurent écartées par la contraction des fibres musculaires. Elle recouvre les muscles sterno-cléido-mastoïdien, omoplathyoïdien, scalène antérieur dont elle séparée par l'aponévrose cervicale superficielle qu'elle traverse à la partie moyenne. Elle est enlacée par les filets du plexus cervical qui passent, les uns en avant, les autres en arrière.

Cette veine est pourvue de deux valvules situées : l'une près de son embouchure ; l'autre, qui n'est pas constante, occupe sa partie moyenne. Ces valvules ne ferment pas assez hermétiquement la lumière du vaisseau pour que le liquide de l'injection ne puisse pénétrer de bas en haut.

Branches collatérales.— La veine jugulaire externe reçoit : 1° en avant, des rameaux variables en nombre et en volume qui la font communiquer avec la jugulaire antérieure ; 2° en arrière, les *veines occipitales superficielles* et quelques veines sous-cutanées du cou ; 3° inférieurement, les *veines scapulaires supérieure* et *postérieure* qui répondent aux artères du même nom et un rameau qui vient des veines du bras.

Branches d'origine. — Le plus souvent la veine jugulaire externe est formée par la *veine temporale* et la *veine maxillaire interne*, d'autres fois par ces deux vaisseaux et les *veines faciale, linguale, pharyngienne supérieure* ; comme ces divers vaisseaux se jettent souvent aussi dans la veine jugulaire interne, nous ne les étudierons qu'après les jugulaires antérieure et interne.

Dans l'épaisseur de la parotide, la jugulaire externe communique avec la jugulaire interne à l'aide d'une branche constante, mais d'un volume variable.

II. VEINE JUGULAIRE ANTÉRIEURE.

La *veine jugulaire antérieure* (fig. 113. 15) est située sur la partie antérieure du cou ; elle reçoit le sang des parties qui occupent les régions sus- et sous-hyoïdiennes ; son calibre est en raison inverse de celui de la jugulaire externe ; elle est souvent double ; souvent aussi elle n'existe que d'un côté seulement.

Née de petites branches musculaires et cutanées de la région sushyoïdienne, cette veine se porte verticalement en bas, en longeant le bord antérieur du sterno-mastoïdien ; arrivée au niveau du sternum, elle se dirige horizontalement en dehors, derrière ce dernier muscle, et se jette dans la sous-clavière en dedans de la jugulaire externe, et quelquefois par un orifice commun avec ce dernier vaisseau.

Branches collatérales.—Ce sont : 1° des rameaux de communication avec la jugulaire interne et la jugulaire externe (fig. 113. 16) ; 2° un rameau transversal qui fait communiquer les deux jugulaires antérieures entre elles et qui reçoit des branches fournies par la thyroïdienne inférieure ; 3° des *rameaux laryngiens* et quelquefois la *thyroïdienne inférieure*.

III. VEINE JUGULAIRE INTERNE.

La *veine jugulaire interne* (fig. 64. 8) reçoit le sang de toutes les veines de l'intérieur du crâne, de la plus grande partie de la face et du cou ; elle représente l'artère carotide primitive, la carotide interne, une partie des branches de la carotide externe et la portion intracrânienne de la vertébrale ; elle descend verticalement depuis le trou déchiré postérieur, où elle présente une dilatation en ampoule, *golfe de la veine jugulaire,* jusqu'au tronc veineux brachio-céphalique. Son calibre, généralement considérable, est en raison inverse de celui de la jugulaire externe et de la jugulaire antérieure, et en rapport avec les branches qui s'y rendent.

Rapports.— Dans sa portion qui correspond à la carotide interne, la veine jugulaire interne affecte les mêmes rapports que cette artère, en dehors et en arrière de laquelle elle est située ; les nerfs pneumogastrique, glosso-pharyngien et grand hypoglosse sont situés en avant et en dedans de la veine ; plus bas, elle est en dehors de la carotide primitive ; à la partie inférieure du cou, elle s'éloigne de la carotide primitive ; elle se trouve en avant de l'artère sous-clavière qui passe entre la jugulaire interne et la vertébrale.

Veines collatérales. — Les *veines faciale, temporale, maxillaire interne, auriculaire postérieure, occipitale profonde, linguale, pha-*

FIG. 113.

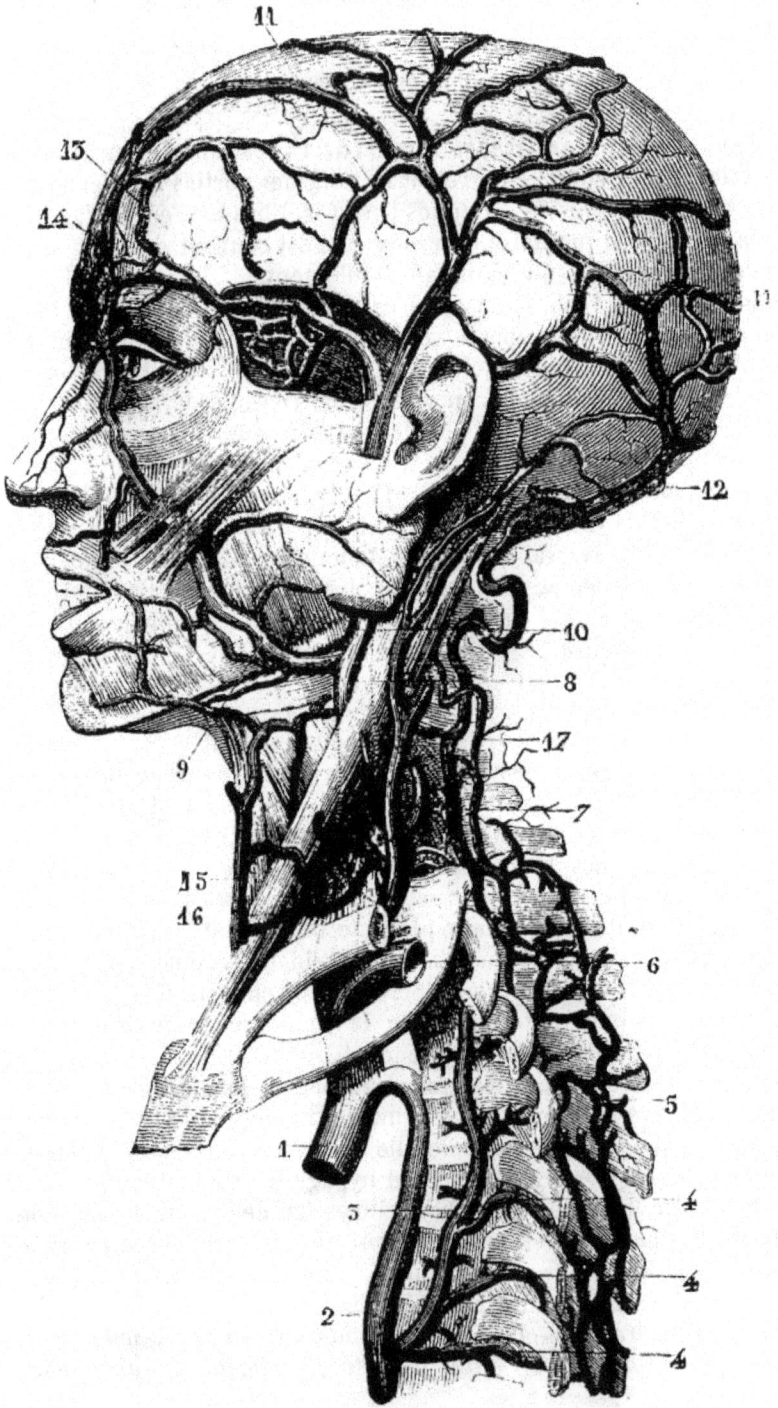

RADOUREAU

ryngienne inférieure, thyroïdiennes supérieure et moyenne, se jettent, soit dans la jugulaire interne, soit dans la jugulaire externe. En raison des variétés de terminaison de ces vaisseaux, nous les décrirons toutes dans ce paragraphe.

Branches d'origine.—On peut considérer comme branches d'origine de la jugulaire interne les veines de l'intérieur du crâne.

A. *Veine faciale.*— Elle commence à la région du front, où elle porte le nom de *veine frontale* ou *préparate ;* elle prend le nom de *veine angulaire* au niveau du grand angle de l'œil, puis celui de *veine faciale* jusqu'à sa terminaison.

A. *Veine frontale, ou préparate* (fig. 113. 14).— Elle est formée par plusieurs branches comprises entre la peau et le muscle frontal et qui se réunissent en descendant pour former ce vaisseau, qui est quelquefois unique et médian, mais le plus souvent double. Les veines préparates aboutissent à une arcade veineuse, arcade nasale à concavité inférieure, et qui reçoit : 1° la *veine sus-orbitaire,* qui se dirige de dehors en dedans, parallèlement au muscle sourciier, reçoit la *veine palpébrale supérieure* et la *veine diploïque frontale,* et se jette dans la veine frontale au niveau du grand angle de l'œil ; 2° elle s'anastomose avec la *veine ophthalmique,* qui établit une communication entre les veines de l'intérieur du crâne et celles de la face ; 3° la *veine dorsale du nez.*

B. *Veine angulaire.* — Elle commence à l'extrémité interne de l'arcade orbitaire, se loge dans le sillon de séparation du nez et de la joue, et reçoit : 1° en dehors, la *veine palpébrale inférieure* et les *veines du sac lacrymal* et du *canal nasal ;* 2° en dedans, les *veines de l'aile du nez,* qui se réunissent pour former un ou plusieurs troncs.

C. *Veine faciale* (fig. 113. 9).— Après avoir reçu les veines des ailes du nez, la veine faciale prend le nom de *veine faciale proprement dite.* Ce vaisseau, plus superficiel que l'artère faciale et situé en arrière, se dirige de bas en haut et d'avant en arrière, passe entre le grand zygomatique et le buccinateur, croise le corps de la mâchoire

FIG. 113. — *Veines de la face.*

1. Veine cave supérieure. — 2. Grande veine azygos. — 3, Petite veine azygos du côté gauche ou première intercostale. — 4, 4. 4. Veines intercostales. — 5. Veines dorso-spinales. — 6. Origine de la veine sous-clavière gauche. — 7. Veine jugulaire externe. — 8. Veine jugulaire interne. — 9. Veine faciale. — 10. Tronc des veines temporales superficielles. — 11, 11. Veines temporales superficielles. — 12. Veines occipitales. — 13. Veines temporales sous-aponévrotiques. — 14. Veine frontale ou préparate. — 15. Veine jugulaire antérieure. — 16. Branche de communication de la jugulaire externe avec la jugulaire antérieure. — 17. Veine jugulaire postérieure.

en avant du masséter, se place dans le sillon de la glande sous-maxillaire, et se jette dans la jugulaire interne, soit isolément, soit après s'être réunie avec la veine linguale, ou avec la thyroïdienne inférieure, les temporales, la maxillaire interne. Dans d'autres circonstances, la veine faciale continue son trajet, passe en avant du sterno-mastoïdien qu'elle croise à angle très aigu, et forme une des origines de la jugulaire externe ; dans d'autres cas plus rares, elle se jette dans la jugulaire antérieure.

Branches collatérales. — Dans son trajet elle reçoit un assez grand nombre de branches collatérales, qui sont : 1° le *tronc veineux alvéolaire*, qui part du plexus alvéolaire formé par les *veines alvéolaires proprement dites*, la veine *sous-orbitaire*, les *palatine supérieure*, *vidienne* et *sphéno-palatine* ; 2° les *veines coronaires labiales supérieure* et *inférieure* ; 3° les *veines buccales* ; 4° les *veines massétérines antérieures*, qui se jettent dans la faciale au voisinage du bord de la mâchoire ; 5° la *veine sous-mentale*, qui naît des muscles et des téguments du menton et de la région sus-hyoïdienne, et se jette dans la faciale, au-dessous de la base de la mâchoire ; 6° les *veines sous-maxillaires*, qui partent de la glande du même nom ; 7° les *veines palatines*, qui viennent du voile du palais et du *plexus tonsillaire*.

B. *Veine temporale.* — Les rameaux d'origine de la temporale sont : 1° Les *veines temporales superficielles* (fig. 113. 11), qui couvrent de leurs ramifications la région temporale ; ils ont été distingués en *rameaux antérieurs*, ou *frontaux*, qui s'anastomosent avec la veine frontale ; *rameaux postérieurs*, ou *occipitaux*, qui s'anastomosent avec la veine occipitale ; et *rameaux moyens*, ou *pariétaux*, qui s'anastomosent sur le sommet de la tète avec les rameaux correspondants du côté opposé. 2° La *veine temporale moyenne* (fig. 113. 15), veine volumineuse située entre l'aponévrose et le muscle temporal, et qui reçoit les veines palpébrales et orbitaires externes. Le tronc qui résulte de la réunion de ces deux veines (fig. 113. 10) se porte verticalement en bas entre le conduit auditif externe et l'articulation temporo-maxillaire, traverse la glande parotide où elle reçoit quelques *veines parotidiennes*, et se réunit derrière le col du condyle, à la veine maxillaire interne.

C. *Veine maxillaire interne.* — Elle répond aux rameaux de l'artère maxillaire interne qui naissent au niveau du col du condyle et dans la fosse ptérygo-maxillaire ; elle est formée par : 1° *deux veines méningées moyennes* (fig. 115. 3), l'une en avant, l'autre en arrière de l'artère, et qui reçoivent quelques veines cérébrales ; 2° la *veine dentaire inférieure* ; 3° les *veines temporales profondes* ; 4° les *veines ptérygoïdiennes* ; 5° les *veines massétérines postérieures*. Toutes ces veines aboutissent à un plexus, *plexus ptérygoïdien*, situé entre le

muscle temporal et le ptérygoïdien externe, puis entre les deux ptérygoïdiens ; il communique largement avec le plexus alvéolaire.

La veine maxillaire interne se réunit à la veine temporale, et forme
le tronc *temporo-maxillaire*, qui continue son trajet dans l'épaisseur
de la parotide, reçoit des *veines parotidiennes*, la *veine transversale
de la face*, l'*auriculaire antérieure*, et se termine dans la jugulaire
externe dont il forme la principale branche d'origine; quelquefois
dans la jugulaire interne ; dans ce cas, la jugulaire externe est très
grêle.

D. *Veine auriculaire postérieure.* — Petite veine dont la disposition
est la même que celle de l'artère du même nom.

E. *Veine occipitale* (fig. 113. 12). — Branche assez volumineuse qui
correspond à l'artère occipitale dont elle présente exactement la distribution ; elle communique par les veines mastoïdiennes avec le sinus
latéral, et se jette tantôt dans la jugulaire externe, tantôt dans la jugulaire interne.

F. *Veines linguales.* — Elles sont superficielles et profondes. L'artère linguale est accompagnée par deux petites veines qui s'anastomosent entre elles, ce sont les *veines profondes*. Les *veines superficielles*
occupent, les unes la face supérieure de la langue ; elles partent d'un
plexus, *plexus dorsal de la langue*, qui reçoit les veines des amygdales et de l'épiglotte : les autres occupent la face inférieure de l'organe, ce sont les *veines ranines*, grosses veines qui soulèvent la
muqueuse de chaque côté du frein de la langue ; ces veines partent
d'un plexus considérable formé de veines ordinairement pourvues de
valvules.

Les veines linguales se jettent tantôt dans la jugulaire externe,
tantôt dans la jugulaire interne.

G. *Veine pharyngienne.* — La veine pharyngienne tire son origine
d'un plexus considérable, *plexus pharyngien*, formé par des rameaux
méningiens, les *veines vidiennes* et *sphéno-palatines* ; elle se jette dans
la jugulaire interne, quelquefois dans la veine faciale ou la veine linguale (fig. 114. 4).

H. *Veines thyroïdiennes.* — La *veine thyroïdienne inférieure* correspond à l'artère du même nom ; elle prend son origine du corps
thyroïde et du larynx ; elle se jette dans la jugulaire interne, quelquefois seule, souvent par un tronc commun avec la linguale et la faciale.

La *veine thyroïdienne moyenne* est souvent multiple ; elle naît de la
partie moyenne du corps thyroïde, et se jette directement dans la jugulaire interne.

Branches d'origine de la veine jugulaire interne. — Nous avons dit
plus haut que les branches d'origine de la jugulaire interne étaient

les veines de l'intérieur du crâne ; ces veines sont : les *veines de l'encéphale*, les *veines du diploé* et la *veine ophthalmique*, qui vont se jeter dans les canaux particuliers appelés *sinus de la dure-mère*.

SINUS DE LA DURE-MÈRE.

Les sinus de la dure-mère sont des canaux fibreux creusés, pour ainsi dire, dans l'épaisseur de cette membrane ; leurs parois, qui représentent la membrane externe des veines, sont tapissées par la membrane interne des vaisseaux veineux. Ils sont triangulaires ; la base du triangle correspond aux os du crâne. Ils ne présentent point de valvules ; toutefois on rencontre dans leur cavité de petits prolongements fibreux qui n'exercent aucune influence sur le cours du sang. Leur situation est diamétralement opposée à celle des artères : ainsi ils sont situés à la partie supérieure et postérieure de l'encéphale, tandis que les gros troncs artériels occupent la partie antérieure et inférieure du cerveau ; les artères sont en contact avec la substance cérébrale ; les sinus sont en rapport avec les os du crâne, qui sont creusés d'une gouttière pour les recevoir.

Les sinus de la dure-mère sont au nombre dix-sept. Cinq sont impairs, ce sont : le *sinus longitudinal supérieur*, le *sinus longitudinal inférieur*, le *sinus droit*, le *sinus coronaire*, le *sinus occipital transverse*. Six sont pairs, ce sont : les *sinus latéraux*, les *sinus pétreux supérieurs* et *inférieurs*, les *sinus caverneux*, les *sinus occipitaux* et les *sinus sphéno-pariétaux*.

Blandin a divisé les sinus de la dure-mère en *torculariens* et en *atorculariens*. Les *sinus torculariens*, désignés encore sous le nom de *sinus principaux*, se réunissent entre eux au niveau de la protubérance occipitale interne, et forment le *pressoir d'Hérophile* : ce sont les *sinus longitudinal supérieur*, *droit*, *occipitaux postérieurs*, qui apportent le sang au pressoir d'Hérophile, et les deux *sinus latéraux* qui portent le sang du pressoir d'Hérophile à la veine jugulaire interne.

Les *sinus atorculariens*, ou *sinus secondaires*, n'ont aucun rapport immédiat avec le pressoir d'Hérophile ; ils s'abouchent dans les sinus principaux. Ce sont les *sinus longitudinal inférieur*, *coronaire*, *pétreux supérieur* et *inférieur*, de la *gouttière basilaire*, *caverneux* et *sphéno-pariétaux*.

A. *Sinus longitudinal supérieur.* — Creusé dans l'épaisseur du bord convexe de la faux du cerveau, il s'étend depuis l'apophyse *crista-galli* jusqu'à la protubérance occipitale interne (fig. 114. 6), où il se termine en se jetant dans le confluent des sinus ; quelquefois il se continue directement avec le sinus latéral du côté droit. Sa coupe présente un triangle dont la base est dirigée du côté des os du crâne, le sommet vers le cerveau ; sa cavité présente un assez grand nombre de brides fibreuses tapissées par la membrane interne du sinus ; on y rencontre de petites saillies formées par les *corps de Pacchioni*.

Le sinus longitudinal supérieur reçoit :

1° Les *veines cérébrales supérieures* au nombre de sept ou huit. Les antérieures sont les plus petites. La moyenne est la plus volumineuse, et est désignée sous le nom de *grande veine cérébrale supérieure*. Elle paraît provenir de la scissure de Sylvius, dont elle suit d'abord la direction, se dirige d'avant en arrière, puis décrit une courbe à concavité antérieure, et pénètre d'arrière en avant, traversant obliquement la dure-mère. Toutes les veines cérébrales supé-

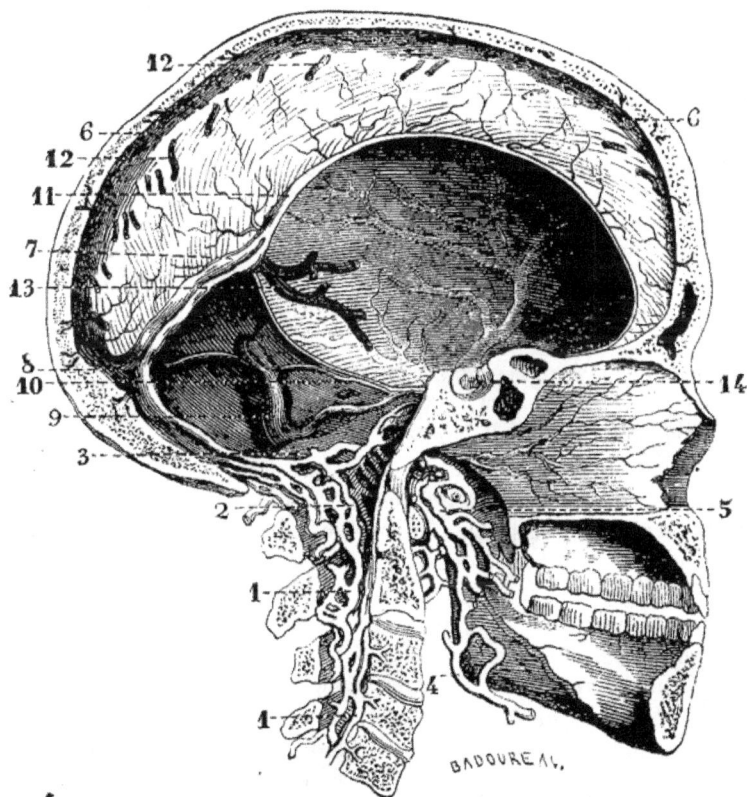

FIG. 114. — *Sinus de la dure-mère et veines profondes de la face.*

1, 1,1. Grandes veines rachidiennes ou sinus vertébraux longitudinaux. — 2. Plexus veineux du commencement du canal rachidien. — 3. Communication de ce plexus avec le golfe de la veine jugulaire par le trou condylien antérieur. — 4. Veines qui établissent la communication du plexus pharyngien avec la veine faciale. — 5. Plexus pharyngien. — 6, 6. Sinus longitudinal supérieur. — 7. Sinus droit. — 8. Pressoir d'Hérophile, confluent des sinus. — 9. Sinus latéral. — 10. Sinus pétreux supérieur. — 11. Sinus longitudinal inférieur. — 12, 12. Veines de la pie-mère s'ouvrant dans le sinus longitudinal supérieur. — 13. Veine de Galien. — 14. Sinus coronaire.

rieures pénètrent dans le sinus d'arrière en avant, à l'exception des veines antérieures, qui pénètrent d'avant en arrière. Les veines cérébrales supérieures reçoivent les veines cérébrales internes, qui proviennent de la surface plane des hémisphères correspondants (fig. 114. 12).

2° De *petites veines de la dure-mère* et des *veines diploïques*. Une d'entre elles, *veine émissaire de Santorini*, traverse le trou pariétal, et fait communiquer le sinus avec les veines des téguments du crâne.

B. *Sinus longitudinal inférieur*. — M. Cruveilhier décrit ce sinus sous le nom de *veine longitudinale inférieure*. Il ressemble, en effet, plus à une veine qu'à un sinus (fig. 114. 11) ; il occupe tout le bord concave de la faux du cerveau jusqu'à la tente du cervelet, point où il s'ouvre dans le sinus droit. Il reçoit les veines de la faux du cerveau, et quelquefois des veines du corps calleux et de la face interne des lobes postérieurs du cerveau.

C. *Sinus droit* (fig. 114. 7). — Il se dirige d'avant en arrière et de haut en bas dans l'épaisseur de la base de la faux du cerveau, dans le point où elle rencontre la tente du cervelet ; il est plus large en arrière qu'en avant ; sa coupe représente un triangle isocèle dont la base serait dirigée en bas.

Il reçoit : 1° la *grande veine cérébrale interne*, *veine de Galien*, *veine ventriculaire* (fig. 114. 13), constituée elle-même par la *veine du corps strié* et la *veine choroïdienne*.

a. La *veine du corps strié* consiste surtout en une branche qui marche d'arrière en avant et de dehors en dedans dans le sillon qui sépare le corps strié de la couche optique ; recouverte par la bandelette cornée, elle reçoit de petits vaisseaux qui partent du corps strié, des couches optiques, du corps calleux, de la voûte à trois piliers, et se réunit à la veine choroïdienne, derrière le pilier antérieur de la voûte, pour former la veine de Galien.

b. La *veine choroïdienne* parcourt d'arrière en avant toute la longueur du plexus choroïde, en dehors duquel elle est située, reçoit les vaisseaux du plexus, de la corne d'Ammon, du corps calleux, de la voûte à trois piliers, et se réunit dans le ventricule latéral à la veine du corps strié ; le tronc de ces deux veines passe par le trou de Monro : d'autres fois la veine du corps strié traverse seule le trou de Monro, et ne se réunit que plus tard à la veine choroïdienne.

Les deux veines cérébrales internes se réunissent entre le corps calleux et les tubercules quadrijumeaux, et vont se jeter sous le nom de veines de Galien dans la partie supérieure du sinus droit.

2° Les *veines cérébrales médianes inférieures*, qui viennent de la base du cerveau, se jettent dans le sinus droit, en arrière des veines de Galien.

3° La *veine cérébelleuse moyenne supérieure*, qui part du vermis supérieur du cervelet et de la valvule de Vieussens; elle s'ouvre à l'extrémité antérieure du sinus droit.

4° De petites veines qui viennent de la tente du cervelet.

Le sinus droit reçoit en avant le *sinus longitudinal inférieur*, et s'ouvre en arrière dans le *confluent du sinus*.

D. *Sinus occipital postérieur*. — On donne ce nom à deux petits sinus étendus d'une extrémité à l'autre du sinus latéral; ils commencent sur les côtés du trou occipital, gagnent la faux du cervelet, se logent entre ses parois et vont s'ouvrir dans le pressoir d'Hérophile, à l'origine des sinus latéraux; ils reçoivent quelques veines osseuses, des veines méningées, quelques petits vaisseaux de la face postérieure du cervelet; ils communiquent en outre avec le plexus veineux postérieur interne de la colonne vertébrale. On a vu un de ces sinus extrêmement développé suppléer le sinus latéral réduit à de petites dimensions.

E. *Sinus latéral*. — Désignés encore sous le nom de *sinus transverses*, les *sinus latéraux* (fig. 114. 9, et fig. 115. 5) s'étendent depuis la protubérance occipitale interne jusqu'aux trous déchirés postérieurs; ils sont au nombre de deux, un de chaque côté. On les divise en deux portions : une portion horizontale étendue de la protubérance occipitale à la base du rocher : cette portion est désignée par Weber sous le nom de *sinus postérieur de la tente*; elle est triangulaire. L'autre portion est oblique, de haut en bas et de dehors en dedans dans la fosse occipitale, contourne la base du rocher, et se relève pour gagner le trou déchiré postérieur : cette partie du sinus est appelée par Weber *sinus sigmoïde*; elle est demi-circulaire. Le sinus du côté droit est généralement plus large que celui du côté gauche.

Le sinus latéral reçoit les veines suivantes : 1° Les *veines cérébrales latérales et inférieures*, qui viennent de la base du cerveau et des parties latérales et inférieures de la convexité; elles s'ouvrent dans le sinus, au niveau de sa portion horizontale.

2° Les *veines cérébelleuses latérales et inférieures*. Elles viennent de la face inférieure et de la circonférence du cervelet; elles se jettent dans la portion horizontale du sinus.

3° De petites veines qui viennent de la tente du cervelet et de la faux du cerveau.

Il reçoit en outre, à son extrémité postérieure, le *sinus longitudinal supérieur*, le *sinus droit*, les *sinus occipitaux*. Dans le point où d'horizontal il devient vertical, il reçoit le *sinus pétreux supérieur*; à son extrémité antérieure, il reçoit quelquefois le *sinus pétreux inférieur*, qui souvent aussi se jette isolément dans la veine jugulaire interne; enfin une grosse veine, *veine mastoïdienne*, qui passe par le trou mastoïdien, établit une large communication entre le sinus latéral et la veine occipitale.

Les extrémités postérieures du *sinus droit* et *longitudinal supérieur* se rencontrent au-devant de la tubérosité occipitale ; dans le même point se jettent de chaque côté le *sinus latéral* et le *sinus occipital postérieur ;* cet endroit est par conséquent le lieu de convergence de six sinus. Il est désigné sous le nom de *pressoir d'Hérophile, torcular Herophili* (fig. 114. 8).

F. *Sinus sphéno-pariétal.* — Décrits pour la première fois par Breschet (fig. 115. 2), les *sinus sphéno-pariétaux* sont situés sur les parties latérales du crâne, entre la portion antérieure et la portion moyenne de cette boîte osseuse. Ils se dirigent de dehors en dedans à la face inférieure de la petite aile du sphénoïde, et se jettent dans les sinus caverneux. Ils reçoivent quelques veines de la partie antérieure du cerveau, quelques rameaux veineux des os du crâne et des veines de la portion antérieure de la dure-mère. Ils communiquent constamment avec la veine méningée moyenne ; enfin ils reçoivent souvent la veine diploïque temporale.

G. *Sinus pétreux supérieur* (fig. 114. 10). — Ils sont situés sur le bord supérieur du rocher ; ils occupent la moitié antérieure de la grande circonférence de la tente du cervelet, la portion horizontale du sinus latéral occupant la moitié postérieure. Ils sont très étroits et communiquent en avant avec les sinus caverneux, en arrière avec les sinus latéraux ; ils reçoivent des veines de la face supérieure et de la face inférieure du cervelet, et de petites branches qui viennent de la protubérance annulaire.

H. *Sinus pétreux inférieur.* — Ils sont plus larges et plus courts que les supérieurs, et logés dans la gouttière qui se trouve entre le bord latéral de la portion basilaire de l'occipital et le bord postérieur du rocher. Ils communiquent en avant avec le sinus de la gouttière basilaire et les sinus caverneux ; en arrière, ils se jettent à l'extrémité antérieure des sinus latéraux, et peut-être plus souvent ils passent dans la partie antérieure et interne du trou déchiré postérieur, et se jettent dans la veine jugulaire interne. Ils reçoivent quelques petits rameaux qui viennent de la protubérance annulaire, du bulbe rachidien, de l'oreille interne, et un rameau assez volumineux qui vient de la base du crâne et passe par le trou déchiré antérieur.

I. *Sinus caverneux.* — Ils sont situés sur les parties latérales du corps du sphénoïde, limités en avant par la partie interne de la fente sphénoïdale, en arrière par le sommet du rocher ; dans l'intérieur de ce sinus on trouve le nerf moteur oculaire externe et l'artère carotide interne. Dans les parois à la partie externe se trouvent les nerfs moteur oculaire commun, pathétique et la branche ophthalmique de Willis.

Le sinus caverneux reçoit à son extrémité antérieure :

1° La *veine ophthalmique* (fig. 115. 1), qui correspond à l'artère du même nom ; elle part du grand angle de l'œil où elle communique avec la veine angulaire, longe la paroi interne de l'orbite, pénètre dans le crâne par la fente sphénoïdale, et se jette dans le sinus caverneux, qui présente dans ce point une ampoule désignée par quelques anatomistes sous le nom de *sinus ophthalmique*. Dans son trajet cette veine reçoit la *veine du sac lacrymal*, les *ethmoïdales antérieure* et *postérieure*, les *veines musculaires*, les *ciliaires antérieures*, les *ciliaires longues*, les *veines tourbillonnantes*, *veines choroïdiennes*, *vasa vorticosa* de Weber, qui correspondent aux artères ciliaires courtes, la *veine lacrymale* et la *veine centrale de la rétine*. Avant de se jeter dans le sinus caverneux, la veine ophthalmique reçoit encore une branche appelée *veine ophthalmique externe* ou *inférieure*, fournie par les branches musculaires et ciliaires inférieures.

2° Les *veines cérébrales inférieures* et *antérieures*, qui reçoivent le sang de la face inférieure du lobe antérieur du cerveau ; la plus considérable de ces veines est celle qui est désignée sous le nom de *veine de la scissure de Sylvius*, qui reçoit le sang du lobe antérieur et du lobe postérieur du cerveau. Ce vaisseau communique avec les veines du corps calleux et la veine de Galien ; il se jette quelquefois dans le sinus sphéno-pariétal.

Le sinus caverneux communique par sa partie postérieure avec les *sinus pétreux supérieur* et *inférieur*, et le *sinus occipital transverse* ou *sinus de la gouttière basilaire* ; en dedans il reçoit le *sinus coronaire* qui établit une communication entre les sinus caverneux droit et gauche ; en dehors et en arrière plusieurs veines qui le font communiquer avec les veines extérieures du crâne et le plexus veineux ptérygoïdien.

J. *Sinus coronaire*. — Appelé encore *sinus circulaire de Ridley*, il entoure le pédicule du corps pituitaire ; plus développé en arrière qu'en avant, chez le vieillard que chez l'adulte, il reçoit ses vaisseaux du corps du sphénoïde, de la dure-mère, du corps pituitaire. Il s'ouvre largement dans les *deux sinus caverneux* qu'il fait communiquer entre eux.

K. *Sinus de la gouttière basilaire*. — Appelé encore *sinus occipital transverse*, *sinus occipital antérieur* (fig. 115. 4), il est situé transversalement sur la gouttière basilaire, en arrière de la selle turcique ; il reçoit quelques petits vaisseaux qui viennent de la protubérance annulaire et du bulbe rachidien, mais surtout des vaisseaux osseux ; il communique par ses deux extrémités avec les *sinus caverneux* et les *sinus pétreux inférieur* et *supérieur* ; en bas avec les plexus veineux du canal rachidien dont on peut le considérer comme le prolongement intracrânien.

Entre le sommet du rocher et le corps du sphénoïde on trouve de chaque côté un confluent que M. Cruveilhier désigne sous le nom de *pétro-sphénoïdal*. Dans chaque confluent s'ouvrent cinq sinus, savoir :

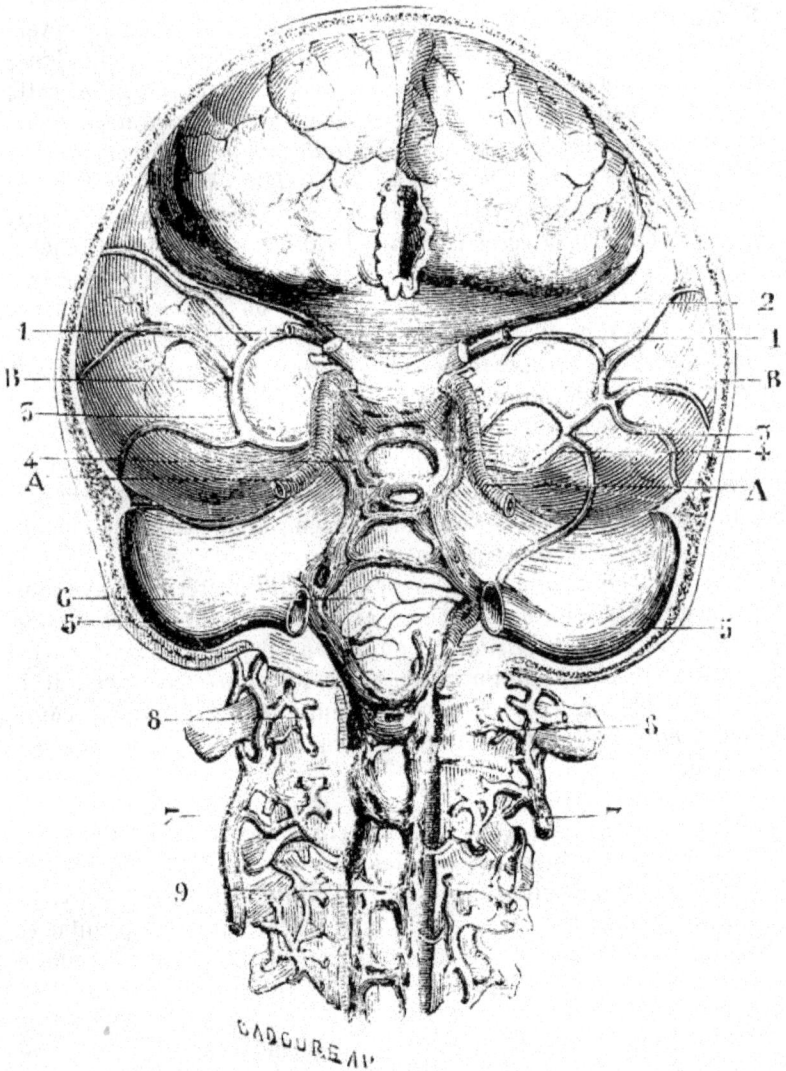

FIG. 115. — *Veines de la base du crâne et du rachis.*

A. Artère carotide primitive. — B. Artère méningée moyenne. — 1, 1. Veine ophthalmique. — 2. Sinus sphéno-pariétal. — 3, 3. Veines méningées moyennes. — 4, 4. Plexus veineux et sinus de la gouttière basilaire. — 5, 5. Sinus latéraux. — 6. Veines de la face antérieure du bulbe rachidien. — 7, 7. Veine trachélienne externe ou vertébrale externe. — 8, 8. Rameaux anastomotiques entre les deux veines vertébrales. — 9, 9. Face antérieure des sinus longitudinaux rachidiens antérieurs.

en avant, les *sinus caverneux* et *coronaire;* en arrière, les *sinus pétreux supérieur* et *inférieur;* en dedans, le *sinus de la gouttière basilaire.*

VEINES DIPLOÏQUES.

On donne ce nom à des canaux veineux qui rampent entre les deux lames du tissu compacte des os du crâne et se jettent en partie dans les sinus, en partie dans les veines des téguments du crâne.

Ces vaisseaux sont logés dans des canaux osseux creusés dans le diploé qui remplace leur membrane externe, car leurs parois sont réduites à la membrane interne des veines; ils sont surtout très développés chez le vieillard.

On les divise en : 1° *Rameaux frontaux,* au nombre de deux, l'un à droite, l'autre à gauche, qui commencent vers la partie supérieure du frontal et se dirigent en avant, en augmentant de volume et en envoyant de nombreux rameaux aux veines des méninges ou aux veines extérieures.

2° *Rameaux temporo-pariétaux,* divisés en antérieur et postérieur ; ils s'ouvrent dans la veine méningée moyenne ; en dehors ils communiquent avec les veines temporales profondes.

3° *Rameaux occipitaux,* au nombre de deux, l'un à droite, l'autre à gauche ; ils se terminent dans les veines occipitales.

Ces divers rameaux, bien distincts chez l'adulte, s'abouchent entre eux lorsque les progrès de l'âge ont amené la soudure des os du crâne.

VEINES DU MEMBRE THORACIQUE.

Elles sont *profondes* ou *superficielles.*

1° *Veines profondes.*

Les veines profondes du membre thoracique ne présentent à la main, à l'avant-bras et au bras aucune particularité qui autorise à en faire l'objet d'une description spéciale; elles suivent exactement le trajet des artères ; elles sont au nombre de deux pour chaque artère et sont désignées sous le nom de *veines satellites.* Il n'y a qu'une seule veine *axillaire* et *sous-clavière* correspondant aux artères du même nom.

Les veines profondes communiquent largement entre elles ; elles communiquent aussi très largement avec les veines superficielles ; elles sont munies d'un très grand nombre de valvules, dont les plus résistantes sont situées à l'embouchure des petites veines.

Nous ne nous arrêterons pas sur les veines profondes du membre thoracique : ces vaisseaux, en effet, présentent la même disposition

et les mêmes rapports que les artères. La *veine axillaire*, dont nous
avons d'ailleurs signalé les connexions (voyez ARTÈRE AXILLAIRE,
p. 399), ne présente de remarquable que ses rapport avec les aponévroses de l'aisselle. Nous nous contenterons de rappeler la disposition
suivante qui leur est commune avec les veines du cou et de la poitrine.
Ces divers vaisseaux adhèrent à l'aponévrose ; aussi, lorsqu'ils sont
coupés, ils restent béants, de sorte que l'air peut facilement pénétrer
dans leur intérieur. La veine sous-clavière seule mérite une description particulière.

Veine sous-clavière. — Nous désignerons, avec M. Cruveilhier, sous
le nom de *veine sous-clavière*, le tronc veineux étendu de la clavicule, ou plutôt de l'aponévrose sous-claviculaire, au tronc veineux
brachio-céphalique. Ces vaisseaux ont la même longueur des deux côtés
et sont plus courts que les artères correspondantes ; cette dernière
circonstance tient moins à la longueur du trajet étendu entre leurs
deux extrémités qu'à leur direction rectiligne qui contraste avec la
courbure des artères.

Rapports. — En avant, avec le sous-clavier qui la sépare de la
clavicule ; en arrière, avec l'artère sous-clavière dont elle est séparée
en dedans par le scalène antérieur ; en bas, avec la première côte et la
plèvre ; en haut, avec l'aponévrose cervicale et le sterno-mastoïdien.

Veines collatérales. — De toutes les branches veineuses correspondant
aux rameaux artériels fournis par l'artère sous-clavière, la veine sous-
clavière ne reçoit que la veine intercostale droite, encore le rameau
se jette-t-il souvent dans la veine azygos ; elle reçoit au contraire la
veine jugulaire externe, la jugulaire antérieure et la *veine céphalique*. Les deux premières veines se jettent dans la sous-clavière près
de son embouchure dans le tronc brachio-céphalique.

Les veines sous-clavières reçoivent, en outre, celle du côté gauche,
le canal thoracique ; celle du côté droit, la grande veine lymphatique.

2° *Veines superficielles.*

Elles sont situées entre la peau et les aponévroses du membre ;
elles reçoivent leurs vaisseaux de la peau et du tissu cellulaire sous-
cutané et s'anastomosent largement avec les veines profondes.

1° *Veines superficielles de la main.* — Sur le dos de la main on
trouve à chaque doigt une *collatérale interne* et une *collatérale externe* (fig. 116, A), qui se réunit en arcade au niveau des articulations métacarpo-phalangiennes ; ces veines se jettent dans une arcade
veineuse (fig. 116, B), à convexité tournée en bas et de la concavité
de laquelle partent un assez grand nombre de rameaux dorsaux, parmi
lesquels nous signalerons :

a. La *veine salvatelle* (fig. 116, D), située à l'extrémité supérieure
du quatrième espace interosseux, et qui souvent est formée par les

veines collatérales des cinquième, quatrième doigts et de la moitié du troisième.

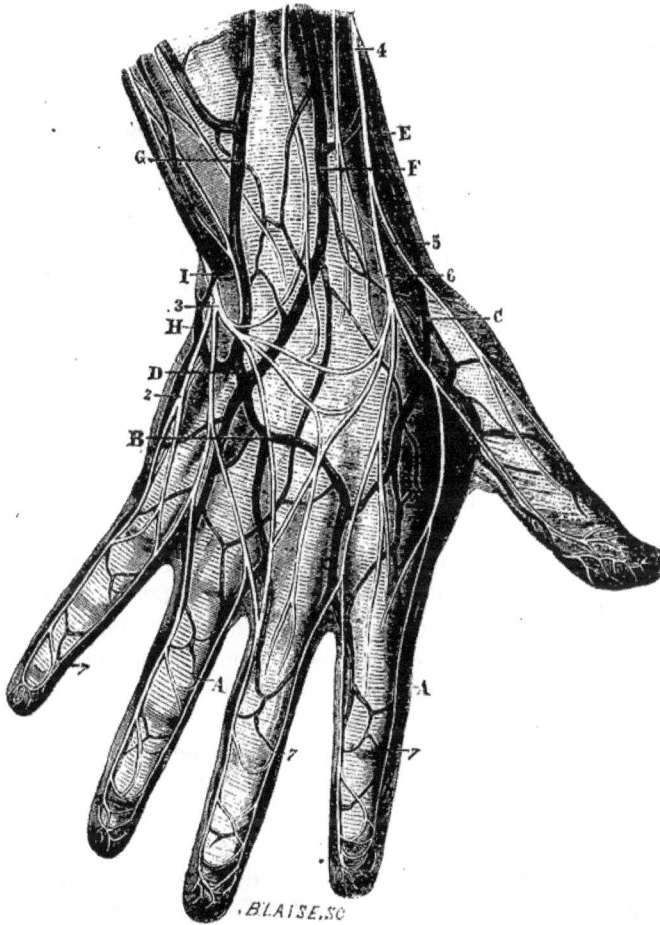

FIG. 116. — *Veines et nerfs de la face dorsale de la main.*

A. Veines collatérales des doigts. — B. Arcade veineuse dorsale. — C. Veine céphalique du pouce. — D. Veine salvatelle. — E. Veine radiale superficielle. — F. Deuxième radiale superficielle. — G. Origine de la veine cubitale. — 1, 2, 3. Branches fournies par le nerf cubital : — 1. Branche dorsale interne. — 2. Rameau dorsal interne ou collatéral dorsal interne du petit doigt. — 3. Rameau dorsal externe qui fournit un rameau anastomotique avec le nerf radial et le collatéral externe du petit doigt, les deux collatéraux de l'annulaire et l'interne du médius. — 4, 5, 6. Branches fournies par le nerf radial. — 4. Branche superficielle ou cutanée. — 5. Rameau externe ou collatéral externe dorsal du pouce. — 6. Rameau interne qui fournit le collatéral interne du pouce, les deux collatéraux dorsaux de l'index, le collatéral externe du médius. Il forme avec le cubital une arcade nerveuse dorsale. — 7. Rameaux collatéraux des doigts,

b. La *veine céphalique du pouce* (fig. 116, C), qui reçoit les veines du pouce et de la moitié de l'indicateur, et s'anastomose entre ces deux doigts avec les veines palmaires.

Nous ajouterons que rien n'est aussi variable que la disposition des veines du dos de la main.

2° *Veines superficielles de l'avant-bras.* — Elles sont plus multipliées à la région antérieure qu'à la région postérieure ; nous signalerons :

a. La *veine radiale* (fig. 116, E et F ; fig. 117. 3). Elle est la continuation de la céphalique du pouce ; elle commence sur le dos du carpe ; monte d'abord sur la partie postérieure du radius, puis longe son bord externe, et, arrivée à la partie moyenne de l'avant-bras, se porte d'arrière en avant sur le bord externe du radius, puis verticalement en haut jusqu'au pli du coude, sur le côté externe de la face antérieure de l'avant-bras. Dans son trajet elle reçoit un assez grand nombre de branches métacarpiennes, des rameaux de la salvatelle, les veines de la peau et du tissu cellulaire sous-cutané de l'avant-bras. Elle se divise souvent en plusieurs branches, quelquefois même il existe deux veines radiales superficielles. La veine radiale se jette dans la médiane céphalique.

b. La *veine cubitale* (fig. 116, G, et fig. 117. 1). Elle est surtout formée par la salvatelle et les veines de la partie inférieure et antérieure de l'avant-bras ; elle monte le long du bord interne de l'avant-bras, se porte en avant, et s'anastomose, au pli du coude, avec la médiane basilique. Dans son trajet elle reçoit les veines qui viennent du tissu cellulaire et de la peau de la partie interne et postérieure de l'avant-bras ; quelquefois il existe une veine cubitale postérieure qui se jette tantôt dans la veine que nous venons de décrire, d'autres fois directement dans la médiane basilique plus haut que la cubitale.

c. La *veine médiane* (fig. 117. 2) n'est pas aussi constante que les deux veines précédentes ; son calibre est en général en raison inverse de celui de ces deux vaisseaux. Dans certaines circonstances elle est représentée par un lacis veineux superficiel qui fait communiquer les deux veines radiale et cubitale antérieures. Elle tire son origine des veines de la région antérieure du carpe et de l'avant-bras ; au niveau du pli du coude elle s'anastomose largement avec une des veines profondes et se termine par deux branches qui se jettent, l'une dans la veine radiale, l'autre dans la cubitale : ces rameaux, que nous examinerons au pli du coude, portent les noms de *médiane basilique* et de *médiane céphalique.*

3° *Veines du pli du coude.* — La disposition et les rapports des veines du pli du coude présentent une grande importance à cause de l'opération de la saignée qui est presque toujours pratiquée sur un des vaisseaux de cette région.

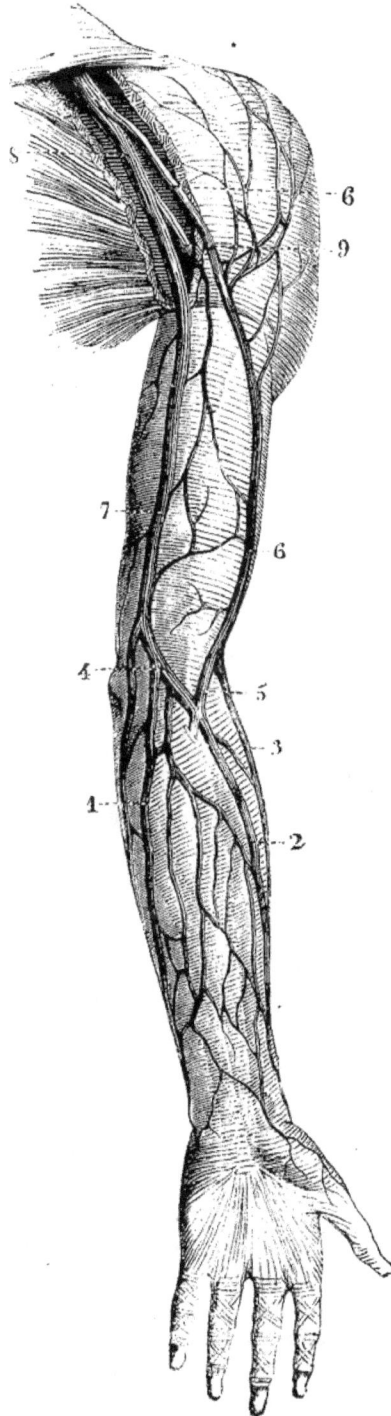

Fig. 117.

Veines superficielles du membre
supérieur.

1. Veine cubitale.

2. V. médiane.

3. V. radiale.

4. V. médiane basilique.

5. V. médiane céphalique.

6,6. V. céphalique. .

7. V. basilique.

8. V. axillaire.

9. V. profonde du bras se jetant dans
   la veine axillaire.

On observe cinq veines au pli du bras ; ce sont :

a. La *veine radiale* (fig. 117. 3), située sur le côté externe et un peu postérieur de l'avant-bras, reçoit en passant sur le muscle long supinateur, la médiane céphalique ; elle est en rapport avec le nerf musculo-cutané dont elle est séparée au bras par l'aponévrose brachiale, mais qui se trouve sus-aponévrotique au pli du bras ; elle est située dans toute sa longueur entre l'aponévrose et le *fascia superficialis*. Cette veine est entourée d'un assez grand nombre de filets nerveux.

b. La *veine cubitale* (fig. 117. 1) est placée en avant de l'épitrochlée et en dedans du biceps ; elle est en rapport avec le nerf cutané interne qui est toujours placé en dedans.

c. La *veine médiane* (fig. 117. 2), située sur la partie antérieure de 'avant-bras, déviée tantôt en dedans, tantôt en dehors, se divise, un peu avant d'arriver au pli du bras, en trois branches : une s'enfonce sous l'aponévrose et fait communiquer les veines superficielles avec les veines profondes ; les deux autres vont en divergeant se jeter, l'une en dehors dans la veine céphalique, l'autre en dedans dans la veine basilique.

d. La *médiane céphalique* (fig. 117. 5), branche externe de bifurcation de la médiane, va se jeter dans la céphalique après un trajet de 5 à 6 centimètres ; elle est entourée de quelques filets nerveux.

e. La *médiane basilique* (fig. 117. 4), branche interne de bifurcation de la veine médiane, croise très obliquement l'artère humérale dont elle n'est séparée que par l'aponévrose antibrachiale et l'expansion aponévrotique du biceps, longe le tendon de ce muscle, et va se jeter dans la veine basilique un peu au-dessus de l'articulation du coude. Cette veine est en général la plus volumineuse et la plus apparente du pli du bras ; elle est entourée de filets nerveux.

4° *Veines superficielles du bras.* — On n'observe au bras que deux veines superficielles.

a. La *veine céphalique*, formée par la réunion de la veine radiale et de la médiane céphalique (fig. 117. 6) ; elle se porte de bas en haut sur le côté externe du bras, parallèlement au bord externe du muscle biceps ; à la partie supérieure du bras elle se porte en dedans, gagne le sillon de séparation du deltoïde et du grand pectoral, passe sur le sommet de l'apophyse coracoïde, en avant de laquelle elle se recourbe pour se jeter dans l'axillaire, souvent aussi dans la veine sous-clavière ; au moment où elle se recourbe, elle envoie une petite branche qui passe à la partie moyenne de la face antérieure de la clavicule et qui se jette dans la veine sous-clavière.

b. La *veine basilique.* Elle est formée par la réunion des veines cubitale et médiane basilique (fig. 117. 7) ; elle est généralement plus volumineuse que la céphalique, se porte d'abord un peu en dedans, puis se place sur le côté interne du bras, et va se jeter dans la partie supérieure de la veine brachiale, quelquefois dans la partie inférieure de la veine axillaire.

VEINE CAVE INFÉRIEURE.

La veine cave inférieure (fig. 112. 2) est le tronc commun qui ramène au cœur le sang de toute la partie sous-diaphragmatique du corps ; elle est formée par les veines iliaques primitives qui se réunissent au niveau de la cinquième vertèbre lombaire ou du disque intervertébral qui sépare la quatrième de la cinquième vertèbre ; de ce point elle se porte verticalement en haut parallèlement à l'aorte, en longeant la partie latérale droite de la colonne vertébrale ; arrivée au niveau du foie elle se dirige un peu à droite, passe dans le sillon qu'on trouve sur le bord postérieur de cet organe, traverse le diaphragme par une ouverture aponévrotique qui lui est exclusivement consacrée, parcourt un trajet de 3 à 4 centimètres dans le péricarde, se coude brusquement de droite à gauche et va s'ouvrir à la partie postérieure et inférieure de l'oreillette droite.

Son *calibre* est plus considérable que celui de l'aorte abdominale et même que celui de la veine cave supérieure ; elle augmente rapidement de volume dans deux points : à l'embouchure des veines rénales, et avant son passage à travers le diaphragme, au niveau de l'embouchure des veines sus-hépatiques.

Rapports. — En arrière et à gauche, avec la colonne vertébrale, le pilier droit du diaphragme, les artères lombaires droites, avec l'aorte dont elle ne s'éloigne que supérieurement au niveau du foie ; en avant avec le mésentère, la troisième portion du duodénum, la tête du pancréas, le tronc de la veine porte, le bord postérieur du foie ; enfin; elle adhère intimement à l'ouverture aponévrotique du diaphragme et au feuillet fibreux du péricarde.

Elle ne présente dans tout son trajet aucune valvule ; à son embouchure, on trouve la valvule d'Eustachi qui ne bouche que très incomplétement son orifice.

Branches collatérales. — La veine cave inférieure reçoit les *veines sus-hépatiques* que nous étudierons plus loin et qui font partie d'un système veineux particulier, système de la veine porte ; elle reçoit en outre les *veines rénales*, *spermatiques*, *utérines*, *ovariques*, les *lombaires*, les *capsulaires* et les *diaphragmatiques inférieures*.

1° *Veines vertébro-lombaires.*

Elles correspondent aux artères lombaires ; elles tirent leur origine : 1° des parois de l'abdomen ; 2° des muscles spinaux postérieurs ; 3° du canal rachidien. La réunion de ces diverses branches forme un tronc qui contourne le corps de chaque vertèbre lombaire et se

jette à angle droit dans la veine cave ; en raison de la position de la
veine cave qui est située à droite de la colonne vertébrale, les veines
du côté gauche sont plus longues que celles du côté droit et passent
par derrière l'aorte.

2° *Veines rénales ou émulgentes.*

Veines très volumineuses qui se rendent du rein à la veine cave inférieure ; la veine du côté gauche est beaucoup plus longue que celle
du côté droit ; elle passe au-devant de l'aorte, et se jette à angle droit
dans la veine cave ; celle du côté opposé s'y jette un peu obliquement : cette disposition tient à la situation un peu plus basse du rein
droit.

Branches collatérales. — Les veines rénales reçoivent les veines
capsulaires inférieures et de petits vaisseaux qui viennent du tissu
adipeux qui entoure le rein ; celle du côté gauche reçoit souvent la
veine spermatique ou la veine ovarique.

Les *veines capsulaires moyennes* s'ouvrent : celle du côté gauche
dans la veine rénale ; celle du côté droit se jette plus souvent dans la
veine cave.

3° *Veines spermatiques et utéro-ovariques.*

A. Les *veines spermatiques* naissent de l'intérieur des testicules et
se rendent sur la surface interne de la tunique albuginée où elles sont
maintenues par une membrane fibreuse assez résistante : on peut
comparer la disposition de ces veines aux sinus de la dure-mère ;
et bientôt ces vaisseaux traversent l'épididyme, en reçoivent les veines,
forment un plexus veineux considérable, appelé *plexus pampiniforme*,
qui communique avec les *veines dorsales de la verge, honteuse interne*
et *externe*. Ce plexus est formé de quatre ou cinq veines volumineuses réunies entre elles par des rameaux plus grêles ; la veine bientôt
se place en avant du canal déférent, forme avec lui et l'artère le cordon spermatique, traverse le canal inguinal ; arrivée à son orifice
abdominal, elle abandonne le canal déférent, et s'accole à l'artère, se
porte directement en haut et va se jeter dans la veine cave inférieure,
quelquefois dans la veine rénale : cette dernière disposition est beaucoup plus fréquente à gauche qu'à droite. La veine spermatique du
côté gauche passe sous l'S iliaque du côlon ; on a cru trouver dans
ce rapport la cause de la plus grande fréquence du varicocèle à
gauche qu'à droite.

B. Les *veines utéro-ovariques* sont formées par des *veines utérines*,
par celle des *ovaires*, des *trompes*, des *ligaments ronds*. Elles forment dans le ligament large un plexus appelé *plexus pampiniforme*,
et vont se jeter dans la veine cave inférieure ou dans la veine rénale,
absolument de la même manière que les veines testiculaires.

Dans l'état de grossesse, ces veines prennent un développement considérable ; les branches utérines se continuent avec les sinus utérins.

4° Veines diaphragmatiques inférieures.

Elles suivent exactement le trajet des artères du même nom et sont au nombre de deux pour chaque artère ; elles se jettent dans la veine cave au-dessus des veines sus-hépatiques.

Les *veines sus-hépatiques* sont liées au système de la veine porte avec laquelle nous les décrirons plus loin.

VEINES ILIAQUES PRIMITIVES.

Les veines iliaques primitives (fig. 112. 13) répondent exactement aux artères du même nom ; elles sont formées par la réunion des veines iliaques externe et interne au niveau de l'articulation sacro-vertébrale ; elles se réunissent ensemble pour former la veine cave inférieure. La veine iliaque primitive droite est plus courte et plus verticale que celle du côté gauche.

Rapports. — En arrière avec la colonne vertébrale, en avant avec les artères correspondantes ; la veine du côté droit est située en arrière de l'artère, celle du côté gauche est en dedans ; à sa partie inférieure elle est entièrement recouverte par l'artère ; à sa partie supérieure elle est coupée obliquement par l'artère iliaque primitive droite qui passe en avant. Nous avons dit plus haut, dans l'artériologie, comment la différence de rapport des deux veines iliaques expliquait la fréquence plus grande des varices de gauche.

Branches collatérales. — La veine iliaque gauche reçoit la *veine sacrée moyenne*, située sur la partie moyenne du sacrum et correspondant à l'artère sacrée moyenne.

VEINE ILIAQUE INTERNE OU HYPOGASTRIQUE.

La *veine hypogastrique* correspond exactement à l'artère hypogastrique, en dedans de laquelle elle est située ; elle reçoit toutes les branches veineuses satellites des branches artérielles fournies par l'artère, à l'exception de la veine ombilicale, qui chez le fœtus se rend dans la veine porte.

Les vaisseaux qui se rendent à la veine hypogastrique sont : 1° les *veines fessières*, 2° *ischiatiques*, 3° *obturatrices*, 4° *ilio-lombaires*, 5° *sacrées latérales*. Toutes ces branches présentent la même direction que les artères correspondantes ; elles sont au nombre de deux pour chaque artère, mais vers leur terminaison les deux branches correspondantes forment un tronc commun qui se jette dans l'hypogastrique. Les deux dernières font partie du système veineux rachidien, avec lequel elles seront décrites.

Les veines qui viennent des organes génito-urinaires et du rectum présentent une disposition plexiforme fort remarquable.

1° *Veines hémorrhoïdales et plexus hémorrhoïdaux.* — Les plexus hémorrhoïdaux sont constitués par un lacis veineux qui entoure l'extrémité inférieure du rectum ; les veines qui le forment sont les *hémorrhoïdales supérieures*, rameaux d'origine de la veine mésaraïque inférieure, les *hémorrhoïdales moyennes* et *inférieures* qui se jettent dans la veine hypogastrique.

2° *Veines vésicales.* — Elles naissent vers le sommet de la vessie et descendent jusqu'au bas-fond, où elles rencontrent les veines de la prostate et des vésicules séminales et forment un large plexus à mailles serrées, *plexus vesico-prostatique*, qui communique : en arrière, avec le plexus hémorrhoïdal ; en avant, avec des veines qui viennent du corps caverneux ; latéralement, avec les veines obturatrices, honteuses internes et ischiatiques. C'est ce plexus qui peut être divisé dans la taille latéralisée et qui est le point de départ des phlébites que l'on observe à la suite de cette opération.

3° *Veine honteuse interne.* — Cette veine suit le trajet de l'artère honteuse interne. Elle reçoit :

a. Les *veines hémorrhoïdales inférieures* que nous avons vues constituer les plexus hémorrhoïdaux.

b. Les *veines scrotales* dont une partie se jettent dans les veines honteuses externes et les autres se rendent dans les veines de la face inférieure de la verge. Les *veines scrotales profondes* ou *dartoïques* communiquent avec les veines spermatiques et se jettent dans la honteuse interne au niveau du muscle transverse du périnée.

c. Les *veines de la verge* sont *superficielles* et *profondes*. Les premières naissent dans l'épaisseur de la peau du prépuce et de celle de la verge, se réunissent avec les veines du gland et celles de la partie supérieure du corps caverneux, et forment sur le dos de la verge une grosse veine, *veine dorsale de la verge*, située sur la ligne médiane et marchant parallèlement aux deux artères auxquelles elle correspond. Ce vaisseau traverse le ligament suspenseur et l'aponévrose périnéale moyenne, se divise en deux branches qui se jettent dans le plexus vésico-prostatique. Les veines profondes sont constituées par les veines du corps caverneux et celles du gland. Les *veines du gland* naissent du sommet de cet organe, se dirigent vers la base, et forment autour de la circonférence une arcade à concavité inférieure de laquelle partent des rameaux qui concourent à former la veine dorsale de la verge. Les *veines du corps caverneux* sont très nombreuses de chaque côté ; elles naissent sur la face inférieure des corps caverneux dans le sillon qui loge l'artère, et se jettent, en présentant la disposition des barbes d'une plume, dans la veine dorsale de la verge. Le corps caverneux et le tissu spongieux du canal de l'urèthre peuvent être considérés comme un plexus veineux à son maximum de développement.

d. Les *veines du bulbe de l'urèthre*, celles des *muscles* et du *tissu cellulaire du périnée*, se réunissent pour former le tronc de la veine honteuse interne proportionnellement beaucoup moins développée que l'artère du même nom.

4° *Veines vaginales*. — Elles forment un plexus extrêmement développé, surtout à la partie antérieure et supérieure de l'organe. Le *plexus vaginal* communique avec le plexus hémorrhoïdal ; en arrière ces veines se jettent dans la veine hypogastrique.

5° *Veines utérines*. — Les veines utérines occupent, comme les artères, les bords latéraux et les angles supérieurs de l'organe.

Dans l'état de gestation, on trouve dans l'épaisseur de l'utérus un nombre très considérable de gros troncs veineux qui serpentent dans toutes les directions, s'anastomosent fréquemment entre eux et se dilatent en ampoule. Ces vaisseaux, désignés sous le nom de *sinus utérins*, sont formés seulement par la membrane interne des veines ; ils se jettent dans les veines utérines et dans les veines utéro-ovariques. Les sinus utérins sont surtout très développés dans les points où s'insère le placenta.

Les veines du bassin sont pourvues d'un très grand nombre de valvules qui empêchent l'injection du cœur vers les extrémités. Toutefois nous avons parfaitement réussi à remplir complétement les sinus utérins en poussant une injection par la veine hypogastrique.

VEINES DU MEMBRE ABDOMINAL.

Elles sont *profondes* ou *superficielles*.

Veines profondes du membre abdominal.

Les veines profondes de la jambe et du pied accompagnent les artères auxquelles elles correspondent ; un seul tronc veineux répond à l'artère poplitée, à la fémorale et à l'iliaque externe.

1° *Veine poplitée*. — Elle correspond à l'artère poplitée, en arrière et un peu en dehors de laquelle elle se trouve placée et à laquelle elle adhère fortement. Cette veine est remarquable par l'épaisseur de ses parois, qui peut quelquefois la faire prendre pour l'artère. Elle reçoit les *veines jumelles*, les *veines articulaires* et une des veines superficielles de la jambe, la *veine saphène externe*.

2° *Veine fémorale*. — Elle correspond exactement à l'artère fémorale avec laquelle elle présente les rapports suivants : en bas elle est en dehors ; à sa partie moyenne elle est située en arrière ; en haut elle est en dedans de l'artère ; elle reçoit les veines qui correspondent aux rameaux artériels, à l'exception des honteuses externes et de la sous-cutanée abdominale.

3° *Veine iliaque externe.* — Elle présente la même disposition que l'artère du même nom en dedans et en arrière de laquelle elle est située ; elle reçoit la *veine épigastrique* et la *circonflexe iliaque* ; ces veines sont au nombre de deux pour chaque artère et se réunissent en un seul tronc avant de se jeter dans la veine iliaque. La veine épigastrique envoie toujours un rameau très considérable qui se jette dans l'obturatrice.

Les veines profondes du membre inférieur sont, à l'exception de la veine fémorale, pourvues d'un très grand nombre de valvules.

Veines superficielles du membre abdominal.

Les veines superficielles du membre abdominal sont formées par les rameaux veineux qui viennent de la peau et du tissu cellulaire sous-cutané ; elles se développent considérablement avec l'âge ; elles deviennent aussi très volumineuses chez la femme pendant la grossesse. Chez les individus qui restent constamment debout, elles présentent des dilatations qui sont désignées sous le nom de *varices.*

Veines superficielles du pied. — Elles occupent le dos du pied ; les *veines collatérales des orteils*, qui présentent la plus grande analogie avec les collatérales des doigts, se rendent à une arcade située sur la face supérieure du métatarse, *arcade dorsale du pied.* A cette arcade se rendent les veines superficielles de la plante du pied : elle reçoit en dedans une grosse branche, *veine dorsale interne du pied* (fig. 118. 1), qui est l'origine de la *veine saphène interne ;* en dehors la *veine dorsale externe*, moins considérable, qui est l'origine de la *veine saphène externe.*

Veine saphène interne.

Elle naît de la dorsale interne du pied, longe la face dorsale du premier métatarsien, reçoit un rameau volumineux profond de la *veine plantaire interne* et les *veines superficielles de la région plantaire interne*, se dirige de bas en haut en avant de la malléole interne, reçoit tantôt au-dessus, tantôt au-dessous de cette saillie osseuse, la veine calcanéenne interne, longe le bord postérieur du tibia, accompagnée par le nerf saphène interne, et, au niveau de l'articulation fémoro-tibiale (fig. 118. 2), se porte en haut et un peu en avant parallèlement au muscle couturier ; puis au voisinage du pli de l'aine, va se jeter dans la veine fémorale en traversant une des ouvertures que présente le *fascia cribriformis* et en décrivant une anse à concavité inférieure.

Dans son trajet elle reçoit : 1° Toutes les veines des parties interne

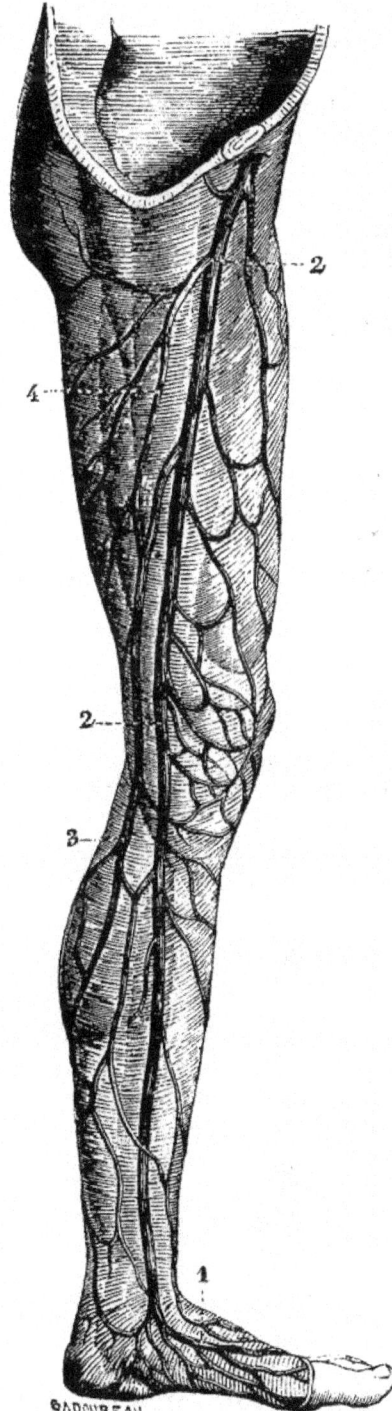

FIG. 118.

Veines du membre inférieur.

1. Veine dorsale interne du pied.

2,2. Veine saphène interne.

3. Seconde veine saphène interne
fournie par les veines superficielles internes et postérieures de la jambe.

4. Troisième veine saphène interne
fournie par les veines superficielles internes et postérieures de la cuisse.

et postérieure de la jambe et de la cuisse ; souvent ces veines se réunissent et forment un ou deux, quelquefois trois troncs considérables
qui montent parallèlement à la veine saphène interne en arrière de ce
vaisseau, et se jettent dans le tronc principal à une distance plus ou
moins grande de leur origine. Ces veines sont désignées sous le nom
de *seconde. troisième veine saphène interne* (fig. 118. 3, 4). 2° Les
veines sous-cutanées abdominales, correspondant à l'artère du même
nom, se jettent dans la veine saphène, un peu avant son embouchure
(fig. 71, D). 3° Il en est de même des *veines honteuses externes* (fig. 71,
E). 4° La veine saphène interne communique largement avec les
veines profondes de la jambe ; nous avons déjà parlé de sa communication avec la veine plantaire interne ; on trouve une autre communication avec la tibiale postérieure, au niveau des insertions tibiales du
soléaire, et une autre avec la tibiale antérieure, au niveau du tiers
moyen de la jambe. A la cuisse, la veine saphène interne communique, mais moins largement, avec les veines profondes. Sur la partie
postérieure de la jambe elle s'anastomose avec la saphène externe.

La veine saphène interne présente sur son trajet des valvules dont
le nombre varie de quatre à six.

Veine saphène externe.

Elle est plus grêle et plus courte que la saphène interne ; elle fait
suite à la veine dorsale externe du pied, se porte derrière l'articulation
péronéo-tibiale, reçoit les veines de la région plantaire externe, la
veine calcanéenne externe, monte le long du côté externe du tendon
d'Achille qu'elle croise bientôt à angle aigu, se place sur la partie
médiane postérieure de la jambe, et va se jeter dans la veine poplì-
tée, entre les nerfs sciatiques poplités interne et externe et les insertions supérieures des jumeaux. Avant de se jeter dans la veine poplitée,
la veine saphène externe fournit une branche quelquefois considérable
qui se dirige d'arrière en avant et va se jeter dans la veine saphène
interne, à une distance plus ou moins considérable de son embouchure ; elle communique sur le dos du pied et au niveau de la malléole
externe avec les veines profondes du pied et de la jambe ; elle est
pourvue de deux valvules.

VEINES DU RACHIS.

Les veines qui entourent la colonne vertébrale, celles qui sont situées
dans l'intérieur du canal rachidien, constituent, avec les veines qui
transportent le sang qu'elles charrient dans le grand centre circulatoire, un appareil veineux particulier désigné sous le nom de *veines
du rachis*, bien étudiées dans ces derniers temps, surtout par Breschet.
Les veines du rachis peuvent être divisées en *veines intra-rachi-*

diennes antérieures et *postérieures, veines extra-rachidiennes anté-*
rieures et *postérieures.*

1° *Veines intra-rachidiennes.* — Ce sont de grandes veines qui
occupent toute la longueur du canal rachidien depuis le trou occipital
jusqu'au coccyx ; elles reçoivent leur sang des vertèbres, des enveloppes de la moelle épinière et de la moelle elle-même.

Les *veines de la moelle* présentent une disposition qui a beaucoup
d'analogie avec celle des artères ; elles forment des plexus qui entourent cet organe, et de ces plexus partent des branches plus volumineuses qui se dirigent de bas en haut et marchent avec les troncs nerveux vers les trous de conjugaison qu'elles traversent en partie ;
l'autre partie se jette dans le plexus intra-rachidien.

A. *Veines intra-rachidiennes antérieures* (fig. 114. 1, et fig. 115
9). — Elles sont formées par deux longs cordons veineux plexiformes dont les intervalles sont moins larges que les vaisseaux eux-
mêmes ; ces vaisseaux présentent des dimensions plus grandes au
niveau du corps des vertèbres qu'au niveau du disque intervertébral ;
les veines des deux côtés sont réunies par d'autres plexus situés en
travers au niveau du corps des vertèbres et qui reçoivent les veines de
ces os. Ces veines transversales peuvent être considérées avec raison
comme les analogues des sinus de la gouttière basilaire. On peut les
appeler *sinus intra-rachidiens antérieurs.*

Les veines intra-rachidiennes sont situées entre les vertèbres et le
ligament vertébral commun postérieur.

B. *Veines intra-rachidiennes postérieures.* — Elles sont beaucoup
moins volumineuses que les antérieures, surtout dans les régions cervicale et dorsale, et sont situées entre la dure-mère et les arcs des
vertèbres ; elles se présentent également sous la forme de plexus,
mais beaucoup moins serrées, car les espaces qui séparent les veines
sont beaucoup plus considérables que le calibre des vaisseaux ; les
deux cordons veineux qui occupent les deux côtés du rachis sont réunis
par des veines transversales situées au niveau de l'espace compris
entre les vertèbres ; ces veines transversales correspondent aux sinus
occipitaux postérieurs. Ils reçoivent le sang des arcs des vertèbres et
de leurs ligaments.

Les veines intra-rachidiennes antérieures et postérieures communiquent entre elles par d'autres veines transversales dirigées d'avant en
arrière, de sorte qu'on peut constater dans l'intérieur du canal rachidien un anneau veineux complet correspondant à chaque vertèbre.

Les veines antérieures contribuent à former les vaisseaux extra-
rachidiens antérieurs ; les postérieures s'anastomosent avec les veines
extra-rachidiennes postérieures.

2° *Veines extra-rachidiennes postérieures.* — Les plexus extra-
rachidiens postérieurs se composent des veines situées tout le long du

rachis entre les apophyses transverses et les apophyses épineuses, sous et entre les muscles de la partie postérieure ; ces veines sont peu considérables au dos et aux lombes ; elles se réunissent dans les gouttières vertébrales, forment des arcades à concavité antérieure et communiquént au niveau de chaque trou de conjugaison avec les veines intra-rachidiennes postérieures.

Au cou ces plexus sont beaucoup plus développés ; ils reçoivent deux veines longitudinales situées entre le grand complexus et le transversaire épineux. M. Cruveilhier les décrit sous le nom de *jugulaires postérieures*.

La *veine jugulaire postérieure* (fig. 113. 17) naît entre l'atlas et l'occipital, se porte en bas et en dedans jusqu'à l'axis, où elle s'anastomose avec celle du côté opposé, puis se dirige en bas et en dehors, et va se jeter dans le tronc brachio-céphalique, entre la septième vertèbre cervicale et la première côte.

Cette veine, dont le calibre est en général inverse de celui de la vertébrale, communique avec cette dernière veine, avec les veines spinales postérieures, les veines occipitales, mastoïdiennes et au niveau de chaque trou de conjugaison avec les plexus intra-rachidiens.

3° *Veines extra-rachidiennes antérieures.* — Nous les diviserons en trois sections.

A. *Veines qui se jettent dans les troncs veineux brachio-céphaliques.* — Deux vaisseaux situés à la partie antérieure et latérale de la portion cervicale du rachis charrient le sang qui vient des muscles de la région prévertébrale ; dans ces veines viennent s'ouvrir les veines intra-rachidiennes et quelques-unes des veines des muscles de la région profonde et postérieure du cou. L'un de ces vaisseaux, la *veine vertébrale* ou *trachélienne externe* (fig. 115. 7), parcourt de haut en bas le canal des apophyses transverses des vertèbres cervicales, reçoit à sa partie supérieure quelques veines qui entourent le trou occipital et dans tout son trajet des branches qui viennent du canal rachidien et vont s'aboucher dans le tronc innominé, au voisinage de la veine sous-clavière ou de la jugulaire externe. L'autre, la *veine cervicale profonde*, appelée encore *vertébrale superficielle* (fig. 112. 11), descend derrière les apophyses transverses cervicales, communique avec les plexus intra-rachidiens et les plexus postérieurs du cou, reçoit le plexus de la partie antérieure, et va se jeter dans le tronc innominé, soit seule, soit réunie à la veine vertébrale.

Les veines du côté gauche communiquent avec celles du côté droit à l'aide de branches plexiformes transversales très développées au niveau des deux premières vertèbres cervicales.

B. *Veines qui se jettent dans les iliaques primitives.* — Ces veines sont : 1° Les *veines ilio-lombaires*, qui correspondent exactement aux artères ilio-lombaires ; elles reçoivent les veines qui passent par les trous de conjugaison des deux dernières vertèbres lombaires et un rameau qui vient des veines sacrées latérales. 2° Les *veines sacrées latérales* (fig. 112. 14), quelquefois au nombre de deux de chaque côté ; elles reçoivent les veines qui sortent par les trous sacrés antérieurs ; on remarque au niveau de la grande échancrure sciatique un plexus assez considérable qui se jette dans la sacrée latérale inférieure ; cette dernière, quand elle existe, se jette le plus souvent dans la veine hypogastrique. 3° Le *veine sacrée moyenne* (fig. 112. 15), située sur la ligne médiane, reçoit les veines du corps du sacrum ; des rameaux qui viennent des plexus vésicaux et hémorrhoïdaux, et des branches transversales qui, sortant par les trous sacrés antérieurs, établissent une communication entre les veines sacrées latérales des deux côtés. La veine sacrée moyenne se jette dans la veine iliaque primitive gauche, à une distance plus ou moins grande de son embouchure avec la veine iliaque primitive droite.

C. *Branches de la partie supérieure de la région lombaire et de toute la région dorsale ; ces branches établissent une large communication entre les deux veines caves.*

4° *Veine azygos.* — Veine considérable qui longe le côté droit de la colonne vertébrale et se jette dans la veine cave supérieure (fig. 112. 8) ; elle tire son origine des *veines vertébro-lombaires* qui se réunissent en arcades pour former la veine lombaire ascendante (fig. 112. 12) ; elle naît quelquefois de la douzième veine vertébrocostale. Dans tous les cas elle communique toujours, par une ou plusieurs branches plus ou moins volumineuses, avec la veine cave inférieure ; elle passe de la cavité abdominale dans la cavité thoracique par une ouverture qui lui est commune avec le cordon du grand sympathique droit ; dans le thorax elle est située dans le médiastin postérieur, à droite de l'aorte et du canal thoracique, en avant des intercostales droites qu'elle coupe à angle droit ; arrivée au niveau du troisième espace intercostal, elle se recourbe à la manière de la crosse de l'aorte, embrasse la branche droite derrière laquelle elle passe et se jette dans la partie postérieure de la veine cave supérieure.

Branches collatérales. — La veine azygos reçoit à sa partie antérieure un assez grand nombre de petites branches peu importantes ; les *veines œsophagiennes*, *bronchiques*, *droites*, *médiastines*, etc.; les rameaux qui méritent une description particulière sont :

a. Les *veines intercostales droites*, ou *veines vertébro-costales*, formées par les veines intercostales proprement dites, par des rameaux qui viennent des plexus intra-rachidiens et d'autres rameaux qui sortent des muscles de la région postérieure du dos, enfin par des veines qui viennent du corps des vertèbres ; tous ces rameaux se réunissent en un tronc commun correspondant au tronc de chaque artère intercostale, et qui, sous le nom de *veine vertébro-costale*, se jette à angle droit dans la veine azygos.

b. La *petite azygos, demi-azygos gauche, petite azygos inférieure*
Elle tire son origine des artères vertébro-lombaires ; quelquefois elle
reçoit un rameau de la rénale ; elle se porte de bas en haut sur la
partie latérale gauche de la colonne vertébrale, reçoit les quatre ou
cinq dernières veines vertébro-costales gauches, puis se dirige de
gauche à droite à une hauteur variable suivant les sujets, passe derrière le canal thoracique et va se jeter dans la grande veine azygos.

c. La *petite azygos supérieure* naît des veines vertébro-costales
supérieures, se porte de haut en bas, reçoit au niveau de chacun des
espaces intercostaux la veine vertébro-costale qui leur correspond ; la
veine bronchique gauche, des *veines médiastines*, etc., et va s'ouvrir
tantôt dans la grande veine azygos, d'autres fois dans le tronc brachio-
céphalique gauche ; quelquefois elle se bifurque et va se jeter dans ces
deux vaisseaux.

La veine azygos présente un grand nombre de variétés dans son
calibre, son trajet, ses anastomoses ; mais le point le plus important
dans l'histoire de cette veine, point qui ne souffre pas d'exception,
c'est qu'elle est destinée à établir une espèce de circulation collatérale
qui réunit la grande circulation veineuse, et à recevoir les vaisseaux
veineux qui ne pouvaient se jeter dans la veine cave supérieure à
partir du point où elle traversait le péricarde, ni dans la veine cave
inférieure au-dessous du point où elle se trouve en rapport avec le
bord du foie. La veine azygos a suffi pour rétablir la circulation dans
des cas d'oblitération de la veine cave inférieure.

SYSTÈME DE LA VEINE PORTE.

Le système de la veine porte est un appareil veineux particulier
que l'on peut diviser en trois parties : 1° La première se comporte
comme toutes les autres veines du corps ; elle est formée par les ramifications des veines de la rate, du pancréas, de l'estomac et des intestins
qui vont se réunir en un tronc commun, *veine porte ventrale*. 2° La
seconde partie, *veine porte hépatique*, se ramifie dans le foie à la manière d'une artère. 3° La troisième partie, *veines sus-hépatiques*, reçoit
le sang des capillaires de la veine porte hépatique, et, se comportant
comme les autres veines, verse le sang dans la veine cave inférieure.

A. BRANCHES D'ORIGINE DE LA VEINE PORTE.

Les branches d'origine de la veine porte correspondent aux artères
splénique, coronaire stomachique, gastro-épiploïques, mésentériques
supérieure et inférieure. Trois troncs veineux constituent la veine
porte ventrale ; ce sont :

1° La *veine mésentérique inférieure*, *petite veine mésaraïque*,
formée : 1° par la *veine hémorrhoïdale supérieure* qui communique

largement avec les veines hémorrhoïdales moyennes et inférieures, et concourt à former les plexus hémorrhoïdaux : cette veine établit une communication fort importante entre le système veineux général et celui de la veine porte ; 2° par les *veines coliques gauches*. Tous ces vaisseaux présentent exactement la même disposition que les artères auxquelles ils correspondent ; la veine mésentérique inférieure se termine dans la veine porte et assez souvent dans la veine splénique.

2° La *veine mésentérique supérieure, grande veine mésaraïque.* Elle est formée par les *veines gastro-épiploïques droites, coliques droites*, par *celles de la moitié du côlon transverse*, et surtout par les *veines de l'intestin grêle ;* elle reçoit chez l'embryon la *veine omphalo-mésentérique.* La grande veine mésaraïque présente exactement la même disposition que l'artère mésentérique supérieure.

3° La *veine splénique*, branche d'un calibre très considérable, correspond à l'artère splénique ; elle prend naissance dans le tissu de la rate ; elle se porte transversalement de gauche à droite en longeant le bord supérieur du pancréas, sans décrire de flexuosités ; dans son trajet elle reçoit les *veines pancréatiques*, les *veines courtes* qui viennent de l'estomac, la *veine coronaire stomachique* et les *gastro-épiploïques gauches ;* dans quelques cas elle reçoit la veine mésentérique inférieure.

B. VEINE PORTE.

Au niveau de l'extrémité droite du pancréas, en avant de la colonne vertébrale, à gauche de la veine cave inférieure, la veine splénique et les veines mésentériques supérieure et inférieure se réunissent à angle aigu et forment la veine porte. Après un trajet de 10 à 12 centimètres, de bas en haut et de gauche à droite, cette veine arrive à l'extrémité gauche du sillon transverse du foie et se divise en deux branches destinées, l'une au lobe droit, l'autre au lobe gauche du foie.

Dans son trajet elle est en rapport en avant avec le pancréas qui lui forme quelquefois une gouttière, la première portion du duodénum, l'artère hépatique, les canaux biliaires et des branches du plexus hépatique ; en arrière elle est tapissée par le feuillet du péritoine, qui passe par l'hiatus de Winslow pour former l'arrière-cavité des épiploons.

Dans le foie, les deux divisions de la veine porte se portent horizontalement dans chaque lobe, où elles se distribuent à la manière d'une artère ; elles sont accompagnées dans leur trajet par les divisions de l'artère hépatique et par les canaux biliaires ; tous ces vaisseaux sont entourés par la capsule de Glisson.

Chez le fœtus, la veine porte reçoit la veine ombilicale ; pendant la vie intra-utérine, elle communique avec la veine cave par un gros vaisseau, *canal veineux ;* ces deux vaisseaux cessent d'être perméables aussitôt après la naissance.

C. VEINES SUS-HÉPATIQUES.

Les *veines sus-hépatiques* naissent des dernières ramifications de
la veine porte ; elles sont très nombreuses. Toutefois on en remarque
deux qui sont plus considérables : l'une vient du lobe droit du foie,
l'autre du lobe gauche. Toutes ces veines se jettent dans la veine
cave inférieure, au niveau du point où elle est appliquée contre le
bord postérieur du foie, par un grand nombre d'ouvertures, de telle
sorte que la veine cave paraît dans ce point comme criblée de trous.

Les divisions des veines sus-hépatiques ne se réunissent qu'en
partie entre elles pour former des branches et des rameaux ; un grand
nombre de vaisseaux d'un très petit calibre s'ouvrent dans des vaisseaux très volumineux, de sorte que la face interne des gros vaisseaux
hépatiques est comme criblée de trous.

Les veines sus-hépatiques ne sont pas enveloppées par la capsule
de Glisson, elles sont par conséquent adhérentes au tissu du foie
et béantes comme des sinus.

Le système de la veine porte est entièrement dépourvu de valvules.

VAISSEAUX LYMPHATIQUES.

PRÉPARATION DES VAISSEAUX LYMPHATIQUES.

La préparation des vaisseaux lymphatiques, comme celle des artères et des veines,
se compose de deux temps, l'injection et la dissection.

Injection. — Les vaisseaux lymphatiques doivent être, en raison du grand nombre de valvules qu'ils renferment, injectés de leur origine vers leur terminaison ; le
liquide employé pour faire les injections est le mercure ; la pression exercée par ce
métal le fait pénétrer dans les vaisseaux.

Le mercure est versé dans un tube dont la hauteur est de 150 centimètres environ, et muni, à son extrémité supérieure, d'un anneau destiné à le suspendre, et à
son extrémité inférieure, d'un tube flexible de caoutchouc, très épais, d'un petit
calibre, et doublé à l'intérieur d'un tissu de soie. Au tube flexible est adapté un
ajutage muni d'un robinet, et à l'extrémité de l'ajutage on fixe un tube de verre
très effilé à la lampe ; ce tube de verre est garni à sa grosse extrémité d'un fil de
soie plate et entre dans un pas de vis creusé dans le tube d'ajutage (1).

Les sujets les plus propres à ce genre de préparation sont ceux qui sont amaigris
et légèrement infiltrés. La putréfaction et la macération rendent plus facile l'injection des réseaux capillaires lymphatiques, mais elles empêchent le mercure de
cheminer aussi facilement dans les vaisseaux.

(1) M. Sappey a beaucoup perfectionné les appareils à injection des lymphatiques.
Nous renvoyons le lecteur à sa thèse : *Injection, préparation et conservation des
vaisseaux lymphatiques*, 6 décembre 1843, et à son *Manuel d'anatomie descriptive*, t. I⁵ʳ.

Les vaisseaux lymphatiques peuvent être injectés par deux moyens : la ponction directe du vaisseau, la ponction des réseaux. La ponction du vaisseau n'est plus employée que comme moyen complémentaire, c'est-à-dire pour introduire une nouvelle quantité de mercure dans un vaisseau qui en aura déjà reçu, mais dans lequel ce liquide serait arrêté. C'est par la ponction du réseau que les lymphatiques doivent être injectés.

Il est des points dans lesquels l'injection réussit beaucoup mieux : ils sont désignés par M. Sappey sous le nom de *lieu d'élection*. Ils se rencontrent principalement : sur la ligne médiane, à la tête, depuis la suture lambdoïde jusqu'à la suture fronto-pariétale ; à la face, sur le nez, la commissure des lèvres, l'os de la pommette ; sur les membres, sur les parties latérales des doigts et des orteils, à la paume des mains et à la plante du pied : ces parties doivent avoir été préalablement dépouillées de leur épiderme.

Pour faire l'injection « l'opérateur saisit le robinet avec la main droite, en plaçant le pouce sur le côté gauche et le médius sur le côté droit ; l'index repose par sa pulpe sur l'extrémité antérieure du levier destiné à ouvrir le robinet ; les deux derniers doigts restent libres pour prendre un point d'appui sur les parties voisines. La main gauche fixe la partie sur laquelle la ponction doit être faite. La pointe du tube est alors dirigée vers le lieu d'élection, presque parallèlement à la peau. Elle est enfoncée jusque dans l'épaisseur de la couche superficielle du derme, qu'elle doit labourer en quelque sorte dans l'épaisseur de sa couche réticulaire, sur une étendue de 2 à 3 millimètres. Lorsque la ponction a été exécutée, on imprime au levier du robinet un mouvement de rotation, de droite à gauche, à l'aide de la pulpe du doigt indicateur, et, si l'opération a été bien exécutée, on voit le mercure courir dans tous les sens, remplir le système capillaire, et revêtir le derme d'un réseau argenté. Le tube est maintenu dans cette position pendant une demi-minute, une minute au plus ; on le retire ensuite, car dès lors la ponction a produit tout ce qu'elle pouvait produire (1). »

Cependant, à l'aide de cette injection, le mercure n'a pénétré dans les vaisseaux qu'au voisinage de leur origine : c'est alors qu'on fait la ponction du vaisseau afin de faire pénétrer le métal jusqu'à la terminaison des vaisseaux dans les ganglions.

Il est encore une méthode qui consiste à injecter les vaisseaux lymphatiques par les ganglions : ce moyen ne donne que des résultats fort imparfaits.

Dissection. — Les vaisseaux lymphatiques doivent être disséqués de leur origine vers leur terminaison. Il est bon d'enlever la peau parallèlement à leur trajet ; il faut, dans cette dissection, prendre soin de ne pas léser le vaisseau, sans quoi le mercure s'écoulerait au dehors ; aussi conseillons-nous de ne pas chercher à enlever le tissu cellulaire qui l'entoure.

DES VAISSEAUX LYMPHATIQUES EN GÉNÉRAL (2).

On donne le nom de *vaisseaux lymphatiques* à des canaux transparents, noueux, pourvus de valvules, qui charrient dans les veines la *lymphe* et le *chyle*. Ces vaisseaux traversent un grand nombre de

(1) Sappey, *loc. cit.*, p. 642.
(2) La nature de cet ouvrage et les limites dans lesquelles nous sommes forcé de nous renfermer ne nous permettent pas de compléter par quelques détails historiques la description des vaisseaux lymphatiques. Nous ne pouvons toutefois passer sous silence le magnifique ouvrage de Mascagni, auquel nous avons emprunté les

petits corps arrondis désignés sous le nom de *ganglions lympha-liques*.

Origine des vaisseaux lymphatiques.

On a cru pendant longtemps que les vaisseaux lymphatiques, aussi bien que les veines, communiquaient avec les artères; on supposait que les lymphatiques charriaient le sérum et que les veines ramenaient le cruor. Mais ces faits ont été démentis par l'observation du liquide contenu dans les vaisseaux lymphatiques et par les injections des artères, car le liquide ne passe jamais, à moins de rupture de ces vaisseaux, dans les lymphatiques.

1° *Origine des vaisseaux lymphatiques de la peau.* — Immédiatement au-dessous de l'épiderme on trouve un réseau formé par les capillaires lymphatiques; de ce réseau partent des vaisseaux qui s'anastomosent encore entre eux sur la face profonde du derme. C'est de ce dernier réseau que partent les vaisseaux lymphatiques qui rampent dans la couche du tissu cellulaire sous-cutané.

2° *Sur les membranes muqueuses.* — Cette origine a lieu par des réseaux très fins qu'on obtient en piquant très superficiellement la membrane muqueuse. Cette injection démontre un réseau superficiel extrêmement fin et un réseau sous-muqueux duquel partent les vaisseaux lymphatiques.

3° *Sur les membranes séreuses et synoviales, et sur la membrane interne des artères et des veines.* — M. Sappey pense que les membranes séreuses et les membranes synoviales ne donnent naissance à aucun vaisseau lymphatique; les vaisseaux qui ont été injectés lorsqu'on a piqué très superficiellement ces membranes appartiendraient, suivant cet anatomiste, à l'organe recouvert par la séreuse. M. Cruveilhier pense que les séreuses et les synoviales contiennent un très grand nombre de vaisseaux lymphatiques qui peuvent être facilement injectés partout où ces membranes sont tendues. M. Sappey n'a pas non plus constaté l'existence de lymphatiques sur la paroi interne des vaisseaux; M. Cruveilhier a obtenu quelques résultats partiels : il suppose qu'en raison de l'analogie qui existe entre ces membranes et les séreuses, elles doivent donner les mêmes résultats.

4° *Dans le tissu cellulaire.* — Mascagni pensait que le tissu cellulaire et tous les tissus blancs sont constitués par des vaisseaux lymphatiques; telle était aussi l'opinion de Breschet. Cependant l'origine des vaisseaux lymphatiques dans le tissu cellulaire libre n'a pu être démontrée.

planches qui sont reproduites ici. Nous croyons devoir également mentionner les travaux de M. Bonamy, et surtout ceux de M. Sappey, qui a observé, discuté et résumé d'une manière si remarquable les points principaux de l'histoire des vaisseaux lymphatiques, dans son *Traité d'anatomie descriptive*, t. Iᵉʳ, pages 586 et suivantes, travaux que nous avons fort souvent consultés et auxquels nous avons fait de nombreux emprunts.

5° *Dans le tissu musculaire.* — L'origine des vaisseaux lymphatiques a été constatée sur le diaphragme. M. Sappey pense que les vaisseaux lymphatiques observés sur la surface des viscères musculeux appartiennent non à l'enveloppe séreuse, mais au tissu musculaire de l'organe ; enfin l'origine des vaisseaux lymphatiques a été constatée dans les muscles de la vie de relation, dans les intercostaux, le grand pectoral, etc.

6° *Dans le tissu fibreux, dans les os.* — Les tissus fibreux, tendons, aponévroses, dure-mère, etc., donnent naissance à un petit nombre de vaisseaux lymphatiques que l'on a pu démontrer par l'injection Si les os possèdent des vaisseaux lymphatiques, ceux-ci ne sont probablement qu'en petit nombre ; ils sont surtout d'une préparation difficile. M. Gros dit avoir vu un vaisseau lymphatique distendu par les gaz, étendu du conduit nourricier du tibia au creux poplité. M. Sappey a injecté sur la membrane médullaire du fémur un vaisseau qu'il croit être un vaisseau lymphatique ; mais les parties molles ayant été enlevées, il n'a pu le suivre jusqu'à un ganglion.

7° *Dans les glandes.* — Le système glandulaire possède un grand nombre de vaisseaux lymphatiques ; celles qui en possèdent le plus sont les glandes à réservoir, le foie, le rein, le testicule, etc., puis viennent les glandes sans réservoir, le pancréas, les glandes salivaires, puis les glandes simples, les amygdales.

Le thymus, le corps thyroïde, les capsules surrénales possèdent un grand nombre de ces vaisseaux.

Trajet, anastomoses et terminaisons.

Des différents réseaux que nous venons de signaler, les vaisseaux lymphatiques se rendent dans des organes glandiformes qui sont désignés sous le nom de *ganglions lymphatiques.*

Les vaisseaux qui naissent des réseaux superficiels, les réseaux sous-cutanés, sous-muqueux, constituent les *vaisseaux lymphatiques superficiels;* ceux qui naissent de la profondeur de nos organes, des muscles, de l'intérieur des glandes, par exemple, constituent les *vaisseaux lymphatiques profonds.*

Les premiers, dans les membres, suivent les veines superficielles ; dans les viscères, ils sont situés entre la surface de l'organe et la membrane séreuse. Les seconds suivent le trajet des vaisseaux profonds de chaque côté desquels ils se placent.

Les vaisseaux lymphatiques convergent vers des ganglions ; ceux qui arrivent à ces ganglions sont appelés *vaisseaux afférents,* ceux qui en partent sont désignés sous le nom de *vaisseaux efférents.* Les premiers paraissent s'épuiser dans ce ganglion ; mais bientôt il se reforme d'autres vaisseaux qui, comme eux, se rendent à un second ganglion, puis à un troisième, et tous finissent par se rendre dans les veines, les uns par le canal thoracique, les autres par la grande veine lymphatique. Il est à remarquer que jamais un vaisseau ne se rend dans le canal thoracique ou dans la grande veine lymphatique sans avoir traversé un ganglion.

Ces vaisseaux suivent dans leur trajet une direction rectiligne est rare de rencontrer des vaisseaux flexueux.

Ils s'anastomosent rarement entre eux, cependant on observe des communications entre les lymphatiques superficiels et les profonds ; ils s'anastomosent, au contraire, très largement dans l'épaisseur des ganglions.

Quelle que soit la longueur d'un vaisseau lymphatique, il n'augmente pas sensiblement de volume entre le réseau et le premier ganglion ; ainsi les vaisseaux lymphatiques du pli de l'aine sont à peine plus volumineux que ceux qu'on observe autour des malléoles.

Nous avons dit plus haut que les vaisseaux lymphatiques se terminaient par le canal thoracique dans la veine sous-clavière gauche, par la grande veine lymphatique dans la même veine du côté droit. Mais en raison de l'étroitesse du calibre du canal thoracique et de la grande veine lymphatique, on a supposé et l'on a cherché d'autres communications des vaisseaux lymphatiques avec différents points du système veineux.

Lauth et Fohmann ont supposé que les vaisseaux lymphatiques communiquaient avec les radicules du système veineux, mais aucun fait anatomique n'est venu confirmer cette assertion. Ils ont admis encore des communications dans l'épaisseur des ganglions, entre les veines et vaisseaux lymphatiques : à la vérité, on a vu le mercure injecté dans les lymphatiques passer dans les veines ; mais on a démontré que les ganglions avaient subi dans leur texture une altération pathologique ou dépendante de la putréfaction.

Enfin M. Lippi a publié un mémoire dans lequel il décrit des communications entre les vaisseaux lymphatiques et la veine porte, la veine honteuse interne, la veine rénale, etc. Ces communications n'ont pas été retrouvées, même par M. Lippi lui-même.

STRUCTURE DES VAISSEAUX LYMPHATIQUES.

Les parois des vaisseaux lymphatiques sont formées de deux membranes.

La *membrane externe*, qui offre la plus grande analogie avec la membrane externe des artères ; elle a été regardée par certains anatomistes comme fibreuse, par d'autres comme musculaire ; M. Cruveilhier la regarde comme de nature dartoïque.

La *membrane interne* est aussi de même nature que celle des veines ; elle est pourvue d'un très grand nombre de *valvules*. Celles-ci sont beaucoup plus nombreuses que celles des veines ; elles sont disposées par paires ; elles ont un bord libre dirigé du côté de l'origine des vaisseaux, un bord adhérent dirigé du côté de leur terminaison. Ces valvules sont assez résistantes et ferment assez le vaisseau pour s'opposer au cours rétrograde de la lymphe, et pour rendre impossibles les injections des troncs vers les extrémités. Les valvules sont rares dans le canal thoracique comme dans les vaisseaux descendants de la tête. Elles sont formées par une sorte d'invagination de toutes les tuniques, et surtout de l'interne (Sappey).

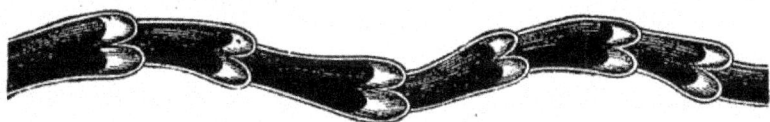

Fig. 119. — *Valvules des vaisseaux lymphatiques.*

Malgré l'excessive ténuité des deux lames qui forment les vaisseaux lymphatiques, ceux-ci présentent une très grande résistance, ils se rompent moins facilement que les veines; ils possèdent en outre une élasticité très considérable; ils se laissent distendre, et, dès que le liquide renfermé dans leur cavité a disparu, ils reprennent leur volume primitif.

Des veines et des artères se distribuent dans les parois des vaisseaux lymphatiques.

GANGLIONS LYMPHATIQUES.

On donne le nom de *ganglions lymphatiques* à de petits corps semblables à de petites glandes et qu'on trouve sur le trajet des vaisseaux lymphatiques. A ces ganglions aboutissent des vaisseaux *afférents*, il en part des vaisseaux *efférents*.

Les ganglions lymphatiques peuvent être divisés en superficiels et profonds; on les rencontre aux membres, surtout à la partie supérieure et dans le sens de la flexion, au cou, dans l'abdomen, dans la poitrine; ils sont placés le long des gros vaisseaux, dans le mésentère, à la racine du poumon, dans les médiastins. Leur volume est extrêmement variable; s'il en est d'aussi gros qu'une aveline, il en est d'autres qui échappent à l'œil nu et qu'on ne peut apercevoir qu'à la loupe, ou lorsqu'ils ont été injectés. Ils sont plus volumineux chez l'enfant que chez l'adulte; chez le vieillard, leurs dimensions diminuent tellement, que quelques anatomistes ont prétendu qu'ils disparaissaient complétement. Dans l'état pathologique ils peuvent acquérir des dimensions très considérables.

Texture des ganglions. — Les ganglions lymphatiques sont formés des capillaires lymphatiques constitués par les divisions des vaisseaux afférents et par les origines des vaisseaux efférents; tous ces capillaires s'entrelacent et s'anastomosent dans l'épaisseur des ganglions. Cette disposition a été parfaitement étudiée et démontrée par M. Sappey.

Les ganglions lymphatiques sont pourvus d'artères et de veines ; ces vaisseaux, multiples pour chaque ganglion, s'y ramifient à l'infini. On a constaté dans ces petits organes l'existence de filets nerveux. Tous les ganglions sont enveloppés par une membrane fibreuse très mince et en même temps très résistante. On y a cherché en vain la tunique musculeuse admise par Malpighi.

DES VAISSEAUX LYMPHATIQUES EN PARTICULIER.

CANAL THORACIQUE.

Préparation. — Liez la veine sous-clavière gauche en dedans et en dehors de l'embouchure de la veine jugulaire interne ; ouvrez la cavité abdominale, rejetez les intestins à gauche, le foie à droite ; cherchez entre les piliers du diaphragme la citerne de Pecquet, suivez un des vaisseaux qui des ganglions lombaires vont vers ce reservoir ; piquez-le avec le tube à injection, le mercure remplira bientôt tout le canal thoracique.

Le *canal thoracique* (fig. 120. 1) est le tronc commun des vaisseaux lymphatiques des membres abdominaux, de l'abdomen, de la moitié gauche de la poitrine, de la tête et du cou, et du membre supérieur gauche. Il s'étend de la seconde vertèbre lombaire, où il commence, au confluent des veines jugulaire et sous-clavière gauche, où il se termine.

Il est constitué à son origine par cinq ou six troncs considérables qui partent des ganglions abdominaux et se jettent dans une dilatation en forme d'ampoule désignée sous le nom de *réservoir* ou *citerne de Pecquet* (fig. 120. 4).

Directions et rapports. — Le canal thoracique, immédiatement après son origine, se porte directement en haut, passe dans le thorax en traversant avec l'aorte l'orifice aortique du diaphragme ; dans l'abdomen il est en avant de la colonne vertébrale ; dans le thorax il est un peu à droite de la ligne médiane entre l'aorte et la veine azygos. Au niveau de la quatrième vertèbre dorsale, il se porte à gauche, passe derrière l'aorte, se place au côté gauche de l'œsophage, longe l'artère sous-clavière gauche, en arrière et en dedans de laquelle il est situé ; sort du thorax, passe derrière la jugulaire interne gauche, se recourbe en crosse, et va se jeter dans le confluent de la veine jugulaire interne et de la veine sous-clavière gauche, tantôt par un seul orifice, d'autres fois en se bifurquant ; souvent alors une des branches se jette dans la jugulaire interne et l'autre dans la sous-clavière. Il n'est pas rare de voir le canal thoracique bifurqué à son origine ou dans tout autre point de son étendue. Son *calibre* n'est nullement en rapport avec celui des vaisseaux qu'il reçoit. Son volume est plus considérable à son origine et à sa terminaison que dans le reste de son étendue.

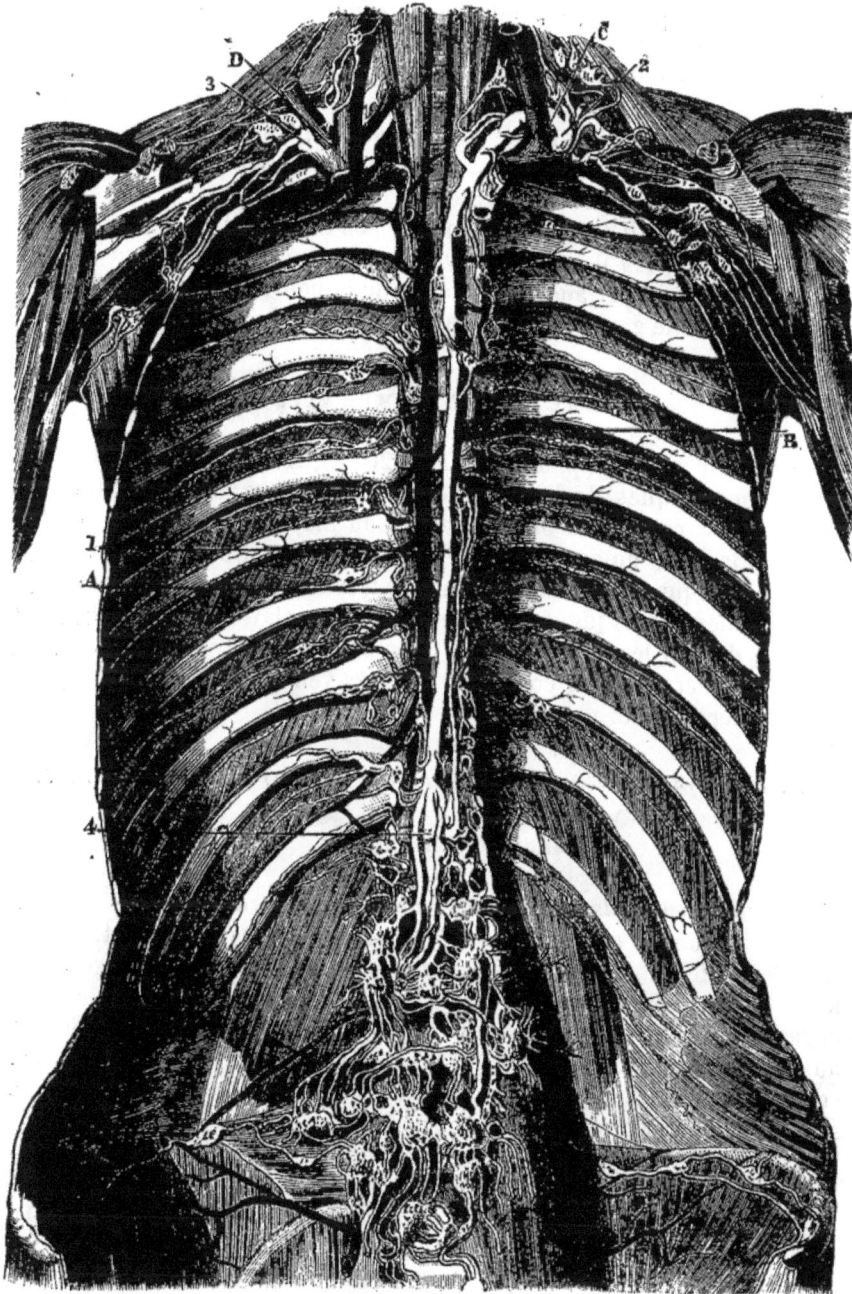

FIG. 120. — *Canal thoracique et grande veine lymphatique.*
A. Veine azygos. — B. Petite azygos. — C. Veine sous-clavière gauche. — D. Veine
sous-clavière droite. — 1. Canal thoracique. — 2. Embouchure du canal thoracique dans la veine sous-clavière gauche. — 3. Grande veine lymphatique. —
4. Réservoir de Pecquet.

Le canal thoracique reçoit *à son origine* cinq troncs qui sont :
1° deux *ascendants*, l'un à droite, l'autre à gauche ; ceux-ci représentent les confluents des lymphatiques des membres abdominaux et du bassin ; 2° deux *descendants*, qui proviennent des lymphatiques des huit derniers espaces intercostaux et du diaphragme ; 3° un tronc *antérieur*, qui provient des vaisseaux lymphatiques de l'intestin grêle, de l'estomac, du foie et de la rate.

Dans *son trajet* il reçoit des rameaux peu importants.

A *sa terminaison* il reçoit les vaisseaux lymphatiques du cœur, du poumon, de la moitié gauche des parois de la poitrine et de l'abdomen, ceux de la moitié gauche de la tête et du cou, et du membre supérieur gauche.

GRANDE VEINE LYMPHATIQUE.

La *grande veine lymphatique* (fig. 120. 3), tronc commun des vaisseaux lymphatiques de la moitié droite du thorax, d'une partie des vaisseaux du poumon droit, du foie et du diaphragme, de la moitié droite de la tête, du cou et du membre supérieur droit, représente le canal thoracique droit. Ce vaisseau est très court ; il se jette dans le confluent des veines jugulaires interne et sous-clavière droite. Il n'est pas rare de voir les vaisseaux qui le constituent s'ouvrir isolément et sans constituer un tronc commun, dans les veines jugulaire interne et sous-clavière droite.

GANGLIONS INGUINAUX ET VAISSEAUX QUI S'Y RENDENT.

GANGLIONS INGUINAUX.

Ils sont *superficiels* et *profonds*. Les premiers sont les plus nombreux ; ils sont en général de sept à douze, ils entourent l'extrémité supérieure de la veine saphène ; ils occupent l'espace triangulaire formé en haut par l'arcade crurale, en dehors par le couturier, en dedans par le premier adducteur. On trouve un gros ganglion placé au niveau de l'embouchure de la veine saphène interne. Les seconds sont au nombre de deux ou trois ; ils sont en rapport avec les vaisseaux fémoraux et séparés des superficiels par le *fascia cribriformis*. Trois ganglions sont situés dans la cavité abdominale au-dessus de l'arcade crurale, et portent le nom de *ganglions iliaques externes*.

Les vaisseaux qui se rendent à ces ganglions sont extrêmement nombreux ; ils convergent vers la région inguinale. Ce sont :

1° Les vaisseaux lymphatiques du membre abdominal ; 2° ceux de la région fessière, du périnée et de la moitié sous-ombilicale de la paroi de l'abdomen ; 3° ceux des organes génitaux externes.

Les vaisseaux efférents des ganglions inguinaux superficiels traversent le *fascia cribriformis*, se réunissent aux vaisseaux efférents des ganglions inguinaux profonds, et vont se jeter dans les ganglions iliaques externes et dans les ganglions hypogastriques.

1° VAISSEAUX LYMPHATIQUES DU MEMBRE INFÉRIEUR.

A. *Vaisseaux superficiels.* — Ils naissent par des réseaux des téguments des deux dernières phalanges des orteils, de ceux de la plante du pied et de la partie postérieure de la jambe et de la cuisse. Ces divers réseaux ne tardent pas à former des vaisseaux lymphatiques, qui sont :

a. Des *vaisseaux digitaux* qui marchent parallèlement aux vaisseaux sanguins collatéraux des orteils, qui forment un plexus sur la face dorsale du pied, montent sur la face antérieure et interne de la jambe, puis se portent en dedans parallèlement à la veine saphène interne et vont se jeter dans les ganglions du pli de l'aine.

b. Des *vaisseaux plantaires* qui marchent parallèlement aux précédents et vont se jeter aussi dans les ganglions inguinaux ; ceux qui viennent de la région plantaire externe occupent le côté externe de la jambe.

c. Des *vaisseaux jambiers et fémoraux* qui occupent principalement la partie interne et postérieure du membre. Quelques vaisseaux qui naissent sur le bord externe du pied et de la jambe accompagnent la veine saphène externe, deviennent sous-aponévrotiques avec ce vaisseau, et se jettent dans les ganglions poplités.

B. *Vaisseaux profonds.* — Ils sont moins nombreux que les superficiels ; ils accompagnent les artères et les veines profondes du membre. On les divise en :

a. Vaisseaux pédieux et tibiaux antérieurs. — Ils naissent des muscles de la plante du pied ; ils marchent d'abord parallèlement à l'arcade plantaire, traversent l'espace compris entre les deux premiers métatarsiens, accompagnent l'artère pédieuse et l'artère tibiale antérieure, et vont, au nombre de deux, se jeter dans le ganglion tibial antérieur quand il existe ; dans le cas contraire ils se jettent dans un des ganglions poplités.

b. Vaisseaux plantaires et tibiaux postérieurs. — Au nombre de deux ou de trois, s'accolent à l'artère tibiale postérieure et se jettent dans les ganglions poplités.

c. Vaisseaux péroniers, qui marchent parallèlement aux vaisseaux péroniers et se jettent dans les ganglions poplités.

Ganglions poplités et tibial antérieur.

Les *ganglions poplités* sont au nombre de quatre ; ils sont situés au-dessous de l'aponévrose en rapport avec les vaisseaux poplités.

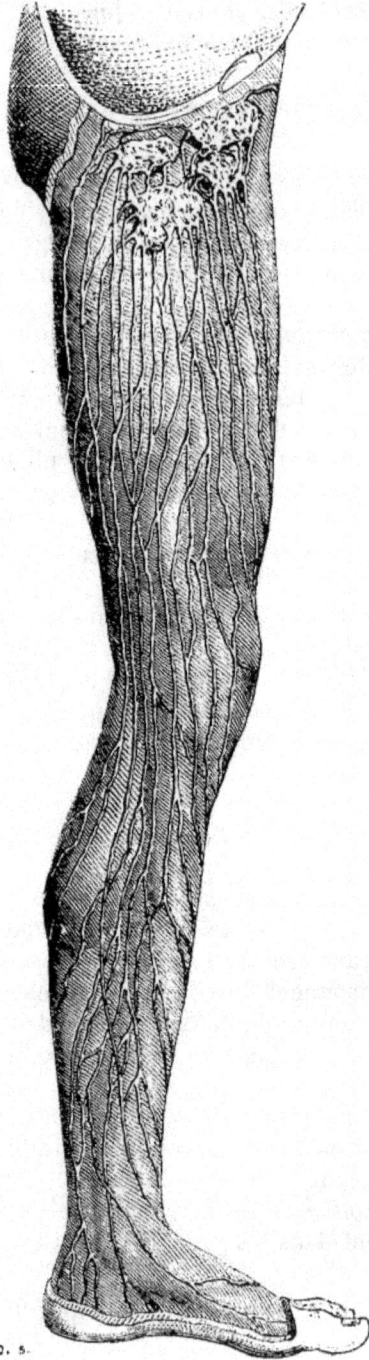

FIG. 121.

Vaisseaux lymphatiques superficiels du membre inférieur.

Le ganglion *tibial antérieur* est situé en avant du ligament interosseux et à la partie supérieure de ce ligament ; ce ganglion n'est pas constant.

Les vaisseaux afférents des ganglions poplités sont les vaisseaux qui accompagnent la veine saphène externe, les vaisseaux tibiaux postérieurs, les vaisseaux péroniers. Les vaisseaux efférents sont constitués par trois ou quatre vaisseaux profonds qui accompagnent l'artère poplitée, passent dans l'anneau du troisième adducteur, accompagnent l'artère fémorale, se réunissent à ceux qui naissent des parties profondes de la cuisse et vont se jeter dans les ganglions inguinaux profonds.

2° VAISSEAUX LYMPHATIQUES SUPERFICIELS DE LA RÉGION FESSIÈRE, DU PÉRINÉE, DE LA MOITIÉ SOUS-OMBILICALE DE L'ABDOMEN.

Les *vaisseaux lymphatiques superficiels de la région fessière* naissent des téguments de cette région et se jettent dans les ganglions superficiels et externes de l'aine.

Ceux du *périnée* naissent des téguments du périnée, se réunissent les uns aux lymphatiques de la fesse, d'autres à ceux des organes génitaux externes, d'autres enfin se jettent directement dans les ganglions internes du pli de l'aine.

Ceux de la *moitié sous-ombilicale de la paroi de l'abdomen* sont, les uns *postérieurs, lymphatiques superficiels lombaires ;* ils naissent des téguments de la partie postérieure et latérale du tronc, communiquent avec les vaisseaux lymphatiques superficiels du dos et de la fesse, et se jettent dans les ganglions supérieurs de l'aine. Les autres, *antérieurs,* naissent des téguments de la paroi antérieure de l'abdomen et se jettent dans les mêmes ganglions que les vaisseaux précédents. D'autres vaisseaux sont *profonds :* ce sont ceux qui accompagnent l'artère épigastrique et l'artère circonflexe iliaque, et se jettent dans les ganglions situés au-dessus de l'arcade crurale.

3° VAISSEAUX LYMPHATIQUES DES ORGANES GÉNITAUX EXTERNES.

a. Chez l'homme, ils tirent leur origine du *pénis* et du *scrotum.* Les premiers naissent : 1° Des *téguments de la verge* par des réseaux qui constituent des vaisseaux, dont les uns se jettent dans les vaisseaux qui entourent la couronne du gland, les autres rampent sur la face dorsale de la verge et se rendent directement aux ganglions inguinaux. 2° Du *gland,* où ils forment deux couches, l'une superficielle, l'autre profonde ; ils se réunissent aux vaisseaux qui viennent du prépuce et à ceux de l'urèthre, et se réunissent en plusieurs troncs qui marchent parallèlement à l'artère dorsale de la verge et vont se jeter dans les ganglions les plus élevés du pli de l'aine ; à la racine du gland, ces vaisseaux deviennent souvent variqueux. 3° De l'*urèthre* : ces vaisseaux, remarquables par leur volume, se réunissent à ceux du gland dont ils suivent le trajet.

Les *vaisseaux du scrotum* sont extrêmement nombreux ; ils constituent six ou huit troncs qui se jettent dans les ganglions les plus internes du pli de l'aine. Quelques vaisseaux se réunissent avec ceux qui partent des téguments de la verge.

b. Chez la femme, les vaisseaux lymphatiques de la peau des grandes lèvres, de la muqueuse des grandes et des petites lèvres, du clitoris, présentent la même disposition que ceux de la verge et du scrotum chez l'homme. Il en est probablement de même de ceux de la muqueuse uréthrale.

GANGLIONS ET VAISSEAUX LYMPHATIQUES PELVIENS ET LOMBAIRES.

A. *Ganglions pelviens*. — On désigne sous ce nom : 1° les ganglions iliaques externes dont nous avons déjà parlé : 2° les ganglions hypogastriques ; 3° les ganglions sacrés.

Ganglions hypogastriques. — Ils comprennent les *ganglions vésicaux*, qui reçoivent les lymphatiques situés principalement sur la face postérieure de la vessie ; ceux des vésicules séminales et probablement de la prostate, qui n'ont pas encore été observés ; le *ganglion ovalaire* (Cruveilhier), qui reçoit les vaisseaux lymphatiques qui accompagnent le nerf et les vaisseaux obturateurs ; des *ganglions* qui reçoivent les lymphatiques des organes génitaux internes de la femme ; les *ganglions iliaques externes*, qui reçoivent les vaisseaux lymphatiques fessiers profonds et ischiatiques qui naissent du muscle fessier et de la partie supérieure des muscles de la cuisse, marchent parallèlement aux vaisseaux fessiers et iliaques internes, et se jettent dans les ganglions iliaques internes, après avoir traversé de très petits ganglions au nombre de huit ou dix, et qui se trouvent sur leur trajet.

Ganglions sacrés. — Enfermés dans le mésorectum, ils reçoivent les vaisseaux lymphatiques du rectum.

B. *Ganglions lombaires*. — Ils forment un chapelet de ganglions situés au-devant de l'insertion des psoas, en dehors de l'aorte à gauche et de la veine cave à droite. Ils reçoivent : 1° les vaisseaux efférents des ganglions pelviens ; 2° les lymphatiques de l'utérus, de la trompe et de l'ovaire ; 3° ceux du testicule et du rein.

a. Vaisseaux efférents pelviens. — Les vaisseaux qui partent des ganglions iliaques externes se rendent, en longeant l'artère iliaque externe et l'artère hypogastrique, dans les ganglions lombaires inférieurs et hypogastriques ; ceux qui partent des ganglions hypogastriques se jettent aussi dans les ganglions lombaires inférieurs en longeant l'artère iliaque interne ; ceux qui viennent des ganglions sacrés se jettent dans les deux ganglions lombaires situés entre les deux artères iliaques primitives.

b. *Vaisseaux lymphatiques des organes génitaux internes de la femme.* — Ils sont beaucoup plus considérables pendant la grossesse; ils peuvent, d'après Cruikshank, acquérir le volume d'une plume d'oie ; ceux de l'utérus naissent de la périphérie et de l'épaisseur de l'organe, suivant la direction des artères utéro-ovariennes et des artères utérines, se réunissent à ceux de l'ovaire et de la trompe de Fallope, et vont se jeter dans les ganglions lombaires moyens et supérieurs.

Sur une pièce déposée au musée de la Faculté, M. Aubry a fait voir des lymphatiques du col de l'utérus qui se réunissaient aux lymphatiques de la paroi antérieure du vagin et se rendaient aux ganglions du pli de l'aine ; cette disposition explique l'engorgement des ganglions inguinaux qu'on observe quelquefois dans les affections cancéreuses du col de l'utérus.

c. *Vaisseaux lymphatiques du testicule.* — Ils sont très nombreux et divisés en *superficiels* et *profonds*. Les *superficiels* rampent entre la tunique albuginée et le feuillet viscéral de la tunique vaginale ; ils se réunissent en un seul groupe qui se porte en haut et en avant sur la tête de l'épididyme. Les *profonds* rampent dans l'épaisseur des cloisons qui séparent les divers lobules de la glande ; ils suivent le trajet des vaisseaux sanguins et se réunissent bientôt à ceux de l'épididyme et aux vaisseaux superficiels. Ces divers vaisseaux, au nombre de huit ou dix, marchent parallèlement au cordon, accompagnent la veine et l'artère spermatiques, et vont se jeter dans les ganglions lombaires, au voisinage des artères rénales.

d. *Vaisseaux lymphatiques du rein et des capsules surrénales.* — Les vaisseaux du rein sont *superficiels* et *profonds*. Les premiers se portent du bord convexe vers le bord concave. Les seconds sont beaucoup plus nombreux; ils sortent par le hile du rein, se réunissent aux superficiels et se jettent avec eux dans les ganglions lombaires ; ceux de la capsule surrénale se réunissent à ceux du rein et se terminent de la même manière.

Vaisseaux efférents des ganglions lombaires.

Les ganglions lombaires constituent une chaîne non interrompue de ganglions qui communiquent entre eux par leurs vaisseaux efférents ; le dernier vaisseau efférent du ganglion lombaire le plus élevé se jette dans le canal thoracique. C'est ainsi que de ganglion en ganglion tous les vaisseaux lymphatiques que nous venons d'examiner constituent les deux rameaux ascendants droit et gauche qui vont, en se perdant dans le réservoir de Pecquet, former le canal thoracique.

Nous allons maintenant examiner les vaisseaux lymphatiques qui forment la racine antérieure et les racines descendantes du canal thoracique.

GANGLIONS ET VAISSEAUX LYMPHATIQUES SUS-AORTIQUES.

On désigne sous le nom de *ganglions sus-aortiques* les ganglions situés au-devant de l'aorte depuis la bifurcation de ce vaisseau jusqu'au bord supérieur du pancréas. Ces ganglions reçoivent les vaisseaux lymphatiques : 1° de l'intestin grêle, 2° du gros intestin, 3° du foie, 4° du pancréas, 5" de la rate.

1° *Vaisseaux et ganglions lymphatiques de l'intestin grêle.*

Les vaisseaux lymphatiques de l'intestin grêle se divisent en vaisseaux lymphatiques *superficiels* et vaisseaux *profonds*.

a. Vaisseaux lymphatiques superficiels. — Ils constituent, d'après M. Cruveilhier, le réseau séreux ; d'après M. Sappey, ils viennent de la tunique musculeuse de l'intestin. Ils sont disséminés sur la périphérie de l'organe, où ils forment un réseau à mailles serrées ; ils marchent d'abord parallèlement à l'axe de l'intestin ; bientôt ils se coudent à angle droit, deviennent parallèles à cet organe, et vont se jeter dans les ganglions mésentériques.

b. Vaisseaux profonds. — Ils viennent des valvules conniventes et des follicules nombreux qu'on rencontre dans l'épaisseur de la muqueuse intestinale ; ces vaisseaux se réunissent aux superficiels et vont se jeter après un certain trajet dans les ganglions du mésentère D'autres vaisseaux naissent des villosités intestinales, et sont décrits par M. Cruveilhier sous le nom de *vaisseaux chilifères*, traversent les tuniques de l'intestin au niveau de la concavité de l'organe, vont se rendre dans les ganglions mésentériques, et se terminent dans les ganglions situés au-devant de l'aorte et de la veine cave.

Les vaisseaux lactés peuvent être facilement étudiés sur un animal sacrifié pendant le temps de la digestion intestinale.

c. Ganglions mésentériques. — Ils sont très nombreux ; ils occupent l'épaisseur du mésentère ; logés entre les aréoles que forment les divisions des veines et des artères mésentériques. Parmi eux on distingue les *ganglions iléo-coliques*, les *ganglions duodénaux.*

2° *Vaisseaux et ganglions lymphatiques du gros intestin.*

Les vaisseaux lymphatiques du gros intestin sont moins volumineux et moins nombreux que ceux de l'intestin grêle ; ils présentent les mêmes particularités. Il est à remarquer cependant que les vaisseaux superficiels ne sont pas disséminés sur toute la périphérie de l'organe, mais bien concentrés au voisinage des trois bandelettes musculaires de l'intestin. On les divise : 1° en *vaisseaux du cœcum*, du *côlon ascendant* et du *côlon transverse*; ils se rendent aux *ganglions mésocoliques*, dont les vaisseaux efférents se jettent dans les ganglions mésentériques ; 2° en *vaisseaux du rectum* et du *côlon descendant*, qui, après avoir traversé leurs ganglions propres, se rendent dans les ganglions lombaires.

3° *Vaisseaux lymphatiques du foie*

Ils sont *superficiels* et *profonds*.

a. Vaisseaux superficiels. — Ils occupent, les uns la face convexe du foie, les autres la face concave de cet organe.

Les premiers se rendent dans diverses directions vers les divers ligaments du foie, savoir, vers le ligament suspenseur, vers les ligaments triangulaires et le ligament coronaire. Ceux qui gagnent le ligament suspenseur, *vaisseaux postéro-antérieurs*, se réunissent en plusieurs troncs, dont les uns traversent le diaphragme au niveau de l'appendice xiphoïde, se jettent dans un ganglion situé à la base du péricarde et de là se rendent aux ganglions du médiastin ; les autres se réfléchissent sur le bord antérieur du foie, gagnent l'épiploon gastro-hépatique, et se rendent avec les vaisseaux de la face concave dans les ganglions situés autour du cardia, du pylore, de la petite courbure de l'estomac et du lobule de Spigel. Ceux qui se portent aux ligaments triangulaires et coronaires, *vaisseaux antéro-postérieurs*, descendent sur la face inférieure du diaphragme et se jettent dans les ganglions sus-pancréatiques ; quelques-uns de ces vaisseaux traversent les fibres musculaires des piliers du diaphragme, et vont se réunir aux vaisseaux lymphatiques intercostaux et à ceux qui accompagnent la veine azygos, puis se jettent dans le canal thoracique. M. Cruveilhier a vu un de ces vaisseaux, très volumineux. se jeter dans le canal thoracique au niveau de la cinquième vertèbre lombaire. Parmi les vaisseaux qui naissent de la partie moyenne de la face convexe, les uns se réunissent aux précédents, les autres aux vaisseaux lymphatiques profonds qui accompagnent les veines sus-hépatiques.

Les *vaisseaux lymphatiques de la face concave* sont tous dirigés d'avant en arrière, et divisés en vaisseaux situés à droite de la vésicule biliaire, à gauche de cette vésicule, et vaisseaux de la vésicule. Les premiers se rendent aux ganglions lombaires et aux ganglions sus-aortiques ; les seconds aux ganglions œsophagiens et à ceux qui occupent la petite courbure de l'estomac ; les derniers accompagnent les vaisseaux biliaires et se rendent aux ganglions situés dans l'épaisseur de l'épiploon gastro-hépatique.

b. Vaisseaux lymphatiques profonds du foie. — Les uns sont *descendants;* ils sont enveloppés par la capsule de Glisson, accompagnent les voies biliaires et les ramifications de la veine porte, et vont se

rendre dans les ganglions les plus élevés de l'aorte abdominale. Les
autres sont *ascendants* ; ils accompagnent les ramifications des veines
sus-hépatiques, passent dans la cavité thoracique par l'ouverture destinée à la veine cave, se réunissent aux vaisseaux de la face convexe
et se jettent dans les ganglions sus-diaphragmatiques. M. Sappey les
a vus descendre de la surface postérieure des piliers du diaphragme et
se terminer dans le canal thoracique au voisinage de son origine.

4° *Vaisseaux et ganglions lymphatiques du pancréas, de la rate et de l'estomac.*

Les *vaisseaux lymphatiques de l'estomac* sont superficiels et profonds ; ils naissent comme ceux de l'intestin grêle, les profonds de la
membrane muqueuse, les superficiels de la tunique musculeuse ; ils
se rendent, les uns vers la grande courbure de l'estomac, les autres
vers la petite courbure ; ils se jettent dans les ganglions qui se rencontrent dans ces deux régions.

Les *vaisseaux lymphatiques du pancréas* naissent dans l'épaisseur
de l'organe, se mêlent aux vaisseaux lymphatiques de la rate et se
jettent dans les ganglio s qui avoisinent le tronc cœliaque.

Les *vaisseaux lymphatiques de la rate* sont *superficiels* et *profonds*.
Les premiers naissent de la surface de la rate et se réunissent aux
vaisseaux profonds, au niveau du hile de cet organe. Les *profonds*
naissent du parenchyme de la rate, suivent le trajet des vaisseaux sanguins et se jettent dans les ganglions spléniques.

Les *ganglions gastriques* sont disposés en forme de chapelet au
niveau de la grande, de la petite courbure de l'estomac, et dans
l'épaisseur de l'épiploon gastro-hépatique.

Les *ganglions spléniques* occupent la scissure de la rate.

Les *ganglions pancréatiques* longent le bord supérieur du pancréas,
quelques-uns sont groupés autour du tronc cœliaque.

Ces divers ganglions reçoivent les vaisseaux descendants du foie,
ceux de l'estomac, de la rate et du pancréas ; leurs rameaux efférents
se jettent dans le canal thoracique dont ils concourent à former la
racine antérieure avec les rameaux efférents qui partent des ganglions
mésentériques et qui sont fournis par les vaisseaux lymphatiques des
intestins.

GANGLIONS ET VAISSEAUX LYMPHATIQUES DU THORAX.

I. *Ganglions et vaisseaux lymphatiques des parois thoraciques.*

Les ganglions des parois thoraciques sont situés 1° Sur les parties
latérales du rachis, au niveau des articulations vertébro-costales, *ganglions intercostaux.* 2° Sur la partie antérieure de la poitrine, au niveau de l'extrémité antérieure des espaces intercostaux, le long des

vaisseaux mammaires, *ganglions sous-sternaux* ou *mammaires*. 3° Sur la face inférieure de la poitrine, *ganglions diaphragmatiques*. Ces ganglions ont été surtout décrits par M. Sappey. Ils occupent la face convexe du diaphragme : deux sont situés au voisinage du péricarde ; d'autres entourent la veine cave inférieure ; ils reçoivent les lymphatiques du diaphragme, une partie de ceux de la face convexe du foie et de ceux qui accompagnent les veines sus-hépatiques.

Les vaisseaux lymphatiques des parois thoraciques sont également de trois espèces.

1° *Vaisseaux lymphatiques intercostaux*. — Ils marchent parallèlement aux vaisseaux intercostaux, reçoivent quelques vaisseaux qui viennent de la partie postérieure du dos, traversent les ganglions intercostaux, et vont se jeter, les uns dans le canal thoracique, les autres, les supérieurs, dans les ganglions cervicaux inférieurs.

2° *Vaisseaux lymphatiques sous-sternaux ou mammaires*. — Ils proviennent des vaisseaux lymphatiques de la portion sus-ombilicale, de la paroi antérieure de l'abdomen, pénètrent dans le thorax au-dessous de l'appendice xiphoïde, se réunissent aux lymphatiques de la partie antérieure du foie, marchent parallèlement à l'artère mammaire interne, reçoivent les vaisseaux intercostaux antérieurs et mammaires externes, passent successivement dans les ganglions sus-sternaux jusqu'aux ganglions cervicaux inférieurs, et se jettent, à gauche, dans le canal thoracique ; à droite, dans la grande veine lymphatique.

3° *Vaisseaux lymphatiques du diaphragme*. — Ils occupent la concavité de ce muscle et vont se jeter dans les ganglions diaphragmatiques.

II. *Ganglions et vaisseaux lymphatiques des organes contenus dans la poitrine.*

1° *Ganglions du médiastin postérieur*. — Placés dans le médiastin postérieur, le long de l'aorte et de l'œsophage.

2° *Ganglions du médiastin antérieur*. — Peu volumineux, situés au devant du péricarde.

3° *Ganglions bronchiques*. — Situés autour des bronches et de la bifurcation de la trachée, ils sont très nombreux, volumineux et noirs ; il en est d'autres, plus petits, également noirs, qu'on trouve dans l'épaisseur du poumon.

4° *Ganglions cardiaques*. — Situés à la base du cœur, dans l'espace compris entre la concavité de la crosse de l'aorte et la partie antérieure de la bifurcation de la trachée.

A. *Vaisseaux lymphatiques du poumon.*

Ils naissent par des *réseaux* nommés par M. Jarjavay *sus-lobulaires* et *circumlobulaires*. Les premiers sont situés sur la face externe des lobules ; ils sont placés entre les lobules et la plèvre. Les seconds donnent naissance aux troncs lymphatiqnes ; ils sont logés dans les sillons qui séparent chaque lobule, ils reçoivent les anastomoses qui viennent des lobules voisins. D'autres réseaux se voient sur la surface de la muqueuse bronchique. Ils sont *superficiels et profonds.*

Les *vaisseaux superficiels* sont très nombreux. Ils ne sont apparents sous la plèvre que dans une faible portion de leur étendue ; ils paraissent profonds, car ils cheminent fort souvent sous les languettes que forment certains lobules maintenus appliqués par la plèvre sur les lobules voisins : ces vaisseaux gagnent le hile du poumon et vont se rendre dans les ganglions bronchiques qui entourent les divisions des bronches.

Les *vaisseaux profonds* sont situés sur le trajet des ramifications bronchiques, entre les bronches et les vaisseaux pulmonaires ; ils suivent exactement le trajet des divisions des bronches ; vers la terminaison des conduits aérifères, ils s'anastomosent avec les réseaux circumlobulaires ; à la racine des poumons, ils se jettent dans les ganglions bronchiques, soit directement, soit après s'être anastomosés avec les vaisseaux superficiels (1).

Des *ganglions bronchiques* partent des vaisseaux lymphatiques qui vont se rendre aux ganglions œsophagiens, à ceux qui avoisinent la trachée, et se jettent dans le canal thoracique ou dans la grande veine lymphatique.

B. *Vaisseaux lymphatiques du cœur.*

Les vaisseaux lymphatiques du cœur naissent des diverses espèces de fibres musculaires de cet organe : les uns, des fibres communes profondes qui, de la partie interne du cœur, remontent sur la face externe par l'orifice que laissent entre elles les fibres tourbillonnantes du ventricule gauche ; d'autres, qui naissent des fibres propres des ventricules, convergent vers la cloison interventriculaire ; les derniers, enfin, naissent des fibres communes superficielles. Ces divers vaisseaux constituent deux troncs principaux qui marchent parallèlement aux sillons antérieur et postérieur du cœur, reçoivent les vaisseaux de la couche superficielle, ceux qui viennent des oreillettes, et vont se rendre dans un ganglion volumineux situé dans la concavité de l'aorte, derrière l'artère pulmonaire ; après avoir traversé ce ganglion, ces deux troncs, réunis en un seul, se jettent dans le canal thoracique.

Les *vaisseaux lymphatiques du péricarde* sont peu nombreux, et vont dans les ganglions bronchiques et dans les ganglions diaphragmatiques antérieurs.

(1) M. Jarjavey a parfaitement décrit les lymphatiques du poumon. Voy. *Archives générales de médecine*, 1847, t. XIII, p. 70.

Ceux de l'*œsophage* naissent des tuniques musculeuse et muqueuse de cet organe, et se jettent dans les ganglions œsophagiens.

Ceux du *thymus* se rendent aux ganglions de la base du cou.

GANGLIONS CERVICAUX ET VAISSEAUX LYMPHATIQUES QUI S'Y RENDENT.

GANGLIONS CERVICAUX.

Les *ganglions cervicaux* sont situés à la partie antérieure du cou ; on les divise en *superficiels* et *profonds ;* ils forment avec les ganglions thoraciques, axillaires, faciaux et sous-maxillaires, une chaîne non interrompue.

Les *ganglions superficiels* sont placés le long de la veine jugulaire externe, entre le peaucier et le sterno-mastoïdien, et dans le triangle sus-claviculaire.

Les *ganglions profonds* sont très nombreux et placés autour de la jugulaire interne et des carotides depuis l'apophyse mastoïde jusqu'à la partie supérieure du thorax, au-devant de la colonne vertébrale, sur les côtés du pharynx et de l'œsophage.

VAISSEAUX LYMPHATIQUES ET GANGLIONS DE LA TÊTE.

1° Vaisseaux lymphatiques et ganglions du crâne.

Les vaisseaux lymphatiques du crâne sont *superficiels* et *profonds.*

Les *superficiels* sont : *a.* des *vaisseaux temporaux* qui marchent parallèlement à l'artère temporale et se jettent dans les *ganglions parotidiens* et ceux de la partie supérieure du cou ; *b.* des *vaisseaux occipitaux* qui suivent l'artère occipitale et se jettent dans les ganglions *mastoïdiens* et les ganglions *occipitaux ; c.* des *vaisseaux frontaux* qui se portent en bas et en arrière et se jettent dans les ganglions *parotidiens.*

Les *profonds* sont constitués par : *a.* les *vaisseaux lymphatiques de la dure-mère* qui suivent le trajet de l'artère méningée moyenne et se rendent aux *ganglions cervicaux profonds ; b.* aux vaisseaux profonds de la tête appartiendraient les *vaisseaux lymphatiques du cerveau ;* mais les résultats qui ont été obtenus dans les recherches qui ont été faites pour les découvrir n'ont pas démontré d'une manière exacte la disposition de ces lymphatiques.

2° Vaisseaux lymphatiques et ganglions de la face.

Les vaisseaux lymphatiques de la face sont plus nombreux que ceux du crâne ; on les divise également en *superficiels* et *profonds.*

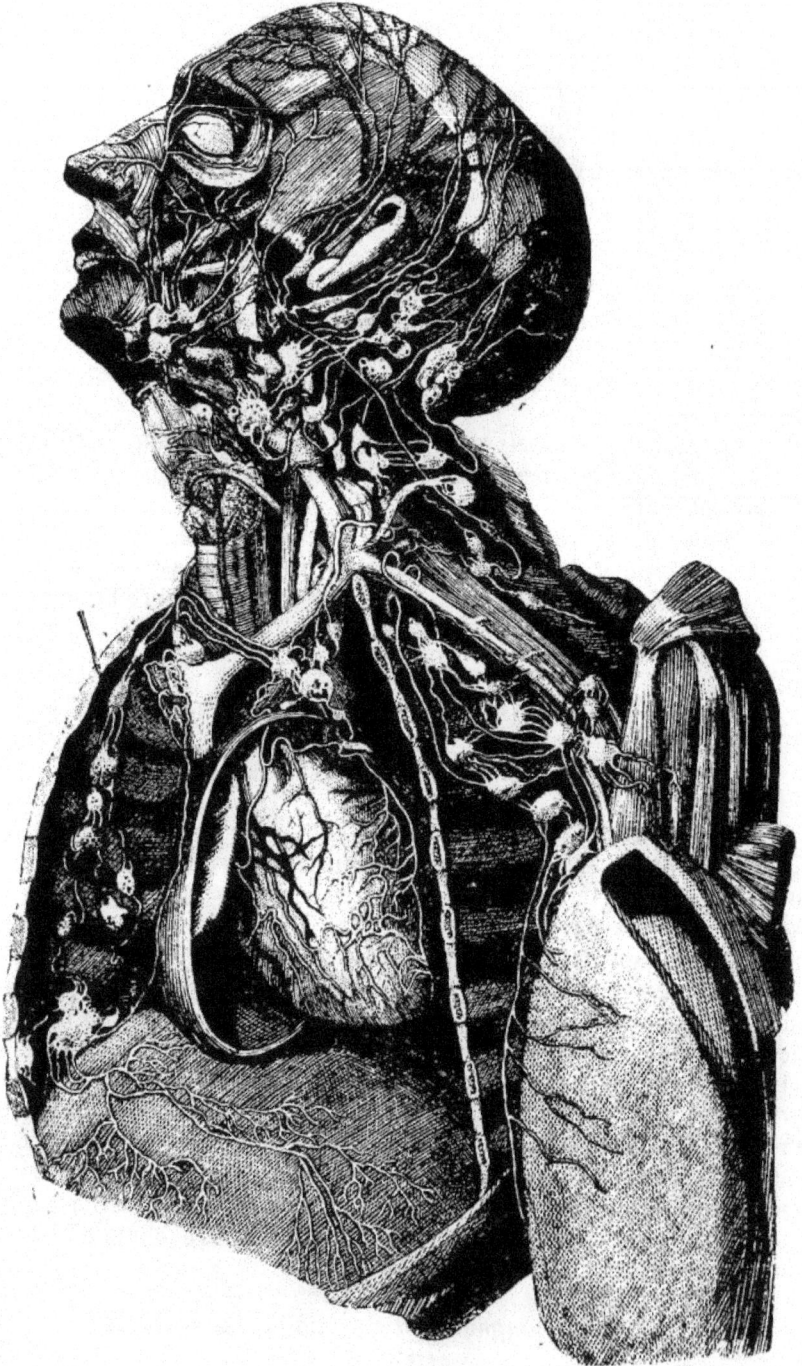

FIG. 122. — *Vaisseaux et ganglions lymphatiques de la tête, du cou, des parois thoraciques, du cœur et du diaphragme.*

Les *vaisseaux superficiels* naissent principalement de la ligne médiane de la face, ils suivent le trajet de l'artère faciale, et vont se jeter dans les ganglions sous maxillaires ; ceux qui naissent sur le pavillon de l'oreille se rendent aux ganglions supérieurs et superficiels du cou.

Les *vaisseaux profonds* naissent de tous les points des parties profondes de la face, les uns dans les fosses temporale et ptérygo-maxillaire ; ils accompagnent les vaisseaux sanguins : d'autres naissent des gencives, du voile du palais, de la muqueuse buccale, du larynx, et vont se rendre aux ganglions sous-maxillaires, aux ganglions parotidiens et aux ganglions cervicaux profonds.

Vaisseaux efférents des ganglions de la face et du cou.

Après avoir reçu ces divers vaisseaux lymphatiques, les ganglions de la face envoient des vaisseaux qui constituent les lymphatiques cervicaux ; à ces vaisseaux vont se joindre les *lymphatiques du larynx, de la trachée, du pharynx, du corps thyroïde.* Des ganglions cervicaux partent d'autres vaisseaux lymphatiques qui se terminent, ceux du côté droit dans la grande veine lymphatique, ceux du côté gauche dans le canal thoracique.

Vaisseaux lymphatiques de la langue.

Ces vaisseaux ont été parfaitement décrits par M. Sappey ; ils naissent de la superficie de la muqueuse linguale : les réseaux d'où ils proviennent se rencontrent principalement à la partie moyenne de la face dorsale de la langue et à l'extrémité postérieure des bords de cet organe ; ils vont se jeter dans les ganglions des parties latérales et moyenne du cou. Au niveau de chaque papille ces vaisseaux présentent un anneau complet qui entoure leur base et duquel partent des canalicules qui leur forment une gaîne superposée aux capillaires sanguins.

DES GANGLIONS AXILLAIRES ET DES VAISSEAUX QUI S'Y RENDENT.

GANGLIONS AXILLAIRES.

Les ganglions de l'aisselle sont très nombreux et d'un volume assez considérable ; ils sont situés sous l'aponévrose axillaire, et forment autour des troncs artériels et veineux une sorte de chapelet étendu du creux de l'aisselle à la partie moyenne de la clavicule.

Ils reçoivent : 1° les vaisseaux lymphatiques du membre supérieur ; 2° ceux des lombes, du dos et de la partie postérieure du cou ; 3° ceux

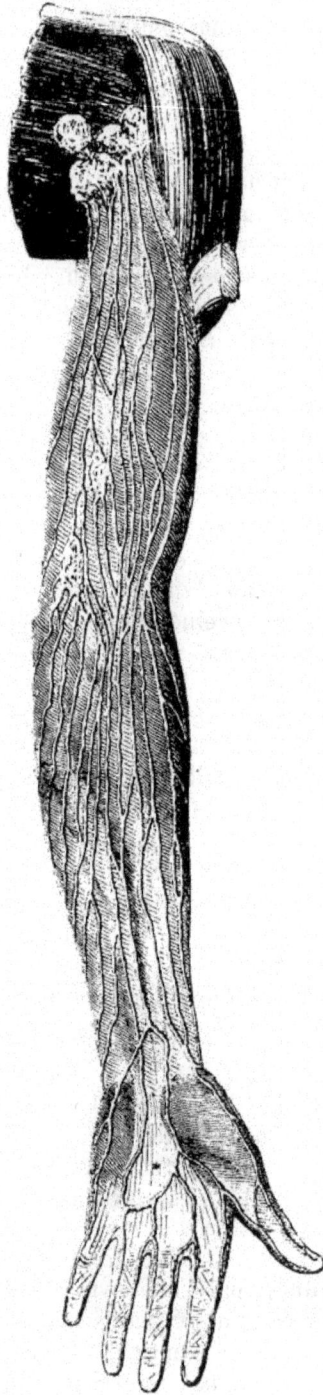

FIG. 123. — *Vaisseaux lymphatiques superficiels du membre supérieur.*

des parties latérales du tronc et de la partie antérieure de la poitrine ; 4° ceux des mamelles.

1° VAISSEAUX LYMPHATIQUES DU MEMBRE SUPÉRIEUR.

A. *Vaisseaux superficiels.* — Ils naissent des réseaux très développés des téguments de la dernière phalange des doigts et à la paume de la main ; c'est dans ces divers points qu'on doit particulièrement porter le tube à injection ; les réseaux des doigts sont plus développés à la face dorsale qu'à la face palmaire ; de ces réseaux naissent des troncs qui longent chaque doigt à la manière des vaisseaux collatéraux. Arrivés à la face dorsale du métacarpe, ils s'anastomosent entre eux, montent sur la face postérieure de l'avant-bras et se partagent en deux groupes qui accompagnent, l'un la veine radiale, l'autre la veine cubitale. Ils se réunissent à un troisième faisceau qui naît des téguments de la paume de la main et accompagnent la veine médiane. Arrivés vers le pli du coude, ces vaisseaux se divisent en deux groupes qui occupent, l'un la face externe, l'autre la face interne du membre.

Le *groupe interne* est situé en dedans et en arrière de l'épitrochlée et rencontre au-dessus de cette éminence un ganglion, *ganglion épitrochléen* ; les vaisseaux efférents de ce ganglion montent avec la veine basilique jusqu'à la partie moyenne du bras, où ils traversent l'aponévrose et se réunissent aux vaisseaux profonds et se terminent dans les ganglions axillaires. Le *groupe externe* est très flexueux au niveau du coude, les vaisseaux qui le constituent croisent très obliquement la face antérieure du bras et se terminent de la même manière que le groupe interne ; du groupe externe se détache un vaisseau qui accompagne la veine céphalique, plonge avec elle dans l'espace celluleux qui sépare le deltoïde du grand pectoral et se jette dans un ganglion sous-claviculaire.

B. *Vaisseaux profonds.* — Ils suivent exactement le trajet des vaisseaux sanguins : on compte deux vaisseaux pour chaque artère.

Les vaisseaux qui accompagnent l'arcade radiale naissent des parties profondes de la paume de la main ; ils sont au nombre de deux, l'un qui accompagne l'artère palmaire profonde, l'autre l'artère radio-palmaire. Ces deux vaisseaux se placent à l'avant-bras, l'un au côté externe, l'autre au côté interne de l'artère radiale. Ceux qui accompagnent l'artère cubitale sont au nombre de trois à leur origine, l'un accompagne l'arcade palmaire superficielle, l'autre la branche palmaire profonde, le troisième l'artère dorsale du carpe ; ils se réunissent en deux troncs qui accompagnent l'artère jusqu'au pli du coude. Ces divers troncs se réunissent au pli du bras à ceux qui accompagnent les artères interosseuses et constituent les vaisseaux satellites de l'artère brachiale. M. Dubois a constaté de petits ganglions sur le trajet des lymphatiques profonds de l'avant-bras.

Les vaisseaux profonds du bras sont au nombre de deux ; ils accompagnent l'artère brachiale, rencontrent sur leur trajet deux ou trois ganglions très petits, recoivent les vaisseaux efférents du ganglion sus-épitrochléen et se terminent dans les ganglions axillaires.

2° VAISSEAUX LYMPHATIQUES DE LA PARTIE POSTÉRIEURE DES LOMBES, DU DOS ET DU COU.

Les *vaisseaux des lombes* naissent de la partie inférieure de la région lombaire, se portent obliquement de bas en haut, de dedans en dehors et d'arrière en avant, et se rendent aux ganglions axillaires, s'entrecroisent avec ceux de la partie supérieure des lombes qui vont aux ganglions de l'aine.

Les *vaisseaux du dos* et du *cou* se dirigent de dedans en dehors, les supérieurs de haut en bas, les moyens horizontalement, les inférieurs de bas en haut, gagnent le bord inférieur du grand dorsal et du grand rond sur lesquels ils se réfléchissent pour gagner le creux de l'aisselle.

3° VAISSEAUX LYMPHATIQUES DE LA PARTIE ANTÉRIEURE ET DE LA PARTIE LATÉRALE DU TRONC.

Ils se portent, les latéraux verticalement en haut, les antérieurs qui viennent de la paroi antérieure de la poitrine et de la partie sus-ombilicale de l'abdomen, se dirigent en haut et en dehors, et vont se rendre dans les ganglions axillaires.

4° VAISSEAUX LYMPHATIQUES DE LA MAMELLE.

Les *vaisseaux superficiels* naissent du mamelon et des téguments du sein. Les *profonds*, plus volumineux, viennent des lobules de la glande mammaire, convergent vers le bord postérieur du sein, se réunissent aux vaisseaux superficiels et vont se jeter par un seul tronc dans le plus interne des ganglions axillaires, quelquefois par plusieurs troncs qui se rendent dans des ganglions différents.

VAISSEAUX EFFÉRENTS DES GANGLIONS AXILLAIRES.

Les ganglions axillaires sont réunis entre eux par des vaisseaux efférents de moins en moins nombreux, mais augmentant de volume. Ces divers troncs se réunissent quelquefois en un tronc commun qui se jette à gauche dans le canal thoracique, à droite dans la grande veine lymphatique, ou dans la veine sous-clavière ; d'autres fois il existe deux troncs qui se jettent, l'un dans la sous-clavière, l'autre dans le canal thoracique ou la grande veine lymphatique ; enfin on peut rencontrer un troisième tronc qui se réunit aux vaisseaux efférents des ganglions du cou ; par conséquent aux vaisseaux lymphatiques de la tête et du cou.

SPLANCHNOLOGIE.

La *splanchnologie* est cette partie de l'anatomie qui traite des organes ou viscères qui préparent les principes propres à la conservation de l'individu et des organes destinés à la reproduction de l'espèce.

La splanchnologie comprend donc l'étude de l'*appareil digestif*, de l'*appareil respiratoire*, de l'*appareil urinaire* et de l'*appareil génital*. Nous ne saurions comprendre dans la splanchnologie le *cœur*, qui appartient à l'appareil circulatoire, le *centre nerveux encéphalo-rachidien*, qui appartient, ainsi que les *organes des sens*, à l'appareil de l'innervation.

Nous décrirons successivement les appareils digestif, respiratoire, urinaire, génital de l'homme et de la femme.

APPAREIL DIGESTIF.

L'appareil digestif est formé des organes destinés : à recevoir les boissons et les aliments ; à leur faire subir une préparation qui les rend propres à servir à la nutrition ; à rejeter au dehors la partie non nutritive des aliments. Cet appareil est constitué par un canal offrant plusieurs dilatations, dans lequel les aliments sont reçus et subissent les métamorphoses nécessaires, et auquel sont annexées des glandes qui sécrètent divers liquides qui sont versés dans son intérieur et font subir au bol alimentaire des modifications sans lesquelles l'assimilation ne saurait avoir lieu.

Le canal digestif présente deux orifices : l'un supérieur, la *bouche*, qui reçoit les aliments ; l'autre inférieur, l'*anus*, qui donne passage aux excréments. Il peut être divisé en plusieurs portions, qui sont :

1º La *bouche*, première dilatation du tube digestif, cavité de réception des aliments, séparée du reste du canal par un rétrécissement valvulaire, l'*isthme du gosier*.

2º Un canal musculo-membraneux qui se rétrécit de haut en bas. Ce canal est constitué par le *pharynx* et l'*œsophage*.

3º Une seconde dilatation, l'*estomac*, cavité dans laquelle les aliments subissent un travail particulier appelé *chymification*. Cette cavité est séparée de la partie inférieure du tube digestif par une valvule plus étroite que l'isthme du gosier, la *valvule pylorique*.

4º L'*intestin grêle*, divisé en *duodénum*, *jéjunum*, *iléon*, se rétrécissant de haut en bas. Il est pourvu d'un appareil particulier destiné à puiser dans les matières alimentaires élaborées par l'estomac les matières propres à la nutrition.

5° Une troisième dilatation, le *cæcum*, cavité de réception des matières non assimilables, origine du gros intestin, séparée de l'intestin grêle par une valvule étroite, *valvule de Bauhin*, *valvule iléo-cœcale*.

6° Le *gros intestin*, qui va en se rétrécissant de haut en bas comme tous les autres segments du tube digestif. Il est divisé en *côlon ascendant*, *transverse*, *descendant*, *S iliaque du côlon*, *rectum*. Cette dernière portion du tube digestif se termine à l'*anus*.

D'après cet exposé rapide, on peut voir que le canal digestif se compose de trois portions dictinctes, qui sont :

1.° La *portion ingestive* du canal alimentaire, qui va de la bouche à l'estomac. Cette partie est située au-dessus du diaphragme ; on lui a donné le nom de *sus-diaphragmatique*, par opposition au nom de *sous-diaphragmatique* donné aux deux autres.

2° La *portion digestive*, qui s'étend de l'extrémité inférieure de l'œsophage au cæcum.

3° La *portion éjective*, qui, de la fin de l'intestin grêle, s'étend jusqu'à l'anus.

Nous adopterons cette classification dans la description que nous allons faire de l'appareil digestif.

La longueur du canal digestif a été évaluée à sept ou huit fois celle du corps de l'homme ; ce canal est à peu près rectiligne à sa partie supérieure et à sa partie inférieure ; mais à sa partie moyenne, dans la cavité abdominale, il décrit un grand nombre de circonvolutions ; cette immense longueur a pour but de présenter une plus grande surface à l'absorption des matières nutritives.

Le canal digestif est formé de quatre tuniques sur lesquelles nous aurons occasion de revenir en décrivant chacune des parties qui le composent. Ces tuniques sont, en procédant de dedans en dehors, une *tunique muqueuse*, une *tunique fibreuse*, une *tunique musculeuse*, enfin une *tunique séreuse*. La tunique séreuse n'existe que dans les parties où le canal digestif a besoin d'exécuter des mouvements très étendus : dans les points où ce canal n'exécute que des mouvements plus bornés, la tunique musculeuse est doublée par du tissu cellulaire séreux, lâche : au pharynx et à l'œsophage, par exemple. Enfin, quand les mouvements sont nuls ou à peine sensibles, le tissu cellulaire est plus dense et fait adhérer complètement le tube digestif aux organes environnants : c'est ce que l'on remarque à la bouche et à l'extrémité inférieure du rectum.

Enfin, il est quelques portions du canal alimentaire qui sont en partie recouvertes par la membrane séreuse et doublées dans le reste de leur étendue par du tissu cellulaire plus ou moins lâche, le cæcum, etc. Cette disposition tient à ce que ces parties n'exercent par elles-mêmes que des mouvements très limités. Nous reviendrons d'ailleurs sur cette disposition en décrivant chaque organe en particulier et en étudiant la séreuse abdominale : le *péritoine*, par lequel nous terminerons la description de l'appareil digestif.

PORTION INGESTIVE DU CANAL INTESTINAL.

Cette portion se compose : 1° de la *cavité buccale* et de ses annexes, la *langue*, le *palais*, les *glandes salivaires;* 2° du *voile du
palais* et des *amygdales;* 3° du *pharynx ;* 4° de l'*œsophage.*

CAVITÉ BUCCALE.

La *bouche* est la première cavité de l'appareil digestif; elle est
située à la partie inférieure de la face, au-dessous des fosses nasales;
elle est destinée non-seulement à recevoir les aliments, mais encore à
en apprécier la saveur, et à leur faire subir un commencement d'élabo-
ration par la mastication et l'insalivation; la bouche sert encore à l'articulation des sons.

La cavité buccale présente à considérer une paroi antérieure, formée par les *lèvres;* deux parois latérales, les *joues ;* une paroi supérieure, la *voûte palatine ;* une paroi inférieure formée en grande partie
par la *langue*, une paroi postérieure formée par le *voile du palais ;*
deux orifices, l'un antérieur, c'est l'*ouverture des lèvres;* l'autre,
postérieur, qui fait communiquer la bouche avec le pharynx, est
désigné sous le nom d'*isthme du gosier.*

Les parois antérieure et latérales de la bouche sont doubles : ainsi
les *arcades alvéolaires* et *dentaires*, lorsque la bouche est fermée,
divisent la cavité buccale en deux portions. L'une, antérieure, comprise entre les lèvres et les joues d'une part, et les arcades alvéolaires
et dentaires d'autre part. Cette partie est désignée sous le nom de
vestibule de la bouche. La portion postérieure de la bouche constitue la
cavité buccale proprement dite; elle est en arrière des arcades alvéolaires et dentaires.

Dans la cavité buccale viennent s'ouvrir les orifices des glandes salivaires et des glandules buccales et labiales. Nous allons examiner
successivement ces différentes parties, à l'exception des dents et des
mâchoires qui ont déjà été étudiées. Nous terminerons la description
de cette première partie du tube digestif par celle des glandes salivaires et de leurs conduits excréteurs.

LÈVRES.

Les *lèvres* sont deux voiles musculeux mobiles, verticaux, qui forment la paroi antérieure de la cavité buccale et qui circonscrivent
l'orifice antérieur de cette cavité. Elles sont distinguées en *supérieure*
et *inférieure ;* elles présentent toutes deux une face cutanée, une face
muqueuse, un bord libre et un bord adhérent.

Face antérieure. — *Lèvre supérieure.* — Elle présente sur la ligne
médiane un sillon qui se termine par un petit tubercule, de chaque

43.

côté deux saillies, et en dehors de ces saillies deux surfaces convexes où s'implantent, chez l'homme, les *moustaches,* poils roides dirigés en bas et en dehors.

Lèvre inférieure. — Elle ne présente pas de sillon médian ; les poils qui s'implantent sur la lèvre inférieure sont dirigés directement en bas et occupent la ligne médiane.

Face postérieure. — Elle est tapissée par la muqueuse buccale, en rapport avec les dents et les gencives ; elle présente sur la ligne médiane un petit repli plus saillant à la lèvre supérieure ; c'est le *frein de la lèvre.*

Le *bord adhérent* est limité : pour la lèvre supérieure, par la base du nez ; pour la lèvre inférieure, par un sillon, *sillon mento-labial,* qui la sépare du menton ; latéralement les deux lèvres se continuent avec les joues. La lèvre supérieure est séparée de la joue par un sillon, *sillon naso-labial,* qui part de chaque côté de l'aile du nez et se rend à la commissure.

Le *bord libre* des lèvres est tapissé par un tégument rosé qui tient le milieu entre le tissu cutané et le tissu muqueux. Ce bord est arrondi, légèrement renversé en dehors, présentant pour la lèvre supérieure une petite saillie médiane qu'on a cherché à imiter dans l'opération du bec de lièvre ; pour la lèvre inférieure, une dépression médiane qui répond au mamelon de la lèvre supérieure et deux saillies en dehors de la dépression. Les deux lèvres se réunissent en dehors et forment par leur réunion deux angles ou *commissures.*

L'espace compris entre les bords libres des lèvres est transversal et forme l'*orifice antérieur* de la bouche. Cet orifice est extrêmement variable chez les individus ; il peut être considérablement agrandi ou rétréci par le fait de la contraction des muscles qui meuvent les lèvres.

Structure. — Il entre dans la structure des lèvres une couche cutanée, une couche musculeuse, une couche glanduleuse, une couche muqueuse.

1" *Couche cutanée.* — La peau des lèvres, dense, épaisse, renferme

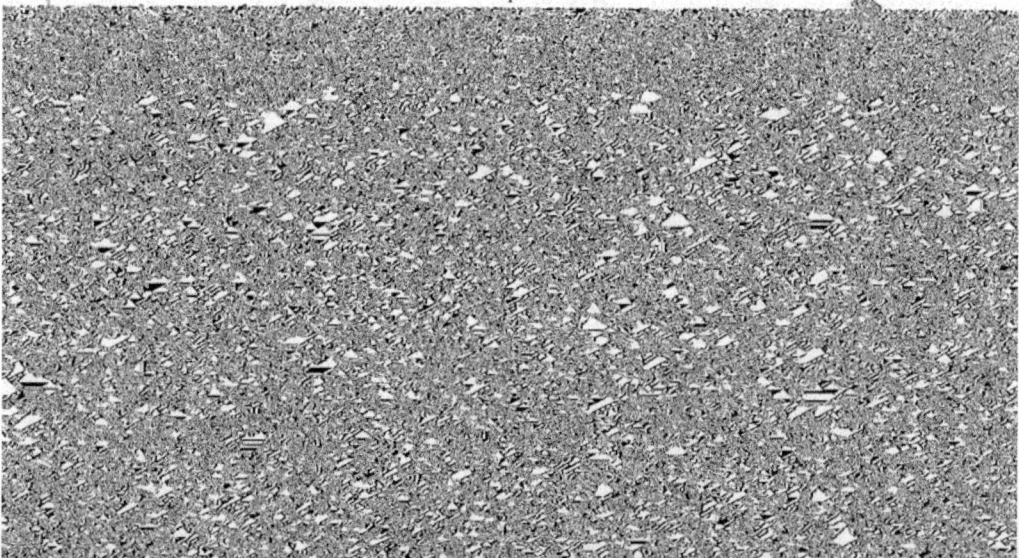

due elle est doublée d'une lamelle très mince de *tissu cellulaire*; elle est recouverte par un épithélium pavimenteux.

Les lèvres ne renferment pas de *tissu fibreux*; la peau, qui est très épaisse et très résistante, en forme la charpente.

Artères. — Les artères des lèvres dont les principales sont sous-musculaires sont fournies : 1° par la faciale, ce sont les coronaires labiales ; 2° par la maxillaire interne, ce sont les buccales, les sous-orbitaires, les alvéolaires supérieures, et la branche terminale de la dentaire inférieure.

Veines. — Les principales branches veineuses rampent sous la peau, ne marchent pas comme les artères de dehors en dedans, mais rayonnent dans tous les sens; leurs anastomoses et leurs terminaisons sont très variables.

Vaisseaux lymphatiques. — Ils se jettent dans les ganglions sous-maxillaires, ceux de la lèvre supérieure dans les ganglions postérieurs, ceux de la lèvre inférieure aux ganglions antérieurs.

Nerfs. — Les rameaux de la cinquième paire sont destinés à la peau, à la muqueuse, aux glandules labiales ; ceux de la septième paire se distribuent aux muscles.

JOUES.

Les *joues* forment les parois latérales de la bouche ; elles sont limitées en dedans par la réflexion de la membrane muqueuse sur les os maxillaires; en haut, par la base de l'orbite; en arrière, par le bord postérieur de la branche de la mâchoire inférieure; en bas, par la partie inférieure du corps de la mâchoire inférieure; en dedans, par le sillon *bucco-labial* qui les sépare des lèvres.

Structure. — 1° La *peau* est très vasculaire ; chez l'homme, elle se recouvre de poils en bas et en arrière.

2° La *couche musculeuse* est constituée : par le peaucier, le masséter en arrière; par l'orbiculaire des paupières en haut; en dedans par le buccinateur et les zygomatiques.

3° La *couche glanduleuse* est formée par les *glandes salivaires buccales*, tout à fait semblables aux glandules salivaires labiales; elles sont moins nombreuses que ces dernières ; deux de ces glandes, *glandes molaires*, plus volumineuses que les autres, sont situées entre le buccinateur et le masséter.

4° La *couche muqueuse* offre les mêmes caractères que la muqueuse labiale avec laquelle elle se continue. Elle présente l'orifice du *canal de Sténon* sur lequel nous reviendrons plus loin.

Entre le buccinateur et le masséter on trouve une *boule adipeuse* très remarquable par son existence constante, même chez les sujets les plus amaigris.

Artères. — Elles viennent de la faciale, de la temporale par la transversale de la face, de la maxillaire interne, par les artères sous-orbitaire, dentaire inférieure, massétérine, alvéolaire.

Veines. — Elles portent le même nom et se rendent dans le plexus veineux de la fosse zygomatique, dans la jugulaire externe et dans la faciale.

Lymphatiques. — Ils se jettent dans les ganglions sous-maxillaires et dans ceux qui sont situés derrière la parotide.

Nerfs. — Ils viennent de la cinquième et de la septième paire.

VOUTE PALATINE.

Elle forme la paroi supérieure de la cavité buccale qu'elle sépare des fosses nasales ; elle est limitée en avant et latéralement par les arcades alvéolaires et les gencives, en arrière par le voile du palais, avec lequel elle se continue.

Elle présente, sur la *ligne médiane*, une saillie considérable chez quelques sujets, et se termine en avant par un tubercule qui correspond au canal palatin antérieur ; sur les côtés, et principalement en avant, elle offre des saillies transversales qui deviennent moins saillantes vers la partie moyenne, et disparaissent complétement en arrière.

Structure. — La voûte palatine est formée par :

1° Un *plan osseux* que nous avons déjà décrit (voy. *Ostéologie*).

2° Une *couche fibro-muqueuse*, très adhérente aux os, très dense, très épaisse surtout en avant. Cependant entre les arcades dentaires et la ligne médiane, elle peut être détachée avec assez de facilité. M. le professeur Nélaton a utilisé cette disposition anatomique pour son procédé d'extirpation des polypes naso-pharyngiens à travers une ouverture taillée dans la voûte palatine. Cette muqueuse est percée d'un grand nombre de pertuis qui donnent passage aux conduits des glandes palatines ; elle est recouverte par un épithélium pavimenteux très épais.

3° Une *couche glanduleuse*. Les *glandules salivaires palatines* sont tout à fait semblables aux glandules labiales et buccales ; elles sont plus nombreuses en arrière qu'en avant et situées sur les parties latérales de la voûte palatine, entre les os et la membrane fibro-muqueuse.

Artères. — Elles sont fournies par la maxillaire interne : ce sont les rameaux palatins postérieurs.

Veines. — Elles portent le même nom que les artères.

Nerfs. — Ils viennent de la cinquième paire : ce sont les nerfs palatins et naso-palatins.

GENCIVES.

On donne ce nom à la portion de membrane muqueuse qui enchâsse les dents et tapisse les arcades alvéolaires.

Les gencives se continuent sans ligne de démarcation distincte avec la muqueuse palatine et avec la muqueuse buccale dont elles diffèrent par la densité et par l'épaisseur.

On peut décrire à cette portion de la membrane muqueuse le trajet suivant : elle tapisse les deux faces des arcades alvéolaires ; arrivée au niveau de l'alvéole, une partie passe entre les dents et se continue avec la gencive de la face opposée, l'autre portion continue son trajet au delà de l'alvéole jusqu'au collet de la dent ; dans ce point elle est mince, festonnée, se réfléchit sur elle-même, se moule sur la racine de la dent, à laquelle elle n'adhère pas, pénètre dans l'alvéole et forme le *périoste alvéolo-dentaire.*

Structure. — La structure des gencives présente beaucoup d'analogie avec celle de la membrane palatine. Ses artères, ses veines, ses nerfs sont les mêmes que ceux qui se distribuent aux dents et à la muqueuse buccale et palatine voisines. Le seul point important que nous ayons à signaler est l'existence de petits follicules situés à leur bord dentelé et qui sécrètent le tartre.

VOILE DU PALAIS.

Préparation. — Pour étudier la face antérieure du voile du palais, l'isthme du gosier, les amygdales, sciez l'os maxillaire inférieur à sa partie moyenne, écartez fortement, en les abaissant, les deux portions osseuses. Nous conseillons de n'étudier la face supérieure du voile du palais et les muscles qui entrent dans sa composition qu'après le pharynx. Pour voir le voile du palais, il suffira de fendre le pharynx par sa partie postérieure ; les muscles seront facilement mis à découvert en enlevant la membrane muqueuse qui les recouvre.

On donne ce nom à une membrane musculo-membraneuse, espèce de valvule qui sépare la cavité buccale du pharynx. L'espace compris entre le bord libre et cette valvule, la base de la langue et les piliers du voile du palais, forme l'orifice postérieur de la cavité buccale et est désigné sous le nom d'*isthme du gosier.*

Le voile du palais est horizontal dans sa partie supérieure ; dans sa partie inférieure, il décrit une courbe à concavité antérieure.

On lui considère :

1° Une *face inférieure, antérieure* ou *buccale*, concave, sur laquelle on trouve un raphé médian qui se continue avec le raphé de la muqueuse palatine ; sur les côtés de ce raphé, on voit un grand nombre de pertuis, orifices des glandes sous-jacentes.

2° Une *face supérieure, postérieure* ou *nasale*, convexe, qui prolonge le plancher des fosses nasales ; elle présente une saillie médiane formée par le muscle palato-staphylin.

3° Un *bord supérieur adhérent*, fixé au bord postérieur de la voûte palatine.

4° Un *bord inférieur libre*, mince, tranchant, qui forme et circonscrit en haut l'isthme du gosier ; sur le milieu de ce bord on trouve un prolongement souvent très considérable, la *luette ;* de chaque côté partent deux replis : l'un, antérieur, *pilier antérieur du voile du palais,* qui de la base de la luette se porte en dehors, en avant et en bas, sur les parties latérales de la langue ; l'autre, postérieur, qui du même point se dirige obliquement en bas, en dehors et en arrière, et se termine sur les côtés du pharynx : c'est le *pilier postérieur du voile du palais.* Ce pilier, plus large que le pilier antérieur, le déborde en dedans.

Les deux piliers, en contact en haut, sont séparés en bas ; l'espace triangulaire compris entre les piliers renferme un amas de follicules désignés sous le nom d'*amygdales.*

Structure. — Le voile du palais est formé par une *membrane fibreuse,* une *couche musculeuse,* une *couche glanduleuse,* une *membrane muqueuse,* des *nerfs* et des *vaisseaux.*

1° *Membrane fibreuse.* — Elle fait suite à la voûte palatine et au tissu fibreux qui prolonge en arrière la cloison et l'orifice postérieur des fosses nasales ; elle s'attache par ses parties latérales à l'aile interne des apophyses ptérygoïdes, en avant elle se perd insensiblement au milieu des muscles ; une bandelette plus épaisse s'étend de l'épine nasale à la partie inférieure de la luette.

Au-dessous de cette aponévrose que l'on peut considérer comme la charpente du voile du palais, on trouve une autre membrane fibreuse qui fait suite à la membrane fibro-muqueuse de la voûte palatine ; entre ces deux lamelles il existe une grande quantité de petites glandes.

2° La *couche musculeuse* est constituée par six paires de muscles : le *palato-staphylin,* les *péristaphylins interne* et *externe,* les *occipito-glosso-* et *pharyngo-staphylins.*

Palato-staphylin.

Petite bandelette musculeuse, cylindrique, étendue de l'épine nasale postérieure, où elle s'insère, à la base de la luette.

Rapports. — Supérieurement avec la muqueuse qui recouvre la face supérieure du voile du palais, inférieurement avec le muscle péristaphylin interne ; en dedans chaque muscle est en rapport avec celui du côté opposé.

Action. — Releveur de la luette.

Péristaphylin interne.

Situé sur les côtés de l'orifice postérieur des fosses nasales et dans l'épaisseur du voile du palais (fig. 124. 6).

Insertions. — Il s'insère à la face inférieure du rocher et au voisinage de la trompe d'Eustachi avec le muscle interne du marteau ; de là ses fibres se portent en bas et en dedans ; arrivé au bord interne du voile du palais, il devient horizontal et s'insère par ses fibres postérieures à la membrane fibreuse du voile du palais ; ses fibres antérieures se confondent avec celles du muscle du côté opposé.

Rapports. — En haut, avec la muqueuse de la face supérieure du voile du palais et le muscle palato-staphylin ; en bas, avec la muqueuse de la face inférieure du voile du palais et le pharyngo-staphylin ; en dehors, avec le péristaphylin externe et le constricteur supérieur du pharynx.

Action. — Il est élévateur du voile du palais.

Péristaphylin externe.

Grêle, aplati, situé en dedans du ptérygoïdien interne en haut, et dans l'épaisseur du voile du palais en bas.

Insertions. — Il s'insère à la fossette scaphoïde de l'aileron interne de l'apophyse ptérygoïde, à la grande aile du sphénoïde et un peu au cartilage de la trompe d'Eustachi ; de là ce muscle se porte verticalement en bas, se réfléchit sur le crochet de l'aile interne de l'apophyse ptérygoïde, puis se dirige horizontalement en dedans et se perd sur la membrane fibreuse du voile du palais.

Rapports. — En dedans avec le péristaphylin interne, en dehors avec le ptérygoïdien interne.

Action. — Il est tenseur du voile du palais.

Occipito-staphylin.

Petit muscle décrit pour la première fois par M. Sappey, formant la partie la plus élevée du constricteur supérieur du pharynx.

Insertions. — En arrière, à l'apophyse basilaire de l'occipital, par l'intermédiaire de la couche fibreuse du pharynx ; en avant il se divise en deux faisceaux, l'un se fixe à l'aile interne et au crochet de l'apophyse ptérygoïde ; l'autre, qui constitue le muscle occipito-staphylin proprement dit, s'insère sur l'aponévrose du voile du palais en dehors et en avant du palato-staphylin, avec lequel il se confond en partie.

Action. — Les muscles occipito-staphylins forment en se contractant un anneau qui rétrécit l'arrière-cavité des fosses nasales déjà rétrécie par la contraction des piliers postérieurs ; c'est donc une espèce de sphincter accessoire. Ils élèvent un peu la partie centrale du voile du palais.

Pharyngo-staphylin.

Il forme le pilier postérieur du voile du palais ; étroit à sa partie moyenne, large à ses extrémités (fig. 124. 7).

Insertions. — Il s'insère en haut à la membrane fibreuse antéro-postérieure qui occupe toute la longueur du voile du palais ; confondues avec celles du côté opposé, ses fibres se réunissent en un fais-

FIG. 124.

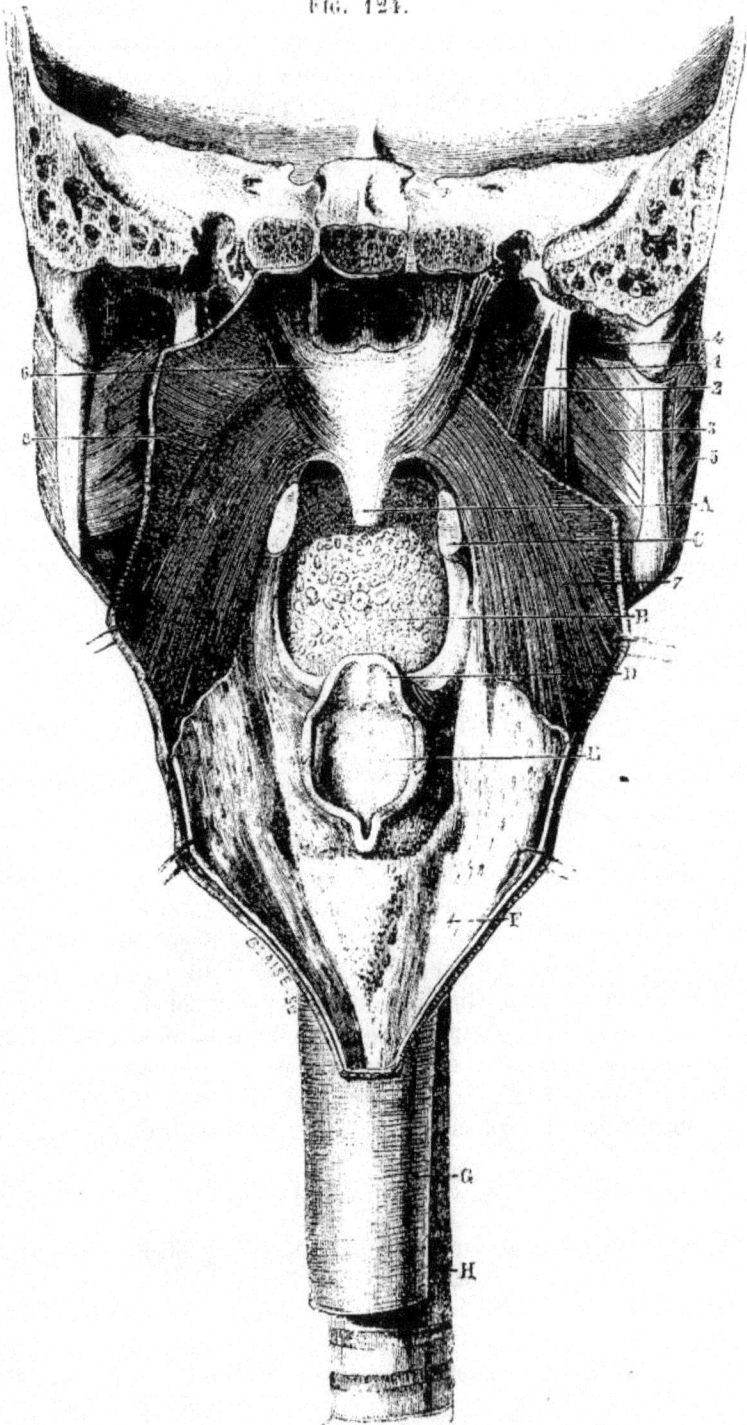

ceau étroit qui se porte directement en bas, s'épanouissent sur les parois du pharynx, et vont s'attacher au bord postérieur du cartilage thyroïde.

Rapports. — Au voile du palais, recouvert en haut par le muscle péristaphylin interne, en bas par la muqueuse du voile du palais; dans sa portion verticale, par la membrane muqueuse; dans sa portion pharyngienne, il est situé entre la muqueuse et les muscles constricteurs du pharynx.

Action. — Il est abaisseur du voile du palais. Lorsque les deux muscles se contractent, ils constituent un sphincter oblique qui sépare la portion du pharynx qui correspond aux fosses nasales de la portion inférieure.

Glosso-staphylin.

Il forme le pilier antérieur du voile du palais; étroit à sa partie moyenne, il est plus large à ses extrémités.

Insertions. — Ses fibres se réunissent supérieurement sur le voile du palais avec celles du muscle précédent; par son extrémité inférieure il se perd sur les côtés de la langue, se confondant avec le muscle stylo-glosse.

Action. — Il est abaisseur du voile du palais et élévateur des parties latérales de la base de la langue. Il est constricteur de l'isthme du gosier.

3° *Couche glanduleuse.* — On trouve au voile du palais deux couches glanduleuses; l'une, supérieure, dont nous avons déjà parlé, placée entre les deux couches fibreuses; l'autre, inférieure, beaucoup plus considérable, recouverte par la membrane muqueuse. Ces glandes sont identiques par leur structure avec les glandules labiales et buccales.

Entre les piliers du voile du palais on trouve un amas de follicules muqueux auxquels on a donné le nom d'*amygdales*.

Amygdales.

Les *amygdales*, ou *tonsilles* (fig. 124, C), sont deux amas de follicules muqueux logés entre les piliers du voile du palais; elles sont ovalaires, dirigées en bas et en avant, longues de 15 millimètres et larges de 7 environ; elles sont susceptibles d'acquérir un volume beaucoup

FIG. 124. — *Pharynx et voile du palais.*

1. Muscle stylo-pharyngien. — 2. M. stylo-hyoïdien. — 3. M. ptérygoïdien interne. — 4. M. ptérygoïdien externe. — 5. M. masséter. — 6. M. péristaphylin interne. — 7. M. pharyngo-staphylin. — 8. M. constricteur moyen du pharynx. — A. Luette. — B. Langue. — C. Amygdales. — D. Épiglotte. — E. Orifice du larynx. — F. Muqueuse du pharynx et de l'œsophage. — G. Œsophage. — H. Trachée-artère.

plus considérable. Leur *face interne* apparaît entre les piliers du voile
du palais ; elle est criblée d'un grand nombre de trous qui sont les orifices des follicules. Leur *face externe* est cachée dans l'espace compris
entre les piliers du voile du palais et le constricteur supérieur du
pharynx.

Rapports. — En avant, avec le pilier antérieur ; en arrière, avec le
pilier postérieur ; en dedans, elles répondent à l'isthme du gosier, en
dehors au constricteur supérieur du pharynx, à l'aponévrose pharyngienne, au muscle stylo-glosse et à la carotide interne, qui en est toutefois éloignée de 12 millimètres environ.

Les *artères* des amygdales sont très nombreuses ; elles viennent de
la pharyngienne inférieure, de la linguale, des palatines.

Les *veines* forment autour de l'organe un plexus, *plexus tonsillaire*,
qui dépend du plexus pharyngien.

Les *nerfs* sont fournis par le lingual et le glosso-pharyngien qui
forment en dehors des amygdales un plexus très remarquable.

4° *Couche muqueuse.* — Le voile du palais est revêtu sur ses deux
faces par une membrane muqueuse ; le feuillet supérieur a tous les caractères de la muqueuse nasale, le feuillet inférieur ceux de la muqueuse buccale. Ces deux membranes se joignent au niveau du bord
libre du voile du palais ; sur la luette, elles se prolongent et s'adossent
à elles-mêmes dans l'espace de 2 à 3 millimètres.

Artères. — Elles viennent de la palatine et des pharyngiennes supérieure et inférieure.

Veines. — Elles forment deux plans : l'un, supérieur, qui se rend
avec les veines postérieures de la membrane pituitaire dans le plexus
de la fosse zygomatique ; l'autre, inférieur, plus considérable, se réunit
aux veines des amygdales et de la base de la langue et se jette dans
la veine jugulaire interne ou dans l'un de ses affluents.

Vaisseaux lymphatiques. — Ils forment deux plexus distincts. Ils
se rendent, les supérieurs aux ganglions situés au niveau de la bifurcation de l'artère carotide, les inférieurs aux ganglions situés sur les parties latérales de l'os hyoïde et du larynx.

Nerfs. — Ils viennent des nerfs palatins et du glosso-pharyngien.

LANGUE.

La *langue* forme la plus grande partie de la paroi inférieure de la
bouche par sa portion fixe ; par sa portion mobile, elle flotte dans la
cavité buccale.

La langue est un organe dont les fonctions sont multiples ; c'est
l'organe essentiel du goût ; elle joue un rôle très actif ; dans la déglutition, dans l'articulation des sons, etc.

La langue peut être comparée à une ellipse dont le grand diamètre
serait antéro-postérieur. Toutefois sa forme est déterminée par l'arcade

parabolique que décrit l'arcade dentaire inférieure. Elle est horizontale dans sa partie antérieure, qui est la plus considérable ; vers sa partie postérieure elle se recourbe brusquement et se porte en arrière et en bas : c'est dans ce point qu'elle présente sa plus grande épaisseur ; vers la pointe son épaisseur est bien moins considérable ; elle va encore en s'amincissant en arrière pour s'attacher à l'os hyoïde.

On considère à la langue une *face supérieure*, une *face inférieure*, deux *bords latéraux*, une *base* et un *sommet*.

Face supérieure. — Elle est inégale, raboteuse, libre dans toute son étendue. Les inégalités qu'on remarque sont :

1° Des *plis*, saillants surtout à la face postérieure et sur les bords de la langue ; sur la partie moyenne on remarque un sillon longitudinal très considérable chez quelques sujets.

2° Des *papilles* extrêmement nombreuses ; elles recouvrent toute la face dorsale de la langue. On en décrit plusieurs espèces ; ce sont :

A. Les *grosses papilles*, situées à la base et disposées sur deux séries linéaires, obliques, qui se touchent par leur extrémité et représentent un V dont la pointe regarde en arrière ; au nombre de seize à vingt, elles ont la forme d'un cône tronqué, libre par sa base, adhérent par son sommet, d'où le nom de *papilles à tête* qui leur a été donné par Boyer ; elles sont entourées d'une rigole circulaire, c'est ce qui les a fait désigner par M. Cruveilhier sous le nom de *papilles caliciformes* (fig. 125, D).

A la réunion des deux branches du V, on trouve une papille moins développée logée dans une cupule beaucoup plus profonde que les autres. Cette petite cavité est désignée sous le nom de *foramen cæcum de Morgagni*.

B. Les *petites papilles* sont divisées en *fongiformes, corolliformes, filiformes* et *coniques* ; ces dernières sont les plus nombreuses. Ces diverses papilles sont disséminées sur la surface de la langue (fig. 125, E, F). Enfin M. Sappey a décrit et figuré des *papilles hémisphériques* encore plus petites que les précédentes ; on les rencontre entre les papilles fongiformes et corolliformes dans les sillons qui les séparent.

3° Les *glandes*. En arrière des papilles caliciformes on trouve un assez grand nombre de glandes, *glandes sous-muqueuses*, disposées en forme de V concentrique au V des papilles caliciformes (fig. 125, C). On trouve des *glandes intermusculaires* qui commencent en arrière au niveau des glandes sous-muqueuses et qui se prolongent de chaque côté jusqu'au voisinage de la pointe de la langue.

Face inférieure. — La face inférieure de la langue n'est libre que dans son tiers antérieur ; ses deux tiers postérieurs sont occupés par les muscles qui la fixent aux parties voisines. Sur la portion libre de la face inférieure on remarque un sillon médian occupé en arrière par un repli muqueux, le *frein de la langue* ou *filet* ; de chaque côté du sillon on voit la saillie des muscles linguaux et deux saillies bleuâtres formées par les veines ranines.

Les *bords* vont en augmentant d'épaisseur de la pointe vers la base
de la langue; les papilles se rencontrent dans toute la moitié supérieure de ces bords.

La *base* est fixée à l'os hyoïde.

La *pointe* conserve souvent les traces du sillon médian des faces
supérieure et inférieure.

Structure. — La langue est formée : 1° de muscles intrinsèques et
extrinsèques qui s'attachent sur des parties fibreuses et cartilagineuses formant, avec l'os hyoïde, la charpente de l'organe ; 2° d'une
membrane muqueuse ; 3° de vaisseaux et de nerfs.

Charpente de la langue.

L'os hyoïde, que nous avons déjà décrit, donne attache par sa lèvre
postérieure à une membrane fibreuse, *membrane hyo-glossienne*, sur
laquelle s'implantent les fibres de la langue.

Sur la ligne médiane, on trouve une petite lame fibreuse verticale,
plus épaisse en arrière qu'en avant, située entre les génio-glosses, et

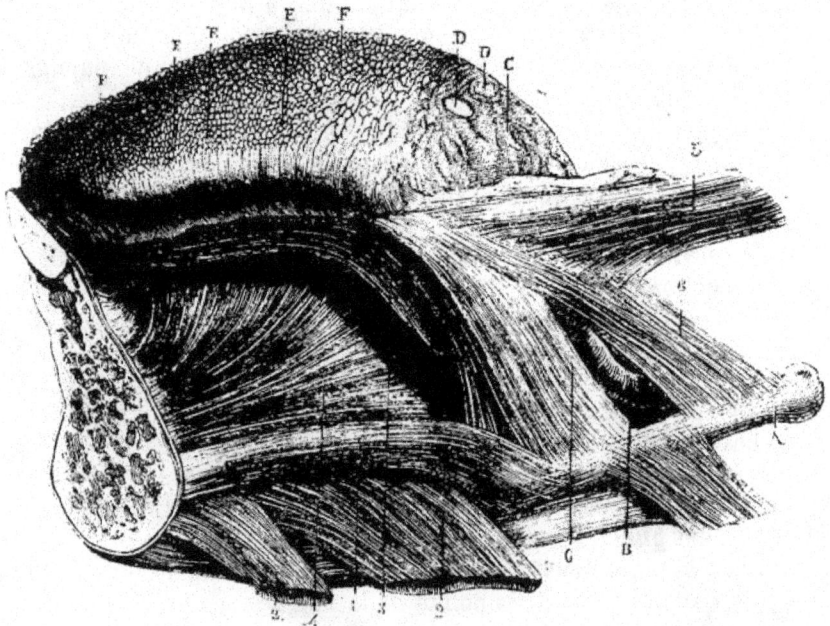

FIG. 125. — *Langue.*

A. Os hyoïde. — B. Artère linguale. — C. Glandules de la base de la langue. —
D,D. Papilles caliciformes. — E,E,E. Papilles fungiformes. — F,F. Papilles
filiformes. — 1. Muscle génio-hyoïdien. — 2,2. M. mylo-hyoïdien. — 3. M. lingual profond ou inférieur. — 4. M. génio-glosse. — 5. M. stylo-glosse. —
6,6. M. hyo-glosse.

donnant, par ses deux faces, attache à des fibres musculaires. Cette membrane a été décrite par Blandin sous le nom de *fibro-cartilage médian de la langue*.

Enfin le *derme* de la membrane muqueuse de la langue est extrèmement épais; il adhère au tissu musculaire et peut être également considéré comme faisant partie de la charpente de la langue.

Muscles de la langue.

Ces muscles sont intrinsèques, ce sont les muscles linguaux, et extrinsèques, les stylo-glosse, hyoglosse et génio-glosse; trois muscles enfin partant des organes avec lesquels la langue est en connexion, ce sont le pharyngo-glosse, le palato-glosse, ou glosso-taphylin déjà décrit avec le voile du palais, enfin l'amygdalo-glosse.

Muscle lingual.

On désigne sous le nom de *muscle lingual* un grand nombre de fibres musculaires qui s'entrecroisent avec les muscles extrinsèques de la langue.

Gerdy, qui a disséqué et décrit avec beaucoup de soin les muscles de la langue, signale :

1º Un muscle *lingual superficiel*, *lingual supérieur*, qui recouvre la face supérieure et les bords de la langue, adhère fortement au derme de la muqueuse sur laquelle il se fixe ; en arrière, ce muscle s'attache au tissu fibreux jaune qui a été signalé à la base de la langue.

2º Deux *linguaux profonds* placés entre les hyo-glosses et les génioglosses et qui se fixent en arrière au tissu jaune. M. Cruveilhier désigne ce faisceau sous le nom de *lingual inférieur* (fig. 125. 3).

3º Des *linguaux transverses*, placés sous le lingual superficiel; traversant toute la longueur de la langue, passant entre les fibres latérales du lingual superficiel, qu'ils croisent à angle droit.

D'après M. Cruveilhier, le muscle *lingual des auteurs* est un petit faisceau musculaire couché le long de la face inférieure de la langue entre le stylo-glosse et l'hyo-glosse ; il naît en arrière de l'os hyoïde, se dirige d'arrière en avant avec les fibres transversales du styloglosse et du génio-glosse, puis redevient libre antérieurement et se termine à la pointe de la langue, en s'unissant aux fibres antérieures du stylo-glosse.

Le lingual raccourcit la langue et abaisse sa pointe.

Stylo-glosse.

Petit muscle grêle (fig. 125. 5) qui s'insère en haut à la partie inférieure de l'apophyse styloïde et à l'aponévrose stylo-maxillaire, se porte en bas, en dedans et en avant; parvenu à la base de la langue, il se

44.

divise en deux portions : l'une, antéro-postérieure, qui longe le bord
correspondant de la langue ; l'autre, transverse ou supérieure, qui
s'unit à celui du côté opposé et se confond avec les fibres transverses
de la langue.

Rapports. — En dehors avec la glande parotide, le muscle ptérygoïdien interne, la glande sublinguale, le nerf lingual ; en dedans
avec le stylo-hyoïdien, le constricteur supérieur du pharynx et l'hyo-
glosse.

Action. — Il porte la langue en haut, l'élargit et la porte en
arrière.

Hyo-glosse.

Petit muscle quadrilatère (fig. 125. 6) qui s'insère au corps de l'os
hyoïde *basio-glosse*, à la petite corne et à toute la longueur de la
grande corne *cérato-glosse ;* de là ses fibres se portent verticalement
en haut et se terminent sur les côtés de la langue, entre le stylo-
glosse et le lingual ; le cérato-glosse présente souvent un faisceau
accessoire qui naît à l'extrémité de la grande corne de l'os hyoïde, et,
se réunissant au stylo-glosse, arrive jusqu'à la pointe de la langue.

Rapports. — En dehors avec le stylo-glosse, le mylo-hyoïdien, le
digastrique, les nerfs lingual et grand hypoglosse, la glande sublinguale ; en dedans il répond à l'artère linguale, au génio-glosse et au
constricteur moyen du pharynx.

Action. — Il porte la langue en arrière et la rétrécit dans son diamètre transversal.

Génio-glosse.

Le plus volumineux des muscles de la langue, de forme radiée
(fig. 125. 4) ; il s'insère aux apophyses géni supérieures ; de là ses
fibres vont dans diverses directions : les postérieures se portent vers
l'os hyoïde : quelques-unes vont se terminer sur les côtés du pharynx ;
les antérieures, les plus nombreuses, sont destinées à la langue ; les
fibres les plus antérieures de cette portion sont les plus courtes et se
portent à la pointe de l'organe ; les autres se terminent à la face profonde, sur la couche dermique de la muqueuse linguale ; les faisceaux
externes s'infléchissent en dehors et s'implantent à la membrane muqueuse qui recouvre les bords de la langue ; les faisceaux internes
s'entrecroisent sur la ligne médiane avec ceux du côté opposé, de
telle sorte que les fibres du côté droit passent dans la moitié gauche
de la langue, et réciproquement.

Rapports. — En dehors, avec la glande sublinguale et les autres
muscles de la langue ; en dedans avec son congénère.

Action. — Il porte la langue hors de la bouche par ses fibres postérieures ; par ses fibres antérieures il ramène la langue dans la cavité
buccale.

Pharyngo-glosse.

On donne ce nom aux fibres musculaires, que le constricteur supérieur du pharynx envoie à la langue. Ce faisceau, d'abord situé entre l'amygdale de la glosse et le stylo-glosse, arrive au niveau du bord postérieur de l'hyo-glosse et se réunit partie au stylo-glosse, partie au génio-glosse et au lingual inférieur.

Amygdalo-glosse.

M. Broca a décrit et figuré (1) ce cinquième muscle extrinsèque de la langue. Ce faisceau musculaire, qu'on met facilement à découvert en enlevant la membrane muqueuse qui existe entre le bord inférieur de l'amygdale et la partie correspondante du bord de la langue, se compose : en dedans, de fibres transversales qui pénètrent dans la langue au-dessous du muscle lingual superficiel, et peuvent être suivies jusque sur la ligne médiane où elles s'entrecroisent avec le muscle du côté opposé ; en dehors, de fibres verticales qui remontent le long de la face externe de l'amygdale. Ce muscle forme donc une anse à concavité tournée en haut et en avant.

Rapports. — Par sa face concave et supérieure avec l'amygdale, la muqueuse buccale et le muscle lingual superficiel ; par sa face convexe et inférieure, dans sa partie interne et horizontale avec les fibres propres de la langue, dans sa partie externe ou verticale avec les fibres du constricteur supérieur du pharynx qui se jettent dans la langue, se confondant en partie avec le génio-glosse, fibres dont on a fait un muscle particulier sous le nom de *pharyngo-glosse* et que nous avons décrit plus haut ; ses bords antérieur et postérieur sont séparés par un espace celluleux de 3 à 4 millimètres, le premier du glosso-staphylin, le second du pharyngo-staphylin.

Action. — Il est élévateur de la base de la langue et constricteur de l'isthme du gosier.

Il existe un sixième muscle extrinsèque de la langue, c'est le *glosso-staphylin*, pilier antérieur du voile du palais que nous avons décrit plus haut.

Membrane muqueuse. — La muqueuse de la langue est très mince dans toute sa partie non papillaire ; dans sa partie papillaire elle est doublée d'une lame épidermique cornée très épaisse qui forme à chaque papille une espèce d'étui.

Artères — Elles sont fournies par l'artère linguale.

Veines — Les veines profondes suivent le trajet de l'artère linguale

(1) Bonamy, Broca et Beau, *Atlas d'anatomie descriptive*, t. III, pl. VII *bis*.

et portent le même nom qu'elles ; les veines superficielles, *veines ra-nines*, peuvent être facilement aperçues sur la face inférieure de la langue.

Vaisseaux lymphatiques. — Ils sont très multipliés et vont se rendre dans les ganglions de la partie latérale et moyenne du cou.

Nerfs. — Le nerf grand hypoglosse est destiné aux muscles de la langue ; le nerf lingual, le glosso-pharyngien, sont destinés à la membrane muqueuse ; la corde du tympan se rend selon certains auteurs à la muqueuse et suivant d'autres au tissu musculaire de la portion anté-rieure de la langue ; le nerf laryngé supérieur envoie un petit rameau à la langue, enfin la langue reçoit encore des filets du grand sympa-thique qui viennent du plexus carotidien et accompagnent l'artère linguale.

Fleischmann a décrit entre la muqueuse linguale et les muscles de la langue près du frein deux petites bourses séreuses plus développées chez le vieillard et chez l'adulte que chez l'enfant.

GLANDES SALIVAIRES.

Autour de la mâchoire inférieure se trouvent de chaque côté trois *glandes salivaires* destinées à sécréter un liquide transparent désigné sous le nom de *salive*. Ces trois glandes sont : 1° la *parotide*, 2° la *sous-maxillaire*, 3° la *sublinguale*.

PAROTIDE.

La *parotide* est la plus volumineuse des glandes salivaires ; elle est située dans une excavation, *excavation parotidienne*, limitée en avant par l'os maxillaire inférieur, en arrière par l'apophyse mastoïde, en haut par le conduit auditif externe ; sur la partie antérieure de la joue, entre l'arcade zygomatique et le canal de Sténon, on rencontre une petite glande complémentaire de volume variable, dont le con-duit excréteur ne s'ouvre pas isolément dans la bouche, mais bien dans le *canal de Sténon*.

Rapports. — Outre l'enveloppe fibreuse qui l'environne de toute part, la glande parotide est en rapport : en avant avec la branche de la mâchoire inférieure, les muscles ptérygoïdien interne et masséter, sur la face antérieure duquel elle se prolonge ; en arrière avec le con-duit auditif externe, l'apophyse mastoïde, le ventre postérieur du digastrique, le muscle sterno-cléido-mastoïdien ; un tissu cellulaire très dense la réunit à ces divers organes ; en haut avec l'extrémité postérieure de l'arcade zygomatique et l'articulation temporo-maxil-laire ; en bas, elle est séparée de la glande sous-maxillaire par une cloison fibreuse très résistante ; en dedans elle est très mince et répond à l'apophyse styloïde, aux muscles et aux ligaments qui s'insèrent à cette apophyse ; en dehors elle répond par sa face externe, qui est la plus large, à la peau, dont elle est séparée par l'aponévrose parotidienne.

Les rapports de la parotide avec les nerfs et les vaisseaux sont extrèmement importants : ainsi elle est traversée par le nerf facial qui à sa sortie du trou stylo-mastoïdien est derrière cette glande ; par la branche auriculo-temporale et par le nerf auriculaire du plexus cervical. La carotide externe répond à sa face interne, qui est creusée d'un demi-canal et même d'un canal entier pour la recevoir ; elle est également traversée par l'artère temporale, la transversale de la face, les artères auriculaires antérieures et par une veine qui établit une communication entre la jugulaire externe et la jugulaire interne.

Structure. — La glande parotide appartient à la classe des *glandes dites en grappe;* elle est formée d'un grand nombre de vésicules glandulaires. La réunion d'un certain nombre de ces granulations constitue un lobule ; chaque lobule se trouve séparé du lobule voisin par une cloison cellulo-fibreuse qui s'attache à la face interne de la membrane fibreuse d'enveloppe. Un certain nombre de lobules se réunissent et versent leur produit dans un canal plus grand ; l'ensemble de ces lobules forme un lobe ; enfin les canaux des lobes s'ouvrent dans un canal commun, le *canal de Sténon.* D'après cet exposé rapide, on voit que pour déterminer la structure d'une glande, il suffit de déterminer la structure d'une des granulations.

La granulation primitive des glandes en grappe, *acini* de Malpighi, présente une tunique propre pourvue rarement d'une couche de noyaux allongés ; dans son intérieur on rencontre des granules élémentaires, des cytoblastes, des corpuscules de mucus ; elle doit être considérée comme l'extrémité ampullaire d'un canal excréteur. Chaque granulation est pourvue de capillaires artériels et veineux.

Les *artères* qui vont à la parotide sont les artères parotidiennes qui viennent de la carotide externe, et un grand nombre d'autres petites branches qui lui sont fournies par les artères qui la traversent.

Les *veines* portent le même nom et suivent la même direction.

Les *vaisseaux lymphatiques* sont complétement inconnus.

Les *nerfs* viennent du rameau auriculaire du plexus cervical, le nerf facial ne fait que traverser la glande sans lui envoyer de filets.

Canal de Sténon. — Il est formé par la réunion des canaux qui partent des lobes de la glande parotide ; il tire son origine de la partie inférieure de la parotide, sort du bord antérieur de la glande au niveau de sa partie moyenne ; se porte horizontalement en avant, parallèlement à l'arcade zygomatique ; croise à angle droit le muscle masséter. Arrivé au bord antérieur de ce muscle, il se recourbe, se porte en arrière, traverse le buccinateur d'avant en arrière, rampe horizontalement entre ce muscle et la membrane muqueuse dans un trajet de quelques millimètres, et traverse la muqueuse buccale au niveau de l'intervalle qui sépare la première de la seconde grosse molaire.

Ce canal est superficiel au niveau du masséter ; au delà de ce muscle il est séparé de la peau par une grande quantité de graisse ; il est accompagné dans son trajet par une branche considérable de la transversale de la face et par un rameau volumineux du nerf facial.

Le canal de Sténon est formé par une membrane externe fibreuse très forte et par une membrane muqueuse qui communique avec la muqueuse buccale.

GLANDE SOUS-MAXILLAIRE.

Beaucoup moins volumineuse que la parotide, globuleuse, la *glande sous-maxillaire* est située en dedans du corps de la mâchoire inférieure, circonscrite en bas par le muscle digastrique.

Rapports. — Enveloppée dans une loge fibreuse dépendant de l'aponévrose cervicale, elle est en rapport en dehors avec le muscle ptérygoïdien interne et l'os maxillaire inférieur, creusé d'une fossette pour la recevoir quand la tête est fléchie ; quand la tête est renversée, elle n'est séparée de la peau que par le muscle peaucier ; en dedans avec le muscle mylo-hyoïdien, l'hyo-glosse, le nerf grand hypoglosse et le nerf lingual ; en avant elle envoie un petit prolongement au-dessus du muscle mylo-hyoïdien ; en arrière elle est en rapport avec le muscle stylo-glosse.

L'artère faciale se creuse un sillon dans la face postérieure de la glande sous-maxillaire.

Structure. — Elle est identique avec celle de la parotide ; cette glande reçoit ses artères de la faciale ; les veines correspondent aux artères ; ses lymphatiques se rendent aux ganglions cervicaux ; ses nerfs viennent du lingual et du ganglion sous-maxillaire.

Canal de Wharton. — Le canal excréteur de la glande sous-maxillaire est connu sous le nom de *canal de Wharton* ; il est, comme le canal de Sténon, formé par la réunion des petits canaux qui partent des granulations. Il sort de l'extrémité antérieure de la glande ; il se dirige de bas en haut et de dehors en dedans entre les muscles mylohyoïdien et hyo-glosse, puis entre le génio-glosse et la glande sublinguale ; en rapport avec le nerf lingual parvenu au niveau du frein de la langue, il fait un coude pour se porter d'arrière en avant sous la membrane muqueuse, et va s'ouvrir par un orifice extrêmement étroit, sur le côté du frein de la langue, derrière les dents incisives ; ses parois sont très minces ; il est composé de deux membranes comme le canal de Sténon.

GLANDE SUBLINGUALE.

Elle est la moins volumineuse des glandes salivaires ; située dans la fossette sublinguale du maxillaire inférieur, en rapport avec la glande sous-maxillaire qu'elle touche souvent par son extrémité postérieure et dont elle est séparée par le mylo-hyoïdien ; elle est en rapport avec la muqueuse buccale qui recouvre son bord supérieur, sa face externe, sa face interne ; en dedans, elle est en contact avec le génio-glosse, le nerf lingual et le conduit de Wharton.

Sa structure est la même que celle des autres glandes salivaires ; ses artères viennent de la sous-mentale et de la sublinguale ; ses nerfs, du nerf lingual et du ganglion sublingual.

Conduits de Rivinus. — On désigne sous ce nom les conduits excréteurs de la glande sublinguale, petits canaux, au nombre de quatre ou cinq, qui s'ouvrent sur les côtés du frein de la langue.

Canal de Bartholin. — Ce canal marche d'avant en arrière et vient se terminer sur les côtés du frein de la langue à 2 ou 3 millimètres de l'embouchure du canal de Wharton.

PHARYNX.

Préparation. — Étudiez les muscles du pharynx par leur face postérieure, après avoir fait la coupe dite *du pharynx* (voy. p. 214).

Le *pharynx* est un demi-canal musculo-membraneux, long de 10 à 12 centimètres, situé sur la ligne médiane, en avant de la colonne vertébrale, étendu de l'apophyse basilaire à la cinquième vertèbre cervicale, où il se continue avec l'œsophage.

Le pharynx est aplati d'avant en arrière ; il présente transversalement les dimensions suivantes. En haut, dans sa portion nasale, son diamètre, représenté par l'intervalle qui existe entre les ailes internes de l'apophyse ptérygoïde, est de 3 centimètres environ. A sa portion buccale dans l'état de distension, il est à peu près de 6 centimètres ; il est mesuré par l'intervalle qui existe entre les extrémités postérieures des arcades alvéolaires. Dans sa portion inférieure ou laryngienne, le pharynx est plus étroit qu'à sa partie moyenne ; il a 35 millimètres environ. Son diamètre est mesuré par l'espace qui existe entre les grandes cornes de l'os hyoïde, et plus bas les cornes supérieures et intérieures du cartilage thyroïde.

On considère au pharynx une *face externe*, que l'on divise en régions postérieure et latérales ; une *face interne*, qui présente surtout à remarquer ses orifices de communication avec les cavités environnantes.

1° *Face externe.* — En rapport, en arrière, avec la colonne vertébrale dont elle est séparée par les muscles droits antérieurs de la tête et long du cou. Une couche de tissu cellulaire très lâche facilite les glissements du pharynx sur l'aponévrose d'enveloppe de ces muscles. Latéralement, en rapport, en haut, avec la carotide et la jugulaire internes, les nerfs glosso-pharyngien, pneumogastrique, spinal, grand hypoglosse, grand sympathique, le sommet de la parotide, l'apophyse styloïde et les muscles styliens ; en bas, avec le pneumogastrique, le grand sympathique, la carotide externe et ses branches.

2° *Face interne*. — Elle présente, en avant, des orifices de communication : 1° avec les fosses nasales ; 2° avec la cavité buccale par l'isthme du gosier : ces deux orifices sont séparés par la face postérieure et supérieure du voile du palais ; 3° avec le larynx : cet orifice est fermé dans la déglutition par l'épiglotte. Latéralement et en haut, on trouve l'orifice des trompes d'Eustache renflées en bourrelet et situées sur les côtés de l'orifice postérieur des fosses nasales.

La *paroi supérieure* du pharynx est formée par l'apophyse basilaire ; son *extrémité inférieure* se confond avec l'extrémité supérieure de l'œsophage.

Structure. — Le pharynx est constitué par : 1° une membrane fibreuse ; 2° des muscles ; 3° une membrane muqueuse ; 4° des vaisseaux et des nerfs.

Membrane fibreuse.

La couche fibreuse du pharynx est formée par :

1° L'*aponévrose céphalo-pharyngienne*, qui s'insère en haut à l'apophyse basilaire, et sur les côtés, au rocher et à la trompe d'Eustachi ; cette aponévrose descend verticalement en bas et forme la charpente de la paroi postérieure du pharynx ; elle donne attache aux muscles constricteurs du pharynx.

2° L'*aponévrose pétro-pharyngienne*, qui forme la charpente latérale du pharynx, s'insère en haut au rocher, se réunit en dedans à l'aponévrose céphalo-pharyngienne ; en dehors elle s'implante dans la fosse ptérygoïde, entre les deux ptérygoïdiens ; de ce point envoie un prolongement qui s'insère à l'os maxillaire inférieur, et donne attache aux fibres du muscle buccinateur : cette portion fibreuse est désignée sous le nom d'*aponévrose buccinato-pharyngienne*. Enfin, une dernière portion de l'aponévrose pétro-pharyngienne descend verticalement en bas jusqu'au bord supérieur de l'os hyoïde.

Il ne faut pas croire que ces aponévroses soient distinctes, c'est pour nous conformer à l'usage que nous les avons décrites isolément, elles forment un tout parfaitement complet, lequel constitue la charpente fibreuse du pharynx.

Couche musculeuse.

La couche musculeuse est composée de trois muscles intrinsèques : les trois constricteurs supérieur, moyen et inférieur, superposés et imbriqués à la manière des tuiles d'un toit ; deux muscles extrinsèques, le stylo-pharyngien, et le pharyngo-staphylin.

Constricteur inférieur du pharynx.

Le plus épais, le plus inférieur et le plus postérieur des muscles du pharynx (fig. 74. 17).

Insertions. — Il s'insère sur les parties latérales du cartilage cricoïde, entre le muscle crico-thyroïdien et le muscle crico-aryténoïdien, à la ligne oblique du cartilage thyroïde, à la surface qui est en arrière de cette ligne, aux bords supérieur et postérieur et aux petites cornes de ce cartilage. De là, ses fibres se dirigent, les inférieures horizontalement, les autres d'autant plus obliques qu'elles sont plus supérieures, et se terminent sur un raphé médian en s'entrecroisant avec celles du muscle du côté opposé ; elles s'élèvent jusqu'à la partie moyenne du pharynx.

Rapports. — En arrière, avec le tissu cellulaire qui le sépare de la colonne vertébrale ; latéralement, avec le muscle sterno-thyroïdien et le corps thyroïde ; en avant, avec la muqueuse pharyngienne, le constricteur moyen, les muscles stylo-pharyngien et pharyngo-staphylin. C'est au-dessous du bord inférieur de ce muscle que passe le nerf récurrent, et au-dessus de son bord supérieur que s'engage le nerf laryngé supérieur.

Constricteur moyen du pharynx.

Situé à la partie moyenne du pharynx, triangulaire (fig. 74. 14, et fig. 124. 8).

Insertions. — Il s'insère à la face supérieure de la grande corne, à la petite corne de l'os hyoïde et à la partie inférieure du ligament stylo-hyoïdien ; de là ses fibres se portent : les inférieures de haut en bas, les moyennes transversalement, les supérieures de bas en haut, jusqu'à la partie supérieure du pharynx ; toutefois ses fibres n'arrivent jamais jusqu'à l'apophyse basilaire et vont se terminer sur un raphé médian en s'entrecroisant avec le muscle du côté opposé.

Rapports. — En arrière, avec le tissu cellulaire qui le sépare des muscles de la région prévertébrale ; inférieurement, avec le constricteur inférieur ; en avant avec la muqueuse du pharynx, le constricteur supérieur, le pharyngo-staphylin et le stylo-pharyngien qui pénètre dans le pharynx au niveau de son bord supérieur, et le sépare ainsi du constricteur supérieur.

Constricteur supérieur du pharynx.

Quadrilatère, situé à la partie supérieure du pharynx (fig. 74. 10).

Insertions. — Il s'insère latéralement au tiers inférieur de l'aileron interne de l'apophyse ptérygoïde et au crochet qui la termine, à l'aponévrose buccinato-pharyngienne, et à l'extrémité postérieure de la ligne mylo-hyoïdienne ; de là ses fibres se portent d'avant en arrière

et de dehors en dedans, et vont se fixer à l'aponévrose céphalo-pharyngienne.

Rapports. — En arrière, avec le muscle précédent et la région
prévertébrale ; latéralement, il offre les mêmes rapports que le pharynx ;
antérieurement, il est en contact avec la muqueuse pharyngienne.

Action des trois muscles constricteurs. — Ces trois muscles, ainsi
que leur nom l'indique, sont constricteurs, en rapprochant les parois
antérieures et latérales de la paroi postérieure ; ils sont encore élévateurs du pharynx.

Stylo-pharyngien.

Petit muscle plus large en bas qu'en haut (fig. 124. 1), qui s'insère à la base de l'apophyse styloïde, qui, de là, se porte en bas et en
dedans, passe sur la face antérieure de la paroi musculaire du pharynx, entre le constricteur supérieur et le constricteur moyen, et
s'épanouit entre les constricteurs et la membrane muqueuse. Ses
fibres inférieures descendent verticalement en bas et s'attachent au
bord postérieur du cartilage thyroïde.

Rapports. — En haut et en dehors, avec le muscle stylo-glosse,
l'artère carotide externe, la glande parotide, le nerf glosso-pharyngien ; en haut et en dedans, avec l'artère carotide interne et la veine
jugulaire interne. Dans l'*épaisseur du pharynx*, il est en rapport, en
arrière, avec le constricteur moyen ; en avant, avec le constricteur
supérieur et le pharyngo-staphylin.

Il est dilatateur et élévateur du pharynx.

Le muscle *pharyngo-staphylin*, ou pilier postérieur du voile du
palais, a été déjà décrit plus haut.

On a décrit comme muscles particuliers du pharynx de petits faisceaux dont l'existence n'est pas constante, et qui paraissent être une
dépendance du muscle constricteur supérieur du pharynx, et du pharyngo-staphylin. Nous ne nous y arrêterons point.

Membrane muqueuse.

La membrane muqueuse du pharynx se continue avec la muqueuse
des fosses nasales, de la trompe d'Eustache, celle de la cavité buccale
et du larynx. Supérieurement, dans la portion nasale du pharynx,
la membrane muqueuse est épaisse, résistante comme celle des fosses
nasales ; dans sa portion buccale, elle présente les caractères de la
muqueuse buccale. Plus bas, la muqueuse pharyngienne est pâle, peu
adhérente aux parties qu'elle recouvre.

Au-dessous de cette membrane, on trouve une couche de glandules
plus abondantes en haut qu'à la partie inférieure.

La membrane muqueuse est tapissée par un épithélium pavimenteux facile à détacher.

Artères. — Elles sont fournies par la pharyngienne supérieure, branche de la maxillaire interne ; par la pharyngienne inférieure, branche de la carotide externe, et par quelques rameaux qui viennent de la sphéno-palatine et de la thyroïdienne supérieure.

Veines. — Elles vont se jeter dans la jugulaire interne et la thyroïdienne supérieure.

Vaisseaux lymphatiques. — Ils sont très nombreux et donnent naissance à deux groupes, l'un supérieur et externe, l'autre inférieur et interne, qui se jettent le premier dans le gros ganglion qui repose sur la partie la plus élevée du constricteur supérieur du pharynx ; le second dans les ganglions situés au-devant de la bifurcation de l'artère carotide primitive.

Nerfs. — Ils viennent : 1° des rameaux pharyngiens du spinal ; ces nerfs sont destinés à la couche musculaire ; 2° du glosso-pharyngien destiné à la membrane muqueuse ; 3° du grand sympathique ; 4° quelques rameaux viennent du nerf récurrent, branche du pneumogastrique ; 5° du ganglion sphéno-palatin.

Le pharynx est un des principaux organes de la déglutition ; par sa portion sus-laryngienne, il donne passage à l'air, il sert donc à la respiration. Par ses alternatives de raccourcissement et d'allongement il joue un grand rôle dans les modifications des sons.

ŒSOPHAGE.

L'*œsophage* est un tube musculo-membraneux, cylindrique, qui s'étend du pharynx à l'estomac. Situé en avant de la colonne vertébrale, il est étendu de la cinquième vertèbre cervicale à la neuvième dorsale ; sa longueur, mesurée par cet espace, est donc variable suivant les individus ; son calibre, de 25 millimètres environ. L'œsophage est situé sur la ligne médiane à sa partie supérieure ; il s'incline un peu à gauche à la région cervicale, puis à droite à la partie supérieure du thorax, se replace sur la ligne médiane et se dévie une seconde fois à gauche en traversant le diaphragme.

On lui considère une surface extérieure et une surface intérieure.

Rapports. — 1° *Au cou*, en avant avec la trachée, qu'il déborde un peu à gauche ; en avant et à gauche il est en rapport avec le sterno-thyroïdien, le nerf récurrent gauche, le corps thyroïde, les vaisseaux thyroïdiens ; en arrière, avec la colonne vertébrale dont il est séparé par un tissu cellulaire lâche ; latéralement, avec les artères carotides primitive et jugulaire interne ; ses rapports sont plus médiats à gauche qu'à droite. Le nerf récurrent droit est un peu en arrière de l'œsophage.

2° *Dans le thorax*, en avant avec la bifurcation de la trachée, la bronche gauche, la crosse de l'aorte, le péricarde qui le sépare de la base et de la face postérieure du cœur ; en arrière, avec la colonne vertébrale dont il est séparé par du tissu cellulaire lâche, avec le canal

thoracique qui, d'abord placé à droite, le croise à sa partie supérieure
pour se porter à gauche, avec la.veine azygos, qui se place en arrière ;
enfin tout à fait à sa partie inférieure avec l'aorte ; latéralement à
gauche, avec l'aorte thoracique ; de chaque côté avec le nerf pneumogastrique ; le nerf du côté gauche est à la partie inférieure de la poitrine en avant, celui du côté droit en arrière ; enfin il est.en rapport
avec les deux poumons, dont il est séparé par la plèvre, l'œsophage
se trouvant dans le médiastin postérieur.

3" *Dans l'abdomen*, au-dessous de l'ouverture œsophagienne du
diaphragme, l'œsophage est enveloppé par le péritoine et est en rapport, en avant avec le lobe gauche du foie, en arrière avec le lobule
de Spigel. Nous devons faire remarquer que la portion abdominale de
l'œsophage est extrêmement courte.

Surface interne. — Formée par la membrane muqueuse, elle est
pâle et présente un grand nombre de plis verticaux.

Structure. — L'œsophage est constitué par une tunique musculeuse, une fibreuse, une muqueuse.

Membrane musculeuse. — Épaisse de 2 à 3 millimètres, elle se
compose de deux couches superposées, l'une externe longitudinale,
l'autre interne circulaire.

Les *fibres longitudinales* forment à la partie supérieure de l'œsophage trois faisceaux : deux latéraux, qui sortent à droite et à gauche
du constricteur inférieur du pharynx ; un antérieur, qui naît de la
face postérieure du cartilage cricoïde ; après un trajet de 5 à 6 centimètres, ces trois faisceaux se réunissent, entourent l'œsophage jusqu'à son extrémité, s'étalent en rayonnant sur le cardia et se continuent manifestement avec les fibres longitudinales de l'estomac.

Les *fibres circulaires* sont transversales. Huschke admet des fibres
disposées en spirale à la partie moyenne de l'œsophage.

Tunique fibreuse, fibro-celluleuse. — Elle est très mince et adhère
intimement à la membrane musculeuse.

Tunique muqueuse. — Elle est très épaisse ; unie faiblement à la
tunique fibreuse par du tissu cellulaire lâche, elle présente des plis
longitudinaux que nous avons déjà signalés, et des rides transversales
dues à la contraction des fibres musculaires.

La face adhérente de la muqueuse est soulevée par un grand nombre
de glandules œsophagiennes, glandes en grappe situées dans l'épaisseur de la couche fibro-celluleuse. La face libre est recouverte par un
feuillet épithélial pavimenteux très épais, qui semble se terminer au
cardia par un bord dentelé.

Artères. — Elles sont fournies par la thyroïdienne inférieure, les
bronchiques, les intercostales, la coronaire stomachique, les diaphragmatiques inférieures, et enfin les œsophagiennes, qui viennent directement de l'aorte thoracique.

Veines. — Elles vont se rendre dans les veines qui correspondent
aux artères que nous venons de nommer et à la veine azygos.

Vaisseaux lymphatiques. — Ils sont très nombreux, les troncs qui en naissent sont très remarquables par la longueur de leur trajet.

Nerfs. — Ils viennent des *plexus œsophagiens*, formés en grande partie par le pneumogastrique et par des filets qui viennent du grand sympathique.

PORTION DIGESTIVE DU CANAL ALIMENTAIRE.

Elle se compose de l'*estomac*, de la *valvule pylorique*, de l'*intestin grêle*.

ESTOMAC.

L'*estomac* est une vaste poche musculo-membraneuse située entre l'œsophage et le duodénum : c'est dans cette poche que s'amassent les aliments et qu'ils y subissent le travail de la chymification.

Cet organe est situé dans l'hypochondre gauche qu'il remplit presque entièrement ; il occupe encore la région épigastrique et s'avance un peu dans l'hypochondre droit ; il est maintenu en place par l'œsophage et le duodénum avec lesquels il se continue et par des feuillets séreux qui de l'estomac se rendent au foie et à la rate, *épiploons gastro-hépatique, gastro-splénique.*

Il est dirigé de haut en bas, de gauche à droite et d'avant en arrière. Il a une forme qui l'a fait comparer à une cornemuse ou à un cône recourbé sur lui-même.

Nous lui décrirons une *surface extérieure* et une *surface intérieure.*

Surface extérieure. — Elle présente une *face antérieure*, une *face postérieure*, une *grande courbure* ou *bord convexe*, une *petite courbure* ou *bord concave*, une *grosse tubérosité*, une *extrémité œsophagienne*, une *extrémité cardiaque.*

Face antérieure (fig. 126. 2). — En rapport avec le diaphragme, le foie, les six dernières côtes gauches, la paroi abdominale ; dans l'état de distension les rapports de l'estomac avec la paroi abdominale sont beaucoup plus étendus et plus immédiats.

Face postérieure. — En rapport avec le mésocôlon transverse, la troisième portion du duodénum, le pancréas, l'aorte et les piliers du diaphragme et médiatement avec la colonne vertébrale.

Grande courbure, bord convexe, bord inférieur. — Il donne attache au grand épiploon ; il est en rapport avec les dernières côtes, la paroi abdominale et le côlon transverse.

Petite courbure, bord concave, bord supérieur. — Ce bord donne attache à l'épiploon gastro-hépatique ; il est en rapport avec l'aorte, les piliers du diaphragme, le tronc cœliaque, le lobule de Spigel, le plexus solaire.

Nous avons examiné les rapports des faces et des bords de l'estomac dans son état de vacuité ; lorsque cet organe est distendu, et surtout

45.

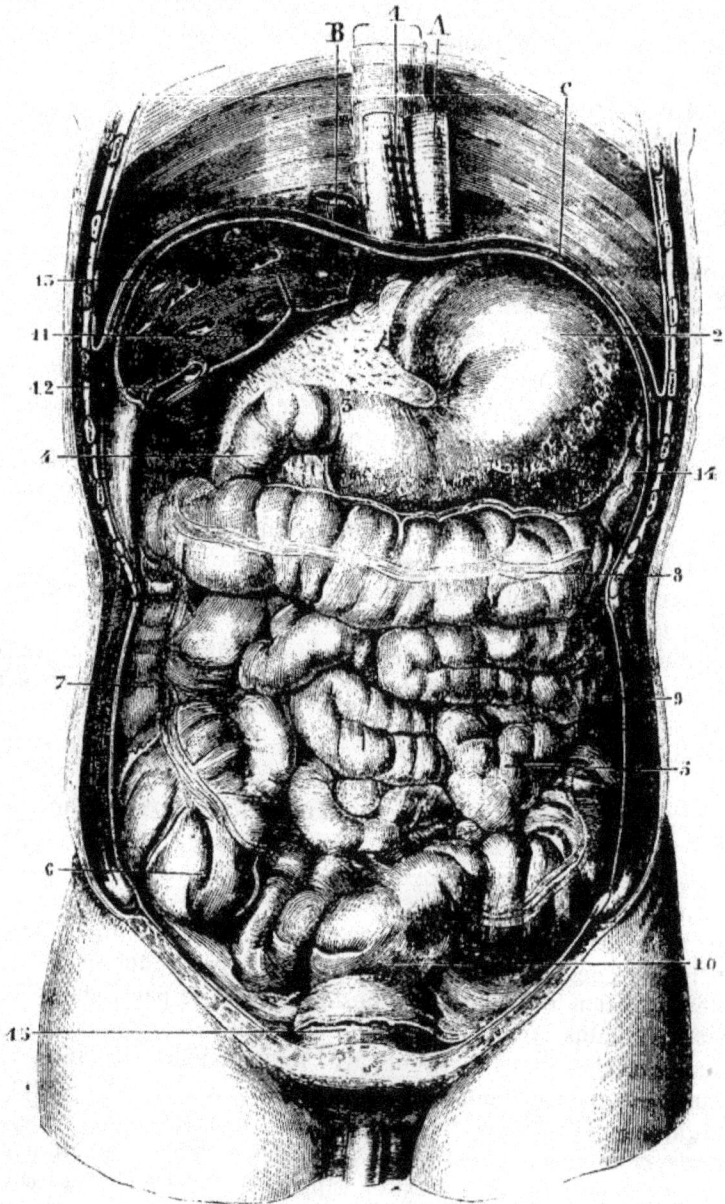

FIG. 126. — *Portion abdominale de l'appareil de la digestion.*
1. Œsophage. — 2. Estomac. — 3. Orifice pylorique de l'estomac. — 4. Duodénum. — 5. Intestin grêle. — 6. Cæcum. — 7. Côlon ascendant. — 8. Côlon
transverse. — 9. Côlon descendant. — 10. Rectum. — 11. Foie. — 12. Vésicule biliaire coupée. — 13. Veines sus-hépatiques adhérentes au tissu du foie.
— 14. Rate. — 15. Vessie, recouverte incomplétement par le péritoine. —
A. Aorte. — B. Veine cave inférieure. — C. Diaphragme et les deux feuillets
séreux qui recouvrent ses deux faces.

lorsque la paroi abdominale a été enlevée, les rapports sont un peu différents : ainsi la face antérieure devient supérieure, la face postérieure devient inférieure, le bord inférieur, ou grande courbure, devient antérieur, et le bord supérieur, ou petite courbure, devient postérieur. L'état de distension fait également varier l'angle d'insertion de l'extrémité cardiaque avec l'œsophage.

Grand cul-de-sac. — Formé par toute la portion située à gauche de l'extrémité cardiaque de l'estomac. Il donne attache à l'épiploon gastro-splénique, remplit l'hypochondre gauche, et est en rapport avec la moitié gauche du diaphragme et avec la rate ; en arrière il répond à l'extrémité gauche du pancréas, au rein et à la capsule surrénale gauche.

Petit cul-de-sac de l'estomac. — On donne ce nom et celui d'*antre du pylore* à une dilatation peu prononcée qu'on remarque à 6 centimètres environ de l'extrémité pylorique, sur la petite courbure de l'estomac, au moment où l'extrémité inférieure se recourbe pour se confondre avec la première portion du duodénum.

Extrémité œsophagienne. — Elle est en rapport avec le lobe gauche du foie en avant, en arrière avec le lobe de Spigel ; cette extrémité est recouverte par le péritoine qui embrasse l'extrémité inférieure de l'œsophage et se replie sur le diaphragme.

Extrémité pylorique. — Elle occupe l'extrémité droite de l'estomac, regarde à droite, en arrière et en haut ; elle est en rapport à droite, avec la vésicule biliaire et le foie, en bas avec le grand épiploon, et avec la tête du pancréas.

Surface intérieure et valvule pylorique. — Cette surface est formée par la membrane muqueuse ; on y remarque un très grand nombre de plis qui s'effacent par la distension ; elle présente d'important à considérer : l'*orifice œsophagien*, l'*orifice duodénal* et la *valvule pylorique*.

L'*orifice œsophagien*, *orifice cardiaque*, *cardia*, regarde directement en haut ; il est très dilatable, ne possède point de valvule ni de muscle sphincter ; il présente des plis radiés qui s'effacent par la distension, et un bord frangé formé par l'épithélium de la muqueuse œsophagienne ; le changement de coloration indique dans ce point la ligne de démarcation qui existe entre les membranes muqueuses de l'œsophage et celle de l'estomac. Cette dernière est beaucoup plus pâle.

L'*orifice duodénal* regarde en arrière et un peu en haut ; beaucoup plus étroit que l'orifice cardiaque, il est peu dilatable ; il présente en outre un repli valvulaire et circulaire formé par la membrane muqueuse de l'estomac et celle du duodénum, et doublé par un cercle musculaire, véritable muscle sphincter dont la contraction rétrécit l'orifice pylorique.

Structure de l'estomac.

L'estomac est formé par quatre tuniques : une *tunique séreuse*, une *musculeuse*, une *fibreuse*, une *muqueuse*.

Tunique séreuse. — Nous reviendrons sur cette tunique séreuse en décrivant le péritoine ; nous dirons ici seulement qu'elle recouvre l'estomac en entier, excepté à l'insertion des épiploons sur la grande et la petite courbure et sur le grand cul-de-sac ; qu'elle est beaucoup moins adhérente au voisinage de l'insertion des épiploons que sur ses faces antérieure et postérieure, enfin que l'estomac se distend en écartant les feuillets qui constituent chaque épiploon.

Tunique musculeuse. — On admet généralement pour la membrane muqueuse de l'estomac trois plans de fibres :

1° Un *plan superficiel,* ou *fibres longitudinales.* Elles sont la continuation des fibres longitudinales de l'œsophage ; au niveau de l'orifice œsophagien elles se recourbent et vont en rayonnant et en diminuant de volume, sur le grand cul-de-sac et sur les deux faces de l'estomac, sur la grande et la petite courbure ; arrivées à l'orifice pylorique, elles se resserrent, la couche musculeuse devient plus épaisse ; elles se continuent avec les fibres longitudinales du duodénum.

D'après M. Noël Guéneau de Mussy, les fibres superficielles viendraient, les unes de l'œsophage et seraient perpendiculaires à l'axe de l'estomac, les autres du duodénum et seraient parallèles à l'axe de l'organe ; ces deux espèces de fibres se termineraient en s'entrecroisant avec des fibres plus profondes par de petites digitations.

2° *Plan moyen, fibres circulaires.* Elles coupent à angle droit l'axe de l'estomac ; elles sont peu volumineuses au niveau de la grande courbure ; elles deviennent au contraire plus épaisses et plus nombreuses dans la portion droite de l'estomac, et surtout à l'orifice pylorique, où elles forment un anneau très considérable, un véritable muscle sphincter ; elles sont la continuation des fibres circulaires de l'œsophage et du duodénum. Ces deux espèces de fibres viendraient, d'après M. Guéneau de Mussy, se rencontrer perpendiculairement comme les fibres superficielles.

3° *Plan interne, fibres obliques, fibres paraboliques.* Ces fibres embrassent par leur concavité la grosse tubérosité de l'estomac et vont se rendre par leur extrémité sur les deux faces et les deux courbures de l'estomac, où elles se perdent ou plutôt se continuent avec les fibres circulaires.

Bien que nous ayons décrit à l'estomac trois plans de fibres, bien que nous ayons dit que les fibres étaient la continuation des fibres de l'œsophage et qu'elles se prolongeaient sur le duodénum, nous devons faire remarquer que cette disposition n'est pas aussi simple que pourrait le faire supposer notre description. En effet, les fibres musculaires de ces divers plans s'entrecroisent et s'insèrent sur tous les points de la tunique fibreuse. Au lieu donc de trois plans de fibres très réguliers, on observe un tissu musculaire que l'on pourrait comparer pour l'entrecroisement de ses fibres au tissu d'une étoffe.

Tunique fibreuse-celluleuse. — Elle est épaisse, résistante, très extensible et très adhérente à la tunique musculeuse ; elle est unie à la muqueuse par du tissu cellulaire lâche, et présente une plus grande épaisseur à l'extrémité pylorique.

Tunique muqueuse. — Elle est peu adhérente à la tunique fibreuse, et présente dans l'état de vacuité un grand nombre de plis transversaux et verticaux qui s'effacent par la distension ; on trouve en outre de petits sillons flexueux qui laissent sur la muqueuse de petits espaces plus ou moins réguliers.

La membrane muqueuse de l'estomac présente un aspect un peu différent dans sa moitié cardiaque et dans sa moitié pylorique. Ces deux portions sont limitées par une ligne circulaire qui paraît diviser l'estomac en deux portions. Il n'est pas rare de voir un rétrécissement au niveau de cette ligne, l'estomac prend alors la forme biloculaire. La couche épithéliale de la membrane muqueuse n'est pas la même dans les deux parties de l'estomac : ainsi, dans la région pylorique, elle est complétement cylindrique, tandis que dans la portion cardiaque, l'épithélium présente quelques-uns des caractères de l'épithélium pavimenteux, et peut être considéré comme un épithélium de transition.

La muqueuse de la portion œsophagienne est plus molle, plus vasculaire, beaucoup plus mince, se ramollit très rapidement après la mort par l'action du suc gastrique. Celle de la portion pylorique est plus résistante et plus blanche, plus épaisse, et peut plus facilement être détachée des tuniques qui la supportent.

La muqueuse de l'estomac est d'un blanc rosé. Si l'individu a succombé pendant le travail de la digestion, elle prend une coloration plus vive ; par la putréfaction elle devient brune, d'un rouge lie de vin ; elle est quelquefois teinte en jaune verdâtre quand l'estomac contient de la bile.

On trouve, dans l'épaisseur de la membrane muqueuse de l'estomac, des glandules tubuleuses simples, dont M. Sappey nous a donné une bonne figure et une excellente description ; elles sont excessivement nombreuses : M. Sappey en a compté 100 à 150 par millimètre carré, ce qui ferait plus de 5 millions pour toute la surface de l'estomac. Leur longueur est d'un millimètre environ, tandis que leur épaisseur à l'extérieur n'est que de 6 centièmes de millimètre ; leur extrémité libre présente un léger renflement ; leur orifice n'est visible qu'au microscope. Elles sont constituées par une membrane propre et une *gaîne épithéliale ;* la première est finement granuleuse, résistante, extrêmement mince et transparente : c'est dans son épaisseur que viennent se rendre les dernières ramifications des artères de l'estomac, et d'où partent les nombreux vaisseaux lymphatiques de la muqueuse gastrique. La gaîne épithéliale est très épaisse, elle se compose de noyaux ovoïdes surmontés de 2 ou 3 nucléoles et formant plusieurs couches superposées.

On a signalé sur la surface de l'estomac un grand nombre de *follicules muqueux*, développés surtout dans le voisinage de l'orifice œsophagien et le long de la petite courbure de l'estomac. Ces follicules sont arrondis, aplatis, percés d'un trou central souvent visible à l'œil nu. Ils sont situés dans l'épaisseur de la membrane muqueuse. Ils appartiennent à la section des glandes en grappe.

Enfin on a décrit des *papilles* et des *villosités* sur la surface de l'estomac. Par leur structure et leur disposition, ces petits organes seraient semblables aux villosités intestinales ; il résulterait des recherches de M. Sappey que les papilles s'arrêtent à l'orifice œsophagien et que les villosités proprement dites ne commencent qu'au côté droit de l'orifice pylorique.

Artères. — Très nombreuses, elles sont fournies par la coronaire stomachique, les gastro-épiploïques droite et gauche, la pylorique et les vaisseaux courts qui viennent de l'artère splénique.

Veines. — Elles portent le même nom et se jettent dans le système de la veine porte.

Vaisseaux lymphatiques. — Ils se rendent aux ganglions qu'on trouve au niveau des deux courbures de l'estomac.

Nerfs. — Les nerfs viennent du pneumogastrique et du grand sympathique par des filets qui partent du plexus solaire.

VALVULE PYLORIQUE.

On désigne sous le nom de *pylore*, une ouverture circulaire pourvue d'une valvule située entre l'estomac et le duodénum. La valvule pylorique, dont on peut parfaitement déterminer la disposition sur un estomac insufflé et desséché, est en général circulaire, large d'un centimètre ; quelquefois elle est ovale, alors sa partie inférieure est la plus large ; d'autres fois elle a la forme de deux demi-lunes, l'une supérieure, l'autre inférieure ; enfin, elle représente dans quelques cas une simple demi-lune. Elle est formée par un repli de la membrane muqueuse, et un anneau musculaire très fort, espèce de sphincter qui fait relief sur la face interne de l'orifice pylorique. La surface de la muqueuse de la valvule présente du côté de l'estomac tous les caractères de la muqueuse stomacale ; du côté du duodénum, les caractères de la muqueuse intestinale. Nous devons ajouter qu'à l'extérieur de l'estomac, on constate exactement la position de la valvule, car l'estomac présente à son niveau un petit enfoncement annulaire auquel prend part la tunique péritonéale elle-même.

INTESTIN GRÊLE.

L'intestin grêle comprend toute la portion du canal intestinal comprise entre l'estomac et le cæcum ; on le divise en trois portions : le *duodénum*, le *jéjunum* et l'*iléon* ; nous ne conserverons pas cette division, car il est impossible de constater anatomiquement et physiologiquement les limites inférieure du jéjunum et supérieure de l'iléon ;

nous diviserons donc l'intestin grêle en duodénum et intestin grêle proprement dit. Nous décrirons d'abord la surface extérieure de ces portions de l'intestin, puis leur structure ; la surface intérieure sera décrite avec la membrane muqueuse.

DUODÉNUM.

Le *duodénum* est la première portion de l'intestin grêle. Il s'étend de l'extrémité pylorique de l'estomac jusqu'à l'intestin grêle proprement dit. Sa limite supérieure est parfaitement tranchée, elle est à la valvule pylorique ; son extrémité inférieure est indiquée par le commencement du mésentère et le point où l'artère mésentérique supérieure croise l'intestin grêle.

Sa longueur est, comme son nom l'indique, de douze travers de doigt, environ de 22 à 25 centimètres ; c'est la portion la plus large de l'intestin grêle.

La direction du duodénum est fort importante à étudier : il présente deux courbures, par conséquent trois portions. A partir du pylore, le duodénum se porte en haut, à droite et en arrière ; au niveau du col de la vésicule biliaire, il se courbe une première fois, devient vertical, se porte en bas et un peu en arrière ; bientôt il se recourbe une seconde fois à angle droit et se porte à gauche. Il résulte de cette disposition : 1° que le duodénum est plus profond à sa partie moyenne qu'à ses extrémités ; 2° qu'il forme un arc de cercle dont la concavité est à gauche, et la convexité à droite.

Le duodénum conserve toujours cette position ; il n'est pas libre et flottant comme le reste de l'intestin grêle ; il est maintenu en place par le péritoine qui passe au-devant de lui, et par les nombreux vaisseaux et les filets nerveux avec lesquels il est en rapport ; la fixité du duodénum était indispensable, puisque, comme nous le verrons plus loin, la bile et le liquide pancréatique sont versés dans cet organe.

Rapports. — Première portion. — En haut, avec le foie et la vésicule biliaire ; en avant, avec le foie et l'épiploon gastro-colique ; en arrière, avec la veine porte, les vaisseaux hépatiques et l'épiploon gastro-hépatique.

Seconde portion. — En avant, avec l'arc du côlon et le péritoine ; en arrière, avec la colonne vertébrale, la veine cave inférieure et le rein droit ; à droite, avec le côlon ascendant ; à gauche, avec le pancréas dont la tête est enclavée dans la concavité du duodénum. C'est à la partie postérieure et à gauche de cette seconde portion que le canal cholédoque et le canal pancréatique s'ouvrent dans le duodénum.

Troisième portion. — Cachée derrière le mésocôlon transverse, elle est en rapport, en bas, avec ce repli ; en haut, avec le pancréas ; en avant, avec l'estomac ; en arrière, avec la veine cave, les piliers du diaphragme ; médiatement, avec la colonne vertébrale.

INTESTIN GRÊLE PROPREMENT DIT.

Divisée comme nous l'avons dit en jéjunum et en iléon, cette portion du canal digestif et la plus longue de toutes ; elle est variable suivant les individus, car elle est de 4 à 7 mètres environ. Elle s'étend du duodénum au gros intestin.

L'intestin grêle est fixé, ou plutôt suspendu à la colonne vertébrale par un repli du péritoine, le *mésentère ;* cette disposition donne à l'intestin une grande mobilité qui lui permet de se déplacer facilement et de céder la place aux autres organes distendus, à l'utérus par le produit de la conception, à la vessie par l'urine, à l'estomac par les aliments, etc. C'est encore à cette disposition que l'on doit de voir si souvent l'intestin grêle dans les hernies.

L'intestin grêle est extrêmement flexueux : au milieu de toutes les irrégularités qui résultent de sa mobilité, on peut constater la disposition suivante : il est plus profond que le gros intestin et plus superficiel à sa partie supérieure qu'à sa partie inférieure ; à partir du duodénum, il se porte de droite à gauche, puis de gauche à droite. Sa direction générale se trouve déterminée par une ligne oblique de haut en bas et de gauche à droite, car il se termine dans la fosse iliaque droite. Chaque circonvolution présente une concavité postérieure qui s'attache au mésentère ; une convexité antérieure en rapport avec la paroi de l'abdomen, dont elle est séparée par le grand épiploon.

Structure de l'intestin grêle.

L'intestin est formé de quatre tuniques : une *séreuse,* une *musculeuse,* une *fibreuse,* une *muqueuse.*

Tunique séreuse. — Le péritoine enveloppe complétement toute la portion de l'intestin grêle désignée sous le nom d'*iléon* et de *jéjunum,* excepté dans un très petit espace par où les vaisseaux pénètrent dans l'intestin. Cette disposition diffère beaucoup pour le duodénum : ainsi la première portion de ce canal est comprise comme l'estomac entre deux feuillets du péritoine, de sorte qu'elle en est dépourvue sur deux points de sa circonférence, en haut et en bas. La seconde portion est recouverte en avant, seulement par un feuillet séreux ; la troisième portion est également enveloppée très incomplétement par un feuillet du mésocôlon transverse. La tunique séreuse est très adhérente à la tunique musculeuse.

Tunique musculeuse. — Séparée de la tunique séreuse par une couche très mince du tissu cellulaire, elle est formée de deux plans de fibres : l'un, *superficiel,* formé par des fibres longitudinales ; l'autre, *profond,* formé par des fibres circulaires. Les fibres charnues diminuent d'épaisseur du duodénum vers la fin du jéjunum.

Fibres longitudinales. — Elles sont plus minces que les fibres circulaires ; très peu nombreuses sur le bord mésentérique de l'intestin, elles paraissent au contraire s'accumuler sur un bord libre.

Fibres circulaires. — Occupant le plan le plus profond de la tunique musculeuse de l'intestin ; elles sont parallèles ou se croisent à angles très aigus ; elles décrivent des cercles complets autour de l'intestin.

Tunique fibreuse, celluleuse, vasculeuse de M. N. Guillot. — Est plus épaisse à la partie supérieure qu'à la partie inférieure de l'intestin grêle ; elle est plus adhérente à la tunique musculeuse qu'à la tunique muqueuse, excepté au voisinage des plaques de Peyer.

Tunique muqueuse. — Elle forme la surface interne de l'intestin. Moins épaisse et plus consistante que celle de l'estomac, sa surface externe adhère assez fortement à la tunique celluleuse, sa surface interne ou libre est d'un blanc rosé dans le tiers supérieur de l'intestin et d'un gris cendré dans les deux tiers inférieurs. Outre des plis qui s'effacent par la distension, on y remarque des valvules, des villosités et des glandes. Nous allons examiner ces diverses parties.

Plis de la muqueuse intestinale, valvules conniventes, valvules de Kerckring. — Ce sont des replis semi-lunaires de la tunique muqueuse et du tissu cellulaire sous-muqueux du canal intestinal. Ils entourent transversalement les trois quarts ou la moitié du canal intestinal ; dans l'état de relâchement, une de leurs faces regarde l'axe de l'intestin, l'autre en regarde la paroi. Lorsque l'intestin est insufflé et desséché, ces valvules présentent leurs deux faces parfaitement libres : l'une regarde la partie supérieure de l'intestin ; l'autre, la partie inférieure.

Les valvules conniventes présentent, en outre, un bord adhérent et un bord libre ; le bord adhérent est convexe, le bord libre est concave. C'est à sa partie moyenne que la valvule présente la plus grande largeur ; elle se termine en pointe à ses deux extrémités ; le bord mésentérique de l'intestin ne présente qu'un très petit nombre de valvules conniventes. Il n'est pas rare de voir ces valvules bifurquées, d'en voir d'autres se réunir par des ramifications obliques ou perpendiculaires.

Les valvules conniventes commencent à la seconde portion du duodénum ; à l'embouchure du canal cholédoque, elles deviennent plus régulières et sont très nombreuses ; elles sont beaucoup plus rares, moins hautes et plus courtes dans l'iléon ; enfin, à l'extrémité de l'intestin, elles manquent complétement. Il est à remarquer qu'elles cessent au niveau du point où commencent les plaques de Peyer.

Les valvules conniventes sont formées par la membrane muqueuse adossée à elle-même. Elles sont, comme cette dernière, couvertes de villosités ; elles ont pour usage de ralentir le cours des matières alimentaires, et de présenter une plus grande surface à l'absorption.

Villosités intestinales. — Ce sont de petites saillies qui recouvrent

46

la muqueuse intestinale et lui donnent l'aspect du velours; leur forme
est très variable, généralement elles sont lamelleuses, d'autres sont
triangulaires, digitiformes, filiformes, mamelonnées, etc., on peut les
apercevoir à l'œil nu et surtout sous de l'eau bien claire. Elles sont
beaucoup plus longues et plus nombreuses dans le duodénum et dans
la portion supérieure de l'intestin grêle que dans la portion inférieure
de ce canal. Ainsi, suivant Krause, elles ont 1/4 ou 1/3 de ligne de
longueur, 1/16ᵉ de ligne de largeur, 1/20ᶜ de ligne d'épaisseur dans
la moitié inférieure du duodénum. Le même anatomiste en a compté de
50 à 90 par ligne carrée dans le duodénum et le jéjunum, et de 40 à 70
dans l'iléon. D'après M. Sappey, les villosités plus ou moins arrondies
ont une hauteur qui est en général de 0ᵐᵐ,4, un très grand nombre
atteignent à peine 0ᵐᵐ,1, leur diamètre représente le tiers, le quart
ou seulement le cinquième de leur hauteur. Les villosités aplaties sont
beaucoup moins élevées, mais beaucoup plus longues. M. Sappey en a
trouvé de 12 à 14 par millimètre carré.

A l'extérieur, elles sont recouvertes par une couche d'épithélium
cylindrique partout continue ; par conséquent, les villosités ne sont
pas perforées à leur sommet; leur masse est formée par une substance homogène finement granulée ; dans les grosses villosités cette
substance est fibroïde plutôt que formée de fibres de tissu cellulaire.
Dans l'épaisseur des villosités se voient les capillaires artériels au nombre de deux, trois ou quatre pour chacune d'elles suivant son volume ; ceux-ci donnent naissance aux capillaires veineux, dès leur
origine plus volumineux que les artères, et qui se réunissent pour former un gros vaisseau occupant le centre de la villosité; enfin on
trouve dans chaque villosité des vaisseaux chylifères qui par leur division forment un réseau aussi serré que les capillaires sanguins, réseau
superposé au plexus des vaisseaux sanguins. Ces petits vaisseaux ne
paraissent pas se réunir pour former un canal central.

Glandes de l'intestin grêle. — Les glandes de l'intestin grêle sont
très petites et extrêmement nombreuses : les unes sont simples, ce sont
les *glandes de Lieberkühn* et les *glandes solitaires;* d'autres sont
agrégées, ce sont les *glandes de Peyer ;* d'autres enfin sont des glandes en grappe, les *glandes de Brunner* ou *glandules duodénales.*

Glandes de Lieberkühn. Glandes tubuleuses. — Ce sont de petits
utricules simples qui se rencontrent dans le gros intestin aussi bien
que dans l'intestin grêle; dans le gros intestin leur orifice est plus apparent, tandis qu'à l'intestin grêle il faut les chercher dans l'intervalle
des villosités. Ces glandes sont excessivement nombreuses, puisque
Lieberkühn dit en avoir compté quatre-vingts sur une portion de muqueuse soutenant dix-huit villosités. Chaque follicule est pourvu d'un
petit tube qui s'ouvre sur la surface de la muqueuse par un orifice
circulaire ; ces trous sont tellement nombreux, que la muqueuse paraît
percée comme un crible. « Les tubes sont parallèles les uns aux autres et perpendiculaires à la membrane muqueuse, et si pressés les

uns contre les autres, qu'ils semblent à eux seuls composer la plus grande partie de la membrane interne de l'intestin. Leur fond ou cul-de-sac ne dépasse pas la membrane muqueuse, de sorte que l'épaisseur de celle-ci est mesurée par la longueur des tubes. Les tubes sont plus gros et plus courts dans le gros intestin ; leur longueur augmente un peu et leur diamètre diminue dans l'intestin grêle (1). »

Glandes solitaires. — Ce sont de petites vésicules de la grosseur d'un grain de millet, qui, lorsqu'elles sont pleines, soulèvent la membrane muqueuse ; percées à leur centre d'une petite ouverture, elles sont couvertes par les villosités intestinales. On les rencontre dans tous les points de l'intestin grêle et du gros intestin jusque sur les valvules conniventes ; le liquide qu'elles contiennent est plus épais que celui qui est versé par les glandes de Lieberkühn. Henle compare ces glandes aux follicules sébacés de la peau.

Glandes de Peyer, follicules agminés. — On les rencontre surtout dans l'iléon ; à peine si l'on en aperçoit quelques-unes dans le jéjunum, on n'en rencontre jamais dans le gros intestin. Elles se présentent sous la forme de taches ovalaires, épaisses, opaques, creusées de fossettes, ce qui leur a fait donner le nom de *plaques gaufrées*. Elles sont situées sur le bord libre de l'intestin et n'envahissent jamais les valvules conniventes. Ces glandes sont au nombre de vingt à trente, quelquefois il en existe un moins grand nombre. Les glandes qui occupent la partie supérieure du canal intestinal sont moins volumineuses que celles qui occupent la partie inférieure, où elles peuvent acquérir une longueur de 1, 2, quelquefois même 3 centimètres. Au niveau de chaque glande de Peyer, la muqueuse est lisse, n'offre ni villosités ni orifices de glandes de Lieberkühn. Autour de ces glandes et dans leur intervalle on voit un cercle de villosités et d'orifices de follicules. La structure des glandes de Peyer a soulevé des discussions dans lesquelles nous ne pouvons entrer ; nous pouvons toutefois rattacher les opinions des anatomistes à deux catégories distinctes. Les uns, MM. Bretonneau et Jacquart, les considèrent comme formées de vésicules closes ; les autres, Lacauchie par exemple, comme formées de follicules offrant chacun un orifice distinct ; d'après M. Sappey, ces vésicules sont imperforées, elles renferment un liquide dans lequel nagent des granulations brunâtres. Lorsque ces vésicules sont pressées entre deux plaques de verre, on voit le liquide s'échapper tantôt en filets linéaires, tantôt en nappe. Dans certains cas, il sort du point culminant de la vésicule glandulaire, dans d'autres points de la surface muqueuse. Nous ajouterons que ces amas de follicules sont situés profondément sous la membrane muqueuse, qu'ils sont à peine visibles dans l'état sain, et que les plaques de Peyer sont surtout apparentes dans la fièvre typhoïde.

Outre les plaques gaufrées, M. Sappey décrit des plaques lisses

(1) Bérard, *Cours de physiologie*, t. II, p. 413.

encore plus difficiles à constater que ces dernières ; moins nombreuses, il les a trouvées chez les personnes d'une faible constitution, les follicules qui les composent sont plus petits et aussi nombreux.

Glandes de Brunner. — Souvent confondues avec les glandes solitaires ; elles appartiennent à la classe des glandes en grappe ; elles sont situées dans la première portion du duodénum ; elles disparaissent presque complétement vers la fin de cet organe ou vers le commencement du jéjunum. Pour bien voir ces glandes il faut enlever la tunique muqueuse ; on découvre alors une couche serrée de glandes blanchâtres qui font le tour de l'intestin. Elles sont serrées les unes contre les autres, retenues et enveloppées par la tunique fibreuse de l'intestin ; chaque acinus est pourvu d'un canal excréteur qui le réunit aux canaux voisins et forme pour la même glande un canal unique qui s'ouvre par un très petit orifice sur la muqueuse intestinale.

Artères. — Elles viennent de la mésentérique supérieure.

Veines. — Bien plus nombreuses que les artères, elles forment la grande veine mésaraïque qui est une des principales branches d'origine de la veine porte.

Vaisseaux lymphatiques. — Ils naissent des villosités, des glandes en tube et probablement des glandes vésiculeuses ; leur injection est fort difficile. Le liquide qu'ils renferment est, pendant le travail de la digestion chez l'homme et les mammifères, carnivores d'un aspect lactescent, d'où le nom de *vaisseaux chylifères* qui leur est fort souvent donné. Ils se jettent dans les ganglions mésentériques.

Nerfs. — Ils viennent du plexus solaire.

PORTION ÉJECTIVE DU CANAL INTESTINAL.

La dernière portion du canal alimentaire est désignée sous le nom de *gros intestin*. Elle s'étend depuis la fin de l'iléon jusqu'à l'anus. Il se distingue de l'intestin grêle par son ampleur plus grande, par l'épaisseur plus considérable de ses parois. Sa longueur est de 1 mètre 60 centimètres à 2 mètres. Il décrit un cercle presque complet commençant dans la fosse iliaque droite, où il prend le nom de *cœcum* (1), séparé de l'intestin grêle par un repli valvulaire appelé *valvule iléo-cœcale, valvule de Bauhin* ; sa portion ascendante, qui monte jusqu'à l'hypochondre droit, porte le nom de *côlon ascendant*. Arrivé au lobe droit du foie, le gros intestin se recourbe d'arrière en avant et de droite à gauche, traverse la région ombilicale au-dessous de l'estomac : cette portion prend le nom de *côlon transverse* ou *arc du côlon*. Au niveau de l'extrémité inférieure de la rate, il décrit une

(1) M. Verneuil a comparé très heureusement la forme du gros intestin à un point d'interrogation (?).

seconde courbure de haut en bas et d'avant en arrière ; descend, sous le nom de *côlon descendant*, le long de la paroi du côté gauche de l'abdomen ; arrivé au niveau de la fosse iliaque, il décrit une forte courbure en S, *S iliaque du côlon*, dirigée d'abord de bas en haut et de gauche à droite, puis de haut en bas et de droite à gauche ; croise la symphyse sacro-iliaque gauche, et atteint la ligne médiane où il descend sous le nom de *rectum* parallèlement au sacrum et au coccyx, et se termine par l'*anus* à la partie inférieure du tronc.

A l'exception du rectum, qui ne saurait entrer dans la description générale que nous allons tracer rapidement, nous dirons : 1° que le gros intestin jouit d'une grande mobilité, moindre cependant que celle de l'intestin grêle ; 2° qu'il ne forme pas un cylindre aussi régulier que l'intestin grêle. On y remarque des bosselures et des étranglements produits par un plissement des tuniques de l'intestin. Les points renflés constituent des cellules alternant avec des bandes longitudinales, larges d'un centimètre, produites par les fibres longitudinales de l'intestin ; il y a trois rangées de bosselures. Si l'on ouvre l'intestin, on voit que les cellules sont séparées par des plis formés par toutes les tuniques de l'intestin. Nous reviendrons d'ailleurs sur cette disposition en décrivant la structure de ce canal.

Nous examinerons successivement ces diverses parties du gros intestin, savoir : 1° le *cæcum* et l'*appendice iléo-cæcal* ou *vermiculaire* ; 2° la *valvule de Bauhin* ; 3° le *côlon*, divisé lui-même en quatre portions ; 4° le *rectum* et l'*anus*.

CÆCUM.

Le *cæcum* est une espèce de cul-de-sac qui forme la première partie du gros intestin ; il est situé dans la fosse iliaque droite où il est assez solidement fixé par le péritoine qui passe au-devant de lui dans la plupart des cas ; chez quelques sujets, il est enveloppé dans un repli du péritoine, *mésocæcum*, disposition qui lui donne une plus grande mobilité. Le cæcum est oblique de bas en haut et de gauche à droite, il forme donc avec le côlon ascendant un angle obtus ouvert à gauche. C'est la portion la plus large du gros intestin ; il est très développé, surtout chez les herbivores.

Surface extérieure. — Elle est bosselée comme le reste du gros intestin : on y remarque le commencement des trois brides musculeuses dont nous avons déjà parlé et des replis du péritoine remplis de graisse, replis que nous observerons également sur toute la longueur du gros intestin, *appendice graisseux du gros intestin*. Elle est en rapport, en avant avec la paroi abdominale, en arrière avec le muscle psoas iliaque dont il est séparé par le *fascia iliaca*, quelquefois par le péritoine ; en dedans le cæcum reçoit l'intestin grêle qui forme avec lui un angle variable ; en bas il présente en arrière et à gauche l'*appendice vermiculaire*.

46.

Surface interne. — Elle offre à considérer des enfoncements qui répondent aux bosselures déjà signalées, des plis qui répondent aux dépressions ; elle présente en outre la valvule iléo-cæcale ou de Bauhin et l'orifice de l'appendice vermiculaire.

L'*appendice vermiculaire* est un petit cul-de-sac que l'on a comparé à un ver lombric qui naît de la partie postérieure, inférieure et gauche du cæcum. Sa longueur est de 3 à 15 centimètres ; son calibre est égal à peu près à celui d'une plume d'oie. Ce petit appendice est à peu près libre, flottant dans la fosse iliaque droite ; il est creusé d'une cavité étroite dans laquelle on trouve quelquefois des boulettes de matière fécale, des corps étrangers peu volumineux, qui peuvent en déterminer la perforation. Son extrémité adhérente est pourvue d'une valvule plus ou moins complète ; son extrémité inférieure se termine en cul-de-sac ; elle est quelquefois le siége de perforations spontanées.

VALVULE ILÉO-CÆCALE.

La *valvule iléo-cæcale*, *valvule de Bauhin* (fig. 127), est située sur la limite du cæcum et de l'intestin grêle ; elle se compose de deux plis comprenant toutes les tuniques des deux intestins, moins la séreuse, et interceptant entre eux une fente dont le diamètre, en rapport avec celui de l'intestin grêle, fait communiquer ce viscère avec le gros intestin ; l'angle antérieur de cette fente est arrondi, le postérieur est aigu. Des deux angles de l'orifice de la valvule partent deux plis, l'un antérieur, l'autre postérieur, désignés sous le nom de *frein de la valvule.*

Les deux lèvres de la valvule sont, l'une *supérieure*, horizontale, fixée par son bord adhérent convexe à la demi-circonférence qui unit l'iléon au côlon ; l'*inférieure*, qui forme un angle de 45 degrés environ, s'insère par son bord adhérent convexe au demi-anneau qui unit l'intestin grêle au cæcum.

La réunion de ces deux replis forme une espèce d'entonnoir dont la concavité est tournée vers l'iléon et le sommet vers le cæcum.

La membrane muqueuse de la valvule iléo-cæcale présente les caractères de la muqueuse de l'intestin grêle et de celle du gros intestin : ainsi, sur la face concave de la valvule, la membrane muqueuse est couverte de villosités ; celle au contraire de la face convexe, qui est tournée vers le gros intestin, en est dépourvue. Elle est lisse et présente un grand nombre de trous correspondants aux orifices des follicules de Lieberkühn.

La tunique séreuse passe au-dessus de la valvule ; si l'on détache et si l'on enlève le tissu cellulaire, on voit que l'intestin grêle semble s'enfoncer dans le gros intestin ; on peut retirer alors par des tractions légères cette portion invaginée ; et si l'on examine les parties en dedans, on voit que la valvule a complétement disparu et que l'iléon se continue sans interruption avec le gros intestin.

Il suit de là que la valvule iléo-cæcale diffère essentiellement de la valvule pylorique ; cette dernière est en effet un rétrécissement de l'intestin augmenté par un sphincter musculeux ; la valvule iléo-cæcale est le résultat de l'invagination de l'intestin grêle dans le gros intestin.

La valvule iléo-cæcale n'empêche en aucune façon les aliments de passer de l'intestin grêle dans le gros intestin, au contraire, elle ne permet pas aux matières contenues dans le cæcum et le côlon de refluer dans l'intestin grêle. Ce n'est que dans les cas exceptionnels que le mouvement antipéristaltique du gros intestin est assez énergique pour vaincre la résistance de la valvule, et que les excréments passent dans l'intestin grêle.

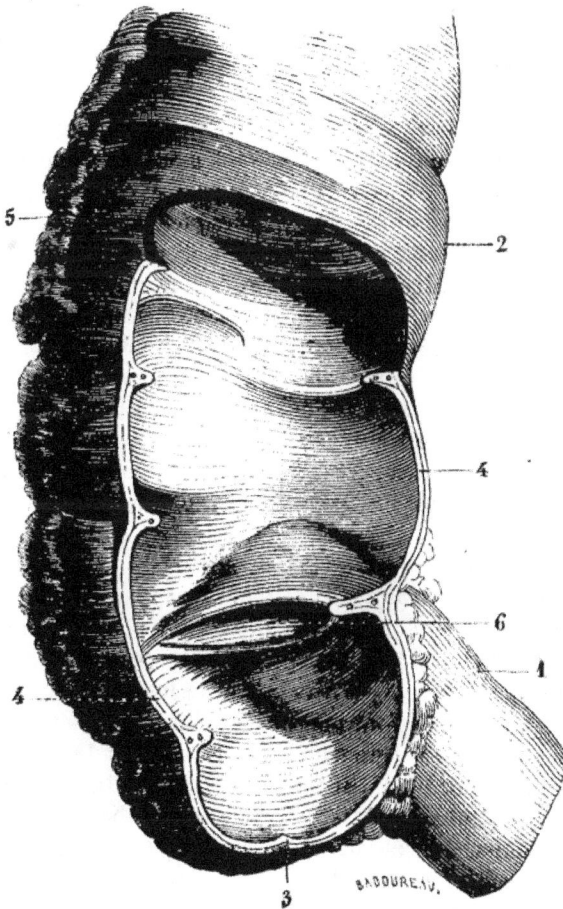

FIG. 127. — *Valvule iléo-cæcale.*

1. Intestin grêle. — 2. Gros intestin. — 3. Cæcum. — 4,4. Bosselures du gros intestin. — 5. Appendices graisseux du gros intestin. — 6. Valvule iléo-cæcale.

CÔLON.

Le côlon ascendant et l'arc du côlon présentent les trois séries de
bosselures séparées par des bandelettes musculaires, que nous avons
signalées. Le côlon descendant et l'S iliaque n'ont que deux bandelettes longitudinales, par conséquent deux séries de bosselures. Le
côlon présente les rapports suivants :

1° *Côlon ascendant ou côlon lombaire droit.* — Compris entre le
cæcum et le côlon transverse avec lequel il se continue en formant un
angle droit au niveau de la vésicule biliaire, il est en rapport : en avant,
avec le péritoine qui passe au-devant de lui et le sépare de la paroi
abdominale, rarement le péritoine l'enveloppe en entier et lui forme
un mésocôlon ; en arrière, avec le rein droit et le muscle carré des
lombes ; en dedans, avec le muscle psoas et avec les circonvolutions
de l'intestin grêle ; en dedans et en haut, avec la seconde portion du
duodénum.

2° *Côlon transverse, arc du côlon.* — Il s'étend de l'hypochondre
droit à l'hypochondre gauche en passant par la région épigastrique ou
la région ombilicale ; il décrit une courbe à concavité postérieure et
inférieure. Sa longueur est, dans quelques cas, assez considérable
pour qu'il décrive des flexuosités d'autant plus étendues que sa longueur est plus grande. Cette portion du gros intestin est la plus mobile ; le péritoine l'enveloppe en entier et forme un repli qui s'attache
à son bord postérieur, *mésocôlon transverse*, cloison horizontale qui sépare l'estomac, le foie et la rate de l'intestin grêle. Il est en rapport,
en haut, avec le foie, la vésicule biliaire, l'estomac et la rate ; en
avant, avec les feuillets antérieurs du grand épiploon qui passent au-
devant de lui sans y adhérer ; ces feuillets la séparent de la paroi abdominale ; en bas, avec l'intestin grêle ; en arrière, il donne attache au
mésocôlon transverse.

3° *Côlon descendant ou lombaire gauche.* — Cette portion de l'intestin offre la même situation et les mêmes rapports que le côlon ascendant ; il n'en diffère qu'en ce qu'il occupe le côté gauche au lieu du
côté droit de l'abdomen ; il est situé un peu plus profondément.

4° *S iliaque du côlon.* — Située dans la fosse iliaque gauche, ses
extrémités supérieures sont purement arbitraires, elles sont indiquées
seulement par le changement de direction de cet intestin ; elle se continue avec le rectum. Ses limites avec cet intestin sont déterminées
par le point où il plonge dans la cavité du petit bassin.

L'S iliaque est complétement enveloppée par le péritoine qui forme
un repli qui s'attache à sa face postérieure, *mésocôlon iliaque* ; il
résulte de cette disposition que cette portion de l'intestin jouit d'une
grande mobilité, de telle sorte qu'elle peut se déplacer facilement, et
présenter de nombreuses variations de situation et de direction. L'S
iliaque est en rapport : en avant, avec la paroi abdominale ; en arrière,

avec la fosse iliaque gauche ; par sa circonférence, avec les circonvolutions de l'intestin grêle.

Surface interne du côlon. — La surface interne de l'intestin présente les cellules, les plis valvulaires que nous avons déjà signalés ;
elle offre, en outre, des plis irréguliers qui s'effacent par la distension.

Structure du gros intestin.

Le gros intestin est constitué par quatre tuniques :

1° *Tunique péritonéale.* — Le péritoine ne forme pas autour du
gros intestin une enveloppe complète comme autour de l'intestin
grêle ; il existe, d'ailleurs, de grandes variétés dans la disposition de
la tunique séreuse. Ainsi, au côlon, le péritoine passe tantôt en avant
de lui, tantôt lui forme une enveloppe complète, le *mésocæcum ;* le
cæcum se trouve alors flottant. Le péritoine passe en avant du côlon
ascendant et du côlon descendant ; ce n'est que dans des cas fort rares
qu'il les enveloppe en entier et qu'il existe des mésocôlons. Le côlon
transverse est toujours enveloppé complétement par le péritoine, excepté dans l'espace qui correspond à l'insertion du mésocôlon transverse et au niveau de l'insertion des feuillets postérieurs du grand épiploon. Enfin, au niveau de l'S iliaque, le péritoine se comporte comme
à l'intestin grêle. La tunique péritonéale présente un grand nombre
de prolongements remplis de graisse, décrits sous le nom d'*appendices
graisseux* du gros intestin.

Tunique musculeuse. — Elle est composée de deux ordres de fibres :
des *fibres longitudinales* et des *fibres circulaires.*

Fibres longitudinales. — Elles sont disposées en trois bandes nacrées, comme ligamenteuses, qui partent de l'appendice vermiculaire;
la bande antérieure est la plus considérable ; sur le côlon transverse,
elle est au niveau de l'insertion du grand épiploon. La bande externe
et la bande interne occupent, la première la face postérieure du côlon
ascendant, correspondant à l'attache du mésocôlon ; la seconde,
appelée encore *bande latérale*, est en dedans du côlon ascendant et
sur la partie inférieure du côlon transverse ; la bandelette externe se
réunit à la bandelette interne sur le côlon descendant et l'S iliaque,
de sorte que sur cette partie de l'intestin, on ne trouve que deux bandelettes.

La longueur de ces bandelettes détermine celle du gros intestin.
Si on les incise, on voit les bosselures de l'intestin disparaître et ce
canal augmenter de longueur, et l'intestin, qui était prismatique,
triangulaire, devient cylindrique.

Fibres circulaires. — Elles forment la couche musculeuse profonde ;
elles se comportent comme à l'intestin grêle.

Tunique fibreuse. — Elle ne présente rien de particulier.

Tunique muqueuse. — Elle ne présente pas de valvules conniventes, ni de villosités. Nous nous sommes déjà expliqué sur la nature des saillies qu'on remarque entre les bosselures du gros intestin ; nous avons vu que ces replis étaient formés par toutes les tuniques intestinales adossées. La surface de la muqueuse est parsemée d'un grand nombre de petits trous qui sont les orifices de Lieberkühn.

Glandes du gros intestin. — M. Sappey décrit dans le gros intestin trois espèces de glandes, les *glandes tubuleuses*, les *glandes vésiculeuses* et les *glandes utriculiformes*.

Les *glandes tubuleuses* ne diffèrent pas sensiblement de celles de l'intestin grêle et que nous avons décrites sous le nom de glande de Lieberkühn ; elles sont seulement un peu plus également espacées à cause de l'absence de villosités.

Les *glandes vésiculeuses* ou *follicules clos* sont très irrégulièrement disposées à la surface de l'intestin, elles sont constamment isolées ; leur nombre est très variable ; les plus volumineuses atteignent parfois les dimensions d'une lentille, les plus petites ne sont visibles qu'à la loupe ; elles offrent du reste les mêmes caractères que les glandes solitaires que nous avons décrites dans l'intestin grêle.

Les *glandes utriculaires* ou *folliculeuses* sont disposées en grand nombre dans l'épaisseur de la membrane muqueuse du gros intestin, et ont été longtemps confondues avec les glandes vésiculeuses, dont elles diffèrent en ce qu'elles sont pourvues d'une ouverture circulaire, assez large et visible à l'œil nu ; les plus petites ont le volume d'un grain de millet, les plus grosses ne dépassent pas le volume d'une lentille.

Artères. — Celles du cæcum, du côlon ascendant, de la moitié droite de l'arc du côlon, sont fournies par la mésentérique supérieure ; la mésentérique inférieure fournit au reste du gros intestin.

Veines. — Elles portent le même nom et vont se jeter dans les veines mésentériques.

Vaisseaux lymphatiques. — Ils vont se jeter dans les ganglions mésocoliques, ceux du côlon descendant se rendent aux ganglions lombaires.

Nerfs. — Ils viennent du plexus solaire.

RECTUM.

Le *rectum* est la dernière portion du tube digestif ; il commence au niveau de l'angle sacro-vertébral et se termine à l'*anus*. Il est situé dans la cavité du petit bassin, au-devant de la colonne sacro-coccygienne, solidement fixé dans cette position par du tissu cellulaire, le releveur de l'anus et les aponévroses périnéales.

Le rectum décrit plusieurs courbures sur lesquelles il est important de fixer l'attention. Dans le sens *antéro-postérieur*, il se moule sur la courbure sacro-coccygienne ; il présente donc une concavité antérieure, une convexité postérieure. Arrivé à la pointe du coccyx, il s'infléchit légèrement en arrière et se termine à 3 centimètres environ en avant de cet os. Latéralement, ses courbures sont moins prononcées ; situé à son origine sur le côté gauche du sacrum, il se porte à droite et n'arrive sur la ligne médiane qu'au niveau de la troisième pièce de cet os. On a signalé une légère courbure à droite vers l'extrémité inférieure de cet intestin; qui se termine toujours sur la ligne médiane.

Son calibre est moins considérable que celui de l'S iliaque du côlon, il va en augmentant de haut en bas ; dans le voisinage de son orifice inférieur, il se dilate en une ampoule qui peut acquérir des dimensions considérables dans le cas de rétention des matières fécales.

Rapports. — En arrière, avec la symphyse sacro-iliaque gauche, le sacrum, le coccyx ; il est séparé de ces parties, en haut, par le péritoine qui lui forme un mésorectum plus ou moins complet ; par le muscle pyramidal, les vaisseaux hypogastriques, le plexus sacré et le releveur de l'anus ; inférieurement, il est enveloppé par le sphincter.

En avant, *chez l'homme*, avec le péritoine qui le sépare de la vessie ; plus bas, avec la face inférieure de la vessie, et le bas-fond de cet organe, dont il est séparé par les vésicules séminales et la prostate ; plus bas encore, il est en rapport médiatement avec la portion membraneuse de l'urèthre, dont il est séparé par un espace triangulaire, à base dirigée en bas et en avant et à sommet dirigé en haut ; le périnée.

Chez la femme. En haut, il répond, sur les côtés, au ligament large, à l'ovaire et à la trompe du côté gauche, sur la partie moyenne à l'utérus et au vagin.

Les culs-de-sac recto-vésical chez l'homme, recto-vaginal chez la femme, sont très importants à étudier ; nous y reviendrons en décrivant le péritoine.

Sur les côtés, le rectum est en rapport avec les circonvolutions intestinales ; dans sa partie adhérente, il est en contact avec une grande quantité de tissu cellulaire qui joue un grand rôle dans les maladies de l'anus ; tout à fait en bas, il est en contact avec le releveur de l'anus et le sphincter.

Structure. — La *tunique péritonéale* du rectum est fort incomplète ; elle n'existe qu'à la partie supérieure où le rectum est complétement enveloppé, et à la partie antérieure où elle forme le cul-de-sac recto-vésical chez l'homme, recto-vaginal chez la femme. Elle manque complétement dans la hauteur de 12 centimètres chez l'homme et de 16 centimètres chez la femme. Nous reviendrons ailleurs sur cette disposition.

La *tunique musculeuse* est composée :

1° De *fibres longitudinales* très nombreuses qui forment un épais faisceau qui entoure complétement l'intestin. M. Sappey a décrit trois couches de fibres longitudinales.

Les *fibres superficielles*. En arrière, elles se réfléchissent de bas en haut et remontent jusqu'au sommet du sacrum en formant un petit faisceau à concavité supérieure : il désigne ces fibres sous le nom de *faisceau rétracteur de l'anus* ; en avant elles se fixent à l'aponévrose qui revêt la face inférieure des vésicules séminales ; sur les côtés, à la face profonde de l'aponévrose pelvienne supérieure. Les *fibres moyennes*. Elles se fixent à la lame cellulo-fibreuse très dense, qui par sa face opposée donne insertion à un grand nombre de fibres du releveur de l'anus, et que M. le professeur Denonvilliers regarde comme un prolongement de l'aponévrose latérale de la prostate. En avant et sur la ligne médiane, devenues parallèles à la face postérieure de la prostate ; elles vont se continuer avec celles de la portion musculeuse de l'urèthre et du transverse profond ou ischio-uréthral. Les *fibres profondes* vont s'attacher à la peau du pourtour de l'anus.

2° De *fibres circulaires* très épaisses, surtout à la partie inférieure où elles forment un anneau épais désigné sous le nom de *sphincter interne*. L'anneau musculaire décrit par O'Beirne à la partie supérieure du rectum sous le nom de *sphincter supérieur* n'est pas constant.

La *tunique fibreuse* ne présente rien de remarquable.

La *tunique muqueuse* est lâchement unie à la tunique fibreuse. De là la possibilité du déplacement désigné sous le nom de *chute du rectum*. Elle offre à sa partie supérieure des plis transversaux, et à sa partie inférieure des plis longitudinaux ; à son sommet, M. Amussat décrit un rétrécissement produit par l'affaissement de l'extrémité de l'S iliaque rempli de matières fécales ; Houston a remarqué trois plis semi-lunaires et verticaux qui, par leur disposition, feraient du rectum un canal spiral. M. Cruveilhier fait remarquer que ces *plis*, ou *valvules de Houston*, s'effacent par la distension. Les plis longitudinaux, ou *colonnes du rectum*, *colonnes de Morgagni*, présentent, dans les intervalles, des sinus désignés sous le nom de *sinus muqueux*. La membrane muqueuse du rectum est pourvue d'un très grand nombre de glandes folliculeuses.

Artères. — Elles sont fournies par les trois artères hémorrhoïdales : la *supérieure*, branche terminale de la mésentérique inférieure ; la *moyenne* qui vient de l'hypogastrique ; l'*inférieure* qui part de la honteuse interne.

Veines. — Elles sont extrêmement nombreuses et flexueuses ; elles portent le même nom que les artères et vont se jeter, l'hémorrhoïdale supérieure dans la veine mésaraïque inférieure, les deux autres dans la veine hypogastrique.

Vaisseaux lymphatiques. — Ils vont se rendre aux ganglions situés sur toute la périphérie du rectum, et principalement sur les parties latérales et postérieures.

Nerfs. — Ils viennent, les uns du plexus hypogastrique, les autres des plexus sacrés ; le système cérébro-spinal et le système ganglionnaire envoient donc tous les deux des filets nerveux à l'extrémité inférieure du canal intestinal, comme ils en ont envoyé à son extrémité supérieure.

ANUS.

On désigne sous ce nom l'orifice inférieur du rectum, par conséquent du canal alimentaire.

Il est situé sur la ligne médiane, en avant du coccyx, entre les deux tubérosités de l'ischion, au fond du sillon qui sépare les fesses.

L'ouverture de l'anus est chez l'homme plus en arrière que chez la femme, c'est-à-dire plus rapprochée du coccyx. En effet, chez la femme une ligne qui passerait par les deux tubérosités ischiatiques passerait par l'anus, tandis que chez l'homme l'orifice inférieur du canal alimentaire est en arrière de cette ligne. Cet orifice est rond, étroit, formé extérieurement par la peau qui s'y enfonce pour se continuer avec la membrane muqueuse ; la peau présente un grand nombre de plis qui s'effacent quand cet orifice est dilaté. C'est à la réunion de la peau avec la membrane muqueuse qu'on trouve de petits culs-de-sac, de petits sinus dans lesquels s'amassent des corps étrangers qui deviennent la cause de fistules à l'anus.

La couche musculaire de l'anus sera décrite plus loin avec les muscles du périnée.

Les *artères* sont très nombreuses : ce sont les dernières ramifications des artères hémorrhoïdales ; les veines, très multipliées, très flexueuses, constituent les vaisseaux les plus inférieurs de la veine porte ; les nerfs viennent du grand sympathique et du plexus sacré. On rencontre autour de l'anus un grand nombre de follicules qui sécrètent un liquide très odorant.

A la portion digestive du canal intestinal se trouvent annexés trois organes, deux glanduleux, le *foie* et le *pancréas;* un troisième, la *rate*, sur la nature et les fonctions de laquelle on n'est pas bien d'accord.

FOIE.

Le *foie* (fig. 91, F, et fig. 126. 11) est une glande destinée à la sécrétion de la bile ; il est d'un rouge brun plus ou moins foncé ; situé dans l'hypochondre droit, qu'il remplit entièrement, il s'avance dans la région épigastrique et jusque dans l'hypochondre gauche ; il se trouve fixé dans cette position par des replis du péritoine sur lesquels nous aurons occasion de revenir et par les vaisseaux qui le pénètrent ou qui en sortent.

Le foie est la plus volumineuse des glandes du corps humain ; il pèse de 1 kilogr. 500 grammes à 2 kilogr. Il a de 28 à 33 centimètres dans

son plus grand diamètre, qui est transversal ; il a de 15 à 28 centimètres dans son diamètre antéro-postérieur, de 12 à 14 dans son diamètre vertical. Les dimensions du foie sont d'ailleurs extrêmement
variables chez les divers individus ; toutes choses égales d'ailleurs, il
est beaucoup plus volumineux chez le fœtus que chez l'enfant.

Le foie a été comparé à un segment d'ovoïde coupé suivant son plus
grand diamètre, épais à droite, plus mince à gauche ; on ne saurait
toutefois lui assigner une forme exacte, non-seulement à cause de ses
irrégularités normales, mais encore à cause des déformations qu'il est
susceptible de subir.

On lui considère une *face supérieure convexe*, une *face inférieure
plane*, et une *circonférence* que l'on peut diviser en un *bord postérieur
mousse*, un *bord antérieur tranchant*, une *grosse extrémité* ou *extrémité droite*, une *petite extrémité* ou *extrémité gauche*.

Face supérieure. — Convexe, lisse, divisée en deux portions inégales par un repli falciforme, *ligament suspenseur du foie*. Elle est en
rapport avec le diaphragme qui la sépare du poumon droit et des six
dernières côtes ; la face convexe du foie déborde en bas le diaphragme
et se trouve en rapport avec la paroi abdominale. Ces rapports sont
plus étendus chez le fœtus et chez l'enfant nouveau-né que chez
l'adulte.

Face inférieure. — Elle regarde en bas et en arrière ; elle présente
des sillons qui circonscrivent plusieurs saillies qui ont été désignées
sous le nom de *lobes du foie*. On trouve sur la face inférieure du foie :
1° Le *sillon longitudinal, sillon de la veine ombilicale, sillon antéro-
postérieur*, qui s'étend du bord antérieur au bord postérieur du foie ;
il est divisé en deux parties par le *sillon transverse* : la partie antérieure, souvent échancrée au niveau du bord antérieur, loge la veine
ombilicale ; la partie postérieure, qui s'incline un peu à gauche, renferme un cordon fibreux qui n'est autre chose que le canal veineux du
fœtus oblitéré chez l'adulte. Le sillon antéro-postérieur divise le foie
en deux lobes : l'un droit, beaucoup plus volumineux, qui remplit
l'hypochondre droit ; l'autre gauche, situé dans la région épigastrique
et dans l'hypochondre gauche. Ces deux lobes sont délimités, mais
d'une manière bien plus incomplète, sur la face supérieure du foie par
le ligament suspenseur.

2° Le *sillon transverse, sillon de la veine porte.* — C'est par ce sillon
que la veine porte et les vaisseaux hépatiques pénètrent dans le foie
et que les vaisseaux biliaires sortent de cet organe ; il occupe la partie
moyenne de la face inférieure du foie ; il est limité à gauche par le
sillon antéro-postérieur, à droite par la vésicule. Dans ce sillon on
trouve la veine, l'artère et les conduits hépatiques, des nerfs, des vaisseaux lymphatiques et du tissu cellulaire. C'est dans ce sillon que s'attache l'épiploon gastro-hépatique.

De chaque côté du sillon antéro-postérieur on trouve : à gauche, la
face inférieure gauche, concave, en rapport avec l'estomac, quelque-

fois avec la rate. A droite, en avant du *sillon transverse*, une fossette plus ou moins profonde qui loge la vésicule biliaire ; entre la fossette de la vésicule et le sillon, une saillie plus ou moins considérable désignée sous le nom d'*éminence porte antérieure*. En arrière du *sillon transverse* on trouve le *petit lobe du foie, lobule de Spigel, éminence porte postérieure*, saillie de forme et de volume variables, située en arrière du sillon transverse entre le sillon du canal veineux et le sillon de la veine cave, à droite du cardia, embrassée par l'artère coronaire stomachique et la petite courbure de l'estomac, en rapport avec le pancréas et les vaisseaux que fournit le tronc cœliaque ; de son extrémité antérieure part un prolongement qui se dirige obliquement en avant, à droite du sillon transverse ; de son extrémité postérieure une languette qui convertit en canal le sillon de la veine cave.

A droite du sillon antéro-postérieur on trouve encore plusieurs dépressions désignées sous le nom d'*empreinte rénale, empreinte de la capsule, empreinte colique*, qui reçoivent le rein, la capsule surrénale, le côlon ; l'empreinte rénale est plus en arrière que l'empreinte colique. En arrière on trouve le sillon de la veine cave inférieure qui reçoit les veines sus-hépatiques.

Circonférence. — Elle présente : Un *bord antérieur* mince, tranchant, dirigé obliquement de bas en haut et de droite à gauche, présentant deux échancrures, l'une au niveau de la vésicule du fiel, l'autre au niveau de la veine ombilicale. Un *bord postérieur* très épais, plus épais à droite qu'à gauche ; ce bord est fixé au diaphragme par le *ligament coronaire*, formé par le péritoine ; il présente en outre un sillon dont nous avons déjà vu une partie sur la face inférieure du foie : c'est le sillon de la veine cave. Une *grosse extrémité* ou *base* sur laquelle on trouve un repli triangulaire du péritoine, *ligament triangulaire droit*. Une *petite extrémité*, ou *sommet*, sur laquelle on trouve le *ligament triangulaire gauche* : cette extrémité arrive quelquefois jusqu'à la rate ; elle est légèrement échancrée pour recevoir l'extrémité inférieure de l'œsophage.

Structure du foie.

Le foie présente à étudier une enveloppe séreuse, le péritoine, une membrane fibreuse propre, la capsule de Glisson, un tissu propre dans lequel nous trouverons les nerfs et les vaisseaux du foie.

Tunique séreuse. — Le péritoine enveloppe le foie dans presque toute son étendue ; la fossette de la vésicule, le sillon transverse, celui de la veine cave, l'intervalle qui existe entre les feuillets du ligament coronaire et des ligaments triangulaire, en sont seuls dépourvus.

Tunique fibreuse. — Elle enveloppe toute la surface extérieure du foie, où elle présente une face externe adhérente au péritoine, une face profonde de laquelle se détachent de minces cloisons qui s'insinuent entre les lobules, mais ne pénètrent pas dans leur intérieur. La mem-

brane fibreuse du foie est très mince, très transparente, elle présente
toutefois une épaisseur un peu plus grande dans les points où la glande
n'est pas recouverte par le péritoine. Au niveau du sillon transverse,
la membrane fibreuse pénètre dans le tissu du foie, forme une gaîne,
capsule de Glisson, aux ramifications de la veine porte, de l'artère
hépatique et des canaux biliaires : cette gaîne, peu adhérente aux vaisseaux, envoie par sa face profonde des prolongements qui se réunissent
à ceux que nous avons déjà signalés. Sur le bord supérieur du foie,
autour du point d'émergence des veines hépatiques, la tunique fibreuse
très mince adhère à la circonférence de ces veines et se trouve comme
perforée pour leur livrer passage.

Tissu propre du foie.

Si l'on divise le foie soit en le déchirant, soit en le coupant, on voit
qu'il est composé d'une grande quantité de granulations ; on voit en
outre que ces granulations se présentent sous deux aspects, les granulations rouges, les granulations jaunes. Cette distinction, sur laquelle
on avait basé des théories que les travaux anatomiques n'ont pas justi-
fiées, ne saurait être admise en tant que faisant admettre deux substances distinctes dans le tissu du foie. La surface de chaque granulation, vue par le bout non adhérent aux vaisseaux, présente l'aspect d'un
anneau, dont le milieu ou le pourtour sont bruns ou rougeâtres et la
portion intermédiaire jaune. La portion jaune est formée par les canalicules biliaires, la portion rouge ou brune par les vaisseaux ; elles
varient de proportion suivant que les uns ou les autres de ces conduits
sont plus ou moins distendus. Les portions jaunes des granulations
voisines se touchent souvent, n'étant pas séparées par la substance
rouge interlobulaire ; cela tient à ce que la couche vasculaire périphérique n'entoure pas toujours les réseaux biliaires (1). Le foie ne se
trouve composé que d'une seule espèce de granulation ou lobule, et
chaque lobule forme une petite glande isolée renfermée dans sa cellule propre, recevant ses nerfs, ses vaisseaux et pourvue de son canal
excréteur. Pour décrire la substance propre du foie, il suffit donc de
décrire la texture d'un seul lobule et de déterminer les rapports des
lobules entre eux, et la disposition des vaisseaux dans l'intérieur de cet
organe.

1° *Disposition des lobules.* — Les granulations sont de petits corps
polyédriques au centre, enveloppés par la capsule de Glisson et disposés autour des vaisseaux qui pénètrent dans la substance du foie. Les
granulations de la surface du foie diffèrent des granulations du centre
en ce qu'elles ne sont pas pressées par une de leurs faces ; elles sont
planes par leur partie superficielle ; elles reprennent la forme polyé-

_____

(1) Bérard, *Cours de physiologie*, t. II, p. 304.

drique par leur partie profonde ; les différents groupes de granulations forment les lobules.

2° *Texture des lobules.* — Chaque lobule est composé d'un grand nombre de granulations primitives d'acini et reçoit une radicule artérielle, une radicule de la veine porte ; elle envoie une radicule des vaisseaux sus-hépatiques, une radicule des voies biliaires, et probablement un petit vaisseau lymphatique et un petit filet nerveux. M. Cruveilhier a constaté par ses injections que la veine sus-hépatique occupait l'intérieur de la granulation, et que du milieu du cercle formé par ces vaisseaux partait le conduit biliaire, et qu'autour des veines sus-hépatiques se trouvaient les ramifications de la veine porte et de l'artère hépatique. Quant à la disposition de l'artère hépatique et de la veine porte, il considère la première comme servant uniquement à la nutrition du foie et destinée à se ramifier sur la veine porte et les canaux biliaires ; il pense qu'elle ne contribue point à charrier les matériaux destinés à la sécrétion de la bile. Il a constaté en outre qu'il y avait dans la granulation une partie spongieuse qui échappait à l'injection.

D'après Kiernan, la disposition des vaisseaux autour de la granulation serait un peu différente : chaque granulation ou lobule se trouverait composé d'un *plexus biliaire lobulaire*, d'un plexus veineux formé par les divisions de la veine porte et qui se termine dans une veine intra-lobulaire, branche d'une veine hépatique *sublobulaire* et de petites artères. On peut présumer, dit-il, que des nerfs et des vaisseaux lymphatiques entrent dans leur ramification, mais on ne peut les y apercevoir.

Les travaux de M. Lambron l'ont conduit à un résultat un peu différent. Il a constaté par l'injection : que les ramifications de la veine porte sont situées à la circonférence des granulations, que cette veine s'est pour ainsi dire épuisée en la subdivisant dans la coiffe des lobules ; que l'injection pénètre dans tous les points de la granulation en circonscrivant de petites figures polygonales incolores. Chacun de ces espaces constitue, d'après M. Lambron, autant de cellules ou utricules qui sont disposés autour de la veine intralobulaire, veine qui est une des ramifications de la veine sus-hépatique, laquelle est située au centre des lobules, par conséquent des cellules hépatiques, tandis que les ramifications de la veine porte se subdivisent dans les espaces intercellulaires et vont à la rencontre des vaisseaux sus-hépatiques en traversant les parois des cellules. Il a démontré qu'il n'existe qu'un seul canal biliaire pour chaque granulation, qu'il pénètre la granulation par une de ses faces, et paraît se terminer dans une seule cellule ; toutefois, en injectant le canal biliaire, on injecte toutes les cellules de la granulation.

P. Bérard a donné une excellente description de la structure interne du foie. Selon cet habile anatomiste, les éléments anatomiques du foie sont : 1° les divisions de la veine porte ; 2° les divisions de l'artère

47.

hépatique ; 3° les divisions des veines sus-hépatiques ; 4° les canalicules biliaires *sécréteurs*, anastomosés en réseaux ; 5° les canalicules et conduits hépatiques ou *excréteurs ;* 6° des cellules d'épithélium cylindrique tapissant les canalicules *excréteurs ;* 7° les cellules hépatiques proprement dites, logées dans les canalicules sécréteurs ; et 8° le tissu cellulaire provenant de la capsule de Glisson.

Les cellules qui tapissent les conduits excréteurs ont le caractère de l'épithélium cylindrique, quelques-unes portent des cils vibratiles ; elles ont une teinte jaune qu'elles empruntent à la bile qui les tapisse.

Les *cellules hépatiques* caractérisent la partie sécrétante des canalicules biliaires ; elles sont irrégulièrement polygonales, contiennent des gouttelettes huileuses jaunâtres ; elles tapissent la face interne des tubes biliaires sécréteurs, elles forment une sorte d'épithélium glandulaire.

Les *conduits hépatiques*, à partir du foie, vont en se divisant de plus en plus ; arrivés à n'avoir plus que $0^{mm},060$, ils commencent à s'anastomoser ensemble ; à $0^{mm},030$, ils forment déjà un réseau ; à $0^{mm},022$, le réseau est très serré. Ce réseau est répandu dans tout le foie et accompagne les vaisseaux sanguins ; il n'y a nulle part de terminaison en cul-de-sac de ces tubes ramifiés et anastomosés, ni de communication entre les conduits biliaires et les vaisseaux sanguins. Quelques branches, d'un certain volume, s'anastomosent et ne se subdivisent point jusqu'à former des réseaux ; d'autres se terminent en cul-de-sac sans anastomose, ce sont les *vasa aberrantia hepatis*. Les canalicules ainsi anastomosés forment un vaste réseau dans toute l'étendue du foie ; ils sont formés par une membrane propre extrêmement mince ; lorsque les conduits sont volumineux, ils présentent des fibres musculeuses : cette disposition des conduits hépatiques a fait ranger le foie dans la classe des *glandes réticulées*. M. Sappey, après un très grand nombre d'injections, a constaté la disposition suivante des conduits biliaires. Les divisions des vaisseaux, réduites déjà à une extrême ténuité lorsqu'elles arrivent dans les espaces interlobulaires, se partagent en cinq ou six ramuscules, et chacun de ces lobules reçoit ainsi huit, dix, douze ramuscules, dont les ramifications devenues capillaires pénètrent dans son épaisseur ; à chacune de ces ramifications est accolé un ramuscule biliaire qui rampe avec lui sur la superficie du lobule. Quant à la disposition des lobules dans les acini, les recherches les plus minutieuses n'ont pas permis jusqu'à présent de la constater d'une manière certaine ; cependant il est permis de supposer que chacun de ces petits rameaux se divise à son tour pour se rendre dans un acini d'où il rapportera la bile qui y aura été élaborée.

Les conduits biliaires sont remarquables par les nombreuses anastomoses qui existent entre eux, et surtout par la multitude de glandes dont ils sont pourvus. M. Sappey nous a donné une excellente description de ces glandes qu'il a représentées dans des planches d'une exécution extrêmement remarquable. Ces glandes se montrent sur toute l'étendue des conduits biliaires depuis ceux qui offrent 0^{mm},02 jusqu'au conduit hépatique sur lequel elles disparaissent peu à peu, en sorte qu'à la réunion de ce conduit avec le canal cystique on n'en trouve plus aucune trace. Le volume de ces glandes est en raison du calibre du conduit sur lequel elles se trouvent. Ainsi sur les conduits de 2 centièmes de millimètre, la glande est réduite à un simple utricule ; à 4 centièmes de millimètre, on voit des glandes en grappe, et sur des conduits encore plus grands on y voit de véritables glandes acineuses. Toutes ces glandes sont pourvues d'un canal excréteur qui s'ouvre dans le conduit hépatique sur lequel elles sont fixées.

Vasa aberrantia. — M. Sappey nous a donné encore une bonne description des *vasa aberrantia.* « On y voit quelquefois, dit-il, sur certains points de la surface du foie, les lobules s'atrophier peu à peu, puis disparaître complètement et laisser alors à découvert les conduits biliaires correspondants qui deviennent au contraire le siége d'une hypertrophie remarquable. C'est aux conduits ainsi mis à nu et hypertrophiés que s'applique la dénomination de *vasa aberrantia.* » On les observe le plus souvent sur le bord hépatique du ligament latéral gauche. Ces vaisseaux communiquent avec les conduits biliaires ; ils ont la même structure, seulement la tunique fibreuse est beaucoup plus épaisse, les glandes qu'ils portent sont hypertrophiées, déformées au point de les rendre méconnaissables.

3° *Vaisseaux du foie.* — a. *Artères.* — L'artère hépatique, branche du tronc cœliaque, se jette dans le foie au niveau du sillon transverse. Elle est remarquable par la petitesse de son calibre, qui est loin d'être en rapport avec le volume de l'organe auquel elle est destinée ; elle sert à la nutrition de la substance du foie et aux conduits biliaires ; la veine porte seule concourt à la sécrétion de la bile. On a constaté des anastomoses des capillaires de l'artère hépatique avec des capillaires de la veine porte. Le foie reçoit encore des rameaux de la coronaire stomachique et de la mésentérique supérieure.

b. *Veine porte.* — Elle se place dans le sillon transverse du foie, où elle se divise en deux branches qui se distribuent au foie à la manière d'une artère ; chaque granulation reçoit une des petites ramifications de la veine porte. M. Bernard a constaté que des branches assez volumineuses de la veine porte traversent le foie sans se perdre en capillaires, et vont directement dans la veine cave, où elles s'ouvrent par un orifice oblique à la manière de l'uretère dans la vessie.

Indépendamment de la veine porte, on compte cinq groupes de vaisseaux que M. Sappey décrit sous le nom de veines portes accessoires. Le premier groupe occupe l'épiploon gastro-hépatique ; il est formé par les veinules qui proviennent de la petite courbure de l'estomac, des veines qui rampent entre les deux feuillets de l'épiploon, et quelquefois enfin de la veine pylorique ; ces vaisseaux se perdent dans les lobules qui limitent en avant et en arrière le sillon transverse. Le second groupe est constitué par les veines qui viennent de la vésicule biliaire ; le troisième par les veines des parois de la veine porte de l'artère hépatique et des conduits biliaires ; le quatrième par les veines qui du diaphragme descendent dans le ligament suspenseur du foie, elles se jettent dans les lobules auxquels adhère ce ligament ; enfin, le cinquième est formé par les veines qui se portent de la portion sus-ombilicale de la paroi abdominale antérieure vers le sillon longitudinal du foie.

c. *Veines sus-hépatiques.* — Les veines sus-hépatiques reportent dans la veine cave le sang de la veine porte qui a servi à la sécrétion de la bile et celui de l'artère hépatique. Chacune de ses petites rami-fications sort du centre de chaque lobule, se réunit aux ramifications voisines, et ne tarde pas à former le gros vaisseau que nous avons signalé sur le bord postérieur du foie. Nous devons faire remarquer : 1° que les ramifications de la veine sus-hépatique sont transversales, tandis que les ramifications de la veine porte sont antéro-postérieures ; 2° que si l'on coupe le foie, les vaisseaux sus-hépatiques restent béants, tandis que les vaisseaux de la veine porte s'affaissent. Cette disposition tient à ce que les parois de la veine sus-hépatique adhèrent au tissu propre du foie, et que la veine porte et ses ramifications sont contenues dans la capsule de Glisson.

Outre ces deux veines on trouve au foie les cordons qui résultent de l'oblitération de la veine ombilicale et du canal veineux. Nous revien-drons sur ces vaisseaux en décrivant la *circulation du fœtus.*

Vaisseaux lymphatiques. — Ils sont extrêmement nombreux ; ils sont superficiels et profonds ; ils vont se jeter dans les ganglions qui longent les vaisseaux hépatiques, d'autres se jettent directement dans le canal thoracique.

Nerfs. — Ils viennent du pneumogastrique et du plexus solaire.

Canaux biliaires. — Nous avons vu que de chaque granulation partait un petit canal hépatique ; ces petits canaux, renfermés dans la capsule de Glisson, se réunissent à la manière des veines pour constituer le *conduit hépatique* dont nous allons nous occuper en décrivant les voies biliaires.

VOIES BILIAIRES.

Elles se composent du *canal hépatique*, de la *vésicule biliaire*, du *conduit cystique*, du *canal cholédoque.*

Canal hépatique.

La réunion des radicules hépatiques et des canaux qui leur font suite constitue deux branches qui viennent à la rencontre l'une de l'autre dans le sillon transverse du foie, où elles se réunissent en un tronc qui est le canal hépatique. Ce canal, qui occupe d'abord le sillon transverse du foie, se porte en bas et à droite, et, après un trajet de 3 à 4 centimètres, se réunit au conduit cystique pour former le canal cholédoque. Il est en rapport dans son trajet, en arrière avec la veine porte, en avant avec l'artère hépatique ; il est environné d'un grand nombre de vaisseaux lymphatiques ; tous ces vaisseaux sont contenus dans l'épiploon gastro-hépatique.

Vésicule biliaire.

La *vésicule biliaire*, réservoir de la bile, est située sur la face inférieure du foie, dans une fossette qui lui est destinée, et maintenue en place par le péritoine qui passe au-devant d'elle. Elle a à peu près la forme d'une poire dont la grosse extrémité regarde en avant, en bas et à droite.

On lui considère un corps, un col et un fond.

Le *corps*, dont la face inférieure est tapissée par le péritoine, est en rapport : en bas, avec le duodénum, l'extrémité droite du côlon transverse, quelquefois avec le rein droit ; en haut, elle remplit la fossette cystique au fond de laquelle elle adhère par du tissu cellulaire assez dense.

Le *fond*, recouvert entièrement par le péritoine, déborde le bord antérieur du foie et est en rapport avec la paroi abdominale.

Le *col*, recourbé sur lui-même en forme d'*S*, se continue avec le corps et avec le canal cystique ; la courbure du col de la vésicule s'efface quand on a enlevé le péritoine qui la recouvre.

La *surface interne de la vésicule* est remarquable par un grand nombre de saillies qui la divisent en espaces polygonaux ; au niveau de chaque courbure de l'*S* qui constitue le col, on rencontre une valvule qui résulte de l'inflexion alternative des membranes qui composent la vésicule ; le col est quelquefois dilaté en ampoule entre deux valvules.

Conduit cystique.

Ce canal part du col de la vésicule biliaire, se porte en bas et à gauche, et se réunit après un trajet de 3 centimètres environ au canal cholédoque ; il est noueux, comme contourné en spirale. Il est contenu dans l'épaisseur de l'épiploon gastro-hépatique, entre la veine porte qui est en avant, l'artère cystique qui est à gauche. Dans son intérieur on trouve de cinq à douze valvules concaves à leur bord libre ; ces valvules sont peu régulières ; elles sont alternes, transversales, obliques, quelquefois même verticales et réunies entre elles par des valvules obliques plus petites ; si on les examine sur un canal insufflé et desséché, leur ensemble figure une spirale. Ces valvules ne s'effacent pas quand on dissèque ou qu'on étend le conduit ; elles sont formées par un repli de la membrane muqueuse.

Canal cholédoque.

Le canal cholédoque est formé par la réunion des canaux cystique et hépatique ; il se dirige obliquement en bas, un peu en arrière et à droite ; son calibre est à peu près égal à celui d'une plume d'oie. Sa longueur est de 6 à 7 centimètres.

Il est en rapport, entre son origine et le duodénum, en avant avec la veine porte, en arrière avec l'artère hépatique, à gauche avec l'artère gastro-épiploïque droite ; il est contenu avec ces vaisseaux dans l'épiploon gastro-hépatique ; au niveau du duodénum, il se place en arrière et au côté interne de cet intestin, il est reçu dans une gouttière que lui fournit le pancréas ; arrivé à la partie moyenne de la deuxième portion du duodénum, il traverse la membrane musculeuse, glisse entre cette membrane et la muqueuse, et après un trajet de 2 centimètres environ, il perce cette dernière pour s'ouvrir à l'extrémité inférieure d'une saillie verticale formée par le relief du canal cholédoque dans l'intestin. Cette saillie porte le nom de *pli de Vater* (fig. 128. 6).

La *surface interne* du canal cholédoque et du canal hépatique ne présente point de valvules ni de saillies aréolaires semblables à celles de la vésicule biliaire et du canal cystique ; on constate, dans ces canaux, l'orifice d'une assez grande quantité de follicules.

Structure des voies biliaires.

Les parois des voies biliaires sont très minces, cependant on peut les considérer comme formées de quatre tuniques : une *séreuse* incomplète ; une *musculaire*, plus apparente sur la vésicule que dans tout autre point des voies biliaires ; elle est composée de fibres pâles peu nombreuses, circulaires et longitudinales ; il n'est pas toujours possible de trouver ces fibres assez développées pour constater leur nature et leur disposition ; une tunique *fibreuse aréolaire* qui constitue la charpente des voies biliaires ; une tunique *muqueuse*, mince, pourvue de papilles peu développées et formant dans la vésicule des plis qui donnent à cette membrane un aspect aréolaire, et dans le canal cystique, des valvules nombreuses dont nous avons déjà parlé.

Les *artères* viennent de l'artère cystique, branche de l'artère hépatique ; les *veines* vont se jeter dans la veine porte ; les *lymphatiques*, très nombreux, vont se rendre aux ganglions de l'abdomen ; les *nerfs* viennent du plexus solaire.

PANCRÉAS.

Le *pancréas* (fig. 128) est une glande offrant la plus grande analogie avec les glandes salivaires, et appelée par Meckel *glande salivaire abdominale*. Il est aplati d'avant en arrière, couché transversalement sur la colonne vertébrale par sa partie moyenne ; la portion qui déborde à gauche la colonne lombaire remonte obliquement dans l'hypochondre gauche en haut et en arrière.

Il est divisé en deux portions : la portion droite, décrite généralement sous le nom de *tête du pancréas*, et que M. Verneuil appelle *portion duodénale* ; l'autre, *portion splénique* ou *gastrique*, comprend les parties désignées sous les noms de *corps* et de *queue du pancréas*.

« La *portion duodénale* est toujours proportionnée à l'étendue du duodénum ; elle est fixée dans l'anse mésentérique plus ou moins ample que forme cet intestin ; la *portion splénique* est très variable en étendue ; elle présente peu de fixité ; elle est en quelque sorte flottante dans l'abdomen. La veine porte et les vaisseaux mésentériques séparent toujours ces deux portions d'une manière nette ; la portion duodénale n'affecte pas de rapports avec les vaisseaux spléniques ; la portion horizontale est toujours fixée à ces vaisseaux qui lui envoient des branches. Chez l'homme adulte il est assez difficile de reconnaître au premier abord cette division ; mais chez le fœtus et l'enfant elle est très manifeste. La portion duodénale est verticale, étroite de haut en bas, et s'applique exactement le long de la deuxième

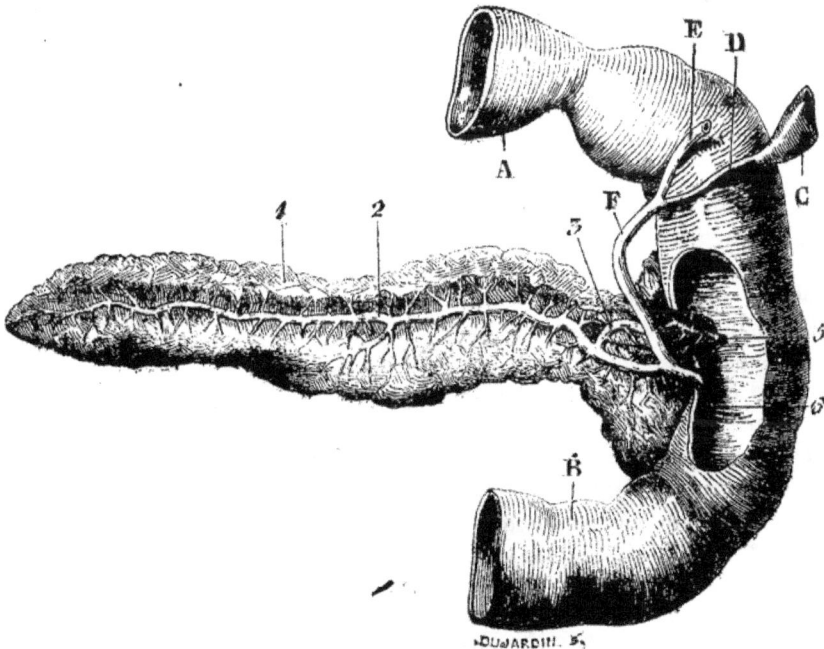

FIG. 128. — *Pancréas vu par la face postérieure (d'après une préparation de M. Verneuil).*

1. Pancréas. — 2. Canal pancréatique ou de Wirsung. — 3. Canal pancréatique azygos. — 6. Pli de Vater et ouverture du canal pancréatique et du canal cholédoque dans le duodénum. — 5. Orifice intestinal du canal pancréatique azygos. — A. Extrémité pylorique de l'estomac. — B. Duodénum. — C. Portion de la vésicule biliaire. — D. Canal cystique. — E. Canal hépatique. — F. Canal cholédoque.

portion du duodénum. Chez l'adulte, cette partie de la glande augmente beaucoup d'étendue dans tous les sens, elle remplit tout l'espace compris entre les trois courbures du duodénum et les vaisseaux mésentériques ; elle forme une masse globulaire, aplatie, à peu près quadrilatère.

» Le *corps* a la forme d'un parallélogramme assez régulier ; les bords supérieur et inférieur sont sensiblement parallèles.

» La *queue* est tantôt mince, fusiforme, comme tranchante ; tantôt elle est prismatique, triangulaire, renflée en masse.

» Il existe à l'union des deux portions (*tête* et *corps*) un rétrécissement très notable ; à son niveau la glande présente une sorte de torsion sur son axe, en vertu de laquelle le bord inférieur est relevé en avant, soulevé qu'il est par les vaisseaux mésentériques qui s'enfoncent au-dessous de lui d'avant en arrière et de haut en bas. On a prétendu que le corps du pancréas était prismatique, triangulaire. On lui a reconnu trois faces, une postérieure, une antérieure, une supérieure ; la face supérieure n'existe pas : c'est un bord creusé plus ou moins en gouttière pour recevoir la veine splénique et quelques flexuosités de l'artère du même nom (1). »

La portion duodénale du pancréas est fixe, pour ainsi dire enclavée dans le duodénum, auquel elle adhère par les brides cellulo-fibreuses, par les vaisseaux et par les canaux excréteurs ; la seconde portion, au contraire, liée à la rate par les vaisseaux spléniques, accompagne les viscères dans tous les déplacements qui résultent de l'état de vacuité ou de plénitude de l'estomac.

Rapports. — Sa *face antérieure*, recouverte par le péritoine, est en rapport avec l'estomac ; lorsque cet organe est descendu, on peut sentir le pancréas à travers la paroi abdominale antérieure, dont il n'est plus séparé que par l'épiploon gastro-hépatique. Sa *face postérieure* répond à la première vertèbre lombaire, à la veine splénique, à la veine mésentérique supérieure, à la veine porte, à l'artère et au plexus mésentériques, aux piliers du diaphragme, à la veine cave inférieure, à l'aorte abdominale ; à gauche il touche au rein et à sa capsule surrénale du côté gauche. Son *bord supérieur* répond à l'artère et à la veine spléniques, au tronc cœliaque, à la première portion du duodénum ; ce bord est plus épais que le bord inférieur. Son *bord inférieur* est en rapport avec la troisième portion du duodénum. Son *extrémité droite*, recourbée sur elle-même de haut en bas, répond à la seconde portion du duodénum qu'elle embrasse surtout en avant ; quelques granulations se logent entre les tuniques de l'intestin, surtout dans le point où s'abouche le petit conduit. Par son *extrémité gauche*, le pancréas répond à la rate.

Structure. — Elle est tout à fait identique avec celle des glandes salivaires. Ses *artères* viennent de l'hépatique, de la splénique, de la

(1) Verneuil, *Gazette médicale.* Paris, 1851.

mésentérique supérieure et de la pancréatico-duodénale. Ses *veines* se jettent dans la splénique et la mésaraïque supérieure. Ses *nerfs* viennent du plexus solaire, des nerfs spléniques et des plexus hépatique et mésentérique supérieur par de petits rameaux qui accompagnent l'artère pancréatico-duodénale.

Le pancréas est pourvu d'un canal excréteur connu sous le nom de *canal pancréatique* ou *canal de Wirsung* (fig. 128. 2), caché dans l'épaisseur de la glande et mesurant toute sa longueur ; étroit à l'extrémité splénique, il reçoit à chaque instant des petits canaux secondaires ; il augmente ainsi successivement de calibre, et arrivé à son extrémité duodénale, il s'infléchit en bas, gagne le canal cholédoque, se place à gauche de ce conduit, et s'ouvre avec lui dans la partie moyenne de la seconde portion du duodénum par un orifice distinct.

Le canal pancréatique semble être constamment double. M. Verneuil, dans un travail très intéressant que nous avons cité plus haut, a déterminé la disposition de ce canal supplémentaire, auquel il donne le nom de *canal azygos pancréatique* (fig. 128. 3). A la réunion de la tête et du corps du pancréas, on trouve une branche récurrente d'un volume notable, qui reçoit tous les conduits de troisième, de quatrième et de cinquième ordre, venant des granulations qui constituent la plus grande partie du lobe duodénal. Ce canal, au lieu de se terminer en cul-de-sac, va s'aboucher dans l'intestin par sa petite extrémité ; il présente donc deux ouvertures, l'une intestinale, l'autre pancréatique ; il est très grêle à son orifice intestinal, où il reçoit les conduits des petites granulations qui rampent entre les tuniques du duodénum ; bientôt il augmente considérablement de volume, et présente son calibre le plus considérable à son extrémité pancréatique. L'orifice intestinal de ce conduit est très étroit ; situé dans le duodénum, en avant et au-dessus du pli de Vater ; à l'intérieur de l'intestin sa présence se révèle par une petite ampoule (fig. 128. 5).

Le canal pancréatique est formé d'une tunique fibreuse propre, très mince et d'une membrane muqueuse qui se continue avec la membrane muqueuse du duodénum.

RATE.

La *rate* est un organe vasculaire dont les fonctions sont peu connues.

Située dans l'hypochondre gauche, fixée à l'estomac par l'épiploon gastro-splénique.

La rate est unique chez l'homme ; assez souvent on rencontre de petites rates supplémentaires dont le volume est extrêmement variable ; la grosseur de la rate varie suivant les individus, suivant les maladies : ainsi elle devient très volumineuse dans les fièvres intermittentes ; elle augmente ou diminue suivant la quantité de sang qui y afflue. Cet organe est d'une couleur lie de vin, très friable, et fait entendre, quand on le presse, un cri analogue au cri de l'étain.

On a comparé sa figure à un segment d'ellipsoïde coupé selon sa longueur.

On considère à la rate une *face externe*, une *face interne* et une *circonférence*.

Face externe. — Convexe, lisse, en rapport avec le diaphragme qui la sépare des 9e, 10e et 11e côtes. Cette face externe est quelquefois en rapport avec l'extrémité gauche du foie.

Face interne. — Concave, elle présente à sa partie moyenne un sillon dirigé de haut en bas ; ce sillon est le hile de la rate : c'est dans ce point que pénètrent l'artère splénique, les vaisseaux courts, que sortent les veines spléniques et que s'attache l'épiploon gastro-hépatique. Cette face est en rapport avec la grosse tubérosité de l'estomac et les vaisseaux courts, avec le rein et la capsule surrénale gauche, avec le pilier gauche du diaphragme et la queue du pancréas.

Circonférence. — Elle est sillonnée par des échancrures plus ou moins profondes ; elle présente un *bord antérieur* mince en rapport avec l'estomac, un *bord postérieur* plus épais en rapport avec le rein, une *extrémité supérieure* qui répond au diaphragme, quelquefois au foie, une *extrémité inférieure*, moins volumineuse que la précédente, en rapport avec l'angle que forment le côlon descendant et le côlon transverse, etc.

Structure de la rate.

La rate se trouve constituée par une tunique péritonéale, une membrane fibreuse propre, qui forme une multitude de cloisons renfermant une boue couleur lie de vin, des granulations, des vaisseaux et des nerfs.

Tunique séreuse. — Le péritoine enveloppe la rate dans toute son étendue, à l'exception du point où s'insère l'épiploon gastro-splénique.

Membrane fibreuse. — Cette membrane présente une face externe adhérente au péritoine, une face interne de laquelle partent des prolongements fibreux qui forment des cloisons qui divisent la rate en un certain nombre de lobes indépendants. Arrivée au hile de la rate, cette membrane fibreuse se replie sur les vaisseaux et pénètre avec eux dans l'intérieur de l'organe ; de la face profonde de ce prolongement partent des prolongements qui complètent le cloisonnement de la rate.

Chacune des cellules qui constituent la rate contient une matière couleur lie de vin désignée sous le nom de *boue splénique*. Si l'on pousse une injection d'eau dans l'artère splénique, cette injection revient d'abord bourbeuse par la veine, puis elle devient claire ; la boue splénique a été entraînée par l'injection. La rate se présente alors sous l'apparence d'un tissu blanc aréolaire, composé de lames qui s'entrecroisent dans tous les sens Ces prolongements, connus sous le nom de *trabécules*, interceptent dans la rate des espaces qui contiennent la substance même de cet organe ; ils ont été considérés comme de nature musculaire. Kölliker a découvert, dans la rate du cochon, des fibres musculaires lisses de la nature de celles qu'il appelle *fibres-cellules musculaires ;* ces fibres n'ont pas été retrouvées chez l'homme, où l'on ne voit dans les *trabécules* qu'un mélange de fibres blanches et de fibres élastiques jaunes.

Dans les espaces compris entre les parois des trabécules on trouve le tissu propre de la rate, formé : 1° de *petites granulations* découvertes par Malpighi, et mieux décrites par Sanders et Kölliker. Ces corpuscules sont éparpillés sur le trajet des divisions artérielles, où ils sont attachés comme s'ils étaient des excroissances de leurs parois ; ils ne peuvent être aperçus que très difficilement dans l'espèce humaine, où leur volume est très petit. Ces corps sont de petits sacs, de petites vésicules qui contiennent un liquide peu abondant de nature albuminoïde, des cellules à noyaux, des noyaux libres ; leur paroi est formée d'une membrane analogue à celle des vaisseaux. 2° Entre ces corpuscules se trouve la *boue splénique*, soutenue par les divisions des trabécules. La boue splénique est constituée par des noyaux très nombreux, des cellules qui sont considérées comme les globules blancs du sang, des globules rouges qui donnent à cette substance sa coloration, enfin des corpuscules de forme irrégulière qui ont été regardés comme les globules du sang en voie de décomposition : elle contient des capillaires extrêmement fins ; elle est composée de cellules à noyaux sphériques analogues à celles des corpuscules de Malpighi.

Artères. — La rate reçoit une artère très volumineuse, l'*artère splénique ;* ce vaisseau est remarquable par ses flexuosités.

Veines. — La veine splénique présente un volume extrêmement considérable : c'est une des principales racines de la veine porte ; elle est aussi volumineuse que la mésaraïque supérieure ; elle remplit la rate de divisions tellement nombreuses, qu'on pourrait considérer cet organe comme un plexus veineux dont les branches seraient soutenues par des cloisons fibreuses.

Vaisseaux lymphatiques. — Ils sont très nombreux, divisés en superficiels et profonds ; quelques-uns se portent de la rate à l'estomac ; d'autres se rendent aux ganglions situés dans l'épaisseur de l'épiploon gastro-splénique.

Nerfs. — Ils viennent du plexus solaire, *plexus splénique ;* ils sont très volumineux et peuvent être suivis profondément dans l'épaisseur de l'organe.

PÉRITOINE.

Le *péritoine* est une membrane séreuse qui tapisse les parois de l'abdomen, et qui sert d'enveloppe à la presque totalité des organes contenus dans cette cavité. La portion du péritoine qui tapisse la paroi de l'abdomen porte le nom de *péritoine pariétal ;* celui qui tapisse les organes, celui de *péritoine viscéral.* Comme toutes les membranes séreuses, le péritoine est un sac sans ouverture qui tapisse tous les organes sans les renfermer dans sa cavité. Il présente donc une surface adhérente : cette adhérence se fait au moyen du tissu cellulaire dont la densité varie dans les diverses régions ; une surface libre, lisse, en contact avec elle-même. Pour décrire le péritoine, la meilleure manière est de faire partir cette membrane d'un point quelconque, de la suivre sans interruption sur toutes les parties qu'elle tapisse, et de la faire revenir au point de départ.

Pour faciliter cette étude, nous diviserons, à l'exemple de M. Cruveilhier, le péritoine en deux portions : une portion sous-ombilicale, une portion sus-ombilicale.

Portion sous-ombilicale du péritoine. — De l'ombilic, le péritoine tapisse la paroi antérieure de l'abdomen où il rencontre trois cordons : l'ouraque au centre, les artères ombilicales sur les parois latérales. Le péritoine forme sur ces trois cordons trois replis falciformes qui circonscrivent deux espaces triangulaires à sommet dirigé en haut et à base dirigée en bas. Arrivée au niveau du pubis, il se réfléchit de bas en haut, passe sur la paroi antérieure de la vessie, laissant entre ce dernier organe, la partie inférieure de la paroi abdominale antérieure et le pubis, un espace triangulaire qui s'élargit dans l'état de plénitude du réservoir de l'urine : c'est par cet espace que l'on pénètre dans la vessie, soit pour en faire la ponction, soit pour pratiquer la taille hypogastrique. En se repliant des parties latérales sur la vessie, le péritoine forme latéralement deux replis plus apparents dans l'état de vacuité de l'organe : ces replis ont été désignés sous le nom de *ligaments postérieurs de la vessie ;* de là le péritoine tapisse la face postérieure et les faces latérales de la vessie, et se réfléchit sur les organes contenus dans la cavité du bassin.

Chez l'homme, il rencontre le rectum, tapisse sa face antérieure, dans le cul-de-sac recto-vésical, et se prolonge rarement jusqu'au niveau des vésicules séminales ; la face postérieure du rectum est dépourvue de péritoine dans une étendue de 12 centimètres. Aussi peut-on atteindre le rectum beaucoup plus haut en arrière qu'en avant, et pénétrer dans la vessie en traversant la prostate sans blesser le péritoine.

Chez la femme, le péritoine se réfléchit de la vessie sur la face antérieure de l'utérus, tapisse les deux tiers supérieurs de son col, sa face antérieure, puis son bord supérieur, sa face postérieure ; arrive jusqu'au vagin, tapisse le tiers supérieur de la face postérieure de ce canal, se réfléchit sur le rectum et forme le cul-de-sac recto-vaginal qui est plus profond que le cul-de-sac recto-vésical de l'homme. Nous ferons remarquer que toute la partie antérieure du vagin est dépourvue de péritoine.

Sur les parties latérales de l'utérus, le péritoine rencontre trois organes, qui sont : le ligament rond en avant, la trompe à la partie moyenne, l'ovaire à la partie postérieure ; il les enveloppe en un repli commun désigné sous le nom de *ligament large*. Ce repli est encore augmenté vers l'angle postérieur de l'utérus par les vaisseaux utéro-ovariens, qui y sont également contenus.

Il est à remarquer que le péritoine est perforé au niveau de la trompe, unique exemple dans l'économie de la communication d'une séreuse avec une muqueuse.

Après avoir formé le mésorectum, le péritoine continue sa marche ascendante sur la paroi postérieure de l'abdomen ; il recouvre l'angle sacro-vertébral, passe au-devant de l'aorte, de la veine cave infé-rieure, des uretères, des artères et des veines spermatiques, et, arrivé à la seconde vertèbre lombaire, se réfléchit d'arrière en avant pour constituer le feuillet gauche du mésentère, tapisse la face latérale gauche de l'intestin, puis son bord convexe ; sa face latérale droite se porte d'avant en arrière pour former le feuillet latéral droit du mésen-tère. Nous reviendrons plus loin sur ce repli, qui est le plus considé-rable des replis du péritoine. De chaque côté, le péritoine tapisse les parois latérales de l'abdomen ; il ne présente rien de remarquable, excepté à la partie inférieure, où nous devons signaler son passage au-dessus de l'orifice de l'anneau crural et de l'anneau inguinal. Vers ce dernier orifice, il présente de chaque côté de l'artère épigastrique une fossette : l'externe, la plus profonde, est appelée *fossette inguinale externe* ; l'interne est appelée *fossette inguinale interne*. Pour ne rien omettre, nous devons signaler, en dedans de la fossette inguinale interne, une troisième fossette, *fossette vésico-inguinale*, comprise entre le bord externe du muscle droit antérieur de l'abdomen et l'artère ombilicale oblitérée. (Voyez CANAL INGUINAL, p. 233.)

Si la disposition du péritoine pariétal est la même à droite et à gauche, il n'en est pas de même du péritoine viscéral. A droite, le pé-ritoine viscéral rencontre le cæcum, passe au-devant de lui, l'applique contre la fosse iliaque droite, d'autres fois l'enveloppe entièrement, excepté à son bord postérieur, et lui forme un *mésocæcum*. Sur l'ap-pendice vermiculaire, il se comporte différemment, suivant les sujets : tantôt il lui forme un petit mésentère, d'autres fois il l'applique contre le cæcum. Enfin, il passe en avant du côlon ascendant ; ce n'est que quand cet intestin est distendu qu'on trouve un *mésocôlon* : encore les deux feuillets du péritoine sont-ils très écartés l'un de l'autre, de sorte que l'on peut toujours pénétrer dans le cæcum par sa partie posté-rieure sans ouvrir le péritoine, et que le côlon est immédiatement en rapport avec le rein. La disposition des mésocôlons varie suivant les individus et suivant les âges.

A gauche, après avoir formé le mésorectum, le péritoine enveloppe l'S iliaque du côlon, forme le *mésocôlon iliaque*, puis il rencontre le côlon descendant, où il se comporte de la même manière que nous l'avons indiqué pour le côlon ascendant.

Nous ne reviendrons pas sur les *appendices graisseux* du gros intestin que nous avons signalés en décrivant cet organe.

Portion sus-ombilicale du péritoine. — A partir de l'ombilic, le péritoine se porte de bas en haut ; il rencontre sur la ligne médiane la veine ombilicale ou le cordon fibreux qui la remplace ; il forme alors un repli falciforme, *ligament suspenseur du foie*, dont la veine ombilicale est la base, dont un des côtés s'attache à la paroi abdominale et l'autre à la face supérieure du foie, qu'il divise en deux moitiés inégales.

A droite du ligament suspenseur, le péritoine tapisse le diaphragme, et arrivé au niveau du bord postérieur du foie, il se replie de haut en bas, forme le feuillet supérieur du *ligament coronaire* et du *ligament triangulaire droit*, tapisse la face convexe du foie, gagne le bord antérieur de cet organe, enveloppe plus ou moins complètement la vésicule biliaire, arrive au sillon transverse du foie, rencontre les vaisseaux biliaires. A gauche de ce sillon la séreuse passe en avant de ces vaisseaux, et, des vaisseaux hépatiques, se porte sur la première portion du duodénum, gagne la petite courbure de l'estomac, forme le feuillet antérieur de l'épiploon gastro-hépatique et tapisse la face antérieure de l'estomac. Nous retrouverons ce feuillet en décrivant le péritoine situé à gauche du ligament suspenseur du foie. A droite du sillon transverse le péritoine continue son trajet sur la face inférieure du foie, forme le feuillet inférieur du *ligament coronaire du foie* et du *ligament triangulaire droit*, recouvre la partie inférieure du diaphragme, tapisse le rein droit et la capsule surrénale du même côté, se porte sur le côlon ascendant et revient pénétrer dans l'arrière-cavité des épiploons par l'hiatus de Winslow.

A gauche du ligament suspenseur, le péritoine tapisse le diaphragme, forme le feuillet supérieur de la portion gauche du *ligament coronaire* et du *ligament triangulaire gauche*, tapisse la face antérieure gauche du foie, se réfléchit sur le bord antérieur de cet organe, arrive jusqu'au sillon transverse ; là il contribue à former le feuillet antérieur de l'épiploon gastro-hépatique et se porte sur la face antérieure de l'estomac.

La portion du péritoine qui rencontre l'œsophage tapisse la face antérieure de ce conduit et se porte sur la face antérieure de l'estomac. De la face antérieure de l'estomac le péritoine se comporte de la manière suivante :

1° A gauche, arrivé au grand cul-de-sac de l'estomac, il rencontre les vaisseaux courts, forme en avant de ces vaisseaux le feuillet antérieur de l'épiploon gastro-splénique, tapisse la moitié antérieure de la face interne de la rate, son bord antérieur, sa face externe, son bord postérieur, la moitié postérieure de sa face interne, tapisse les vaisseaux spléniques par leur face postérieure, et formerait le feuillet postérieur de l'épiploon gastro-splénique. Nous verrons un peu plus loin que la face antérieure des vaisseaux spléniques et la face postérieure des vaisseaux courts sont tapissées par le feuillet du péritoine qui forme l'arrière-cavité des épiploons ; l'épiploon gastro-splénique serait alors composé de quatre feuillets du péritoine. Pour nous, l'*épiploon gastro-splénique* serait formé par les deux feuillets qui tapissent les vaisseaux courts, et les deux feuillets qui recouvrent la veine et l'artère spléniques forment à la rate un repli analogue aux mésocôlons.

2° Le péritoine qui descend de la face antérieure de l'estomac continue sa marche descendante, passe au-devant du côlon transverse, descend en avant de cet organe entre l'intestin grêle et la paroi antérieure de l'abdomen, plus ou moins bas suivant les sujets, et arrive même jusqu'au niveau du détroit supérieur du bassin : ce feuillet est le feuillet antérieur du grand épiploon. A la partie inférieure il se replie sur lui-même, sans cependant s'adosser au précédent, dont il séparé, ainsi que nous le verrons, par deux feuillets séreux ; se dirige de bas en haut jusqu'au niveau de l'arc du côlon ; là il se porte d'avant en arrière, tapisse la moitié inférieure de ce conduit, forme le feuillet *inférieur du mésocôlon transverse*, et se termine en se confondant avec le feuillet latéral droit du mésentère.

Nous avons laissé le péritoine sur les vaisseaux biliaires et en avant de la veine cave inférieure. Dans ce point se trouve une ouverture décrite par Winslow, et connue sous le nom d'*hiatus de Winslow ;* elle est l'orifice d'une vaste cavité séreuse ou diverticulum, connue sous le nom d'*arrière-cavité des épiploons.*

L'hiatus de Winslow est un orifice demi-circulaire de 3 centimètres environ dans son plus grand diamètre ; il est limité en avant par les vaisseaux biliaires et la veine porte, en arrière par la veine cave inférieure, en bas par le duodénum, en haut par le col de la vésicule du fiel et par la base du lobe de Spigel.

C'est par cet orifice que nous ferons pénétrer le péritoine dans l'arrière-cavité des épiploons, et que nous l'en ferons sortir.

Après s'être recourbé sur la veine porte et les conduits biliaires, le péritoine couvre la face postérieure de ces vaisseaux, forme le feuillet postérieur de l'épiploon gastro-hépatique, arrive à la petite courbure de l'estomac, tapisse la face postérieure de cet organe, gagne sa grande courbure, s'accole à la face postérieure du feuillet antérieur du grand épiploon, passe en avant du côlon transverse, descend parallèlement au feuillet antérieur du grand épiploon jusqu'au point où ce feuillet se recourbe ; il se recourbe avec lui, s'adosse au feuillet postérieur, l'accompagne jusqu'à la face inférieure du côlon transverse. Dans ce point il tapisse la face antérieure, puis la face supérieure de l'arc du côlon, se porte horizontalement en arrière et forme le feuillet supérieur du mésocôlon transverse ; arrivé à la colonne vertébrale, il se réfléchit de bas en haut, passe en avant de la troisième portion du duodénum, du pancréas, des vaisseaux spléniques, de la veine cave inférieure, de l'aorte, des piliers du diaphragme, et arrive à la partie inférieure de l'hiatus de Winslow.

Nous venons de dire que ce feuillet passait en avant des vaisseaux spléniques ; il accompagne ces vaisseaux jusqu'au hile de la rate, revient sur la face postérieure des vaisseaux courts, forme le feuillet postérieur du repli que nous avons appelé *épiploon gastro-splénique*, tapisse le grand cul-de-sac de l'estomac, puis une portion de la face inférieure du foie contenue dans l'arrière-cavité des épiploons, le lobule de Spigel, et, arrivé à la scissure transverse, se continue avec le péritoine que nous avons fait pénétrer dans l'arrière-cavité des épiploons.

Il suit de là que le grand épiploon est composé de quatre feuillets, que ces quatre feuillets forment deux sacs inclus l'un dans l'autre ; le sac le plus extérieur est formé par le péritoine qui a tapissé la face antérieure de l'estomac, et le sac intérieur par le péritoine qui a tapissé la face postérieure du même organe.

Il résulte de ce qui précède que le péritoine présente un grand nombre de replis désignés sous différents noms. Ces replis sont :

1° Des *ligaments*. Ils s'étendent d'un organe à une partie de la paroi abdominale ; ils ne renferment pas de vaisseaux ; ce sont les *ligaments coronaire* et *triangulaires du foie*, les *ligaments postérieurs de la vessie*, les *ligaments larges*. La partie interne et postérieure des ligaments larges renferme les vaisseaux utéro-ovariques. Cette partie devrait donc être rangée dans les replis de la troisième espèce, sous le nom d'*épiploon utéro-ovarique*.

2° Les *mésentères*. Ils se portent des parois abdominales à un organe ; ils renferment les vaisseaux et les nerfs qui se rendent à cet organe. Ce sont : 1° le *mésentère* proprement dit, vaste repli étendu en avant de la colonne vertébrale, étroit à son insertion, beaucoup plus large à son attache intestinale, où il est comme plissé ; ce bord supérieur est en rapport avec la longueur de l'intestin grêle ; 2° les *mésocôlons ascendant, descendant*, quand ils existent, c'est-à-dire quand le péritoine ne passe pas seulement en avant de ces intestins ; 3° le *mésocôlon transverse*, le *mésocôlon iliaque*, le *mésorectum ;* 4° on doit ranger dans cette catégorie le repli péritonéal qui va de la rate à l'aorte et à la veine porte, et qui contient les vaisseaux spléniques.

3° Les *épiploons*, replis qui contiennent des vaisseaux et qui vont d'un organe à un autre ; ils servent d'intermédiaire aux deux formes précédentes. Ce sont : 1° le *grand épiploon* ; il fait seul exception à la règle, il est flottant par une de ses extrémités ; une portion de ce grand épiploon, celle qui va de la grande courbure de l'estomac à l'arc du côlon, est souvent désignée sous le nom d'*épiploon gastro-colique* ; 2° l'*épiploon gastro-hépatique* appelé encore *petit épiploon ;* 3° l'*épiploon gastro-splénique* formé par les deux feuillets qui embrassent les vaisseaux courts.

Les appendices graisseux du gros intestin peuvent être considérés comme des rudiments d'épiploons analogues au grand épiploon.

APPAREIL RESPIRATOIRE.

L'appareil respiratoire se compose : 1° d'un organe essentiel de la respiration, le *poumon*, destiné à révivifier, à l'aide de l'oxygène de l'air, le sang qui revient au cœur après avoir traversé tous nos organes, 2° d'un conduit qui porte l'air dans l'intérieur du poumon ; et charrie l'air modifié par la respiration et rendu impropre à la révivification du sang. L'appareil vocal en est une dépendance.

L'appareil respiratoire est en outre complété par les muscles qui s'insèrent sur les os qui forment la cage thoracique ; ces diverses parties ont été étudiées précédemment.

Le conduit aérien se compose des *fosses nasales*, de la *partie supérieure du pharynx*, du *larynx*, de la *trachée-artère*, des *bronches*.

Les *fosses nasales* ont été décrites dans l'ostéologie, la membrane muqueuse qui les tapisse sera étudiée avec les organes des sens ; le *pharynx* a été examiné avec l'appareil digestif ; nous n'aurons donc à nous occuper que du *larynx* et de la *trachée-artère*. Les *bronches*, qui font parties constituantes du poumon, seront décrites avec cet organe.

Nous terminerons la description de l'appareil respiratoire par celle de la séreuse qui facilite le mouvement du poumon dans le thorax. Cette membrane porte le nom de *plèvre*.

LARYNX.

Le *larynx*, conduit cartilagineux à pièces multiples et mobiles qui laisse passer l'air dans la trachée-artère, est le principal organe de la phonation.

Il est situé sur la ligne médiâne, à la partie antérieure et supérieure du cou, en rapport avec les muscles de la région sous-hyoïdienne ; sur la ligne médiane, il n'est séparé de la peau que par la ligne blanche cervicale ; en arrière, il est en rapport avec la colonne vertébrale, dont il est séparé par le pharynx. La face postérieure du larynx est tapissée par une membrane muqueuse qui forme la paroi antérieure du pharynx. Un des muscles constricteurs du pharynx s'insère sur un des cartilages du larynx ; il résulte de cette disposition que le larynx peut se porter facilement de haut en bas et de bas en haut dans les mouvements de déglutition. Elle permet également des mouvements latéraux très étendus. Sur les côtés, le larynx a les mêmes rapports que les portions latérales du pharynx.

Le volume du larynx présente de grandes variétés suivant les individus, suivant les âges, suivant les sexes ; il est beaucoup plus volumineux chez l'homme que chez la femme, chez l'adulte que chez l'enfant. A l'époque de la puberté, le larynx prend un accroissement de volume fort remarquable.

Avant de décrire les surfaces du larynx, nous croyons devoir donner la description des parties qui entrent dans sa composition.

STRUCTURE DU LARYNX.

Le larynx est constitué par une charpente cartilagineuse dont les diverses pièces sont réunies par des ligaments, et mues par des muscles. Nous aurons donc à décrire les *cartilages* du larynx, ses *articulations*, ses *muscles*, puis nous examinerons sa membrane *muqueuse* ses *vaisseaux* et ses *nerfs*.

CARTILAGES DU LARYNX.

Les cartilages du larynx sont au nombre de cinq : trois impairs médians, symétriques, ce sont les *cartilages thyroïde*, *cricoïde* et l'*épiglotte*; deux latéraux, les *cartilages aryténoïdes*.

Cartilage thyroïde.

Il occupe la partie antérieure et supérieure du larynx; il est comme formé par deux lames quadrilatères qui se réunissent à angle aigu par leur bord antérieur (fig. 129, 130, 131, A). On lui considère :

1° Une *face antérieure*, sur la partie moyenne de laquelle on trouve une *crête saillante* qui proémine surtout en haut et est d'autant plus prononcée que le larynx est plus développé ; de chaque côté, une surface plane quadrilatère sur laquelle on trouve en arrière deux tubercules réunis par une bandelette fibreuse. Ces tubercules et la bandelette donnent attache aux muscles thyro-hyoïdien, sterno-thyroïdien, constricteur inférieur du pharynx ; les trois quarts antérieurs du cartilage thyroïde, situés au-devant de cette ligne oblique, sont recouverts par le premier de ces muscles; le quart postérieur, situé en arrière de la ligne oblique, est recouvert par les deux autres.

2° Une *face postérieure* présentant : sur la ligne médiane un angle rentrant correspondant à la crête saillante, c'est dans cet angle que s'attachent les cordes vocales, les muscles thyro-aryténoïdiens et l'épiglotte; sur les côtés, une lame débordant en arrière les cartilages aryténoïdes : elle est tapissée par la muqueuse du pharynx et les muscles crico-aryténoïdiens.

3° Un *bord supérieur* qui présente sur la partie moyenne une échancrure profonde ; de chaque côté une échancrure plus superficielle, à laquelle fait suite une longue apophyse, la grande corne du cartilage thyroïde. Ce bord donne attache à la membrane thyro hyoïdienne.

4° Un *bord inférieur* sinueux qui donne attache à la membrane thyro-cricoïdienne et au muscle crico-thyroïdien ; en arrière de

Fig. 129.

Larynx (face antérieure).

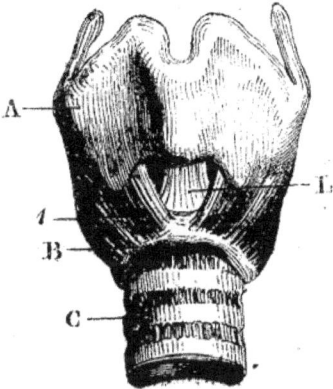

Fig. 130.

Larynx (face latérale).— Une des moitiés du cartilage thyroïde a été coupée.

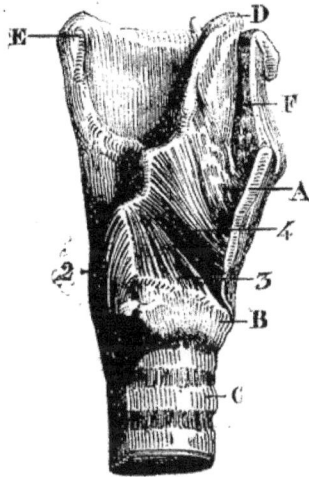

Fig. 131.

Larynx (face postérieure).

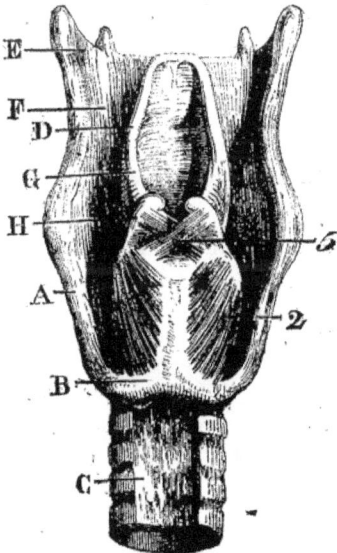

Fig. 132.

Cartilage cricoïde et muscle aryténoïdien transverse.

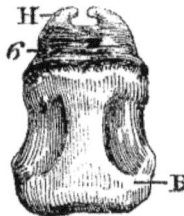

A. Cartilage thyroïde. — B. Cartilage cricoïde. — C. Trachée-artère.— D. Épiglotte. — E. Os hyoïde. — F. Ligament thyro-hyoïdien et membrane thyrohyoïdienne. — G. Replis aryténoïdo-épiglottiques. — H. Cartilage aryténoïde.— L. Ligament crico-thyroïdien. — 1. Muscle crico-thyroïdien. — 2. Muscle crico-aryténoïdien postérieur. — 3. Muscle crico-aryténoïdien latéral. — 4. Muscle thyro-aryténoïdien. — 5. Muscles aryténoïdiens obliques d'Albinus. — 6. Muscle aryténoïdien transverse d'Albinus.

deux petites échancrures, on trouve l'origine des petites cornes.

5° Deux *bords postérieurs;* ils débordent, en arrière, le cartilage cricoïde et donnent attache aux muscles stylo-pharyngien et pharyngo-staphylin. Ils reposent sur la colonne vertébrale.

6° *Quatre prolongements* désignés sous le nom de *cornes:* deux sont supérieurs, les *grandes cornes;* deux sont inférieurs, les *petites cornes.* Les grandes cornes sont réunies à l'os hyoïde par un repli épais, la membrane thyro-hyoïdienne; les petites cornes s'articulent avec le cartilage cricoïde.

Cartilage cricoïde.

Cartilage en forme d'anneau étroit en avant, beaucoup plus haut en arrière ; il occupe les parties inférieure et postérieure du larynx (fig. 129, 130, 131, 132, B). On lui considère :

1° Une *surface externe,* qui présente, latéralement et en avant, les facettes de l'articulation avec la petite corne du cartilage cricoïde; en arrière, une saillie médiane sur laquelle s'implante une partie des fibres longitudinales de l'œsophage ; de chaque côté, deux dépressions concaves qui logent le muscle crico-aryténoïdien postérieur.

2° Une *surface interne* revêtue par la muqueuse du larynx.

3° Une *circonférence supérieure* demi-circulaire en avant, oblique et demi-elliptique en arrière. Elle donne attache à la membrane cricothyroïdienne, au muscle crico-aryténoïdien latéral. Sur le sommet de cette circonférence, on trouve en arrière deux surfaces articulaires qui sont en rapport avec la base des cartilages aryténoïdes ; entre ces deux facettes, une légère échancrure qui donne attache à des fibres du muscle aryténoïdien.

4° Une *circonférence inférieure* horizontale, qui donne attache à la membrane qui unit le cartilage cricoïde avec le premier anneau de la trachée.

Cartilages aryténoïdes.

Ce sont deux petits cartilages prismatiques, triangulaires, dirigés verticalement à la partie postérieure et supérieure du larynx (fig. 131, 132, H). On leur considère :

1° Une *face postérieure,* large, concave, qui donne attache au muscle aryténoïdien ; 2° une *face antérieure* convexe, qui répond à la corde vocale supérieure ; 3° une *face interne* tapissée par la muqueuse du larynx, une *base* qui s'articule avec le cartilage cricoïde, et présente une *apophyse antérieure* qui donne attache à la corde vocale inférieure et une *postérieure* qui donne attache aux muscles crico-aryténoïdiens latéral et postérieur; 5° un *sommet* surmonté d'une petit noyau cartilagineux, tantôt libre, tantôt soudé au cartilage aryténoïde, et qu'on appelle *cartilage corniculé* ou *tubercule de Santorini.*

Wrisberg a signalé dans l'épaisseur des ligaments ary-épiglottiques deux petits cartilages coniques à base tournée en haut, à sommet dirigé en bas.

Épiglotte.

L'*épiglotte* (fig. 130, 131, D) est un petit cartilage mobile dont la forme a été comparée à celle d'une feuille de pourpier, située au-dessus de l'ouverture supérieure du larynx. L'épiglotte est presque verticale; au moment de la déglutition, elle s'abaisse sur l'ouverture du larynx et devient horizontale. On lui considère :

1° Une *face antérieure* ou *linguale*, convexe, libre à sa partie supérieure et fixée à sa partie inférieure par un ligament médian, jaune, très fort, élastique, *glosso-épiglottique*, et par un *ligament épiglotti-hyoïdien* qui va de l'épiglotte au bord postérieur de l'os hyoïde ; sous ce ligament on trouve une masse jaunâtre appelée improprement *glande épiglottique*.

2° Une *face postérieure* ou *laryngée*, ployée sur elle-même et concave d'un côté à l'autre : elle est libre dans toute son étendue et tapissée par la muqueuse du larynx.

3° Une *circonférence* libre à la partie supérieure, présentant en bas et de chaque côté deux replis muqueux, *ligament ary-épiglottique* ; la partie inférieure de l'épiglotte, qui est la partie la plus étroite de ce cartilage, se fixe à l'angle rentrant du cartilage thyroïde par un ligament, le *ligament thyro-épiglottique*.

La surface de l'épiglotte est parsemée d'une foule de petits pertuis qui logent des glandules qui vont s'ouvrir la plupart à la face laryngée de l'épiglotte.

ARTICULATIONS DU LARYNX.

Ces articulations sont :

1° L'*articulation du cartilage thyroïde avec l'os hyoïde*. La réunion de ces deux organes se fait à l'aide d'une membrane lâche, jaunâtre (fig. 130, 131, F), formée par du tissu jaune élastique et étendue de tout le bord supérieur du cartilage thyroïde à la lèvre postérieure du bord supérieur de l'os hyoïde ; cette membrane thyro-hyoïdienne est un peu plus épaisse au centre où elle porte le nom de *ligament thyro-hyoïdien moyen*, et à ses extrémités où on l'appelle *ligament thyro-hyoïdien latéral*. Ces derniers replis sont étendus des grandes cornes du cartilage thyroïde aux grandes cornes de l'os hyoïde. Une bourse séreuse existe entre ce ligament et l'os hyoïde.

2° L'*articulation du cartilage cricoïde avec le premier anneau de la trachée* se fait par une membrane de la même nature que celle qui unit les anneaux de la trachée ; elle s'insère à tout le pourtour du bord inférieur du cartilage cricoïde.

3° *Articulations crico-thyroïdiennes.* — Ce sont :

a. Une *articulation arthrodiale* entre les petites cornes du cartilage

49

thyroïde et le corps du cartilage cricoïde ; les surfaces articulaires sont planes, dirigées en bas et en dedans pour le cartilage thyroïde, en haut et en dehors pour le cartilage cricoïde, un ligament orbiculaire maintient les surfaces articulaires en contact : une synoviale lubrifie cette articulation.

b. Membrane thyro-cricoïdienne, membrane très forte, jaune, élastique, percée de trous vasculaires, qui s'étend du bord inférieur du cartilage thyroïde au bord supérieur du cartilage cricoïde (fig. 129, L).

c. Ligaments crico-thyroïdiens latéraux, fibres très fortes qui naissent de la lèvre interne du bord supérieur du cartilage cricoïde, et qui se portent en dedans du cartilage thyroïde, au-dessous de l'insertion de la corde vocale inférieure.

4° *Articulation crico-aryténoïdienne*. — Articulation par emboîtement réciproque.

Les facettes articulaires sont : du côté du cartilage cricoïde, elliptiques, obliquement dirigées en avant et en bas ; du côté des cartilages aryténoïdes, face oblongue, concave de dehors en dedans, qui s'emboîte exactement sur la facette cricoïdienne. Ces facettes sont réunies par un ligament postérieur et interne qui, du cartilage cricoïde, va s'insérer à la partie interne et postérieure de la base du cartilage aryténoïde et à la partie interne de son apophyse antérieure, en arrière de la corde vocale inférieure ; une synoviale favorise les glissements de cette articulation.

Cette articulation exécute des mouvements dans tous les sens. Les mouvements en dedans et en dehors sont plus étendus qu'en avant et qu'en arrière ; les mouvements du cartilage aryténoïde se font par une espèce de bascule et de rotation dont le centre est dans l'articulation.

5° *Ligaments aryténo-épiglottiques*. — Replis fibreux qui vont des cartilages aryténoïdes aux bords de l'épiglotte (fig. 131, G).

6° *Ligaments thyro-aryténoïdiens, cordes vocales*. — Les cordes vocales sont au nombre de deux de chaque côté ; l'une est appelée *corde vocale supérieure*, l'autre est la *corde vocale inférieure*.

L'espace compris transversalement entre les cordes vocales droites et gauches a reçu le nom de *glotte* ; celui qui est compris entre les cordes vocales supérieure et inférieure porte le nom de *ventricule du larynx*. Nous examinerons ces deux parties en étudiant la face interne du larynx.

1° *Corde vocale supérieure.* — Moins volumineuse que l'inférieure et plus éloignée de l'axe du larynx, très peu saillante, elle s'insère en avant à l'angle rentrant du cartilage thyroïde et à la partie moyenne de la face antérieure du cartilage aryténoïde ; elle est formée de faisceaux fibreux peu nombreux, au-dessous desquels se trouvent des grains glanduleux, et se continue en haut avec les replis aryténo-épiglottiques.

2° *Corde vocale inférieure.* — Beaucoup plus importante que la corde vocale supérieure; c'est à elle qu'on devrait réserver exclusivement le nom de *corde vocale* Elle s'étend de l'angle rentrant du cartilage thyroïde à l'apophyse antérieure du cartilage aryténoïde; elle adhère en dehors au muscle thyro-aryténoïdien; elle est libre dans le reste de son étendue et tapissée par la membrane muqueuse; elle est formée de fibres parallèles, résistantes, inextensibles: en bas, ce ligament se continue avec le ligament crico-thyroïdien.

MUSCLES DU LARYNX.

Les muscles intrinsèques du larynx sont au nombre de neuf; quatre sont pairs, un est impair. Ces muscles sont les suivants :

Crico-thyroïdien.

Épais, triangulaire, situé à la partie antérieure du larynx (fig. 129. 1).

Insertions. — Il s'attache à la face antérieure du cartilage cricoïde; de là ses fibres se portent, les plus internes en haut et un peu en dehors, les moyennes très obliquement, les externes horizontalement en dehors et vont s'attacher au bord inférieur du corps et des petites cornes du cartilage thyroïde et à la face postérieure de ce cartilage.

Rapports. — En avant, avec le sterno-thyroïdien et le corps thyroïde; en arrière, avec le crico-aryténoïdien latéral. Le bord interne des deux muscles crico-thyroïdiens intercepte un espace triangulaire étroit, à base dirigée en haut.

Action. — Il rapproche en avant le cartilage cricoïde du cartilage thyroïde, en faisant basculer le cartilage cricoïde, par conséquent il tend les cordes vocales.

Crico-aryténoïdien postérieur.

Triangulaire, situé à la partie postérieure du cartilage cricoïde (fig. 130. 131. 2).

Insertions. — Il s'insère dans la dépression latérale que nous avons signalée sur la face postérieure du cartilage cricoïde; de là ses fibres convergent vers l'apophyse postérieure et externe du cartilage aryténoïde, où elles s'insèrent avec le crico-aryténoïdien latéral.

Rapports. — Il recouvre le cartilage cricoïde; il est recouvert par la muqueuse du pharynx.

Action. — Il porte l'apophyse externe du cartilage aryténoïde en arrière; il est donc dilatateur de la glotte et tenseur de la corde vocale inférieure.

Crico-aryténoïdien latéral.

Situé profondément sous le cartilage thyroïde (fig. 130. 3).

Insertions. — Il s'insère à la partie latérale du bord supérieur du cartilage cricoïde, au-devant de l'articulation de ce cartilage avec le cartilage thyroïde ; de là ses fibres se portent obliquement en haut et en arrière, et s'insèrent à l'apophyse postérieure et externe du cartilage aryténoïde.

Rapports. — Il recouvre la membrane crico-thyroïdienne ; il est recouvert par le cartilage thyroïde et le muscle crico-thyroïdien.

Action. — Il rapproche les apophyses antérieures des cartilages aryténoïdes, par conséquent il est constricteur de la glotte.

Thyro-aryténoïdien.

Quadrilatère, mince en haut, épais en bas (fig. 130. 4).

Il s'insère à l'angle rentrant du cartilage thyroïde, dans le quart inférieur de la hauteur de cet angle ; de là ses fibres se portent horizontalement et vont s'implanter au bord externe du cartilage aryténoïde, au-dessus de l'extrémité supérieure du muscle crico-aryténoïdien latéral avec lequel il se confond inférieurement.

Rapports. — En dehors avec le cartilage thyroïde, en dedans avec les cordes vocales et les ventricules du larynx.

Action. — Ce muscle tire en avant le cartilage aryténoïde ; il lui fait éprouver un mouvement de bascule par lequel l'apophyse antérieure est portée en dedans et les cordes vocales rapprochées l'une de l'autre.

Aryténoïdien.

Muscle impair, quadrilatère, situé derrière les cartilages aryténoïdes (fig. 131. 5, et 132. 6). Il s'insère des deux côtés aux bords externes des deux cartilages aryténoïdes ; il est formé de deux couches, une couche superficielle formée des fibres obliques qui se croisent en sautoir ; ces fibres s'insèrent d'un côté à la partie inférieure du bord externe d'un des cartilages aryténoïdes, de l'autre à la partie supérieure du bord externe du cartilage aryténoïde du côté opposé, *muscles aryténoïdiens obliques ;* la couche profonde, *aryténoïdien transverse,* s'étend transversalement d'un cartilage à l'autre.

Rapports. — En avant avec les cartilages aryténoïdes, en arrière avec la muqueuse pharyngienne.

Action. — Il fait exécuter au cartilage aryténoïde un mouvement de rotation sur son axe en sens inverse des muscles précédents ; il est par conséquent dilatateur de la glotte et tenseur des cordes vocales, par son action sur les apophyses antérieures des cartilages aryténoïdes.

Aryténo-épiglottique.

On décrit sous ce nom des faisceaux musculaires très petits et très pâles, situés dans l'épaisseur des replis aryténo-épiglottiques ; ils se portent de a partie des cartilages aryténoïdes aux bords latéraux de l'épiglotte ; à ces fibres viennent se joindre les fibres superficielles du muscle aryténoïdien oblique et quelques fibres du muscle thyro-aryténoïdien.

Action. — Il a pour usage de rétrécir l'orifice supérieur du larynx et le vestibule de la glotte.

Muqueuse du larynx.

La surface interne du larynx est tapissée par une membrane muqueuse qui se continue en haut avec les muqueuses buccale et pharyngienne, en bas avec celle de la trachée. Cette membrane est d'un rose pâle, percée de petits orifices qui sont les conduits excréteurs d'un grand nombre de glandules situées sous la membrane muqueuse. Celle-ci est très adhérente aux parties sous-jacentes, excepté au niveau des replis épiglotti-aryténoïdiens, où elle est doublée par du tissu cellulaire séreux qui peut s'infiltrer et devenir le siége de l'affection désignée improprement sous le nom d'*œdème de la glotte*, car la glotte y est étrangère.

Glandules épiglottiques. — Bien différentes de la masse adipeuse connue sous le nom de *glande épiglottique*, ce sont de petits follicules utriculiformes qui s'ouvrent par un nombre considérable de pertuis sur la face laryngée de l'épiglotte.

Glandules aryténoïdes. — Petites granulations semblables aux précédentes ; situées dans l'épaisseur du repli muqueux épiglotti-aryténoïdien, elles s'ouvrent sur la muqueuse par un grand nombre de petits pertuis.

Signalons encore des glandes qui existent sous la muqueuse laryngienne au niveau des ventricules, et celles de la portion sous-glottique. Ces glandes sont plus petites que les précédentes.

Artères. — Les artères du larynx sont fournies par le rameau laryngé de la thyroïdienne supérieure ; il reçoit encore des rameaux de la thyroïdienne extérieure et une surface inférieure.

Veines. — Elles correspondent aux artères.

Lymphatiques. — Ils se rendent aux ganglions de la région sous-hyoïdienne.

Nerfs. — Ils sont fournis par les laryngés supérieur et inférieur ou récurrent, branches du pneumogastrique. Le laryngé supérieur se distribue à la muqueuse du larynx et au muscle crico-thyroïdien ; le récurrent se porte à tous les autres muscles du larynx.

LARYNX EN GÉNÉRAL.

Constitué par ces diverses parties, le larynx présente à considérer une surface extérieure et une surface intérieure.

Surface extérieure. — Elle présente, en avant, *sur la ligne médiane*, la saillie du cartilage thyroïde, la membrane thyro-cricoïdienne percée de trous vasculaires, la convexité du cartilage cricoïde ; *sur les côtés*, les lames obliques du cartilage thyroïde, recouvertes par le muscle crico-thyroïdien. En arrière, *sur la ligne médiane*, la crête du cartilage cricoïde. *Latéralement*, une gouttière dont la paroi externe est formée par la face postérieure du cartilage thyroïde qui déborde beaucoup le cricoïde, et la paroi interne par la partie latérale du cartilage cricoïde et des cartilages aryténoïde, recouverte par les muscles de la partie postérieure du larynx.

Surface intérieure. — Au-dessous de l'orifice supérieur du larynx, on trouve un espace triangulaire, étroit, compris entre les cordes vocales, la *glotte* ; la portion du larynx située au-dessus de la glotte est désignée sous le nom de *portion sus-glottique* ; elle est triangulaire comme la glotte, mais plus large ; la portion située au-dessous est la *portion sous-glottique* ; elle est cylindrique.

GLOTTE.

La *glotte* est l'espace triangulaire compris entre les cordes vocales droites et gauches ; elle se trouve ainsi formée par deux triangles isocèles à base tournée en arrière, à sommet dirigé en avant. On désigne sous le nom de *ventricule du larynx* l'espace compris entre les deux cordes vocales du même côté.

Nous avons déjà dit que les cordes vocales inférieures débordaient en dedans les cordes vocales supérieures, et qu'elles jouaient le principal rôle dans l'acte de la phonation ; c'est pour cette raison que quelques anatomistes ont réservé le nom de *glotte* seulement à l'espace compris entre les cordes vocales inférieures.

La glotte est la partie la plus étroite du larynx ; ses dimensions, variables chez les individus, sont en rapport avec les caractères de la voix. Le diamètre antéro-postérieur de la glotte chez l'homme a de 26 à 28 millimètres, chez la femme 21 millimètres ; le plus grand diamètre transversal chez l'homme est de 7,5 à 10 millimètres, chez la femme de 5 à 7,5 millimètres.

Ventricules du larynx. — Entre les cordes vocales du même côté on trouve deux cavités désignées sous le nom de *ventricules du larynx* ; leur profondeur est déterminée par la saillie que font en dedans les bords des cordes vocales ; leur orifice en est plus étroit que le fond ; ils présentent une *arrière-cavité*, large à son ouverture dans le ventricule, étroite à son sommet qui se prolonge, entre la corde vocale et le cartilage thyroïde, jusque sur les côtés de l'épiglotte. Cette arrière-cavité représente assez bien un bonnet phrygien.

Circonférences du larynx.

Circonférence supérieure. — Plus large, plus évasée que la circonférence inférieure, elle est formée par le bord supérieur du corps et des grandes cornes du cartilage thyroïde ; sur cette circonférence, dans l'angle rentrant du cartilage thyroïde, on trouve l'épiglotte ; en arrière de ce fibro-cartilage, on rencontre l'orifice supérieur du larynx oblique d'avant en arrière et de haut en bas, ayant la forme d'un triangle dont la base est en avant et le sommet en arrière. Cet orifice est formé en avant par l'épiglotte, latéralement par les replis épiglotti-aryténoïdiens, en arrière par le sommet des cartilages aryténoïdes et l'intervalle qui les sépare. Cet orifice supérieur est fermé dans l'acte de la déglutition par l'épiglotte, qui s'abaisse et se porte en arrière pour le recouvrir.

La *circonférence inférieure*, formée par le cartilage cricoïde, est circulaire et se continue avec la trachée.

On a coutume de décrire avec le larynx un organe volumineux sur la structure et les fonctions duquel on n'est point fixé. Cet organe est connu sous le nom de *corps thyroïde*.

CORPS THYROÏDE.

Le *corps thyroïde* est un organe glanduliforme situé au-devant des premiers anneaux de la trachée et sur les parties latérales du larynx (fig. 134. 6). Il présente des différences de volume très considérables ; l'hypertrophie de cet organe constitue l'affection désignée sous le nom de *goître*. Le corps thyroïde est plus volumineux chez la femme que chez l'homme.

On considère au corps thyroïde deux *lobes latéraux* ou *cornes* réunies entre elles par une portion rétrécie qu'on appelle *isthme*. Sa surface extérieure est lisse, quelquefois divisée en lobules par des sillons superficiels. Le corps thyroïde est en rapport, par sa *partie moyenne*, en avant, avec les muscles de la région sous-hyoïdienne ; en arrière, avec les premiers anneaux de la trachée. Par ses *parties latérales*, recouvert en avant par les muscles sous-hyoïdiens, il recouvre et entoure les parties latérales du larynx, du pharynx et de l'origine de l'œsophage ; en arrière, il répond à l'artère carotide primitive, à la veine jugulaire interne, aux nerfs pneumogastriques et grand sympathique. Son *bord supérieur* présente à la partie moyenne un prolongement désigné par Lalouette sous le nom de *pyramide*, et qui s'attache tantôt au bord supérieur du cartilage thyroïde, tantôt à la membrane thyro-hyoïdienne, et même au bord inférieur de l'os hyoïde. Par les prolongements supérieurs de ses cornes, le corps thyroïde est en rapport avec les grandes cornes du cartilage thyroïde ; par les inférieurs, il se prolonge jusqu'au niveau du sixième anneau de la trachée et sépare ce conduit de l'artère carotide primitive.

Le corps thyroïde est composé d'une membrane fibreuse qui envoie par sa face adhérente dans l'intérieur de l'organe des prolongements qui isolent les diverses cellules composant la glande. Chaque cellule représente autant de vésicules renfermant un liquide visqueux jaunâtre, plus ou moins abondant suivant les sujets, assez abondant quelquefois pour dilater considérablement les vésicules et déterminer l'hypertrophie de l'organe. On a en vain cherché un canal excréteur à la glande thyroïde.

Artères. — Elles sont extrêmement volumineuses, eu égard au volume de la glande ; elles sont fournies par la thyroïdienne supérieure, branche de la carotide externe, et la thyroïdienne inférieure, branche de la sous-clavière. Il existe quelquefois une thyroïdienne moyenne, *thyroïdienne de Neubauer*.

Veines. — Extrêmement volumineuses et formant au devant de la trachée un plexus très considérable ; elles se jettent, les inférieures dans les troncs veineux brachio-céphaliques, les supérieures dans la jugulaire interne.

Vaisseaux lymphatiques. — Ils vont se rendre aux ganglions cervicaux.

Nerfs. — Ils sont très peu nombreux et viennent des laryngés et du grand sympathique.

TRACHÉE-ARTÈRE.

La *trachée-artère* est un canal qui s'étend du larynx aux bronches. Sa longueur est mesurée par l'intervalle qui sépare la cinquième vertèbre cervicale de la troisième dorsale. Elle s'allonge lorsque le larynx est élevé ; elle se raccourcit, au contraire, lorsque cet organe est abaissé. Son calibre est de 20 à 25 millimètres ; plus considérable chez l'homme que chez la femme, il est déterminé d'ailleurs par le calibre du cartilage cricoïde.

On considère à la trachée une surface extérieure, une surface intérieure.

Surface extérieure. — Cylindrique en avant et sur les côtés, aplatie en arrière, elle est en rapport :

1° *A la région cervicale.* — En avant, avec l'isthme du corps thyroïde, le plexus veineux thyroïdien, l'artère thyroïdienne de Neubauer quand elle existe, le muscle sterno-thyroïdien et l'aponévrose cervicale ; sur les côtés, avec les parties latérales du corps thyroïde, l'artère carotide primitive, le nerf pneumogastrique, et des ganglions lymphatiques très nombreux ; en arrière, avec l'œsophage, qui la sépare de la colonne vertébrale ; l'œsophage déborde un peu la trachée à gauche ; le nerf récurrent de ce côté est logé dans la gouttière qui existe entre ces deux canaux ; le nerf récurrent droit est situé un peu plus en arrière de la trachée.

2° *Dans le thorax.* — En avant, de haut en bas, elle répond au sternum, au thymus, au tronc brachio-céphalique, à la face postérieure de la crosse de l'aorte, à la bifurcation de l'artère pulmonaire ; en arrière, à l'œsophage ; sur les côtés, elle est tapissée par les plèvres et en rapport avec les nerfs pneumogastriques.

Surface intérieure. — Elle est formée par la membrane muqueuse, sur laquelle nous reviendrons en décrivant la structure de la trachée, qui est la même que celle des bronches et que nous décrirons après avoir fait connaître ces dernières.

BRONCHES.

On désigne ainsi les deux branches de bifurcation de la trachée. Ces deux canaux forment entre eux un angle obtus ouvert en bas ; l'angle de bifurcation est occupé par un ligament triangulaire très fort qui en limite l'écartement.

Les deux bronches sont désignées sous le nom de *bronche droite* et de *bronche gauche.*

La *bronche droite* a un calibre plus considérable que la bronche gauche ; beaucoup plus courte, moins oblique, elle est en rapport avec la veine azygos.

La *bronche gauche,* moins volumineuse, mais plus longue et plus oblique que la droite, est en rapport avec la crosse de l'aorte et de l'œsophage.

Les *rapports* communs des deux bronches sont les suivants : Elles sont entourées par les plexus pulmonaires, par des ganglions lymphatiques remarquables par leur couleur noire. L'artère pulmonaire, située d'abord au-devant de la bronche correspondante, lui devient supérieure, puis postérieure au moment où la bronche pénètre dans le poumon. La veine pulmonaire se dirige de bas en haut entre la bronche et l'artère.

Parvenues à la racine du poumon, les deux bronches se divisent : la gauche en deux branches égales ; la branche droite, en trois branches : une supérieure plus petite, destinée au lobe supérieur du poumon, et deux autres de volume égal dont l'une se rend au lobe moyen, l'autre au lobe inférieur. A part cette différence, les divisions bronchiques sont partout identiquement les mêmes ; elles se divisent dichotomiquement à angle aigu. C'est ainsi que les bronches se distribuent dans les lobules pulmonaires où nous les retrouverons en décrivant la structure du poumon.

Les divisions et subdivisions des bronches ne dépassent guère le nombre de douze à quinze.

Dans les poumons les bronches sont en rapport avec les vaisseaux bronchiques et pulmonaires, les nerfs et les lymphatiques.

M. Lefort (1) a étudié avec beaucoup de soin les rapports des bronches avec les vaisseaux pulmonaires ; c'est à son travail que nous em-

(1) Lefort, *Recherches sur l'anatomie du poumon de l'homme,* thèse de Paris, 1858.

pruntons la description de ce point très intéressant de l'anatomie de l'appareil respiratoire (fig. 133).

A l'endroit de sa bifurcation l'artère pulmonaire se trouve placée au-dessous et en avant de l'origine des bronches, au-dessus et en avant des veines pulmonaires à leur entrée dans l'oreillette ; la branche gauche passe comme à cheval au-dessus de la bronche correspondante avant la bifurcation de ce conduit ; à droite elle marche entre celle qui va au lobe supérieur et celle non divisée des lobes moyen et inférieur ; mais avant d'atteindre le hile du poumon, elle donne des divisions en nombre égal à celui des lobes, c'est-à-dire trois à droite et deux à gauche. Ces branches accompagnent les bronches dans tout leur trajet en se divisant avec elles. Dans toute la partie où existent des artères bronchiques, l'artère pulmonaire ne fournit aucun vaisseau à l'arbre aérifère ; mais au niveau des lobules principaux, là où cesse l'artère bronchique, le rameau artériel pulmonaire fournit à la bronche interlobulaire, et se ramifie sur les parois de ce tube en formant des mailles polygonales ; ces rameaux montent avec les bronches dans l'intérieur du lobule, arrivent aux bronches intercellulaires et

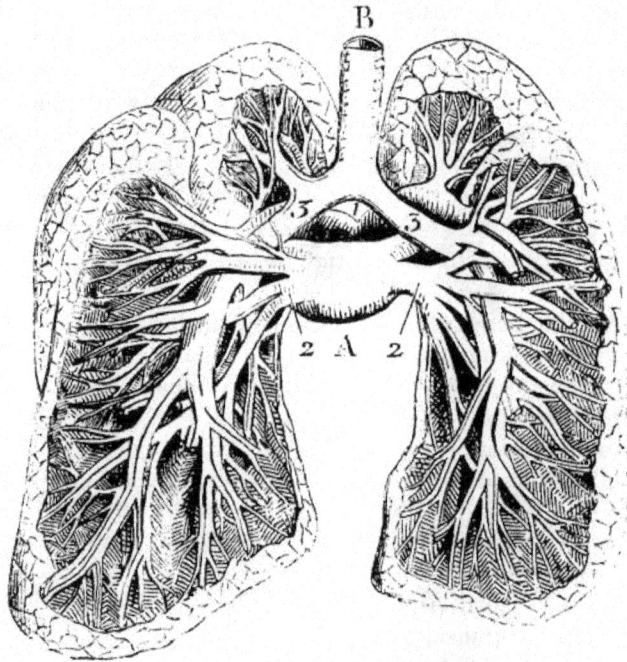

FIG. 133. — *Rapport des bronches avec les artères et les veines pulmonaires (poumon vu par sa face postérieure).*

A. Oreillette gauche. — B. Trachée-artère. — 1. Artère pulmonaire. — 2,2. Veines pulmonaires. — 3,3. Bronches.

(Cette figure, tirée de la thèse de M. Lefort, a été faite d'après une préparation déposée par cet habile anatomiste dans le musée Orfila.)

aux cellules où les capillaires artériels se transforment en capillaires veineux. Origine de la veine pulmonaire, nées de ce point, les ramuscules veineuses, au lieu de se diriger vers la profondeur du lobule pour atteindre la bronche, gagnent la superficie pour former un petit tronc qui marche indépendant entre les deux lobules qui lui ont donné naissance, arrive dans le sillon interlobulaire, le suit dans toute son étendue, reçoit d'autres vaisseaux qui finissent par former un tronc considérable qui conserve dans toute l'étendue de l'organe cette situation isolée et indépendante.

Structure de la trachée et des premières ramifications des bronches.

La trachée est formée de seize à vingt anneaux cartilagineux superposés, séparés par autant d'anneaux fibreux qui les réunissent. Ces anneaux, incomplets en arrière, forment les deux tiers ou les trois quarts d'un cercle ; ils sont peu réguliers, leur hauteur est différente ; le même anneau présente même une différence de hauteur dans les divers points de son étendue ; quelquefois ils se soudent, d'autres fois ils se bifurquent : ces cartilages s'ossifient assez souvent chez les vieillards.

Le *premier anneau* de la trachée est beaucoup plus élevé que les autres, surtout à sa partie antérieure.

Le *dernier* présente à sa partie moyenne un éperon saillant dans l'intérieur de la trachée. Cet éperon sépare en deux portions l'extrémité inférieure de la trachée ; les deux demi-cerceaux qui résultent de cette disposition constituent les deux premiers cerceaux des bronches.

Tissu fibreux. — Le tissu fibreux de la trachée forme à ce canal un tuyau complété à la partie antérieure et sur les parties latérales par les anneaux de la trachée qui paraissent développés dans son épaisseur. En arrière, le tissu fibreux forme seul la charpente de la trachée.

Fibres musculaires. — On a constaté dans la partie membraneuse de la trachée des fibres musculaires transversales qui s'insèrent aux deux extrémités des anneaux cartilagineux.

Tissu jaune. — Ce tissu se présente sous l'apparence de faisceaux longitudinaux jaunes, semblables à des plis qui ne s'effacent point par la distension ; ces faisceaux sont adhérents à la muqueuse trachéale ; arrivés à la bifurcation de la trachée, ils se bifurquent et se rendent dans les bronches.

Glandules. — Entre la tunique fibreuse et la tunique musculeuse on a signalé l'existence d'un grand nombre de granulations qu'on retrouve encore sous la membrane muqueuse entre les anneaux de la trachée.

Membrane muqueuse. — La surface intérieure de la trachée-artère est tapissée par une membrane muqueuse très adhérente aux tissus qui la supportent ; elle est percée d'un grand nombre de petits pertuis qui sont les orifices des glandules trachéales.

Artères. — Elles sont fournies par les artères thyroïdiennes.

Veines. — Les petits vaisseaux veineux, aussi nombreux que les espaces qui existent entre les anneaux, vont se rendre dans les troncs veineux situés le long de la trachée.

Lymphatiques. — Ils se rendent dans les ganglions ambiants.

Nerfs. — Ils viennent des pneumogastriques.

La *structure des bronches* est identique avec celle de la trachée. La bronche gauche est composée de dix à douze anneaux cartilagineux, la bronche droite de cinq ou six ; tous les tissus qui entrent dans la composition de la trachée se retrouvent dans la composition des bronches, et présentent la même disposition.

Lorsque les bronches réduites de calibre par le fait de leurs divisions sont réduites à un diamètre d'un millimètre, elles ne renferment plus de cartilage ; le tissu fibreux finit lui-même par disparaître insensiblement, il arrive en se raréfiant peu à peu à se confondre avec le tissu cellulaire interlobulaire, et la bronche arrive dans le lobule réduite presque à la membrane muqueuse.

Les *artères* viennent le plus souvent de l'aorte, ce sont les artères bronchiques.

Les *veines* du côté droit se jettent dans la veine azygos, et celles du côté gauche dans l'intercostale supérieure.

POUMONS.

Les *poumons* sont les organes essentiels de la respiration. Ils sont au nombre de deux, situés dans la cavité thoracique, l'un du côté droit, le *poumon droit*, l'autre du côté gauche, le *poumon gauche* (fig. 134). Chaque poumon a la forme d'un demi-cône dont le sommet est en haut et la base excavée en bas. On leur considère une *face externe*, une *face interne*, un *bord antérieur*, un *bord postérieur*, une *base* et un *sommet*.

Face externe. — Convexe, se moulant sur la concavité des côtes et des cartilages costaux ; sa convexité est plus prononcée en arrière qu'en avant ; elle est en rapport avec la plèvre qui la sépare des cartilages costaux, des côtes et des muscles intercostaux.

Elle présente une scissure profonde, *scissure interlobaire*, qui pénètre jusqu'à la racine du poumon. Cette scissure commence au-dessous du sommet de l'organe, se porte de haut en bas et d'arrière en avant jusqu'à la base du poumon où elle se termine. Cette scissure est simple pour le poumon gauche ; pour le poumon droit, au contraire, elle se bifurque ; une des branches suit la direction que nous avons indiquée plus haut, l'autre se porte en avant et en haut. Cette seconde division est moins profonde que la première, elle n'arrive pas toujours jusqu'à la racine du poumon. Il suit de là que le poumon gauche est divisé en deux lobes, le poumon droit en trois ; le lobe inférieur est le plus volumineux, le lobe moyen est le plus petit. La face du poumon comprise dans les scissures est tapissée par la plèvre.

Face interne. — Elle est concave et embrasse le cœur et les gros vaisseaux. En avant est une grande excavation qui loge le cœur et le péricarde ; en arrière, une excavation plus petite, limitée par deux

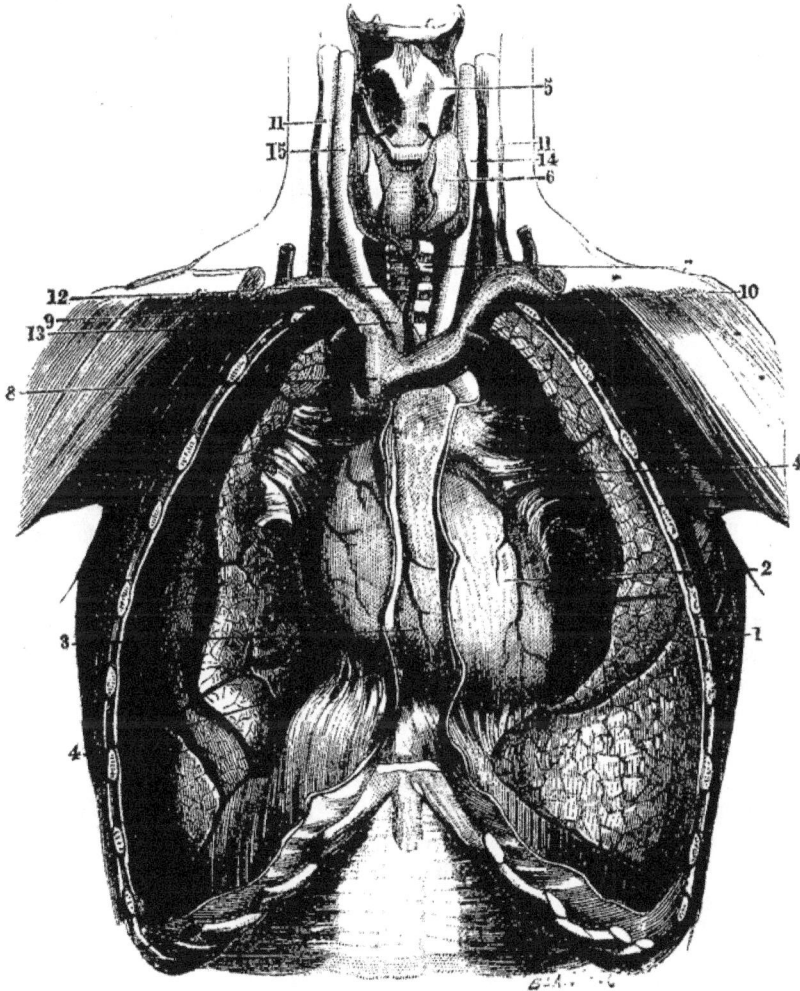

FIG. 134. — *Cavité thoracique.*

1. Poumons.— 2. Péricarde.— 3. Médiastin antérieur.— 4. Plèvre.— 5. Larynx. — 6. Corps thyroïde. — 7. Trachée. — 8. Veine cave supérieure. — 9. Tronc veineux brachio-céphalique droit. — 10. Tronc veineux brachio-céphalique gauche.— 11,11. Veine jugulaire interne.— 12. Veine thyroïdienne inférieure. — 13. Tronc artériel brachio-céphalique. — 14. Artère carotide primitive gauche. — 15. Artère carotide primitive droite.

saillies, l'une antérieure, l'autre postérieure. C'est dans le sillon compris entre ces deux saillies que pénètrent les parties constituantes du poumon, disposées de la manière suivante : la veine pulmonaire en avant, puis l'artère en arrière de la veine ; entre ces deux vaisseaux on trouve les vaisseaux bronchiques. En arrière de l'artère on rencontre les bronches ; enfin tout à fait à la partie postérieure, les rameaux du plexus pulmonaire. Les vaisseaux qui pénètrent dans le poumon divisent la face interne en deux portions, l'une en rapport avec le médiastin postérieur, l'autre avec le médiastin antérieur. La face interne est encore en rapport avec le péricarde, le nerf phrénique et médiatement avec le cœur. La partie inférieure de la région la plus postérieure de la face interne est fixée à la base et à la partie postérieure de la cavité pectorale par deux étroits replis de la plèvre, appelés *ligaments pulmonaires* ; tous deux de forme triangulaire, s'insérant par leur base sur la paroi du diaphragme et par leur sommet à l'extrémité inférieure du poumon.

Bord antérieur. — Sinueux à gauche, rectiligne à droite, il répond à gauche à la pointe du cœur, à droite à l'oreillette droite et à la veine cave supérieure ; il est échancré au niveau de ces organes.

Bord postérieur. — Épais, il est logé dans la gouttière vertébro-costale.

Base. — Elle est concave pour s'accommoder à la voussure du diaphragme. Cette base s'enfonce en arrière dans le sinus que forment le diaphragme et la paroi postérieure du thorax ; à droite la base du poumon est plus excavée, et répond au foie dont elle est séparée par le diaphragme.

Sommet. — Obtus, en rapport avec l'artère sous-clavière qui l'embrasse, il s'élève au-dessous de la première côte. La partie du poumon en rapport avec cet os est légèrement déprimée.

Le *volume* des poumons est plus considérable chez les individus bien musclés, robustes ; il est plus grand dans l'inspiration que dans l'expiration ; il diminue considérablement de volume par l'effet de la compression par un liquide épanché dans les plèvres ou du développement d'une tumeur. L'atrophie qui résulte de la compression n'est qu'apparente, car on peut, à l'aide de l'insufflation, rendre à l'organe son volume primitif.

Le poumon droit est plus large, plus court et plus volumineux que le poumon gauche.

Le poumon est plus léger que l'eau : ce phénomène tient à la quantité d'air qui le pénètre, et dont on ne peut le débarrasser par la pression. Le poumon d'un fœtus qui n'a pas respiré est plus lourd que l'eau.

La *couleur* du poumon varie suivant les âges : d'un blanc rosé après la naissance, il devient grisâtre chez l'adulte et chez le vieillard ; chez ce dernier surtout on rencontre des lignes, des plaques noirâtres qui circonscrivent des polygones plus ou moins réguliers.

Le poumon cède facilement à la main qui le presse, diminue de volume par l'expulsion d'une portion de l'air qu'il contient, et fait entendre à la pression un bruit désigné sous le nom de *crépitation*; il jouit d'une grande élasticité, et possède une tendance constante à revenir sur lui-même et à chasser en partie l'air qu'il renferme.

Structure du poumon.

Le poumon est formé d'un tissu propre, enveloppé par un sac séreux, la plèvre, doublé par une membrane fibreuse.

Tissu propre du poumon.

Nous avons déjà vu que le poumon gauche était divisé par la scissure interlobaire en deux lobes, et le poumon droit en trois lobes. Si l'on examine les lobes du poumon après l'insufflation de l'organe, on voit que, sur la surface externe des lignes qui circonscrivent des espaces losangiques, le tissu de l'organe est bombé dans l'intervalle de ces lignes et déprimé à leur niveau. Ces lignes correspondent à des lamelles d'un tissu cellulaire extrêmement délié, assez lâche cependant pour pouvoir permettre la séparation des parties du tissu du poumon qu'il réunit. Ce tissu cellulaire est désigné sous le nom de *tissu cellulaire interlobulaire*; les parties de poumon circonscrites par ce tissu sont les *lobules*.

Les *lobules* sont complétement indépendants les uns des autres; ils peuvent être insufflés, injectés séparément. Ils ont une forme variable : ceux de la surface figurent une pyramide à base superficielle et à sommet dirigé vers le centre; les lobules profonds, couchés sur les canaux aérifères et sanguins, se présentent sous la forme de polyèdres plus ou moins réguliers, accolés les uns aux autres. Chaque lobule représente donc un petit poumon séparé, et si nous déterminons la structure d'un lobule, nous aurons déterminé la texture du poumon.

Chaque *lobule* est composé d'une petite bronche, d'une ramification veineuse et artérielle provenant de la veine et de l'artère pulmonaires; enfin d'un petit filet nerveux et d'un réseau lymphatique périphérique; les artères bronchiques servant à la nutrition des bronches se perdent dans l'épaisseur de ces conduits.

La partie la plus importante à déterminer est la disposition du petit tuyau bronchique. Deux opinions sont en présence : les unes considèrent le lobule comme formé de vésicules à cloisons incomplètes communiquant largement entre elles, formées ou par le tissu propre des bronches (M. Cruveilhier), ou bien par du tissu cellulaire (Sœmmerring); d'autres auteurs pensent que le lobule se trouve formé par des cellules parfaitement closes, formées par les dernières ramifications des

bronches qui conservent leur caractère de tuyau bronchique jusque
dans les parties les plus reculées du poumon. Les différences qui
existent entre les anatomistes qui professent cette dernière opinion
consistent dans l'état plus ou moins renflé de ces cellules. Ainsi Malpighi, Hourmann, M. Dechambre, pensent qu'il existe un renflement
pour chaque cellule. Reissesen, M. Bazin, M. Rigaud, pensent que le
renflement n'arrive que par les progrès de l'âge, ou qu'il est déterminé par le mode de préparation que l'on fait subir à la cellule pour
la démontrer. Nous nous rangeons de cette dernière opinion ; pour
nous, le lobule pulmonaire est le composé de cellules ne communiquant pas entre elles et non dilatées, ou du moins très peu dilatées en
ampoule.

Les cellules pulmonaires se trouvent groupées par trois. Reissesen
a signalé cette disposition ; nous l'avons constatée sur des préparations faites par M. Desprès. M. Rigaud l'a également vue ; il a constaté en outre que les trois embranchements ou folioles ne partaient
pas du même point ; deux ne sont que des embranchements collatéraux qui deviennent eux-mêmes terminaux, le troisième est la continuation du rameau bronchique lui-même.

La structure et le développement des bronches observés chez le fœtus peuvent donner une idée de la disposition des dernières ramifications
des bronches. Voici ce que M. Lefort a observé sur un fœtus de deux mois
(fig. 135) : Une grosse branche se divise en conduits plus petits qui

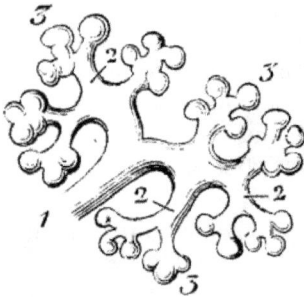

Fig. 135.

*Formation et terminaison des bronches chez
un fœtus humain de deux mois.*

1. Grosse bronche. — 2,2. Bronches extra-lobu-
laires.— 3. Lobule primitif qui, par sa subdivision, formera les lobules secondaires.
(Figure tirée de la thèse de M. Lefort.)

s'épanouissent en un bouquet de trois ou quatre bronchioles ; chacun de
ces tubes porte à son sommet un renflement sphérique, c'est le lobule
principal. Bientôt l'intérieur de ce lobule se cloisonne ; la cavité centrale persiste en partie pour donner naissance aux bronches intra-lobu-
laires et intercellulaires, en même temps que les cloisons, en pénétrant
dans l'intérieur, séparent les lobes secondaires entre eux. Enfin, l'organe se perfectionne ; la cavité du lobule secondaire se convertit en un
grand nombre d'aréoles dont les parois immédiatement appliquées les
unes contre les autres ne se séparent qu'à la naissance, au moment où
l'air pénétrera dans l'intérieur de la cavité qu'elles circonscrivent.

Dans les lobules pulmonaires, les parties constituantes présente-

raient la disposition suivante. D'après A. Bérard, la membrane qui
tapisse l'intérieur des vésicules est la continuation de la muqueuse des
bronches ; celle qui revêt la cellule à l'extérieur est un prolongement
de la membrane fibreuse de ce conduit. Les divisions de l'artère pulmonaire pénètrent dans le lobule, s'y divisent et se répandent en
rameaux extrêmement fins jusque dans les cellules ; là elles se continuent manifestement avec les veines pulmonaires dont les ramifications peuvent être constatées à l'extérieur des vésicules bronchiques ;
de là ces rameaux se portent vers la superficie du lobule en croisant
la direction des bronches, gagnent les espaces interlobulaires, où ils
se continuent avec les veines qui viennent des lobules voisins. Les
lymphatiques trouvent, comme les veines, leur origine dans l'intérieur
des lobules ; les nerfs disparaissent à la surface des veines et des
artères ; les artères bronchiques s'épuisent en arrivant à chaque lobule.

La *structure* et la *disposition des bronches* dans l'intérieur du poumon méritent une description spéciale. Nous avons vu que les grosses
bronches étaient, comme la trachée-artère, formées d'anneaux incomplets réunis par une membrane fibreuse ; les divisions bronchiques
suivantes sont formées par des anneaux complets ; enfin l'extrémité de
la bronche destinée au lobule est membraneuse dans tout son pourtour
et formée de fibres longitudinales et de fibres circulaires. Si l'on examine la cavité des ramifications ouvertes, on constate que les ouvertures sont assez rares dans les divisions principales, qu'elles deviennent
d'autant plus nombreuses que les ramifications sont plus petites.
M. Rigaud a constaté que ces ouvertures sont disposées de telle sorte
que de quatre en quatre elles suivent exactement la même ligne,
c'est-à-dire qu'elles sont alternes par quatre et disposées en manière
de spirale dont chaque tour comprend trois ramifications, la quatrième
commençant le tour de spire suivant.

Il a constaté, en outre, qu'en poursuivant un embranchement et
une de ses ramifications successives, on finit par arriver à ce résultat,
que la troisième subdivision redevient parallèle à l'embranchement
duquel on est parti : d'où il conclut que chaque ramification forme un
angle de 60 degrés avec l'embranchement qui lui donne naissance.

Par ce retour au parallélisme des divisions bronchiques, il est facile de concevoir comment la masse entière du poumon est canalicu-
lée, et comment il y a absence de masse de tissu cellulaire, qui, dans
toute autre manière de concevoir la structure des poumons, serait nécessaire pour remplir les vides qui existeraient nécessairement (1).

Vaisseaux et nerfs pulmonaires.

Indépendamment des bronches que l'on peut considérer comme la
charpente du poumon, ces organes reçoivent deux ordres d'artères,

(1) Rigaud, *Cours d'études anatomiques*. Paris, 1830.

l'*artère pulmonaire* et l'*artère bronchique*, et émettent deux ordres de veines, la *veine pulmonaire* et la *veine bronchique ;* on y rencontre en outre des *vaisseaux lymphatiques*, des *nerfs*, du *tissu cellulaire* et une *matière noire* dite *matière noire pulmonaire.*

L'*artère pulmonaire*, très volumineuse, charrie du sang noir ; elle part du ventricule droit et se porte jusque dans l'intérieur des cellules pulmonaires.

L'*artère bronchique*, qui vient de l'aorte, est peu volumineuse eu égard au volume du poumon. Elle paraît être destinée à la nutrition de l'organe.

Les *veines pulmonaires* sont au nombre de quatre, deux pour chaque poumon ; elles sont dépourvues de valvule, charrient du sang rouge ; elles se rendent des cellules pulmonaires à l'oreillette gauche.

Les *veines bronchiques* répondent aux artères bronchiques ; elles se rendent à droite dans la veine azygos, à gauche dans l'intercostale supérieure. Reissesen admet qu'une partie des veines bronchiques se jettent dans la veine pulmonaire.

Un fait remarquable à signaler est la facilité avec laquelle les injections même les plus grossières passent des artères dans les veines pulmonaires ; l'injection au contraire ne passe pas des veines dans les artères : cette particularité avait fait admettre des valvules dans les veines pulmonaires.

Les *vaisseaux lymphatiques* sont superficiels et profonds ; ils vont se rendre aux ganglions bronchiques et trachéens.

Les *nerfs* viennent du plexus pulmonaire formé par les filets du pneumogastrique et du grand sympathique.

Le *tissu cellulaire* existe en petite quantité entre les lobules.

Matière noire pulmonaire. — Cette matière commence à se manifester vers l'âge de dix à vingt ans dans les ganglions bronchiques et à la surface du poumon, par plaques, par lignes ou par points plus ou moins foncés. Elle paraît due à du carbone déposé dans le tissu cellulaire sous-pleural et dans celui qui entoure les ganglions.

PLÈVRE.

La *plèvre* est une membrane séreuse, un sac sans ouverture qui tapisse les poumons et les parois du thorax ; il y a deux plèvres, une de chaque côté, séparées par deux espaces triangulaires : les *médiastins.*

La plèvre qui tapisse les parois de la poitrine porte le nom de *plèvre pariétale ;* celle qui tapisse le poumon, de *plèvre viscérale*. Le feuillet qui s'adosse au feuillet du côté opposé porte le nom de *plèvre médiastine.*

Comme la séreuse péritonéale, la plèvre présente deux surfaces : une adhérente, une autre libre ; les deux surfaces libres sont lisses, se touchent et circonscrivent la cavité des plèvres.

Pour décrire la plèvre, nous suivrons la même marche que pour le péritoine. Nous la ferons partir d'un point; nous la conduirons sur les parois de la poitrine, sur les viscères, et nous la ramènerons au point de départ.

De la partie antérieure du sternum, la plèvre se porte en dehors, tapisse les parois thoraciques, les nerfs et les vaisseaux mammaires, les côtes, les muscles intercostaux, la tête des côtes, le grand nerf sympathique; en bas, elle tapisse la face supérieure du diaphragme; en haut, elle se prolonge au-dessus de la première côte et forme un cul-de-sac dans lequel se loge le sommet du poumon. Sur les côtés de la colonne vertébrale, les deux plèvres se réfléchissent d'arrière en avant jusqu'à la racine du poumon. Dans ce point, elles s'adossent; l'espace compris entre elles porte le nom de *médiastin postérieur* qui renferme l'aorte descendante, l'œsophage, les nerfs pneumogastriques, le canal thoracique, la veine azygos, des ganglions lymphatiques, et en haut la trachée-artère.

Arrivée à la racine du poumon, la plèvre se réfléchit derrière ce pédicule, revêt une petite portion du péricarde, puis le bord postérieur, la face externe, le bord antérieur du poumon; s'enfonce dans la scissure interlobaire, se réfléchit sur la face interne, gagne la face antérieure du pédicule pulmonaire, passe sur la face latérale du péricarde, se réfléchit de nouveau d'arrière en avant, et forme avec la plèvre du côté opposé le *médiastin antérieur*. Celui-ci n'est pas vertical comme le médiastin postérieur; oblique de haut en bas et de droite à gauche, il suit la même direction que le cœur. Il est étroit à sa partie moyenne, évasé en haut et en bas; l'évasement supérieur est rempli chez le fœtus par le thymus, chez l'adulte par du tissu cellulaire qui communique avec celui de la partie antérieure du cou; l'évasement inférieur contient le cœur, le péricarde et du tissu cellulaire qui communique avec le tissu cellulaire de la partie supérieure, et quelquefois avec celui de la paroi abdominale à travers l'espace triangulaire que le diaphragme présente derrière le sternum.

THYMUS.

On donne ce nom à un organe glandulaire situé dans la partie supérieure du médiastin antérieur. Cet organe, très volumineux chez le fœtus, disparaît presque toujours complétement chez l'adulte.

Le thymus est formé de deux lobes souvent inégaux, enveloppés par une membrane celluleuse assez lâche qui le divise en un grand nombre de lobules et de granulations. Chaque granulation est creuse et renferme un liquide blanc visqueux; ces cellules communiquent entre elles et versent leur produit dans une grande poche centrale qu'Astley Cooper a désigné sous le nom de *réservoir du thymus*. On n'a pas pu découvrir de conduit excréteur à cet organe.

APPAREIL URINAIRE.

L'appareil urinaire se compose : d'un organe sécréteur, le *rein* ; d'un canal excréteur dilaté en haut, constitué par les *calices*, le *bassinet* et l'*uretère ;* d'un réservoir, la *vessie ;* d'un canal excréteur définitif, l'*urèthre.* Chez l'homme, le canal de l'urèthre donne passage au liquide séminal, par conséquent se trouve faire partie des organes génitaux ; chez la femme, le canal de l'urèthre ne donne à la vérité passage qu'à de l'urine, mais il présente des rapports tellement intimes avec l'appareil de la génération, que nous croyons devoir le décrire, ainsi que celui de l'homme, avec les organes génitaux.

REINS.

Les *reins* sont deux organes glanduleux destinés à la sécrétion de l'urine ; ils sont situés de chaque côté de la colonne vertébrale, au niveau de la région lombaire, en dehors du péritoine.

Les reins sont à peu près égaux en volume. On trouve toutefois quelques anomalies ; ainsi, un rein est très développé, tandis que l'autre est rudimentaire. Dans des cas plus rares, il n'existe qu'un seul rein à cheval sur la colonne vertébrale.

Les dimensions du rein sont les suivantes : longueur, 9 à 11 centimètres ; largeur, 5 à 6 centimètres ; épaisseur, 3 centimètres. Sa couleur est rouge lie de vin ; il a la forme d'un haricot.

On lui considère une *face antérieure*, une *face postérieure*, un *bord interne*, un *bord externe*, une *extrémité supérieure*, une *extrémité inférieure.*

Face antérieure. — Convexe, lisse, elle présente, ainsi que la postérieure, quelques bosselures peu saillantes ; elle est recouverte par le péritoine, par le côlon lombaire ; dans quelques cas, cet intestin est en dedans du rein ; la partie supérieure du rein droit est en rapport avec le foie et la seconde portion du duodénum, celle du rein gauche avec la rate et le grand cul-de-sac de l'estomac. Ces rapports, qui appartiennent aussi à l'extrémité supérieure, sont plus ou moins étendus selon les sujets.

Face postérieure. — Moins convexe que l'antérieure, elle répond aux muscles carré des lombes et psoas, supérieurement au diaphragme, qui la sépare des dernières côtes ; ce dernier rapport est plus ou moins étendu ; quelquefois le rein est abaissé, alors son extrémité supérieure répond seulement à la dernière côte.

Bord externe. — Il est convexe et dirigé en arrière.

Bord interne. — Il est profondément échancré à sa partie moyenne : c'est par cette scissure, appelée *hile du rein*, que pénètre l'artère rénale, que sortent la veine du même nom et les uretères.

Extrémités. — L'extrémité supérieure est plus volumineuse que l'inférieure et en rapport avec la capsule surrénale.

Le rein droit est ordinairement un peu plus bas que le gauche ; le bord externe du rein gauche est presque vertical, celui du rein droit est oblique d'arrière en avant. L'extrémité inférieure du rein droit est plus en avant que l'extrémité inférieure de celui du côté gauche.

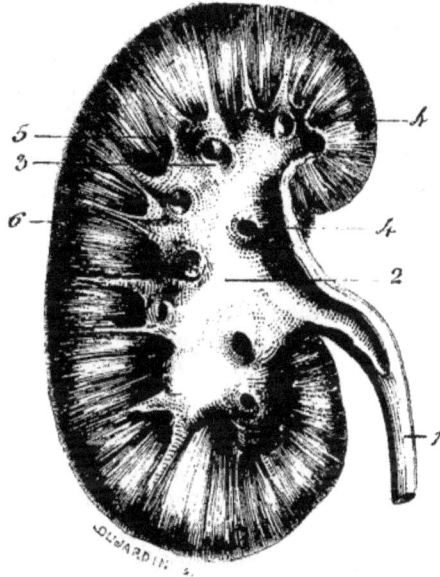

FIG. 136.

Rein coupé au niveau du hile, parallèlement à ses deux faces.

1. Uretère.
2. Bassinet.
3. Calice.
4,4. Mamelon.
5. Substance tubuleuse.
6. Substance corticale.

Structure du rein.

Capsule adipeuse du rein. — Chaque rein est entouré d'une couche de tissu cellulaire graisseux qui le sépare des parties voisines et le maintient immobile.

Le *péritoine* n'enveloppe pas le rein ; il ne fait que passer à sa partie antérieure.

Membrane fibreuse propre. — Le rein est entouré d'une membrane fibreuse propre qui, par sa face externe et lâchement unie à la capsule adipeuse, par sa face interne envoie entre les parties constituantes du rein des prolongements peu résistants, de sorte que cette membrane peut être facilement détachée du tissu propre de la glande. Au niveau du hile, elle se continue sur les calices et les vaisseaux, sans pénétrer dans l'intérieur de l'organe.

Le rein est composé d'une *substance externe* ou *corticale* (fig. 136. 6) ; d'une autre *interne* ou *tubuleuse* (fig. 136. 5).

La *substance corticale* a une apparence granuleuse, moins rouge, plus molle que la substance tubuleuse, qu'elle enveloppe complétement ; par sa face interne, elle envoie entre les pyramides des prolongements connus sous le nom de *colonnes de Berlin*. Ces colonnes se prolongent jusqu'au niveau du hile du rein, et chacune d'elles est formée de la réunion des deux lames de substance corticale embrassant les pyramides voisines. Nous considérons donc le rein comme une glande conglomérée formée d'un certain nombre de lobes composés eux-mêmes d'une pyramide enveloppée de substance corticale.

La *substance tubuleuse* est plus dure, plus rouge que la substance corticale, dont il est facile de la distinguer à son apparence striée. Les rayons sont disposés en faisceaux coniques dont le sommet en forme de mamelon (fig. 136. 4) regarde le hile du rein, tandis que la base convexe regarde en dehors. Ces cônes, désignés sous le nom de *pyramides de Malpighi*, sont en nombre variable suivant les sujets; on en compte généralement de 10 à 20.

Il résulte de cette disposition que le rein se trouve formé d'un nombre plus ou moins considérable de lobes semblables, et pour déterminer la structure du rein, il suffira de déterminer la structure d'un des lobes.

Chaque lobe du rein se trouve composé des *tubes de Bellini*, des *tubes de Ferrein*, du *sommet mamelonné* de la pyramide.

Tubes de Bellini. — Ce sont de petits canaux urinaires qui composent le tissu de la pyramide; ils s'ouvrent sur le sommet du mamelon, et c'est dans ce point qu'ils présentent leur plus grande largeur, de là ils montent en divergeant vers la surface externe du rein; après un court trajet, ils ne tardent pas à se diviser dichotomiquement sous des angles très aigus. Ces tubes, très serrés les uns contre les autres, arrivent parfaitement droits jusqu'à la substance corticale. Plus ils approchent de la base de la pyramide, plus ils sont étroits et nombreux. Ferrein, ayant examiné au microscope les tubes de Bellini, a vu ou a cru voir que chaque tube était formé par un grand nombre de conduits secondaires disposés en pyramide; aussi chaque tube de la pyramide de Malpighi est-il désigné sous le nom de *pyramide de Ferrein*.

Arrivés à la base de la pyramide, les tubes de Bellini pénètrent, sous le nom de *tubes de Ferrein*, dans la substance corticale. Chaque tube, après un court trajet rectiligne dans la substance corticale, devient flexueux, se contourne sur lui-même, décrit une courbe de telle sorte qu'ils semblent former un lacis inextricable; ce sont ces tubes de Ferrein très nombreux et très grêles qui constituent les canalicules urinaires.

Les *extrémités mamelonnées* des pyramides sont formées de la réunion des tubes de Bellini; elles sont entourées par les calices; chaque calice enveloppe tantôt une, quelquefois deux, et jamais plus de trois pyramides.

Tous les *mamelons* rayonnent vers le hile du rein; ils sont donc tournés les uns vers la face antérieure, les autres vers la face postérieure, etc. Chaque mamelon est recouvert par la muqueuse percée d'une multitude d'ouvertures qui sont les orifices des tubes de Bellini. Au sommet du mamelon on trouve souvent une petite fossette, espèce de petit calice dans lequel s'ouvre un nombre considérable de tubes.

Nous n'avons plus à nous occuper de la structure intime de la pyramide, nous venons de démontrer suffisamment qu'elle était composée d'un très grand nombre de tubes ; quant à la substance corticale, elle est à la fois tubuleuse et granuleuse. La disposition des tubes de Ferrein a été exposée, nous n'y reviendrons pas. Quant aux granulations appelées *granulations de Malpighi*, ce sont de petits grains extrêmement nombreux, rouges, situés dans la substance corticale. D'après M. Cruveilhier, ces granulations seraient appendues aux tubes de Ferrein ; d'après Huschke, elles n'ont aucune espèce de connexion avec les canalicules urinaires ; elles dépendent du système artériel ; car, dit-il, on ne peut y faire pénétrer l'injection que par l'artère rénale ; l'injection poussée par les canaux urinaires ou la veine rénale ne les pénètre pas. D'après Kölliker, les corpuscules de Malpighi donnent naissance aux canalicules urinaires qui sont disséminés dans toute l'épaisseur de la substance corticale ; le nombre des canalicules urinaires flexueux répondrait dans ce cas à celui des corpuscules de Malpighi.

Artère. — L'artère rénale, branche extrêmement volumineuse, part à angle droit de l'aorte, se porte au rein, et là s'y divise en plusieurs branches qui pénètrent entre les calices, puis entre les pyramides de Malpighi, et arrivent à la substance corticale où elles se divisent en un très grand nombre de rameaux qui se perdent les uns dans la base de la pyramide, la plupart dans la substance corticale ; de ces vaisseaux partent d'autres branches plus petites qui se rendent à chaque granulation.

Veine. — La veine rénale est extrêmement volumineuse, elle sort du rein en avant de l'artère et se rend dans la veine cave.

Nerfs. — Ils sont très nombreux, ils viennent du plexus rénal formé par le petit nerf splanchnique.

Calices et bassinet.

Les *calices* sont des entonnoirs membraneux qui embrassent les mamelons (fig. 136. 3). Le *bassinet* est une poche membraneuse (fig. 136. 2) située derrière les vaisseaux rénaux, aplatie d'avant en arrière, qui se rétrécit presque immédiatement, et prend le nom d'*uretère* (fig. 136. 1).

La disposition des calices et du bassinet est la suivante : L'uretère, arrivé dans le rein, s'élargit et présente une cavité infundibuliforme, le *bassinet*. Dans le hile du rein, cet entonnoir se partage en deux cavités incomplètes, *grands calices* ; l'une supérieure, l'autre inférieure, chacune d'elles se divise également en deux. Il existe alors quatre divisions dont les deux moyennes sont les plus petites ; celles des deux extrémités sont les plus volumineuses et se divisent à leur tour, puis chaque division se divise encore plus ou moins complétement. Chacune de ces divisions constitue les *calices ;* ceux-ci sont au nombre de 9 à 15.

Uretère.

L'*uretère* est un canal qui conduit l'urine du bassinet à la vessie ; unique pour chaque rein, il est très rare de le rencontrer double. Son calibre, très variable, est en général celui d'une plume à écrire, mais il est susceptible de se distendre considérablement, lorsqu'il existe un obstacle au cours de l'urine.

L'uretère est oblique de haut en bas et de dehors en dedans jusqu'au niveau du sacrum ; de là il se porte en bas, en avant et en dedans jusqu'au bas-fond de la vessie, s'engage entre la muqueuse et la musculeuse, et, après avoir décrit un trajet de 2 à 3 centimètres entre ces deux tuniques, il s'ouvre par un orifice étroit à des angles postérieurs du trigone vésical.

. Dans son trajet il est en rapport en avant avec le péritoine et les vaisseaux spermatiques qui le croisent très obliquement, en arrière avec le psoas. L'uretère droit est situé en dehors de la veine cave.

Au delà du sacrum, dans l'excavation pelvienne, il croise l'artère ombilicale et le cordon qui la remplace, les vaisseaux sous-pubiens, le canal déférent chez l'homme, la partie supérieure et latérale du vagin chez la femme. Dans l'épaisseur de la vessie, il répond chez cette dernière au col de l'utérus.

Structure des calices, du bassinet et de l'uretère. — Ces organes, dont la structure est identique, sont formés d'une *membrane externe fibreuse,* que l'on considère comme la continuation de la capsule fibreuse du rein : M. Cruveilhier la regarde comme de nature dartoïque ; d'une *membrane interne muqueuse* qui est la continuation de la muqueuse uréthrale se prolongeant sur les mamelons et jusque dans les tubes de Bellini et les tubes contournés de Ferrein. Elle est blanche. lisse, plissée, suivant sa longueur ; elle ne présente pas de valvules. Dans les tubes de Ferrein la membrane muqueuse est pourvue d'un épithélium composé de cellules à noyau, rondes et aplaties. D'après Goodsir, les cellules contiennent l'urine, et en se crevant elles laissent échapper le liquide dans le canalicule cortical, tandis que le noyau produit une nouvelle cellule destinée à remplir les mêmes fonctions ; d'après Huschke, ces cellules et leur noyau pourraient être les *acini* du rein, par conséquent des follicules ouverts. Entre la tunique fibreuse et la membrane muqueuse on trouve des fibres musculaires lisses, les unes externes longitudinales, les autres internes transversales, assez épaisses dans le bassinet ; elles deviennent plus minces dans les calices et finissent par disparaître entièrement.

VESSIE.

On donne ce nom à une cavité musculo-membraneuse qui sert de réservoir à l'urine (fig. 37).

La vessie est située dans la cavité du petit bassin ; elle a une plus grande capacité chez les personnes qui ont l'habitude de conserver longtemps leur urine ; aussi les femmes ont-elles la vessie plus grande que les hommes. On lui considère une surface externe et une surface interne.

Surface externe. — Elle présente une *face antérieure*, une *face postérieure*, deux *faces latérales*, un *bas-fond* et un *sommet*.

Face antérieure. — Dépourvue de péritoine dans sa partie inférieure, elle répond au pubis, aux muscles obturateurs internes ; deux bandelettes fibreuses dépendent de l'aponévrose pelvienne, s'étendent de la symphyse à la partie inférieure de cet organe, et sont désignées sous le nom de *ligaments de la vessie.* Chez la femme, la région antérieure dépasse la symphyse des pubis. Dans l'état de plénitude et chez le jeune enfant, la vessie répond par sa face antérieure à la paroi abdominale ; elle peut remonter très haut dans les cas de distensions considérables.

Face postérieure. — Recouverte par le péritoine, elle répond chez l'homme au rectum, chez la femme à l'utérus.

Faces latérales. — Également recouvertes par le péritoine, elles sont côtoyées par les artères ombilicales, chez l'homme par le canal déférent.

Face inférieure, bas-fond de la vessie. — 1º *Chez l'homme*, elle est en rapport avec le rectum dont elle est séparée par les vésicules séminales, les canaux déférents ; elle est en partie recouverte par le péritoine qui forme sur la ligne médiane le cul-de-sac recto-vésical, et de chaque côté deux replis désignés sous le nom de *ligaments postérieurs de la vessie.* Les parties latérales du bas-fond de la vessie sont embrassées par l'aponévrose pelvienne et le muscle releveur de l'anus.

2º *Chez la femme*, le bas-fond de la vessie répond au vagin et à la partie inférieure du col de l'utérus.

Sommet. — Dirigé en avant et en haut, il est revêtu par le péritoine ; de ce sommet part un cordon fibreux, l'*ouraque*, qui s'étend jusqu'à l'ombilic.

Surface intérieure de la vessie. — Revêtue par la membrane muqueuse, elle est remarquable par des saillies : les unes s'effacent par la distension, les autres sont produites par des faisceaux de la membrane musculeuse et constituent les *vessies* dites *à colonnes ;* lorsque la muqueuse s'enfonce dans les espaces aréolaires compris entre ces colonnes, la vessie est dite *à cellules.*

La base de la vessie présente trois ouvertures occupant les angles d'un triangle équilatéral : ce sont les orifices des deux uretères et celui du canal de l'urèthre. Cet espace est désigné sous le nom de *trigone vésical*, ou *de Lieutaud*. Son bord postérieur est formé par une ligne qui va d'un uretère à l'autre ; cette ligne se prolonge de chaque côté et est limitée par le point où l'uretère pénètre entre les tuniques de la vessie ; la membrane muqueuse soulevée porte le nom de *valvule de l'uretère* ; les bords latéraux sont constitués par les lignes qui vont de l'uretère au canal de l'urèthre.

On a signalé et décrit sous le nom de *luette vésicale* un petit tubercule situé à la partie inférieure de l'orifice uréthral ; il n'existe que dans les cas d'hypertrophie de la partie moyenne de la prostate.

On appelle *col de la vessie* le point où commence le canal de l'urèthre ; il est habituellement froncé.

Structure de la vessie.

La vessie est composée de trois tuniques : une *séreuse* ou *péritonéale*, une *musculeuse*, une *muqueuse*. Des vaisseaux, des nerfs entrent encore dans la structure de cet organe.

Tunique péritonéale. — Le péritoine tapisse incomplétement la vessie. Nous avons vu que les faces latérales, la face supérieure et le bas-fond de la vessie en sont seuls pourvus.

Tunique musculeuse. — On distingue à la vessie deux couches de fibres musculaires dont l'épaisseur varie suivant les sujets. Les *fibres longitudinales* constituent la couche la plus externe, semblent partir du col de la vessie, et recouvrent la poche urinaire dans toutes les directions ; quelques-unes paraissent venir du releveur de l'anus. Les *fibres circulaires*, plus épaisses et plus profondes que les longitudinales, forment des anneaux circulaires autour de la vessie ; ces anneaux sont plus ou moins parallèles, quelques faisceaux s'entrecroisent à angles aigus. Les fibres les plus régulières sont celles qui se trouvent au bas-fond et au col de la vessie ; dans ce dernier point elles forment un anneau musculaire décrit sous le nom de muscle *sphincter de la vessie* et dont l'épaisseur ne justifie pas le nom qui lui a été donné. Au niveau du trigone vésical, les fibres transversales sont lisses, parallèles et forment un plan parfaitement régulier ; le faisceau étendu entre les embouchures des uretères a reçu le nom de *muscles des uretères*. Ce faisceau, en se contractant, élargit les orifices de ces canaux.

Tunique muqueuse. — La muqueuse de la vessie fait suite à la muqueuse des uretères et se continue avec celle de l'urèthre. Elle ne présente de remarquable que les enfoncements qui se trouvent entre les colonnes charnues très épaissies. Elle est pourvue au voisinage du col et du trigone vésical de follicules extrêmement petits qui ne peuvent être vus que quand ils sont remplis de mucus.

Artères. — Elles viennent de l'hypogastrique ou des branches collatérales de cette artère.

Veines. — Elles se jettent dans la veine hypogastrique ; elles forment au niveau du bas-fond de la vessie un plexus très considérable.

Vaisseaux lymphatiques. — Ils se jettent dans les ganglions hypogastriques.

Nerfs. — Ils viennent des plexus hypogastriques formés par le grand sympathique et les nerfs rachidiens, et directement du plexus sacré.

Capsules surrénales.

On désigne sous ce nom deux petits organes glanduliformes situés au-dessus du rein, dont ils sont complétement indépendants et qu'ils n'accompagnent pas dans ses déplacements ; les anomalies du rein ne modifient en rien la forme, le volume, le nombre et la position des capsules surrénales.

Elles ont généralement la forme d'un bonnet phrygien ; on leur considère :

1° Une *face antérieure* en rapport à droite avec le foie, à gauche avec la rate, le pancréas et la grosse tubérosité de l'estomac ; 2° une *face postérieure* appliquée sur les piliers du diaphragme, au niveau de la deuxième vertèbre dorsale, en rapport avec les nerfs des plexus splanchniques ; à droite, avec la veine cave inférieure ; 3° un *bord externe* et un *bord interne* ; 4° une *base* concave fixée par du tissu cellulaire lâche au bord supérieur du rein correspondant : les rapports de la partie antérieure de cette base ont bien plus d'étendue sur la face antérieure du rein que sur la face postérieure ; 5° un *sommet* qui regarde en haut, en dedans et en avant ; 6° une *cavité* tapissée par une membrane rougeâtre beaucoup plus foncée que la face externe de la capsule : cette surface interne est comme inégale et comme déchirée.

Structure. — La capsule surrénale est enveloppée par une membrane fibreuse très résistante qui envoie par sa face interne des prolongements dans le tissu propre de la capsule. Elle se trouve, en outre, composée de *deux substances* : l'une *externe*, très épaisse, jaunâtre, striée ; l'autre *interne*, présentant souvent l'aspect d'une couche molle d'un brun marron, mais qui, à l'état sain, et d'après Kölliker est plus pâle que la substance externe.

Artères. — Très nombreuses, elles sont distinguées en supérieure, moyenne et inférieure, et viennent des diaphragmatiques, de l'aorte et de la rénale.

Veines. — Elles se jettent à droite dans la veine cave, à gauche dans la veine rénale.

Nerfs. — Très nombreux, ils viennent des plexus solaires et rénaux.

On n'a pas trouvé de canal excréteur aux capsules surrénales.

Le *canal de l'urèthre*, qui fait partie de l'appareil urinaire, sera décrit avec l'appareil génital.

APPAREIL GÉNITAL.

L'appareil génital étant essentiellement différent chez l'homme et chez la femme, nous le décrirons dans deux chapitres distincts.

APPAREIL GÉNITAL DE L'HOMME.

Les organes génitaux de l'homme se composent : 1° d'un appareil sécréteur, les *testicules* enfermés dans leurs enveloppes ; 2° d'un canal excréteur, les *canaux déférents ;* d'un réservoir, les *vésicules séminales* ; de canaux excréteurs définitifs, les *canaux éjaculateurs* et du canal de *l'urèthre*. A cet appareil se trouvent annexées les *glandes de Cowper* et la *prostate*, et un appareil d'érection, la *verge*.

TESTICULES.

Les *testicules* sont deux organes glanduleux situés dans une poche membraneuse à cavité double, et qui est située au-devant du périnée dans l'intervalle des cuisses ; les membranes qui constituent cette poche ont reçu le nom de *bourses* ou *enveloppes des testicules*.

ENVELOPPES DES TESTICULES.

Les enveloppes des testicules sont formées de plusieurs tuniques superposées. Ce sont : 1° une enveloppe commune aux deux testicules, la *peau*, qui, dans cette région, porte le nom de *scrotum ;* 2° le *dartos ;* 3° la *tunique musculaire, muscle crémaster* ou *tunique érythroïde ;* 4° la *tunique fibreuse ;* 5° la *tunique séreuse* ou *tunique vaginale*. Ces quatre dernières tuniques sont doubles ; il en existe une pour chaque testicule.

Les enveloppes des testicules sont pourvues, en outre, de vaisseaux et de nerfs.

1° *Scrotum.*

On désigne sous ce nom la peau qui forme la tunique la plus externe des bourses ; elle est, ainsi que celle du périnée, plus brune que celle de toutes les autres parties du corps. Parsemée de poils rares et insérés obliquement, elle est d'une grande finesse, fort extensible, peu adhérente ; elle présente, en outre, un grand nombre de plis dus à ses alternatives de resserrement et d'allongement ; sur sa ligne médiane une ligne saillante qui porte le nom de *raphé*. Elle offre en outre des follicules pileux considérables qui font relief à sa surface.

2° *Dartos*.

Le *dartos* est la seconde enveloppe du testicule ; il y en a deux : l'un *droit*, l'autre *gauche*.

Cette membrane est formée d'un tissu filamenteux, rougeâtre, extensible, qui non-seulement enveloppe les testicules, mais encore se prolonge en avant sous la peau de la verge jusqu'au prépuce, et en arrière sur la ligne médiane jusqu'au sphincter de l'anus. On lui considère une face externe très adhérente au scrotum ; une face interne lâchement unie aux parties sous-jacentes ; entre les deux testicules, les deux dartos s'adossent par leur face externe et forment la *cloison des dartos*. Selon M. Cruveilhier, il n'y a qu'un seul dartos qui envoie un prolongement médian pour constituer la cloison.

Il est formé de filaments rougeâtres, distincts les uns des autres et entrelacés ; ce tissu, dans lequel on a cru reconnaître de l'analogie avec le tissu cellulaire, en diffère essentiellement par ses propriétés vitales. C'est à lui, en effet, que l'on doit ce resserrement du scrotum qu'on remarque chez les individus exposés au froid ou dans l'orgasme vénérien. D'après M. Cruveilhier, il tiendrait le milieu entre le tissu cellulaire et le tissu musculaire ; il lui a donné le nom de *tissu dartoïque*.

3° *Tunique musculaire ou érythroïde*.

Formée par l'épanouissement du muscle crémaster, cette tunique, plus développée chez les sujets jeunes et vigoureux, est atrophiée chez le vieillard.

Le crémaster tire son origine du muscle transverse de l'abdomen, entraîné par le testicule lorsqu'il descend dans les bourses. On y admet deux faisceaux : l'un, interne, généralement plus fort, mais qui manque quelquefois, s'attache à l'épine du pubis et à la gaîne du muscle droit antérieur de l'abdomen ; l'autre, externe, constitué par les fibres les plus inférieures des muscles petit oblique et transverse, s'attache à l'arcade crurale. Ces deux faisceaux sortent par l'anneau inguinal, entourent le cordon spermatique, surtout en avant et sur les côtés, s'étalent peu à peu en descendant, deviennent plus pâles, et forment au voisinage du testicule, ainsi que sur la face externe et antérieure de la tunique vaginale, une multitude d'anses dont la concavité regarde en haut. Ces fibres musculaires tirent le testicule en haut et en dehors. Ce mouvement est complétement indépendant du mouvement vermiculaire du dartos.

4° *Tunique fibreuse*.

Cette tunique, que l'on considère avec raison comme **un** prolongement du *fascia transversalis* entraîné dans les bourses, lors de la descente du testicule, est mince, transparente, rétrécie au niveau du cordon, beaucoup plus large au niveau du testicule, se dédouble à sa partie supérieure et s'insère par le feuillet externe au pourtour de l'anneau inguinal; son feuillet interne se prolonge dans le canal. On considère à la tunique fibreuse une face externe qui donne insertion aux fibres du muscle crémaster, une face interne doublée par la tunique vaginale.

5° *Tunique vaginale.*

Membrane séreuse formée par le péritoine entraîné dans les bourses lors de la descente du testicule. Comme à toutes les membranes séreuses, on lui considère un *feuillet pariétal* et un *feuillet viscéral.*

Le feuillet pariétal tapisse la tunique fibreuse; arrivée sur le cordon, la tunique vaginale se réfléchit à une hauteur variable, tapisse une plus ou moins grande étendue du cordon et rencontre en dehors l'épididyme où elle se comporte de la manière suivante : elle enveloppe complétement l'épididyme à sa partie moyenne, s'adosse à elle-même pour former à la partie moyenne de cet organe une espèce de mésentère. Les deux extrémités de l'épididyme ne sont recouvertes par la membrane séreuse que par une de leurs faces, l'autre étant adhérente au testicule. En dedans, la tunique vaginale est séparée de l'épididyme par le canal déférent et les vaisseaux spermatiques. De l'épididyme, la tunique séreuse tapisse le testicule dans toute son étendue.

Au moment de la descente du testicule, la tunique vaginale communique avec le péritoine, mais cette communication ne tarde pas à être interrompue par des adhérences qui se font entre les deux feuillets de la séreuse, non-seulement au niveau de l'anneau, mais dans toute la longueur du trajet inguinal et même au delà de l'orifice inférieur. Chez quelques sujets, la tunique vaginale communique avec le péritoine pendant toute la vie; on doit considérer cette disposition comme un arrêt de développement. C'est dans la tunique vaginale que descend l'intestin dans les hernies congénitales; l'hydropisie de la tunique vaginale constitue la maladie connue sous le nom d'*hydrocèle.*

Les *artères* des enveloppes des testicules sont formées par la superficielle du périnée et par les honteuses externes.

Les *veines*, très volumineuses, portent le même nom et suivent la même direction.

Les *vaisseaux lymphatiques* sont très nombreux et vont se rendre aux ganglions de l'aine.

Les *nerfs* proviennent des branches ilio-scrotales et génito-crurales, du plexus lombaire et des filets qui viennent du nerf honteux interne.

TESTICULES.

On donne ce nom à deux organes glanduleux destinés à la sécrétion du sperme.

Les testicules sont contenus dans les bourses ; chez le fœtus, le testicule est dans la cavité abdominale. Quelquefois on rencontre des sujets chez lesquels cet organe reste dans l'abdomen ; chez d'autres, il s'arrête dans le canal inguinal.

Dans la première période de la vie intra-utérine, le testicule occupe la région lombaire, au-dessous du rein. Vers le huitième mois, on le trouve dans la fosse iliaque ; celle de ses extrémités qui correspond à la tête de l'épididyme est dirigée en haut. Au-dessous du testicule, est un corps ovoïde, aussi volumineux que le testicule et l'épididyme réunis ; sa grosse extrémité est dirigée vers la glande ; la petite extrémité paraît s'engager dans le canal inguinal. Cet organe, désigné sous le nom de *gubernaculum testis*, est formé des tuniques qui doivent plus tard être renfermées dans le scrotum et envelopper le testicule, mais elles sont disposées en ordre inverse ; le péritoine, par exemple, qui doit être en contact immédiatement avec la glande, forme la couche la plus externe du *gubernaculum testis*.

Les testicules ne sont pas situés à la même hauteur ; le gauche est un peu plus bas que le droit ; ils sont peu développés dans l'enfance et prennent un accroissement considérable à l'époque de la puberté. Le testicule gauche est ordinairement un peu plus volumineux que le droit. La longueur du testicule est généralement de 6 centimètres, sa largeur de 3, et sa hauteur de 2. Cet organe a la forme d'un œuf aplati ; on lui considère *deux faces* convexes : l'une *interne* ou *antérieure*, qui regarde en dedans, en avant et en haut ; l'autre *externe* ou *postérieure*, qui regarde en arrière, en dehors et en bas ; deux *bords* : l'un *antérieur* ou *inférieur*, convexe, lisse, tapissé par la tunique vaginale ; l'autre *postérieur* ou *supérieur*, droit, recouvert par l'épididyme ; c'est par ce bord et en arrière de l'épididyme que pénètrent les vaisseaux spermatiques ; deux *extrémités* arrondies : l'une regarde en haut, en avant et en dehors ; l'autre, en bas, en arrière et en dedans.

Structure du testicule.

Le testicule est constitué par une membrane fibreuse, un tissu propre, des nerfs et des vaisseaux.

1° *Membrane fibreuse, tunique albuginée.* — Blanche, résistante, elle forme la coque du testicule. Sa face externe est très adhérente à la tunique vaginale qui la recouvre partout, excepté dans le point où elle est en rapport avec l'épididyme. Sa surface interne est en contact avec le tissu propre du testicule, auquel elle est intimement unie par un grand nombre de prolongements vasculaires ; de cette face se détachent un grand nombre de cloisons fort minces qui séparent le tissu propre de la glande en autant de lobules. Au niveau de la moitié antérieure du bord supérieur du testicule, la tunique albuginée présente un épaississement désigné sous le nom de *corps d'Highmore*. Ce corps est traversé par un grand nombre de vaisseaux qui les uns se rendent à la substance propre du testicule, les autres rampent dans la tunique albuginée, contenus dans les espèces de sinus que l'on rencontre dans l'épaisseur de cette membrane.

2° *Tissu propre.* — Le tissu propre du testicule se présente sous l'apparence d'une pulpe jaunâtre séparée en lobules par des cloisons cellulo-vasculaires qui partent de la face interne de la tunique albuginée ; chaque lobule représente une petite pyramide dont la base répond au bord convexe de la glande, et dont le sommet, tourné vers le bord supérieur du testicule, adhère au corps d'Highmore. Chaque lobule est constitué par un grand nombre de canalicules très déliés, ce sont les *conduits séminifères*, s'anastomosant entre eux et repliés un très grand nombre de fois sur eux-mêmes ; ils paraissent noueux, mais cette apparence disparaît par la traction ; ces petits canaux, devenus rectilignes, transparents, atteignent alors une longueur de 50 à 75 centimètres. Le tissu propre du testicule n'adhère à la tunique albuginée que par les vaisseaux. Au niveau du corps d'Highmore, les canalicules deviennent rectilignes, s'anastomosent entre eux, et forment environ vingt canalicules droits qui traversent le corps d'Highmore d'avant en arrière et forment dans son épaisseur le *réseau vasculaire du testicule* de Haller ; bientôt au nombre de dix à vingt conduits, ils sortent de la tunique albuginée et se rendent à l'épididyme.

Les *artères* du testicule sont fournies par l'artère spermatique qui pénètre dans l'organe par le corps d'Highmore, le long du bord supérieur du testicule.

Les *veines spermatiques*, très nombreuses, ont une disposition analogue ; elles forment les *plexus pampiniformes.*

Les *vaisseaux lymphatiques* sont superficiels et profonds ; ils vont se rendre aux ganglions lombaires.

Les *nerfs* sont fournis par les plexus spermatiques.

ÉPIDIDYME, CANAL DÉFÉRENT, VÉSICULES SÉMINALES, CANAUX ÉJACULATEURS.

Épididyme. — On donne le nom d'*épididyme* à un organe que l'on peut considérer comme le commencement du canal déférent ou comme un appendice du testicule. Il est situé sur le bord supérieur du testicule et empiète un peu sur sa face externe. On lui considère une *grosse extrémité*, ou *tête*, qui forme son extrémité antérieure ; une *petite extrémité*, ou *queue*, qui forme son extrémité postérieure, se relève en se réfléchissant sur elle-même pour donner naissance au canal déférent. Ces deux extrémités sont intimement unies au testicule : la première, par les conduits qui partent du corps d'Highmore et vont former le canal de l'épididyme ; la réunion de ces conduits, distincts à leur sortie du corps d'Highmore, constitue la tête de l'épididyme. La seconde extrémité, ou la queue, est réunie au testicule par la tunique vaginale et du tissu cellulaire très dense ; la partie moyenne, ou corps, en est complétement détachée et ne lui adhère que par la membrane séreuse, qui, ainsi que nous l'avons déjà dit, lui forme une espèce de mésentère.

L'épididyme présente une surface convexe, lisse, tapissée par la tunique vaginale, et une surface concave dans les points qui adhèrent au testicule ; cette surface est dépourvue de tunique séreuse. L'épididyme est formé par un canal long et très grêle replié un grand nombre de fois sur lui-même, et dont la longueur est de 6 à 10 mètres ; un tissu cellulaire assez dense réunit toutes ses circonvolutions. De la queue de l'épididyme, et plus rarement de l'origine du canal déférent, part quelquefois une longue branche jaunâtre qui s'élève entre les vaisseaux spermatiques ; ce vaisseau, découvert par Haller et récemment étudié par MM. Gosselin et Follin, est connu sous le nom de *vas aberrans Halleri*.

Canal déférent. — Le canal déférent est la continuation du canal de l'épididyme ; il prend ce nom dans le point où la queue de l'épididyme cesse d'être adhérente au testicule.

A son origine, le canal déférent se porte d'arrière en avant et de bas en haut, parallèlement à l'épididyme dont il longe le bord interne. Dans cette première partie de son trajet, il décrit de nombreuses flexuosités, et quand il est déplissé par la dissection, il acquiert une longueur de 12 à 15 centimètres depuis son origine jusqu'au point où il se réunit aux nerfs et aux vaisseaux testiculaires pour former le cordon spermatique ; bientôt il devient rectiligne, se place en arrière des artères et des veines spermatiques, et va gagner le canal inguinal ; il est alors oblique de bas en haut, de dedans en dehors et d'avant en arrière, croise perpendiculairement l'artère épigastrique, dans le point où cette artère devient verticale ; à l'orifice interne du canal inguinal, il abandonne les vaisseaux spermatiques, descend verticalement dans le bassin, longe les côtés, puis la face postérieure de la vessie, gagne le bas-fond de cet organe, entre la vessie et le rectum, en dedans de la vésicule séminale, se rapproche de son congénère auquel il s'accole, et forme le canal éjaculateur par sa réunion avec le conduit de la vésicule séminale qu'il reçoit en bas et en dehors. Dans la deuxième portion de son trajet, à 5 centimètres environ au-dessus de la vésicule séminale, le canal déférent se dilate en ampoule, ses parois s'amincissent, il semble flexueux. Cet aspect est dû aux bosselures qu'il présente dans cette région.

Le canal déférent a la forme d'un tube cylindrique depuis son origine jusqu'au voisinage des vésicules séminales ; contourné sur lui-même seulement dans la portion testiculaire, il est direct dans le reste de son étendue ; son calibre est très étroit, à peine peut-on y introduire un stylet très fin ; ses parois, au contraire, sont fort épaisses, de telle sorte qu'on peut facilement le reconnaître par le toucher au milieu des parties qui constituent le cordon spermatique.

On a admis que le canal déférent était formé de fibres musculaires : les unes circulaires, plus épaisses ; les autres longitudinales et superficielles, beaucoup plus minces. Cette disposition, difficile à constater chez l'homme, a pu être observée chez les grands animaux. La cavité du canal déférent est tapissée par une membrane muqueuse extrêmement mince et pourvue d'un épithélium cylindrique.

Vésicules séminales. — Elles sont situées entre le rectum et la vessie, en arrière de la prostate, en dehors des canaux déférents, avec lesquels elles communiquent, et dont elles paraissent n'être qu'un diverticulum ; elles sont dirigées obliquement d'arrière en avant et de dehors en dedans ; très rapprochées à leur extrémité antérieure, où elles ne sont séparées que par les canaux déférents, elles sont écartées en haut.

Aplaties d'avant en arrière, on leur considère deux *faces* : l'une, *antérieure*, en rapport avec la vessie ; l'autre, *postérieure*, en rapport avec le rectum ; elles présentent surtout sur cette dernière face un grand nombre de bosselures et d'enfoncements ; deux *bords* également bosselés, dont l'interne est en rapport avec le canal déférent ; deux *extrémités* : l'une, *supérieure*, tournée en dehors, assez volumineuse, déborde quelquefois le bas-fond de la vessie ; l'autre, *inférieure*, effilée, en rapport avec la prostate, et qui présente l'orifice du canal éjaculateur et l'orifice de communication du canal déférent avec la vésicule séminale.

Les bosselures des vésicules séminales sont le résultat de l'enroulement sur lui-même d'une sorte de canal étroit qui, lorsqu'il est déployé, peut atteindre la longueur de 15 à 20 centimètres ; ces circonvolutions, appliquées les unes contre les autres, sont réunies par du tissu cellulaire assez résistant.

Les vésicules séminales sont formées d'un tissu analogue à celui du canal déférent, mais beaucoup plus mince ; leur surface interne est tapissée par une membrane muqueuse très mince à épithélium cylindrique.

Canal éjaculateur. — L'extrémité inférieure de la vésicule séminale et du canal déférent constitue un conduit extrêmement étroit : c'est le *canal éjaculateur*, qui traverse la prostate de bas en haut et d'arrière en avant, marche parallèlement à celui du côté opposé, et s'ouvre à l'extrémité du *verumontanum* par un orifice distinct, immédiatement auprès de celui du côté opposé, dont il n'est séparé que par *l'utricule prostatique de Weber.*

PROSTATE.

On donne le nom de *prostate* (fig. 137.9) à un corps glanduleux situé en arrière de la symphyse du pubis, au-devant du rectum. Sa forme a été comparée à celle d'une grosse châtaigne ou d'une noix. M. Jarjavay a fait voir qu'elle est constituée par deux lobes se regar-

dant par leur face interne concave ; que la partie postérieure de chacun d'eux se réunit sur la ligne médiane à celle du côté opposé, et
qu'enfin l'aspect général est celui d'un croissant à concavité antérieure. Plus volumineuse en arrière qu'en avant, sa hauteur est de
16 à 22 millimètres, sa largeur de 35 à 40 millimètres, sa longueur de 20 à 25 millimètres ; elle a des dimensions plus considérables chez le vieillard que chez l'adulte.

Elle présente : une *face inférieure* ou *postérieure* sur laquelle on
trouve un sillon dirigé d'avant en arrière, et qui donne à cette glande
l'aspect bilobé : cette face est en rapport avec le rectum ; une *face
supérieure* ou *antérieure, face pubienne*, en rapport avec l'aponévrose pelvienne supérieure, séparée du pubis par un plexus veineux
considérable et par l'aponévrse pubio-prostatique ; des *bords latéraux*
embrassés par le muscle releveur de l'anus ; une *base* en rapport avec
le col de la vessie, le canal déférent et le col des vésicules séminales ;
un *sommet* en rapport avec la portion membraneuse de l'urèthre.

Cette glande est traversée par les canaux éjaculateurs et par le
canal de l'urèthre, auquel la prostate forme chez quelques sujets une
gaîne complète ; dans ce cas la portion de glande située au-dessus
du canal est moins considérable que celle qui est au-dessous. Quelquefois la prostate présente une espèce de canal qui n'enveloppe
l'urèthre que dans une portion de sa circonférence inférieure.

D'après M. Jarjavay, le tissu de la prostate ne se trouve jamais en
avant de l'urèthre. « Mes investigations, dit-il, ont été faites sur cent
vingt prostates, et je n'ai pas rencontré de cas où la substance spongieuse, aréolaire de cette glande, ait été placée dans ce point. Dans la
portion prostatique de l'urèthre, la troisième couche de ce canal est
donc musculaire en avant, glandulaire en arrière et sur les côtés.

Structure. — La prostate est formée, par la réunion en lobules,
d'un grand nombre de granulations serrées les unes contre les autres
et pourvues de petits canaux excréteurs. Ceux-ci se réunissent pour
former les canaux prostatiques qui s'ouvrent sur les côtés du *verumontanum*, dans toute l'étendue de la paroi inférieure de la portion
prostatique de l'urèthre. Les lobules se réunissent pour former deux
lobes, situés l'un à droite, l'autre à gauche. Elle est enveloppée d'une
gaîne fibreuse que nous étudierons plus loin avec les aponévroses du
périnée.

VERGE.

La *verge*, organe de la copulation chez l'homme, est située en
avant du pubis ; molle, cylindrique et pendante dans l'état de non-
érection, elle devient, par l'érection, dure, beaucoup plus volumineuse, relevée du côté de l'abdomen et prend la forme d'un prisme
triangulaire ; les angles mousses du prisme sont constitués latéralement par les corps caverneux, antérieurement par le canal de l'urèthre.
Elle est attachée au pubis par son extrémité postérieure ; son ex-

trémité antérieure présente un renflement appelé *gland*, percé d'un trou qui est l'*orifice du canal de l'urèthre*.

La verge est constituée par les corps caverneux, le canal de l'urèthre, par des vaisseaux, des nerfs, des muscles propres ; toutes ces parties sont enveloppées par la peau.

PEAU DE LA VERGE ET PRÉPUCE.

La peau de la verge est très fine, dépourvue de poils, et réunie aux corps caverneux par du tissu cellulaire très lâche qui s'infiltre facilement, et qui ne contient point de graisse ; cette disposition lui permet une grande mobilité, de telle sorte que la peau se plisse facilement dans l'état de la non-érection.

A l'extrémité de la verge la peau n'est plus adhérente au gland ; après un trajet plus ou moins long en avant de cet organe, elle se réfléchit d'avant en arrière, s'adosse à elle-même, prend les caractères d'une membrane muqueuse, et, arrivée à la couronne du gland, se réfléchit une seconde fois, mais d'arrière en avant, forme la membrane muqueuse du gland, et se continue avec celle du canal de l'urèthre. Cette espèce de gaîne du gland porte le nom de *prépuce*.

Du côté de la face uréthrale de la verge la peau se réfléchit de l'extrémité du prépuce sur le sillon du gland, au-dessous du méat urinaire, et forme un repli muqueux désigné sous le nom de *filet* ou de *frein du prépuce*.

La longueur du prépuce varie suivant les sujets ; son orifice est quelquefois assez étroit pour ne pouvoir être porté en arrière, ou pour étrangler la verge lorsque, entraîné en arrière, arrêté par la saillie du gland, il ne peut être ramené en avant : dans ces circonstances, pour rendre possible l'acte de la copulation, on est obligé de pratiquer la circoncision ou l'opération du phimosis.

La peau du prépuce est doublée d'un tissu cellulaire très lâche qui permet à cet organe de se dédoubler, ce qui a lieu pendant l'érection.

CORPS CAVERNEUX.

Les *corps caverneux* (fig. 137. 13) forment la plus grande partie de la verge ; ils naissent de la partie supérieure et interne de la tubérosité ischiatique par une extrémité très grèle qui augmente graduellement de volume, se porte le long des branches ascendantes de l'ischion et descendante du pubis, auxquels ils adhèrent. Arrivés au niveau de la symphyse du pubis, au-devant de l'arcade pubienne où ils sont fixés par un ligament très fort, *ligament suspenseur de la verge* (fig. 137. 14), les deux corps caverneux, distincts à leur origine, s'adossent l'un à l'autre, se réunissent au canal de l'urèthre, et se confondent supérieurement, séparés seulement par une cloison incomplète, formée par des fibres verticales très fortes, plus épaisses en arrière qu'en avant. Chaque racine, avant de se réunir à celle du côté opposé, présente un renflement bulbiforme de volume variable chez les individus, et que Kobelt, qui l'a signalé, désigne sous le nom de *bulbe du corps caverneux de la verge*.

Les corps caverneux présentent dans la portion où ils sont réunis, et supérieurement, un sillon peu profond qui loge les vaisseaux et nerfs dorsaux de la verge ; inférieurement, une large gouttière qui reçoit le canal de l'urèthre ; en avant ils se terminent par une extrémité arrondie, embrassée par le gland, avec lequel elle a des communications vasculaires.

Structure. — Les corps caverneux sont constitués par : 1° Une *membrane fibreuse* épaisse, très forte, très élastique, très extensible. Cette membrane fibreuse forme, ainsi que nous l'avons déjà dit, une cloison qui isole très incomplétement les deux corps caverneux.

2° Du tissu spongieux ou érectile, formé par une grande quantité de veines soutenues par des lamelles fibreuses qui partent de la face interne de la membrane fibreuse d'enveloppe. Cette membrane fibreuse et les veines constituent un grand nombre de cellules qui communiquent largement entre elles ; les anastomoses des veines sont tellement multipliées, que toute trace d'organisation vasculaire paraît avoir disparu et qu'on ne trouve plus qu'un amas de cellules constituant le tissu spongieux.

Artères. — Elles viennent de la honteuse interne. Les artères sont pourvues, dans l'intérieur du tissu caverneux, de parois très épaisses ; ces branches, extrêmement nombreuses, s'accolent aux cloisons de la membrane fibreuse. A la partie postérieure du corps caverneux, indépendamment des branches qui forment le réseau capillaire des cloisons, J. Müller a décrit d'autres artères qu'il appelle *hélicines*, longues de 2 ou 3 millimètres, qui partent à angle droit des artères caverneuses, se contournent en vrille et se terminent par des culs-de-sac coniques.

Veines. — Elles sont très volumineuses et très nombreuses, et se rendent de la gouttière inférieure du corps caverneux à la veine dorsale de la verge : celles de la racine de la verge se jettent dans les plexus veineux qu'on rencontre sur les côtés de ces racines, et dans les veines sous-cutanées abdominales ; celles de la face interne des piliers de la verge se rendent dans la veine obturatrice ; d'autres, partant de l'angle de bifurcation de la racine de la verge, forment deux gros troncs qui marchent parallèlement à la veine dorsale de la verge et se jettent dans les plexus vésical et prostatique ; enfin, celles du dos de la verge se jettent dans la veine dorsale (1).

Nerfs. — Ils viennent du nerf honteux interne.

---

(1) Kobelt, *De l'appareil du sens génital des deux sexes.* Strasbourg, 1851.

CANAL DE L'URÈTHRE.

Ce canal est à la fois excréteur de l'urine et du sperme Né du col de la vessie, il se dirige d'abord en avant et en bas ; arrivé au niveau de la symphyse du pubis, il décrit une légère courbe à concavité supérieure, et se place dans la gouttière que lui présentent les corps caverneux. La direction du canal de l'urèthre est la même que celle de la verge, rectiligne dans l'érection ; dans l'état de repos, au contraire, il décrit une courbe à concavité inférieure. Sous l'arcade pubienne le canal de l'urèthre décrit une courbure qui peut être assez effacée par l'extension et par la dilatation du canal pour que l'on puisse introduire des instruments droits dans la vessie.

La longueur du canal de l'urèthre est très variable suivant les sujets : elle est de 20 à 27 centimètres ; lorsqu'il est mesuré en place , et quand le pénis est de petite dimension, il paraît beaucoup plu. court. Il est difficile de déterminer son calibre d'une manière exacte, à cause de son extrême dilatabilité ; l'orifice du méat urinaire est plus étroit que le canal lui-même.

On divise le canal de l'urèthre en trois portions : une *portion prostatique*, une *portion membraneuse* et une *portion spongieuse*.

1° *Portion prostatique*. — Sa longueur est mesurée par le diamètre antéro-postérieur de la prostate ; ses parois, très minces, sont soutenues par le tissu de cette glande.

2° *Portion membraneuse*. — Plus courte encore que la portion prostatique, sa longueur est de 18 à 25 millimètres, elle s'étend en avant jusqu'au bulbe de l'urèthre ; cette partie de l'urèthre est la portion réellement curviligne ; elle est en rapport en haut avec des fibres musculaires qui dépendent du muscle transverse du périnée, et médiatement avec la partie inférieure du pubis dont elle est séparée par un plexus veineux considérable. Inférieurement elle répond médiatement au rectum dont elle est séparée par un espace triangulaire à base tournée en avant, et rempli par du tissu cellulaire et le muscle transverse du périnée. Cette portion de l'urèthre est embrassée circulairement par des fibres musculaires connues sous le nom de *muscle de Wilson*.

Ses parois sont peu épaisses, s'affaissent facilement, ce qui la fait paraître plus étroite que la portion spongieuse.

3° *Portion spongieuse* (*portion spongio-vasculaire* de M. Jarjavay). — Elle commence au niveau de la symphyse pubienne par un renflement considérable de la paroi inférieure du canal, désigné sous le nom de *bulbe de l'urèthre* ; elle se termine, à l'extrémité de la verge, par un autre renflement de la paroi supérieure de l'urèthre, appelé *gland* : cette partie du canal de l'urèthre est la plus longue. Toute la portion comprise entre le bulbe et le gland est reçue dans une gouttière que présente la face inférieure des corps caverneux ; elle y est

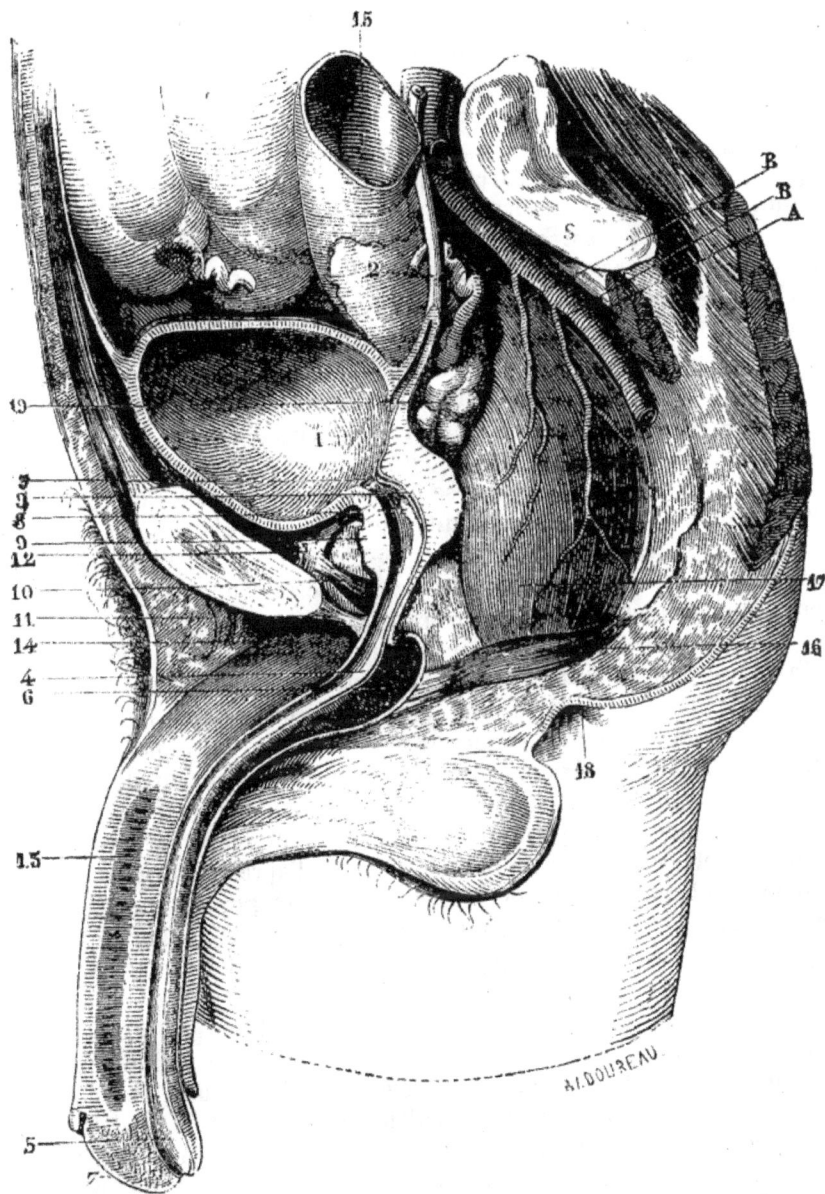

FIG. 137. — *Organes génito-urinaires de l'homme (coupe antéro-postérieure, d'après Blandin)*.

1. Vessie. — 2. Uretère. — 3. Col de la vessie. — 4, 5. Canal de l'urèthre. — 4. Cul-de-sac du bulbe. — 5. Fosse naviculaire. — 6. Bulbe. — 7. Gland. — 8. Verumontanum. — 9,9. Prostate. — 10. Muscle de Wilson. — 11. Ligament périnéal. — 12. Ligament pubio-vésical. — 13. Corps caverneux. — 14. Ligament suspenseur de la verge. — 15. Rectum. — 16. Sphincter anal. — 17. Fibres longitudinales du rectum. — 18. Anus. — 19. Vésicule séminale, — A, Artère hypogastrique, — B, B. Artères hémorrhoïdales moyennes.

maintenue et fixée par une membrane fibreuse qui convertit cette gouttière en un canal complet. Inférieurement elle est en rapport avec la peau de la verge et les muscles bulbo-caverneux.

Le *bulbe de l'urèthre* (fig. 137. 6) est situé au-dessous de l'aponévrose moyenne du périnée, entre les racines du corps caverneux, vers la partie la plus élevée de l'arcade pubienne ; son volume est variable suivant les sujets ; il a la forme d'un ovoïde dont la grosse extrémité, dirigée en arrière, est en rapport avec la portion membraneuse de l'urèthre qu'elle recouvre ; sur les côtés il est embrassé par les muscles bulbo-caverneux ; en avant il se continue d'une manière insensible avec la portion spongieuse de l'urèthre. D'après Kobelt, le bulbe se termine, en arrière, par deux renflements hémisphériques, séparés l'un de l'autre par une dépression longitudinale formée par une cloison intérieure verticale ; entre ces deux éminences, Kobelt en signale une troisième qui proémine moins en arrière et en haut, et qui donne passage à la portion membraneuse de l'urèthre, aux vaisseaux et aux nerfs du bulbe, et aux deux conduits excréteurs des glandes de Cooper.

Glandes de Méry ou de Cowper. — Entre le bulbe et la portion membraneuse, au-dessus de la convexité terminale du bulbe, dans l'épaisseur du muscle transverso-uréthral ; entre les fibres curvilignes qui entourent le canal à droite et à gauche de leur entrecroisement inférieur ou de leur raphé fibreux, on trouve deux glandes en grappe, du volume d'un noyau de cerise, désignées sous le nom de *glandes de Méry* ou *de Cowper.* Ces glandes sont jaunâtres, souvent teintes en rouge par le sang, inégales, bosselées ; on trouve souvent des fibres musculaires qui s'enfoncent entre les lobules, leur consistance rappelle celle des glandes salivaires. Quelques auteurs ont décrit une troisième glande de Méry située sur la ligne médiane ; d'après M. Gubler, cette glande supplémentaire serait constituée par des granulations accessoires. Les glandes de Méry sont pourvues chacune d'un canal excréteur qui va s'ouvrir dans la portion spongieuse de l'urèthre, dont ils traversent obliquement les parois.

Le *gland* (fig. 137. 7) occupe l'extrémité de la verge. Il présente une portion libre à laquelle on décrit une *base* taillée obliquement, de telle sorte qu'il est deux fois plus épais en haut qu'en bas. Cette base offre un relief volumineux circulaire, plus saillant en haut et désigné sous le nom de *couronne du gland ;* au-dessous un sillon profond, appelé le *col du gland ;* une *face inférieure* sur laquelle on rencontre un sillon dans lequel est reçu un pli muqueux ou *filet* qui unit intimement le gland au prépuce ; un *sommet* sur lequel se trouve l'orifice du canal de l'urèthre, le *méat urinaire,* fente verticale de 6 à 8 millimètres de hauteur, une portion adhérente qui coiffe les corps caverneux.

La surface du gland est couverte d'une lame muqueuse rouge, humide chez les sujets dont le gland est habituellement recouvert par le prépuce, sèche et pâle ou violacée chez ceux dont le gland est découvert.

Surface interne de l'urèthre. — Pâle dans sa portion prostatique, elle est faiblement rougeâtre dans le reste de son étendue. Au niveau de la prostate le canal de l'urèthre présente une dilatation constante,

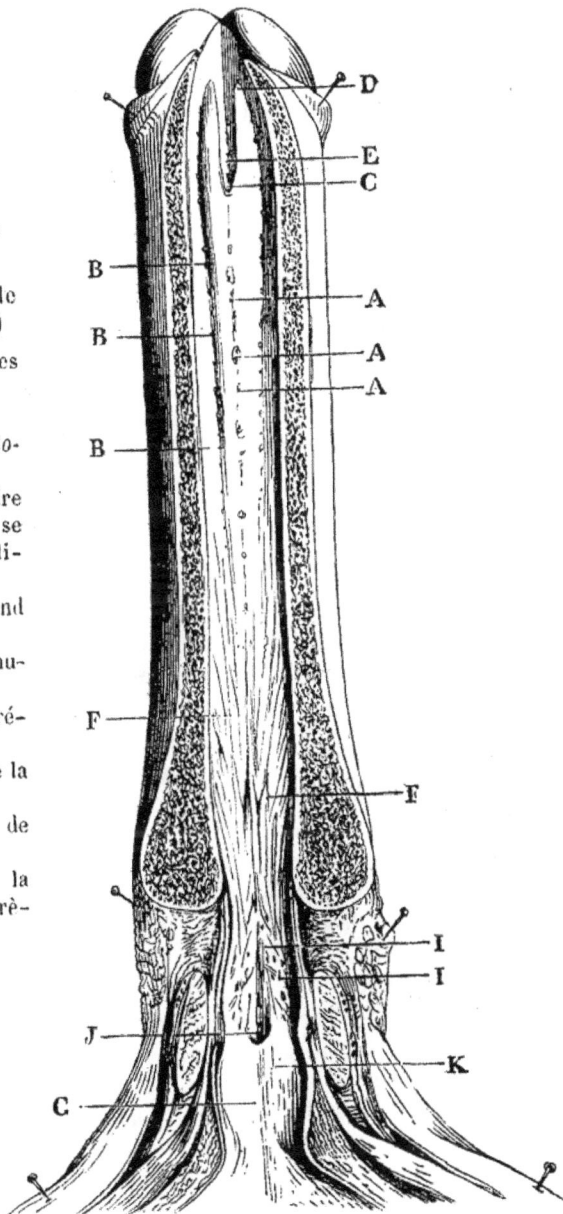

FIG. 138.
Membrane muqueuse de l'urèthre.

(Cette figure est tirée de l'ouvrage de M. Jarjavay.)

A,A,A. *Foramina* ou lacunes de Morgagni.

B,B,B. *Foraminula.*

C. Bec du *calamus scriptorius.*

D. Faisceaux du cylindre spongioso-vasculaire se prolongeant pour constituer le gland.

E. *Foraminula* dans le fond de la paroi supérieure.

F. Plis de la membrane muqueuse de l'urèthre.

G. Sillon antérieur de la région prostatique.

K. Glandes muqueuses de la portion prostatique.

I,I. Orifice des glandes de Littre.

J. Valvule anormale sur la paroi supérieure de l'urèthre.

cul-de-sac du bulbe (fig. 137. 4); au niveau du gland on trouve une autre dilatation connue sous le nom de *fosse naviculaire* (fig. 137. 5);

52.

enfin, il se termine par le *méat urinaire*, orifice plus étroit que le reste du canal.

La surface interne présente des plis longitudinaux (fig. 138, F) qui s'effacent par la dilatation. On y rencontre en outre une foule d'orifices conduisant dans de petits culs-de-sac plus ou moins profonds, désignés sous le nom de *sinus* ou *lacunes de Morgagni* (fig. 138, A,A,A). Ces orifices portent le nom de *foramina*, on les rencontre sur la paroi supérieure de l'urèthre tout le long de la ligne médiane. Ces orifices, dont le nombre est de 10 à 20 environ, ont des dimensions variables, le plus grand nombre a de 1 à 2 millimètres de diamètre ; ils s'ouvrent du côté du méat, cependant on en rencontre surtout à la partie postérieure de l'urèthre qui regardent vers la vessie. Il n'est pas très rare de voir l'extrémité fixe d'une bougie d'un petit calibre s'engager dans une ces ouvertures, on ne peut dans ces cas pratiquer le cathétérisme, il faut alors retirer l'instrument et l'engager en changeant la direction de son extrémité.

Outre ces *foramina*, on trouve d'autres petits orifices auxquels on a donné le nom de *foraminula* (fig. 138, B,B,B) ; ils siégent spécialement dans les angles de la portion spongio-vasculaire, quelquefois sur la ligne médiane entre les foramina. Leur nombre est extrêmement considérable, les orifices sont moins grands que ceux que nous avons signalés plus haut, ils correspondent à des tubes ou glandules renfermant une tumeur transparente d'une consistance un peu gommeuse, analogue à celle qui est sécrétée par les glandes de Cowper.

On trouve encore sur la face interne de l'urèthre un certain nombre de valvules, elles sont au nombre de quatre ou sept situées sur la ligne médiane ; une des plus importantes est celle qui est située au niveau de la fosse naviculaire : le repli qui constitue cette valvule a été désigné sous le nom de *calamus scriptorius* (fig. 138, C). M. A. Guérin estime à un centimètre le cul-de-sac qui se trouve entre la valvule et la paroi de l'urèthre.

Signalons encore sur la périphérie de la région musculeuse de l'urèthre l'orifice des glandes de Littre (fig. 138, I,I) qui ne sont autre chose qu'un amas de petites glandes en grappe.

Enfin, sur la paroi inférieure de la portion prostatique, on trouve sur la ligne médiane une saillie appelée *verumontanum*, *crête uréthrale* (fig. 137. 8). Cette saillie commence au niveau de la partie membraneuse et se termine à la partie moyenne de la portion prostatique par une partie plus renflée qui présente une petite cavité en forme de bouteille (*utricule prostatique* de Weber) ; le col de cette vésicule forme la crête uréthrale ; chacune des parois de l'utricule renferme un canal éjaculateur. De cette extrémité renflée partent des replis qui vont se perdre vers le col de la vessie, ils sont désignés sous le nom de *freins du verumontanum*; sur les côtés de la crête uréthrale viennent s'ouvrir les conduits prostatiques.

Structure du canal de l'urèthre.

La muqueuse uréthrale est pâle ; elle se continue extérieurement avec celle du gland, intérieurement avec celle de la vessie et des vésicules séminales.

1° Dans la portion prostatique on retrouve tous les éléments de la vessie ; la tunique musculaire est située entre la membrane muqueuse et la prostate.

2° La portion membraneuse est enveloppée par les fibres du muscle transverse uréthral ; autour de ces fibres musculaires on rencontre des plexus veineux très considérables.

3° La portion spongieuse est formée par du tissu érectile analogue à celui du corps caverneux, c'est-à-dire par des cloisons fibreuses qui interceptent des cellules tapissées par la membrane interne des veines. Le tissu caverneux de l'urèthre présente des fibres musculaires longitudinales. Hancock (1) a constaté que le corps spongieux de l'urèthre marchait entre deux couches de muscles involontaires, l'une qui le séparait de l'urèthre, l'autre de son enveloppe. Ces fibres, qui, d'après cet anatomiste, se continuent avec celles de la vessie, enveloppent le canal de l'urèthre à son passage à travers la prostate, entourent également la portion membraneuse, et sont bien distinctes du muscle transverso-uréthral, du muscle de Wilson ; elles se dirigent ensuite vers le méat urinaire, enveloppant successivement le bulbe, la portion spongieuse et le gland. Ces fibres musculaires auraient une action puissante dans l'expulsion du sang hors du corps spongieux après l'érection, et sur l'émission de l'urine et du sperme.

Bulbe. — Il est entièrement spongieux, jamais M. Jarjavay n'a trouvé dans son épaisseur la forme vasculaire ; son écorce est formée par une membrane fibreuse mince, extensible, élastique, de même nature que celle qui entoure toute l'étendue du cylindre spongio-vasculaire, avec laquelle elle se continue ; sur la ligne médiane elle reçoit l'insertion d'une cloison qui la sépare en deux moitiés latérales. Des faces latérales de cette cloison se détachent des filaments qui s'entrecroisent et se continuent avec ceux qui partent de l'intérieur de l'enveloppe fibreuse et qui circonscrivent les mailles remplies de sang veineux.

Gland. — M. Jarjavay, dans un travail des plus remarquables sur l'urèthre de l'homme, a parfaitement démontré la formation du gland. Le cylindroïde qui constitue la portion spongio-vasculaire de l'urèthre est constitué par deux faisceaux qui continuent leur marche antéro-postérieure jusqu'au méat, limitant à droite et à gauche la fente glandulaire du canal ; arrivés au méat, ils se recourbent en dehors et en arrière à droite et à gauche, et se terminent par un bord arrondi qui

(1) *Archives générales de médecine*, 4e série, 1851, t. XXVII, p. 466.

est la couronne ; de plus, le gland reçoit plusieurs expansions fibreuses des corps caverneux : l'un est un prolongement médian qui naît de l'angle rentrant formé par les deux corps caverneux juxtaposés, et des prolongements latéraux qui partent de chaque corps caverneux près de son sommet.

Le gland est constitué par une *tunique fibreuse* très mince et cependant assez résistante, une *membrane* muqueuse très adhérente à la tunique fibreuse, et se continue avec la muqueuse uréthrale et celle du prépuce. Le derme de cette membrane muqueuse présente une foule de saillies, ce sont les *papilles*, et se creuse de dépressions glandulaires, les *glandes de Tyson ;* les papilles de la couronne ont quelquefois un volume très considérable, elles sont désignées sous le nom de *tubercules de Littre.* Les glandes de Tyson sont situées dans le sillon du col du pénis et sur la face interne du prépuce. Kölliker leur attribue une forme utriculaire près de la surface du gland, et dit que ce sont des glandes en grappe sur le reste du col et sur la face interne du prépuce. Elles sont analogues aux glandes que l'on trouve chez certains animaux, chez le chevrotin porte-musc, par exemple.

Artères. — Elles viennent de la honteuse interne, celles qui viennent de la honteuse externe sont destinées aux téguments. D'après Müller, on trouve dans le bulbe des artères hélicines.

Veines. — Elles constituent le tissu érectile de l'urèthre. Les veines du gland forment : les unes un réseau très remarquable, surtout vers le bord postérieur de l'organe ; d'autres sont situées entre la base du gland et l'extrémité conique du corps caverneux ; elles reparaissent sur le bord postérieur du gland et se jettent dans la veine dorsale de la verge ; dans l'érection ces veines doivent être comprimées entre le gland et le sommet des corps caverneux. Des réseaux veineux, que nous venons de signaler, partent d'autres veines qui pénètrent dans l'intérieur du corps caverneux ; elles établissent une communication entre le gland et le pénis. Cette disposition, déjà signalée par Bichat, a été décrite avec soin par Kobelt.

Les veines du gland communiquent en arrière et en bas avec les veines du corps spongieux de l'urèthre ; elles forment comme une espèce de gaîne autour de la muqueuse uréthrale et mettent le bulbe en communication avec le gland. Les veines de la face dorsale du corps spongieux de l'urèthre pénètrent dans le corps caverneux, principalement par deux rangées d'ouvertures qui longent le bord de la gouttière que présentent les corps caverneux pour recevoir l'urèthre ; ces vaisseaux établissent une communication entre le corps caverneux et le tissu spongieux de l'urèthre.

Les veines qui partent du bulbe perforent, les unes la paroi supérieure de cet organe, d'autres se dirigent en arrière et latéralement, et se jettent dans les veines honteuses (1).

_____

(1) Kobelt, *loc. cit.*

Nerfs. — Ils viennent du nerf honteux interne. Les nerfs du gland sont extrèmement nombreux.

Vaisseaux lymphatiques. — Ils se rendent aux ganglions inguinaux.

MUSCLES DU PÉRINÉE.

Préparation. — Choisissez un sujet vigoureux ; placez-le horizontalement, de telle sorte que le bassin repose sur le bord d'une table ; fléchissez les jambes sur les cuisses et celles-ci sur le bassin, en les portant fortement dans l'abduction. Maintenez les bourses relevées sur le ventre à l'aide de deux érignes ; incisez la peau, sur la ligne médiane, avec de grandes précautions et en évitant d'entamer les tissus sous-jacents, afin de ménager les fibres musculaires qui s'entrecroisent sur la ligne médiane ; enlevez avec soin le tissu cellulaire qui existe entre les muscles.

ISCHIO-CAVERNEUX.

Allongé, situé le long de la branche ascendante de l'ischion et de la racine du corps caverneux, embrassant toute la surface libre de la racine corrèspondante du corps caverneux (fig. 103, A).

Insertions. — Il s'insère par des fibres musculaires et aponévrotiques à la face interne de la tubérosité de l'ischion et sur les deux lèvres de l'extrémité inférieure de l'arcade pubienne ; de là ses fibres se portent en haut et en dedans sur la racine du corps caverneux qu'elles enveloppent comme dans une gaîne, et se terminent sur cette racine et sur une aponévrose qui entoure le corps caverneux. Ce muscle s'entrecroise en dedans avec celle du côté opposé entre le corps caverneux et le canal de l'urèthre ; en dehors il peut être suivi sur la face externe du corps caverneux jusqu'au ligament suspenseur de la verge.

Rapports. — En bas, avec l'aponévrose superficielle du périnée ; en haut, avec le corps caverneux ; en dedans, avec le bulbo-caverneux dont il est séparé par un espace triangulaire à base dirigée en arrière.

Action. — Il porte la verge en bas, en arrière et de son côté ; il concourt à l'érection, non pas en exerçant une compression concentrique sur l'origine du corps caverneux gorgé de sang, et en chassant ce sang dans le corps de la verge déjà turgescente, au contraire en dilatant la cavité de la racine en écartant la paroi inférieure de la supérieure.

BULBO-CAVERNEUX.

Situé à la partie inférieure du canal de l'urèthre, étendu de l'anus à la partie antérieure de la symphyse pubienne (fig. 103, B).

Insertions. — Il s'insère en arrière à une lamelle fibreuse transversale qui appartient à l'aponévrose périnéale profonde et lui est com-

mune avec le sphincter anal et les muscles transverses du périnée ;
une couche plus profonde, séparée de la précédente par du tissu cellulaire dans lequel rampent des filets nerveux, est composée de deux
moitiés symétriques qui embrassent la protubérance postérieure du
bulbe et naissent de l'étranglement longitudinal qui existe à la face
inférieure et postérieure du bulbe ; de là ses fibres se dirigent, les internes en dedans en dehors et d'arrière en avant, et vont se porter
sur les côtés de la verge jusqu'au niveau de son ligament suspenseur ; dans leur trajet elles reçoivent quelques fibres musculaires qui
viennent de l'ischio-caverneux ; ces fibres constituent le *muscle de
Houston*. Les fibres externes, qui sont beaucoup plus nombreuses, enveloppent le canal de l'urèthre, se portent entre ce canal et le corps
caverneux, et se perdent entre ces deux organes en s'entrecroisant
avec celles du côté opposé.

Rapports. — En bas, avec le dartos et quelques fibres du sphincter ;
en haut, avec le bulbe et la portion spongieuse de l'urèthre.

Action. — Il est compresseur du bulbe, de la racine de la verge, et
dans ce cas il fait refluer le sang vers le gland. Dans l'émission des
dernières gouttes d'urine et du sperme, le muscle bulbo-caverneux
agit, ainsi que l'a démontré M. A. Guérin, par l'intermédiaire de la
masse sanguine.

TRANSVERSE DU PÉRINÉE (*transverso-anal* Cruveilhier).

Triangulaire, à base dirigée en dedans, il est situé transversalement à 2 centimètres environ au-devant de l'anus (fig. 103, C).

Insertions. — Il s'insère en dehors à la partie la plus antérieure de
la face interne de la tubérosité de l'ischion ; de là ses fibres se portent
transversalement en dedans, et vont, les antérieures, s'insérer à l'a-
ponévrose médiane ou s'entrecroiser avec le bulbo-caverneux, le
sphincter et le transverse du périnée du côté opposé ; les fibres postérieures sont obliques d'avant en arrière et vont s'entrecroiser avec le
sphincter au-devant du rectum.

Rapports. — En bas, avec la peau et l'aponévrose superficielle ; en
haut, avec l'aponévrose moyenne qui le sépare du muscle de Wilson ;
il forme la base d'un triangle dont le côté externe est constitué par
l'ischio-caverneux, et le côté interne par le bulbo-caverneux.

Action. — Il comprime le rectum à sa partie antérieure, il concourt
donc à la défécation ; par ses fibres supérieures, il concourt à la
compression du bulbe de l'urèthre.

TRANSVERSE PROFOND DU PÉRINÉE, *transverso-uréthral* Cruveilhier).

Préparation. — Enlevez l'ischio-caverneux, le transverse du périnée, la racine
correspondante du corps caverneux, et la lame inférieure de l'aponévrose périnéale
moyenne.

Situé au-dessus du précédent, dont il est séparé par l'aponévrose périnéale moyenne.

Insertions. — Il s'insère à la partie interne de la branche descendante du pubis et ascendante de l'ischion, au-dessus de l'aponévrose périnéale moyenne ; de là ses fibres se portent de dehors en dedans, et vont s'attacher, les antérieures sur la face latérale du bulbe ; les postérieures, obliques en bas et en arrière, se fixent sur les côtés de la portion membraneuse et de l'extrémité postérieure de la portion spongieuse de l'urèthre, sur le raphé inférieur de l'orbiculaire de l'urèthre.

Rapports. — En haut, avec le feuillet supérieur de l'aponévrose moyenne du périnée qui le sépare du releveur de l'anus et du muscle de Wilson ; en bas, avec le feuillet inférieur de cette même aponévrose qui le sépare des muscles ischio- et bulbo-caverneux, et du transverse du périnée.

Action. — Il est dilatateur de la portion de l'urèthre sur laquelle il s'attache.

MUSCLE DE WILSON (*pubio-uréthral* Cruveilhier).

Préparation. — Enlevez le corps du pubis, repoussez la vessie en arrière, détachez l'aponévrose pubio-prostatique ; cherchez les fibres charnues du muscle de Wilson en dedans des extrémités antérieure et interne du releveur de l'anus.

Situé entre la symphyse pubienne et la prostate, au-dessus de l'aponévrose moyenne du périnée (fig. 137. 10).

Insertions. — Il s'insère, en haut, à l'aponévrose pubio-prostatique, en bas à l'aponévrose périnéale moyenne, en avant au ligament inférieur de la symphyse, sur les côtés à une aponévrose située sur les parties latérales de la prostate, et qui le sépare du releveur de l'anus ; de là ses fibres vont en convergeant embrasser la portion membraneuse de l'urèthre.

Action. — Ce petit muscle paraît comprimer la portion membraneuse de l'urèthre ; il concourt donc à l'expulsion de l'urine et du sperme.

MUSCLE ORBICULAIRE DE L'URÈTHRE.

Ce muscle a été parfaitement décrit par M. Jajarvay. Ses points d'insertion se font tous au-dessus de l'urèthre sur le corps fibro-spongieux qui part des corps caverneux, adhère à l'arcade pubienne, se courbe en voûte comme cette arcade, et recouvre l'urèthre et la prostate jusqu'à la vessie. Les fibres charnues d'un côté passent de l'autre côté de l'urèthre, de manière à présenter un entrecroisement musculaire ; contournent ensuite le canal et les fibres tendineuses qui leur succèdent, s'entrecroisent en arrière sur la ligne médiane de manière à former un raphé étendu de la base de la prostate au bulbe. L'anneau le plus postérieur, large de 5 à 8 millimètres, forme un faisceau blanchâtre, dense, qui est le sphincter du col de la vessie.

Rapports. — L'orbiculaire de l'urèthre est immédiatement en contact avec la couche sous-muqueuse de ce canal. Sa face externe est recouverte en haut par la voûte fibreuse sur laquelle s'insèrent les fibres musculaires; en bas elle est en contact avec du tissu cellulaire, des plexus veineux et les fibres des muscles bulbo-caverneux et transverse profond du périnée. Cet anneau musculaire contient dans son épaisseur les glandes de Méry et la prostate.

Action. — Il comprime l'urèthre; il concourt avec le bulbe caverneux à l'éjaculation et à rejeter les dernières gouttes d'urine par son faisceau postérieur; il empêche les liquides injectés dans l'urèthre de pénétrer dans la vessie. La contraction violente de ce muscle détermine les rétrécissements spasmodiques de l'urèthre.

MUSCLES DE LA RÉGION GÉNITO-URINAIRE CHEZ LA FEMME.

Le *muscle ischio-caverneux* est tout à fait semblable au muscle ischio-caverneux de l'homme; seulement il est beaucoup plus petit et se rend au corps caverneux du clitoris.

MUSCLE CONSTRICTEUR DU VAGIN.

Situé sur les parties latérales de l'orifice du vagin, il répond au bulbo-caverneux de l'homme.

Insertions. — En bas et en arrière il se continue avec les fibres du sphincter du côté opposé, c'est-à-dire que les fibres gauches du constricteur du vagin se continuent avec les fibres droites du releveur de l'anus; de là ses fibres vont en avant et en haut, en décrivant des courbes à concavité interne, s'attacher au ligament suspenseur du clitoris. Les deux muscles sphincter de l'anus et constricteur du vagin forment un 8, dont une des boucles, d'un diamètre plus petit, circonscrit l'anus, et l'autre le vagin.

Rapports. — En avant, avec le tissu cellulaire des grandes lèvres dont il est séparé par une lame fibreuse très mince; en arrière, le bulbe du vagin.

Action. — Il comprime le bulbe du vagin et rétrécit l'orifice inférieur de ce canal.

Le *muscle transverse du périnée* de la femme affecte la même disposition que celui de l'homme; il est beaucoup moins développé.

MUSCLE ISCHIO-BULBAIRE.

Petit muscle signalé par M. Jarjavay, et qui s'attache à la tubérosité de l'ischion par des fibres tendineuses, et qui de là se rend au bulbe du vagin.

MUSCLES DE LA RÉGION ANO-COCCYGIENNE.

ISCHIO-COCCYGIEN.

Petit muscle aplati, rayonné, situé en dedans du petit ligament sacro-sciatique, entre le releveur de l'anus et le pyramidal. Il ne présente aucune différence dans les deux sexes.

Insertions. — Il s'insère à l'épine sciatique, à la face antérieure du petit ligament sacro-sciatique ; de là ses fibres se portent de dehors en dedans et vont se fixer aux bords et sur les parties latérales de la face antérieure du coccyx.

Rapports. — Par sa face supérieure, convexe, il répond au rectum ; par sa face inférieure, concave, il répond aux ligaments sacro-sciatiques et au grand fessier ; par son bord antérieur il paraît se continuer avec le bord postérieur du releveur de l'anus dont il est séparé par une lamelle aponévrotique ; par son bord postérieur il longe le bord inférieur du pyramidal.

Action. — Il concourt à former le plancher du bassin, il entraîne le coccyx de son côté ; quand les deux muscles se contractent, ils maintiennent solidement cet os dans sa position normale.

RELEVEUR DE L'ANUS.

Préparation du sphincter et des releveurs de l'anus. — Distendez le rectum par du crin, de la filasse, etc., introduits dans sa cavité ; enlevez la peau et le tissu cellulaire qui masquent le sphincter.

Disséquez le releveur de l'anus par le périnée et par le bassin, en enlevant, d'une part le tissu cellulaire qui recouvre sa face inférieure, d'autre part le péritoine et l'aponévrose pelvienne ; suivez avec soin les fibres musculaires sur les côtés du rectum et de la prostate.

Pour faciliter cette préparation, M. Cruveilhier conseille de faire sur le bassin la coupe suivante : « Enlevez par deux traits de scie obliques toute la partie postérieure du bassin dont on aura préalablement séparé, par un trait de scie horizontal, le coccyx et la partie inférieure du sacrum. Les traits de scie obliques n'enlèveront que la partie de l'os coxal qui s'articule avec le sacrum, et laisseront intacte la partie inférieure de l'os coxal, y compris l'épine sciatique ; par cette préparation il ne reste donc de la paroi postérieure du bassin que le coccyx et la partie inférieure du sacrum : la surface interne de l'excavation du bassin est alors parfaitement accessible à la dissection et à l'étude (1). »

Vus par la partie inférieure du bassin, les deux muscles releveurs de l'anus (fig. 103, D) représentent une espèce de diaphragme périnéal traversé, chez l'homme par le col de la vessie et le rectum, chez la femme par ces mêmes organes et par le vagin.

(1) Cruveilhier, *Traité d'anatomie descriptive*, 3ᵉ édit., t. III, p. 666.

Insertions. — Le releveur de l'anus s'insère en avant à la partie inférieure et sur les côtés de la symphyse pubienne ; en arrière, au bord et à la face antérieure de l'épine sciatique ; entre ces deux points, par l'intermédiaire de l'aponévrose pelvienne, au détroit supérieur du bassin ; de là ses fibres se portent en bas et en dedans et vont se fixer sur la ligne médiane ; les antérieures, à la vessie où elles se continuent avec les fibres longitudinales de cet organe ; les latérales, d'autant plus longues et plus nombreuses qu'elles sont plus postérieures, se portent sur les côtés de la prostate et du bas-fond de la vessie et s'entrecroisent au-devant du rectum ; quelques-unes se continuent avec les fibres longitudinales du rectum, *fibres vésico-rectales.* D'autres se rendent à l'espace qui sépare le coccyx du rectum ; dans ce point elles sont très nombreuses et forment le plancher du bassin ; elles s'entrecroisent sur un raphé médian avec celles du côté opposé, *fibres coccygiennes.* Enfin les fibres les plus postérieures se terminent sur le bord du coccyx, sur la face antérieure de cet os et sur celle du sacrum, *fibres coccygiennes* et *sacrées.*

Rapports. — Sa face supérieure et postérieure est recouverte par l'aponévrose pelvienne qui la sépare du péritoine ; sa face inférieure et antérieure est en rapport avec l'obturateur interne dont elle est séparée par une aponévrose et du tissu cellulaire très abondant ; en arrière, elle est en rapport avec le grand fessier dont elle est séparée par du tissu graisseux.

Action. — Il élève l'anus. M. Cruveilhier le considère comme constricteur de l'anus et non comme un dilatateur, ainsi qu'on le dit généralement, aidant puissamment à l'expulsion des matières fécales, de l'urine, du sperme. Il le regarde comme compresseur du rectum par ses *fibres anales,* qui vont s'insérer à la face postérieure du rectum.

Chez la femme, la portion antérieure du releveur de l'anus est moins développée que chez l'homme, aucune fibre ne se rend au vagin.

SPHINCTER.

Muscle orbiculaire situé sur la ligne médiane, à la partie inférieure du rectum (fig. 103, E) ; il ne forme point un simple anneau musculaire, mais bien une zone de 25 millimètres environ de hauteur ; il a la forme d'une ellipse dont le grand axe est dirigé d'avant en arrière.

Insertions. — Ses fibres naissent en avant, les plus superficielles de l'aponévrose superficielle du périnée ; les suivantes font suite aux faisceaux inférieurs du bulbo-caverneux et naissent de la lame fibreuse médiane sur laquelle nous avons vu s'attacher les transverses du périnée et les bulbo-caverneux ; enfin les plus élevées naissent de la partie inférieure et interne de la branche descendante du

pubis. De là ses fibres se portent d'avant en arrière en embrassant
le rectum, et vont s'insérer, les plus superficielles, qui forment le
sphincter superficiel, à la peau et à l'aponévrose qui est au-devant du
coccyx ; les suivantes, qui forment le *sphincter profond*, à un repli
fibreux qui se rend du sommet du coccyx à la partie postérieure de
l'anus.

Rapports. — Par sa face interne avec les fibres propres de l'intestin dont il est difficile de le séparer supérieurement ; par sa face
externe avec le tissu cellulaire du périnée. Sa circonférence supérieure ne peut être séparée du releveur de l'anus ; c'est cette disposition qui a engagé M. Cruveilhier à décrire ces deux muscles dans
un même chapitre. Sa circonférence inférieure déborde les fibres circulaires propres du rectum ; elle est séparée de la peau par du tissu
cellulaire lâche.

Action. — Il est constricteur de l'anus.

Chez la femme, le sphincter est peut-être plus volumineux que
chez l'homme ; le raphé fibreux sur lequel s'attachent antérieurement les fibres les plus superficielles du sphincter se prolonge dans
l'épaisseur des grandes lèvres.

Nous avons décrit les muscles du périnée comme autant de muscles distincts. Nous devons faire remarquer cependant que ces
muscles ne sont isolés qu'à une de leurs extrémités ; ils présentent,
en effet, sur la ligne médiane, un entrecroisement semblable d'ailleurs à celui que nous avons déjà signalé à la face, à la langue, etc.
Ainsi le releveur de l'anus, d'un côté, s'entrecroise avec celui du côté
opposé, fait suite en arrière à l'ischio-coccygien, se prolonge sur la
vessie et le rectum, réunissant une partie de ses fibres à celles de ces
deux organes. Le sphincter se confond par sa face profonde avec le
releveur de l'anus ; une partie des faisceaux qui le composent viennent des muscles bulbo-caverneux. L'entrecroisement des muscles
transverses du périnée est aussi remarquable ; ceux-ci se réunissent
sur la ligne médiane et se perdent en partie dans les muscles bulbo-
caverneux et sphincter.

Il résulte de cette disposition que le détroit inférieur du bassin se
trouve fermé par un plan musculaire dont la résistance est augmentée
par ces nombreux entrecroisements, et que les canaux qui traversent
ce plan musculaire sont enveloppés par des espèces d'anneaux charnus
dont les fibres musculaires se continuent en partie avec celles qui
entrent dans la structure des organes.

APONÉVROSES DU PÉRINÉE.

Les aponévroses du périnée sont : 1° l'*aponévrose superficielle* ;
2° l'aponévrose décrite par M. Cruveilhier sous le nom d'*aponévrose*

profonde, et par les auteurs sous le nom d'*aponévrose périnéale moyenne, ligament de Carcassonne ;* 3° l'*aponévrose pelvienne* de M. Cruveilhier, *aponévrose supérieure* des auteurs. Nous conserverons la dénomination adoptée par M. le professeur Cruveilhier.

Fascia superficialis.

Avant de décrire les aponévroses du périnée, nous croyons devoir dire quelques mots du *fascia superficialis* compris entre la peau et l'aponévrose superficielle de cette région.

M. le professeur Malgaigne décrit au *fascia superficialis* du périnée deux feuillets : l'un *superficiel*, qui se continue avec le *fascia* des régions voisines. Ce feuillet, séparé de la peau par une couche de graisse assez mince, est doublé d'une couche de graisse extrêmement épaisse. L'autre lame constitue le *feuillet profond*, séparé de l'aponévrose superficielle du périnée par quelques vésicules adipeuses. Ce feuillet s'insère en arrière sur le bord externe du coccyx et sur le *fascia lata* qui recouvre le bord périnéal du grand fessier ; en avant il s'entrecroise avec les parties périnéales du dartos : c'est dans l'épaisseur de ce feuillet que rampent les vaisseaux superficiels du périnée.

A. *Aponévrose périnéale superficielle.*

Bien distincte du *fascia superficialis* du périnée, cette aponévrose est triangulaire ; elle présente trois bords et deux faces : 1° *Bords latéraux.* Ils s'attachent aux branches descendante du pubis et ascendante de l'ischion. 2° *Bord postérieur.* Il s'étend d'une tubérosité ischiatique à l'autre, se réfléchit sur le bord inférieur du muscle transverse du périnée et se continue avec l'aponévrose périnéale profonde. 3° *Face supérieure.* En rapport avec les muscles ischio-, bulbo-caverneux et transverse du périnée ; ces muscles sont enveloppés par une gaîne fibreuse qu'on peut considérer comme le prolongement de cette aponévrose. 4° *Face inférieure.* En rapport en avant avec le dartos ; en arrière avec les fibres les plus élevées du sphincter qui prennent sur elle des points d'attache ; dans le reste de son étendue avec les nerfs et les vaisseaux superficiels du périnée. 5° L'*extrémité antérieure* se continue avec le tissu cellulo-fibreux qui est sous la peau de la verge.

Chez la femme, l'aponévrose superficielle du périnée présente une disposition analogue ; elle en diffère par les dispositions suivantes. Son extrémité antérieure se continue avec le tissu cellulaire des grandes lèvres et du mont de Vénus. Au niveau de l'orifice vulvaire, cette aponévrose présente une ouverture dont les bords se fixent aux grandes lèvres ; elle recouvre les muscles ischio-caverneux, constricteur du vagin, la racine des corps caverneux et la glande vulvo-vaginale.

B. *Aponévrose périnéale profonde.*

M. le professeur Denonvilliers a démontré que cette aponévrose est constituée par deux feuillets réunis en dehors, mais qui sur la ligne médiane sont séparés par un intervalle dans lequel on trouve des fibres musculaires transversales appartenant au muscle transverse du périnée, des fibres verticales appartenant au sphincter de l'anus, l'artère honteuse interne, l'artère bulbeuse, les veines et les nerfs satellites de ces vaisseaux, enfin les deux glandes de Méry. Elle est triangulaire, s'insère par ses *parties latérales* aux branches descendante du pubis et ascendante de l'ischion; par son *bord postérieur* elle se confond avec l'aponévrose périnéale superficielle, sur le bord inférieur et postérieur du muscle transverse du périnée. Sa *face supérieure* est en rapport avec le muscle de Wilson, la prostate et l'aponévrose latérale de la prostate; sa *face inférieure* complète superficiellement la gaîne des muscles ischio-caverneux, bulbo-caverneux et transverse du périnée.

M. Denonvilliers a encore décrit dans cette région deux aponévroses qui n'avaient pas été observées avant lui, *l'aponévrose pubio-prostatique* et *l'aponévrose pubio-rectale.*

a. *Aponévrose pubio-prostatique.* — « Elle est constituée par deux faisceaux fibreux, résistants, dirigés d'avant en arrière, insérés d'une part à la partie postérieure du pubis, d'autre part sur la prostate, et connus sous le nom de *ligaments antérieurs de la vessie* : entre eux existe un intervalle de 8 à 10 lignes, qui est rempli par une toile fibreuse, mince, mais assez résistante, déprimée en forme de godet et percée de plusieurs trous que traversent les veines dorsales du pénis pour gagner les plexus veineux du bas-fond de la vessie(1). »

b. *Aponévrose latérale de la prostate ou pubio-rectale.* — « Cette aponévrose, épaisse, résistante, dont la texture cellulo-fibreuse est très prononcée, peut être partagée en deux portions continues l'une à l'autre : la première, horizontale, se confond par sa face inférieure avec la lame fibreuse supérieure du ligament de Carcassonne, et par son autre face est contiguë au bord inférieur du muscle releveur de l'anus qui glisse sur elle sans lui adhérer; la seconde portion, verticale, irrégulièrement quadrilatère, s'étend des côtés de la symphyse du pubis, où elle s'implante, jusqu'au rectum, sur les parties latérales duquel elle se prolonge sous la forme d'une toile celluleuse placée entre les fibres propres de cet intestin et celles du releveur de l'anus. De haut en bas elle est tendue entre l'aponévrose périnéale supérieure et l'aponévrose moyenne ou ligament de Carcassonne; insérée sur la première, elle descend de là perpendiculairement sur l'autre, avec laquelle elle se confond en se déviant de sa direction

---

(1) Denonvilliers, *Thèse inaugurale.* Paris, 1837, p. 19.

première : par sa face externe elle est en rapport avec le muscle releveur de l'anus, qui ne contracte avec elle que des adhérences celluleuses peu intimes ; sa face interne est séparée de la portion membraneuse de l'urèthre par le muscle de Wilson et reçoit l'implantation de quelques fibres de ce muscle ; elle s'implique ensuite sur la prostate et lui est unie par un tissu cellulaire dense et serré, dans l'épaisseur duquel rampent les veines nombreuses qui entourent la prostate (1). »

C. *Aponévrose pelvienne.*

C'est encore à M. le professeur Denonvilliers que nous emprunterons la description de cette aponévrose. Le soin avec lequel il a disséqué les aponévroses du périnée, l'exactitude et la clarté de ses descriptions, sont tels que nous ne croyons devoir mieux faire que de citer textuellement cet habile anatomiste.

« Ce qui a été décrit sous le nom d'*aponévrose périnéale*, ou *fascia pelvia*, n'appartient au périnée que par sa partie inférieure ; la partie supérieure se rattache au bassin. En décrivant ce plan fibreux comme une seule et même aponévrose, les auteurs me paraissent avoir établi une division arbitraire, et, si j'ose le dire, peu anatomique. Quelles sont en effet les parties qui forment le bassin ? Outre les os eux-mêmes nous trouvons quatre muscles : l'obturateur interne, le pyramidal, l'ischio-coccygien et le releveur de l'anus...; autant de muscles, autant d'aponévroses... Le *muscle obturateur interne* est en effet collé contre l'os iliaque et maintenu par une aponévrose très forte qui s'insère autour de lui : 1° sur les côtés de la symphyse du pubis ; 2° sur la circonférence du détroit supérieur du bassin ; 3° sur la portion de l'os iliaque qui limite en avant la grande échancrure sciatique et sur l'épine sciatique ; 4° sur le bord inférieur du grand ligament sacro-sciatique et sur les branches descendante du pubis et montante de l'ischion. Le muscle *pyramidal* est tapissé par une lame cellulo-fibreuse insérée en arrière sur le sacrum, le long des trous sacrés antérieurs, en avant sur l'aponévrose de l'obturateur interne ; en bas sur le bord supérieur du petit ligament sacro-sciatique ; en haut cette aponévrose présente une échancrure qui laisse passer les vaisseaux et nerfs fessiers ; elle est en outre percée vers le milieu pour le passage des vaisseaux et nerfs sciatiques. L'*ischio-coccygien* est lui-même recouvert d'un feuillet très mince de forme triangulaire, fixé par sa base sur les côtés du sacrum et du coccyx ; par son sommet sur l'épine sciatique, par ses deux bords sur le bord correspondant du petit ligament sacro-sciatique. Reste le *releveur de l'anus*. On sait que son bord supérieur se dirige obliquement de haut en bas et d'avant en arrière, de la partie postérieure des corps du pubis vers l'épine sciatique. Eh bien, son aponévrose interne ou supérieure s'insère suivant cette ligne oblique sur l'aponévrose de l'obturateur interne, puis elle se fixe au bord inférieur du petit ligament sacro-sciatique ; partie de ces points, elle va sur la ligne médiane se confondre avec celle du côté opposé dans l'intervalle qui s'étend de la pointe du coccyx au rectum ; elle se jette ensuite sur les côtés de cet intestin et se confond là avec l'aponévrose pubio-rectale ; enfin elle se perd sur les parties latérales de la prostate (1). »

Il résulte de cette disposition que chaque muscle du périnée est enveloppé par une aponévrose, et que la prostate elle-même est contenue dans une gaîne fibreuse formée par l'aponévrose pubio-prostatique, les aponévroses pubio-rectales, celles du releveur de l'anus.

Chez la femme, la division de l'*aponévrose profonde du périnée* en deux feuillets est plus distincte que chez l'homme : le feuillet inférieur s'insère à la face interne de la branche ischio-pubienne et se perd en dedans du bulbe du vagin ; le postérieur s'attache à la face postérieure du même os et au vagin ; entre ces deux feuillets se trouvent les nerfs et les vaisseaux honteux internes et transverses du périnée.

M. Jarjavay, qui a étudié et décrit avec beaucoup de soin les aponévroses du périnée de la femme (2), a signalé des prolongements fibreux de l'*aponévrose pelvienne* dans l'épaisseur des ligaments larges ; ceux-ci sont au nombre de deux de chaque côté. L'un est *antérieur*, vertical et transversal, quadrilatère, fixé en bas et en dehors à la partie la plus reculée du releveur de l'anus ; en dedans sur les parties latérales du vagin et au col de l'utérus. L'autre est *postérieur*, s'incline en arrière et en dedans ; il est séparé du précédent par un espace considérable qui répond en dehors à la grande échancrure sciatique, en bas au muscle ischio-coccygien. Ce prolongement, qui est triangulaire, s'attache en arrière au sacrum, en dedans au rectum et à la cloison recto-vaginale, en haut au bord correspondant du prolongement antérieur.

APPAREIL GÉNITAL DE LA FEMME.

Les organes génitaux de la femme se composent de : 1° des *ovaires*, 2° des *trompes de Fallope*, 3° de l'*utérus*, 4° du *vagin*, 5° de la *vulve*, 6° des *mamelles*.

OVAIRES.

Les *ovaires* (fig. 139. 6, et 140. 3) sont des organes glandulaires qui sécrètent l'œuf ; ils sont aux organes génitaux de la femme ce que sont les testicules aux organes génitaux de l'homme.

(1) Denonvilliers, *loc. cit.*, p. 17.
(2) *Archives générales de médecine*, 1846, vol. suppl., *Archives d'anatomie*, p. 297.

Ils sont au nombre de deux : l'un à droite, l'autre à gauche ; situés de chaque côté de l'utérus, en arrière des trompes de Fallope, ils sont maintenus par un ligament particulier, *ligament de l'ovaire*, et par le ligament large. Leur situation dans la cavité abdominale présente de grandes variations suivant l'âge, l'état de vacuité ou de plénitude de l'utérus.

Leur forme est très variable. Toutefois on peut les comparer à un ovoïde aplati d'avant en arrière. Leur couleur est blanchâtre avant la puberté ; après cette époque, au contraire, ils deviennent rugueux, crevassés et couverts de cicatrices qui sont causées par la rupture d'une vésicule de Graaf, à l'époque de chaque menstruation.

Leur volume est extrêmement variable.

On leur considère deux *faces* un peu convexes ; un *bord inférieur* droit ou un peu concave dans son milieu, adhérent au bord postérieur du ligament large ; un *bord supérieur* plus ou moins convexe, libre dans la cavité pelvienne, où il est en rapport avec les circonvolutions de l'intestin ; une *extrémité externe* plus ou moins obtuse, dirigée vers la trompe de Fallope ; une *extrémité interne* plus ou moins aiguë, dirigée horizontalement vers l'utérus, auquel elle est fixée par le ligament de l'ovaire.

Structure de l'ovaire.

L'ovaire est composé : 1° D'une *tunique propre*, analogue à la tunique albuginée du testicule ; sa face externe est lisse, tapissée par le péritoine qui lui adhère intimement ; sa face interne présente un grand nombre de prolongements fibreux interposés entre les vésicules de Graaf. 2° D'un *tissu cellulaire très vasculaire*, désigné par Baer sous le nom de *stroma*, parce qu'il sert de nid aux ovules. 3° Des *vésicules de Graaf*, qui contiennent l'ovule.

Nous décrirons avec détail les vésicules de Graaf et l'ovule dans l'*Embryologie*.

Artères. — Les artères de l'ovaire sont fournies par l'artère utéro-ovarienne.

Veines. — Elles sont volumineuses et plexiformes ; elles se jettent dans la veine cave inférieure.

Les *vaisseaux lymphatiques* sont très nombreux et vont se rendre aux ganglions lombaires.

Les *nerfs* viennent du plexus rénal.

TROMPES DE FALLOPE.

Les *trompes utérines, trompes de Fallope, oviducte* (fig. 139. 5, et 140. 2), sont deux conduits flottants dans la cavité du bassin, situés dans l'épaisseur du ligament large, entre les ovaires, qui sont en arrière, et les ligaments ronds, qui sont en avant, et destinés à conduire l'ovule dans la cavité utérine.

Rectilignes dans leur moitié interne, elles décrivent dans l'autre moitié des flexuosités remarquables ; dans leur quart externe, elles s'infléchissent en dedans et en arrière, se dirigent du côté de l'ovaire, auquel elles sont fixées par un ligament appelé *tubo-ovarien*. Les adhérences accidentelles de l'extrémité externe de la trompe, ou *pavillon*, lui impriment souvent une direction différente de celle que nous venons d'indiquer.

Leur *longueur* est de 12 centimètres environ ; dans quelques cas, la trompe d'un côté est plus longue que celle du côté opposé.

Leur *calibre*, très étroit dans la moitié interne, s'élargit considérablement dans sa moitié externe.

On leur considère deux orifices : l'un *interne* ou *utérin* ; l'autre *externe* ou *abdominal*, et un *canal*.

Orifice utérin. — Il se trouve, chez les femmes qui n'ont pas eu d'enfants, au sommet de l'infundibulum que présentent les angles de l'utérus. Chez les femmes qui ont eu des enfants, cet orifice est situé à la partie supérieure et latérale de la cavité utérine. G. Richard fait remarquer qu'il est extrêmement facile de déterminer exactement le point où finit la trompe, où commence l'utérus, par l'aspect différent que présentent les membranes muqueuses de ces deux organes. Cet orifice est extrêmement étroit ; il est souvent difficile à

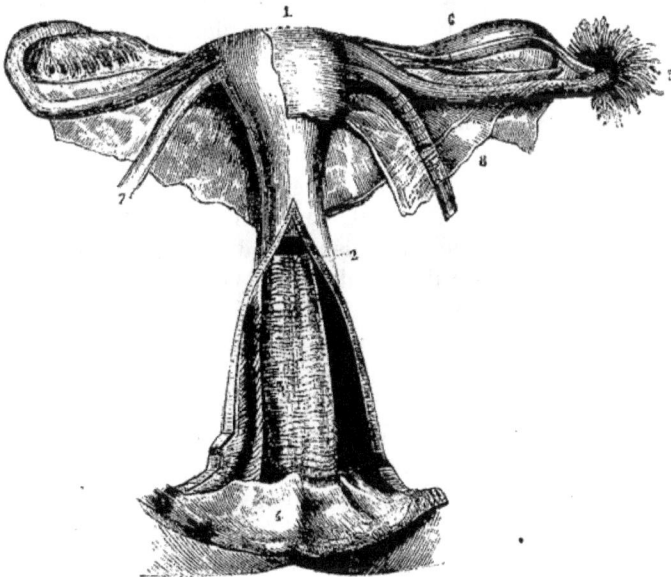

FIG. 139. — *Organes génitaux de la femme.*

1. Utérus. — 2. Col de l'utérus. — 3. Vagin. — 4. Vulve. — 5. Pavillon de la trompe. — 6. Ovaire. — 7. Ligament rond. — 8. Ligament large.

découvrir, à cause du mucus qui le remplit ; toutefois il est généralement facile d'y introduire un stylet très délié. Quelques anatomistes,
Wharton, de Graaf, ont décrit à l'orifice utérin de la trompe une
valvule qui n'a pu être constatée depuis.

Orifice abdominal. — Il est circulaire, dilatable, et peut admettre
facilement une plume à écrire ; il est un peu plus étroit que la portion
du canal qui le précède immédiatement ; autour de cet orifice se
développe le *pavillon de la trompe* (fig. 139. 5).

Le *pavillon de la trompe, morceau frangé*, regarde en dedans et
en arrière du côté de l'ovaire ; sa circonférence présente des décou-
pures plus ou moins profondes, désignées sous le nom de *franges*, et
dont on ne peut voir facilement la disposition qu'en plongeant dans
l'eau l'extrémité abdominale de la trompe.

Les *franges* sont en général lancéolées, quelquefois ovales, d'autres
fois filiformes ; leur longueur est très variable, elle est de quelques
millimètres à 1, 2, 3 centimètres ; leur bord est habituellement
dentelé, assez rarement tout à fait arrondi ; une de leurs faces est
recouverte par le péritoine, l'autre par la membrane muqueuse de la
trompe. G. Richard a souvent trouvé de petits kystes dans leur
épaisseur.

Sur le ligament *tubo-ovarien*, G. Richard a décrit une seconde
espèce de franges qu'il appelle *franges tubo-ovariennes ;* parties du
pavillon, elles peuvent s'étendre plus ou moins loin sur le ligament qui
les supporte, arriver jusqu'à l'ovaire ou bien s'épuiser avant de parvenir jusqu'à lui. M. Deville a signalé une frange plus considérable
que les autres, qui se renverse de dedans en dehors, soutenue par un
petit ligament étendu du pavillon à l'extrémité externe de l'ovaire.
Cette longue et large frange est triangulaire et repliée en gouttière,
ouverte en arrière et en bas. D'après G. Richard, cette frange ne
serait pas constante.

G. Richard a trouvé souvent plusieurs pavillons sur la même
trompe : dans ces cas le canal tubo-ovarien est percé d'un orifice
accessoire placé tantôt dans le voisinage de l'orifice normal, quelquefois à la partie moyenne du canal ; il n'a jamais rencontré plus de
trois pavillons du même côté.

Canal de la trompe. — La trompe est creusée dans toute sa longueur d'un canal (fig. 140. 2) qui donne passage à l'œuf au moment
où il abandonne l'ovaire, et au sperme qui remonte dans son intérieur
pour aller féconder l'œuf ; ce canal fait communiquer la cavité utérine avec celle du péritoine, unique exemple dans l'économie de la
communication d'une membrane séreuse avec une membrane muqueuse ; dans la paroi utérine, le canal est très étroit, rectiligne. A
partir de ce point, il s'élargit peu à peu en décrivant des flexuosités
variables avec l'âge et les individus ; puis il se rétrécit un peu avant sa
terminaison.

La *surface interne* présente un grand nombre de plis très saillants qui ne s'effacent jamais par la distension ; ils ont formé s par deux lames de la membrane muqueuse réunies par du tissu cellulaire, parallèles à l'axe de la trompe ; ils interceptent dans leur intervalle de petits sillons profonds et étroits.

Structure.

La trompe est enveloppée par le péritoine, qui lui forme comme une espèce de mésentère ; cette membrane est séparée du tissu propre par le tissu cellulaire sous-péritonéal qui présente, pendant la grossesse, des fibres longitudinales qui ont été prises pour des fibres musculaires.

Tissu propre. — Ce tissu propre de la trompe ne présente aucune trace de fibres musculaires, il ne se continue donc pas avec les fibres de l'utérus ; il est d'un gris blanchâtre assez ferme, d'une texture serrée ; il est formé de fibrilles de tissu cellulaire et d'éléments fibroplastiques (1).

Membrane muqueuse. — Elle est d'une épaisseur très peu considérable, couverte d'un épithélium vibratile, qui se continue, d'une part avec la muqueuse utérine, d'autre part avec le péritoine.

Artères. — Elles sont fournies par la branche tubaire de l'artère utéro-ovarienne.

Veines. — Elles vont se jeter dans les plexus utérins.

Vaisseaux lymphatiques. — Ils se rendent aux ganglions lombaires.

Nerfs. — Ils viennent des plexus spermatiques et hypogastriques.

UTÉRUS.

L'*utérus* est un organe destiné à recevoir l'œuf fécondé, à conserver le fœtus pendant le temps nécessaire à son développement, et à l'expulser lorsqu'il est complétement développé.

Il est situé dans l'excavation pelvienne, sur la ligne médiane, entre la vessie et le rectum, maintenu en place par les ligaments ronds et les ligaments larges, et inférieurement par le vagin.

Son volume est très variable suivant les âges, très peu volumineux chez les jeunes filles jusqu'à l'époque de la puberté ; il conserve ses dimensions jusqu'à la vieillesse, alors il s'atrophie et revient au volume qu'il avait dans l'enfance. Pendant la grossesse il arrive à des dimensions très considérables ; après l'accouchement il ne revient jamais à son volume primitif, il reste toujours un peu plus volumineux.

(1) G. Richard, *Thèse inaugurale.* Paris, 1851.

Voici les dimensions que M. Jacquemier assigne à l'utérus hors de l'état de gestation, lorsqu'il a pris tout son développement (1) :

Hauteur.	67 à 81	millimètres.
Largeur du fond.	35 à 40	—
Épaisseur	17	—
Poids.	4687 à 6250	centigrammes.

L'utérus est dirigé de haut en bas et d'avant en arrière ; il présente dans sa direction des déviations qui constituent autant d'états pathologiques sur lesquels nous ne pouvons nous arrêter.

L'utérus a la forme d'une petite gourde ou d'une poire aplatie d'avant en arrière. On le divise en *corps* et en *col* ; on lui considère une *surface extérieure*, une *surface intérieure*.

Surface extérieure. — Elle présente deux faces : l'une *antérieure*, l'autre *postérieure ;* deux *bords latéraux*, un *bord supérieur*, une *extrémité inférieure*.

1° *Face antérieure.* — Convexe, lisse, recouverte dans ses trois quarts supérieurs par le péritoine, elle est séparée de la vessie par les circonvolutions de l'intestin grêle ; dans son quart inférieur ses rapports avec la vessie sont immédiats, elle n'en est séparée que par du tissu cellulaire dense.

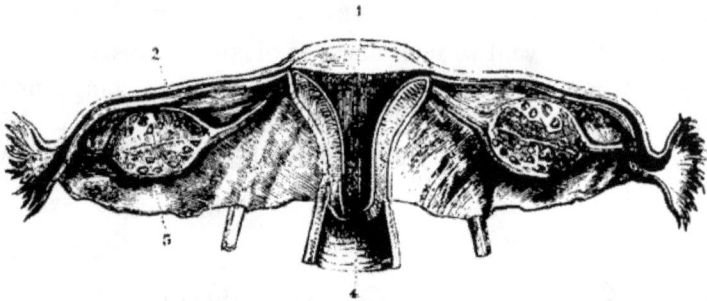

FIG. 140. — *Organes génitaux de la femme (coupe verticale).*

1. Cavité de l'utérus. — 2. Canal de la trompe. — 3. Ovaire. — 4. Cavité du col utérin et du vagin.

2° *Face postérieure.* — Convexe et lisse comme la précédente, elle est entièrement recouverte par le péritoine, elle se trouve médiatement en rapport avec le rectum, dont elle est séparée par les circonvolutions de l'intestin grêle ; de la partie inférieure de cette face partent deux replis *utéro-rectaux* qui, de la ligne médiane, se rendent sur les parties latérales du rectum.

(1) Jacquemier, *Manuel d'accouchement et des maladies des femmes grosses et accouchées*, 1846, t. Ier, p. 95.

3° *Bords latéraux.* — Ils donnent attache aux ligaments larges et aux ligaments ronds.

4° *Bord supérieur ou fond de l'utérus.* — Convexe, il est en rapport avec les circonvolutions intestinales.

5° *Extrémité inférieure, extrémité vaginale, museau de tanche.* — Elle regarde en bas et en avant, et forme dans le vagin une saillie variable suivant les sujets ; elle est percée d'un orifice étroit, circulaire, chez les femmes qui n'ont point eu d'enfants ; chez les autres cet orifice est plus dilaté et présente une fente transversale. On lui considère *deux lèvres*, l'une *antérieure*, plus épaisse, l'autre *postérieur*, plus allongée ; les *angles* de ces deux lèvres sont plus ou moins fendillées en divers sens : cette disposition est très variable suivant les sujets.

La partie du col utérin qui fait saillie dans le vagin est désignée sous le nom de *portion vaginale du col ;* elle est plus ou moins saillante, quelquefois même elle s'efface complétement.

Surface intérieure. — La cavité utérine, hors de l'état de gestation et de certains états morbides, est extrèmement petite ; elle doit être examinée dans le corps et dans le col utérin.

1° *Cavité du corps.* — Elle est triangulaire, à chaque angle correspond une ouverture ; les deux *angles supérieurs* sont infundibuliformes chez les femmes nullipares, plus arrondis chez celles qui ont eu des enfants, ils correspondent à l'orifice des trompes ; l'*angle inférieur* présente un orifice de communication entre la cavité du col et celle du corps de l'utérus.

2° *Cavité du col.* — Elle est aplatie d'avant en arrière, moins, toutefois, que la cavité utérine ; elle présente en avant et en arrière, sur la ligne médiane, un relief qui en occupe toute la longueur, et de chaque côté duquel partent de petites colonnes dont l'ensemble a été comparé à une feuille de fougère, et désigné sous le nom de *lyre, d'arbre de vie.* Cette disposition disparaît, en général, après le premier accouchement.

Structure de l'utérus.

L'utérus se compose : 1° d'une *tunique externe, péritonéale ;* 2° d'un *tissu propre ;* 3° d'une *membrane interne, muqueuse ;* 4° de *vaisseaux* et de *nerfs.*

1° *Tunique péritonéale.* — Le péritoine enveloppe complétement l'utérus, excepté dans le quart inférieur de sa face antérieure, où il est immédiatement en contact avec la vessie ; sur les côtés de ce réservoir il forme deux replis désignés sous le nom de *ligaments vésico-utérins* : nous avons précédemment signalé en arrière deux replis analogues que nous avons appelés *ligaments utéro-rectaux.* Sur les parties latérales, la tunique péritonéale embrassant la trompe, le ligament de l'ovaire et le ligament rond, forme le *ligament large* sur lequel nous reviendrons plus loin.

La membrane séreuse est très adhérente au tissu de l'utérus sur la ligne médiane ; elle lui est beaucoup plus lâchement unie au niveau du col et des bords de l'organe.

2° *Tissu propre.* — Hors de l'état de grossesse, le tissu de l'utérus est dense, très résistant, formé d'un tissu qui paraît fibreux, albuginé et traversé par des vaisseaux. Ce tissu prend pendant la grossesse tous les caractères du tissu musculaire, et offre la disposition suivante : *Dans le corps de l'utérus,* on trouve : 1° des *fibres obliques superficielles* ascendantes et descendantes, qui se redressent sur la ligne médiane, et forment, sur chaque face de l'utérus, un *faisceau médian vertical :* M. Deville a démontré que les fibres du côté droit s'entrecroisent avec celles du côté gauche ; 2° des *fibres circulaires profondes,* disposées suivant deux séries concentriques formant un cône dont la base répond à la ligne médiane et se confond avec les fibres du côté opposé, et dont le sommet répond à l'ouverture utérine de la trompe.

Dans le col, on constate des fibres circulaires qui s'entrecroisent à angle très aigu.

3° *Membrane muqueuse.* — L'existence de la muqueuse utérine a été longtemps révoquée en doute ; plus tard, elle a été admise plutôt théoriquement qu'anatomiquement. Dans ces derniers temps, M. Robin (1) a donné une excellente description de la muqueuse utérine, déjà décrite d'ailleurs avec beaucoup de soin par M. Coste. A la même époque, M. A. Richard (2) a démontré d'une manière incontestable l'existence de cette membrane.

La face interne de l'utérus est tapissée par une membrane muqueuse très épaisse sur la ligne médiane, plus mince au niveau du col et des orifices tubaires. Cette membrane entre pour un cinquième environ dans l'épaisseur de la paroi utérine ; rosée à l'état frais, très adhérente au tissu de l'utérus, elle est molle, se laisse facilement déprimer ; sa face superficielle est lisse et polie ; elle est criblée d'une multitude de petits trous qui sont les orifices de petites glandules et recouverte par un épithélium cylindrique vibratile.

Dans l'épaisseur de la muqueuse utérine et dans celle du col, surtout au voisinage de l'orifice vaginal, on trouve un grand nombre de glandes tubuleuses simples dont les orifices peuvent être aperçus à l'œil nu ou armé de la loupe. Les glandules du col sont particulièrement décrites sous le nom d'*œufs de Naboth.*

Artères. — Elles viennent des artères utéro-ovariennes et de l'hypogastrique ; les dernières, désignées sous le nom d'*artères utérines,* sont spécialement destinées au col. Ces vaisseaux augmentent considé-

(1) *Archives générales de médecine,* t. XVII, 4ᵉ série, 1848, p. 257.
(2) A. Richard, *Thèse inaugurale.* Paris, 1848.

rablement de calibre pendant la grossesse. En même temps, ils deviennent très flexueux.

Veines. — Pendant la gestation, elles acquièrent un développement très considérable et sont appelées *sinus utérins ;* elles sont extrêmement nombreuses ; les inférieures se jettent dans la veine épigastrique ; les supérieures, qui forment les veines utéro-ovariennes, s'ouvrent dans la veine rénale.

Vaisseaux lymphatiques. — Ils prennent aussi pendant la grossesse un très grand développement ; ils sont superficiels et profonds ; ceux du col se jettent dans les ganglions pelviens ; ceux du corps, dans les ganglions lombaires:

Nerfs. — Ils sont en petit nombre ; ils n'augmentent pas de volume pendant la grossesse ; ils émanent du plexus et du ganglion hypogastriques ; ils accompagnent les artères utérines fournies par l'hypogastrique. D'autres, d'après M. Jobert, viennent des plexus rénaux et mésentérique inférieur ; ils accompagnent l'artère utéro-ovarienne. Les nerfs du col n'ont pu être encore démontrés anatomiquement. M. Boulard pense avoir pu suivre un filet qui se ramifiait manifestement dans la lèvre antérieure du museau de tanche.

LIGAMENTS RONDS ET LIGAMENTS LARGES.

Ligaments ronds. — On désigne sous ce nom deux faisceaux d'apparence fibreuse, arrondis, formés de fibres longitudinales qui paraissent de nature musculaire, et étendus des bords de l'utérus à la région pubienne.

Ils naissent un peu au-dessous des angles de l'utérus, au-dessous et en avant de la trompe ; de là ils se portent en avant, en dehors et en haut, gagnent l'orifice abdominal du canal inguinal, s'y engagent, le traversent, sortent par l'orifice cutané, et vont se terminer en s'éparpillant dans le tissu cellulaire du pénil et de la grande lèvre.

Le ligament rond est complètement recouvert par le péritoine, qui souvent l'abandonne au niveau de l'orifice abdominal du canal inguinal ; d'autres fois le péritoine lui fournit un prolongement dans le canal inguinal, ce prolongement est désigné sous le nom de *canal de Nuck.* Il contient dans son épaisseur de nombreux vaisseaux, et surtout des veines susceptibles de devenir variqueuses.

Ligaments larges. — On donne ce nom à deux larges replis du péritoine, étendus de la partie antérieure des bords de l'utérus aux parties latérales de l'excavation pelvienne.

Le bord supérieur du ligament large est divisé en trois ailerons : le *supérieur,* formé par l'ovaire et son ligament ; le *moyen,* qui est le plus considérable et le plus élevé, est constitué par la trompe ; l'*inférieur,* par le ligament rond.

Les ligaments larges constituent une espèce de cloison qui contient l'utérus dans son épaisseur et divise la cavité pelvienne en deux parties : l'une, antérieure, qui contient la vessie ; l'autre, postérieure, renferme le rectum.

Organe de Rosenmuller.

Dans l'épaisseur du ligament large, au voisinage de l'ovaire et de l'extrémité abdominale de la trompe, existe un petit appareil tubuleux récemment étudié par M. Follin (1).

Cet organe est situé en avant des vaisseaux ovariques ; il se compose de quinze à vingt canalicules inégaux en longueur.

Chaque canalicule présente un *corps* flexueux, une *extrémité inférieure* terminée en cul-de-sac, une *extrémité supérieure* qui se dirige vers un canal commun et se perd d'une manière insensible dans l'épaisseur du ligament large.

A l'extrémité externe du ligament large, on trouve une vésicule souvent adhérente à une des franges du pavillon de la trompe ; plus ou moins pédicellée, elle est l'analogue de la vésicule de Morgagni chez l'homme.

L'organe de Rosenmuller est formé par les vestiges du corps de Wolff.

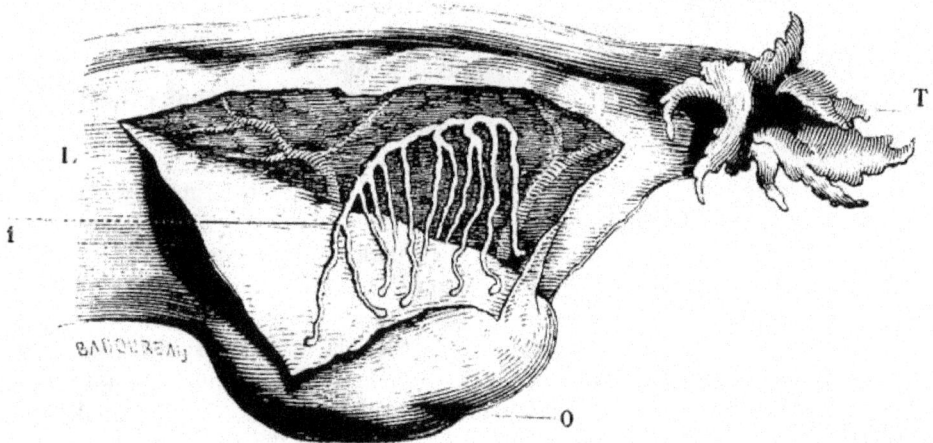

FIG. 141. — *Organe de Rosenmuller (d'après une préparation de M. Follin).*
1. Organe de Rosenmuller.— L. Ligament large.— O. Ovaire.— T. Trompe utérine.

VAGIN.

Le *vagin* est un conduit membraneux qui s'étend de la vulve l'utérus. Il est destiné à l'introduction du pénis et au passage du fœtus et des sécrétions utérines.

(1) Follin, *Thèse inaugurale.* Paris, mai 1850.

Il est cylindrique, un peu aplati d'avant en arrière, à parois toujours contiguës. Il est long de 10 à 12 centimètres ; sa largeur est de 3 centimètres environ. Ce canal, très extensible et très dilatable, est situé dans l'excavation pelvienne entre la vessie et le rectum, maintenu en place par ses adhérences très intimes avec les parties environnantes.

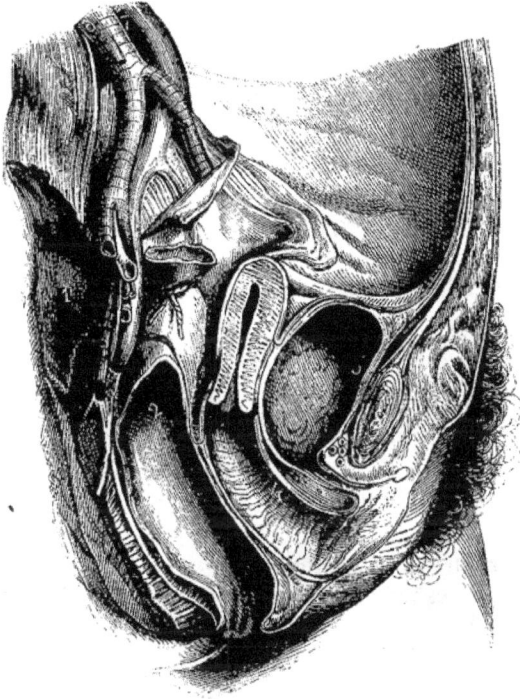

FIG. 142. — *Organes génito-urinaires de la femme (coupe antéro-postérieure).*

1. Sacrum. — 2. Rectum. — 3. Cul-de-sac recto-vaginal du péritoine. — 4. Vagin. — 5. Vessie. — 6. Artère iliaque primitive. — 7. Veine iliaque primitive.

Le vagin est oblique de haut en bas et d'arrière en avant. Sa direction est parallèle à l'axe du détroit inférieur du bassin ; celle de l'utérus se trouve, au contraire, parallèle à l'axe du détroit supérieur : il en résulte que ces deux organes forment un angle obtus ouvert en avant.

On considère au vagin une *surface extérieure*, une *surface intérieure*, deux *extrémités*.

Surface extérieure. — *Rapport.* — En avant, avec le bas-fond de la vessie et le canal de l'urèthre, auxquels il est uni par du tissu cellulaire très serré ; en arrière, avec le rectum, dont il est séparé par le péritoine dans son quart supérieur, et auquel il est uni dans les trois quarts inférieurs par du tissu cellulaire analogue à celui qui existe entre le vagin et la vessie, mais beaucoup plus lâche. Les cloisons qui séparent le vagin de la vessie et du rectum sont appelées *vésico-vaginale* et *recto-vaginale*. Latéralement, le vagin donne attache par sa partie supérieure au ligament large. Plus bas, il répond aux releveurs de l'anus et à l'aponévrose pelvienne.

Surface interne. — Elle présente des rides transversales plus développées à l'orifice du vagin que dans sa partie profonde ; ces saillies viennent aboutir à deux raphés médians situés sur les deux faces antérieure et postérieure du vagin : ces raphés sont désignés sous le nom de *colonnes du vagin ;* celle de la paroi postérieure est moins développée que celle de la paroi antérieure.

Extrémité supérieure. — Elle embrasse le col de l'utérus et forme autour de cet organe une rigole circulaire plus profonde en arrière qu'en avant.

Extrémité inférieure. — C'est la portion la plus étroite du vagin ; cette étroitesse est encore augmentée par une saillie transversale située en avant. Chez les vierges, elle est pourvue d'une valvule formée par un repli muqueux plus ou moins résistant, *membrane hymen*, qui sépare la vulve du vagin. Cette valvule est tantôt circulaire, tantôt elle a la forme d'un croissant à concavité antérieure. Les débris qu'elle laisse après sa rupture constituent les *caroncules myrtiformes* ou *hyménéales*.

Structure du vagin.

La paroi postérieure et la partie supérieure de la paroi antérieure du vagin sont assez minces ; la paroi antérieure devient, au contraire, plus épaisse au niveau du canal de l'urèthre et dans le point où elle forme les saillies que nous avons indiquées. Ces parois sont constituées : 1° par une *tunique externe*, formée par une couche de tissu dartoïque condensé ; 2° une *tunique propre*, formée par deux lames de tissu fibreux entre lesquelles on trouve un tissu spongieux analogue à celui du corps caverneux ; 3° une *membrane muqueuse*, à épithélium très épais, très adhérente à la membrane propre, pourvue de papilles très développées et d'un grand nombre de follicules muqueux. Le péritoine, qui ne recouvre le vagin que dans le quart supérieur de sa face postérieure, ne doit pas être considéré comme formant une des tuniques de ce canal.

Bulbe du vagin. — A l'orifice du vagin, dans l'intervalle qui sépare cet organe des corps caverneux du clitoris, on trouve un appareil érectile très considérable, désigné sous le nom de *bulbe du vagin*. Peu épais en avant, où il est situé, entre les racines du clitoris et le méat urinaire il se renfle bientôt, et se termine sur les côtés du vagin par deux extrémités arrondies. Cet organe, qui manque à la partie postérieure du vagin, est recouvert par le muscle constricteur du vagin ; il est constitué par un tissu érectile analogue au bulbe de l'urèthre de l'homme ; ses veines communiquent avec celles du tissu caverneux du clitoris.

Artères. — Elles sont fournies par les vaginales, branches de l'hypogastrique.

Veines. — Elles sont très nombreuses et plexiformes ; elles se jettent dans les veines hypogastriques.

Vaisseaux lymphatiques. — Ils se rendent aux ganglions pelviens.

Nerfs. — Ils viennent du plexus hypogastrique.

VULVE.

On désigne sous ce nom l'ensemble des parties génitales externes de la femme, c'est-à-dire : le *pénil* ou *mont de Vénus*, les *grandes* et les *petites lèvres*, le *clitoris*, le *méat urinaire* avec lequel nous décrirons le *canal de l'urèthre* de la femme, enfin les *glandes vulvo-vaginales.*

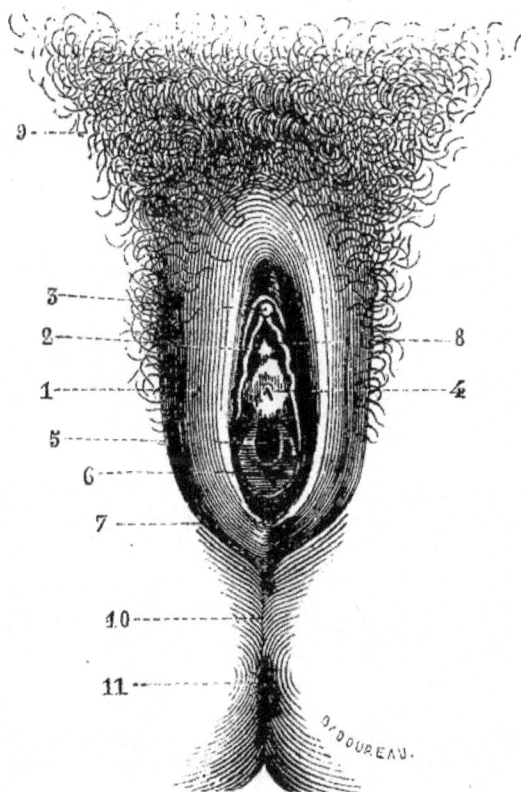

Fɪɢ. 143. — *Organes génitaux externes de la femme.*

1. Grandes lèvres. — 2. Petites lèvres. — 3. Clitoris. — 4. Méat urinaire. — 5. Orifice du vagin. — 6. Membrane hymen. — 7. Fourchette. — 8 Vestibule. — 9. Mont de Vénus. — 10. Périnée. — 11. Anus.

1° *Pénil ou mont de Vénus.* — On nomme ainsi une éminence située au devant des pubis et formée par du tissu adipeux qui soulève la peau. Cette éminence se couvre de poils à l'époque de la puberté.

2° *Grandes lèvres.* — Ce sont deux replis cutanés, saillants, aplatis, et dirigés d'avant en arrière ; elles présentent une *face externe* recouverte de poils ; une *face interne*, muqueuse, humide et lisse, qui se continue en haut et en bas avec la grande lèvre du côté opposé ; un *bord libre*, convexe, couvert de poils ; une *extrémité antérieure*, qui se continue avec le mont de Vénus ; une *extrémité postérieure*, qui se réunit à celle du côté opposé et forme une espèce de commissure postérieure appelée *fourchette* ; entre la fourchette et l'entrée du vagin on trouve une surface appelée *fosse naviculaire*.

Entre les deux surfaces muqueuse et cutanée, pourvues d'un grand nombre de follicules sébacés, se trouvent du tissu cellulaire et une espèce de sac membraneux découvert par M. Broca.

Au-dessous de la peau de la grande lèvre, on trouve un feuillet membraneux qui s'insère sur la face profonde du derme, au niveau du sillon qui sépare la grande lèvre de la petite ; en dehors, ce feuillet s'insère sur la lèvre externe de la branche ischio-pubienne, au-dessous de l'insertion du corps caverneux du clitoris ; en arrière de la fourchette, il se continue avec le *fascia superficialis* du périnée. Ce feuillet n'est autre chose que la paroi antérieure d'un sac qui est l'analogue du dartos de l'homme.

Ce sac commence au pli de l'aine, au niveau de l'anneau inguinal externe ; ses fibres proviennent en grande partie du *fascia superficialis* de l'abdomen et de la cuisse ; quelques-unes naissent directement de l'épine du pubis et du pilier externe de l'anneau ; de là ces fibres descendent obliquement en dedans, interceptant une cavité rétrécie à sa partie supérieure qui correspond à l'anneau inguinal ; devenant de plus en plus large, il s'aplatit d'avant en arrière, se place dans l'épaisseur de la grande lèvre entre la peau et l'aponévrose superficielle du périnée. Au niveau de la fourchette, les deux parois opposées se rapprochent, ne forment plus qu'un seul feuillet qui se confond avec le *fascia superficialis* des parties latérales de l'anus. La face antérieure de ce sac est presque libre d'adhérence ; la face postérieure est presque libre dans sa moitié supérieure ; depuis le méat urinaire jusqu'à la fourchette elle adhère à l'aponévrose superficielle. Le bord externe est libre supérieurement ; au-dessous de l'insertion du corps caverneux du clitoris il adhère à la branche ischio-pubienne. Le bord interne est convexe, se continue dans sa moitié supérieure avec le *fascia superficialis* du mont de Vénus, séparé de celui du côté opposé par la masse adipeuse du mont de Vénus ; dans sa moitié inférieure il est beaucoup plus mince, adhère au derme de la grande lèvre dans le sillon qui la sépare de la nymphe. Son extrémité supérieure s'applique exactement au pourtour de l'anneau inguinal. C'est dans l'intérieur de ce sac que se trouve le bourrelet adipeux de la grande lèvre ; le ligament rond, dont les fibres se sont insérées en grande partie au pubis et à l'anneau inguinal, s'engage en partie dans le goulot du sac, et s'éparpille en plusieurs petits faisceaux blancs qu'on peut suivre jusque dans l'intérieur de la grande lèvre ; les fibres qui constituent ce sac sont d'un blanc jaunâtre et très élastiques (1).

3° *Petites lèvres.* — On nomme ainsi deux replis muqueux situés en dedans des grandes lèvres. Elles naissent un peu en dedans de ces dernières ; leur *extrémité inférieure* est étroite ; elles vont en s'élargissant de bas en haut ; à leur extrémité supérieure elles se rétrécissent un peu et se bifurquent ; la branche inférieure va se réunir au clitoris et constitue le *frein du clitoris ;* la branche supérieure se réunit à celle du côté opposé, embrasse le clitoris par sa partie supérieure et forme le *prépuce du clitoris.*

Le volume des petites lèvres est très variable suivant les individus ; proportionnellement beaucoup plus considérables chez les enfants nouveau-nés, elles deviennent très développées dans certaines races où elles acquièrent une longueur démesurée.

Entre les petites lèvres se trouve un espace plus large en bas et en arrière qu'en haut et en avant, limité en haut par le frein du clitoris, en bas par la fosse naviculaire, en arrière par l'urèthre et l'hymen, sur les côtés par les petites lèvres, et qu'on nomme *vestibule.*

Entre les deux feuillets muqueux des petites lèvres se trouve du tissu dartoïque pourvu d'un grand nombre de vaisseaux ; un grand nombre de papilles et de follicules mucipares se rencontrent encore dans ces organes.

4° *Clitoris.* — On nomme ainsi un appareil érectile qui correspond exactement aux corps caverneux de l'homme. On lui considère une extrémité inférieure bifurquée, ou *racines du clitoris.* Celles-ci s'attachent comme les racines du corps caverneux aux branches ascendantes de l'ischion ; elles convergent l'une vers l'autre, et, arrivées sous la symphyse pubienne, elles se réunissent, forment un organe unique qui continue sa marche ascendante, maintenu en place par le *ligament suspenseur du clitoris,* analogue au ligament suspenseur de la verge. Bientôt cet organe change de direction, de manière à former une courbe à convexité dirigée en avant et en haut, et à concavité postérieure et inférieure, et il se termine par un petit tubercule imperforé appelé *gland du clitoris ;* il est embrassé par la branche supérieure de l'extrémité supérieure des petites lèvres qui forme le prépuce du clitoris.

Le clitoris prend un développement quelquefois très considérable.

Sa structure est tout à fait identique avec celle des corps caverneux.

1) *Bulletins de la Société anatomique,* mars 1851.

5° *Canal de l'urèthre de la femme et méat urinaire.* — Le canal de l'urèthre de la femme, beaucoup plus court que celui de l'homme, n'a qu'une longueur de 25 à 35 millimètres. Il est comme creusé dans l'épaisseur de la paroi supérieure du vagin, dirigé de haut en bas et d'arrière en avant; il décrit une légère courbure à concavité antérieure.

Il est en *rapport,* en avant avec le pubis, le tissu cellulaire de l'excavation pelvienne et l'angle de réunion des deux racines du clitoris; en arrière il est intimement uni au tissu du vagin; son *extrémité vésicale* est tout à fait semblable à celle de l'homme : son *extrémité externe,* qui forme le *méat urinaire,* est située à 3 centimètres environ en arrière du clitoris et un peu au-dessus de la saillie de l'orifice antérieur du vagin; la *surface interne* du canal de l'urèthre présente des plis longitudinaux et des cryptes muqueux assez nombreux.

Structure. — Elle est formée : 1° de *fibres musculaires circulaires* qui semblent faire suite aux fibres circulaires de la vessie; 2° de *fibres musculaires longitudinales* qui forment les saillies que nous avons signalées sur la face interne du canal.

L'urèthre est enveloppé d'un plexus veineux très considérable qui lui est commun avec le vagin.

Sur la surface de la membrane muqueuse des parties génitales externes, principalement dans le sillon qui sépare les deux lèvres, on trouve un grand nombre de petits pertuis qui donnent passage au produit de la sécrétion d'un grand nombre de follicules sébacés et de follicules muqueux. Parmi ces pertuis, le plus considérable est celui qui correspond à la glande vulvo-vaginale.

Glande vulvo-vaginale. — Sur les côtés du vagin et à sa partie postérieure, on trouve une glande conglomérée de forme variable, désignée par M. Huguier sous le nom de *glande vulvo-vaginale.* Elle est en rapport en dedans avec le vagin, en dehors avec le muscle constricteur du vagin; elle est formée de granulations qui bientôt se réunissent pour former trois conduits qui se joignent ensemble et forment un canal excréteur qui se dirige en haut, en avant et en dedans, et va s'ouvrir, après un trajet de 15 millimètres environ, en dehors des caroncules myrtiformes ou de l'hymen. Cette glande a été comparée aux glandes de Cowper; le produit de sa sécrétion paraît destiné à la lubrifaction du vagin.

MAMELLES.

Les *mamelles* sont deux organes glanduleux destinés à la sécrétion du lait et situés sur les parties antérieure et moyenne du thorax, entre la troisième et la septième côte, en avant du grand pectoral dont elles sont séparées du tissu cellulaire lâche qui prend souvent les caractères d'une bourse séreuse.

Rudimentaires chez les jeunes filles avant la puberté, chez l'homme pendant toute la vie, elles prennent un développement très considérable pendant la grossesse et surtout après l'accouchement.

La peau qui les recouvre est remarquable par sa finesse ; elle présente autour du mamelon un disque rosé chez les jeunes filles, brun chez les femmes qui ont eu des enfants. Ce disque porte le nom d'*aréole* ou d'*auréole* ; il est rugueux : cette disposition tient à l'existence d'un grand nombre de follicules sébacés, et souvent de quelques follicules pileux.

Mamelon. — Au centre de l'auréole on trouve une éminence rugueuse, rose ou brune, plus ou moins saillante suivant les sujets : cette éminence porte le nom de *mamelon*. Il présente à son centre de petites fentes, des dépressions qui correspondent aux conduits galactophores ; les rugosités du mamelon sont dues à des follicules sébacés destinés à sécréter un liquide qui préserve l'organe des gerçures que pourrait déterminer la succion.

Structure. — La mamelle est constituée : 1° par du *tissu glandulaire*, 2° du *tissu adipeux*, 3° du *tissu fibreux*, 4° des *vaisseaux* et des *nerfs*.

1° *Tissu glandulaire.* — Débarrassée du tissu adipeux qui l'environne, la glande mammaire forme une masse aplatie d'avant en arrière, plus épaisse au centre qu'à la circonférence, où elle est irrégulièrement découpée.

Hors du temps de la lactation, la glande se présente sous l'aspect d'un tissu fibreux, dense, blanchâtre ; la disposition glanduleuse ne se manifeste qu'*au moment de la lactation*. A cette époque, la mamelle est formée de grains glanduleux disposés en lobules aplatis ; de chaque grain part un petit canal qui se réunit à celui des grains voisins et forme le *conduit galactophore*.

Les *conduits galactophores* sont au nombre de dix à vingt ; ils convergent de la circonférence de la glande vers le centre, et arrivent au niveau de l'auréole, où ils présentent une dilatation en ampoule. A la base du mamelon ces canaux se rétrécissent, marchant parallèlement, et vont s'ouvrir par de petits orifices sur le sommet de cette éminence.

Ces conduits ne communiquent entre eux dans aucune partie de leur trajet, aussi chaque lobule de la glande est-il parfaitement indépendant ; dépourvus de valvules, ils sont formés par une tunique muqueuse qui fait suite à la peau du mamelon, et par une seconde tunique interne qui a paru à M. Cruveilhier de nature dartoïque.

2° *Tissu fibreux.* — Ce tissu existe non-seulement autour de la glande mammaire qu'il enveloppe, mais encore se prolonge entre chaque granulation qu'il isole ; il est susceptible de s'hypertrophier.

3° *Tissu adipeux*. — Entre le tissu fibreux et le tissu propre de la glande on trouve du tissu adipeux dont le développement est en général en raison inverse du tissu glandulaire.

Artères. — Elles viennent des thoraciques longues ou mammaires externes, de la mammaire interne, des intercostales aortiques.

Veines. — Elles sont superficielles et profondes : elles accompagnent les artères.

Tous ces vaisseaux deviennent beaucoup plus considérables pendant la lactation et dans certaines affections organiques du sein.

Vaisseaux lymphatiques. — Ils sont très nombreux et se rendent aux ganglions axillaires.

Nerfs. — Ils viennent des intercostaux et des branches thoraciques du plexus brachial.

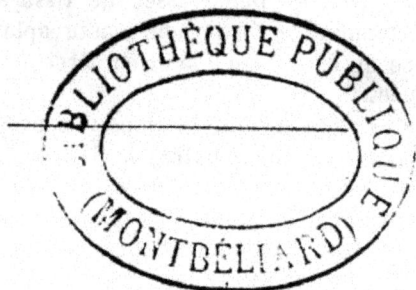

ORGANES DES SENS.

Les organes des sens sont destinés à nous mettre en relation avec les objets extérieurs. Ils se composent : 1° d'un appareil particulier qui présente une structure en harmonie avec la sensation que nous devons percevoir; 2° de nerfs spéciaux qui font communiquer cet appareil avec le cerveau et la moelle épinière.

On admet cinq sens.

Les sensations sont perçues par cinq organes que nous étudierons dans l'ordre suivant :

1° L'organe du toucher, la *peau*; 2° l'organe du goût, la *langue*; 3° l'organe de l'olfaction, les *fosses nasales*; 4° l'organe de la vue, l'*œil*; 3° l'organe de l'ouïe, l'*oreille*.

DE LA PEAU.

La peau n'est pas seulement l'organe du toucher, elle sert encore de protection à toutes les parties du corps qu'elle enveloppe, et renferme des organes d'inhalation et d'exhalation. Nous allons l'examiner sous ces divers points de vue.

La peau présente : 1° une *surface extérieure* ou *libre*; 2° une *surface profonde* ou *adhérente*.

1° *Surface extérieure*. — On y rencontre des orifices et des plis. Les orifices se remarquent au niveau des ouvertures naturelles, mais dans ces points la peau n'a pas éprouvé de solution de continuité; elle se réfléchit sur elle-même, se modifie dans son organisation, se prolonge dans toutes les cavités intérieures, où elle prend le nom de *membrane muqueuse*. Nous verrons plus loin qu'une des parties constituantes de la peau, l'épiderme, se trouve aussi percée d'un grand nombre de petits trous; mais ceux-ci sont destinés à des appareils sur lesquels nous reviendrons en décrivant la structure de l'organe cutané.

Les plis sont de plusieurs espèces : 1° Les plis articulaires, diversement disposés autour de chaque articulation. 2° Les plis dus à la contraction des muscles. Les uns sont temporaires, comme la contraction des muscles à laquelle ils sont subordonnés; d'autres sont permanents, lorsque la contraction des muscles est souvent répétée.

3° L'amaigrissement, la vieillesse, déterminent la formation de plis en rapport avec la diminution de volume des parties sous-jacentes et avec le défaut d'élasticité de la peau.

Enfin, à la surface, on trouve des éminences tantôt peu nombreuses et presque isolées, tantôt rapprochées les unes des autres, régulièrement disposées, et séparées par des sillons ; ces éminences correspondent à la saillie des papilles.

2° *Surface profonde.* — Au cou et à la face, la face profonde de la peau est doublée par des muscles peauciers; partout ailleurs elle est doublée par une couche de tissu cellulaire qui s'épanouit en une membrane très mince, le *fascia superficialis*, et renfermant dans ses mailles du tissu adipeux, se prolonge dans les alvéoles de la face profonde. Cette dernière envoie souvent des prolongements jusqu'aux aponévroses d'enveloppe; dans ce cas, la peau est adhérente. La quantité de tissu adipeux est variable suivant la région ; aux paupières, à la verge, le tissu adipeux manque complétement. Lorsque la peau est en rapport avec les éminences osseuses, et qu'elle doit y être mobile, elle en est séparée par des bourses séreuses, normales ou accidentelles.

C'est par sa face profonde que la peau reçoit les nerfs et les vaisseaux.

STRUCTURE DE LA PEAU.

La peau est composée : 1° du *derme* ou *chorion*, et des *papilles* ; 2° d'une couche superficielle, l'*épiderme* : le *corps muqueux de Malpighi*, qui forme la couche la plus profonde de l'épiderme, et les *ongles*, seront décrits avec cette membrane ; 3° du *réseau lymphatique* ; 4° du *pigmentum*, placé entre l'épiderme et le derme ; 5° de *glandes*, qui sont : 1° les *follicules sébacés*, 2° les *follicules pileux* et les *poils*, 3° l'*appareil sudoripare*.

DERME.

Il forme la couche la plus profonde de la peau; d'une épaisseur variable suivant les sujets et suivant les diverses régions du corps (fig. 144. 5). On lui considère une face profonde et une face superficielle ou papillaire.

La *face profonde* présente une foule d'alvéoles coniques dont la base correspond au tissu adipeux et dont le sommet est dirigé vers la surface libre ; ces alvéoles sont remplis par du tissu adipeux et sont traversés par les nerfs et les vaisseaux de la peau (fig. 144. 7).

La *surface extérieure* présente une multitude de petites éminences variables par leur longueur et par leur volume; ce sont les *papilles* (fig. 144. 6). Elles ont une forme conique; c'est à ces papilles que viennent aboutir les nerfs cutanés ; les vaisseaux sanguins et lymphatiques forment des réseaux autour des pupilles; les lymphatiques occupent le plan le plus superficiel.

Les papilles font partie constituante du derme ; c'est à tort qu'on les a décrites comme faisant une couche à part ; elles sont enveloppées par les fibres qui constituent le tissu du derme qui semble s'écarter pour les laisser passer ; leur base est en contact avec le réseau de Malpighi, leur sommet est en rapport avec l'épiderme qui les reçoit dans de petites gaînes cornées. On distingue trois sortes de papilles : les *grosses papilles*, que l'on rencontre dans les points où le tact est très développé aux doigts, à la paume des mains, au talon ; les *moyennes*, situées sous les ongles ; les *petites*, observées dans toutes les autres parties du corps, aux bras, aux avant-bras, à la poitrine, au membre inférieur, etc.

C'est aux papilles que la peau doit la sensibilité dont elle est douée.

Structure du derme. — Le derme est composé par des faisceaux du tissu fibreux entrecroisés (fig. 145. 2) ; constitué par des fibres de tissu cellulaire, des fibres de noyaux et des fibres élastiques qui concourent à peu près également à sa formation.

ÉPIDERME.

Il est composé de deux couches : l'une superficielle, c'est l'épiderme proprement dit ; l'autre plus profonde, c'est le *corps muqueux de Malpighi* (fig. 144. 3 et 4).

L'épiderme est une couche cornée, dépourvue de sensibilité, qui se moule exactement sur le corps papillaire. On lui considère :

1° Une *face externe*, qui présente les plis et les sillons que nous avons signalés ; des ouvertures extrêmement déliées qui donnent passage aux poils ; les orifices des follicules sébacés et des canaux sudorifères.

2° Une *surface interne* adhérente à la surface papillaire du derme, et creusée d'une multitude de petits alvéoles qui reçoivent les papilles et les enveloppent comme dans un étui ; il n'est pas rare de voir deux papilles réunies dans le même tube épidermique. De la face interne de l'épiderme et des saillies formées par les bords des alvéoles partent des prolongements chevelus extrêmement déliés, qui ne paraissent autre chose que les canaux excréteurs des glandes sudorifères qui vont s'ouvrir en dehors de l'épiderme. L'épiderme présente des prolongements qui vont se rendre dans les canaux excréteurs des glandes sébacées ; dans les follicules pileux, de sorte que le poil est enveloppé dans une gaîne épidermique ; dans les conduits des glandes sudoripares : dans ces derniers, la lame épidermique est extrêmement mince.

Structure de l'épiderme. — Nous avons dit que l'épiderme était composé de deux couches : 1° D'une *couche interne* (fig. 144, 4), creusée de fossettes qui logent les papilles. M. Cruveilhier pense que cette couche n'est autre chose que les *corps muqueux de Malpighi.*

Cette lame est plus molle, plus transparente que la couche superficielle; elle a été décrite comme formant une membrane distincte. D'après Albinus, et cette opinion est celle qui est généralement adoptée par les anatomistes modernes, le réseau de Malpighi n'est pas une couche distincte; il forme la couche interne et non encore endurcie de l'épiderme : cette lame, plus ou moins épaisse, est formée de petites cellules qui ne sont pas encore aplaties.

2° Le feuillet le plus superficiel, l'*épiderme proprement dit* (fig. 144. 3), forme un tout continu, passe sur le sommet des papilles, mais n'est pas traversé par ces organes. D'après Henle, le feuillet épidermique superficiel est constitué par des cellules à noyau qui s'aplatissent au fur et à mesure qu'elles deviennent superficielles. Chaque cellule forme ainsi une petite saillie hexagonale; l'épiderme serait donc formé d'écailles, mais d'écailles extrêmement petites. L'épiderme est un produit de sécrétion solidifié, qui se détruit par sa face externe et se reproduit par sa face interne.

Breschet et Roussel de Vauzème ont décrit sous le nom d'*appareil blennogène*, des organes destinés à la sécrétion de l'épiderme; cet

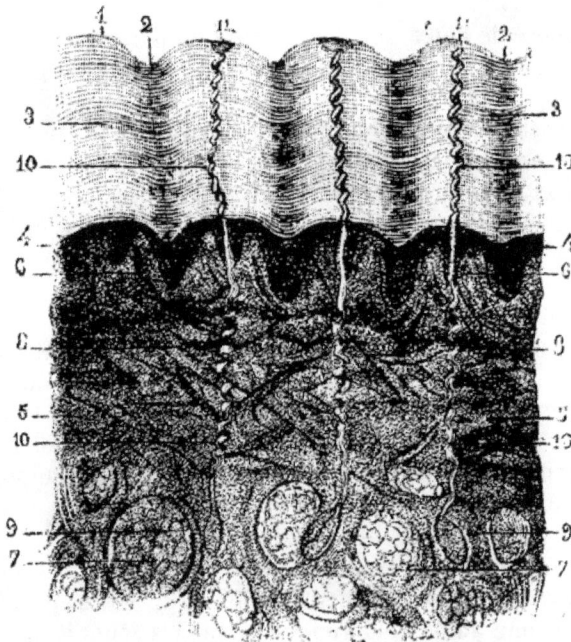

Fig. 144. — *Structure de la peau.*

1,1. Éminence de la peau. — 2,2. Sillons de la peau. — 3,3. Épiderme. — 4,4. Réseau muqueux. — 5,5. Derme. — 6,6. Papilles. — 7,7. Alvéoles du derme remplis de vésicules adipeuses. — 8,8. Tissu fibreux du derme. — 9,9. Glandes sudoripares. — 10,10,10,10. Canaux spiraux sudorifères. — 11,11. Orifice des canaux sudorifères.

appareil se composerait de petites glandes placées dans les vésicules adipeuses sous-dermiques, et qui verseraient, par des tubes qui traversent toute l'épaisseur du derme, le produit de leur sécrétion! Cet appareil n'existe pas.

ONGLES.

Quelques anatomistes, de Blainville entre autres, considèrent l'ongle comme un poil sécrété par la matrice de l'ongle, qui ne serait autre chose qu'un bulbe sécréteur ou une réunion de bulbes ; d'autres, parmi lesquels je citerai M. Cruveilhier, pensent que l'ongle est une production épidermique, qu'il ne tient pas de la nature des poils, parce qu'il n'a pas de follicules reproducteurs.

Les ongles sont des lames cornées, élastiques, transparentes, situées sur la face dorsale de la troisième phalange des doigts et des orteils.

On distingue à l'ongle un *corps* et deux *extrémités*, l'une *libre*, l'autre *adhérente*, c'est la *racine*.

La racine de l'ongle forme à peu près le quart de l'organe ; moins épaisse que le corps, elle est enchâssée entre deux replis de la peau auxquels elle adhère ; le bord postérieur de la racine est très mince, légèrement dentelé. Le corps de l'ongle, beaucoup plus épais, est très adhérent à la peau qui lui est sous-jacente.

Le derme, qui revêt la phalange et sépare cet os de l'ongle, est blanc au niveau de la racine, plus rose sous le corps ; la coloration blanche se prolonge un peu au delà de la racine, et forme la *lunule* que l'on aperçoit à travers la transparence de l'ongle, à la base de cet organe.

Le repli de la peau dans laquelle l'ongle s'engage s'appelle *matrice de l'ongle*. Ce repli est formé de la manière suivante : la peau de la face dorsale des doigts se prolonge sur la face dorsale de l'ongle; bientôt elle se réfléchit d'avant en arrière en s'adossant à elle-même jusqu'à l'extrémité de la racine, contourne cette racine, puis se porte d'arrière en avant, passe entre la face palmaire de l'ongle et la face dorsale de la phalange, et se continue en avant et sur les parties latérales avec la peau qui revêt la face palmaire. L'épiderme qui revêt le derme de la face dorsale des doigts ne le suit pas dans tous ses contours, il abandonne le derme au moment où il se réfléchit d'arrière en avant, et forme une petite bandelette qui encadre la partie de l'angle apparente à l'extérieur. L'épiderme manque donc dans toute la matrice et sur le derme qui est recouvert par l'ongle ; mais par la macération, on voit que l'ongle et l'épiderme sont adhérents, qu'ils se détachent ensemble, et l'on est convaincu que l'ongle n'est autre chose qu'une modification de l'épiderme.

Si l'on examine la structure de l'ongle, on voit qu'il est formé de lignes verticales parfaitement parallèles. Cette disposition tendrait à le faire considérer comme une agglomération de poils, si ces lignes ne se trouvaient coupées par d'autres lignes curvilignes transversales, perpendiculaires aux premières ; ces lignes sont surtout apparentes dans certaines maladies des ongles.

L'ongle est produit non-seulement par le repli dermique que nous avons décrit sous le nom de *matrice de l'ongle*. Les cellules qui recouvrent le derme sous-jacent à l'ongle s'ajoutent à la matière cornée et augmentent l'épaisseur du corps de l'ongle.

PIGMENTUM OU MATIÈRE COLORANTE DE LA PEAU.

Entre l'épiderme et le derme se dépose une couche de matière colorante ; très mince dans la race caucasique, où cependant elle devient plus épaisse dans certaines parties du corps, aux bourses, aux grandes lèvres, etc., très dense chez le nègre, c'est cette matière qui donne à la peau la teinte particulière aux races. L'épaisseur du pigment est en rapport avec la coloration des poils : plus épais chez les individus à cheveux noirs, ceux-ci ont la peau brune ; tandis que chez ceux qui ont des cheveux blonds, la peau est très blanche. Le pigment n'existe pas chez les albinos.

Le pigment de la peau est tout à fait analogue au pigment choroïdien ; il se présente sous la forme de petites masses polyédriques très rapprochées les unes des autres, insolubles dans l'eau. Dans les points colorés de la peau de la race blanche les cellules pigmentaires sont généralement moins serrées les unes contre les autres ; elles sont plus arrondies, petites, et ressemblent fréquemment à de simples amas de corpuscules de pigment. Quelques anatomistes ont pensé que le pigment était composé de carbone ; aujourd'hui, on croit qu'il est formé par la matière colorante du sang fournie par les vaisseaux des papilles.

L'appareil sécréteur du pigment signalé par Breschet et Roussel de Vauzème, *appareil chromatogène*, n'a pas été retrouvé par les anatomistes qui se sont occupés de la structure de la peau ; nous ne saurions donc admettre le pigment comme un produit sécrété par un appareil particulier.

RÉSEAU LYMPHATIQUE.

Entre l'épiderme et les papilles on a encore signalé une autre couche : c'est le réseau lymphatique ; ce réseau, plus superficiel que les vaisseaux sanguins qui entourent les papilles, est formé par une grande quantité de petits vaisseaux lymphatiques entrelacés. Outre le réseau lymphatique superficiel, il existe un réseau plus profond situé au-dessous du derme et qui communique avec les vaisseaux lymphatiques plus profonds. C'est pour nous conformer à l'usage que nous signalons les vaisseaux lymphatiques comme constituant une couche spéciale, car ce réseau est tout à fait analogue aux vaisseaux lymphatiques superficiels que nous avons signalés dans les organes.

APPAREIL SUDORIPARE.

C'est à MM. Breschet et Roussel de Vauzème que nous devons la description exacte de l'appareil sécréteur de la sueur, *appareil diapnogène* (fig. 144, 9, 10 et 11 ; fig. 145. 4 et 5). Il se compose de petites glandes acineuses munies de longs canaux excréteurs.

« Le parenchyme des sécrétions est situé dans l'épaisseur du derme et environné de nombreux capillaires qui s'y attachent. Sa forme est celle d'un sac légèrement renflé, d'où part un canal spiroïde qui poursuit son trajet dans le derme et en sort par l'infundibulum ou fissure transversale située entre les papilles ; de là il se dirige obliquement dans l'épaisseur de la couche cornée sous forme de tire-bouchon ou de serpentin d'alambic, jusqu'en dehors de l'épiderme où sa terminaison est indiquée par la légère dépression ou espèce de pore qu'on remarque sur le dos des lignes saillantes épidermiques (1). »

M. Sappey a repris l'étude des canaux sudoripares ; il a constaté la plupart des faits observés par Breschet ; il a fait voir ensuite que la glande sudoripare est constituée par un tube à calibre uniforme pelotonné sur lui-même ; il a montré que si le canal est légèrement tortueux dans l'épaisseur du derme, il est contourné en spirale dans l'épaisseur du derme seulement ; enfin, il admet deux espèces de glandes sudoripares : les *grosses*, qui ont quelquefois 2 millimètres d'épaisseur, celles-ci se rencontrent principalement dans l'aisselle ; les *petites*, que l'on trouve sur les autres points du corps. Le nombre de ces glandes est très considérable.

Breschet et Roussel de Vauzème indiquent l'existence des glandes sudorifères dans l'épaisseur du derme ; il est probable que ces anatomistes les ont vues seulement dans les points qu'ils indiquent, mais si l'on veut les étudier sur la peau du talon, ce n'est pas là qu'il faut les chercher, mais bien dans la couche adipeuse sous-dermique. Nous avons parfaitement vu les glandes sudoripares situées à la région que nous indiquons, et nous avons vu également le canal excréteur traverser toute l'épaisseur du derme et se rendre à l'extérieur en traversant la couche épidermique dans laquelle ils forment une spirale.

L'épiderme présente, dans le point où s'abouche le canal excréteur de la sueur, un petit orifice ; si cet orifice n'a pas été constaté sur la peau qui avait été détachée par la macération, cela tenait à

(1) Breschet et Roussel de Vauzème, *Recherches sur l'appareil tégumentaire des animaux*, dans les *Annales des sciences naturelles*, 1834, t. II, p. 192.

ce que le canal avait été rompu, et que ses débris faisaient à l'orifice une espèce de bouchon qui empêchait d'apercevoir l'ouverture.

FOLLICULES SÉBACÉS.

Dans l'épaisseur de la peau, on rencontre de petites cavités qui renferment un petit corps glanduleux, une petite glande en grappe pourvue d'un canal excréteur (fig. 145. 8, 9 et 10). Ces petites glandes, très abondantes dans certaines parties du corps, aux ailes du nez, au niveau des orifices naturels, à l'aisselle et à l'aine, moins abondantes sur le reste du corps, manquent à la paume des mains et à la plante des pieds ; elles sécrètent une matière grasse, huileuse, qui, étendue sur la peau, en entretient la souplesse. Le liquide est versé par un petit canal excréteur en forme de goulot très court, dont l'orifice est quelquefois visible à l'œil nu ; dans certains cas, la matière grasse s'amasse dans le canal excréteur et on l'exprime par la compression sous la forme de petits vers. Il n'est pas rare de voir plusieurs utricules communiquer avec un seul canal excréteur. A l'aine, à l'aisselle, les follicules sébacés sont plus développés que

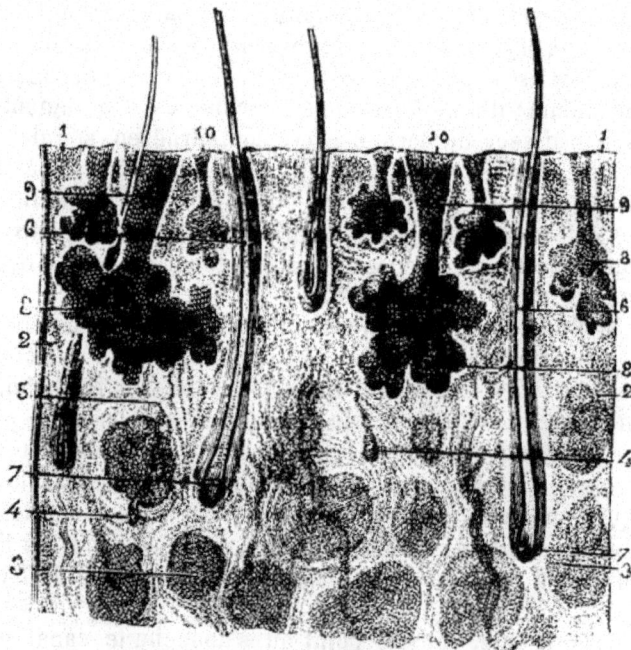

FIG. 145. — *Structure de la peau.*

1. Épiderme. — 2. Derme. — 3. Cellules adipeuses. — 4. Glandes sudoripares. — 5. Leur canal excréteur spiral. — 6. Follicule pileux. — 7. Racine des follicules pileux. — 8. Glandes sébacées. — 9. Conduit excréteur des glandes sébacées. — 10. Orifice du canal excréteur.

dans les autres régions ; ce ne sont point de simples utricules sébacés, mais bien de véritables glandes en grappe.

Les follicules sébacés se trouvent autour des poils. Arnold a décrit des follicules sébacés s'ouvrant dans les follicules pileux. M. Cruveilhier et M. Giraldès n'ont pas vu cette disposition, qui a été constatée et figurée par M. Sappey.

POILS ET FOLLICULES PILEUX.

La peau de l'homme n'est pas couverte aussi complétement de poils que celle des animaux. Cependant, excepté à la paume des mains et à la plante des pieds, on trouve sur les téguments de petits poils très fins et très courts qui ont reçu le nom de *duvet*. Dans certaines régions, les poils ont des dimensions beaucoup plus grandes et ont reçu des noms particuliers, selon les régions où ils se développent : à la tête, ce sont les *cheveux* ; à la face, la *barbe*, la *moustache*, etc.

Le système pileux (fig. 145. 6 et 7) est plus développé chez l'homme que chez la femme ; il offre une coloration, une consistance et un diamètre variables suivant les individus, et surtout suivant les races.

Le poil prend son origine d'un follicule, *follicule pileux*, situé dans l'épaisseur du derme, traverse l'épiderme en passant dans un canal qui lui est particulier, et vient par son extrémité libre faire saillie à l'extérieur.

La partie qui sécrète le poil, *papille pileuse*, est renfermée dans une petite poche qui est le *follicule pileux*.

Le *follicule pileux* est une espèce de petit cul-de-sac oblong ouvert à l'extérieur par un goulot qui donne passage au poil. D'après M. Dutrochet, la membrane du follicule est composée de trois feuillets : le feuillet interne est *épidermique* ; le feuillet moyen est *vasculaire* ; le feuillet externe, par conséquent le plus éloigné du bulbe pileux, est *fibreux*.

La *papille pileuse* occupe le fond du follicule pileux ; elle est très courte, et son sommet est reçu dans la base du cheveu creusé en cône. Cette papille reçoit des nerfs et des vaisseaux très nombreux.

Structure du poil. — Au sommet de la papille se trouve un petit cône de nature cornée qui la coiffe pour ainsi dire, puis se forme un second cône qui repousse le premier, et ainsi de suite. C'est cette série de cônes qui forme le poil, de telle sorte que le poil se trouve constitué par la réunion d'un grand nombre de petits cornets superposés ; au microscope, il paraît comme formé par de petites lames imbriquées de haut en bas, de telle sorte qu'il est toujours facile de distinguer l'extrémité libre du poil de son extrémité adhérente. Le poil est percé à son centre d'un petit tube qui n'est autre chose que le petit orifice qui existait sur le cône qui recouvre le sommet de la papille pileuse. La partie corticale du poil forme donc une espèce de gaîne épidermique incolore : la matière colorante se trouve enfermée dans le tube central, disséminée au milieu d'une substance à disposition aréolaire.

Suivant quelques anatomistes, l'épiderme, après avoir tapissé le follicule, se réfléchit sur la face externe du poil en lui formant une gaîne épidermique ; suivant d'autres, l'orifice du follicule serait recouvert par l'épiderme, de telle sorte que la présence de l'épiderme met obstacle au passage du poil à l'extérieur ; dans cette hypothèse celui-ci se recourberait et se contournerait en spirale avant de passer à l'extérieur. Quoi qu'il en soit, il n'est pas possible de nier la nature épidermique de la lame interne du follicule, et la difficulté qu'éprouve le poil à paraître à l'extérieur implique tout aussi bien un rétrécissement qu'une oblitération du goulot.

Le siége du toucher réside, avons-nous dit, dans la peau et à l'origine des membranes muqueuses. Le sens tactile n'est pas partout égal ; ainsi il est très développé à la pointe de la langue, à la face palmaire des premières phalanges ; il l'est déjà moins au niveau des secondes phalanges ; il présente au contraire un développement infiniment moindre à la peau de la face dorsale de la main, du dos, de la poitrine, et surtout au milieu du bras et de la cuisse.

ORGANE DU GOUT.

La *langue* est l'organe essentiel de la gustation. Il résulte des expériences de MM. Vernières, Guyot et Admyraud, que le sens du goût réside à la partie postérieure de la langue, au delà du trou borgne, à toute la circonférence et à la pointe de cet organe ; que le milieu de sa face dorsale et de sa face inférieure ne jouit que des propriétés tactiles : la langue serait donc à la fois un organe de tact et un organe du goût. Les expériences des physiologistes nous ont appris que les saveurs pouvaient encore être perçues dans une petite étendue du voile du palais.

Nous avons décrit, dans la *Splanchnologie*, la forme, le volume des papilles, les muscles de la langue. Les artères, les veines ont trouvé place dans l'*Angiologie*. Nous avons mentionné les nerfs qui s'y rendent, ces filets nerveux seront complétement décrits avec la *Névrologie* : nous ne nous arrêterons pas sur ces différents points ; nous renvoyons donc à la Splanchnologie, à l'Angiologie et à la Névrologie. Cependant, bien que cette question appartienne plutôt à la sur physiologie qu'à l'anatomie, nous croyons devoir dire quelques mots les fonctions des nerfs qui se distribuent à la langue.

Les nerfs de la langue viennent de quatre sources différentes :

1° Le *nerf grand hypoglosse* se rend tout entier à la langue, par cette raison il a été regardé comme destiné au sens du goût ; mais sa disposition anatomique (car il se perd exclusivement dans les fibres musculaires), les expériences faites sur les animaux, l'anatomie pathologique, ont démontré que le grand hypoglosse est un nerf essentiellement moteur.

2° Le *nerf lingual*, branche de la cinquième paire, se distribue à la muqueuse de la langue ; il a été aussi regardé comme le nerf essentiel de l'organe du goût : à la vérité il ne se distribue pas exclusivement à la base de la langue, mais son influence sur l'organe du goût ne saurait être mise en doute.

3° La *corde du tympan*, filet nerveux qui part du nerf facial, s'accole au nerf lingual et se distribue à la muqueuse de la langue, a été regardée, par quelques physiologistes, et entre autres par Bellingeri, comme transmettant au cerveau les sensations gustatives ; mais cette proposition n'est pas exacte. M. Cl. Bernard a démontré que la corde du tympan ne perçoit pas les saveurs, puisque son absence ne fait que modifier la fonction sans l'abolir ; toutefois elle joue un grand rôle dans l'acte de la gustation. « La perception des saveurs, pour être régulière et normale, demande, de la part des papilles, une modification active qui leur permette de s'emparer complétement des molécules sapides et de rendre leur appréciation instantanée. Or, cette réaction particulière des papilles sur les corps sapides, que ce soit par simple contact ou autrement, semblerait dépendre de l'influence motrice de la corde du tympan, puisque la gustation est pour ainsi dire passive et perd son instantanéité lorsque le nerf lingual agit seul (1). » Quoi qu'il en soit, la véritable action de ce nerf est encore obscure.

4° Le *nerf glosso-pharyngien*, qui envoie de nouveaux filets à la muqueuse de la langue, paraît être, par son rameau lingual, le nerf qui agit le plus puissamment dans l'acte de la perception des saveurs.

La langue reçoit encore un filet du laryngé supérieur, branche du pneumogastrique qui se distribue à la muqueuse de la base de la langue et des filets qui viennent du nerf grand sympathique.

APPAREIL DE L'ODORAT.

L'organe de l'odorat est composé de deux parties : 1° un organe protecteur et destiné en même temps à diriger les odeurs dans la cavité nasale, le *nez* ; 2° l'organe propre de l'olfaction, les *fosses nasales*.

NEZ.

Situé sur la partie moyenne de la face, entre les deux yeux et les joues, au-dessus de la cavité buccale, le nez a la forme d'une pyramide triangulaire à base dirigée en bas, et présentant deux ouvertures,

(1) Cl. Bernard, *Recherches sur la corde du tympan*, extrait des *Annales médico-psychologiques*, mai 1843.

les *narines*, garnies de poils roides et séparées par la *sous-cloison* ;
son sommet est confondu avec le front et les sourcils, dont il est séparé
par un sillon dont la profondeur est très variable.

Les deux faces latérales sont planes à la partie supérieure ; à la partie
inférieure, on rencontre deux surfaces légèrement convexes et mobiles, les *ailes du nez*, séparées de la lèvre supérieure par un sillon à
concavité dirigée en dehors et en avant, et des faces latérales du nez
par un sillon curviligne.

Le bord antérieur, formé par la réunion des deux faces latérales,
forme le *dos du nez*, dont la forme varie suivant les individus et les
races. Ce bord se termine par une petite saillie arrondie, le *lobule du
nez* ; une rainure superficielle, verticale et médiane, sillonne quelquefois le lobule.

La face postérieure fait partie des fosses nasales, les deux bords latéraux se confondent avec les joues.

Structure du nez.

Le nez est formé : 1° d'une charpente ostéo-cartilagineuse ; 2° de
muscles ; 3° de vaisseaux et de nerfs ; il est recouvert en dehors par
la peau, en dedans par une membrane muqueuse.

1° *Charpente du nez*. — Elle est constituée par les os propres du
nez (voy. *Ostéologie*, p. 57) ; par des cartilages au nombre de cinq,
quatre latéraux, un médian, *cartilage de la cloison*, qui fait plutôt
partie des fosses nasales que du nez proprement dit.

A. *Cartilages latéraux*. — Triangulaires, ils présentent trois bords :
un *antérieur* réuni sur la ligne médiane avec celui du côté opposé ; un
postérieur et *supérieur*, réuni par du tissu fibreux très dense avec
l'os propre du nez ; un *bord inférieur* réuni au cartilage des ailes du
nez.

B. *Cartilages des ailes du nez*. — Formés par une lame irrégulière
contournée sur elle-même en forme de parabole ouverte en arrière, on
leur considère une *branche externe* qui est unie par son bord supérieur
au cartilage latéral, et donne attache par son bord inférieur aux
muscles et aux téguments qui constituent l'aile du nez ; une *branche
interne* qui, adossée avec celle du côté opposé dont elle est séparée
en haut par le cartilage de la cloison, forme la *sous-cloison*. Ce cartilage ne se prolonge pas jusqu'à l'épine nasale ; la réunion des cartilages
des ailes du nez, et la courbe qu'ils forment en se repliant, constituent
le lobule du nez.

C. *Cartilage de la cloison*. — Épais, quadrangulaire, il présente
deux faces recouvertes par la membrane pituitaire ; un *bord antérieur*
qui correspond au dos du nez, un *bord supérieur* et *postérieur* uni à
la lame perpendiculaire de l'ethmoïde ; un *bord inférieur* reçu dans les
deux lames du vomer, au niveau de l'angle rentrant qu'on trouve entre l'ethmoïde et le vomer ; un *bord antérieur* très court en rapport

avec les branches internes des cartilages des ailes du nez. Le cartilage
de la cloison envoie un prolongement qui passe entre les deux lames
du vomer et va se fixer à l'épine du sphénoïde. Tous les cartilages du
nez sont maintenus par du tissu fibreux très dense qui leur permet
quelques mouvements.

On trouve encore quelques petits noyaux cartilagineux, entre le
cartilage des ailes du nez et celui de la cloison, décrits par Santorini
sous le nom de *cartilagines minores seu sesamoides.*

2° *Couche musculaire.* — (Voy. *Myologie*, p. 249).

3° *Couche cutanée.* — La peau qui revêt le dos du nez ne présente
pas de caractères particuliers. Celle des ailes du nez est épaisse, se
réfléchit sur elle-même, et forme la partie inférieure des ailes du nez,
de telle sorte que leur face interne est tapissée par la peau qui ne
prend qu'un peu plus haut les caractères d'une membrane muqueuse.
Elle est remarquable par le grand nombre de follicules sébacés qu'elle
contient.

4° *Couche muqueuse.* — Nous la décrirons avec la muqueuse des
fosses nasales.

FOSSES NASALES.

Les fosses nasales sont constituées par une charpente osseuse que
nous avons déjà décrite (voy. *Ostéologie*, p. 69), et par une membrane
muqueuse, *membrane pituitaire*, ou *membrane de Schneider*. C'est
une membrane fibro-muqueuse qui tapisse les fosses nasales, bouche
un grand nombre d'ouvertures que nous avons signalées dans l'*Ostéologie*, en rétrécit d'autres, prolonge les saillies formées par les cornets
et efface leurs inégalités ; elle présente les dispositions suivantes :

En dedans, la membrane pituitaire tapisse le cartilage de la cloison, la lame perpendiculaire de l'ethmoïde ; à la partie supérieure des
fosses nasales, elle envoie un prolongement dans le sinus sphénoïdal
après avoir rétréci l'ouverture de cette cavité.

En dehors, elle tapisse le méat inférieur, rencontre l'extrémité du
canal nasal avec laquelle elle se continue, et qu'elle prolonge en bas
en formant une espèce de valvule qu'on déchire souvent quand on pénètre dans le canal nasal par sa partie inférieure ; puis elle tapisse
le cornet inférieur qu'elle prolonge en avant et en arrière ; arrive dans
le méat moyen, pénètre dans l'infundibulum, dans les cellules ethmoïdales antérieures, les sinus frontaux et maxillaires dont elle rétrécit
les orifices ; passe sur le cornet moyen qu'elle prolonge en arrière,
pénètre dans le méat supérieur, dans les cellules ethmoïdales postérieures et passe en avant du trou sphéno-palatin. Enfin, en avant, elle
se confond avec la peau, passe en avant du canal palatin antérieur ;
en arrière, elle se continue, sans ligne de démarcation, avec la muqueuse du pharynx, celle de la trompe d'Eustache et de la face supérieure du voile du palais.

Les prolongements que fournit la pituitaire aux sinus n'ont plus les caractères de cette membrane, ils sont très minces et transparents.

La membrane pituitaire diffère des autres muqueuses par ses connexions : ainsi elle est en rapport, dans presque toute son étendue, avec des os ; elle est doublée par une membrane fibreuse très forte, très épaisse, très adhérente aux os dont elle forme le périoste. Le feuillet muqueux est aussi très épais ; il est mou, criblé de trous dont on peut exprimer une grande quantité de mucus.

La portion de la membrane de Schneider qui tapisse la cloison gorgée de liquide, très vasculaire, est séparée par une limite peu distincte de la portion de muqueuse qui reçoit les filets du nerf olfactif ; cette dernière, plus mince, pâle, de couleur jaune rougeâtre, et moins riche en vaisseaux, s'étend de la paroi supérieure des fosses nasales à 2 centimètres au-dessous ; son étendue d'avant en arrière est d'environ 4 centimètres. Elle présente, à sa partie supérieure et postérieure, une région qui se distingue du reste par sa couleur franchement jaune, qu'Ecker, à qui l'on doit ces remarques, croit seule mériter le nom de *région olfactive*, et qu'il appelle *locus luteus* ; cette région a un diamètre d'environ 1 centimètre et demi et se trouve un peu déprimée. Ce *corpus luteus* s'observe aussi à la partie supérieure de la partie latérale du nez.

Structure de la membrane pituitaire. — La membrane pituitaire est constituée par un tissu propre, une couche épithéliale et des glandes.

Tissu propre. — Il est formé par des fibres du tissu cellulaire disposé en faisceaux qui s'entrecroisent entre eux ; par sa face profonde il adhère au périoste et au périchondre, avec lesquels il se confond dans les sinus.

Epithélium. — La partie inférieure et antérieure de la muqueuse est couverte d'un *épithélium pavimenteux*.

L'*épithélium vibratile* commence, comme l'a indiqué Henle, sur une ligne qui s'étend du bord libre des os du nez à l'épine nasale antérieure du maxillaire supérieur ; au-dessus de cette ligne toute la muqueuse est couverte d'un épithélium vibratile, à l'exception du *locus luteus*. Entre les cellules vibratiles, qui ont environ $0^{mm},09$ de longueur, et qui sont pourvues de cils assez longs, on en trouve d'autres qui sont privées de cils à leur extrémité libre.

L'épithélium du *locus luteus* est tout différent des précédents : les cellules qui le composent sont allongées et se continuent, au-dessous de leur noyau elliptique muni d'un nucléole distinct, en un long filament qui d'espace en espace se renfle généralement en forme de nœud, et qui, assez fréquemment, présente des courbures dans lesquelles sont logées les cellules de remplacement. Ces cellules se détruisent facilement, et on les rencontre rarement intactes sur le cadavre. Elles ne portent point de cils vibratiles. Leur portion supérieure est remplie de nombreuses *granulations pigmentaires jaunes*, accumulées surtout vers l'extrémité libre de la cellule : c'est ce qui explique la couleur jaune du *locus luteus*. L'extrémité du filament terminal se divise dichotomiquement en plusieurs branches : sur le trajet des filaments se trouve des renflements en forme de nœuds, et entre ces cellules, qu'Ecker appelle *cellules olfactives*, il y en a d'autres qui lui paraissent servir à remplacer les précédentes (*cellules de remplacement*).

Glandes. — La membrane muqueuse des fosses nasales est pourvue d'un grand nombre de glandes en grappe parfaitement décrites et figurées par M. Sappey ; elles affectent une forme parfaitement régulière et sont constituées par des acini pourvus de leurs canaux excréteurs qui vont se rendre à un canal commun à toute la glande. Elles sont plus abondantes dans la moitié inférieure que dans la moitié supérieure, elles existent en très grand nombre sur les cornets moyen et inférieur ; en un mot, dans tous les points où la membrane muqueuse est très épaisse.

Artères. — Les artères de la pituitaire sont très nombreuses ; elles viennent presque toutes de la maxillaire interne, elles sont fournies par les branches sphéno-palatine, sous-orbitaire, avéolaire supérieure, palatine, ptérygo-palatine ; d'autres viennent de l'ophthalmique, ce sont les sus-orbitaires, les ethmoïdales ; enfin, quelques-unes sont fournies par la faciale, ce sont les artères de la sous-cloison, celles de l'aile du nez et la dorsale du nez.

Veines. — Les veines sont également nombreuses et suivent le trajet des artères.

Vaisseaux lymphatiques. — Immédiatement au-dessous de l'épithélium, d'après M. Cruveilhier, qui revêt la pituitaire, on trouve un réseau lymphatique extrêmement remarquable. M. Sappey n'est pas encore parvenu à le démontrer.

Nerfs. — Ils viennent directement de la branche ophthalmique de Willis et du maxillaire supérieur par le ganglion sphéno-palatin : tels sont le rameau nasal de la branche ophthalmique de Willis, le nerf sphéno-palatin, le grand nerf palatin.

La muqueuse des fosses nasales reçoit encore un nerf spécial, le *nerf olfactif*, ou nerf de la première paire, entièrement destiné à la perception des odeurs ; ce nerf passe par les trous de la lame criblée, s'enveloppe au sortir de chaque trou dans une petite gaîne fibreuse, et s'épanouit jusque sur le cornet moyen et sur la partie moyenne de la cloison. (Voy. *Névrologie.*)

APPAREIL DE LA VISION.

L'organe de la vision est constitué par les yeux, situés dans les cavités orbitaires à la partie supérieure de la face. A cet appareil se trouvent annexés plusieurs autres organes qui protégent l'œil contre les agents extérieurs, qui le meuvent dans divers sens, qui lubrifient sa surface : ce sont ces organes qui ont été appelés par Haller *tuta-*

mina oculi. C'est par eux que nous allons commencer la description de l'appareil de la vision.

SOURCILS.

Ce sont deux éminences arquées situées à la base du front, au-dessus de la paupière supérieure, parallèles à l'arcade orbitaire, couvertes de poils roides imbriqués, dirigés de dedans en dehors, plus épais en dedans ; les sourcils sont séparés par la racine du nez, sur laquelle ils se prolongent quelquefois. Les poils s'implantent sur une peau épaisse, doublée par le muscle sourcilier, recouvert lui-même par le frontal et l'orbiculaire. Les sourcils protégent l'œil et arrêtent une grande quantité de rayons lumineux en s'abaissant en avant de cet organe.

PAUPIÈRES.

Les paupières sont deux voiles mobiles placés en avant de l'œil ; elles sont distinguées en *supérieure* et *inférieure*.

Elles présentent : 1° une *face externe* ou *cutanée*, dont les plis concentriques s'effacent quand l'œil est fermé ; 2° une *face interne* ou *oculaire* tapissée par la *conjonctive* ; 3° un *bord adhérent* : celui de la paupière supérieure est limité par l'arcade orbitaire, celui de la paupière inférieure se continue avec les téguments de la joue ; 4° un *bord libre*, coupé horizontalement, garni de trois ou quatre rangées de poils roides plus longs à la paupière supérieure qu'à la paupière inférieure, et auxquels on a donné le nom de *cils* ; 5° un *angle interne*, *grand angle de l'œil*, répondant à l'apophyse montante de l'os maxillaire supérieur : c'est à cet angle que l'on trouve un tubercule, sur lequel nous reviendrons, et qu'on appelle *caroncule lacrymal ;* entre le grand angle de l'œil et le globe oculaire se trouve un espace de 5 millimètres environ désigné sous le nom de *lac lacrymal ;* 6° un *angle externe.* Dans le voisinage de l'angle interne on voit sur le bord de la paupière un tubercule percé d'un trou : c'est le *tubercule lacrymal* et le *point lacrymal.*

Structure. — Les paupières sont composées, outre la peau doublée d'un tissu cellulaire séreux :

1° D'une *charpente fibro-cartilagineuse,* constituée par une membrane fibreuse qui s'attache d'une part à un cartilage, le *cartilage tarse,* d'autre part au pourtour de l'arcade orbitaire ; cette membrane se bifurque en dehors et envoie une expansion aux deux paupières : c'est ce qu'on a désigné sous le nom de *ligament externe des paupières.*

Cette membrane fibreuse propre est doublée par une expansion de l'aponévrose orbito-oculaire, et par l'expansion aponévrotique du releveur de la paupière supérieure.

Les *cartilages tarses* sont au nombre de deux, un pour chaque paupière, ils en occupent toute la longueur ; le supérieur, plus volumineux, est semi-lunaire ; l'inférieur est beaucoup plus étroit. Ils sont en rapport en dehors avec l'orbiculaire des paupières, en dedans avec la conjonctive et les glandes de Meibomius. Ils ont deux bords, un libre qui correspond au bord libre de la paupière, un adhérent sur lequel s'insère la membrane fibreuse ; sur le cartilage tarse supérieur, s'attache le muscle élévateur de la paupière supérieure.

2° D'une *couche musculeuse* formée par l'orbiculaire des paupières. (Voy. *Myologie*, p. 247.)

3° D'une *couche muqueuse, conjonctive.* On nomme ainsi la membrane muqueuse qui tapisse la face interne des paupières et la face antérieure de l'œil. Du bord libre de la paupière supérieure, cette membrane tapisse la face interne de la paupière supérieure jusqu'à l'arcade orbitaire, se réfléchit sur le globe de l'œil, s'attache à la sclérotique d'autant plus intimement qu'elle se porte plus en avant, passe en avant de la cornée où il est impossible de la démontrer anatomiquement, tapisse la partie inférieure de la sclérotique, se réfléchit de nouveau, tapisse la face interne de la paupière inférieure, et se continue avec la peau sur le bord libre de cette paupière ; en dedans, elle recouvre un petit amas de glandules et forme un petit tubercule rouge, saillant, *caroncule lacrymale* ; la portion de conjonctive qui recouvre la caroncule lacrymale est regardée comme un vestige de la membrane clignotante des oiseaux. La caroncule lacrymale est quelquefois couverte de poils blonds qui sont souvent difficiles à apercevoir ; en dehors, la conjonctive forme un petit cul-de-sac entre l'angle externe et le globe de l'œil ; en dedans elle pénètre dans l'intérieur des points lacrymaux, et se continue avec la muqueuse du sac lacrymal et du canal nasal.

La conjonctive est doublée par un épithélium qui est regardé comme une continuation de l'épiderme ; cet épithélium devient vibratile dans les culs-de-sac que forme la conjonctive entre les paupières et le globe de l'œil ; au devant de la cornée, la conjonctive est réduite à son épithélium qui est pavimenteux.

Glandes des paupières. — M. Sappey, qui a fait une étude spéciale des glandes des paupières (1), les divise en trois ordres : 1° glandes qui versent leurs produits à la peau, ce sont les *glandes sébacées* et les *glandes sudoripares;* elles présentent les mêmes caractères que dans les autres régions ; 2° les glandes qui s'ouvrent sur le bord libre des paupières, ce sont les *glandes de Meibomius*, les *glandes ciliaires,* et *celles qui constituent la caroncule lacrymale;* 3° celles qui s'ouvrent sur la conjonctive oculaire, ce sont les *glandes sous-muqueuses.*

A. *Glandes de Meibomius.* — On donne ce nom à une série de petits follicules sébacés situés sur la face postérieure des paupières, entre la conjonctive et les cartilages tarses, dans des sillons dont sont creusés

(1) Sappey, *Mémoire de la Société de biologie*, 1853, p. 13.

les cartilages. Elles se présentent sous la forme de lignes verticales jaunâtres, parallèles, au nombre de trente ou quarante pour chaque paupière. Chaque ligne est formée par la glande elle-même et par un canal tortueux qui s'ouvre sur la lèvre postérieure du bord libre des paupières.

Les glandes de Meibomius ne sont pas des follicules sébacés simples ; elles sont formées par un assez grand nombre de petits follicules dont la réunion constitue une glande ; elles sont en quelque sorte le passage entre les follicules et les glandes en grappe. Elles sécrètent une matière analogue à la cire, qui empêche les larmes de couler sur les joues. D'après M. Sappey, les glandes de Meibomius seraient de véritables glandes en grappe constituées par des groupes de 30 à 40 lobes pour chaque glande.

B. *Glandes ciliaires.* — Ce sont des glandes qui se trouvent au nombre de deux pour chaque cil, elles s'ouvrent dans un point assez rapproché du follicule des cils. D'après M. Sappey, la sécrétion morbide désignée sous le nom de chassie serait produite par ces glandes. Cette sécrétion serait abondante surtout dans la blépharite ciliaire.

C. *Glandes de la caroncule lacrymale.* — La caroncule lacrymale est constituée par dix à douze glandes sébacées groupées et serrées les unes contre les autres ; elles offrent la plus grande analogie avec les glandes ciliaires : comme elles, elles s'ouvrent dans un follicule pileux, mais dans ces dernières le poil est très développé et la glande rudimentaire ; dans la caroncule la glande est volumineuse, tandis que le poil est à peine visible.

D. *Glandes sous-conjonctivales.* — Elles sont situées dans l'angle que forme la conjonctive en se réfléchissant des paupières sur le globe de l'œil ; elles sont au nombre de 15 à 25 ; leur volume est à peine d'un quart ou un cinquième de millimètre, leur forme est arrondie ; leur aspect est parfaitement identique avec celui des lobules qui composent la *glande de Horner*, qui ne s'observe que chez les animaux.

Les *artères* des paupières viennent de l'artère ophthalmique, de la temporale, de la sous-orbitaire et de la faciale.

Les *veines* portent le même nom et suivent la même direction que les artères.

Les *vaisseaux lymphatiques* vont se jeter dans les troncs qui descendent du front et se rendent aux ganglions sous-maxillaires et ceux qui accompagnent la veine temporale et se rendent aux ganglions parotidiens.

Les *nerfs* viennent : les nerfs moteurs, du facial ; les nerfs sensitifs, de la cinquième paire.

APPAREIL LACRYMAL.

Cet appareil se compose : 1° de la *glande lacrymale ;* 2° de deux petits canaux, *conduits lacrymaux ;* 3° d'un réservoir, le *sac lacrymal ;* 4° d'un canal excréteur, *canal nasal.*

Glande lacrymale.

La glande lacrymale se compose de deux portions : une portion orbitaire, une portion palpébrale.

La *portion orbitaire,* située au côté externe et supérieur de la cavité orbitaire dans une fossette du frontal, a le volume d'une aveline ; elle présente une face supérieure, convexe, en rapport avec l'os frontal ; une face inférieure concave, en rapport avec le muscle droit externe et le droit supérieur de l'œil ; son bord antérieur est en rapport avec la membrane fibreuse de la paupière supérieure ; de cette glande partent des conduits qui vont s'ouvrir à la face interne de la paupière supérieure.

La *portion palpébrale,* séparée de la portion orbitaire par des trousseaux fibreux, est située sur le côté externe de la paupière supérieure, touche le bord supérieur du cartilage tarse, et est recouverte par une membrane fibreuse très forte et par la conjonctive; par son bord postérieur elle se continue avec la portion orbitaire. M. Gosselin a démontré qu'elle est formée de granulations qui s'ouvrent par sept ou huit pertuis à la face postérieure de la paupière supérieure.

Il résulte donc des recherches de M. Gosselin qu'il y a huit ou dix canaux lacrymaux : deux appartiennent à la glande lacrymale proprement dite, et les autres aux granulations qui forment la portion palpébrale de la glande lacrymale.

Il résulte des recherches de M. Sappey, que le nombre des canaux excréteurs de la portion orbitaire est de 3 à 5 ; quant à la portion palpébrale de la glande, elle possède autant de canaux excréteurs que de lobules, quelquefois de 30 à 40 ; ils ne s'ouvrent pas tous directement sur la conjonctive, mais fort souvent dans les canaux excréteurs de la portion orbitaire.

Sructure. — Les glandes lacrymales ont une certaine analogie de structure avec les glandes salivaires : elles sont formées de lobules unis entre eux par du tissu cellulaire ; les derniers éléments sont des utricules glandulaires qui versent leurs produits dans des canaux communs aux lobules voisins ; les conduits excréteurs sont formés par une membrane fibreuse doublée d'une muqueuse à épithélium vibratile.

Les *artères* viennent de l'artère ophthalmique.

Les *veines* se rendent dans la veine ophthalmique.

Les *nerfs* viennent de la branche ophthalmique de Willis, et du rameau lacrymal du maxillaire supérieur.

Points et conduits lacrymaux.

Les *points lacrymaux* sont au nombre de deux, un pour chaque paupière (fig. 146. 1, et 148. 5 et 6) ; ils sont situés sur les tuber-

cules lacrymaux que nous avons signalés à l'angle interne du bord libre
des paupières ; ils sont dirigés en arrière ; le supérieur regarde en
bas ; l'inférieur regarde en haut ; ils sont doués d'une élasticité remarquable. Ce sont les orifices des canaux lacrymaux.

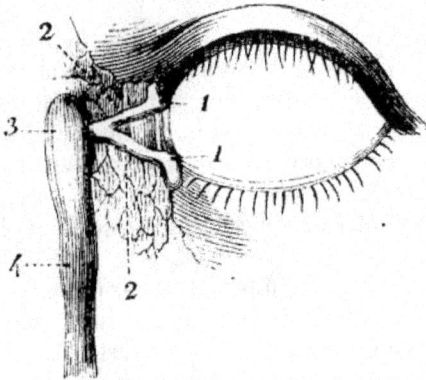

FIG. 146.

Voies lacrymales.

1,1. Points lacrymaux.
2,2. Conduits lacrymaux.
3. Sac lacrymal.
4. Canal nasal.

Les *conduits lacrymaux* (fig. 146. 2) sont de petits canaux capillaires étendus des points lacrymaux au sac lacrymal ; à leur origine,
ils présentent une petite ampoule pyriforme dont la base se dirige vers
le bord adhérent des paupières (fig. 146) ; ils se dirigent d'abord verticalement, le supérieur en haut, l'inférieur en bas. Après un trajet
de 2 ou 3 millimètres, ils se coudent brusquement et vont s'ouvrir directement à la partie antérieure et externe du sac lacrymal, au-dessous
du tendon de l'orbiculaire des paupières, par un seul orifice, plus rarement par des orifices isolés. M. Béraud a décrit sous le nom de valvules de Huschke, un repli valvulaire situé immédiatement au-dessous de l'embouchure des conduits lacrymaux dans le sac (fig. 147.
1, et 148. 3). Ces deux canaux ont une direction presque horizontale
lorsque les paupières sont fermées, mais ils deviennent d'autant plus
obliques que celles-ci sont plus ouvertes. Leurs parois sont denses,
élastiques et ne s'affaissent pas dans l'état de vacuité. Ils sont situés
entre la conjonctive qui est en dedans, et le muscle orbiculaire des
paupières qui les recouvre. En arrière, ils sont en rapport avec le petit
muscle de Horner qui tire en dedans les points lacrymaux.

Les conduits lacrymaux sont constitués par une tunique fibreuse
tapissée par une membrane muqueuse pourvue d'un épithélium vibratile.

Sac lacrymal.

Le *sac lacrymal* (fig. 146. 3) occupe la gouttière lacrymale ; il est
en rapport en avant avec l'angle interne des paupières, la caroncule
lacrymale, le tendon de l'orbiculaire des paupières. Ce tendon répond
à la partie supérieure du sac lacrymal ; une grande partie de cette
cavité est située au-dessous. Il est en rapport en arrière avec la portion

réflective du même tendon et avec le muscle de Horner, en bas avec le muscle petit oblique ; en arrière et en dedans le sac lacrymal repose dans la gouttière lacrymale.

La face interne du sac lacrymal, tapissée par une membrane muqueuse, présente à son côté externe et sur le milieu de sa hauteur, les orifices des canaux lacrymaux ; en bas, elle se continue avec le canal nasal dont elle est quelquefois séparée par une valvule semilunaire incomplète que M. Béraud a décrite et figurée. M. Sappey regarde cette valvule comme un simple pli extrêmement variable suivant les sujets (fig. 147 et 148).

Structure. – Le sac lacrymal, avons-nous dit, repose sur une partie osseuse formée par l'os unguis et la gouttière de l'apophyse montante de l'os maxillaire supérieur qui occupe le côté externe du sac ; la muqueuse du sac lacrymal communique largement par le canal nasal avec la muqueuse des fosses nasales ; elle est recouverte d'un épithélium vibratile.

Canal nasal.

Le canal nasal (fig. 146. 4, 147, 148) s'étend de la partie inférieure du sac lacrymal au méat inférieur des fosses nasales.

Il est oblique de haut en bas et de dedans en dehors et un peu d'avant en arrière, cylindrique, un peu aplati sur les côtés ; sa longueur est d'un centimètre ; environ rétréci quelquefois à sa partie moyenne, il présente une légère courbure à convexité antérieure et externe ; en rapport, en dedans, avec le méat moyen des fosses nasales ; en dehors avec le sinus maxillaire ; en arrière il répond aux cellules ethmoïdales antérieures, en avant avec l'apophyse montante de l'os maxillaire supérieur, dans lequel il est creusé, son orifice supérieur est au-dessous du tendon de l'orbiculaire.

Il est formé par un canal osseux (voy. *Ostéologie*, p. 73), constitué par le maxillaire supérieur, l'os unguis, le cornet inférieur, et tapissé par une membrane muqueuse à épithélium vibratile, doublée, comme la muqueuse des fosses nasales, d'une lame fibreuse très adhérente aux os.

Les valvules du canal nasal offrent un grand intérêt et ont été décrites avec soin et figurées par M. Béraud (1) ; elles sont au nombre de trois en allant de haut en bas : 1° *Valvule de M. Béraud* (fig. 147. 1). Elle est située à la partie inférieure du sac lacrymal, se détache de la paroi externe de cette cavité et se dirige obliquement en haut ; elle est composée d'un repli muqueux entre les deux feuillets duquel existe une petite quantité de tissu cellulaire fin qui disparaît sur le bord libre. Cette valvule est sujette à de nombreuses variétés ; elle manque fort souvent. M. Sappey, nous l'avons déjà dit, ne la considère pas

(1) *Archives d'ophthalmologie*, 1855, t. IV, p. 129.

comme une valvule. — 2° *Valvule de Taillefer*. M. Béraud donne
ce nom à un repli valvulaire qui se rencontre à la partie moyenne du
canal nasal (fig. 147. 2). Ce repli existe rarement ; il offre de grande
variété quant à sa direction, puisque le bord libre est tourné tantôt
vers la partie supérieure, tantôt vers la partie inférieure ; elle s'implante tantôt à la paroi interne, tantôt à la paroi postérieure, tantôt à
la paroi externe.— 3° *Valvule de M. Cruveilhier*. C'est ainsi que M. Béraud désigne la valvule inférieure du canal nasal ; cette valvule est la
plus constante de toutes (fig. 147. 3) ; elle est constituée par la mem-

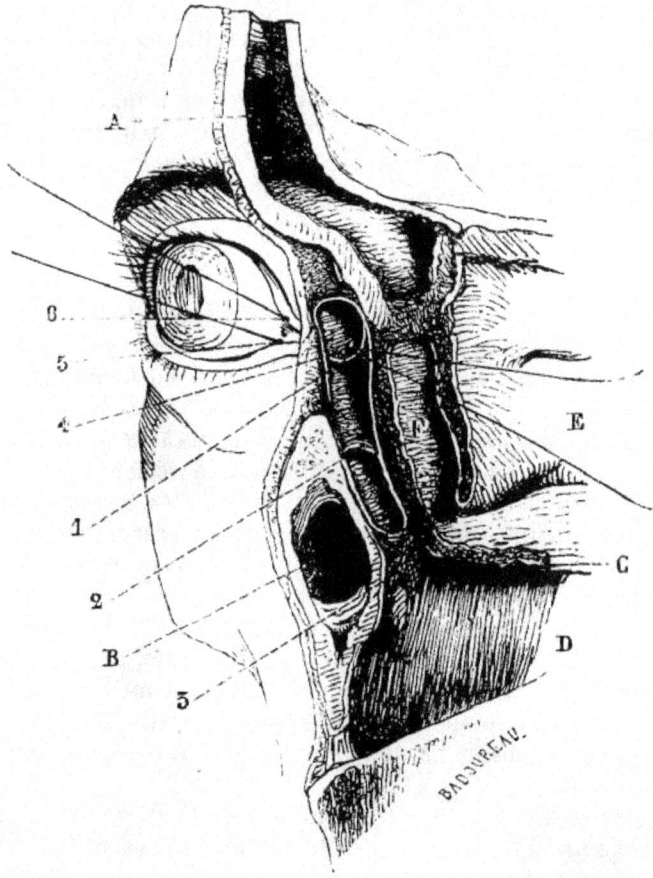

FIG. 147. — *Rapports et valvules du canal nasal.*

A. Sinus frontaux. — B. Sinus maxillaire. — C. Section du cornet inférieur. —
D. Méat inférieur. — E. Cornet moyen coupé perpendiculairement en avant
pour laisser voir. — F. Méat moyen. — 1. Valvule supérieure ou valvule de
Huschke. — 2. Valvule de Taillefer. — 3. Valvule de Cruveilhier. — 4. Tubercules lacrymaux et orifice des conduits lacrymaux. — 5. Point lacrymal inférieur dans lequel une soie de sanglier est engagée. — 6. Point lacrymal supérieur ayant aussi une soie.

brane fibro-muqueuse du canal nasal qui se prolonge en formant un repli valvulaire dans le méat inférieur des fosses nasales. Cette valvule se trouve déchirée dans le cathétérisme par la méthode de Laforest.

Fig. 148. — *Valvules du canal nasal.*

1. Valvule inférieure du sac lacrymal, ou valvule de Béraud.
2. Valvule de Taillefer.
3. Valvule supérieure du sac ou de Huschke.
4. Tubercules lacrymaux et orifice commun des conduits lacrymaux.
5. Point lacrymal supérieur.
6. Point lacrymal inférieur.

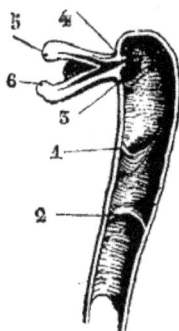

MUSCLES DE L'ORBITE.

Ce sont le *releveur de la paupière supérieure*, et les six muscles de l'œil, les *quatre droits* et les *deux obliques*.

RELEVEUR DE LA PAUPIÈRE SUPÉRIEURE.

Mince, étroit, allongé, il occupe la partie la plus élevée de la cavité orbitaire (fig. 149. 1).

Insertions. — Il s'insère, en arrière, à la gaîne fibreuse que la dure-mère envoie au nerf optique ; de là ses fibres se portent parallèlement au grand axe de l'orbite, s'épanouissent sur une large aponévrose qui s'attache au bord supérieur du cartilage tarse et envoie deux prolongements : l'un, en dehors, fixé à l'apophyse orbitaire externe ; l'autre en dedans, qui s'attache au côté interne de la base de l'orbite.

Rapports. — En haut, avec la voûte orbitaire ; il est croisé à son insertion par la branche ophthalmique de Willis ; il recouvre le droit supérieur de l'œil.

Action. — Il est releveur de la paupière supérieure.

DROIT SUPÉRIEUR.

Situé au-dessous du précédent (fig. 149. 2).

Insertions. — Il s'insère, en arrière : à la partie supérieure de la gaîne fibreuse du nerf optique ; à la partie interne de la fente sphénoïdale, à la gaîne du moteur oculaire commun ; de là ses fibres se portent, d'arrière en avant, en suivant l'axe de l'orbite et s'implantent sur une large aponévrose qui se réfléchit sur le globe, et qui va s'insérer sur la sclérotique, à la partie supérieure du globe de l'œil, à une petite distance de la cornée. Une partie de cette aponévrose se confond, en avant, avec l'orbiculaire des paupières ; en dehors, avec la portion orbitaire externe du releveur de la paupière supérieure ; en dedans, avec le tendon du muscle grand oblique.

Rapports. — En haut, avec la voûte orbitaire et l'élévateur de la paupière supérieure ; en bas, avec le globe de l'œil et le nerf optique.

DROIT INFÉRIEUR.

Situé à la partie inférieure de l'orbite (fig. 149. 5).

Insertions. — Il s'insère, en arrière, à un tendon, *tendon de Zinn*, qui s'attache en dedans de la fente sphénoïdale, et qui lui est commun avec le droit interne et le droit externe ; de là ses fibres se portent en avant et se terminent comme le droit supérieur au globe oculaire. La portion orbitaire de son tendon s'attache au plancher de l'orbite près du muscle petit oblique.

Rapports. — En bas, avec le plancher de l'orbite ; en haut, avec le globe oculaire et le nerf optique.

DROIT INTERNE.

Situé sur le côté interne de l'orbite (fig. 149. 3).

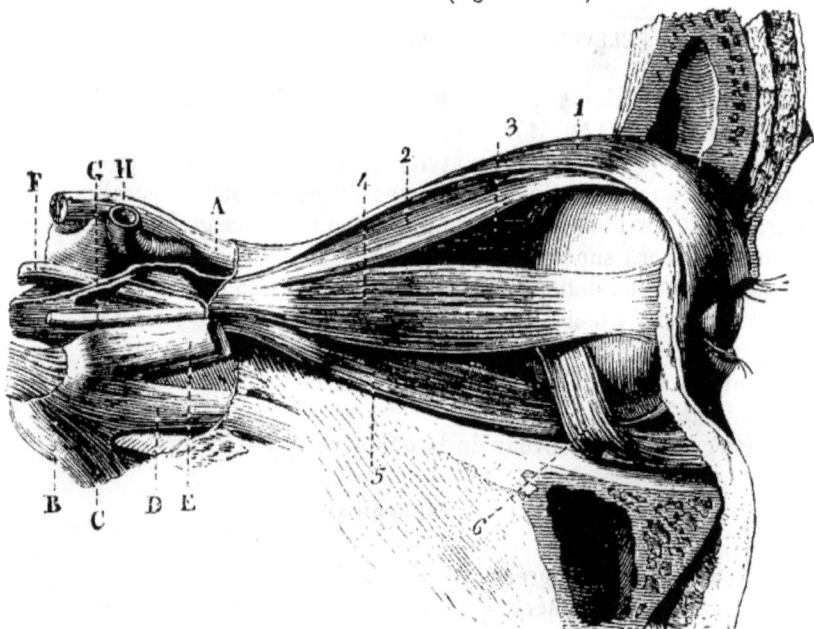

Fig. 149. — *Muscles de l'orbite.*

1. Élévateur propre de la paupière supérieure. — 2. Droit supérieur. — 3. Droit interne. — 4. Droit externe. — 5. Droit inférieur. — 6. Petit oblique ou oblique externe. — A. Nerf optique. — B. Ganglion de Gasser. — C. Nerf maxillaire inférieur. — D. Nerf maxillaire supérieur. — E. Branche ophthalmique de Willis. — F. Nerf moteur oculaire commun. — G. Nerf pathétique. — H. Artère carotide.

Insertions. — Il s'insère comme le précédent au tendon de Zinn, et par un autre faisceau à la gaîne du nerf optique ; de là ses fibres se portent en avant et vont se fixer au globe de l'œil, comme le précédent ; la portion orbitaire de son tendon antérieur se fixe à la crête de l'os unguis.

Rapports. — En dedans, avec la paroi interne de l'orbite ; en dehors, avec le globe oculaire et le nerf optique.

DROIT EXTERNE.

Situé sur le côté externe de l'orbite (fig. 149. 4).

Insertions. — Il s'insère au tendon de Zinn et à la gaîne du moteur oculaire externe ; de là ses fibres se portent en avant et se terminent comme le précédent au globe oculaire ; sa portion orbitaire s'attache à l'orbite, au niveau de l'articulation de l'os frontal avec l'os malaire.

Rapports. — En dehors, avec la paroi orbitaire externe ; en dedans, avec le globe oculaire et le nerf optique.

Action des muscles droits. — Lorsqu'un de ces muscles se contracte isolément, il imprime au globe de l'œil un mouvement de rotation sur divers axes qui passent par son centre, de telle sorte que la pupille peut être tournée en haut, en bas, en dedans, en dehors ; on a pensé que lorsque ces muscles se contractaient tous ensemble, ils exerçaient sur le globe de l'œil une compression qui pouvait faire varier la distance qui sépare la rétine du cristallin, ce qui permettait de voir les objets à des distances si différentes ; d'autres physiologistes ont dit qu'ils allongeaient le globe de l'œil.

GRAND OBLIQUE.

Situé dans l'angle supérieur et interne de l'orbite.

Insertions. — Il s'insère, en arrière, à la gaîne du nerf optique, entre le droit supérieur et le droit interne ; de là ses fibres se portent en avant et arrivent à l'angle interne et supérieur de l'orbite ; les fibres musculaires s'insèrent sur un tendon arrondi qui se réfléchit à angle aigu en passant dans l'anneau cartilagineux ou poulie qui lui est destinée ; de là il se dirige en bas, en dehors et en arrière, passe au-dessous du muscle droit supérieur, et va s'attacher par une large expansion fibreuse à la partie postérieure supérieure et externe du globe de l'œil. Une petite bourse séreuse favorise les glissements de son tendon dans l'anneau de réflexion.

Rapports. — Dans sa portion oculaire il a les mêmes rapports que le droit interne ; dans sa portion réfléchie il est recouvert par l'élévateur de la paupière et le droit supérieur.

Action. — Il porte la partie postérieure et externe du globe de l'œil en haut, en dedans et en avant, par conséquent il tourne la pupille en bas, en dehors et en arrière.

PETIT OBLIQUE.

Situé à la partie inférieure et antérieure de l'orbite, il est le plus court des muscles de cette région (fig. 149. 6).

Insertions. — Il s'insère, en bas, à la partie interne et antérieure du plancher de l'orbite ; de là ses fibres se portent obliquement d'avant en arrière, de dedans en dehors et de bas en haut, et vont s'attacher à la partie postérieure et externe du globe oculaire, au-dessous de l'insertion du muscle grand oblique.

Rapports. — En bas, avec le plancher de l'orbite, les muscles droit inférieur et droit externe qu'il croise à angle aigu, en haut avec le globe oculaire.

Action. — Il porte la pupille en sens inverse du grand oblique, c'est-à-dire en haut ; comme ce dernier muscle, il la porte en dehors.

L'insertion postérieure de ces muscles, excepté celle du petit oblique, est pour ainsi dire commune ; en effet, ils s'insèrent à la gaîne du nerf optique et un peu aux expansions fibreuses qui servent de gaîne aux nerfs moteur oculaire commun et moteur oculaire externe. De ce point ces muscles se dirigent d'arrière en avant. Les quatre muscles droits vont en divergeant et forment les côtés d'une pyramide quadrangulaire dont l'œil serait la base. Arrivés sur le globe de l'œil, ils s'épanouissent en un tendon qui se réfléchit sur la sclérotique et va s'attacher sur cette membrane, à 4 ou 5 millimètres de la cornée. Les insertions antérieures de ces muscles ne sont pas très distinctes, puisque chaque tendon s'épanouit et va se confondre avec les tendons des muscles voisins. Il est à remarquer en outre que ces tendons ne s'insèrent pas exclusivement au globe oculaire, puisque nous avons vu chacun d'eux envoyer une expansion fibreuse à la partie osseuse la plus voisine.

Les muscles droits ne sont point ni égaux en volume ni en longueur ; ainsi le muscle droit interne est le plus volumineux et le plus court, le droit externe est le plus long.

Les muscles obliques s'insèrent sur l'hémisphère postérieur du globe de l'œil, le grand oblique en dehors et en arrière du droit supérieur, le petit oblique en dehors et en haut du droit externe.

Les *artères* des muscles de l'œil viennent des branches musculaires de l'ophthalmique.

Les *nerfs* sont fournis : par la 3e paire, moteur oculaire externe destiné aux droits supérieur, inférieur et interne, au petit oblique et à l'élévateur de la paupière ; par la 4e paire, nerf pathétique pour le grand oblique ; par la 6e paire, moteur oculaire externe pour le droit externe.

Aponévrose oculo-orbitaire.

L'aponévrose orbitaire est une lame fibreuse qui enveloppe le globe de l'œil, et l'isole complétement de toutes les parties contenues dans l'orbite ; elle se prolonge sur les muscles moteurs du globe oculaire en leur fournissant une gaîne.

Pour faire bien comprendre la disposition de cette aponévrose, à l'exemple de M. Cruveilhier, nous la supposerons partir du pourtour de l'orbite, où elle se continue avec le périoste orbitaire, et nous la suivrons sur le globe de l'œil et sur les tissus environnants.

Née du point que nous avons indiqué, l'aponévrose oculo-orbitaire s'adosse à la conjective palpébrale, puis à la conjective oculaire qu'elle abandonne à quelques millimètres de la cornée, se porte en arrière sur la sclérotique qu'elle tapisse. Arrivée à la partie postérieure de cette membrane, elle rencontre le nerf optique, avec la gaîne duquel elle se confond. Au niveau de l'insertion des six muscles moteurs de l'œil, elle se réfléchit sur ces muscles et leur forme une gaîne fibreuse très résistante au niveau de leur insertion oculaire, et qui va en s'amincissant d'avant en arrière, de telle sorte que la gaîne devient celluleuse dans le tiers postérieur de chaque muscle.

Cette aponévrose divise donc l'orbite en deux parties : dans la partie antérieure on rencontre le globe de l'œil ; dans la partie postérieure se trouvent les muscles, les nerfs, les vaisseaux et le tissu graisseux.

Elle est unie à la conjonctive et à la sclérotique par un tissu cellulaire lamelleux très lâche, permettant des glissements tellement faciles, qu'on serait tenté d'admettre, entre cette aponévrose et le globe oculaire, une bourse séreuse rudimentaire analogue aux bourses souscutanées.

GLOBE DE L'OEIL.

Le *globe de l'œil* est situé dans la cavité orbitaire, maintenu en place par ses muscles, le nerf optique, la conjonctive, les paupières, l'aponévrose orbito-oculaire, moyens d'union qui, tout en lui assurant une contention solide, lui permettent des mouvements très variés et très étendus.

Son volume est à peu près le même chez les divers sujets ; l'ouverture plus grande des paupières le fait seule paraître plus volumineux.

Il a la forme d'un segment de sphère surmonté, en avant, par un segment d'une sphère plus petite ; son diamètre antéro-postérieur l'emporte souvent de quelques millimètres sur ses autres.

Il est en rapport, en avant, dans sa portion libre, avec la conjonctive et les paupières qui le couvrent quand elles se ferment ; dans sa portion cachée, avec un coussinet graisseux qui le sépare de l'aponévrose oculaire ; il est entouré par les six muscles destinés à le mouvoir.

En haut et en dehors il est en rapport avec la glande lacrymale ; en dedans, avec la caroncule lacrymale et le sac lacrymal.

Il est composé de membranes et de milieux : les membranes sont la *sclérotique*, la *cornée*, la *choroïde* avec les *procès ciliaires*, l'*iris*, la *rétine;* les milieux : l'*humeur aqueuse* et sa *membrane*, le *cristallin* et sa *capsule*, l'*humeur vitrée* et sa *membrane*.

SCLÉROTIQUE.

C'est la membrane qui forme la partie opaque de la coque oculaire ; elle est perforée en arrière pour le passage du nerf optique, en avant elle présente une ouverture elliptique dans laquelle est enchâssée la cornée (fig. 150. 4).

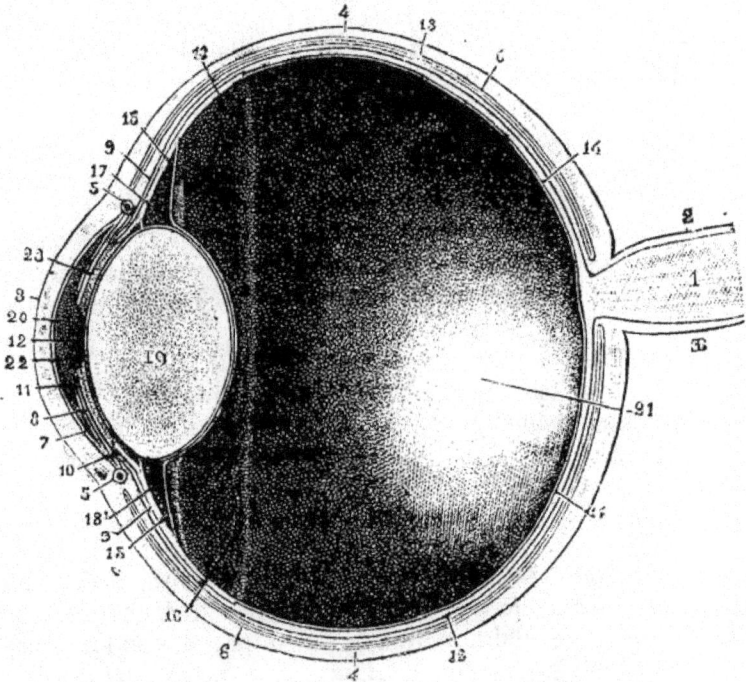

FIG. 150. — *Coupe antéro-postérieure du globe oculaire.*

1. Nerf optique. — 2. Gaîne du nerf optique. — 3. Cornée. — 4,4. Sclérotique. 5,5. Canal de Fontana. — 6,6. Choroïde. — 7. Portion antérieure de la membrane de l'humeur aqueuse. — 8. Portion postérieure de la membrane de l'humeur aqueuse. — 9,9. Corps ciliaire. — 10. Procès ciliaire. — 11. Iris. —12. Pupille. — 13,13. Rétine. — 14,14. Membrane hyaloïde. — 15,15. Portion ciliaire de la membrane hyaloïde. — 16,16. Zone de Zinn. — 17. Adhérences de la zone de Zinn avec la capsule cristalline. — 18. Canal de Petit. — 19. Cristallin. — 20. Capsule cristalline. — 21. Corps vitré. — 22. Chambre antérieure. — 23. Chambre postérieure.

Sa face externe présente les mêmes rapports que le globe de l'œil ; elle est lisse, elle donne attache aux quatre muscles droits et aux deux muscles obliques de l'œil, elle présente une légère dépression en arrière de l'insertion des muscles droits. Sa surface interne est en rapport avec la choroïde, elle a une couleur brune qu'elle doit au pigment choroïdien ; entre la choroïde et la sclérotique rampent les nerfs et les vaisseaux ciliaires.

Structure. — Membrane fibreuse extensible plus épaisse en arrière qu'en avant, elle a été considérée comme un prolongement de la dure-mère ; en effet, la gaîne du nerf optique se prolonge sur la sclérotique et ne peut en être séparée ; cette disposition est surtout très apparente chez le fœtus. Les fibres laissent entre elles des intervalles qui forment des ouvertures à travers lesquelles passent les artères et les veines ; ces orifices sont très nombreux autour du nerf optique et autour de la cornée ; ils sont très rapprochés les uns des autres et forment comme une espèce de cercle dans ce dernier endroit.

CORNÉE.

Membrane transparente située à la partie antérieure du globe de l'œil, elle est elliptique ; son diamètre transverse l'emporte d'un millimètre environ sur les autres (fig. 150.3).

Sa face antérieure, convexe, fait relief en avant du globe de l'œil ; elle est tapissée par la conjonctive réduite à sa couche épithéliale et qui lui est intimement unie. Sa face postérieure est concave, tapissée par la membrane de l'humeur aqueuse, *membrane de Demours* ou *de Descemet ;* elle forme la paroi antérieure de la chambre antérieure de l'œil. Sa circonférence, taillée en biseau aux dépens de sa face externe, s'enchâsse dans la sclérotique taillée en biseau aux dépens de sa face interne. L'adhérence entre ces deux membranes est telle qu'on les a longtemps considérées comme n'en formant qu'une seule. C'est encore l'opinion de M. Giraldès, qui pense que la différence de densité permet seule la distinction.

Structure. — La cornée peut être divisée en un grand nombre de lamelles ; mais cette division est purement artificielle ; la texture du tissu propre de la cornée est fibreuse. M. Cruveilhier dit que les injections les plus fines n'ont pu démontrer de vaisseaux dans la cornée ; MM. Sappey et Broca n'ont pas pu découvrir de vaisseaux appartenant à cette membrane ; M. Giraldès pense au contraire qu'il existe des vaisseaux dans l'intervalle des fibres.

Membrane d'Arnold.

La face interne de la sclérotique est tapissée par une lame de tissu cellulaire qui soutient les nerfs ciliaires ; cette couche celluleuse a été décrite sous le nom de *membrane d'Arnold*. Elle est plus mince en arrière qu'en avant, où elle forme, vers le point d'insertion de la sclérotique avec la cornée, un anneau fibreux qui est le *ligament ciliaire, cercle ciliaire ;* ce cercle est très riche en vaisseaux sanguins, c'est dans son épaisseur que les nerfs ciliaires se bifurquent et semblent s'anastomoser. Sa petite circonférence répond à l'iris, sa grande à la cornée et à la sclérotique. On a décrit, sous le nom de *canal de Fontana* (fig. 150. 5), un petit espace situé entre le cercle ciliaire, la sclérotique et la cornée. Le cercle ciliaire a été regardé, par quelques anatomistes, comme un *ganglion nerveux*, d'où le nom de *ganglion ciliaire.*

CHOROÏDE, PROCÈS CILIAIRES.

La *choroïde* est la seconde membrane de l'œil par ordre de superposition (fig. 150. 6) ; c'est une membrane cellulo-vasculaire qui se moule sur la sclérotique, à laquelle elle est peu adhérente, mais qui adhère fortement au corps ciliaire. Sa surface interne est en rapport avec la rétine, à laquelle elle n'adhère pas.

Les deux faces de la choroïde sont tapissées par un pigment renfermé dans des cellules hexagonales et semblable à celui de la peau des nègres ; la couche du pigment est plus abondante à la face interne qu'à la face externe, en avant qu'en arrière.

En arrière, la choroïde est percée d'un trou pour le passage du nerf optique ; en avant, elle se termine par les procès ciliaires. Suivant M. Giraldès, elle se réfléchit pour former une cloison percée à son centre ; cette cloison est l'*iris.*

A la partie antérieure de la choroïde, autour du cristallin, on voit un disque formé de rayons concentriques plus rapprochés au centre, divergents à la circonférence : c'est ce que l'on nomme le *corps ciliaire* (fig. 150. 9). Chaque rayon a été appelé *procès ciliaire* (fig. 150, 10). D'après Ribes, si l'on sépare la choroïde des humeurs de l'œil, on voit après cette séparation deux disques bien distincts : l'un attaché à la choroïde, c'est le *corps ciliaire de la choroïde ;* l'autre est attaché à la partie antérieure du corps vitré et au cristallin, c'est la *zone ciliaire de Zinn,* appelée aussi *procès ciliaires du corps vitré* (fig. 150. 16).

Les *procès ciliaires de la choroïde* adhèrent à cette membrane, en augmentant de volume à mesure qu'ils s'approchent de la grande circonférence de l'iris, derrière laquelle ils se prolongent sans y adhérer. De membraneux qu'ils étaient à leur origine, ils deviennent villeux et extrêmement vasculaires ; leur extrémité libre est en rapport avec la partie antérieure du corps vitré et là circonférence du cristallin ; la partie du procès ciliaire qui passe derrière l'iris flotte dans l'humeur aqueuse de la chambre postérieure. Les procès ciliaires sont séparés les uns des autres par un espace triangulaire rempli par les procès ciliaires du corps vitré.

Les *procès ciliaires du corps vitré* sont presque en tout semblables à ceux de la choroïde ; ils ont un bord qui est adhérent au corps vitré et anticipe un peu sur la circonférence du cristallin ; le bord libre est frangé, la couleur noire du bord libre des franges et la transparence de l'espace qui les sépare ornent la partie antérieure du corps vitré d'un cercle fort remarquable qui a été comparé à une fleur radiée. De même que les procès ciliaires de la choroïde se placent dans les espaces compris entre les procès ciliaires du corps vitré, de même ceux du corps vitré s'enchâssent avec ceux de la choroïde. Par leur extrémité, ils se fixent sur le bord de la membrane cristalline.

Si l'on examine les procès ciliaires isolés et séparés l'un de l'autre, on voit que des portions de membrane hyaloïde ont été détachées, dans les intervalles du procès ciliaire du corps vitré et sur les bords du procès ciliaire de la choroïde, par les tractions exercées pour enlever les procès ciliaires. Sur les procès ciliaires du corps vitré, au contraire, on trouve des lambeaux de matière noire que l'on ne peut faire disparaître par le lavage, et qui appartiennent à la face interne du procès ciliaire de la choroïde. Cette disposition démontre que la rétine ne saurait arriver jusqu'à la circonférence du cristallin, et qu'elle se termine à la face postérieure des procès ciliaires.

La structure de la choroïde est essentiellement vasculaire. Les procès ciliaires ont été injectés par Ribes ; il les a remplis avec les injections poussées dans les artères et dans les veines.

Ruysch a divisé la choroïde en deux lames : l'une externe, l'autre interne, extrêmement vasculaire ; c'est ce feuillet qu'on a appelé *membrane ruyschienne*.

La face interne de la choroïde, les procès ciliaires sont recouverts par une couche noire, le *pigment*, plus épaisse en arrière qu'en avant. Thomas Wharton Jones a prétendu que le pigment était sécrété par une membrane particulière. Cette opinion ne saurait être admise ; et si chez les fœtus on a pu séparer le pigment par lamelles, cela prouve, tout au plus, que les cellules dans lesquelles est contenue la matière colorante forment une lame celluleuse très mince.

Le pigment recouvre, avons-nous dit, toute la face interne de la choroïde. Chez les mammifères, en dedans du nerf optique, la face interne de la choroïde prend un aspect lisse, brillant, diversement coloré : c'est ce que l'on appelle *membrane du tapis*. Cette partie n'est pas recouverte par le pigment.

IRIS.

L'*iris* (fig. 150. 11) est un diaphragme membraneux, vertical, percé, un peu en dedans de son centre, d'une ouverture, la *pupille* (fig. 150. 12), circulaire chez l'homme, et qui divise la partie de l'œil comprise entre la cornée et le cristallin en deux parties : la *chambre antérieure* et la *chambre postérieure*.

L'iris présente : 1° Une *grande circonférence* enchâssée entre le cercle ciliaire qui est en avant et le corps ciliaire qui est en arrière. Dans ce point se trouve un sinus veineux : c'est le *canal de Fontana* dont nous avons parlé plus haut. 2° Une *petite circonférence*, qui limite l'ouverture pupillaire : c'est le petit cercle de l'iris. Cette ouverture est bordée par un cercle étroit d'une coloration un peu différente du reste de l'iris. 3° Une *face antérieure*, plane, un peu convexe en avant, diversement colorée, qui forme la paroi postérieure de la chambre antérieure ; elle présente dans l'espèce humaine des stries parallèles qui vont de la grande à la petite circonférence ; elle est supposée tapissée par la membrane de l'humeur aqueuse. 4° Une *face postérieure* formant la paroi antérieure de la chambre postérieure, et tapissée par une couche de pigment que l'on a appelée *membrane uvée*. Si l'on enlève celle-ci, on voit que la face postérieure de l'iris présente, comme la face antérieure, des stries concentriques, mais elle n'a pas la même coloration : elle est blanche, lisse, comme la face profonde de la choroïde dépouillée de son pigment.

Structure de l'iris. — Les alternatives des contractions et de relâchement de l'iris ont fait admettre que cette membrane était composée de fibres musculaires, les unes radiées, les autres circulaires. M. Giraldès a constaté que l'iris possède des fibres musculaires parallèles aux rayons du cercle irien, et qu'elles servent à dilater la pupille. Existe-t-il des fibres circulaires ? M. Giraldès n'ose l'affirmer, il ne pourrait tout au plus les admettre que par analogie. M. Guillemin a démontré l'existence de fibres circulaires se comportant comme les fibres musculaires de la vie animale.

Les expériences de Nysten et de M. Longet ont en outre démontré que l'iris se contractait sous l'influence de la pile. La nature musculaire de l'iris doit donc être admise, plutôt d'après les fonctions de cet organe, car l'insuffisance de la démonstration anatomique ne permet pas de la constater d'une manière directe.

L'iris reçoit un grand nombre de vaisseaux artériels qui lui sont fournis par les ciliaires longues, qui, en s'anastomosant, forment un cercle vasculaire dont les rameaux se dirigent de la grande circonférence de l'iris vers la pupille, où elles forment un second cercle en s'anastomosant de nouveau. Les veines sont beaucoup plus nombreuses que les artères. Les nerfs, très volumineux, viennent du ganglion ophthalmique et du rameau nasal de la cinquième paire, se portent, sous le nom de *nerfs ciliaires*, dans le cercle ciliaire, s'y anastomosent, et de là se dirigent dans l'épaisseur de l'iris jusqu'à sa petite circonférence.

Chez le fœtus, l'ouverture pupillaire est fermée par une membrane, *membrane pupillaire*, *membrane de Wachendorf ;* elle apparaît vers le troisième mois de la vie intra-utérine et disparaît vers le septième. M. J. Cloquet a démontré que cette membrane était composée de deux feuillets entre lesquels rampaient des vaisseaux qui ne sont que la continuation des vaisseaux iriens : il a constaté, en outre, qu'il existait un point central dépourvu de vaisseaux, et que par ce point se faisait la rupture de la membrane pupillaire.

RÉTINE.

La *rétine* est la troisième membrane de l'œil (fig. 150. 13) ; c'est elle qui est destinée à recevoir les impressions lumineuses et à les transmettre au nerf optique qui les conduit jusqu'au cerveau.

Sa *face externe* est en rapport avec la face interne de la choroïde, dont elle serait séparée, d'après Jacob, par une membrane de nature séreuse, *membrane de Jacob*. — Sa *face interne* est en rapport avec le corps vitré. — Les anatomistes ne sont pas d'accord sur le point où se termine la rétine antérieurement. M. Cruveilhier professe que la rétine se termine nettement à la circonférence des procès ciliaires du corps vitré, auxquels elle adhère fortement. M. Giraldès dit que la rétine, après être arrivée à la partie postérieure des procès ciliaires, se dépouille de sa substance nerveuse, devient plus mince, enveloppe chaque procès ciliaire jusqu'à la partie antérieure. Là, elle devient encore plus adhérente et se réfléchit sur la face postérieure de l'iris jusqu'à l'ouverture pupillaire, de sorte que chaque procès ciliaire serait enveloppé par un prolongement de la rétine. La partie pulpeuse de la rétine ne s'arrêterait pas non plus, suivant cet anatomiste, à la partie postérieure des procès ciliaires ; elle enverrait, au contraire, de petits prolongements dans leur intervalle.

La rétine est la terminaison du nerf optique. Du point où le nerf optique s'étale pour former la rétine partent, d'un centre commun, des plis postéro-antérieurs, apparents surtout chez les enfants très jeunes. On trouve encore un ou plusieurs plis transversaux considérés comme le rudiment du plissement qu'on observe sur la rétine des oiseaux.

Sur le côté externe de l'insertion du nerf optique on trouve le *foramen central de la rétine ;* ce trou est entouré d'une zone d'un jaune-serin : c'est la *tache jaune* de Sœmmerring. Ces deux organes correspondent à l'axe antéro-postérieur du globe de l'œil.

Structure de la rétine. — La rétine est formée de deux membranes distinctes :

1° Une *membrane interne* ou *cellulo-vasculaire*. Cette membrane est formée par du tissu cellulaire qui supporte les veines et les artères de la rétine.

2° Une *couche nerveuse* située entre la membrane celluleuse et la *membrane de Jacob*, que quelques anatomistes ont décrite comme une des parties constituantes de la rétine. Cette membrane est composée de deux couches, l'une externe, celle des *bâtonnets*, l'autre interne, *fibreuse*. La couche nerveuse a été elle-même divisée en deux parties, l'une plus externe, désignée sous le nom de *couche des globules*, formée de petits corps grenus renfermés dans des vésicules pâles, transparentes, de 1/131ᵉ de ligne de diamètre (Valentin). La couche la plus profonde est la *couche grenue interne*, formée par de petits globules jaunâtres de 1/238ᵉ de ligne de diamètre.

Les vaisseaux de la rétine sont la veine et l'artère centrale, branche de l'ophthalmique : celle-ci traverse le nerf optique, se divise en plusieurs branches, dont l'une, artère centrale du cristallin, traverse le corps vitré d'avant en arrière ; les veines sont plus nombreuses et moins flexueuses que les artères ; elles se jettent dans les veines ciliaires.

HUMEUR AQUEUSE.

On donne ce nom à un liquide limpide, transparent, situé dans les deux chambres de l'œil, c'est-à-dire dans la partie du globe de l'œil comprise entre la cornée et le cristallin : la *chambre antérieure* (fig. 150. 22) est la partie comprise entre la cornée et la face antérieure de l'iris ; la *chambre postérieure* (fig. 150. 23) est la partie qui existe entre la face postérieure de l'iris et le feuillet antérieur de la capsule cristalline ; ces deux chambres communiquent par l'ouverture pupillaire.

La chambre antérieure est tapissée par une membrane particulière qui paraît sécréter l'humeur aqueuse, c'est la *membrane de Demours* (fig. 150. 7) ou *de Descemet;* elle couvre toute la face postérieure de la cornée, s'arrête là, suivant certains anatomistes ; suivant d'autres se replie sur la face antérieure de l'iris ; enfin, il existe une troisième opinion qui la ferait se réfléchir encore sur le bord pupillaire et tapisser la face postérieure de la membrane uvée (fig. 159, 8). M. Giraldès a observé cette disposition sur la biche de la Louisiane, et a vu la membrane de l'humeur aqueuse former aussi un sac complet.

Un grand nombre d'opinions ont été émises sur l'origine de l'humeur aqueuse, nous ne les reproduirons pas ici. Il nous semble tout naturel d'admettre que ce liquide est sécrété par la membrane qui l'enveloppe.

HUMEUR VITRÉE.

L'*humeur vitrée* (fig. 150. 21) est une masse gélatineuse, très transparente, située dans la partie postérieure du globe de l'œil, en arrière du cristallin; elle est enveloppée par la *membrane hyaloïde* (fig. 150. 14).

La membrane hyaloïde tapisse le feuillet interne de la rétine, se moule sur l'humeur vitrée, et arrivée à la couronne ciliaire, se réfléchit sur la capsule. Quelques anatomistes pensent que la membrane hyaloïde se dédouble ; un feuillet passerait en avant, un autre en arrière du cristallin. L'espace compris entre ces deux feuillets et le cristallin est désigné sous le nom de *canal godronné* de Petit (fig. 150. 18). D'après M. Cruveilhier, ce canal se trouve entre la zone de Zinn et l'hyaloïde ; le cristallin est fixé par la zone de Zinn à la circonférence du corps vitré cristallin ; sa face externe est donc en rapport avec la rétine et la capsule cristalline ; sa face profonde est en rapport avec l'humeur vitrée. D'après un grand nombre d'anatomistes, de la face interne de cette membrane partiraient un grand nombre de prolongements celluleux qui diviseraient l'humeur vitrée en autant de compartiments ; M. Giraldès ne partage pas cette opinion, il considère le corps vitré comme formé de lamelles concentriques qui se détachent les unes après les autres. Lorsqu'on sépare la choroïde et l'iris du corps vitré, on voit une couronne de lignes noires séparées par des lignes blanches ; les lignes noires correspondent aux *procès ciliaires du corps vitré*, dont nous avons déjà parlé.

L'humeur vitrée est traversée, d'arrière en avant par un canal, *canal hyaloïdien*, tapissé par la membrane hyaloïde et renfermant une branche de l'artère centrale de la rétine qui se rend au cristallin. Ce canal a été décrit, pour la première fois, par M. J. Cloquet.

CRISTALLIN.

Le *cristallin* est une lentille biconvexe située dans une fossette que présente l'humeur vitrée à sa partie antérieure (fig. 150. 19).

La *face antérieure* a une convexité moins grande que la face postérieure ; elle est en rapport avec la chambre postérieure de l'œil et médiatement avec l'iris. La *face postérieure* est en rapport avec la membrane hyaloïde. La *circonférence*, enchâssée par les procès ciliaires du corps vitré, est en rapport avec le canal godronné de Petit.

Le cristallin se compose : 1° d'une substance propre ; 2° de la capsule cristalline.

Structure du cristallin. — Dur à son centre, d'autant plus mou qu'on s'approche davantage de sa superficie, il est, dans ce dernier point, d'une mollesse presque liquide ; cette partie a été appelée *humeur de Morgagni*. Le cristallin est formé de couches concentriques, chaque lamelle est elle-même composée de fibres radiées ; enfin, soumis à l'ébullition, il se sépare en petits segments triangulaires, dont les lignes de séparation vont de la circonférence au centre. Le cristallin a été regardé comme un tissu vivant, on l'a même considéré comme un organe musculaire. Il est bien plus naturel de penser qu'il est un produit de sécrétion de la capsule cristalline.

Capsule cristalline (fig. 150. 20). — On nomme ainsi la membrane d'enveloppe du cristallin, plus épaisse en avant qu'en arrière, en rapport, par sa surface externe, avec l'humeur aqueuse et avec l'humeur vitrée, par sa face interne avec le cristallin, avec lequel elle ne contracte pas d'adhérence.

Elle reçoit des vaisseaux qui sont : l'artère centrale du cristallin pour la partie postérieure de la capsule, les artères de la partie antérieure viennent des procès ciliaires ; ces vaisseaux sont uniquement destinés à la capsule, ils ne pénètrent pas dans le cristallin.

L'opacité du cristallin ou de sa capsule constitue les cataractes lenticulaires ou capsulaires ; l'opacité simultanée de ces deux parties, la cataracte capsulo-lenticulaire.

APPAREIL DE L'AUDITION.

L'appareil de l'audition est composé : 1° d'un appareil collecteur et conducteur des sons, l'*oreille externe* formée du *pavillon* et du *conduit auditif externe* ; 2° d'un appareil modérateur du son, *oreille moyenne, caisse du tympan* ; 3° d'un appareil destiné à percevoir le son, l'*oreille interne* ou *labyrinthe*. Le nerf qui transmet les sons au cerveau est la portion molle de la septième paire, le *nerf acoustique*.

OREILLE EXTERNE.

PAVILLON DE L'OREILLE.

C'est cette partie qu'on désigne vulgairement sous le nom d'*oreille*. Elle présente de grandes variétés dans ses dimensions, sa longueur, et même dans son angle d'insertion avec les parties latérales de la tête. Cet angle, dans une bonne conformation, doit être de 25 à 30 degrés.

Le pavillon est libre dans la plus grande partie de son étendue ; il est fixé en avant et en dedans d'une manière très solide.

On lui considère : Une *face interne*, sur laquelle on trouve des éminences et des enfoncements peu marqués qui correspondent néanmoins aux enfoncements et aux éminences de la face externe. Une *face externe*, saillante dans quelques points, déprimée dans d'autres. Ces dépressions et ces saillies sont : 1° la *conque*, dépression profonde située au centre du pavillon, et au fond de laquelle se trouve l'orifice du conduit auditif externe ; 2° le *tragus*, petite languette triangulaire située en avant de la conque, et qui la recouvre à la manière d'un opercule ; sur le tragus s'implantent souvent de longs poils roides ; 3° l'*antitragus*, situé en arrière de la conque, en face du tragus, languette triangulaire, plus petite que le tragus ; le sillon qui sépare le tragus de l'antitragus porte le nom d'*échancrure de la conque* ;

4° l'*hélix*, repli curviligne qui forme la limite du pavillon, qui commence en avant et au centre de la conque au-dessus du conduit auditif externe, et se bifurque en arrière pour former par sa branche postérieure le *lobule ;* la branche antérieure de bifurcation se termine avec l'anthélix ; 5° le *sillon de l'hélix*, gouttière concentrique à l'hélix ; 6° l'*anthélix*, repli curviligne qui commence au-dessus de l'antitragus, se porte en haut, puis en avant, et se bifurque derrière la racine de l'hélix ; entre ces deux branches se trouve la *fosse naviculaire* ou *fossette de l'anthélix ;* 7° le pavillon de l'oreille présente enfin à sa partie inférieure une extrémité molle à laquelle on attache les anneaux : c'est le *lobule*.

Structure. — A. *Cartilage auriculaire*. — Il présente les éminences et les dépressions que nous venons de signaler, il n'occupe pas tout le pavillon ; ainsi le lobule et le bord externe de l'hélix en sont dépourvus. Il présente, en outre : 1° l'*apophyse de l'hélix*, située au bord antérieur de l'hélix, au-dessus du tragus ; 2° une languette formée par les extrémités réunies de l'hélix et de l'anthélix, et qui soutient la base du lobule ; 3° la *queue de l'hélix*.

Le cartilage auriculaire est composé de pièces qui peuvent jouer les unes sur les autres.

B. *Ligaments*. — Les *ligaments intrinsèques* maintiennent les différentes pièces qui constituent le cartilage de l'oreille ; ce sont : 1° un ligament qui fixe la queue de l'hélix à la conque ; 2° un autre qui unit le tragus à l'hélix ; 3° des ligaments qui occupent l'épaisseur du repli que présente la branche inférieure de bifurcation de l'anthélix. Ces ligaments sont très forts à la face interne du pavillon. Les *ligaments extrinsèques* sont : 1° un *ligament postérieur* qui s'étend de la conque à l'apophyse mastoïde ; 2° deux *antérieurs*, étendus, l'un du tragus, l'autre de l'apophyse de l'hélix à l'arcade zygomatique.

C. *Muscles*. — Les *muscles extrinsèques* ont été déjà décrits (voy. *Myologie*, p. 248). Les *muscles intrinsèques* sont : 1° le *grand muscle de l'hélix*, petit muscle vertical placé à la partie antérieure de l'hélix, au niveau du tragus ; 2° le *petit muscle de l'hélix*, petit muscle couché sur la racine antérieure de l'hélix ; 3° le *muscle du tragus*, situé sur la face externe du tragus ; 4° le *muscle de l'antitragus*, situé sur la face externe de l'antitragus ; 5° le *muscle transverse* plutôt fibreux que musculaire, situé sur la face mastoïdienne du pavillon.

D. *Peau*. — La peau du pavillon est très fine, très transparente, adhérente au cartilage sur lequel elle se moule ; elle est adossée elle-même à la circonférence de l'hélix et au lobule qu'elle forme entièrement ; on trouve une graisse très abondante et molle dans le lobule.

E. *Vaisseaux et nerfs*. — Les artères viennent des auriculaires postérieures et antérieures ; les veines suivent la même direction que les artères et portent le même nom ; les nerfs viennent des rameaux auriculaires du plexus cervical et du nerf maxillaire inférieur.

CONDUIT AUDITIF EXTERNE.

Canal cartilagineux et osseux, étendu de la conque à la membrane du tympan, long de 3 centimètres environ, légèrement coudé, à angle saillant en haut ; près de son orifice externe, il est en rapport, en avant avec l'articulation temporo-maxillaire, en arrière avec l'apophyse mastoïde, en bas avec la parotide.

Son *orifice externe,* plus ou moins évasé suivant les sujets, est limité en arrière par une *crête semi-lunaire* qui le rétrécit. Cette crête est formée par la juxtaposition du conduit auditif externe et du pavillon derrière le tragus. Cet orifice est précédé d'une excavation qui en forme, pour ainsi dire, le vestibule.

Son *orifice interne* est terminé par la membrane du tympan ; il est comme cette membrane, oblique de haut en bas et de dehors en dedans.

Structure. — A. *Portion osseuse.* — Décrite avec l'os temporal (voy. *Ostéologie,* p. 46) ; elle manque chez le fœtus, où elle est remplacée par le cercle du tympan.

B. *Portion cartilagineuse.* — Elle forme la moitié externe du conduit auditif ; elle peut être séparée du pavillon, excepté à sa partie inférieure ; le cartilage du conduit auditif externe est attaché à l'os temporal par un tissu fibreux très résistant, qui lui permet cependant d'exécuter certains mouvements. Au voisinage du tragus, le conduit auditif présente deux ou trois incisures transversales, perpendiculaires à la longueur du conduit, *incisures de Santorini.* Ces espèces d'anneaux sont réunis par du tissu fibreux dans lequel on a cru trouver des fibres musculaires.

C. *Portion fibreuse.* — Le tiers supérieur du conduit auditif, dans l'échancrure du cartilage, est formé par du tissu fibreux très résistant.

D. *Peau.* — Le conduit auditif est tapissé dans toute sa longueur par un prolongement de la peau ; celle-ci est fine, transparente, couverte d'un léger duvet, et chez le vieillard, de poils roides qui empêchent les corpuscules de pénétrer dans le canal ; elle présente un grand nombre de *follicules sébacés.* Ces glandes sécrètent une humeur jaune, épaisse, onctueuse, très amère, à laquelle on a donné le nom de *cérumen.*

OREILLE MOYENNE.

CAISSE DU TYMPAN.

On donne ce nom à une cavité intermédiaire entre le conduit auditif et l'oreille interne, communiquant : avec l'arrière-gorge par la trompe d'Eustache ; avec les cellules mastoïdiennes par des orifices analogues à ceux des sinus. La cavité du tympan occupe la partie antérieure de la base du rocher au-devant de l'apophyse mastoïde. On lui considère une *paroi externe*, une *paroi interne*, une circonférence ; enfin, elle est traversée par la *chaîne des osselets de l'ouïe*.

A. *Paroi externe*. — Elle est formée par la *membrane du tympan* et la portion de l'os temporal sur laquelle elle s'attache.

Cette membrane est très oblique de haut en bas et de dehors en dedans, de telle sorte qu'elle forme un angle de 45 degrés environ avec la partie inférieure du conduit auditif, qui par suite est plus long en bas qu'en haut.

Elle présente : 1° une *face externe* libre qui regarde en bas et en dehors ; 2° une *face interne* adhérente à sa partie moyenne au manche du marteau qui l'attire en dedans, de sorte qu'elle devient convexe en dedans, concave en dehors ; 3° une *circonférence*, enchâssée comme un verre de montre dans l'os temporal, ou chez le fœtus dans le cercle du tympan ; elle est soulevée en haut et en arrière par la petite apophyse du marteau : c'est dans l'encadrement, en arrière du diamètre horizontal de cette membrane, que se trouve le trou qui donne passage à la corde du tympan.

Structure. — Elle est composée de trois feuillets : 1° un *externe*, *épidermique*, prolongement de l'épiderme qui tapisse le conduit auditif ; 2° un *interne*, *muqueux*, formé par la muqueuse qui tapisse la caisse ; 3° un *moyen*, *fibreux*, dans lequel Evérard Home a trouvé des fibres musculaires. Il a d'abord constaté cette disposition chez l'éléphant, puis chez le bœuf, enfin chez l'homme ; rien ne prouve que la disposition radiée de cette membrane soit due à l'existence de fibres musculaires. 4° *Vaisseaux :* la membrane du tympan reçoit un très grand nombre d'artères ; elle est pourvue d'une quantité encore plus grande de veines disposées sous forme de rayons de la circonférence au centre ; le réseau vasculaire paraît siéger dans le feuillet moyen.

B. *Paroi interne*. — Elle présente : 1° En haut la *fenêtre ovale* (fig. 151. 1), dont le grand diamètre est horizontal, et dirigée un peu en bas et en avant ; elle établit une communication entre la caisse du tympan et le vestibule ; elle est remplie par la base de l'étrier. 2° La *fossette de la fenêtre ovale*, qui précède cet orifice, et dont la profondeur est déterminée par la saillie de l'aqueduc de Fallope, du promontoire, et une languette osseuse qui va à la pyramide. 3° Le *promontoire* (fig. 151. 2), éminence située au-dessous de la fenêtre ovale, et qui correspond au premier tour de spirale du limaçon ; il est sillonné par trois rainures qui convergent en un canal s'ouvrant sur la face inférieure du rocher entre le canal carotidien et la gouttière jugulaire ; ces rainures logent des filets nerveux qui s'anastomosent et forment le nerf de Jacobson qui passe dans le canal. 4° La *pyramide* (fig. 151. 3), éminence située derrière la fenêtre ovale, percée à son sommet d'un petit trou qui est l'orifice d'un canal qui se porte d'avant en arrière et de haut en bas, puis marche parallèlement à l'aqueduc de Fallope dans la portion verticale, et va s'ouvrir à la base du rocher, en dedans du trou stylo-mastoïdien ; ce canal, quelquefois bifurqué vers sa terminaison inférieure, donne passage au *muscle de l'étrier*. 5° Au-dessous de la pyramide se trouve la *fossette sous-pyramidale*. 6° La *fenêtre ronde* (fig. 151. 4), qui conduit dans la rampe tympanique du limaçon, située au-dessous de la fenêtre ovale, en arrière du promontoire, dans le fond d'une fossette, *fossette de la fenêtre ronde*, dont le fond présente une lamelle, partie osseuse, partie membraneuse : c'est le commencement de la lame spirale du limaçon. La fenêtre ronde est fermée par une membrane, *tympanum secundarium*. 7° Le *conduit du muscle externe du marteau*, situé devant la fenêtre ovale, sous la saillie du canal de Fallope ; cet orifice est supporté sur une saillie tubulée. Le prétendu *bec de cuiller* n'est autre chose que le conduit réfléchi du muscle interne du manteau, c'est lui qui forme cette petite éminence.

C. *Circonférence.* — 1° En haut, elle présente une arrière-cavité qui loge la tête du marteau et le corps de l'enclume ; la lame osseuse qui lui correspond est percée d'un grand nombre de trous qui font communiquer les vaisseaux de la dure-mère avec ceux de la caisse du tympan. 2° En bas, elle est très étroite, n'offre rien de remarquable. 3° En arrière et en haut, elle présente l'ouverture des *cellules mastoïdiennes :* ce sont des cellules très irrégulières creusées dans l'apophyse mastoïde ; elles sont tapissées par une membrane très mince qui est la continuation de la muqueuse de la caisse. Ces cellules sont à l'oreille ce que sont les sinus aux fosses nasales. 4° En avant, la caisse présente l'orifice de la *trompe d'Eustache*, conduit séparé par une lamelle très mince du conduit du muscle interne du marteau. '

TROMPE D'EUSTACHE.

C'est un canal rectiligne, infundibuliforme, étendu de la caisse du tympan à la partie supérieure et latérale du pharynx (fig. 151. 10) ; son *extrémité pharyngienne* ou *gutturale*, large, dilatable, se rétrécit bientôt au point de permettre à peine l'introduction d'un stylet ; le canal de la trompe devient très étroit et se termine dans la caisse du tympan par un orifice un peu évasé, *orifice tympanique*. L'orifice pharyngien, désigné encore sous le nom de *pavillon de la trompe*, est situé sur la partie latérale et supérieure du pharynx, immédiatement en arrière et un peu au-dessus du cornet inférieur.

Structure. — La trompe d'Eustache se compose : 1° D'une *portion osseuse*, longue de 2 centimètres, qui occupe l'angle rentrant de la portion écailleuse et de la portion pierreuse du temporal (voy. *Ostéo-*

logie, p. 49). 2° D'une *portion fibreuse* et *cartilagineuse*. La moitié interne de la trompe est formée par une lame cartilagineuse triangulaire ; la moitié externe par une lame fibreuse très forte, appliquée contre le muscle péristaphylin externe ; le *pavillon* est échancré à sa partie moyenne, et présente deux angles, dont le postérieur mobile, peut, dans le cathétérisme de la trompe, être repoussé en haut et en arrière. 3° D'une *membrane muqueuse*, qui est la continuation de la muqueuse des fosses nasales, et qui se prolonge dans la caisse du tympan.

L'extrémité antérieure de la caisse du tympan présente encore deux orifices : l'un, supérieur, qui donne passage à la corde du tympan ; l'autre, inférieur, par lequel passe le muscle antérieur du marteau.

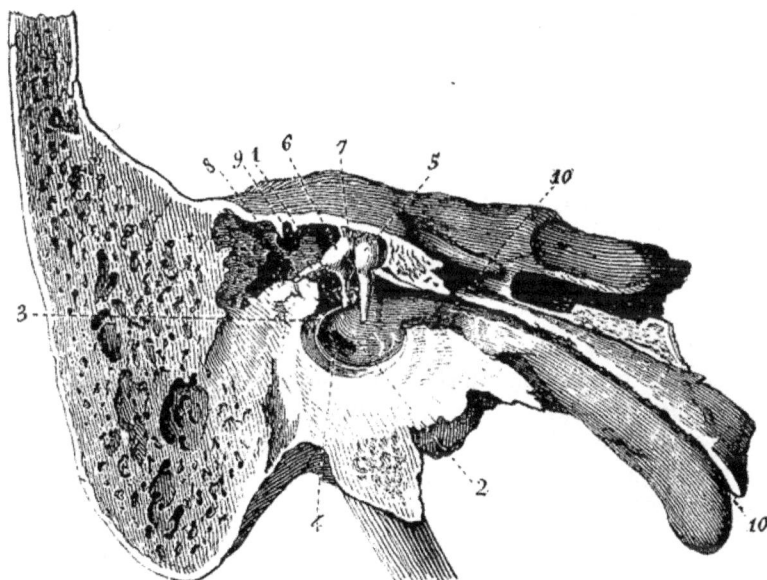

FIG. 151. — *Paroi interne de la cavité du tympan.*

1. Fenêtre ovale et étrier. — 2. Promontoire. — 3. Pyramide. — 4. Fenêtre ronde. — 5. Marteau et son ligament supérieur. — 6. Enclume. — 7. Ligament supérieur de l'enclume. — 8. Son ligament postérieur. — 9. Muscle de l'étrier. — 10,10. Trompe d'Eustache.

OSSELETS DE L'OUÏE.

La caisse du tympan est traversée par une chaîne de petits os appelés *osselets de l'ouïe*, le *marteau*, l'*enclume*, l'os *lenticulaire* et l'*étrier* ; ces petits os sont réunis par des ligaments et mus par des muscles. Nous allons les passer successivement en revue.

Marteau.

Le plus antérieur et le plus externe des osselets de l'ouïe (fig. 151. 5) ;

il présente une *tête*, un *manche*, un *col* et deux *apophyses*. La *tête*, ovoïde, située dans l'arrière-cavité tympanique, s'articule en bas et en arrière avec l'enclume ; elle est supportée par une partie rétrécie, le *col*, d'où partent deux *apophyses*, l'une externe, courte ; l'autre, interne, plus longue, *apophyse grêle de Raw*, pénètre dans la scissure de Glaser et donne attache au cordon décrit sous le nom de *muscle antérieur du marteau*. Le *manche du marteau* forme avec le col un angle obtus rentrant en dedans, se place entre le feuillet fibreux et le feuillet muqueux de la membrane du tympan, lui adhère fortement et l'attire vers la caisse du tympan.

Enclume.

Comparée à une dent molaire, elle présente un *corps* et deux *branches* (fig. 151. 6). Le *corps* est situé dans l'arrière-cavité tympanique avec la tête du marteau, avec laquelle elle s'articule.

La *branche supérieure*, la plus courte et la plus volumineuse, est située sur le même plan que le corps ; la *branche inférieure*, plus longue et plus grêle, se porte verticalement en bas, parallèlement au manche du marteau, se recourbe en dedans à son extrémité inférieure, et se termine par un petit tubercule arrondi décrit comme un os particulier sous le nom d'*os lenticulaire* ; il s'articule avec la tête de l'étrier.

Étrier.

Étendu de la branche inférieure de l'enclume à la fenêtre ovale, il présente une *tête* qui s'articule avec l'os lenticulaire ; une *base* dirigée un peu obliquement en dedans, moulée sur la fenêtre ronde qu'il oblitère complètement ; *deux branches*, une antérieure plus courte, l'autre postérieure, plus courbée.

Ligaments des osselets (fig. 151. 5, 7, 8). — Le marteau et l'enclume, l'enclume et l'étrier, sont réunis par une capsule fibreuse lâche ; la chaîne des osselets est maintenue en place dans la cavité tympanique par des ligaments qui attachent le marteau et l'enclume à la paroi supérieure de la caisse ; l'étrier est solidement fixé dans la fenêtre ovale.

Muscles des osselets.

1° *Muscle interne du marteau*. — Petit faisceau allongé contenu dans un canal osseux situé au-dessus de la trompe d'Eustache. Il s'insère à la portion cartilagineuse de la trompe, derrière le trou petit rond ; de là ses fibres suivent la direction du canal, s'implantent sur un tendon qui se réfléchit à angle droit, se porte en dehors et va s'attacher à la partie antérieure et supérieure du manche du marteau.

2° *Muscle antérieur du marteau*. — Les anatomistes ne sont point d'accord sur sa nature musculaire ; il naît de l'épine du sphénoïde,

traverse la fissure glénoïde où il reçoit de nouvelles fibres, et va s'attacher au sommet de la longue apophyse du marteau.

3° *Petit muscle externe du marteau.* — On doute de sa nature musculaire ; il est étendu de la partie supérieure de la portion osseuse qui
encadre la membrane du tympan à l'apophyse courte du marteau.

4° *Muscle de l'étrier* (fig. 151. 9). — Petit faisceau qui naît dans
l'intérieur de la pyramide, se porte en avant et se termine en arrière
du col de la tête de l'étrier.

La *membrane muqueuse* du tympan tapisse toute la surface de la
caisse du tympan, se continue en avant avec la muqueuse de la
trompe d'Eustache ; en arrière elle pénètre dans les cellules mastoïdiennes ; elle tapisse la chaîne des osselets.

Les *artères* viennent de l'artère auriculaire postérieure, rameau
stylo-mastoïdien ; de la maxillaire interne, artère tympanique, enfin
de la pharyngienne inférieure.

Les *veines* suivent le même trajet et portent le même nom que les
artères.

Les *nerfs* viennent du nerf ptérygoïdien et du facial ; la caisse est
traversée, en outre, par la corde du tympan et le plexus tympanique
du glosso-pharyngien.

OREILLE INTERNE.

L'oreille interne contient l'appareil de l'audition proprement dit. Elle
est désignée sous le nom de *labyrinthe*, et comprend sous le rapport
de sa texture deux portions, l'une *osseuse*, l'autre *membraneuse ;* d'après
sa forme on la divise également en deux parties, l'une formée par le
vestibule et les *canaux demi-circulaires*, l'autre par le *limaçon*.

Le labyrinthe est logé tout entier dans la portion pétrée de l'os
temporal ; il est situé obliquement d'arrière en avant et de dehors en
dedans comme la partie pierreuse du temporal. Les canaux demi-circulaires occupent la partie postérieure et externe du labyrinthe et sont
situés sur un plan supérieur à celui du limaçon ; ils sont également
plus élevés que le conduit auditif externe, puisque le tour le plus inférieur du limaçon est au niveau du bord de la membrane du tympan ;
le vestibule est placé entre l'oreille moyenne, les canaux demi-circulaires et le limaçon.

VESTIBULE.

Le *vestibule* est la partie la plus externe du labyrinthe ; irrégulièrement ovoïde, il présente deux fossettes, une inférieure hémisphérique, une supérieure semi-ellipsoïde. On y rencontre de grandes et de
petites ouvertures.

Les *grandes ouvertures*, au nombre de sept, sont : 1° la fenêtre
ovale, qui fait communiquer le vestibule avec la caisse du tympan ;

2º les cinq orifices des canaux demi-circulaires ; 3º la rampe vestibulaire du limaçon.

Les *petites ouvertures* sont : le pertuis de l'aqueduc du vestibule,
des pertuis vasculaires et nerveux.

CANAUX DEMI-CIRCULAIRES.

On désigne sous ce nom de petits canaux recourbés en demi-cercle
assez régulier ; ils sont au nombre de trois, *deux verticaux*, *un horizontal*.

1º *Canal vertical supérieur* (fig. 153, A). — Il décrit à peu près les
deux tiers d'un cercle ; sa convexité est dirigée en haut, elle forme
une saillie que nous avons signalée sur la face supérieure du rocher ;
sa concavité est dirigée en bas. Son extrémité antérieure et externe se
dilate en ampoule et s'ouvre isolément à la partie supérieure et externe
du vestibule ; sa branche postérieure et interne s'unit avec le canal
vertical postérieur et s'ouvre avec lui à la partie supérieure et interne
du vestibule.

2º *Canal vertical inférieur* (fig. 153, C). — Il décrit un cercle
presque complet, perpendiculaire au précédent ; il s'ouvre par l'une
de ses extrémités dans le vestibule, par le canal qui lui est commun
avec le supérieur ; l'autre extrémité se dilate en ampoule et se jette
isolément dans le vestibule, à 4 millimètres environ de son embouchure non ampullaire.

3º *Canal horizontal* (fig. 153, B). — Il décrit un demi-cercle à
convexité externe et postérieure ; il s'ouvre dans le vestibule par une
extrémité ampullaire entre la fenêtre ronde et l'extrémité ampullaire
du canal vertical supérieur, et par une extrémité non dilatée en ampoule entre le canal commun des canaux verticaux et l'extrémité
ampullaire du canal vertical inférieur.

LIMAÇON.

Canal spiral qui décrit deux tours et demi de spire ; il est situé au-
devant du vestibule, en rapport en dehors avec la caisse du tympan,
en avant avec le canal carotidien, en haut avec le coude de l'aqueduc
de Fallope ; sa base regarde en dedans et obliquement en arrière et en
haut ; son sommet est tourné en dehors et en bas ; il est divisé en deux
parties par une cloison qui s'étend de la base au sommet.

On distingue au limaçon : 1º la *lame des contours*, 2' la *lame
spirale*, 3º l'*axe* ou *columelle*, 4º les *deux rampes*.

A. *Lame des contours* (fig. 152, C, D, E, F). — Elle forme un cône
creux, osseux, contourné en spirale, qui décrit, comme le ferait la
rampe d'un escalier, deux tours et demi de spire ; les tours vont en se
rétrécissant depuis la base jusqu'au sommet, comme ceux de la coquille
d'un limaçon de vigne.

B. *Lame spirale* (fig. 152, H). — Elle divise la cavité spiroïde du cône en deux parties appelées *rampes du limaçon*. Elle commence au niveau de la fenêtre ronde, se contourne autour de l'axe du limaçon auquel elle adhère par son bord interne, excepté à la partie supérieure où l'on rencontre une ouverture qui fait communiquer les deux rampes ; par son bord externe elle adhère à la lame des contours. Elle est formée d'une portion osseuse, large à la partie inférieure, et qui va en diminuant graduellement de la base au sommet du limaçon. Après le premier tour la lame n'est plus osseuse dans toute sa largeur ; elle est séparée de la lame des contours par une portion membraneuse qui, au contraire, s'élargit de bas en haut, de telle sorte qu'elle forme presque toute la cloison au troisième demi-tour ; cette lamelle membraneuse adhère par son bord interne à la lame spirale, par son bord externe à la lame des contours.

Les deux faces de la lame spirale sont creusées de sillons qui reçoivent les rameaux du nerf acoustique.

C. L'*axe* (fig. 152, G) est une petite colonne osseuse étendue de la base au sommet du limaçon ; épaisse à sa partie inférieure, elle diminue graduellement de volume. Au-dessus de la moitié de sa hauteur, elle est remplacée par une lamelle évasée en forme de cornet, dont la partie la plus large répond au sommet du limaçon. Elle correspond par sa base au conduit auditif interne ; elle est percée de trous qui donnent passage aux filets du nerf acoustique, qui passent dans la cavité de l'axe et sortent pour se répandre sur la lame spirale par des trous régulièrement échelonnés qu'on remarque sur toute sa surface ; par

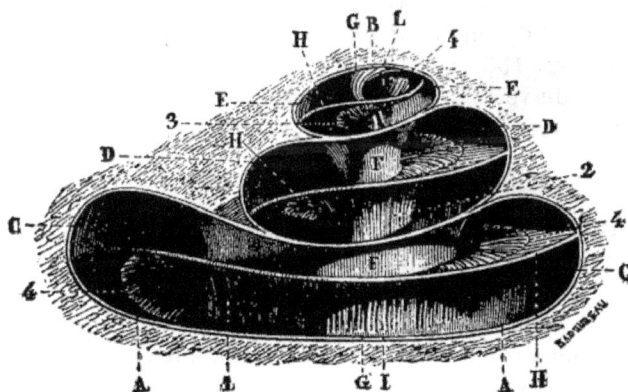

FIG. 152. — *Limaçon.*

A. Base du limaçon. — B. Sommet du limaçon. — C. Premier tour. — D. Second tour. — E. Troisième demi-tour. — C,D,E. Paroi externe de la lame des contours. — F. Paroi interne de la lame des contours. — G. Axe ou columelle. — H,H,H. Lame spirale. — L. Terminaison de la lame spirale. — 1,2,3,4. Nerfs du limaçon : — 1. Nerf du premier tour. — 2. Nerf du second tour. — 3. Nerf du troisième demi-tour. — 4. Anses nerveuses de terminaison des nerfs sur la lame spirale.

le trou du sommet de l'axe passe le rameau terminal de la branche cochléenne.

L'axe est en outre taillé en vis par une double rainure qui correspond aux deux lamelles osseuses de la cloison et de la lame spirale.

D. *Rampes.* — On donne ce nom aux deux espaces compris entre la lame spirale et la lame des contours. La *rampe inférieure interne* ou *tympanique* aboutit à la fenêtre ronde, et est séparée de la caisse du tympan par le *tympanum secundarium ;* la *rampe supérieure externe,* *vestibulaire,* s'ouvre dans le vestibule. Ces deux rampes communiquent à leur partie supérieure par une ouverture située un peu au-dessous du sommet du limaçon.

LABYRINTHE MEMBRANEUX.

Le labyrinthe membraneux n'existe pas dans le limaçon ; nous n'aurons donc à l'examiner que dans le vestibule et dans les canaux demi-circulaires ; beaucoup plus petit que le labyrinthe osseux, il ne remplit pas la cavité osseuse ; il en est séparé par un liquide désigné, par Breschet, sous le nom de *périlymphe,* et appelé plus ordinairement *humeur de Cotugno.* Dans l'intérieur du labyrinthe membraneux se trouve un liquide, *humeur de Scarpa,* et comparé à l'humeur vitrée par de Blainville, qui l'appelle *vitrine auditive.*

Vestibule membraneux.

Il se compose de l'*utricule* et du *saccule.*

L'*utricule* (fig. 153, U), flottant dans l'humeur de Cotugno, qui le sépare de la base de l'étrier, reçoit les cinq orifices des canaux demi-circulaires ; il est distendu par l'humeur de Scarpa.

Le *saccule* (fig. 153, N), plus petit que l'utricule, occupe la fossette hémisphérique du vestibule ; il a été considéré, par Breschet, comme communiquant avec l'utricule.

Canaux demi-circulaires membraneux.

Plus petits que les canaux demi-circulaires osseux, ils ne les remplissent pas complétement ; ils présentent exactement la même disposition : ils se dilatent en ampoule comme les canaux osseux (fig. 153, V, X, Y) ; comme eux ils présentent un conduit commun formé par les deux canaux verticaux, et communiquent par cinq orifices avec le vestibule membraneux.

Breschet a signalé dans l'utricule et le saccule une petite poussière blanche très fine, qu'il appelle *otoconie,* formée de petits cristaux.

La face interne du labyrinthe osseux est tapissée par une membrane séreuse doublée d'une membrane fibreuse ; cette séreuse tapisse toutes les lamelles osseuses du vestibule, des canaux demi-circulaires, pénètre dans le limaçon, se réfléchit sur les nerfs et les vaisseaux qui vont se rendre au labyrinthe membraneux, le recouvre dans toute son étendue. Cette membrane, analogue à celle de la chambre antérieure de l'œil, sécrète le liquide de Cotugno. La membrane qui tapisse le labyrinthe membraneux à sa face interne est analogue à la membrane hyaloïde ; elle jouerait, à l'égard de l'humeur de Scarpa, le même rôle que la membrane hyaloïde à l'égard du corps vitré.

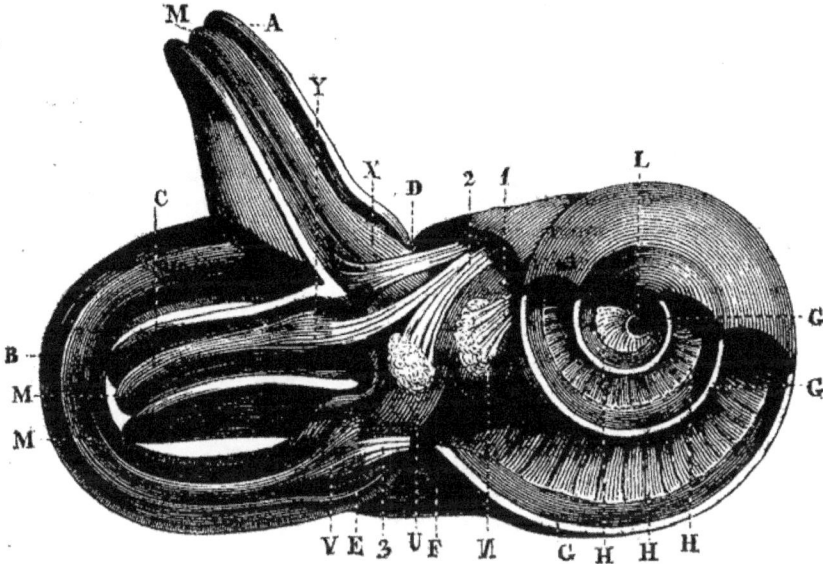

FIG. 153. — *Oreille interne.*

A. Canal demi-circulaire supérieur. — B. Canal demi-circulaire horizontal. — C. Canal demi-circulaire inférieur. — D. Partie supérieure du vestibule. — E. Partie inférieure du vestibule. — F. Fenêtre ronde. — G,G,G. Lame des contours. — H,H,H. Lame spirale. — L. Axe ou columelle. — M,M,M. Canaux demi-circulaires membraneux. — N. Saccule et otoconie sacculaire. — U. Utricule et l'otoconie utriculaire. — V. Ampoule du canal demi-circulaire horizontal. — X. Ampoule du canal demi-circulaire supérieur. — Y. Ampoule du canal demi-circulaire inférieur. — 1. Rameau médian de la branche limacienne, ou nerf sacculaire. — 2. Rameau supérieur de la branche limacienne, ou nerf utriculaire, divisé en trois rameaux. — 3. Rameau inférieur de la branche limacienne, ou nerf ampullaire.

De cette manière la membrane du labyrinthe membraneux, malgré sa délicatesse, serait constituée par trois feuillets : un feuillet propre formé par du tissu fibreux qui supporte les vaisseaux et les nerfs, et deux feuillets séreux.

Quelques anatomistes mettent fortement en doute l'existence de ces membranes qui nous paraissent cependant devoir être admises, sinon anatomiquement, du moins par analogie.

Dans les rampes du limaçon, le nerf acoustique s'épanouit sur une membrane fibro-vasculaire analogue au feuillet interne de la rétine.

NÉVROLOGIE

Considéré dans son ensemble, le système nerveux se compose : 1° D'une partie centrale, constituée par la *moelle épinière*, l'*isthme de l'encéphale*, le *cervelet*, le *cerveau*, contenus dans la cavité crânienne et dans le canal formé par les vertèbres superposées. Ces parties constituent un tout continu ; elles sont réunies entre elles par des prolongements sur lesquels nous aurons soin d'insister en les décrivant. 2° D'une partie périphérique formée par un très grand nombre de filets nerveux qui vont se rendre dans tous les points du corps : les uns président à la sensibilité, *nerfs de la sensibilité ;* les autres au mouvement, *nerfs de la motilité ;* d'autres, enfin, se rendent aux organes de la vie végétative, *nerf grand sympathique.*

Nous décrirons successivement les centres nerveux céphalo-rachidiens et la partie périphérique du système nerveux.

CENTRE NERVEUX CÉPHALO-RACHIDIEN.

Le centre nerveux céphalo-rachidien est formé par une tige pulpeuse, cylindrique, considérablement renflée à la partie supérieure ; il se compose :

1° De la *moelle épinière*, dont le renflement supérieur est étudié sous le nom de *bulbe rachidien.*

2° De l'*encéphale*, composé : 1° du *cervelet* en arrière ; 2° du *cerveau* en avant. Entre le cerveau, le cervelet et la moelle épinière, se trouve une partie plus rétrécie, l'*isthme de l'encéphale;* c'est dans cette région que communiquent les trois parties qui composent le système nerveux central. L'isthme de l'encéphale se compose de la *protubérance annulaire*, des *pédoncules du cerveau*, des *pédoncules du cervelet* et des *tubercules quadrijumeaux.* La protubérance annulaire semble être une espèce de point central d'où s'irradient dans toutes les directions des fibres qui constituent toutes les parties de l'encéphale.

Le centre nerveux céphalo-rachidien est protégé par les es du crâne et les vertèbres ; il est, en outre, enveloppé par trois membranes qui lui sont propres ; c'est par ces membranes que nous allons commencer notre description. Puis nous étudierons successivement : la *moelle épinière*, le *bulbe rachidien*, la *protubérance annulaire*, les *pédoncules cérébraux* et *cérebelleux*, les *tubercules quadrijumeaux*, le *cervelet* et le *cerveau.*

MEMBRANES DU CENTRE NERVEUX CÉPHALO-RACHIDIEN.

Nous venons de dire que le centre nerveux céphalo-rachidien était protégé par trois membranes ; celles-ci, connues aussi sous le nom général de *méninges*, sont, en procédant de l'extérieur à l'intérieur : 1° une fibreuse très résistante, la *dure-mère* ; 2° une séreuse, l'*arachnoïde* ; 3° une membrane propre dans laquelle se ramifient les vaisseaux qui se portent dans les centres nerveux, la *pie-mère*.

DURE-MÈRE.

La *dure-mère* est une membrane fibreuse très résistante, c'est l'enveloppe la plus externe de l'axe cérébro-spinal. On la divise, pour la facilité de la description, en deux portions : la *dure-mère crânienne* et la *dure-mère rachidienne*.

DURE-MÈRE CRANIENNE.

La dure-mère crânienne présente :

1° Une *face externe*, qui tapisse exactement les os du crâne, dont elle forme le périoste interne, et à laquelle elle adhère par des prolongements vasculaires et fibreux. Les adhérences de la dure-mère varient suivant les âges et suivant les différentes régions de la tête : ainsi, elle est plus adhérente au niveau des sutures et à la base du crâne que dans tout autre point de la voûte, et principalement au niveau du bord supérieur du rocher, au pourtour du trou occipital, etc. Elle est à peine adhérente dans les fosses occipitales, sur la portion écailleuse du temporal, etc.

La face externe de la dure-mère envoie des prolongements aux nerfs qui sortent de la base du crâne ; elle les abandonne au niveau du trou, et se confond avec le périoste de la face externe des os du crâne ; il n'y a d'exception que pour le nerf optique au niveau duquel la dure-mère se divise en deux feuillets : l'un qui se confond avec le périoste de l'orbite ; l'autre qui accompagne le nerf jusqu'à son passage à travers la sclérotique, qui, pour certains anatomistes, n'est qu'un prolongement de la dure-mère.

Sur la face externe de la dure-mère on remarque la saillie des vaisseaux méningés, qui, logés dans son épaisseur, s'impriment, pour ainsi dire, dans les os du crâne.

2° *Surface interne*. — Elle est tapissée par le feuillet pariétal de l'arachnoïde, qui lui donne un aspect lisse. Elle fournit des cloisons fibreuses qui servent à séparer les diverses parties de l'encéphale. Ces cloisons sont :

59

1° *Faux du cerveau.* -- Lame fibreuse dirigée verticalement sur la ligne médiane, étendue de l'apophyse *crista-galli* à la tente du cervelet. Elle a la forme d'un croissant, et présente une *extrémité antérieure*, une *extrémité postérieure*, un *bord adhérent* ou *supérieur*, un *bord libre* ou *inférieur*, et deux *faces latérales*.

L'*extrémité antérieure* embrasse toute l'apophyse *crista-galli* sur les parties latérales de laquelle elle s'attache ; en avant de cette apophyse, elle envoie un prolongement qui s'enfonce dans le trou borgne.

L'*extrémité postérieure* tombe perpendiculairement sur la tente du cervelet avec laquelle elle se continue. C'est dans l'épaisseur de cette extrémité et à la rencontre de ces deux membranes que se trouve le *sinus droit*.

Le *bord supérieur*, large, contient dans son épaisseur le sinus longitudinal supérieur ; il est en rapport avec la partie médiane du frontal, la suture sagittale, la branche supérieure de la gouttière occipitale.

Le *bord inférieur*, mince, concave, presque tranchant, contient une petite veine que l'on a désignée sous le nom de sinus longitudinal inférieur ; il est en rapport avec le corps calleux, dont il est plus ou moins éloigné, selon les sujets.

Ses *deux faces* sont en rapport avec la face interne des hémisphères cérébraux.

2° *Tente du cervelet.* — Voûte membraneuse en forme de croissant concave en avant, horizontale, qui sépare le cervelet des lobes postérieurs du cerveau ; elle présente *deux faces* et *deux bords*.

A. *Face supérieure.* — Convexe, elle est formée par deux plans inclinés en bas, limités sur la ligne médiane par l'extrémité postérieure de la faux du cerveau. Au point d'intersection de la tente du cervelet et de la faux du cerveau se trouve un canal veineux, le sinus droit.

B. *Face inférieure.* — Concave, elle est en rapport avec la convexité du cervelet.

C. *Circonférence externe* ou *postérieure.* — Elle répond aux gouttières latérales de l'occipital, et en avant au bord supérieur du rocher. Elle contient, en arrière une partie du sinus latéral, en avant le sinus pétreux supérieur.

D. La *circonférence antérieure* ou *interne* est libre, et forme avec la gouttière basilaire un espace que remplit la protubérance annulaire.

Ces deux circonférences se terminent en pointe ; elles s'entrecroisent à la manière d'un X. L'extrémité de la circonférence interne passe au-dessus de l'extrémité de la circonférence externe, et s'attache à l'apophyse clinoïde antérieure ; elle augmente la profondeur de la fosse pituitaire et loge le sinus caverneux. L'extrémité de la circonférence externe s'arrête à l'apophyse clinoïde postérieure ; au-dessous de cette extrémité passe le nerf trijumeau.

3° *Faux du cervelet.* — Petit repli vertical, étendu de la protubérance occipitale interne au trou occipital. Son *extrémité supérieure* s'insère sur la face inférieure de la tente du cervelet ; son *extrémité antérieure* se bifurque et se divise sur les parties latérales du trou occipital. Les sinus occipitaux sont situés dans les deux replis latéraux de bifurcation. Son *bord postérieur* correspond à la crête occipitale. Son *bord antérieur* se loge entre les deux lobes du cervelet.

4° Au niveau du corps pituitaire, la dure-mère se dédouble ; son feuillet externe tapisse toute la selle turcique, son feuillet interne se tend à la manière d'un tambour ; il est percé à son centre d'un trou pour le passage de la tige pituitaire, et forme le *diaphragma hypophyseos.* Le corps pituitaire se trouve ainsi compris dans l'intervalle des deux feuillets de la dure-mère.

Structure. — La dure-mère est une membrane fibreuse extrêmement résistante, à fibres entrecroisées ; on peut la considérer comme composée de deux feuillets : l'un *externe* ou *périostique;* l'autre *interne* ou *viscéral.* Ces deux feuillets sont très adhérents l'un à l'autre, excepté au niveau des sinus où ils se séparent, et sont tapissés par la membrane interne des sinus. Le feuillet interne, très lisse, est tapissé par l'arachnoïde.

A la face interne de la dure-mère, on trouve les *corps de Pacchioni,* sur la nature desquels on a émis un grand nombre d'opinions. Tour à tour ils ont été considérés comme des glandes, des ganglions lymphatiques, des granulations semblables à celles des plexus choroïdes, etc. Ce sont des granulations fibro-plastiques.

Ces corps n'existent pas chez l'enfant, ils sont très développés chez le vieillard ; situés d'abord dans le tissu cellulaire sous-arachnoïdien, ils éraillent le feuillet interne de la dure-mère, et se placent entre ses deux feuillets, le long du sinus longitudinal supérieur dans lequel ils se prolongent quelquefois. Lorsque ces corps sont développés, ils se creusent dans l'épaisseur des parois du crâne des cavités irrégulières.

Artères. — Les nombreuses artères qui rampent dans l'épaisseur de la dure-mère ne sont pas exclusivement destinées à cette membrane, mais vont surtout se rendre aux os du crâne. Ces vaisseaux sont : les *trois artères méningées;* l'*antérieure,* fournie par les ethmoïdales ; la *méningée moyenne,* branche de la maxillaire interne ; la *méningée postérieure,* fournie par la pharyngienne supérieure.

Veines. — Il existe deux veines pour chaque branche artérielle ; elles vont se rendre dans les sinus de la dure-mère, gros vaisseaux veineux qui, comme nous l'avons vu, sont logés entre les deux feuillets de cette membrane.

Nerfs. — Ils viennent de la cinquième paire : les uns se distribuent à la portion temporo-pariétale de la dure-mère ; les autres se portent en arrière de la branche ophthalmique, d'où ils partent et se rendent à la tente du cervelet et à la faux du cerveau.

DURE-MÈRE RACHIDIENNE.

La *dure-mère rachidienne* est un tube fibreux qui fait suite à la
dure-mère crânienne. Étendu du trou occipital à la fin du canal sacré,
ce tube est large à la région cervicale, se rétrécit à la région dorsale,
devient plus volumineux à la région lombaire, et se termine à la région sacrée en se divisant et en se prolongeant sur les nerfs sacrés ;
sa capacité est beaucoup plus considérable que ne semblerait le com-
porter le volume de la moelle.

Elle présente : une *surface externe*, une *interne*, une *extrémité supérieure*, une *extrémité inférieure*.

1° *Surface externe*. — Celle-ci n'est point adhérente aux vertèbres, dont elle est séparée par une graisse diffluente analogue à la
moelle des os, et par un plexus veineux très considérable, les veines
intra-rachidiennes.

Elle présente, avec le canal rachidien, des adhérences fibro-vascu-
laires qui ont été parfaitement décrites et figurées par M. Ludovic
Hirschfeld. Ces adhérences existent surtout à la région cervicale, et à
la région lombaire ; elles sont beaucoup plus nombreuses, plus considérables en arrière qu'en avant ; ces prolongements, quelquefois très
longs en arrière, adhèrent au ligament vertébral postérieur.

Sur les côtés elle envoie des prolongements aux diverses paires de
nerfs (fig. 154. 1 et 2), les accompagne jusqu'au trou de conjugaison,
se porte en dehors de ces trous et se confond avec le périoste.

2° *Surface interne*. — Elle est lisse, tapissée par le feuillet pariétal
de l'arachnoïde : elle présente, par son feuillet arachnoïdien, des adhérences avec le feuillet viscéral de l'arachnoïde ; sur les parties latérales on voit les deux orifices qui donnent passage aux racines antérieures et postérieures des nerfs spinaux ; enfin, sur les côtés, elle
adhère au *ligament dentelé*.

3° *Extrémité supérieure*. — Elle se continue avec la dure-mère
crânienne ; elle est très adhérente au pourtour du trou occipital.

4° *Extrémité inférieure*. — Elle se prolonge sur les nerfs qui forment la queue de cheval, qu'elle embrasse à la région lombaire comme
dans une vaste ampoule.

ARACHNOÏDE.

Membrane séreuse qui enveloppe le centre nerveux céphalo-rachidien ; nous lui décrirons une *portion crânienne*, une *portion rachidienne*.

ARACHNOÏDE CRANIENNE.

Comme à toutes les membranes séreuses, on considère, à l'arachnoïde, un feuillet pariétal et un feuillet viscéral.

A. *Feuillet pariétal*. — Il tapisse toute la face interne de la dure-mère et des cloisons fibreuses qu'elle forme, et leur donne leur aspect lisse et poli. Ses adhérences intimes à la membrane fibreuse sont telles, que son existence a été mise en doute par certains anatomistes.

B. *Feuillet viscéral.* — 1° Sur la *convexité du cerveau* l'arachnoïde tapisse un des hémisphères, s'enfonce dans la scissure médiane, se réfléchit au-dessous de la faux du cerveau, et passe sur l'hémisphère du côté opposé ; l'arachnoïde ne pénètre pas entre les circonvolutions ; elle passe de l'une à l'autre en formant une espèce de pont.

2° A la *base du cerveau*, sur la ligne médiane, elle pénètre dans la partie antérieure de la scissure médiane ; en arrière de cette scissure, elle passe directement d'un lobe à l'autre, puis recouvre le chiasma du nerf optique, forme une espèce de gaîne autour de la tige pituitaire, se porte sur la protubérance, en laissant entre cette éminence et le cerveau un espace considérable que M. Cruveilhier appelle *espace sous-arachnoïdien antérieur.* En arrière, elle tapisse le sillon de séparation des lobes postérieurs du cerveau, se réfléchit sur le vernis supérieur du cervelet, et rencontre les veines de Galien, autour desquelles elle forme un repli circulaire, que Bichat regardait comme un canal destiné à faire communiquer la cavité de l'arachnoïde avec les ventricules, canal dont l'existence ne pourrait être toujours démontrée. L'arachnoïde tapisse ensuite la face supérieure du cervelet, passe sur sa face antérieure, puis sur le bulbe rachidien, en se rendant d'un hémisphère cérébelleux à l'autre et du cervelet à la face postérieure du bulbe ; elle forme l'*espace sous-arachnoïdien postérieur.*

Sur les *parties latérales*, elle tapisse les circonvolutions entre lesquelles elle ne pénètre pas, recouvre les deux lobes du cerveau, passe sur la scissure de Sylvius sans s'y enfoncer, puis recouvre les parties latérales de la protubérance annulaire et du cervelet.

Dans son trajet l'arachnoïde rencontre les nerfs qui partent du cerveau, les vaisseaux qui vont se rendre à cet organe et qui en partent ; elle forme à ces nerfs une gaîne, les accompagne jusqu'au moment où ils traversent la dure-mère ; dans ce point elle les abandonne, et se réfléchit sur la face interne de la dure-mère pour former l'arachnoïde pariétale dont nous avons parlé.

L'arachnoïde viscérale est séparée de la pie-mère par un tissu cellulaire séreux extrêmement délié qui ne s'infiltre jamais de graisse ; dans certains points, et principalement au niveau de l'hexagone artériel, l'arachnoïde est doublée par un tissu fibreux très résistant : c'est le *tissu cellulaire sous-arachnoïdien*, que M. Gelez décrit sous le nom de *séreuse sous-arachnoïdienne.*

Dans le tissu cellulaire sous-arachnoïdien, et surtout à la base du crâne, au niveau des espaces sous-arachnoïdiens, on trouve une quantité de liquide assez considérable, qui a beaucoup occupé les anatomistes.

Les travaux de M. Magendie ont contribué à éclairer cette question. Il a démontré que le *liquide sous-arachnoïdien* existe à l'état normal,

non-seulement à la base du crâne, mais encore, dans tout le canal
rachidien ; qu'il est partout exactement le même ; que les espaces
sous-arachnoïdiens du crâne et du rachis communiquaient entre eux ;
que le liquide contenu dans les ventricules communiquait avec le
liquide sous-arachnoïdien ; enfin, qu'il était parfaitement distinct de
celui qui est contenu dans la cavité de l'arachnoïde.

Il résulte de là que le canal signalé par Bichat autour des veines de
Galien ne fait pas communiquer les ventricules avec la cavité arachnoïdienne, mais bien avec les espaces sous-arachnoïdiens. M. Magendie
a démontré que cette ouverture·existe à l'extrémité·inférieure du quatrième ventricule, entre le bec du *calamus scriptorius* qui est en avant,
le prolongement antérieur du vermis inférieur du cervelet qui est en
arrière, et le lobule désigné sous le nom d'*amygdale*, qui est en
arrière et sur le côté.

ARACHNOÏDE SPINALE.

Elle présente un *feuillet pariétal* (fig. 154. 3) qui tapisse la dure-
mère et qui lui est extrêmement adhérent, et un *feuillet viscéral*
(fig. 154. 4) d'une capacité bien supérieure au volume de la moelle,
formant autour des nerfs rachidiens une gaîne qui les accompagne
jusqu'à la dure-mère, et qui se continue dans ce point avec l'arachnoïde pariétale. Le *feuillet viscéral* de l'arachnoïde adhère dans un
grand nombre de points à la pie-mère rachidienne ; il existe en outre
d'assez nombreuses adhérences entre les deux feuillets de l'arachnoïde.

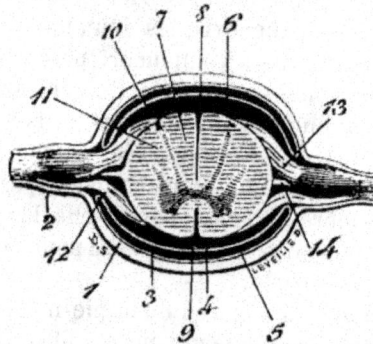

Fig. 154. — *Coupe transversale de la moelle et de ses enveloppes (figure tirée
de l'Atlas de MM. Hirschfeld et Léveillé).*

1. Dure-mère rachidienne. — 2. Son prolongement sur les nerfs spinaux. —
3, 4. Arachnoïde spinale : — 3. Feuillet pariétal. — 4. Feuillet viscéral. —
5. Cavité intra-arachnoïdienne. — 6. Espace sous-arachnoïdien. — 7. Cordon
postérieur de la moelle. — 8. Sillon médian postérieur. — 9. Sillon médian
antérieur. — 10. Prolongement de la substance grise qui correspond aux racines
postérieures. — 11. Cordon antéro-latéral. — 12. Racines antérieures. —
13. Racines postérieures. — 14. Coupe du ligament dentelé.

L'espace compris entre les deux feuillets de l'arachnoïde forme l'espace *intra-arachnoïdien* (fig. 154. 5); celui qui est compris entre l'arachnoïde et la pie-mère est rempli par le liquide sous-arachnoïdien et porte le nom d'espace *sous-arachnoïdien* (fig. 154. 6).

SÉREUSE VENTRICULAIRE.

La surface interne des ventricules est tapissée par une membrane séreuse que nous désignerons sous le nom d'*arachnoïde ventriculaire*. Cette membrane séreuse tapisse les quatre ventricules. Des ventricules latéraux, elle passe sous la voûte à trois piliers et pénètre dans le troisième ventricule par l'ouverture de Monro, puis par l'aqueduc de Sylvius dans le quatrième ventricule, et enfin communique par l'ouverture de M. Magendie avec l'espace sous-arachnoïdien. Au niveau du plexus choroïde, la séreuse se replie sur ces plexus, les recouvre dans toute leur étendue.

La séreuse des ventricules est donc une séreuse particulière qui ne communique pas avec la cavité de l'arachnoïde.

ARACHNOÏDE INTRA-CHOROÏDIENNE.

M. Gelez admet une séreuse dans la cavité des plexus choroïdes. Voici comment il explique la formation de cette séreuse : l'arachnoïde, au niveau du point où Bichat a admis sa communication avec les cavités ventriculaires, forme un cul-de-sac qu'il considère comme l'orifice d'un canal qui existe chez le fœtus. Ce canal ne pénètre pas dans les cavités ventriculaires comme le pensait Bichat, mais bien dans le plexus choroïde, où il s'élargit. Il s'oblitère avec l'âge, mais la cavité séreuse intra-choroïdienne subsiste. La disposition de la grande séreuse arachnoïdienne et de la séreuse intra-choroïdienne ne saurait être mieux comparée qu'à la séreuse péritonéale et à celle qui constitue la tunique vaginale.

PIE-MÈRE.

Cette membrane, la plus interne des trois membranes du cerveau et de la moelle, est essentiellement vasculaire. On y rencontre tous les vaisseaux qui vont se rendre au cerveau, vaisseaux qui se ramifient dans son épaisseur et se subdivisent à l'infini avant de se rendre à la pulpe nerveuse ; c'est encore dans la pie-mère que vont se rendre les veines qui partent de la substance du cerveau et de la moelle. Les espaces intervasculaires sont remplis par du tissu cellulaire très fin dans certaines régions, très résistant dans d'autres.

PIE-MÈRE CÉRÉBRALE.

Elle peut se diviser en deux portions : une *extérieure*, qui tapisse le cerveau à l'extérieur ; une *intérieure*, qui pénètre dans les ventricules.

Pie-mère extérieure.—Elle enveloppe toute la substance cérébrale et cérébelleuse, pénètre entre les circonvolutions qu'elle tapisse dans toute leur étendue, de telle sorte qu'elle est adossée à elle-même dans l'intervalle des circonvolutions. Elle présente une *surface externe* en rapport avec l'arachnoïde dans les points où la pie-mère ne pénètre pas dans les anfractuosités ; elle enveloppe les nerfs de la base du crâne, les accompagne, leur forme une gaîne, et semble se transformer en névrilème ; elle change alors de caractère, et ne contient plus autant de vaisseaux : c'est une simple membrane de protection.

La *surface interne* de la pie-mère est en rapport avec le cerveau ; elle est unie à cet organe par une immense quantité de vaisseaux qui pénètrent dans la pulpe nerveuse.

Pie-mère intérieure.— Elle se continue avec la pie-mère extérieure au niveau de la grande fente de Bichat ; elle forme en avant la *toile choroïdienne* et les *plexus choroïdes ;* en arrière, les *plexus choroïdes* du quatrième ventricule.

Toile choroïdienne. — On désigne sous ce nom une membrane cellulo-vasculaire, prolongement de la pie-mère extérieure, qui pénètre dans l'intérieur du cerveau, entre le bourrelet du corps calleux et les tubercules quadrijumeaux. Elle forme une toile triangulaire qui présente : une *face supérieure* recouverte par la voûte à trois piliers ; une *face inférieure*, qui forme la face supérieure du troisième ventricule, est en rapport avec la face supérieure et interne des couches optiques, et présente un grand nombre de petites granulations rouges ; deux *bords* se continuant avec les plexus choroïdes ; une *extrémité antérieure* bifurquée : chacune des branches de bifurcation passe par le trou de Monro et se continue avec les plexus choroïdes ; une *extrémité postérieure*, ou *base*, formée de deux feuillets entre lesquels se trouve la *glande pinéale ;* c'est entre ces deux feuillets qui adhèrent entre eux au delà de la glande pinéale, qu'on pénètre avec le stylet, lorsqu'on cherche le canal arachnoïdien de Bichat.

La toile choroïdienne est parcourue par un grand nombre de petits vaisseaux artériels et veineux. Les vaisseaux veineux, beaucoup plus volumineux, se réunissent pour former les veines de Galien.

Plexus choroïdes (fig. 162. 12). — Sur les parties latérales de la fente de Bichat. La pie-mère paraît se pelotonner sur elle-même pour former ces plexus. Ils parcourent presque toute l'étendue des ventricules, recouvrent le pied d'hippocampe, passent dans l'étage supérieur du ventricule latéral, le tapissent et communiquent avec la toile choroïdienne par l'ouverture de Monro, en arrière des piliers de la voûte à trois piliers.

Les *plexus choroïdes du quatrième ventricule* sont au nombre de deux ; ils commencent au niveau de l'orifice postérieur de ce ventricule, vont se porter dans les angles latéraux du ventricule, et se prolongent d'avant en arrière jusqu'à la luette.

La *pie-mère rachidienne* sera décrite avec la moelle épinière.

Structure de la pie-mère. — Nous avons dit que c'était une membrane celluleuse dans laquelle se trouvaient un grand nombre de vaisseaux, des veines et des artères. Le nombre des veines est, d'après M. Cruveilhier, cinq fois plus considérable que celui des artères.

On rencontre dans la pie-mère des granulations molles d'un petit volume ; ces granulations sont nombreuses dans les plexus choroïdes.

MOELLE ÉPINIÈRE.

La *moelle épinière* est la portion du centre nerveux céphalo-rachidien renfermée dans le canal rachidien.

Les anatomistes ne sont pas d'accord sur les limites supérieures de la moelle épinière : les uns, Boyer, Meckel, etc., la font cesser au niveau du trou occipital ; les autres, Bichat, Chaussier, M. Cruveilhier, font commencer la moelle au sillon qui sépare le bulbe rachidien de la protubérance annulaire.

Si la limite admise par Boyer est arbitraire, en ce sens qu'il est difficile de dire exactement où commence la moelle, où finit le bulbe rachidien, la limite admise par M. Cruveilhier ne l'est pas moins, car à la partie postérieure de la protubérance annulaire, on ne trouve pas de sillon qui puisse indiquer, même d'une manière imparfaite, le point où finit le bulbe. Ce n'est donc que par des lignes fictives que l'on peut déterminer cette limite.

Nous assignerons pour limite supérieure à la moelle le point situé immédiatement au-dessous de l'entrecroisement des pyramides, et nous considérerons le bulbe comme faisant partie de l'encéphale, car il est renfermé dans le crâne, comme le cerveau, le cervelet, etc. Il offre une structure qui diffère beaucoup de celle de la moelle épinière ; enfin, il donne naissance à des filets nerveux que nous décrirons sous le nom de *nerfs crâniens*, et qui passent par les trous de la base du crâne.

La moelle occupe les régions cervicale et thoracique du canal vertébral. Elle se termine inférieurement au niveau de la douzième vertèbre dorsale, plus souvent de la première et quelquefois de la seconde vertèbre lombaire. Cette limite ne peut être indiquée d'une manière précise, car elle est variable suivant les sujets, et suivant les diverses attitudes du corps.

La moelle ne remplit pas, à beaucoup près, toute la capacité du canal rachidien ; elle s'en trouve séparée par un espace considérable qui est rempli par le liquide sous-arachnoïdien.

Le volume de la moelle n'est pas le même dans tous les points de son étendue ; cet organe présente deux renflements : l'un *cervical*, l'autre *lombaire*. Le *renflement crânien*, ou *bulbe rachidien*, sera décrit comme faisant partie de l'encéphale.

Le *renflement cervical* commence au niveau de la troisième vertèbre cervicale et se termine au niveau de la deuxième vertèbre dorsale ; il présente son plus grand diamètre au niveau de la cinquième et de la sixième vertèbre cervicale ; c'est au niveau de ce renflement que naissent les nerfs du plexus brachial, d'où le nom de *renflement brachial* qui lui est quelquefois donné.

Le *renflement lombaire*, ou *renflement crural*, est moins considérable que le renflement cervical ; il commence au niveau de la dixième vertèbre dorsale, et se termine avec la moelle épinière en formant un cône, et donne attache par son sommet à un cordon fibreux que nous examinerons plus loin sous le nom de *ligament coccygien*.

La portion de la moelle comprise entre les deux renflements est moins volumineuse que la portion située au-dessus du renflement supérieur.

Gall a prétendu que la moelle était renflée au niveau de chaque paire de nerfs. Mais cette proposition est complétement en opposition avec l'observation.

La moelle est, comme nous l'avons dit, renfermée dans le canal rachidien, protégée par les vertèbres, les ligaments qui les unissent et les muscles qui s'y insèrent. Elle est encore protégée dans le canal rachidien par une triple enveloppe : une fibreuse, la dure-mère ; une séreuse, l'arachnoïde ; une troisième membrane propre, la pie-mère. Nous avons déjà étudié la dure-mère et l'arachnoïde, il nous reste à décrire la pie-mère, bien plus intimement unie à la substance nerveuse que la pie-mère cérébrale. Enfin, la moelle est maintenue de chaque côté de la colonne vertébrale par un ligament, *ligament dentelé*, que nous aurons à examiner.

PIE-MÈRE RACHIDIENNE.

La pie-mère rachidienne est beaucoup plus résistante que la pie-mère crânienne ; c'est une véritable membrane fibreuse, formée de fibres entrecroisées dans toutes les directions, à la surface de laquelle rampent les vaisseaux de la moelle.

Nous examinerons sa *face externe*, sa *face interne*, son *extrémité inférieure;* elle se confond par son *extrémité supérieure* avec la pie-mère crânienne.

Face externe. — Elle est recouverte par un grand nombre de petits vaisseaux artériels et veineux, qui rampent à sa surface, la traversent pour se rendre à la substance nerveuse elle-même. Elle présente des plis obliques apparents lorsque la moelle est raccourcie, et qui s'effacent lorsque cet organe est allongé. Elle est hérissée d'un grand nombre de petits filaments celluleux qui l'unissent à l'arachnoïde ; sur les parties latérales, elle se prolonge sur les filets nerveux qui partent de la moelle épinière, et les enveloppe dans une gaîne fibreuse ; elle se prolonge également sur les nerfs dont elle forme le névrilème.

Entre chaque paire de nerfs, on trouve une lamelle fibreuse, dont la disposition mérite une description particulière ; c'est cette membrane fibreuse qu'on a désignée sous le nom de *ligament dentelé*.

Ligament dentelé. — Cette bandelette longe les parties latérales de la moelle, interposée dans toute sa longueur entre les racines antérieures et les racines postérieures des nerfs spinaux. Elle présente un *bord interne* mince, adhérent à la pie-mère rachidienne ; un *bord externe* plus épais, denticulé : chaque dent s'attache à la dure-mère dans l'intervalle des conduits à travers lesquels passent les paires nerveuses. Ce ligament commence au niveau du trou occipital et se termine au niveau de la première ou de la seconde vertèbre lombaire ; la première dentelure existe entre le nerf grand hypoglosse et l'artère vertébrale ; la dernière répond à l'extrémité inférieure de la moelle. Le nombre des dentelures est, en général, de vingt à vingt et un. Le ligament dentelé paraît être plutôt une dépendance de la pie-mère rachidienne que de la dure-mère, ou de l'arachnoïde.

Surface interne. — La pie-mère rachidienne est, par sa face interne, extrêmement adhérente à la moelle épinière. Cette surface présente :

1° Deux prolongements. L'un, qui pénètre dans le sillon antérieur de la moelle, tapisse une des parois de ce sillon, et, arrivé à la commissure blanche antérieure, se réfléchit sur la paroi opposée. Le prolongement postérieur, qui pénètre dans le sillon médian postérieur jusqu'à la commissure grise, est extrêmement mince ; aussi les dissections n'ont-elles pu y démontrer deux feuillets que l'analogie peut faire admettre.

2° Sur les parties latérales, on trouve quatre gaînes, deux de chaque côté ; ces gaînes renferment les racines des paires spinales.

3° Enfin, sur toute la surface interne de la pie-mère, on observe une multitude de prolongements celluleux situés les uns au-dessous des autres, et formant ainsi une série de cloisons longitudinales, entre lesquelles s'interpose la substance médullaire.

Extrémité inférieure. — La pie-mère rachidienne se termine par un cordon grêle qui descend accompagné d'une petite veine au milieu des nerfs formant la queue de cheval, et qui va s'insérer à la base du coccyx. Ce petit cordon est désigné sous le nom de *ligament coccygien* ; les anciens anatomistes, qui le regardaient comme un nerf, l'ont appelé *nerf impair*. Sa partie supérieure est creuse et remplie par de la matière grise semi-liquide. Le ligament coccygien sert à fixer la moelle à la partie inférieure.

SURFACE EXTÉRIEURE DE LA MOELLE.

La moelle présente sur la ligne médiane deux *sillons médians*, l'un *antérieur*, l'autre *postérieur*.

Le *sillon médian antérieur* (fig. 154. 9) divise la partie antérieure de la moelle en deux portions parfaitement égales. Il s'étend de l'entrecroisement des pyramides à la terminaison de la moelle. Sa profondeur est égale à peu près au tiers de l'épaisseur de la moelle ; dans le fond de ce sillon, on trouve la commissure blanche ou commissure antérieure sur laquelle nous reviendrons plus tard.

Le *sillon médian postérieur* (fig. 154. 8) s'étend du bec du *calamus scriptorius* à la terminaison de la moelle, et a été l'objet de grandes divergences d'opinions entre les anatomistes. Suivant les uns, ce sillon serait moins profond que le sillon postérieur. D'après MM. Cruveilhier et Longet, le sillon postérieur non-seulement existe constamment, mais il est encore plus profond que le sillon antérieur ; il arrive jusqu'à la commissure postérieure ou commissure grise.

Sur les parties latérales de la moelle, on remarque :

Le *sillon collatéral postérieur*, ou *sillon des racines postérieures*. Ce sillon est très apparent quand on a enlevé la pie-mère et détaché les racines postérieures des nerfs spinaux. M. Cruveilhier examine si ce sillon existe réellement ou s'il est dû à la préparation que l'on fait subir à la moelle épinière. Si l'on projette, dit-il, un filet d'eau sur cette petite colonne grisâtre, on a bientôt détruit la continuité de la moelle, et le filet pénètre jusqu'au centre de l'organe. Il est évident pour cet anatomiste, qu'il n'existe pas de sillon qu'on puisse comparer aux sillons médians antérieur et postérieur, que la séparation est une véritable solution de continuité de la substance grise qui envoie un prolongement jusqu'à la surface de la moelle (fig. 154. 10).

Ce sillon, ou plutôt cette petite colonne de substance grise, divise chaque moitié de la moelle en deux cordons : un *cordon postérieur* (fig. 154. 7) compris entre le sillon médian postérieur et les racines postérieures ; un *cordon antéro-latéral* (fig. 154. 11) compris entre le sillon médian antérieur et les racines postérieures.

C'est sur le cordon antéro-latéral de la moelle que s'implantent les racines antérieures des nerfs spinaux ; c'est en vain qu'à l'aide du jet d'eau on a cherché à constater l'existence d'un sillon analogue à celui des racines postérieures ; on ne saurait donc admettre que le cordon antéro-latéral est divisé en deux portions, le cordon antérieur et le cordon latéral.

Le cordon postérieur de la moelle est divisé en deux portions par un petit sillon superficiel et linéaire que l'on peut regarder comme commençant en dehors de chaque faisceau qui borde le *calamus scriptorius* ; ce sillon est désigné sous le nom de *sillon postérieur intermédiaire* ; il limite en dehors le petit cordon de la moelle appelé *cordon médian postérieur*. Suivant quelques anatomistes, M. Longet entre autres, ce sillon ne serait distinct qu'à la région cervicale et aux deux tiers de la région dorsale. M. Cruveilhier pense que ces petits sillons se prolongent dans toute la longueur de la moelle et s'enfoncent dans la scissure médiane postérieure.

STRUCTURE DE LA MOELLE.

Si l'on coupe transversalement la moelle dans divers points de sa hauteur, on voit qu'elle est, dans toute son étendue, composée de deux substances, l'une centrale, la *substance grise*, l'autre corticale, la *substance blanche*.

Substance grise (fig. 154). — La substance grise de la moelle épinière varie quant à sa forme, suivant les différentes régions où on l'examine, aussi ne peut-on dire quelle est la figure exacte de cette substance ; car ce qui sera vrai pour la partie inférieure de la moelle ne le sera plus pour la partie moyenne ou la partie supérieure, et réciproquement. Cependant on peut comparer la substance grise à la lettre X dont les deux moitiés seraient séparées par le signe. — Les extrémités de l'X seraient d'inégale longueur. Les cornes postérieures beaucoup plus longues que les antérieures, pénètrent entre les cordons postérieur et antéro-latéral : c'est sur cette partie que les racines postérieures des nerfs spinaux tirent leur origine. Les cornes antérieures sont beaucoup plus courtes, plus volumineuses, denticulées, et recouvertes par une assez grande épaisseur de substance blanche. La barre transversale qui réunit les deux branches est la *commissure grise* qui double la face postérieure de la commissure blanche.

Si l'on fait arriver un filet d'eau sur la substance grise, celle-ci est détruite, il n'en reste qu'une couche mince adhérente à la substance blanche, et l'on constate qu'elle est de nature pultacée, comme grenue, et qu'il est impossible d'y admettre une texture linéaire fibreuse.

Substance blanche. — Elle se présente sous l'apparence de deux cylindres aplatis à leur face interne et réunis par une lamelle, qui est la *commissure blanche*. Cette commissure s'aperçoit très bien au fond du sillon antérieur de la moelle ; elle est formée par des fibres transverses qui s'écartent pour laisser passer les vaisseaux : cette disposition a pu en imposer à quelques anatomistes et faire croire à un entrecroisement de fibres dans toute la longueur de la moelle. La commissure blanche est doublée sur sa face postérieure par la commissure grise.

Si l'on déchire par la traction les deux commissures, ou si on les coupe longitudinalement, on voit que la moelle est formée de deux portions exactement semblables qui peuvent être étalées en une sorte de bande ou de lame, blanche à l'extérieur, grise, floconneuse en dedans, où elle est recouverte par la substance grise. Si l'on étudie la substance blanche après l'avoir fait macérer dans l'alcool, on voit qu'elle est composée de lamelles longitudinales, cunéiformes, à base tournée en dehors et à bord mince en contact avec la substance grise.

60

De cette manière on peut diviser la moelle en un très grand nombre de lamelles indépendantes et qui existent sur toute la longueur de l'organe. Enfin chacune des lamelles qui constituent la moelle peuvent être divisées en un très grand nombre de fibres longitudinales indépendantes les unes des autres.

Plusieurs anatomistes ont admis que chaque moitié de la moelle était creusée d'un *canal central*.

Il est certain, dit M. Cruveilhier, que jusqu'au quatrième mois de la vie intra-utérine chaque moitié de la moelle est pourvue d'un canal tout à fait semblable à celui des poissons. Mais après cette époque le liquide gélatiniforme qui remplissait le canal est remplacé par la substance grise. Cependant j'ai vu dans un cas ce canal persister après la naissance.

M. Foville admet comme constant un ventricule central médian creusé aux dépens de la commissure de la moelle, et particulièrement de la commissure grise. Ce canal, très difficile à démontrer chez l'adulte, peut être plus facilement aperçu chez les nouveau-nés.

BULBE RACHIDIEN.

La moelle présente à sa partie supérieure un renflement qui va en augmentant jusqu'au bord postérieur de la protubérance annulaire : c'est à cette partie qu'on a donné le nom de *bulbe rachidien, moelle allongée, queue de la moelle allongée*.

Le bulbe rachidien se présente sous la forme d'un cône tronqué, légèrement aplati d'avant en arrière, à base supérieure, à sommet inférieur. On lui a assigné pour limite : inférieurement, le point qui est au-dessous de l'entrecroisement des pyramides ; supérieurement en haut et en avant, le bord postérieur de la protubérance annulaire. Ses limites sont moins tranchées en haut et en arrière, car, comme nous le verrons plus loin, les faisceaux du bulbe se prolongent dans l'épaisseur de la protubérance annulaire ; ses limites sont donc constituées en haut et en arrière par le plan vertical fictif qui passe par le point que nous avons indiqué comme limite à la partie antérieure.

Le bulbe repose en bas sur la gouttière basilaire, en arrière et sur les côtés il est embrassé par le cervelet. On lui considère quatre faces : une *antérieure*, une *postérieure*, deux *latérales*.

1° *Face antérieure*. — Sur la ligne médiane, on trouve un *sillon* qui, se continuant en bas avec le sillon médian de la moelle, est interrompu par un entrecroisement, celui des pyramides, sur lequel nous reviendrons plus loin, et se termine en haut par une petite fossette, *trou borgne*, comprise entre les pyramides et le bord inférieur de la protubérance annulaire. Il n'est pas rare de voir le sillon médian, à la partie supérieure du bulbe, recouvert par des fibres blanches transversales, *fibres arciformes*, souvent très développées : on les désigne sous le nom de *ponticule, d'avant-pont*.

De chaque côté du sillon médian, on rencontre les *pyramides anté-rieures* (fig. 155. 9), faisceaux blancs, étroits à leur partie inférieure; elles s'élargissent bientôt, et, parvenues à la protubérance, elles se rétrécissent de nouveau, s'arrondissent, se portent en dehors et se perdent dans la protubérance.

FIG. 155.
Entrecroisement des pyramides, pro-longement des pyramides et des faisceaux innominés du bulbe à travers la protubérance annulaire jusqu'aux pédoncules cérébraux (d'après l'Atlas de MM. L. Hirsch-feld et Léveillé).

1. Chiasma des nerfs optiques.
2. *Tuber cinereum infundibulum.*
3. Tubercules mamillaires.
4. Espace perforé interpédonculaire.
5. Pédoncules cérébraux.
6. Faisceau externe du cordon anté-rieur de la moelle se portant dans la pyramide du même côté.
7. Faisceau interne s'entrecroisant avec celui du côté opposé.
8. Entrecroisement des pyramides.
9,9. Pyramides.
10. Prolongement des pyramides se rendant aux pédoncules cérébraux correspondants.
11,11. Olive.
12. Faisceau innominé du bulbe for-mant la partie moyenne du pé-doncule cérébral correspondant.
13,13,13. Fibres de la protubérance annulaire coupée.
14. Origine du nerf de la cinquième paire.

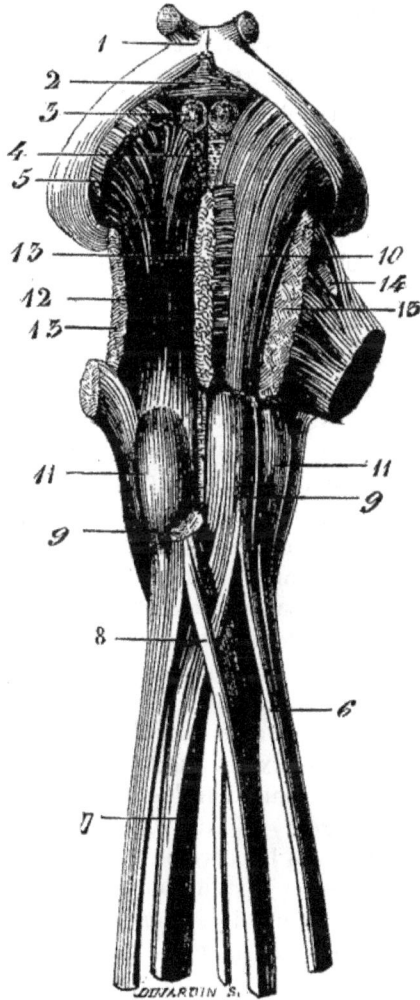

Nous verrons, en étudiant la structure du bulbe, comment les py-ramides s'entrecroisent à leur partie inférieure, et comment elles se continuent avec les faisceaux latéraux de la moelle.

En dehors des pyramides, on rencontre un *sillon* qui les sépare de deux autres éminences, les *olives*; c'est de ce sillon que sortent les racines du nerf grand hypoglosse.

Les *olives* sont deux saillies ovalaires situées en dehors et en arrière des deux pyramides (fig. 155. 11). Moins longues que ces dernières, elles sont plus volumineuses et plus saillantes à leur partie moyenne ; plus rétrécies, et s'effaçant pour ainsi dire à leurs extrémités, elles sont limitées en bas par des fibres arciformes à concavité supérieure, *faisceau arciforme de l'olive ;* en haut elles sont séparées de la protubérance annulaire par une dépression appelée par Vicq d'Azyr, *fosse de l'éminence olivaire.*

2° *Face postérieure.* — La face postérieure du bulbe rachidien se continue sans ligne de démarcation avec la face postérieure de la protubérance annulaire ; elle forme, avec elle, la paroi antérieure du quatrième ventricule ; elle est cylindrique à sa partie inférieure, où elle se confond avec la moelle ; ses fibres blanches, qui ne sont autres que les faisceaux postérieurs de la moelle, s'écartant en dehors à la partie supérieure, laissent à nu la substance grise. L'espace triangulaire compris entre les branches d'écartement, ou *corps restiformes*, est désigné sous le nom de *calamus scriptorius* d'Hérophile.

Cet espace triangulaire présente un sillon médian qui se continue en bas avec le sillon médian postérieur de la moelle ; en haut il fait suite à l'aqueduc de Sylvius. Il est recouvert par une lamelle de substance grise, sur laquelle on aperçoit des stries blanches transversales dont quelques-unes concourent à l'origine du nerf auditif. Le sillon médian représenterait la tige de la plume, les stries blanches les barbes, l'angle de réunion des corps restiformes le bec de la plume. Ce sillon se continue en haut avec la rainure de la face postérieure de la protubérance et avec l'aqueduc de Sylvius. Latéralement, l'espace triangulaire est limité par la saillie que forment les corps restiformes, en dedans desquels s'élèvent deux replis cellulo-vasculaires sur lesquels nous reviendrons, et qui concourent à border l'orifice du quatrième ventricule.

De chaque côté du sillon médian de la face postérieure du bulbe, on trouve deux colonnes de fibres blanches, les *corps restiformes*, qui sont la continuation des faisceaux postérieurs de la moelle ; en haut, ils divergent en interceptant l'espace triangulaire déjà décrit et se rendent dans le cervelet, dont ils constituent les *pédoncules inférieurs.* Chaque corps restiforme est subdivisé par un sillon superficiel en deux cordons secondaires, dont le plus interne forme la *pyramide postérieure*, qui, au niveau du *calamus scriptorius*, s'écarte, se renfle en mamelon, et se termine en s'effilant vers les angles du quatrième ventricule. Sur les corps restiformes proprement dits, situés en dehors des pyramides postérieures, on remarque un sillon sur lequel s'implantent les fibres d'origine des nerfs pneumogastrique et glosso-pharyngien. La portion du corps restiforme, comprise entre ces racines et les olives, est désignée sous le nom de *faisceau intermédiaire*, qui est la continuation du cordon antérieur et d'une partie du cordon latéral de la moelle épinière.

3° *Faces latérales.* — Sur les faces latérales du bulbe, on aperçoit d'avant en arrière : les pyramides antérieures, les olives, le corps restiforme, le tubercule cendré de Rolando, des fibres arciformes.

Sur les parties latérales du bulbe, au-dessous et en arrière de l'olive, sur le prolongement du sillon latéral postérieur de la moelle, Rolando a signalé une petite saillie formée par la substance grise : c'est le *tubercule cendré de Rolando*, situé de chaque côté du bulbe, à 5 ou 6 millimètres en arrière et au-dessous du corps olivaire correspondant.

Les *fibres arciformes* manquent assez souvent ; les plus constantes sont celles que nous avons décrites à la partie supérieure du bulbe sous le nom de *ponticule*, et à la partie inférieure sous celui de *faisceau arciforme de l'olive*.

STRUCTURE DU BULBE.

Pyramides antérieures (fig. 155, 9). — Les pyramides sont deux faisceaux épais, prismatiques, triangulaires, à fibres parallèles placées dans l'espèce de gouttière que leur forment les olives ; à la partie inférieure du bulbe, elles s'entrecroisent de la manière suivante : A 25 millimètres environ de la protubérance annulaire, chaque pyramide antérieure se divise en trois ou quatre faisceaux qui s'entrecroisent d'une manière régulière et en formant une espèce de natte avec celle du côté opposé (fig. 155, 8, et 156, 2). La hauteur de la natte formée par l'entrecroisement des faisceaux est de 18 millimètres environ ; de cette manière la pyramide du côté droit s'engage en arrière et au-dessous du faisceau antérieur gauche de la moelle épinière, et va se continuer avec le faisceau latéral gauche. La pyramide du côté gauche se porte à droite et se continue avec le faisceau latéral droit. Cet entrecroisement, très manifeste en avant, peut être parfaitement bien aperçu en arrière quand on a écarté les corps restiformes. Nous ferons remarquer que tout le faisceau antérieur de la moelle, c'est-à-dire la pyramide, ne participe pas à l'entrecroisement, mais qu'une petite partie externe suit la direction primitive du faisceau.

Faisceau innominé du bulbe. — Quand on rejette latéralement les pyramides, les corps restiformes et l'olive, on trouve de chaque côté un cordon qui est formé par les fibres du cordon antéro-latéral de la moelle qui ne se portent pas à la pyramide antérieure ; il est désigné sous le nom de *faisceau sous-olivaire, latéral* ou *intermédiaire du bulbe ;* il se confond avec le faisceau que M. Cruveilhier a désigné sous le nom de *faisceau innominé du bulbe, de renforcement du bulbe* (fig. 155, 12).

Ce faisceau, formé d'un mélange de substance blanche et de substance grise, étroit inférieurement, va en grossissant de bas en haut, placé entre l'olive et le corps restiforme. Sa base est en rapport avec la base de celui du côté opposé ; sa face antérieure est en rapport avec l'olive ; sa face postérieure est recouverte par le corps restiforme. Arrivé à la protubérance annulaire, il s'entrecroise avec son semblable,

et se trifurque : une portion se recourbe en dehors, et forme le pédoncule cérébelleux moyen, les deux autres s'écartent pour laisser passer
les *processus cerebelli ad testes* ; la division externe forme le faisceau
désigné sous le nom de *faisceau triangulaire latéral de l'isthme* ; la
plus interne se prolonge au-dessous des tubercules quadrijumeaux et
du *processus cerebelli ad testes*, et se rend aux pédoncules cérébraux.

D'après M. Cruveilhier, le faisceau antéro-latéral de la moelle ne
serait pas épuisé après avoir fourni les pyramides antérieures et le
faisceau sous-olivaire ; une grande partie de ses fibres va former le
corps restiforme. M. Longet n'admet pas cette disposition. « Le faisceau sous-olivaire, dit-il, est constitué par toute la portion du cordon
antéro-latéral de la moelle qui ne se continue pas avec la pyramide du
côté opposé. »

Olives. — Elles ne sont pas seulement formées par la saillie que nous
avons signalée entre les pyramides antérieures et les corps restiformes ;
elles se prolongent derrière les pyramides jusqu'à la ligne médiane,
elles sont dirigées de dehors en dedans et d'avant en arrière, et sont
formées d'une première couche de substance blanche présentant une

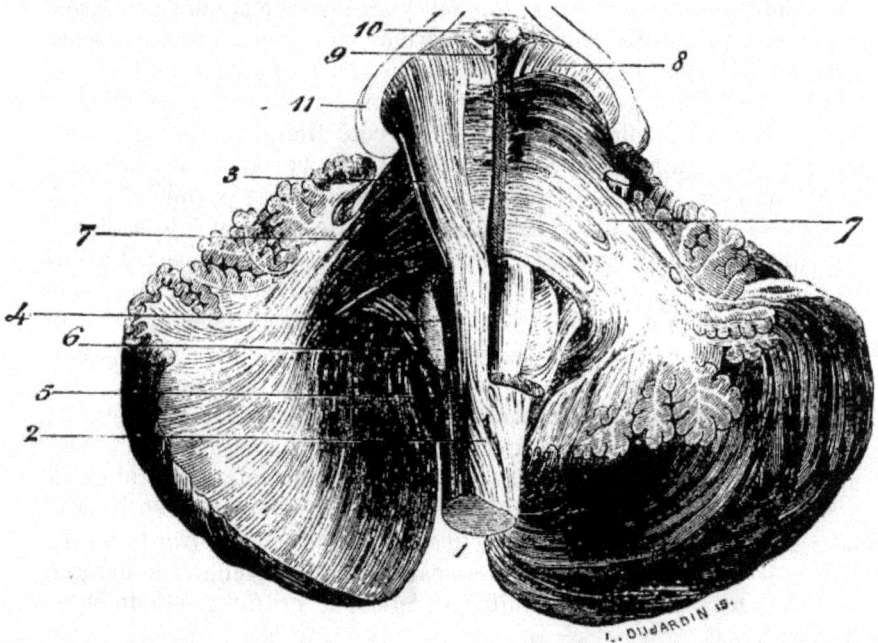

FIG. 156. — *Bulbe rachidien et pédoncules du cervelet (d'après Arnold).*

1. Bulbe rachidien. — 2. Entrecroisement des pyramides. — 3. Pyramide se prolongeant dans l'épaisseur de la protubérance. — 4. Olive. — 5. Corps restiforme. — 6. Pédoncules cérébelleux inférieurs. — 7. Pédoncules cérébelleux
moyens. — 8. Pédoncules cérébraux. — 9. Espace perforé interpédonculaire.—
10. Tubercules mamillaires. — 11. Bandelette optique.

ouverture dirigée en dedans et en arrière, d'une seconde couche de substance jaunâtre plissée sur elle-même, également perforée au même niveau que la substance blanche. C'est par cet orifice que paraissent pénétrer, avec quelques vaisseaux très grêles, la substance grise et la substance blanche de la moelle épinière qui doivent remplir la cavité de l'olive.

Corps restiformes.—Ils sont constitués par des fibres blanches ; arrivés à la partie supérieure du bulbe, après s'être écartés pour former le *calamus scriptorius*, ils se divisent en deux portions : l'une, externe, qui se porte dans le cervelet et va former le *pédoncule cérébelleux inférieur ;* il est séparé du faisceau innominé du bulbe par la ligne d'insertion du pneumogastrique et du glosso-pharyngien ; l'autre, interne, la pyramide postérieure, qui suit la direction primitive du corps restiforme, et s'épanouit sur la paroi inférieure du quatrième ventricule.

ISTHME DE L'ENCÉPHALE.

Nous décrirons sous le nom d'*isthme de l'encéphale :* 1° la *protubérance annulaire*, 2° les *pédoncules cérébraux*, 3° les *pédoncules cérébelleux*, 4° les *tubercules quadrijumeaux.*

PROTUBÉRANCE ANNULAIRE.

Désignée encore sous le nom de *pont de Varole, corps de la moelle allongée, mésocéphale*, la protubérance annulaire est une éminence située en avant du bulbe rachidien, en arrière et au-dessous des pédoncules cérébraux, entre les deux hémisphères cérébelleux. Elle a la forme d'un demi-anneau, et est parfaitement limitée en haut et en bas ; mais latéralement et en arrière, ses limites sont purement artificielles.

On lui considère six faces :

1° Une *face supérieure*, que l'on obtient par une coupe verticale faite parallèlement à son bord antéro-postérieur ; elle complète la paroi antérieure du quatrième ventricule.

2° Deux *faces latérales*, qui se confondent sans ligne de démarcation avec les pédoncules cérébelleux moyens. Elles présentent la coupe du pédoncule correspondant, et plus en avant une surface convexe sur laquelle on voit la petite racine du trijumeau, au-dessus le faisceau triangulaire latéral de l'isthme, et la face externe du pédoncule cérébelleux supérieur.

3° Une *face postérieure*. Elle est comprise entre deux lignes fictives dont l'une passe derrière les tubercules quadrijumeaux, l'autre au-dessous des angles latéraux du quatrième ventricule. Elle concourt à

former la paroi antérieure du ventricule du cervelet; tapissée par
une lamelle de substance grise sur laquelle on trouve quelques tractus
blancs, elle est parcourue par une rainure médiane qui se continue en
haut avec l'aqueduc de Sylvius, en bas avec le sillon médian postérieur du bulbe et de la moelle. De chaque côté de ce sillon on rencontre les saillies formées par le faisceau innominé du bulbe; en dehors de ces éminences, les *processus cerebelli ad testes*, qui sont croisés
par les faisceaux triangulaires latéraux de l'isthme. En dessous de
ceux-ci on trouve le sillon latéral de l'isthme.

4° Une *face inférieure*, qui se continue avec la base du bulbe rachidien.

5° Une *face antérieure*, la seule qui soit entièrement libre; elle
repose sur la gouttière basilaire; par conséquent oblique en avant et
en bas. Elle présente un sillon médian dans lequel se loge le tronc
basilaire. De chaque côté de ce sillon, deux saillies parallèles dues au
soulèvement des fibres de la protubérance annulaire par les pyramides. Sur toute cette face on trouve des fibres blanches transversales
que Rolando a divisées en trois ordres de faisceaux : 1° les *faisceaux
supérieurs*, qui se contournent en dehors ; 2° les *faisceaux inférieurs*,
qui se portent transversalement en dehors ; 3° les *faisceaux moyens*,
qui passent en dedans des faisceaux inférieurs : ces divers faisceaux
constituent, en s'enroulant ainsi, les pédoncules cérébelleux moyens.
C'est entre les faisceaux supérieurs et les moyens que sort la racine
sensitive du nerf de la cinquième paire.

PÉDONCULES CÉRÉBRAUX.

Des angles antérieurs de la protubérance annulaire partent deux
grosses colonnes blanches, cylindriques d'abord, rapprochées l'une de

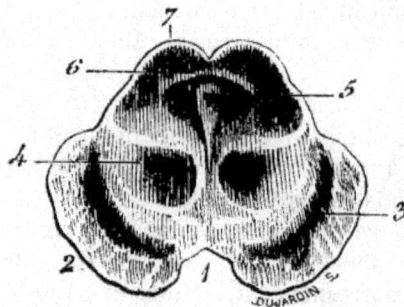

FIG. 157. — *Coupe transversale faite sur les pédoncules cérébraux, au devant
de la protubérance annulaire (d'après Arnold).*

1. Espace interpédonculaire. — 2. Pédoncules cérébraux. — 3. *Locus niger* de
Vicq d'Azyr. — 4. Faisceaux innominés du bulbe. — 5. Aqueduc de Sylvius.—
6. Pédoncules cérébelleux supérieurs. — 7. Tubercules quadrijumeaux postérieurs.

l'autre, qui bientôt s'aplatissent, s'écartent en se dirigeant en avant, en haut et en dehors : ce sont les *pédoncules cérébraux* (fig. 158. 4, et 159. 21).

On leur considère : 1° Une *face inférieure* libre, remarquable par la disposition parallèle des faisceaux blancs qu'on y rencontre. 2° Une *face supérieure*, non distincte, recouverte par les tubercules quadrijumeaux. 3° Une *face interne*, à peu près plane, sur laquelle se trouve l'origine du nerf moteur oculaire commun, et une ligne noire qui répond au *locus niger* de Vicq d'Azyr. L'espace interpédonculaire, limité en avant par le bord postérieur des nerfs optiques, est rempli par une lame triangulaire blanche, criblée d'un grand nombre de pertuis vasculaires ; c'est la *lame perforée interpédonculaire*. 4° Une *face externe* embrassée en grande partie par la circonvolution de l'hippocampe, et qui concourt à former la grande fente de Bichat ; elle est croisée obliquement par la bandelette des nerfs optiques. 5° *En arrière*, les pédoncules cérébraux sortent de la protubérance annulaire. 6° *En avant*, ils s'enfoncent dans l'épaisseur des couches optiques.

PÉDONCULES CÉRÉBELLEUX.

Les pédoncules cérébelleux sont au nombre de trois de chaque côté :

1° Les *pédoncules cérébelleux inférieurs* sont constitués par la plus grande partie des corps restiformes.

2° Les *pédoncules cérébelleux moyens* sont formés en grande partie par les fibres de la protubérance annulaire, et en partie, comme nous le verrons, par le cordon intermédiaire ou latéral du bulbe.

3° Les *pédoncules cérébelleux supérieurs* (fig. 158. 2) se présentent sous l'aspect de deux bandelettes nées dans l'épaisseur du cervelet, se portent d'arrière en avant et un peu de dehors en dedans, et passent au-dessous des tubercules quadrijumeaux croisés latéralement par le faisceau appelé par M. Cruveilhier, *faisceau latéral de l'isthme*.

Leur *face supérieure* est recouverte par le cervelet ; leur *face inférieure* concourt à former avec les rubans de Reil la paroi supérieure de l'aqueduc de Sylvius ; leur *bord externe* est séparé de la protubérance par un sillon que M. Cruveilhier désigne sous le nom de *sillon latéral de l'isthme* ; leur *bord interne* est uni à celui du côté opposé par la *valvule de Vieussens*.

Valvule de Vieussens.

On donne ce nom à une membrane très mince qui remplit l'intervalle existant entre les pédoncules cérébelleux supérieurs (fig. 158. 7, 8, 9). On considère à cette lamelle :

1° Une *face supérieure*, couverte par le vermis supérieur ; 2° une *face inférieure*, un peu convexe, qui correspond au quatrième ventricule ; 3° des *bords* qui se confondent avec les pédoncules supérieurs du cervelet ; 4° une *extrémité antérieure* plus étroite, qui se perd au niveau des éminences *testes* ; 5° une *extrémité postérieure* plus large, qui se continue avec la partie médullaire du lobule médian du cervelet ; 6° on donne le nom de *frein de la valvule de Vieussens* à un petit faisceau partant du sillon qui sépare les deux éminences *testes*, se divise en trois faisceaux secondaires et se perd sur la valvule.

TUBERCULES QUADRIJUMEAUX.

Les *tubercules quadrijumeaux* (fig. 158. 6) sont quatre petites éminences situées sur la ligne médiane. Ils sont au nombre de deux de chaque côté et placés entre les couches optiques et le troisième ventricule qui sont en avant, le cervelet qui est en arrière ; au-dessus des pédoncules cérébraux, en avant de la protubérance annulaire, au-dessous de la glande pinéale, de la toile choroïdienne. Ils concourent à former la portion horizontale de la grande fente de Bichat. Sous ces éminences on trouve l'aqueduc de Sylvius qui fait communiquer le troisième avec le quatrième ventricule.

Ces tubercules forment deux paires : l'une antérieure, ce sont les *éminences nates* ; l'autre postérieure, les *éminences testes*.

Les *éminences nates*, ou *antérieures*, plus volumineuses que les postérieures, d'une couleur grise, sont ovalaires ; leur grand diamètre est dirigé en avant et en dehors ; dans le sillon qui les sépare se trouve couchée la glande pinéale.

Les *éminences testes*, ou *postérieures*, sont plus petites et sont plus blanches que les *nates*.

Les tubercules quadrijumeaux sont séparés par deux sillons, l'un transversal, qui sépare les éminences antérieures des postérieures, un autre antéro-postérieur sur lequel se trouve un faisceau blanc que nous avons déjà décrit sous le nom de *frein de la valvule de Vieussens*.

Les tubercules quadrijumeaux ont les connexions suivantes : les éminences antérieures communiquent à l'aide d'une bandelette blanchâtre avec le corps genouillé externe et la racine correspondante du nerf optique ; les éminences postérieures fournissent un cordon arrondi qui se porte au corps genouillé interne ; à ce même tubercule aboutit le *faisceau triangulaire latéral de l'isthme*, faisceau blanc qui provient du faisceau latéral.

Le *faisceau triangulaire latéral de l'isthme*, ruban de Reil (fig. 158. 3), est une bandelette fibreuse qui s'étend du sillon latéral de l'isthme aux éminences *testes*. D'après M. Cruveilhier il se prolongerait jusqu'au corps genouillé interne ; d'après M. Ludovic Hirschfeld, la valvule de Vieussens serait formée par des fibres fournies par ce faisceau. Il décrit un trajet oblique et demi-circulaire autour des pé-
elleux supérieurs : son extrémité inférieure se continue

avec le faisceau innominé du bulbe ; son extrémité supérieure passe
sous les tubercules quadrijumeaux, et, se réunissant à celui du côté
opposé, forme une espèce de voûte à ces éminences.

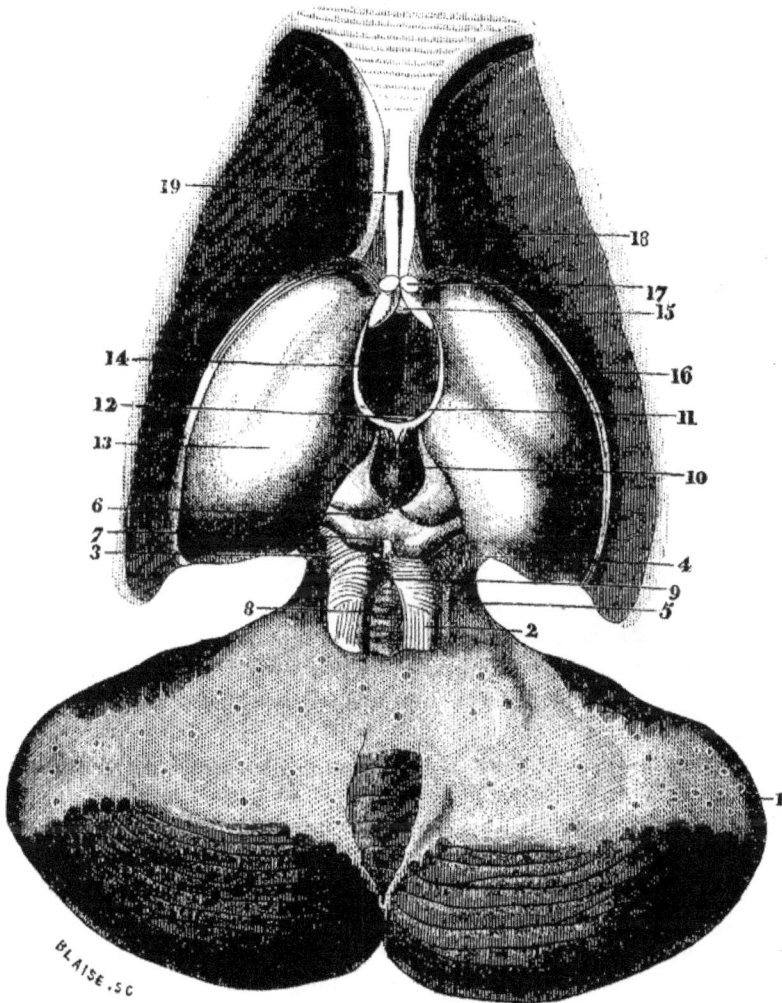

FIG. 158. — *Tubercules quadrijumeaux ; pédoncules cérébelleux supérieurs ;
valvule de Vieussens (d'après Vicq d'Azyr).*

Cervelet. — 2. Pédoncules cérébelleux supérieurs. — 3. Faisceau latéral de
l'isthme. — 4. Partie supérieure du pédoncule cérébral. — 5. Partie supérieure
du pédoncule cérébelleux moyen. — 6. Tubercules quadrijumeaux. — 7. Colonne
de la valvule de Vieussens. — 8. Partie postérieure de la valvule de Vieussens
recouverte de lamelles de substance grise. — 9. Valvule de Vieussens. —
10. Glanale pinéale. — 11. Freins de la glande pinéde. — 12. Commissure
postérieure. — 13. Couche optique. — 14. Traces de la commissure grise. —
15. Commissure antérieure. — 16. Lame cornée. — 17. Piliers antérieurs de
la voûte. — 18. Corps strié. — 19. *Septum lucidum.*

Structure de la protubérance annulaire, des pédoncules du cerveau et du cervelet, des tubercules quadrijumeaux.

Protubérance annulaire. — Si l'on étudie la protubérance annulaire de sa face inférieure vers sa face supérieure, on voit qu'elle est formée d'abord par des fibres blanches transversales qui sont comme l'épanouissement de chacun des pédoncules cérébelleux moyens, et qui paraissent s'entrecroiser sur la ligne médiane. Au-dessous de ces fibres blanches, on trouve une couche de substance grise; au-dessous on voit des faisceaux blancs qui se dirigent d'avant en arrière et qui sont la continuation des pyramides, les pédoncules cérébraux font suite à ces fibres longitudinales; entre les filets qui les composent, on trouve des fibres transversales qui se portent aux pédoncules cérébelleux moyens. Ainsi donc, on constate l'existence de deux ou trois couches de fibres transversales qui s'entremêlent avec un nombre égal de fibres longitudinales. Au-dessus de ces dernières couches, on trouve un noyau de substance grise. Enfin, au-dessous de ce noyau gris, on remarque un grand nombre de fibres longitudinales blanches formant le faisceau dont nous avons déjà parlé sous le nom de *faisceau innominé du bulbe*. Nous avons déjà dit quelle était la terminaison inférieure du *faisceau innominé du bulbe*; supérieurement il se continue avec les pédoncules du cerveau dont il forme le faisceau moyen; en dehors, il se confond avec le faisceau triangulaire latéral de l'isthme; en dedans, il répond à celui du côté opposé.

Les *pédoncules cérébelleux inférieurs* sont des faisceaux blancs constitués par le prolongement du faisceau supérieur des corps restiformes.

Les *pédoncules cérébelleux moyens* sont formés de fibres blanches qui partent de la face inférieure de la protubérance annulaire et s'épanouissent dans le centre médullaire du cervelet.

Les *pédoncules cérébelleux supérieurs* sont constitués par des fibres blanches parallèles, antéro-postérieures, étendues du centre médullaire du cervelet aux couches optiques.

La *valvule de Vieussens* est formée, d'après M. Ludovic Hirschfeld, par les fibres postérieures du faisceau triangulaire latéral de l'isthme, qui, au lieu de s'engager sur les tubercules quadrijumeaux, se portent en dedans et en arrière en contournant les pédoncules supérieurs et en s'entrecroisant sur la ligne médiane avec celles du côté opposé. La lame blanche de la valvule est recouverte par une couche de substance grise.

Les *pédoncules du cerveau* sont formés de trois plans: un *inférieur*, constitué par des fibres longitudinales qui se continuent avec les pyramides antérieures; un *moyen*, qui fait suite aux faisceaux innominés du bulbe; un *supérieur*, constitué par les pédoncules cérébelleux supérieurs et le cordon triangulaire latéral de l'isthme.

Les *tubercules quadrijumeaux* sont composés de substance blanche qui leur forme une écorce très mince, et de substance grise qui constitue la presque totalité de leur volume.

CERVELET.

Le *cervelet* (fig. 158. 1 ; 159. 27, et 160. 5) est situé à la partie postérieure et inférieure du crâne, en arrière de la protubérance annulaire et du bulbe rachidien, est séparé des lobes postérieurs du cerveau par la tente du cervelet. Il remplit les fosses occipitales postérieures.

D'un volume plus considérable chez l'homme que chez les animaux, il est proportionnellement moins volumineux chez l'enfant nouveau-né que chez l'adulte ; chez le premier, il est au cerveau comme 1 : 20; chez le second comme 1 : 7.

La substance blanche du cervelet paraît plus ferme, la substance grise moins consistante que celle du cerveau.

La forme du cervelet a été justement comparée à celle d'un cœur de carte à jouer dont l'échancrure serait en arrière. Son diamètre transversal est le plus considérable ; parfaitement symétrique, il présente deux lobes latéraux réunis par un lobe médian. On lui considère deux *faces* et une *circonférence*.

La *face supérieure*, séparée des lobes postérieurs du cerveau par la tente du cervelet, présente sur la ligne médiane une saillie plus considérable en arrière qu'en avant, divisée en un grand nombre d'anneaux par des sillons dirigés transversalement, ce qui donne l'apparence d'un ver, d'où le nom de *vermis supérieur ;* en avant, cette éminence se prolonge vers les tubercules quadrijumeaux et la valvule de Vieussens qu'elle recouvre. Elle fait partie du lobe médian du cervelet.

De chaque côté du vermis supérieur, la face supérieure du cervelet présente deux plans inclinés de dedans en dehors et de haut en bas, et sillonnés par des rainures sur lesquelles nous reviendrons plus loin.

La *face inférieure* repose sur les fosses occipitales inférieures; elle présente, sur la ligne médiane, un sillon antéro-postérieur, *grande scissure médiane du cervelet*, qui reçoit en avant la partie postérieure du bulbe rachidien, sépare complétement en arrière les deux lobes latéraux, et reçoit la faux du cervelet. Dans le fond de ce sillon, et vers la partie moyenne, on trouve une éminence divisée transversalement par des enfoncements, c'est le *vermis inférieur* (fig. 159, 28). Cette éminence présente quatre prolongements : deux latéraux qui se perdent dans les hémisphères latéraux; un postérieur qui occupe le fond de la grande scissure médiane ; un antérieur qui forme en avant la moitié inférieure de la paroi supérieure du quatrième ventricule, et se termine par un renflement mamelonné, *éminence mamillaire* de Vicq d'Azyr, *luette* de Malacarne, libre dans le quatrième ventricule. Des bords externes de ce mamelon partent deux replis très minces, connus sous le nom de *valvules de Tarin*.

Les *valvules de Tarin* présentent un bord postérieur adhérent à la substance du cervelet; un bord antérieur libre plus épais que le reste de la valvule; une extrémité interne adhérente à la luette; une extrémité externe qui contourne le corps restiforme et vient aboutir au lobule du pneumogastrique.

De chaque côté de la grande scissure médiane, on voit la surface inférieure convexe des hémisphères cérébelleux, sur laquelle nous reviendrons en décrivant les lobules et les lamelles.

La *circonférence* présente, en arrière, une échancrure qui reçoit la crête occipitale interne et la tente du cervelet, et au fond de laquelle on aperçoit la continuation du vermis supérieur avec le vermis inférieur; en avant elle présente également une échancrure qui reçoit le bulbe et la protubérance : dans le fond de cette échancrure se voit *l'éminence mamillaire*; sur les parties latérales la circonférence est formée en avant par des pédoncules cérébelleux moyens; dans tout le reste de son étendue, par le bord externe des lobes latéraux du cervelet. Ce bord est la partie la plus mince de l'organe.

Lobes et lamelles du cervelet.

Les deux faces du cervelet présentent, comme nous l'avons dit, un grand nombre de sillons plus ou moins profonds, que M. Cruveilhier divise en quatre ordres, d'après leur profondeur :

Les *sillons de premier ordre*, qui pénètrent jusqu'au noyau central; ils divisent le cervelet en *lobules;* un des plus profonds occupe la circonférence du cervelet.

Les *sillons de second ordre* divisent chaque lobule en *segments secondaires;* ceux-ci sont divisés en *lames* par les *sillons de troisième ordre;* enfin, les lames sont à leur tour divisées en *lamelles* par les *sillons de quatrième ordre*.

Les lobules, les segments, les lames, les lamelles du cervelet, ont été comptés et décrits minutieusement par plusieurs anatomistes; nous nous contenterons de signaler les particularités les plus importantes dans leur disposition, et de signaler les lobules auxquels on a cru devoir donner un nom particulier.

Les segments de la circonférence sont les plus considérables; ils sont épais à leur partie moyenne, effilés à leurs extrémités. Les segments de la face supérieure et de la face inférieure sont concentriques, mais les premiers appartiennent à la même courbe pour la totalité du cervelet, les seconds à la même courbe pour chacun des deux lobes latéraux.

Les lames sont séparées les unes des autres dans toute leur hauteur, et ne tiennent au cervelet que par leur bord adhérent.

Sur la ligne médiane, les segments, les lames et les lamelles ne sont point interrompus au niveau du vermis supérieur; mais cette communication n'existe pas à la face inférieure.

Parmi les lobules du cervelet, on distingue : 1° le *lobule du bulbe rachidien*, l'*amygdale*; ce sont les plus internes des lobules de chaque hémisphère cérébelleux. Situés sur les parties latérales et internes de chaque lobule, concaves en dedans, ils sont en rapport avec le bulbe rachidien; convexes en dehors et en arrière, ils sont en rapport supérieurement avec le vermis inférieur et les valvules de Tarin. 2° En dehors des amygdales, et un peu en avant, deux autres lobules plus longs; ce sont les *lobuli biventres* de Reil. 3° Au bord inférieur des pédoncules cérébraux, le *lobule du pneumogastrique* (fig. 159. 29), implanté sur le bord inférieur du pédoncule cérébelleux moyen, au-devant des précédents, en avant et au-dessus des filets d'origine du pneumogastrique, en arrière et en dehors des filets d'origine de la septième paire, sur le côté externe de la valvule de Tarin.

Structure du cervelet.

Si l'on coupe le cervelet dans un point quelconque de son étendue, on voit qu'il est composé de substance blanche et de substance grise.

La *substance grise* occupe la partie la plus superficielle de l'organe; elle est en plus grande quantité que la blanche.

La *substance blanche* se trouve au centre du cervelet; elle est beaucoup plus dense et plus résistante que la substance grise, elle en est séparée par une lamelle de tissu jaunâtre qui offre beaucoup d'analogie avec la lamelle jaunâtre de l'olive; elle est formée par un très grand nombre de lamelles que l'on peut séparer de la manière suivante après une macération prolongée dans l'alcool : le faisceau blanc de chaque lobule est divisé en lamelles secondaires; celles-ci en lamelles tertiaires. Cette division du tissu blanc du cervelet peut être suivie dans le noyau central : cependant les lamelles ne peuvent être isolées au niveau du corps rhomboïdal qu'elles contournent pour l'envelopper comme dans une espèce de capsule; elles ne peuvent non plus être séparées au niveau de la ligne médiane de la région supérieure, là les lamelles des deux côtés paraissent s'entrecroiser.

Au centre de chaque moitié du cervelet, on voit un corps irrégulièrement ovoïde, assez semblable à l'olive par ses dimensions et sa structure : c'est le *corps rhomboïdal*. Il est formé par une membrane d'enveloppe jaunâtre, percée en dedans et en bas d'un trou au niveau des angles latéraux du quatrième ventricule. Dans l'intérieur de cette capsule se trouvent quelques vaisseaux qui vont se rendre à une matière qui tient le milieu entre la substance blanche et la substance grise, et forme le tissu propre du corps rhomboïdal.

Si l'on coupe le cervelet d'avant en arrière, sur le milieu des hémisphères cérébelleux, on voit un noyau central, duquel partent dans toutes les directions des branches blanches qui vont se rendre à chaque lobule, et de chaque branche partent des ramifications secondaires qui vont aux lames du cervelet ; enfin, de chaque ramification secondaire des ramifications de troisième ordre vont se rendre aux lamelles : c'est ce qui a été désigné sous le nom d'*arbre de vie du cervelet*. Chacune des divisions est entourée par une lamelle très mince de substance jaune, et recouverte entièrement par la substance grise qui constitue la couche corticale du cervelet.

Le lobe moyen du cervelet présente aussi son centre médullaire qui réunit les centres médullaires latéraux ; cette disposition se voit très bien par une coupe horizontale, à l'aide de laquelle on peut encore constater les rapports des lames et des lamelles entre elles.

Nous avons déjà dit que le cervelet était réuni aux autres parties de l'encéphale par les pédoncules cérébelleux au nombre de trois.

Les *pédoncules cérébelleux supérieurs*, formés par les *processus cerebelli ad testes*, ne vont pas du cervelet aux tubercules quadrijumeaux, comme leur nom semblerait l'indiquer ; au contraire ils passent au-dessous, se portent dans les pédoncules cérébraux dont ils forment l'étage supérieur et se perdent dans les couches optiques, dans les corps striés, et enfin dans les hémisphères cérébraux.

Les *pédoncules cérébelleux moyens*, formés par les fibres transversales de la protubérance annulaire, se réunissent aux faisceaux antéro-latéraux de la moelle.

Les *pédoncules cérébelleux supérieurs* ne sont autre chose que les corps restiformes ; ils établissent donc une communication entre le cervelet et les faisceaux postérieurs de la moelle.

Il résulte de cette disposition, que le cervelet communique avec le cerveau, la protubérance annulaire, les faisceaux postérieurs et antéro-latéraux de la moelle.

QUATRIÈME VENTRICULE.

Entre le cervelet, la face postérieure de la protubérance annulaire et du bulbe rachidien se trouve une cavité à laquelle on a donné le nom de *quatrième ventricule*. On lui considère une *paroi inférieure* ou *antérieure*, une *paroi supérieure* ou *postérieure*, des *bords latéraux* et quatre *angles*.

La *paroi inférieure* ou *antérieure*, dirigée obliquement de haut en bas et d'avant en arrière, assez irrégulièrement losangique, est formée par la face postérieure du bulbe rachidien et de la protubérance annulaire ; elle présente un sillon médian terminé par une fossette, *ventricule d'Arantius*, située sur le prolongement de l'axe de la moelle et des stries blanches latérales, tige et barbes du *calamus scriptorius ;* de chaque côté du sillon on trouve deux saillies formées par les faisceaux innominés du bulbe.

Cette paroi est tapissée par une lamelle de substance grise.

La *paroi supérieure* ou *postérieure* est formée dans la moitié antérieure par les pédoncules supérieurs du cervelet et la valvule de Vieussens ; dans sa moitié inférieure, qui est inégale, par le vermis supérieur ; à sa partie moyenne elle est formée sur la ligne médiane par la luette ; de chaque côté, par les lobules que nous avons désignés sous le nom d'*amygdales* et les *valvules de Tarin.*

Les *bords latéraux* sont au nombre de quatre : *deux supérieurs,* formés par la réunion des pédoncules supérieurs du cervelet et de la protubérance annulaire ; *deux inférieurs,* par deux lamelles cellulofibreuses qui se détachent des parties latérales du bulbe et vont se porter aux amygdales.

Les *angles latéraux* correspondent au point de réunion des trois pédoncules ; ils se prolongent profondément dans l'épaisseur du cervelet, vont jusqu'au corps rhomboïdal, qui semble, par son orifice, communiquer avec le quatrième ventricule.

L'*angle supérieur* présente l'orifice de l'aqueduc de Sylvius creusé sous les tubercules quadrijumeaux, et qui fait communiquer le quatrième ventricule avec le troisième.

L'*angle inférieur* correspond à l'extrémité du *calamus scriptorius* et présente une ouverture qui fait communiquer les cavités ventriculaires avec l'espace sous-arachnoïdien. Il est circonscrit par deux lamelles de la pie-mère qu'il faut bien se garder de confondre avec les valvules de Tarin.

Le quatrième ventricule est, comme tous les autres ventricules, tapissé par une membrane séreuse qui recouvre toutes les parties qui le constituent.

CERVEAU.

Le *cerveau* est situé dans la cavité crânienne dont il occupe toute la capacité, à l'exception des fosses occipitales inférieures.

Sa *forme* est celle d'un ovoïde à grosse extrémité dirigée en arrière, et aplati latéralement et inférieurement.

Son *poids* est de 1155 grammes environ, d'après M. Parchappe. Il est environ 1/36ᵉ du poids total du corps ; toutefois, la stature des individus ne paraît exercer aucune influence sur ce poids ; il est susceptible, comme tous les autres organes, de s'atrophier chez les vieillards et chez les individus affectés de maladies chroniques ; cette atrophie, cependant, est moins sensible que celle des autres parties de l'organisme ; elle se fait aussi avec plus de lenteur.

La *densité* du cerveau est à celle de l'eau, d'après Muschenbroek, comme 1030 : 1000. Desmoulins a constaté que la densité du cerveau des vieillards était moindre de 1/15e à 1/20e.

CONFORMATION EXTÉRIEURE DU CERVEAU.

On considère au cerveau une *face supérieure*, ou *convexe* ; une *face inférieure* ou *base du cerveau*.

FACE SUPÉRIEURE OU CONVEXE DU CERVEAU.

Cette face présente sur la ligne médiane un sillon profond, *grande scissure médiane*, qui divise le cerveau en deux portions, *hémisphères cérébraux*.

La *scissure médiane* est dirigée d'avant en arrière ; elle est verticale comme la faux du cerveau qu'elle reçoit. Elle sépare complétement les deux hémisphères en avant et en arrière ; mais à la partie moyenne, elle se termine au *corps calleux*.

Les *hémisphères* sont situés de chaque côté de la scissure médiane : ils sont le plus souvent symétriques ; il n'est pas rare cependant de voir une disproportion assez notable entre l'hémisphère du côté droit et celui du côté gauche.

On considère à chaque hémisphère : 1° une *face interne* plane, verticale, séparée de celle du côté opposé par la faux du cerveau ; 2° une *face externe* convexe, en rapport avec la concavité formée par le frontal, les pariétaux et la partie supérieure de l'occipital ; 3° une *face inférieure* qui fait partie de la base du cerveau.

RÉGION INFÉRIEURE OU BASE DU CERVEAU.

Elle est en rapport dans ses deux tiers antérieurs avec la base du crâne, et dans son tiers postérieur avec la tente du cervelet. Elle présente :

A. Sur la ligne médiane et d'avant en arrière : 1° l'*extrémité antérieure de la grande scissure médiane* ; 2° la *partie antérieure du corps calleux* ; 3° le *chiasma des nerfs optiques* ; 4° le *tuber cinereum*, la *tige* et le *corps pituitaire* ; 5° les *éminences mamillaires* ; 6° l'*espace perforé interpédonculaire* ; 7° en arrière de la protubérance annulaire, l'*extrémité postérieure du corps calleux* ; 8° la *partie moyenne de la grande fente cérébrale* ; 9° l'*extrémité postérieure de la grande scissure médiane*.

B. Sur les parties latérales : 1° la *scissure de Sylvius* ; 2° la *face inférieure des deux lobes cérébraux* ; 3° les *parties latérales de la grande fente cérébrale*.

C. Nous terminerons la description de la surface extérieure du cerveau par celle des *circonvolutions cérébrales*.

A. *Région médiane de la face inférieure du cerveau.*

1° *Extrémité antérieure de la scissure médiane* (fig. 159. 14). — Elle est limitée en arrière par l'extrémité antérieure du corps calleux ; elle reçoit l'apophyse *crista-galli* et l'extrémité antérieure de la faux du cerveau.

2° *Extrémité antérieure du corps calleux.* — A son extrémité antérieure, le corps calleux se replie de haut en bas et d'avant en arrière, et va se réunir à deux cordons blancs, *pédoncules du corps calleux*, parfaitement décrits par Vicq d'Azyr. Ceux-ci marchent d'abord parallèlement, puis au voisinage de la racine grise des nerfs optiques, ils se séparent brusquement à angle très obtus et vont se perdre à l'extrémité interne de la scissure de Sylvius. L'extrémité antérieure du corps calleux, *genou du corps calleux*, ferme en avant le troisième ventricule.

3° *Bandelette et chiasma des nerfs optiques.* — La bandelette des nerfs optiques naît d'une éminence appelée *corps genouillé externe* que nous verrons plus loin être une dépendance de la couche optique ; d'abord large et mince, appliquée sur le pédoncule cérébral, elle le contourne bientôt, s'arrondit, devient moins large et plus épaisse, se porte en dedans et en avant, et se réunit à celle du côté opposé. La réunion de ces deux bandelettes forme le *chiasma des nerfs optiques*.

Le *chiasma des nerfs optiques* (fig. 159. 15) a la forme d'un rectangle allongé transversalement ; aux angles postérieurs se rendent les bandelettes optiques ; des angles antérieurs partent les nerfs optiques.

Si l'on renverse d'avant en arrière le chiasma des nerfs optiques, on trouve le *plancher du troisième ventricule* et la *racine grise* des nerfs optiques sur laquelle nous reviendrons plus loin. (Voy. *Origine du nerf optique.*)

Les bandelettes des nerfs optiques en avant, les pédoncules cérébraux en arrière, la partie interne des lobes postérieurs du cerveau sur les parties latérales, circonscrivent un espace hexagonal dans lequel se trouve inscrit l'hexagone artériel dont nous avons déjà parlé. (Voyez *Artères du cerveau.*)

Dans cet espace se rencontrent le *tuber cinereum*, la tige et le corps pituitaires, les tubercules mamillaires, l'espace perforé interpédonculaire. De l'angle antérieur de l'hexagone part la grande scissure médiane ; des angles latéraux et antérieurs, la scissure de Sylvius ; des angles latéraux et postérieurs, la grande fente cérébrale ; l'angle postérieur répond à la protubérance annulaire.

4° *Tuber cinereum, tige et corps pituitaires.* — Entre les bandelettes optiques en avant et les tubercules mamillaires en arrière, on trouve un amas de substance grise désignée sous le nom de *tuber cinereum* (fig. 159. 17) ; il correspond supérieurement à la partie la plus déclive du troisième ventricule; inférieurement, il se continue avec la tige pituitaire.

La *tige pituitaire, infundibulum* (fig. 159. 16), est un cordon grisâtre long de 5 millimètres environ, dont l'extrémité supérieure, plus large, s'implante sur le *tuber cinereum*. Son extrémité inférieure, plus étroite, donne attache au corps pituitaire. Ce cordon est formé par un feuillet fibro-vasculaire dépendant de la pie-mère, et par

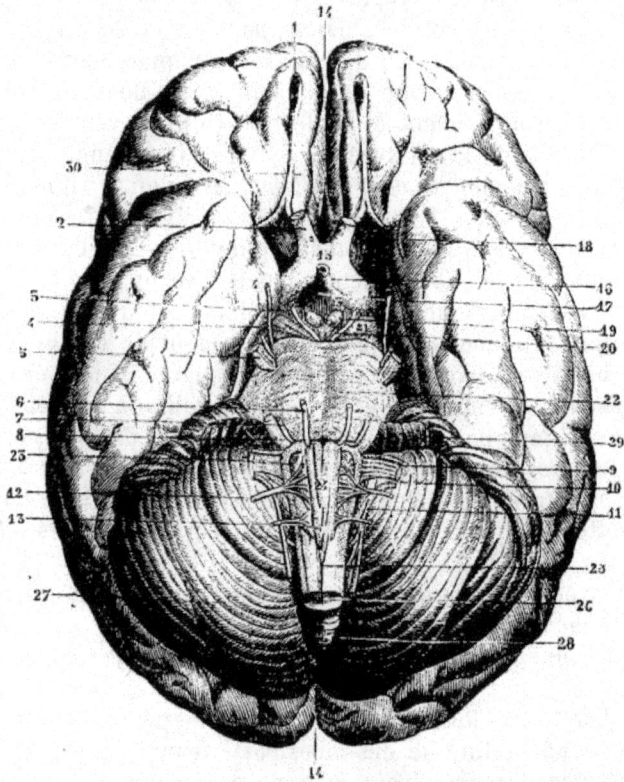

FIG. 159. — *Surface inférieure du cerveau et origine apparente des nerfs rachidiens.*

1. Nerf olfactif. — 2. Nerf optique. — 3. Nerf moteur oculaire commun. — 4. Nerf pathétique. — 5. Nerf trijumeau. — 6. Nerf moteur oculaire externe. — 7. Nerf facial. — 8. Nerf auditif. — 9. Nerf glosso-pharyngien. — 10. Nerf pneumogastrique. — 11. Nerf spinal. — 12. Nerf grand hypoglosse. — 13. Nerf de la première paire cervicale. — 14,14. Scissure interloculaire. — 15. Chiasma des nerfs optiques. — 16. Infundibulum. — 17. *Tuber cinereum.* — 18. Quadrilatère perforé. — 19. Tubercules mamillaires. — 20. Espace perforé interpédonculaire. — 21. Pédoncules du cerveau. — 22. Protubérance annulaire. — 23. Olive. — 24. Pyramide antérieure. — 25. Entrecroisement des pyramides. — 26. Moelle épinière. — 27. Cervelet. — 28. Vermis inférieur. — 29. Lobule du pneumogastrique. — 30. Circonvolution olfactive.

une lamelle de substance grise qui se continue avec celle du *tuber cinereum*.

La tige pituitaire est creusée par un canal évasé en haut, qui communique avec le troisième ventricule; plus étroit en bas. Dans quelques cas ce canal ne s'étend pas jusqu'au corps pituitaire; dans d'autres il manque complétement; le cylindre de substance grise est alors tout à fait plein.

Corps pituitaire, hypophyse. — Il est situé dans la selle turcique où il y est fixé par la dure-mère qui lui forme une loge presque complète; il est entouré par un cercle vasculaire constitué par les sinus caverneux.

Cet organe est formé de deux lobes séparés par une cloison transversale incomplète; le lobe antérieur est le plus volumineux, il est d'une couleur jaunâtre; le lobe postérieur, plus petit, est d'un gris cendré.

Le corps pituitaire est à son maximum de développement chez le fœtus; il est plus développé chez les animaux que chez l'homme. Il a été considéré comme un réservoir recevant, par l'infundibulum, le liquide des ventricules du cerveau; Monro a vu dans cet organe un ganglion lymphatique; d'autres anatomistes, un ganglion nerveux. L'observation a fait justice de ces suppositions. Les usages et la nature de l'hypophyse nous sont encore inconnus.

5° *Tubercules mamillaires* (fig. 159. 19). — On donne ce nom à deux petites éminences blanches, pisiformes, situées entre le tuber cinereum et l'espace interpédonculaire; ils sont séparés par un sillon médian et réunis à leur base par une lamelle de substance grise.

Ils sont formés à l'extérieur par une couche de substance blanche, et dans leur intérieur par de la substance grise qui se continue avec celle qui tapisse le troisième ventricule.

6° *Espace perforé interpédonculaire* (fig. 159. 20). — Entre les pédoncules cérébraux, on trouve un espace triangulaire, dont la base est dirigée en avant, et dont le sommet correspond à la protubérance annulaire. Cet espace est de couleur grise; il est percé d'un grand nombre de pertuis vasculaires, d'où le nom d'*espace perforé* qui lui a été donné. On remarque, en outre, sur la ligne médiane, un sillon de chaque côté duquel sont deux faisceaux d'où naissent les nerfs de la troisième paire. Ces deux faisceaux sont séparés des pédoncules cérébraux par une traînée de substance noire.

7° *Extrémité postérieure du corps calleux.* — Le bourrelet postérieur du corps calleux est plus large que l'extrémité antérieure de ce corps; il se continue avec les piliers postérieurs de la voûte à trois piliers.

8° La *grande fente cérébrale* est demi-circulaire, à concavité antérieure, étendue d'une scissure de Sylvius à l'autre; elle contourne le bord externe des pédoncules cérébraux et des couches optiques; sa portion médiane ou transverse, comprise entre le bourrelet postérieur du corps calleux et les tubercules quadrijumeaux, donne passage à la toile choroïdienne qui pénètre dans le troisième ventricule. Ses portions latérales sont dirigées de chaque côté, en avant et en bas, et donnent passage à la pie-mère qui pénètre dans les ventricules latéraux, en se roulant sur elle-même, pour former les plexus choroïdes.

9° *Extrémité postérieure de la grande scissure médiane* (fig. 159. 15). — Beaucoup plus étendue que l'antérieure et limitée en avant par le bourrelet postérieur du corps calleux, elle est occupée, dans toute sa longueur, par le bord libre de la faux du cerveau.

B. *Régions latérales de la face inférieure du cerveau.*

La face inférieure du cerveau est divisée naturellement en deux lobes par une scissure profonde, *scissure de Sylvius* (fig. 160. 1); la partie qui est en avant de la scissure est désignée sous le nom de *lobe antérieur*, celle qui est en arrière constitue le *lobe postérieur*.

Le *lobe antérieur* ou *frontal* (fig. 160. 3) répond à la fosse frontale; il a la forme d'une pyramide dont l'extrémité antérieure, ou sommet, est appelée, par M. Cruveilhier, *corne frontale*, et dont la base, tournée en arrière, se confond avec le centre de l'hémisphère correspondant. A la partie interne on trouve, de chaque côté, une circonvolution antéro-postérieure, en dehors de laquelle on rencontre une bandelette blanche, le *nerf olfactif* (fig. 159. 1).

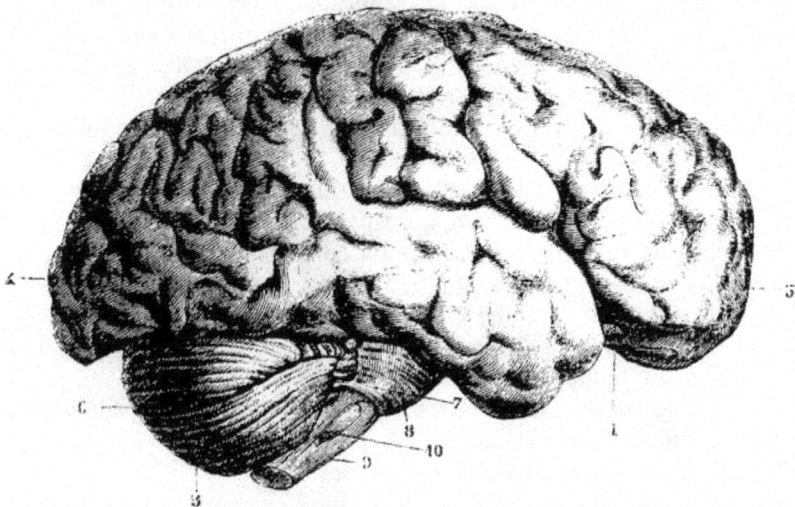

FIG. 160. — *Surface latérale du cerveau.*

1. Origine de la scissure de Sylvius. — 2. Extrémité antérieure du lobe postérieur, ou lobe de Sylvius. — 3. Lobe antérieur. — 4. Extrémité postérieure du lobe postérieur. — 5. Cervelet. — 6. Scissure moyenne du cervelet. — 7. Lobule du pneumogastrique. — 8. Protubérance annulaire. — 9. Bulbe rachidien. — 10. Olive.

Le *lobe postérieur* a été divisé, par un grand nombre d'anatomistes, en deux lobes : la portion antérieure convexe, qui répond à la fosse cérébrale moyenne, était désignée sous le nom de *lobe moyen ;* tandis que la partie concave, en rapport avec le cervelet et sa tente, constituait le *lobe postérieur*.

On considère, au lobe postérieur tel que nous l'envisageons, un bord externe convexe plus long, un bord interne concave beaucoup plus court, qui embrasse les pédoncules cérébraux et se termine au corps calleux ; il est séparé de ces parties par la grande fente cérébrale dont nous avons déjà parlé ; sa face supérieure se confond avec l'hémisphère correspondant ; sa face inférieure, convexe en avant, présente une extrémité antérieure appelée par M. Cruveilhier, *corne sphénoïdale* (fig. 160. 2) ; en arrière elle est concave, et se termine par la *corne occipitale* (fig. 160. 4).

Scissure de Sylvius. — Les deux lobes du cerveau sont, comme nous l'avons vu, séparés par la scissure de Sylvius. Cette scissure se dirige de dedans en dehors en décrivant une courbe à concavité postérieure ; son extrémité interne se rapproche de celle du côté opposé et constitue les parties latérales de l'hexagone qui limite l'espace sous-arachnoïdien antérieur ; à cette extrémité interne se rencontre une surface quadrilatère plus blanche que le reste de la scissure et percée d'un grand nombre de trous vasculaires, *substance perforée antérieure* de Vicq d'Azyr. M. Foville a fixé l'attention des anatomistes sur cette partie de l'encéphale qu'il appelle *quadrilatère perforé* (fig. 159. 18). L'extrémité externe de la scissure se bifurque ; la branche antérieure de la bifurcation, plus petite, continue le trajet primitif de la scissure ; sa branche postérieure se porte en haut et en arrière, et se perd au milieu des circonvolutions de l'hémisphère ; la partie du cerveau, comprise entre ces deux branches, est désignée généralement sous le nom d'*île* (*insula*, Reil) ; M. Cruveilhier la désigne, avec raison, sous le nom de *lobule du corps strié*.

Sur un cerveau encore recouvert de ses membranes, la scissure de Sylvius est masquée par l'arachnoïde, qui passe d'un des lobes du cerveau à l'autre sans présenter de dépression ; aussi, pour bien l'apercevoir, il faut enlever la séreuse cérébrale ; la pie-mère, au contraire, s'enfonce dans cette scissure qui loge l'artère cérébrale moyenne.

C. *Circonvolutions cérébrales.*

On désigne sous le nom de *circonvolutions*, des replis épais, juxtaposés qui recouvrent la surface du cerveau.

On considère à chacune d'elles une *base* ou *bord adhérent*, un *bord libre*, ou *sommet ;* les surfaces comprises dans l'intervalle des deux bords sont appelées, par M. Foville, *flancs des circonvolutions*.

La *base*, ou *bord adhérent*, est appuyée sur le noyau central de l'hémisphère ; la somme des bases est beaucoup moins étendue que la surface des bords libres : cette différence tient moins à l'épaisseur plus grande du sommet qu'aux festons que présente le bord libre de la circonvolution.

Le *sommet*, ou *bord libre*, présente souvent un sillon plus ou moins profond. Il est légèrement arrondi, de sorte qu'il existe une gouttière entre les bords des deux circonvolutions contiguës ; si trois circonvolutions se rencontrent, elles interceptent entre elles un espace triangulaire.

Les *flancs* sont plus étendus que le sommet ; ils sont moulés les uns sur les autres, et séparés par un double feuillet de la pie-mère.

La ligne menée du milieu du sommet de la circonvolution vers le milieu de sa base constitue l'*axe* qui est généralement dirigé vers le centre des hémisphères cérébraux.

La hauteur et l'épaisseur des circonvolutions sont extrêmement variables chez les divers individus, et aussi sur le même cerveau ; en effet, on en voit dont le sommet atteint la face interne du crâne, tandis que d'autres, plus profondes, en sont plus ou moins distantes.

La plupart des circonvolutions se logent dans les impressions digitales que nous avons signalées sur la face intérieure des os du crâne, cette règle souffre cependant quelques exceptions.

Les circonvolutions ont été étudiées avec beaucoup de soin par un grand nombre d'anatomistes, et surtout par M. Foville, qui les a décrites avec une très grande exactitude. Nous décrirons successivement celles de la face interne des hémisphères, puis celles de la face inférieure et de la face concave.

1° *Circonvolutions de la face interne.*

Sur la face interne des hémisphères on trouve la *grande circonvolution du corps calleux* de M. Cruveilhier ; M. Foville l'appelle *circonvolution de l'ourlet* ou de premier ordre (fig. 160. 26). Elle forme un cercle complet sur la lisière de la couche corticale de l'hémisphère, enfermant le tronçon pédonculaire, le corps calleux et le quadrilatère perforé ; elle se termine par ses deux extrémités, l'une à la partie interne du bord antérieur du quadrilatère perforé, l'autre à la partie externe du bord postérieur de la même substance. On la divise en trois portions, une portion ascendante, étroite, étendue de son origine, au genou du corps calleux ; une portion horizontale parallèle au corps calleux ; enfin, une portion descendante qui se termine en crochet, se continue avec l'extrémité inférieure de la corne d'Ammon : Vicq d'Azyr décrit cette extrémité sous le nom de *circonvolution de l'hippocampe*.

La circonférence de la face interne des hémisphères est embrassée par une des deux circonvolutions de second ordre de M. Foville. Celui-ci naît sur la marge antérieure du quadrilatère perforé, dans la partie de la circonvolution de l'ourlet qui correspond à la racine interne du nerf olfactif, et se termine dans le voisinage de la marge postérieure du quadrilatère perforé, au niveau de l'extrémité visible du nerf olfactif; cette grande circonvolution ne présente pas la régularité de celle du corps calleux ; on trouve sur sa longueur des anfractuosités nombreuses. « Ce qui la caractérise, dit M. Foville (1), au milieu de ces accidents de formes, c'est de former, dans toute sa longueur, entre la face interne des hémisphères d'un côté, la face externe et ses régions basilaires de l'autre, une sorte d'arête dont la coupe transversale forme un angle droit émoussé, tandis que, dans sa course circulaire, elle forme une barrière constante que peuvent entamer, en apparence, mais que ne traversent jamais les anfractuosités diverses des régions qu'elle sépare. »

Entre cette circonvolution et celle du corps calleux se trouvent un certain nombre de circonvolutions du troisième ordre, dont le caractère est d'avoir des connexions avec la circonvolution de l'ourlet.

Elles établissent, comme le fait remarquer M. Foville, une ligne d'anastomoses entre la circonvolution de l'ourlet et celle de l'enceinte de l'hémisphère. Leur nombre varie de cinq à neuf : elles peuvent être rapportées à trois groupes, parfaitement délimités par deux sillons profonds. Le *groupe antérieur* a la forme d'un croissant, il présente deux ou trois circonvolutions qui marchent d'avant en arrière (fig. 161. 27); le *groupe moyen* est quadrilatère, les circonvolutions qui le composent s'implantent à un angle presque droit sur la grande circonvolution de l'enceinte des hémisphères (fig. 161. 28); le *groupe postérieur* est triangulaire, il est formé de circonvolutions dirigées d'avant en arrière (fig. 161. 29).

2° *Circonvolutions de la face inférieure du cerveau.*

Sur la face intérieure du cerveau, nous rencontrons la seconde circonvolution de second ordre de M. Foville, c'est celle qui forme l'enceinte de la scissure de Sylvius: elle est divisée en trois portions par deux courbures, et présente une face *intra-scissurale* qui circonscrit le lobule de l'*insula* ; une face *extra-scissurale* également très sinueuse, en rapport avec les circonvolutions de quatrième ordre, qui la coupent perpendiculairement et réunissent la circonvolution de l'enceinte de la scissure de Sylvius avec celle de l'enceinte des hémisphères.

La circonvolution de l'ourlet et celle de l'enceinte de la scissure de Sylvius laissent, dans leur intervalle, un espace triangulaire occupé par le lobule de l'*insula* dont les circonvolutions adhèrent par une de leurs extrémités.

Les deux circonvolutions de second ordre sont réunies par celles du quatrième ordre.

(1) Foville, *Traité complet d'anatomie, etc., du système nerveux cérébrospinal.* Paris, 1844, p. 204.

1° Sur la *face inférieure* nous trouvons : sur le lobe antérieur, les circonvolutions qui accompagnent le nerf olfactif; rectilignes et peu volumineuses, elles sont décrites, par M. Foville, sous le nom de *circonvolutions du triangle orbitaire*. Sur le lobe postérieur on en trouve un grand nombre qui se dirigent les unes d'avant en arrière, les autres d'arrière en avant.

2° Sur les *hémisphères* on rencontre trois groupes de circonvolutions : *a*. Le *groupe antérieur*, ou *frontal*, dirigé d'avant en arrière. *b*. Le *groupe occipital* dirigé dans le même sens. *c*. Le *groupe moyen*, ou *pariétal*, formé de deux circonvolutions principales et de quelques autres plus petites.

Leuret divise les circonvolutions en deux groupes ; les premières sont constantes dans leur direction ; les autres, qui appartiennent aux ondulations et aux sinuosités de la surface du cerveau, sont extrêmement variables ; il distingue en outre des *circonvolutions additionnelles* ou de *perfectionnement* situées sur les côtés et vers la partie postérieure et interne du cerveau.

Structure des circonvolutions.

Les circonvolutions sont constituées par une couche superficielle de substance grise et un noyau blanc.

La substance grise ne forme pas une lame homogène, mais elle présente plusieurs séries de couches alternativement blanches et grises. M. Baillarger (1) a parfaitement exposé et figuré cette disposition que nous avons essayé de reproduire sur la figure 162, E.

La substance blanche est formée de faisceaux fibreux qui s'épanouissent en éventail dans les circonvolutions : nous examinerons la disposition de ces fibres lorsque nous étudierons la structure du cerveau.

CONFORMATION INTÉRIEURE DU CERVEAU.

Les deux hémisphères cérébraux sont réunis par une couche blanche transversale, le *corps calleux*. L'intérieur du cerveau est creusé d'une cavité considérable divisée en trois cavités secondaires par deux cloisons, l'une verticale, le *septum lucidum*, et l'autre horizontale, la *voûte à trois piliers*, ou *trigone cérébral*.

Nous examinerons successivement ces trois parties, puis nous nous occuperons de la description du *ventricule médian* ou *troisième ventricule*, et des *ventricules latéraux*.

CORPS CALLEUX.

Préparation. — Pour étudier le corps calleux, le procédé le meilleur est celui qui a été conseillé par M. Foville. Après avoir dépouillé le cerveau de ses mem-

(1) *Mémoires de l'Académie de médecine*, t. VIII, p. 140.

branes, placez-le sur sa base, écartez les hémisphères pour apercevoir la face postérieure du corps calleux ; faites deux incisions horizontales partant l'une de l'extrémité antérieure du corps calleux et se prolongeant jusqu'à l'extrémité antérieure du cerveau ; l'autre de l'extrémité postérieure du corps calleux et jusqu'à l'extrémité postérieure de l'hémisphère cérébral. Introduisez le doigt indicateur dans le sillon qui se trouve entre le corps calleux et la circonvolution de l'ourlet, et promenez-le d'avant en arrière et d'arrière en avant ; de cette manière vous séparerez facilement le corps calleux de l'hémisphère cérébral.

Cette préparation est bien préférable à la coupe horizontale des hémisphères cérébraux un peu au-dessus de la face supérieure du corps calleux.

Le *corps calleux* (fig. 161. 25) peut être considéré comme une large commissure qui réunit les deux hémisphères cérébraux. Si l'on pratique une coupe horizontale au-dessus de ce corps, on voit un noyau central blanc très considérable, et qui envoie des prolongements dans chaque circonvolution cérébrale ; ce noyau blanc, appelé *centre ovale de Vieussens*, est enveloppé par une couche de substance grise qui entoure chacun de ses prolongements dont la direction diffère de celle de la partie moyenne du corps calleux ; mais quand on a fait la préparation de M. Foville, on peut voir l'ensemble du corps calleux qui se présente sous la forme d'une voûte tendue au-dessus des ventricules latéraux et moyen, plus large en arrière qu'en avant, convexe dans le sens antéro-postérieur, légèrement concave transversalement, et présentant, de chaque côté, trois prolongements qui correspondent aux trois cornes des hémisphères cérébraux ; son épaisseur est de 6 à 7 millimètres au niveau de son bourrelet postérieur ; au devant de ce bourrelet elle n'est plus que de 3 millimètres, puis elle va graduellement en augmentant jusqu'au bourrelet antérieur où elle est de 4 à 5 millimètres.

On considère, au corps calleux, une *face supérieure*, deux *bords latéraux*, une *extrémité antérieure*, une *extrémité postérieure*, une *face inférieure*.

1° *Face supérieure*. — Elle présente, sur la ligne médiane, un très léger sillon qui a été considéré à tort comme formé par la pression exercée par la faux du cerveau ; de chaque côté on trouve deux tractus blancs longitudinaux plus rapprochés en avant qu'en arrière, *nerfs de Lancisi*, coupés par d'autres tractus transversaux qui passent au-dessous d'eux. Cette partie du corps calleux peut être aperçue entre les deux hémisphères ; elle est en rapport avec les artères calleuses ; la portion en contact avec les hémisphères est fortement bombée et se continue insensiblement avec la partie libre du corps calleux.

2° *Bords latéraux*. — Ils ne se perdent pas, comme on l'a pensé longtemps, et comme la coupe de Vieussens semble le démontrer, dans l'épaisseur des hémisphères cérébraux. Ils sont constitués par les fibres qui se dirigent en bas et en dehors, et qui, réunies à celles du côté opposé, forment une espèce de noyau central qui réunit les deux hémisphères du cerveau, lesquels seraient tout à fait indépendants sans l'existence de cette grande commissure. M. Foville considère le cerveau comme étant un organe double : ces deux hémisphères forment, dit-il, deux organes aussi distincts que le sont les deux rétines. Selon cet anatomiste, le corps calleux n'aurait aucune connexion intime avec les hémisphères, il se continuerait seulement avec les radiations des pédoncules cérébraux. Cette opinion a été combattue par M. Hirschfeld, qui a démontré : 1° que le corps calleux est constitué par des fibres qui aboutissent aux circonvolutions ou qui en émanent ; 2° que les fibres de la face inférieure semblent se continuer avec les fibres radiées, à cause de l'existence d'un raphé sur la limite de ces

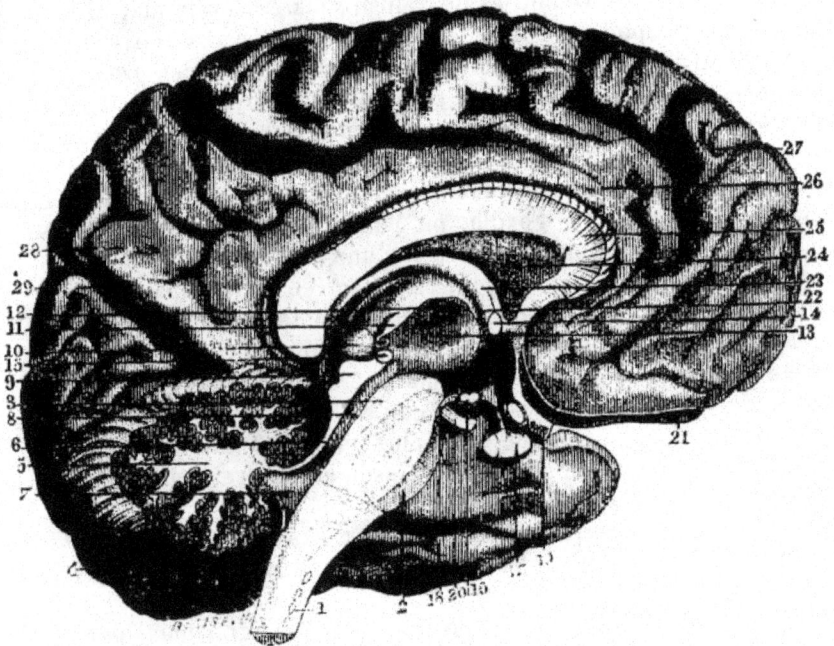

FIG. 161. — *Coupe postérieure antéro-postérieure de l'encéphale (d'après M. Foville.)*

1. Bulbe rachidien. — 2. Protubérance annulaire. — 3. Pédoncule cérébral. — 4. Cervelet. — 5. Arbre de vie. — 6. Valvule de Vieussens. — 7. Quatrième ventricule. — 8. Aqueduc de Sylvius. — 9. Tubercules quadrijumeaux. — 10. Glande pinéale. — 11. Frein de la glande pinéale. — 12. Couche optique. — 13. Commissure grise. — 14. Commissure blanche antérieure. — 15. Commissure blanche postérieure. — 16. Tubercule mamillaire. — 17. Tuber cinereum, infundibulum et corps pituitaire. — 18. Espace perforé interpédiculaire. — 19. Nerf optique. — 20. Nerf moteur oculaire commun. — 21. Nerf olfactif. — 22. Trou de Monro. — 23. Voûte à trois piliers. — 24. Septum lucidum. — 25. Corps calleux. — 26. Circonvolution de l'ourlet. — 27. Circonvolutions antérieures de la face interne. — 28. Groupe quadrilatère des circonvolutions de la face interne. — 29. Circonvolutions postérieures de la face interne.

deux ordres de fibres ; 3° qu'il existe un entrecroisement au niveau des bourrelets longitudinaux, mais que cet entrecroisement a lieu entre les fibres pédonculaires et les fibres du corps calleux ; 4° que les pédoncules cérébraux et le corps calleux envoient des expansions fibreuses dans les circonvolutions pour en constituer le noyau (1).

3° *Extrémité antérieure.* — Elle est comme échancrée transversalement, et elle présente de haut en bas une convexité désignée sous le nom de *genou du corps calleux ;* l'extrémité réfléchie, beaucoup plus mince, porte le nom de *bec.* Le corps calleux se termine en avant par deux cordons blancs qui se dirigent vers la substance perforée près de l'origine des nerfs olfactifs. Vicq d'Azyr désigne ces tractus sous le nom de *pédoncules du corps calleux.*

Sur les parties latérales on rencontre deux prolongements, *angles antérieurs, cornes frontales du corps calleux*, qui pénètrent dans l'épaisseur des lobes frontaux, embrassent, par leur concavité tournée en bas, en dedans et en arrière, la partie antérieure des corps striés.

4° *Extrémité postérieure.* — Elle forme une courbe à concavité dirigée en arrière ; sa partie moyenne est appelée, à cause de son épaisseur, *bourrelet du corps calleux.* Latéralement et inférieurement, l'extrémité postérieure du corps calleux donne naissance à quatre prolongements : deux sont postérieurs, et vont se porter dans les cornes occipitales du cerveau, où elles recouvrent l'ergot de Morand ; deux sont latéraux et externes, et vont dans les cornes sphénoïdales du cerveau recouvrir la corne d'Ammon. On peut désigner ces prolongements : la première sous le nom de *corne occipitale du corps calleux*, Reil l'appelle *forceps major* ; la seconde, *corne sphénoïdale du corps calleux.* Le même auteur la désigne sous le nom de *tapetum.*

5° *Face inférieure.* — Pour bien l'étudier, il faut la découvrir en pénétrant dans les ventricules latéraux dont elle forme la paroi supérieure ; elle est légèrement convexe sur le milieu, concave sur les côtés ; elle présente des fibres transversales moins apparentes que celles de la face supérieure ; libre dans la plus grande partie de son étendue, elle est en rapport, en avant, avec le *septum lucidum* et le corps strié ; en arrière, elle est confondue avec le trigone cérébral ; latéralement, par ses angles postérieurs, elle est en contact avec l'ergot de Morand et la corne d'Ammon.

CLOISON TRANSPARENTE.

Si l'on divise le corps calleux de chaque côté de la ligne médiane, on trouve la *cloison transparente* (*septum lucidum*) dont l'aspect est

(1) *Névrologie ou Description et iconographie du système nerveux et des organes des sens de l'homme*, 10 livr. in-4, figures par MM. Ludovic Hirschfeld et Léveillé. 1851 et 1852.

celui d'une lame grisâtre triangulaire à bords curvilignes. Cette cloison sépare les ventricules latéraux ; elle présente : deux *faces latérales*, verticales, recouvertes par la membrane ventriculaire ; un *bord supérieur*, le plus long des trois, adhérant à la partie moyenne de la face inférieure du corps calleux ; un *bord postérieur*, uni aux piliers antérieurs de la voûte ; un *bord inférieur*, le plus court, convexe, adhérant à la portion réfléchie du corps calleux.

Le *septum lucidum* est formé de deux lamelles (fig. 162. 4) qui interceptent un espace triangulaire plus large en arrière qu'en avant, renfermant une quantité plus ou moins grande de sérosité : cette cavité est désignée sous le nom de *cinquième ventricule*, *ventricule de Cuvier* (fig. 162. 5). Elle est tapissée par une membrane séreuse extrêmement mince, de sorte que chacune des lamelles du *septum lucidum* est composée d'une couche de substance grise à laquelle se trouvent adossées en dehors la séreuse des ventricules latéraux, en dedans la membrane du cinquième ventricule.

On a admis une communication entre ce ventricule et le troisième ; ce fait n'a été que démontré.

TRIGONE CÉRÉBRAL.

Le *trigone cérébral*, *voûte à quatre piliers*, *bandelette géminée*, *voûte à trois piliers*, se présente, dès qu'on a enlevé le corps calleux, sous la forme d'une lame blanche triangulaire ; elle est formée par l'adossement de deux cordons plans, dont la séparation, en avant et en arrière, constitue les *piliers* (fig. 162. 23).

Face supérieure. — Légèrement convexe, elle répond, en avant et sur la ligne médiane, au *septum lucidum*, en arrière au corps calleux ; latéralement elle est contiguë au plancher des ventricules latéraux ; sur la ligne médiane elle présente un sillon, de chaque côté duquel se trouvent deux saillies dues aux deux bandelettes constitutives de la voûte ; en arrière, les bandelettes s'écartent pour former les piliers postérieurs.

Au niveau de l'angle de séparation de ces bandelettes, on constate l'adhérence du trigone cérébral au corps calleux.

Face inférieure. — Elle recouvre le troisième ventricule et le tiers interne de la face supérieure des couches optiques et se trouve en contact avec la toile choroïdienne ; elle présente un sillon médian correspondant au point de contact des deux cordons de la voûte. En arrière du sillon on trouve un espace triangulaire bordé, en arrière par le bourrelet du corps calleux, et latéralement par des cordons de la voûte ; cette partie présente des fibres longitudinales ou obliques qui appartiennent à la lame blanche comprise entre les piliers et des fibres transversales qui appartiennent au corps calleux : cette partie a été désignée sous le nom de *lyre*.

Bords latéraux. — Minces, concaves, ils sont en rapport avec la toile choroïdienne et les plexus choroïdes.

Piliers postérieurs et base de la voûte. — Les piliers postérieurs sont dirigés obliquement en bas, en dehors et en arrière; chaque pilier se divise en deux parties : l'une qui va se confondre avec l'écorce blanche de la corne d'Ammon, l'autre contourne l'extrémité postérieure de la couche optique, suit le bord concave de la corne d'Ammon et se termine en pointe après un assez long trajet; cette partie est désignée sous le nom de *corps frangé* (*corpus fimbriatum*), *corps bordé*, ou mieux, comme le fait remarquer M. Longet, *corps bordant*.

· *Piliers antérieurs et sommet de la voûte.* — A son sommet la voûte représente un cordon volumineux, aplati supérieurement, arrondi en bas. Au niveau du bord antérieur et interne des couches optiques, ce cordon se sépare en deux faisceaux qui constituent les piliers antérieurs de la voûte; ils interceptent entre eux et les couches optiques deux ouvertures appelées *trous de Monro*, qui font communiquer les ventricules latéraux avec le ventricule moyen; quand ils ont contourné le bord antérieur de la couche optique, ils décrivent une courbe à concavité postérieure, passant à travers la substance grise qui constitue en avant et en bas la paroi interne du troisième ventricule, et se dirigeant en bas, en arrière et un peu en dehors, vont aboutir aux tubercules mamillaires.

L'origine des piliers antérieurs ne s'arrête pas au tubercule mamillaire, elle est bien plus profonde; elle a été suivie par Reil jusque dans l'épaisseur des couches optiques; M. Cruveilhier l'a poursuivie encore plus loin, jusqu'au *tænia semi-circularis*, bandelette que l'on trouve dans le ventricule latéral entre le corps strié et la couche optique. Au niveau des tubercules mamillaires les piliers antérieurs subissent un double mouvement, l'un de torsion, l'autre de réflexion et décrivant une espèce de huit de chiffre, et se portent en haut et en dehors vers le tubercule antérieur de la couche optique.

TROISIÈME VENTRICULE.

Préparation. — La préparation la plus propre à montrer toutes les parties constituantes du troisième ventricule, et qui est conseillée par M. Cruveilhier, consiste dans une coupe verticale antéro-postérieure qui tombe à droite ou à gauche de la ligne médiane de manière à laisser intactes les deux parois latérales du troisième ventricule.

Le *troisième ventricule*, *ventricule moyen*, est une cavité étroite plus large en haut qu'en bas, situé à la partie inférieure du cerveau, entre les couches optiques, en avant des tubercules quadrijumeaux; communiquant en avant avec les ventricules latéraux par les trous de *Monro* (fig. 161. 22), en arrière avec le quatrième ventricule par l'*aqueduc de Sylvius* (fig. 161. 8), et, suivant quelques anatomistes, en haut avec le cinquième ventricule.

On lui décrit :

1° Une *paroi supérieure*, formée par la toile choroïdienne et la voûte a trois piliers ; au-dessous de la toile choroïdienne, on trouve l'orifice antérieur du troisième ventricule, limité dans presque toute son étendue par un liséré blanc constitué par les pédoncules de la glande pinéale qui concourent à la formation du pilier antérieur de la voûte.

2° Une *paroi inférieure*, plus étroite, formée par les parties que nous avons examinées sur la base du cerveau, savoir : d'avant en arrière, le chiasma des nerfs optiques, le *tuber cinereum*, l'*infundibulum*, les tubercules mamillaires, l'espace interpédonculaire.

3° Deux *parois latérales*, formées en haut et en arrière par la face interne des couches optiques ; en bas et en avant, par une lame de substance grise, que M. Cruveilhier appelle *masse grise du troisième ventricule*.

Cette masse grise, tapissée sur sa face interne par la membrane du troisième ventricule, correspond par sa face externe à l'hémisphère cérébral correspondant ; en bas, elle se continue avec la substance grise du *tuber cinereum ;* en haut, avec la lamelle du *septum lucidum ;* en avant, elle se réunit au chiasma des nerfs optiques et forme la racine grise de ces nerfs.

Les deux parois latérales du troisième ventricule sont réunies entre elles par la *commissure molle, commissure grise des couches optiques* (fig. 161. 13) ; cette lamelle horizontale, quadrilatère, à base légèrement concave, se confond avec la masse grise que nous avons décrite plus haut ; elle manque très rarement.

4° Une *extrémité antérieure*, qui présente les piliers antérieurs de la voûte. Au-devant de ceux-ci on trouve la partie moyenne de la *commissure cérébrale antérieure* (fig. 161. 14), cordon blanc, cylindrique, dirigé transversalement, long de 6 à 8 centimètres, qui traverse l'extrémité antérieure du corps strié, et dont les extrémités externes correspondent aux cornes latérales du corps calleux. Entre les piliers, et au-dessous de la commissure, on trouve une petite dépression, la *vulve ;* c'est en ce point qu'on a supposé une communication entre le troisième et le cinquième ventricule. Derrière les piliers et au-dessus de la commissure, se voient deux orifices de communication avec les ventricules latéraux, désignés sous le nom de *trous de Monro* (fig. 161. 22); ils sont circonscrits par le bord antérieur de la couche optique correspondante, et par un des piliers de la voûte. Ils donnent passage aux deux extrémités de la toile choroïdienne qui se réunissent aux plexus choroïdes.

5° Une *extrémité postérieure*, sur laquelle on observe : la *glande pinéale* (fig. 161. 10), petit corps gris rougeâtre, situé au-dessous du bourrelet du corps calleux, en arrière de la commissure postérieure du cerveau, dans le sillon qui sépare les tubercules quadrijumeaux antérieurs, entre les deux feuillets de la toile choroïdienne. Elle a été comparée à une pomme de pin, d'où le nom de *glande pinéale ;* son sommet, dirigé en arrière, est libre, ainsi que ses parties latérales ; sa base est réunie à l'encéphale : 1° par une commissure transversale située au-dessus de la commissure postérieure du cerveau ; 2° par quatre prolongements blancs : deux *supérieurs, freins* ou *rênes de la glande pinéale* (fig. 161. 11), qui passent au-dessus des couches optiques et vont former une des racines des piliers antérieurs de la voûte à trois piliers ; deux *inférieurs,* qui se portent verticalement en bas la partie la plus reculée de la paroi interne du troisième ventricule.

La *glande pinéale* est composée de quelques fibres blanches qui partent de ses pédoncules et de sa commissure transversale ; entre ces fibres, on trouve de la substance grise. Cet organe est souvent creusé d'une cavité remplie d'un liquide visqueux, on y rencontre très souvent des concrétions calcaires jaunâtres ; il n'est pas rare de trouver des concrétions à l'extérieur et au milieu du tissu de la glande pinéale, lorsque ce corps ne présente pas de cavité. M. Cruveilhier en a rencontré plusieurs fois sur les pédoncules.

Au-dessous de la glande pinéale, on trouve la *commissure postérieure* (fig. 161. 15) du cerveau, moins longue et moins volumineuse que la commissure antérieure, et présentant, d'ailleurs, la même forme ; elle se perd dans l'épaisseur des couches optiques.

Au-dessous de cette commissure, on remarque l'orifice antérieur de l'aqueduc de Sylvius, l'*anus.*

L'*aqueduc de Sylvius* est un canal qui établit la communication entre le troisième et le quatrième ventricule (fig. 161. 8). Il est situé sur la ligne médiane, au-dessous des tubercules quadrijumeaux. Oblique en bas et en arrière, il présente sur sa paroi supérieure une dépression médiane ; celle de la paroi supérieure fait suite au sillon longitudinal du *calamus scriptorius.*

VENTRICULES LATÉRAUX.

Préparation. — Enlevez la portion des hémisphères qui surmonte le corps calleux, divisez le corps calleux d'avant en arrière sur les côtés de la ligne médiane. Pour étudier l'étage inférieur, introduisez le manche d'un scalpel d'arrière en avant dans la portion réfléchie et incisez la paroi externe. On peut encore arriver dans la portion réfléchie par la base du cerveau, en écartant les bords de la grande fente cérébrale et en séparant la paroi inférieure de cette portion réfléchie par une incision pratiquée d'avant en arrière à partir de la scissure de Sylvius.

Les *ventricules latéraux* sont deux cavités considérables creusées dans les hémisphères cérébraux, séparés du troisième ventricule par le trigone cérébral, et l'un de l'autre par le *septum lucidum.* Ils communiquent ensemble, et avec le troisième ventricule, par les *trous de*

Monro. On peut les considérer comme formant un canal dans lequel font saillie les corps striés et les couches optiques, et présentant, comme le corps calleux qui les circonscrit dans une grande étendue, trois prolongements : l'un antérieur et frontal; un autre postérieur et occipital; un troisième inférieur ou sphénoïdal.

Nous décrirons au troisième ventricule : 1° un *étage supérieur* formé par la partie située au-dessus du corps strié et de la couche optique, et par les prolongements antérieur et postérieur ; 2° un *étage inférieur*, constitué par la portion réfléchie du ventricule autour de la couche optique, et par le prolongement sphénoïdal.

A. Étage supérieur des ventricules latéraux.

L'étage supérieur du ventricule latéral présente deux extrémités : l'une *antérieure* ou *frontale*, limitée en avant par le bourrelet du corps calleux; l'autre *postérieure*, qui se prolonge dans le lobe postérieur du cerveau, sous le nom de *cavité digitale* ou *ancyroïde*; en dehors, le ventricule est limité par l'union du corps strié avec le corps calleux; en dedans, il est séparé de son congénère par l'union du corps calleux avec la voûte, et par le *septum lucidum; sa paroi supérieure*, à concavité inférieure, est formée par la face inférieure du corps calleux; sa *paroi inférieure* est constituée par la face ventriculaire du *corps strié*, et la face supérieure de la *couche optique* : entre ces deux saillies, on remarque un sillon dans lequel nous trouvons de haut en bas, la *lame cornée*, la *veine du corps strié*, la *bandelette demi-circulaire*.

1° Corps strié.

Ainsi nommé à cause des nombreuses stries blanches qui traversent la substance qui le constitue, le *corps strié* (fig. 161. 1) est une masse grise, ovoïde, à convexité tournée en bas et en dehors ; son *côté interne*, qui fait saillie dans le ventricule latéral, a l'aspect d'une éminence pyriforme dont l'extrémité la plus volumineuse est située en avant et en dehors de la couche optique, et dont l'extrémité postérieure, beaucoup plus grêle, se prolonge jusqu'à la portion réfléchie du ventricule latéral. Son *côté externe*, qui répond au lobule de l'*insula*, est plus volumineux que l'interne et représente un segment d'ovoïde, dont la grosse extrémité est dirigée en avant.

Le corps strié présente les rapports suivants :

Il est recouvert en dehors par les circonvolutions de l'*insula ;* en dedans, il est en contact avec les couches optiques et avec la substance grise du troisième ventricule; en avant, il se prolonge dans l'épaisseur du lobe frontal et se trouve en rapport avec la portion réfléchie du corps calleux.

Le corps strié peut être énucléé dans la plus grande partie de son

étendue, excepté en haut et en dehors, où il est traversé par de gros
faisceaux blancs qui s'enfoncent dans la substance blanche des hémisphères cérébraux. Cette substance blanche, située sur le prolonge-

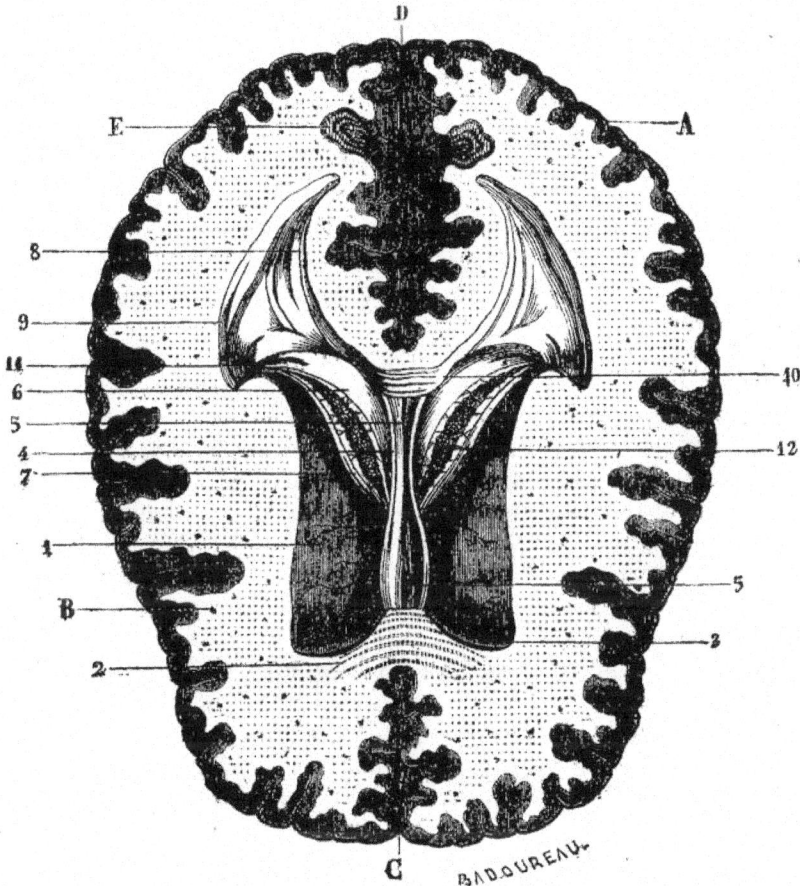

Fig. 162. — *Cinquième ventricule et partie supérieure dss ventricules
latéraux (d'après Vicq d'Azyr).*

A. Substance corticale. — B. Substance blanche ou médullaire sur laquelle on voit
de petits points correspondant aux vaisseaux du cerveau coupés dans la préparation. — C. Sillon qui sépare les lobes antérieurs du cerveau. — D. Sillon
qui sépare les lobes postérieurs. — E. Lamelles blanches et grises qui entrent
dans la structure des circonvolutions. — 1. Corps striés sur lesquels on voit de
petites veines qui passent sous le *tœnia semicircularis.* — 2. Fibres tranver-
sales appartenant au corps calleux. — 3. Prolongements antérieurs des ventricules latéraux. — 4. Parois écartées du *septum lucidum.* — 5,5. Espace compris entre les deux lames du *septum lucidum* ou cavité du cinquième ventricule,
dont on ne voit que la moitié inférieure. — 6. Pilier postérieur de la voûte à
trois piliers. — 7. Lame cornée. — 8. Ergot de Morand. — 9. Cavité digitale
ou ancyroïde. — 10. Coupe du bourrelet du corps calleux. — 11. Extrémité
supérieure de la corne d'Ammon. — 12. Plexus choroïde.

ment du pédoncule cérébral, est plus épaisse en arrière qu'en avant, et s'épanouit en haut et en dehors ; elle sépare le corps strié en deux portions : l'une interne, qui fait saillie dans le ventricule latéral et qui constitue le *noyau intraventriculaire;* l'autre externe, qui forme la portion *insulaire* du corps strié ou noyau *extra-ventriculaire.* Ce noyau blanc central est désigné par Vieussens sous le nom de *double centre semi-circulaire.*

2° *Couches optiques.*

On désigne sous le nom de *couches optiques,* deux renflements volumineux, ovoïdes, qui constituent les parois latérales du troisième ventricule, et dont les faces supérieures forment le plancher des ventricules latéraux.

Les couches optiques présentent les rapports suivants : elles sont situées en avant des tubercules quadrijumeaux, en arrière et en dedans des corps striés. On leur considère :

Une *face supérieure* recouverte par le plexus choroïde et la voûte à trois piliers ; elle présente un renflement désigné par Vicq d'Azyr sous le nom de *tubercule antérieur de la couche optique.* C'est de cette saillie que partent les fibres blanches qui se rendent aux tubercules mamillaires correspondants, pour former le pilier antérieur de la voûte ; elle est séparée du corps strié par la *lame cornée* et la *bandelette demi-circulaire.*

Une *face interne,* séparée de la face supérieure par les freins de la glande pinéale ; la moitié antérieure de cette face forme la paroi du ventricule moyen ; la moitié postérieure répond aux tubercules quadrijumeaux. Les faces internes des deux couches optiques sont réunies par la commissure molle, commissure grise, que nous avons déjà décrite.

Une *face externe,* confondue avec le corps strié et l'hémisphère correspondant ; de cette face partent des faisceaux blancs qui vont se jeter dans la substance blanche de l'hémisphère.

Une *extrémité antérieure,* étroite, embrassée par le corps strié et contournée par le pilier correspondant de la voûte. L'intervalle compris entre le pilier et la couche optique constitue le *trou de Monro,* orifice de communication entre le troisième ventricule et les ventricules latéraux.

Une *extrémité postérieure,* continue en dedans avec les tubercules quadrijumeaux, et en rapport, en dehors, avec les piliers postérieurs de la voûte et le plexus choroïde qui la contourne.

En soulevant cette extrémité, on trouve deux renflements qui sont les *corps genouillés,* distingués en *interne* et en *externe.*

Le *corps genouillé interne,* plus saillant et moins volumineux que l'externe, est réuni par une bandelette blanche, à son extrémité postérieure et interne, au tubercule quadrijumeau postérieur ; son extrémité antérieure et externe est l'origine de la racine interne du nerf optique.

Le *corps genouillé externe* est plus volumineux, d'une couleur plus blanche que l'interne ; il est réuni, par une bandelette blanche, au tubercule quadrijumeau antérieur ; à son extrémité antérieure se trouve la racine externe du nerf optique.

3° *Cavité digitale ancyroïde.*

On donne ce nom au prolongement postérieur des ventricules latéraux ; cette arrière-cavité commence au niveau du bourrelet du corps calleux, au moment où le ventricule change de direction, et elle se prolonge en pointe, à une distance plus ou moins grande, dans le lobe postérieur du cerveau.

Cette cavité (fig. 162. 9) présente une *paroi supérieure* formée par la face inférieure de la corne postérieure du corps calleux ; une *paroi inférieure* et *interne*, refoulée par une circonvolution retournée qui forme une saillie plus ou moins prononcée, désignée sous le nom d'*ergot de Morand, petit hippocampe* (fig. 162. 8), dont le volume et la forme sont extrêmement variables ; on a vu manquer cette éminence chez un certain nombre de sujets.

B. Étage inférieur des ventricules latéraux.

L'étage inférieur du ventricule latéral présente : une *paroi supérieure et externe*, concave, formée par la corne sphénoïdale du corps calleux ; une *paroi inférieure et interne*, formée par la *corne d'Ammon*, le *corps frangé*, le *corps godronné ;* son *extrémité inférieure* se prolonge dans le lobe sphénoïdal du cerveau ; son *extrémité supérieure* se continue avec l'étage supérieur du ventricule latéral.

La *lame cornée* (fig. 162. 7) est une bandelette demi-transparente, épaisse, d'apparence cornée, située dans le sillon de séparation du corps strié et de la couche optique ; elle est formée par la membrane ventriculaire qui présente, dans ce point, une épaisseur et une résistance plus considérables.

Au-dessous de la lame cornée on trouve la veine du corps strié ; enfin, au-dessous de cette veine on rencontre la *bandelette semi-circulaire (tœnia semicircularis)*.

La *bandelette demi-circulaire* est formée par des filets médullaires en rapport, en haut avec la veine du corps strié, en bas avec le double centre semi-circulaire de Vieussens. D'après M. Foville, cette bandelette forme un cercle complet partant, en avant, du quadrilatère perforé, et se terminant, en arrière, au même espace ; suivant d'autres anatomistes, MM. Longet, Sappey, elle se terminerait, en avant, dans les piliers de la voûte et dans la couche optique ; son extrémité postérieure se perdrait dans la paroi supérieure de la portion réfléchie du ventricule latéral.

M. Foville a signalé une bandelette analogue à la précédente, située en dehors du corps strié dans l'étendue de la courbe qui détermine sa limite externe ; cette bandelette est quelquefois très facile à voir chez les nouveau-nés, d'autres fois on ne peut la trouver qu'à l'aide d'une dissection très délicate.

Corne d'Ammon. — Cette éminence, désignée encore sous le nom de *pied d'hippocampe*, est concave en dedans, convexe en dehors, large et épaisse en avant, où elle présente trois ou quatre saillies séparées par des sillons peu profonds ; plus mince en haut, où elle se termine, sans démarcations distinctes, avec le bourrelet du corps calleux. La corne d'Ammon n'est autre chose qu'une circonvolution dédoublée et renversée en dedans.

Au devant de la corne d'Ammon, sur le prolongement des piliers postérieurs de la voûte, on trouve une lame de substance blanche, inscrite dans le bord concave de la corne d'Ammon ; c'est cette partie que l'on désigne sous le nom de *corps frangé, corps bordé.*

Si l'on soulève le corps frangé, on trouve, immédiatement au-dessous et en arrière, une bandelette de substance grise, située aussi dans la courbure de la corne d'Ammon, et désignée sous le nom de *corps godronné, corps denté, corpus fimbriatum ;* en dedans et en haut elle fait suite au bourrelet du corps calleux, en avant et en bas elle se termine un peu en arrière de l'extrémité de la corne d'Ammon, se confondant avec la substance grise.

Dans les ventricules latéraux, se trouvent les plexus choroïdes qui ont été décrits avec la pie-mère.

TEXTURE DU CENTRE NERVEUX ENCÉPHALO-RACHIDIEN.

Le *centre nerveux encéphalo-rachidien* est formé de deux parties symétriques parfaitement semblables.

Chaque moitié est constituée par des fibres longitudinales que l'on peut suivre de l'extrémité inférieure de la moelle épinière jusque dans les circonvolutions des hémisphères cérébraux. Ces deux moitiés sont réunies par des fibres transversales, les *commissures,* et par des fibres annulaires. Autour de ces fibres viennent se grouper des masses de substance grise. Nous avons donc à déterminer la disposition des *fibres longitudinales,* des *fibres transversales,* des *fibres annulaires,* et nous terminerons par l'exposé de la disposition de la *substance grise* autour des fibres blanches (1).

_____

(1) Cette division des éléments constitutifs des centres nerveux encéphalo-rachidiens nous a été inspirée par la lecture du magnifique travail de M. N. Guillot, dont nous exposerons les principales idées à la fin de cet article.

I. *Fibres longitudinales.*

Dans la moelle épinière les fibres longitudinales forment de chaque côté, comme nous l'avons vu, deux cordons, l'un *postérieur*, l'autre *antéro-latéral*; chacun de ces cordons est constitué lui-même par de petites lamelles triangulaires à sommet dirigé vers le centre de la moelle.

Le *cordon postérieur de la moelle* se prolonge dans le cerveau, par son *faisceau interne* qui se réunit au faisceau innominé du bulbe; il forme la paroi inférieure du quatrième ventricule. Par son *faisceau externe*, il pénètre dans le cervelet dont il constitue le pédoncule inférieur, se réunit aux pédoncules supérieur et moyen, et forme avec eux le centre médullaire du cervelet.

Le *cordon antéro-latéral de la moelle* se divise en deux portions : l'une *latérale*, dont la partie interne concourt à former la pyramide correspondante, et dont la partie externe se rend à l'olive, constitue le *faisceau sous-olivaire* qui augmente bientôt de volume et concourt à former le faisceau innominé du bulbe. La *partie interne* du faisceau antéro-latéral de la moelle s'entrecroise avec la partie semblable de l'autre côté et forme la pyramide du côté opposé.

Au niveau de la protubérance annulaire, nous avons donc à examiner quatre faisceaux de fibres qui sont : 1° le *faisceau externe du cordon postérieur de la moelle*, que nous avons déjà suivi jusque dans le centre médullaire du cervelet; 2° le *faisceau interne*, réuni au faisceau innominé du bulbe dont il partage le trajet et la terminaison; 3° le *faisceau pyramidal*; 4° le *faisceau innominé du bulbe*. Nous allons décrire le trajet de ces deux derniers faisceaux, le premier ayant été suffisamment exposé, le second étant réuni au faisceau innominé du bulbe.

A. *Trajet du faisceau pyramidal.* — Il traverse d'avant en arrière la protubérance annulaire, forme le plan inférieur du pédoncule cérébral correspondant, et se réunit au faisceau innominé du bulbe avec lequel il est confondu dans le reste de son étendue.

B. *Trajet du faisceau innominé du bulbe.* — Dans l'épaisseur de la protubérance, le faisceau innominé se divise en deux portions. L'une, qui se jette dans le pédoncule cérébelleux moyen, se réunit aux deux autres pédoncules du cervelet, et se comporte, comme nous l'avons dit plus haut, en formant le centre médullaire de cet organe. Ses fibres postérieures, qui constituent le faisceau latéral de l'isthme, concourent à former la valvule de Vieussens; ses fibres moyennes se réunissent à celles du côté opposé, et se rendent aux tubercules quadrijumeaux; ses fibres antérieures reçoivent la portion des pyramides que nous avons dit se rendre au faisceau innominé du bulbe, pénètrent dans le cerveau en formant la partie moyenne du pédoncule cérébral et s'épanouissent dans les hémisphères en formant une espèce de cône dont le sommet répond à la protubérance annulaire. Sur le trajet de ces fibres, on trouve : 1° la couche optique formée par de la substance grise interposée aux fibres blanches écartées; 2° le corps strié constitué par un faisceau semi-cylindrique qui chemine entre les noyaux gris intra- et extra-ventriculaires. En dehors du corps strié, ce faisceau blanc s'épanouit dans toutes les directions et forme les fibres blanches des hémisphères cérébraux.

Nous venons de voir comment les faisceaux de la moelle se prolongeaient, d'une part dans le cerveau, d'autre part dans le cervelet. Pour terminer l'exposition du rapport qui existe entre les parties constituantes des centres nerveux, il nous reste à parler des pédoncules supérieurs du cervelet, c'est-à-dire des fibres longitudinales qui unissent le cerveau au cervelet. Nous ne saurions admettre, avec Willis, que ces fibres naissent de la substance grise du cervelet; on ne peut dire, d'une manière absolue, qu'elles sont les prolongements des pédoncules cérébelleux inférieurs, puisque la continuité entre ces fibres n'a pas été démontrée anatomiquement ; cependant cette opinion, qui est celle de MM. Foville et Longet, nous semble celle qu'il faudrait plutôt admettre. Ces fibres se présentent sous la forme de deux rubans aplatis qui, du centre médullaire du cervelet, se rendent au centre médullaire du cerveau ; au niveau de la valvule de Vieussens, ces faisceaux sont réunis, passent au-dessous des tubercules quadrijumeaux, pénètrent dans les couches optiques où ils se réunissent aux fibres longitudinales que nous avons déjà observées dans ces éminences, et se terminent avec elles dans les hémisphères cérébraux.

D'après M. Foville, ces cordons fourniraient au niveau des tubercules quadrijumeaux des fibres qui donneraient naissance aux nerfs olfactifs et optiques, qui de cette manière naîtraient, ainsi que tous les autres nerfs crâniens, des prolongements des faisceaux de la moelle.

II. *Fibres transversales.*

Les *fibres transversales* du centre nerveux ne sont autre chose que celles que nous avons déjà décrites sous le nom de *commissures*. Ces commissures sont :

1° La *commissure de la moelle*, bandelette blanche que l'on trouve dans le fond du sillon antérieur. Cette commissure cesse au niveau du bulbe rachidien.

2° La *commissure du cervelet*, constituée par des fibres blanches qui paraissent naître de cet organe. Cette commissure forme ce que nous avons décrit sous le nom de *pédoncules cérébelleux moyens* et de *fibres corticales de la protubérance annulaire.*

3° La *commissure postérieure du cerveau*, qui se perd dans les couches optiques.

4° La *commissure antérieure du cerveau*, plus étendue que la précédente, qui traverse le corps strié et se perd dans les hémisphères cérébraux.

5° *Corps calleux*, dont nous avons déjà étudié la disposition, et qui forme une grande commissure inter-hémisphérique.

Outre ces cinq commissures, il en est quelques autres qui ont été signalées par Gerdy : l'une est constituée par le point où les pédoncules cérébraux adhèrent entre eux ; une autre est la commissure grise des couches optiques, qui n'est autre chose qu'une adhérence entre ces deux renflements ; trois autres sont formées par le point de contact des fibres annulaires que nous allons examiner ; ce sont : le chiasma des nerfs optiques, la voûte à trois piliers, la glande pinéale et ses faisceaux. Enfin, Gerdy considère encore comme une commissure le *tuber cinereum*, qui donne naissance à la tige pituitaire.

III. *Fibres annulaires.*

Nous avons vu plus haut que les fibres longitudinales du centre nerveux céphalo-rachidien avaient, depuis l'extrémité supérieure de la moelle, une grande tendance à se séparer, c'est-à-dire à se porter en dehors et à s'éloigner de celles du côté opposé. Nous avons vu ces fibres réunies par des commissures ; nous allons maintenant faire remarquer comment cet écartement se trouve, pour ainsi dire, arrêté par des anneaux qui les embrassent.

Si au niveau du bulbe rachidien, point où il n'existe pas de commissure, nous trouvons déjà des fibres annulaires, fibres que nous avons décrites sous le nom de *fibres arciformes*, à plus forte raison trouvons-nous un bien plus grand nombre d'anneaux à partir du point où les fibres qui constituent le pédoncule cérébral s'écartent pour se rendre dans les hémisphères cérébraux.

Gerdy d'abord, puis M. Foville, ont surtout appelé l'attention sur ces faisceaux fibreux.

D'après Gerdy, ces anneaux seraient au nombre de huit, qui sont :

1° L'*anneau lobaire*, que nous avons décrit plus haut sous le nom de *circonvolution de l'ourlet*.

2° L'*anneau mésolobaire*, constitué par le corps calleux.

3° L'*anneau du raphé*, formé par les deux filets longitudinaux qu'on trouve sur la surface du corps calleux. Ces filets sont prolongés en avant par un filet sus-optique, qu'on peut suivre jusque sur le pédoncule ; en arrière, d'une manière plus ou moins médiate avec le corps dentelé.

Ces trois anneaux enveloppent complétement les fibres divergentes des deux pédoncules cérébraux.

4° L'*anneau de la voûte*, constitué par la voûte à trois piliers.

5° L'*anneau choroïdien*, par le plexus choroïde.

63.

6° Ce sixième anneau est formé par ce que Gerdy appelle le cendré supérieur, c'est-à-dire par le corps strié, le *tuber cinereum*, qui se prolonge en arrière au-dessous des mamelons, autour des faisceaux antérieurs du pilier de la voûte, du conarium et de son pédicule.

7° Cet anneau est constitué par les bandelettes optiques et le chiasma.

8° Celui-ci est formé par le *tænia semicircularis*.

D'après M. Foville, les fibres annulaires du cerveau constitueraient sept anneaux :

Le premier est formé par les couches optiques, les bandelettes optiques et le chiasma ;

Le deuxième, par le *tænia semicircularis ;*

Le troisième, par le corps strié ;

Le quatrième, par une bandelette qui entoure le corps strié en dehors, et dont les deux extrémités prennent naissance sur le quadrilatère perforé ;

Le cinquième, par la moitié latérale de la voûte et le corps frangé ;

Le sixième, par la circonvolution de l'ourlet ;

Le septième, par les deux bandelettes contiguës supérieures du corps calleux.

Si l'on compare ces deux descriptions des anneaux fibreux du cerveau, on voit qu'elles ont des points de ressemblance extrêmement frappants ; elles en diffèrent cependant par plusieurs points que nous allons signaler.

Le corps calleux, d'après M. Foville, ne forme pas un anneau qui enveloppe les pédoncules cérébraux, mais bien une grande commissure. La toile choroïdienne n'appartient à l'encéphale que d'une manière fort indirecte ; elle ne doit donc pas être comptée comme un anneau. Si donc on les retranche, on retrouvera dans la description de M. Gerdy les sept anneaux de M. Foville, moins la bandelette que ce dernier anatomiste signale en dehors du corps strié.

IV. *Substance grise.*

Nous avons dit que le centre nerveux encéphalo-rachidien était composé de *fibres blanches* et de *substance grise*. Nous avons examiné la disposition des diverses espèces de fibres blanches ; il nous reste à déterminer celle de la substance grise.

Un fait digne de remarque, si l'on étudie la substance grise de la moelle vers les hémisphères cérébraux, c'est que : 1° cette substance, qui occupe inférieurement la partie centrale du centre nerveux, tend à s'en éloigner au fur et à mesure qu'elle s'approche des hémisphères, de telle sorte que, dans la portion inférieure du centre nerveux, elle est enveloppée par la substance blanche ; dans la partie moyenne, elle est mélangée à cette substance ; dans la partie supérieure, elle

est enveloppante ; 2° que les connexions entre les parties de substance grise qui concourent à former les deux moitiés du centre
nerveux deviennent de moins en moins intimes et finissent par disparaître.

Pour démontrer ces deux propositions, nous allons examiner successivement la disposition de la substance grise : 1° dans la *moelle*,
2° dans la *protubérance annulaire*, 3° dans le *cervelet*, 4° dans les
pédonculées cérébraux, 5° dans les *couches optiques*, 6° dans le *corps
strié*, 7° dans les *circonvolutions cérébrales*.

1° Dans la *moelle*, la substance grise occupe le centre de l'organe ;
elle se trouve enveloppée par la substance blanche, excepté à l'extrémité des deux cornes qui séparent les cordons postérieurs des cordons
antéro-latéraux. La substance grise du côté gauche communique si
largement avec celle du côté droit, qu'il est impossible d'établir un
lien de séparation entre ces deux moitiés, et qu'on peut la considérer
comme une masse centrale contenue dans une enveloppe corticale
formée par les faisceaux blancs.

2° Dans la *protubérance annulaire* et le *bulbe rachidien*, la substance grise occupe encore les parties centrales ; cependant elle se
porte déjà en dehors, puisque nous la trouvons sur les olives, le tubercule cendré de Rolando, sur les côtés de la valvule de Vieussens et
sur les tubercules quadrijumeaux. Elle est encore unie à celle du côté
opposé.

3° Dans le *cervelet*, la substance grise forme la couche corticale ;
elle se porte donc en dehors ; mais nous ferons remarquer qu'elle se
continue encore sans ligne de démarcation avec celle du côté opposé.

4° Dans les *pédoncules cérébraux*, les deux moitiés de la substance
grise tendent à s'isoler. Elles ne sont plus réunies que par des traînées
que l'on trouve dans les points où les pédoncules sont réunis, et plus
en avant par la substance grise perforée interpédonculaire.

5° Dans les *couches optiques*, la substance grise se trouve enveloppée par une couche mince de substance blanche en haut et en arrière ;
en dedans, au contraire, la couche superficielle est formée par de la
substance grise qui est réunie à celle du côté opposé dans deux
points ; l'un que nous avons déjà décrit sous le nom de *tuber cinereum ;*
l'autre, sous celui de *commissure grise des couches optiques*. Si l'on
coupe horizontalement la couche optique, on trouve un noyau gris
central traversé par des fibres blanches extrêmement nombreuses et
déliées.

6° Dans le *corps strié*, la substance grise présente un volume plus
considérable que dans les points que nous avons examinés jusqu'a-
lors ; elle occupe également la partie externe ; on ne rencontre dans
l'intérieur de l'organe qu'une moins grande quantité de fibres grises ;
ici toute communication cesse entre la substance grise d'un côté et
celle du côté opposé.

7° Dans les *hémisphères*, la substance grise présente son plus grand développement ; elle forme des couches qui s'épanouissent à la surface des circonvolutions, et qui enveloppent complétement la surface de l'encéphale. Cette couche, alternativement rentrante et saillante, n'a aucune communication avec celle du côté opposé.

M. N. Guillot (1) ne considère pas la substance blanche comme formée de fibres qu'on peut suivre d'une extrémité du centre nerveux à l'autre, mais bien comme des stratifications qui prennent, quand on les dissèque, l'apparence fibreuse ; il partage les parties constituantes du centre nerveux céphalo-rachidien en trois appareils qu'il désigne sous les noms d'*appareils fondamental, secondaire* et *tertiaire.*

1° *Appareil fondamental.* — La direction des stratifications de la matière blanche de cet appareil est constante ; celles-ci se prolongent de la cavité du rachis dans l'intérieur du crâne, et parcourent tout ce trajet sans aucune espèce d'interruption. Elles sont doubles, c'est-à-dire qu'elles s'étendent symétriquement des deux côtés du corps et se confondent sur la ligne médiane, en arrière et en avant : de là deux espèces de stratifications, l'une latérale, l'autre centrale.

Dans le canal rachidien les stratifications latérales se confondent avec les stratifications centrales ; dans le crâne, au contraire, les portions centrales tendent à disparaître. La portion médiane des stratifications postérieures disparaît la première ; celle des stratifications antérieures ne disparaît au contraire qu'après avoir constitué l'*entrecroisement des pyramides*, puis l'*olive*, enfin la *protubérance annulaire* et le *cervelet.*

Les stratifications latérales ne deviennent parfaitement distinctes que quand les médianes tendent à disparaître ; elles s'irradient alors pour constituer les hémisphères cérébraux et cérébelleux.

La série des parties blanches de l'appareil fondamental est complétée par une sorte de lien qui réunit les parties divergentes des stratifications latérales. Cette partie, désignée par M. N. Guillot sous le nom de *lamelle intermédiaire*, nous paraît être la *valvule de Vieussens.*

Sur les stratifications de matière blanche se trouvent répandues des masses de substance grise, isolées les unes des autres et qui occupent des délimitations distinctes.

2° *Appareil secondaire.* — Il n'existe que dans le crâne ; les stratifications qui le constituent, au lieu d'être parallèles à l'axe du corps, se dirigent transversalement ; elles forment ce que l'on appelle les *commissures* ; il ne présente aucune trace de substance grise déposée sur les parties blanches dont il est formé ; si quelquefois les fibres blanches sont en contact avec la substance grise, celle-ci appartient à l'appareil fondamental.

3° *Appareil tertiaire.* — Il est formé par des stratifications de

_____

(1) *Exposition anatomique de l'organisation du centre nerveux*, 1 vol. in-4 avec planches. Paris, 1844.

substance blanche et des fibres grises : les stratifications blanches qui le constituent s'étendent de chaque côté de l'encéphale et seulement dans l'intérieur de la masse cérébrale, sous l'apparence de bandes qui affectent une inclinaison particulière en traçant une courbe à rayon variable qui se rapproche ou s'éloigne alternativement de l'axe du corps.

La *voûte à trois piliers* forme la partie blanche de cet appareil ; le *septum lucidum*, l'*hippocampe*, le *corpus fimbriatum* en constituent la partie grise.

Si maintenant on compare l'exposition que nous avons donnée de la structure de l'encéphale avec celle de M. N. Guillot, on peut remarquer qu'il existe entre elles une grande analogie. En effet, l'appareil fondamental de M. N. Guillot correspond à nos fibres longitudinales ; son appareil secondaire, à nos fibres transversales, aux commissures : seulement nous avons considéré la protubérance annulaire comme une commissure, tandis que M. N. Guillot la regarde comme appartenant à la partie moyenne des stratifications postérieures de l'appareil fondamental. Enfin, l'appareil tertiaire correspond aux fibres annulaires.

DES NERFS EN GÉNÉRAL.

PRÉPARATION DES NERFS.

Les sujets les plus favorables à la dissection des nerfs sont les sujets maigres.

Nous ne pouvions exposer dans ce paragraphe que quelques principes applicables à la dissection de tous les filets nerveux, car nous décrirons les préparations des divers nerfs quand nous nous occuperons de ces nerfs en particulier. Les précautions qu'il convient de prendre sont les mêmes que celles que nous avons indiquées en décrivant la dissection des artères. Nous renvoyons donc au paragraphe où ces généralités sont exposées. Nous ajouterons toutefois un mot : c'est qu'il peut être souvent utile de faire macérer dans de l'eau contenant une certaine quantité d'acide les régions dans lesquelles les nerfs traversent des canaux osseux. L'acide, en effet, ramollit le tissu osseux en dissolvant les sels calcaires, et rend la section des os plus facile et les nerfs plus résistants. Il faudrait se garder de faire usage d'un acide trop concentré, car celui-ci pourrait dissoudre le névrilème, et la substance nerveuse serait mise à nu ; par conséquent, la dissection deviendrait impossible.

CONSIDÉRATIONS GÉNÉRALES.

On donne le nom de *nerfs* à des cordons blancs étendus des parties latérales de l'axe cérébro-spinal aux organes dans lesquels ils se distribuent.

Les nerfs sont parfaitement symétriques à leur point de départ ; cette symétrie diminue au fur et à mesure qu'ils s'éloignent de leur origine, et disparaît lorsqu'ils arrivent dans les organes de la vie végétative.

Origine et terminaison des nerfs.

Origine. — Les nerfs partent tous du centre nerveux encéphalo-rachidien. Ils se présentent à leur origine sous la forme de racines plus ou moins nombreuses qui paraissent sortir de la substance nerveuse ; ce point d'émergence constitue l'*origine apparente*. On désigne sous le nom d'*origine réelle* le point de l'axe encéphalo-rachidien qui donne naissance à ces filets. Si quelques nerfs peuvent être poursuivis loin de leur origine apparente, dans presque tous les cas les recherches qui ont été entreprises pour constater l'origine réelle des nerfs est demeurée sans résultat.

Les nerfs qui passent par les trous de la base du crâne, et qui sont désignés sous le nom de *nerfs crâniens*, présentent beaucoup de variétés dans le nombre, le volume, la longueur et la direction de leurs racines.

Ceux qui passent par les trous de conjugaison, *nerfs rachidiens*, présentent dans leur extrémité centrale la plus grande uniformité ; ils naissent par deux ordres de racines : les unes *antérieures*, affectées au mouvement ; les autres *postérieures*, affectées au sentiment. Ces deux ordres de faisceaux convergent l'un vers l'autre, traversent la dure-mère, chacun par un orifice distinct ; au delà de cette membrane, les deux faisceaux se confondent pour former un tronc nerveux.

Les nerfs crâniens sont soumis à la même loi que les nerfs rachidiens. Ainsi, ceux qui naissent des faisceaux antérieurs de prolongement de la moelle sont destinés au mouvement : par exemple, le nerf facial, les moteurs oculaires commun et externe, etc.; ceux qui naissent des faisceaux postérieurs président au sentiment : exemple, la portion ganglionnaire du trijumeau, le glosso-pharyngien, etc. Nous ferons remarquer qu'on n'observe pas dans les nerfs crâniens cette fusion des deux racines antérieure et postérieure ; aussi verrons-nous que par les trous de la base du crâne passent des nerfs, les uns exclusivement destinés au mouvement, les autres au sentiment. Les nerfs qui sortent par les trous de conjugaison, au contraire, sont des nerfs mixtes, c'est-à-dire composés par des faisceaux nerveux, les uns destinés au mouvement, les autres destinés au sentiment. Ces divers faisceaux sont complétement réunis sous le même névrilème pendant tout le trajet des nerfs, bien que conservant toujours leur indépendance physiologique ; mais à leur terminaison, ils se séparent : les nerfs du mouvement se rendent aux muscles, les nerfs du sentiment à toutes les parties dans lesquelles la sensibilité peut être constatée.

Il est deux autres espèces de nerfs. Les uns sont les nerfs de sensibilité spéciale qui se rendent aux organes des sens, les nerfs olfactifs, optiques, acoustiques ; ces nerfs sont très remarquables par la disposition de leurs racines, qui rampent sur la surface de la substance cérébrale. L'autre espèce constitue les nerfs de la vie végétative, le nerf grand sympathique, que nous verrons plus loin se terminer dans les organes de la digestion, de la reproduction, etc.; ce sont encore les filets du grand sympathique qui président aux sécrétions.

Terminaison. — A leur terminaison les nerfs ont une distribution parfaitement circonscrite, parfaitement déterminée ; aussi ne peuvent-ils se suppléer l'un l'autre ; dès qu'un filet est coupé, il y a paralysie de tous les points où il se ramifie.

Les nerfs se rendent : 1° à la *peau*, où ils se terminent dans les papilles, *nerfs de la sensibilité* ; 2° aux *muscles*, où ils se divisent en filets excessivement grêles qui paraissent agir par leur contact sur les fibres musculaires ; 3° aux *os* (voy. *Ostéologie*), où nous avons indiqué les recherches de M. Gros ; 4° dans les *membranes muqueuses, fibreuses* et *séreuses*, dans les *glandes*, sur les *parois des vaisseaux*, etc.

Les auteurs ne sont pas d'accord sur la manière dont les nerfs se terminent dans nos organes. D'après MM. Provost et Dumas, les nerfs des muscles se termineraient en anses ; ils n'auraient pas, à proprement parler, de terminaison périphérique, puisque leur extrémité viendrait se rendre dans le tronc qui les a fournis ; cette doctrine a été appliquée aux nerfs de la sensibilité spéciale et générale. D'après M. Cruveilhier, ces anses nerveuses ne sont pas la terminaison des nerfs ; de ces anses partent d'autres filets plus petits qui parcourent une direction curviligne, et se perdent sans anastomoses ansiformes : il pense que cette direction curviligne a pu en imposer, et qu'elle n'a d'autre but que de permettre aux filets nerveux de toucher un plus grand nombre de fibres.

Trajet, plexus et anastomoses des nerfs.

Les nerfs ont une direction rectiligne qui contraste avec la direction sinueuse des artères ; ils semblent se rendre aux organes par le chemin le plus court.

Lorsque les nerfs ont franchi la cavité encéphalo-rachidienne, ils communiquent largement entre eux, c'est ce qui constitue les *anastomoses* ; c'est ainsi qu'un nerf de sensibilité devient un nerf mixte après avoir reçu une branche d'un nerf de mouvement : exemple, le pneumogastrique, qui reçoit un rameau volumineux du spinal.

Lorsque, entre deux ou un plus grand nombre de nerfs, il y a échange d'un certain nombre de filets nerveux, on trouve la disposition désignée sous le nom de *plexus*. Dans le plexus on rencontre une combinaison si intime des divers éléments qui entrent dans leur composition, qu'il est souvent impossible de déterminer rigoureusement quelle est la branche d'origine qui a concouru à la formation de de telle ou telle branche de terminaison. Une branche nerveuse qui part d'un plexus appartient quelquefois à toutes les branches qui entrent dans la composition de ce plexus.

Rapports des nerfs.

1° *Avec les os.* — Les nerfs sont en général séparés du tissu osseux par les parties molles ; cependant cette règle présente un grand nombre d'exceptions. Ainsi le nerf grand sympathique est en rapport avec la colonne vertébrale dans la plus grande partie de son trajet ; quelques nerfs traversent des canaux osseux : exemple, le facial, le sous-orbitaire ; d'autres contournent les leviers osseux, exemple le circonflexe de l'épaule, le radial.

2° *Avec les muscles.* — Les nerfs parallèles à l'axe des muscles occupent les interstices musculaires ; il est assez rare de voir de gros troncs nerveux traverser les fibres musculaires ; il est à remarquer que si les filets nerveux traversent les muscles, ils ont la même direction que ces muscles ; la disposition contraire eût été très défavorable en raison des tiraillements qu'auraient éprouvés les filets nerveux : cette règle, applicable aux nerfs d'un certain volume, cesse d'être exacte pour les filets très grêles, principalement pour les filets qui se rendent aux organes de la vie de nutrition.

3° *Avec les vaisseaux.* — Les nerfs présentent des rapports très importants avec les artères, rapports qui ont été utilisés en médecine opératoire.

GANGLIONS.

Sur le trajet des nerfs on trouve des espèces de renflements grisâtres qui ont reçu le nom de *ganglions.*

Ils appartiennent, les uns au système nerveux de la vie animale, les autres au système nerveux de la vie organique.

Les *ganglions de la vie animale* sont situés sur le trajet des nerfs de la sensibilité : c'est ainsi qu'on trouve des ganglions au niveau de chaque trou de conjugaison ; qu'on rencontre le *ganglion de Gasser* sur le trajet de la portion ganglionnaire du maxillaire supérieur; le *ganglion d'Andersch* sur le glosso-pharyngien, etc.

Les *ganglions de la vie organique* sont :

1° Les *ganglions intracrâniens,* situés sur le trajet des nerfs de la cinquième paire, mais qui reçoivent constamment des filets qui viennent du ganglion cervical supérieur; la chaîne que forment ces ganglions et les filets qui les réunissent doivent être considérés comme la portion crânienne du grand sympathique.

2° Des *ganglions latéraux,* situés de chaque côté de la colonne vertébrale, depuis la base du crâne jusqu'au coccyx. A ces ganglions aboutissent des rameaux qui tirent leur origine des racines antérieure et postérieure des parties rachidiennes ; de ces ganglions partent des rameaux qui se rendent aux viscères ; enfin ils communiquent entre eux par des filets nerveux.

3° Les *ganglions médians,* de volume et de forme variables, reçoivent des branches qui viennent des ganglions latéraux et du nerf pneumogastrique. Les ganglions médians situés dans le thorax reçoivent leurs filets nerveux des ganglions du cou ; ceux qui sont dans l'abdomen les reçoivent des ganglions situés dans le thorax.

CORPS DE PACINI.

On donne ce nom à de petits corps opaques, découverts, en 1832, par MM. Andral, Camus et Lacroix, et étudiés plus tard avec beaucoup de soin par Pacini ; ils sont du volume d'un grain de chènevis ou de millet, tantôt appliqués sur les nerfs, plus souvent se continuant avec eux par un pédoncule plus ou moins allongé.

On les rencontre, à la main, sur les nerfs collatéraux des doigts, à la plante des pieds ; on en a observé quelques-uns sur le trajet du grand sympathique, dans le mésentère et aux environs du pancréas.

Ils sont très nombreux, tantôt isolés, d'autres fois réunis par groupe de trois ou quatre.

Paccini a constaté que ces corpuscules sont pourvus d'un pédicule plus ou moins long, mince, quelquefois tordu, qui s'enfonce dans le corpuscule sous la forme d'un prolongement conique égal au quart ou à la moitié du diamètre du corpuscule. Le pédicule, ainsi que son prolongement, sont transparents.

Il a vu, sous le microscope, que l'intérieur de ces corpuscules présente des stries concentriques, d'autant plus droites et parallèles, qu'elles sont plus près du centre ; ces stries correspondraient à des capsules emboîtées les unes dans les autres, séparées par des espaces remplis de liquide, et réunies par le pédoncule qui se prolonge jusqu'à la capsule la plus centrale. La capsule centrale renferme un liquide analogue à celui qu'on rencontre dans les espaces intercapsulaires, et dans ce liquide se trouve un petit filet qui a toute l'apparence d'une fibre nerveuse primitive ; ce filet vient du tronc ou du rameau nerveux situé dans le voisinage du corpuscule ; il pénètre dans le pédoncule, arrive au canal central et se termine à l'extrémité du canalicule par un ou deux renflements arrondis (1).

TEXTURE DES NERFS.

Les cordons nerveux ne sont autre chose que des plexus formés par la réunion d'un nombre très considérable de filets nerveux. Tous ces cordons sont enveloppés par une membrane fibreuse qui porte le nom de *névrilème*.

Nous avons donc à considérer, dans la structure des nerfs, la *substance nerveuse propre* et le *névrilème*.

Substance nerveuse. — Elle se présente sous la forme de tubes d'une

(1) Denonvilliers, *Note sur les corpuscules de Pacini* (*Archives générales de médecine*, 1846, vol. suppl., *Archives d'anatomie*).

extrême ténuité, contenant une matière homogène semi-liquide. Ces filaments sont parallèles, juxtaposés, indépendants et toujours continus dans toute la longueur du nerf. Leur direction est rectiligne ou légèrement sinueuse.

Ehrenberg a admis deux espèces de tubes primitifs : les uns *cylindriques*, qui renferment un liquide peu transparent, blanc, visqueux, qui s'écoule facilement sous forme de globules ; ils appartiennent aux nerfs de la vie animale. Les autres sont les tubes *variqueux* ou *articulés*, ils sont renflés en vésicule de distance en distance, et renferment un liquide transparent ; on les rencontre dans les nerfs de sensibilité spéciale et dans le centre nerveux encéphalo-rachidien.

M. Mandl admet que les fibres les plus grosses appartiennent aux nerfs du mouvement et les plus ténues aux nerfs sensitifs.

Névrilème. — Il est formé par du tissu cellulaire condensé qui donne un aspect fibreux aux filets nerveux. Il y a un névrilème commun, une gaîne fibreuse pour chaque nerf ; chaque petit cordon, qui part du nerf principal, est pourvu d'une gaîne semblable à la gaîne commune ; en un mot, le névrilème se subdivise de la même manière que les filets nerveux qu'il protége.

NERFS EN PARTICULIER.

Les nerfs se divisent en deux ordres : les nerfs de la vie de relation, désignés sous le nom de *nerfs encéphalo-rachidiens*, et les nerfs de la vie nutritive, *nerf grand sympathique*.

Les nerfs encéphalo-rachidiens se divisent en : 1° *nerfs rachidiens* qui naissent de la moelle épinière, et passent par les trous de conjugaison des vertèbres ; 2° *nerfs crâniens* qui naissent du bulbe rachidien et de son prolongement supérieur, et qui passent par les trous de la base du crâne.

Nous décrirons successivement : 1° les *nerfs rachidiens*, 2° les *nerfs crâniens*, 3° le *nerf grand sympathique*.

NERFS RACHIDIENS.

Le nombre des *nerfs rachidiens* est exactement le même que celui des trous de conjugaison des vertèbres cervicales, dorsales et lombaires et sacrées. Ainsi, il existe trente et une paires rachidiennes, savoir : 8 *paires cervicales*, la première passe entre l'occipital et l'atlas ; 12 *paires dorsales*, 5 *paires lombaires*, 6 *paires sacrées*.

ORIGINE ET TRAJET RACHIDIEN DES NERFS SPINAUX.

L'origine et le trajet des nerfs rachidiens dans le canal vertébral présentant des différences peu tranchées et pouvant être étudiés sur une même préparation, nous croyons devoir, à l'exemple de M. Cruveilhier, décrire dans ce même chapitre toutes les particularités que présentent ces nerfs depuis leur origine jusqu'à leur sortie par le trou de conjugaison.

Caractères communs. — Les nerfs rachidiens naissent de la moelle épinière par deux racines : l'une *antérieure*, qui naît sur la partie antérieure de la face latérale de la moelle ; ces racines sont destinées au mouvement ; l'autre, *postérieure*, naît dans le sillon collatéral postérieur de la moelle ; elles partent d'un sillon linéaire de substance grise : ce sont les racines de sensibilité. Ces deux racines sont séparées par le ligament dentelé.

Nés de ces divers points, les filets de chacune des racines, enveloppés par une gaîne névrilématique formée par la pie-mère, convergent les uns vers les autres et forment autant de groupes, plus larges à leur extrémité médullaire qu'à leur extrémité externe ; chaque groupe de racines, enveloppé par l'arachnoïde, converge vers le trou de conjugaison. Bientôt les racines se réunissent et sont enveloppées dans un canal commun qui leur est fourni par la dure-mère ; toutefois la dure-mère ne les enveloppe qu'après leur réunion complète ; en effet elles traversent isolément cette membrane fibreuse qui leur fournit à chacune un petit canal particulier.

Jamais les racines antérieure et postérieure ne communiquent entre elles dans le canal rachidien ; mais il n'est pas rare, surtout pour la racine postérieure, de voir des anastomoses entre les filets d'une même racine.

Les racines sont plus ou moins obliques dans le canal rachidien ; nous reviendrons sur cette obliquité en parlant des caractères particuliers de chaque paire nerveuse.

Les racines postérieures sont plus volumineuses que les antérieures ; le rapport qui existe entre les deux ordres de racines n'est pas le même dans toutes les régions ; ainsi, à la région cervicale les postérieures sont deux fois plus volumineuses ; à la région dorsale, elles surpassent à peine en volume les antérieures ; à la région lombaire, la différence de grosseur est un peu moindre qu'à la région cervicale.

Au niveau du trou de conjugaison, avant de s'engager dans le canal de la dure-mère, et de se réunir à la racine antérieure, la racine postérieure présente un petit renflement ganglionnaire, de là le nom de *racine ganglionnaire* qui lui a été donné ; à la région sacrée, les ganglions sont renfermés dans le canal sacré ; partout ailleurs ils existent au niveau du trou de conjugaison : ces ganglions sont exclusivement affectés aux racines postérieures. Le volume des ganglions n'est pas en rapport avec l'étendue des trous de conjugaison auxquels ils correspondent, mais bien avec le volume des cordons nerveux qui s'en échappent (fig. 187. 29).

La réunion des racines antérieures et postérieures constitue chaque nerf qui se présente sous la forme d'un cordon cylindrique plexiforme, dans lequel il est impossible de déterminer la part qui revient aux différentes racines.

Au sortir du trou de conjugaison, chaque paire rachidienne se divise immédiatement en trois branches : 1° une *branche postérieure* qui se distribue à la partie postérieure du tronc ; 2° une *branche antérieure*, la plus volumineuse qui fournit aux parties antérieures et latérales du tronc et aux membres ; 3° des *branches ganglionnaires* qui vont se porter aux ganglions du grand sympathique. Nous décrirons successivement les branches postérieures puis les branches antérieures ; les rameaux ganglionnaires seront décrits avec le nerf grand sympathique.

Origine et trajet intrarachidiens des paires spinales étudiées dans les diverses régions.

1° *Région cervicale*. — L'obliquité des racines est beaucoup moins grande que dans les autres régions ; la première paire est légèrement oblique en haut, les deux suivantes sont transversales, les autres légèrement obliques en bas. Les racines postérieures, à l'exception de la première qui est moins considérable que l'antérieure, sont en général à la racine antérieure :: 3 : 1. La première paire est la moins grosse, la seconde est beaucoup plus volumineuse que la troisième, ainsi de suite jusqu'à la cinquième, que les trois suivantes égalent en volume.

2° *Région dorsale*. — Les paires dorsales sont, à l'exception de la première et de la douzième, moins volumineuses que les paires cervicales et les paires lombaires. Le rapport entre la racine postérieure et la racine antérieure est :: 3 : 2. Leurs racines sont beaucoup plus obliques que celles de la région cervicale ; la longueur qui existe entre leur point d'origine et leur trou de conjugaison est mesurée, comme le dit M. Cruveilhier, par une hauteur de deux vertèbres au moins.

3° *Région lombaire et sacrée*. — Elles sont excessivement obliques ; leur direction est presque verticale ; elles parcourent un très long trajet dans le canal rachidien ; le rapport entre la racine postérieure et la racine antérieure est à peu près comme :: 2 : 1.

BRANCHES POSTÉRIEURES DES NERFS SPINAUX.

Afin de rapprocher des filets qui offrent entre eux la plus grande analogie et qui peuvent tous être étudiés sur une même pièce, nous décrirons dans un même chapitre toutes les branches postérieures des nerfs spinaux.

1° *Région cervicale*. — a. *Première paire. Nerf sous-occipital*. — Cette branche est plus considérable que la branche antérieure ; elle sort du canal rachidien entre l'occipital et l'arc postérieur de l'atlas, en arrière des apophyses articulaires, en dedans de l'artère vertébrale ; arrivé dans l'espace triangulaire formé par les muscles grand droit postérieur, grand et petit oblique, elle se divise en plusieurs rameaux qui se rendent aux muscles droits et obliques postérieurs de la tête ; un filet inférieur s'anastomose avec la deuxième paire cervicale postérieure.

b. *Deuxième paire.* — Plus volumineuse que la branche précédente, elle sort du rachis entre l'arc postérieur de l'atlas et la lame de l'axis en croisant le bord inférieur du muscle grand oblique, s'engage entre ce muscle et le grand complexus. Là elle se divise en deux branches : l'une s'anastomose avec la branche postérieure de la première paire et se perd dans le splénius ; l'autre, le *nerf occipital interne*, qui, après avoir fourni un rameau anastomotique à la troisième paire, se porte de bas en haut et de dehors en dedans, traverse le grand complexus, puis le trapèze à leur partie supérieure, en leur fournissant quelques filets, s'anastomose avec le rameau mastoïdien du plexus cervical et s'épanouit dans le cuir chevelu en suivant les rameaux de l'artère occipitale.

c. *Troisième paire.* — Moins volumineuse que la seconde, elle sort entre l'apophyse transverse de l'axis et celle de la troisième vertèbre cervicale, envoie un rameau anastomotique à la seconde paire, se porte en dedans entre le grand complexus et le transversaire épineux, et se divise en deux branches : l'une, *ascendante*, qui traverse le trapèze et se perd près de la ligne médiane dans la peau de la région occipitale ; l'autre, *descendante*, qui se distribue à la peau de la nuque.

M. Cruveilhier a désigné, sous le nom de *plexus occipital postérieur*, la succession d'arcades qui résulte de l'anastomose des trois premières paires cervicales postérieures.

d. *Branches postérieures des cinq dernières paires.* — Moins développées que les précédentes, elles diminuent de volume à mesure qu'elles deviennent plus inférieures ; elles se dirigent de haut en bas, croisent le transversaire épineux, se jettent dans ce muscle, dans le grand complexus, le splénius, le trapèze, et se terminent dans les téguments de la partie moyenne, de la partie inférieure de la nuque et de la partie supérieure du dos.

2° *Région dorsale.* — Les douze branches postérieures de la région dorsale présentent toutes le même caractère, elles ne diffèrent que par les muscles auxquels elles se distribuent. Elles se dirigent en arrière, traversent les intervalles qui existent entre les apophyses transverses, et parvenues dans les gouttières vertébrales, elles se divisent en deux rameaux, les uns *internes*, les autres *externes*.

1° Les *rameaux internes*, d'autant plus volumineux qu'ils sont plus supérieurs, se portent d'arrière en avant entre le long dorsal et le transversaire épineux, auxquels ils donnent quelques filets ; se portent ensuite en dehors à travers le long dorsal et se jettent dans les téguments du dos.

2° Les *rameaux externes*, d'autant plus volumineux qu'ils sont plus inférieurs, se portent directement en arrière entre le sacro-lombaire et le long dorsal, auxquels ils fournissent des rameaux ; traversent ces muscles, donnent des filets aux muscles les plus superficiels du dos, et se perdent dans la peau de la région dorsale, dans celle de la partie latérale du thorax et de l'abdomen ; quelques-uns des rameaux cutanés des dernières paires dorsales descendent jusqu'à la peau de la partie supérieure de la fesse.

Il est à remarquer que les huit premières paires dorsales offrent la plus grande analogie de distribution avec les dernières paires cervicales, et que les quatre dernières ont une disposition à peu près identique avec celle des paires lombaires.

3° *Région lombaire.* — Les branches postérieures des nerfs lombaires passent entre les apophyses transverses des deux vertèbres correspondantes, donnent quelques filets aux muscles intertransversaires, et se divisent en *rameaux internes* et *rameaux externes*. Les premiers se distribuent à la peau de la région lombaire, les seconds à la peau des régions lombaire latérale et fessière. Les branches postérieures des deux dernières paires lombaires sont presque exclusivement musculaires et se perdent dans la masse commune sacro-lombaire.

4° *Région sacrée.* — Très grêles et s'anastomosant en arcade, les branches postérieures se divisent en *filets musculaires* qui se distribuent à la masse commune et au muscle grand fessier, en *filets cutanés* qui se perdent dans la peau de la région sacrée.

BRANCHES ANTÉRIEURES DES NERFS SPINAUX.

BRANCHES ANTÉRIEURES DES NERFS DE LA RÉGION CERVICALE.

Les branches antérieures de la région cervicale sont, surtout les cinq dernières, beaucoup plus développées que les branches postérieures ; elles s'anastomosent entre elles, de manière à former deux plexus : l'un supérieur, le *plexus cervical* ; l'autre inférieur, le *plexus brachial*. Le premier est formé par les quatre premières branches cervicales ; le second, par les quatre dernières cervicales et la première branche dorsale.

A. *Première branche antérieure cervicale* (fig. 163, A). — Très grêle, elle sort du canal rachidien entre l'occipital et l'arc postérieur de l'atlas, en arrière de l'artère vertébrale, décrit une anse à concavité postérieure et interne qui embrasse l'apophyse transverse de l'atlas et se jette dans la seconde paire ; elle fournit quelques rameaux au ganglion cervical supérieur.

B. *Deuxième branche antérieure cervicale* (fig. 163, B). — Plus volumineuse que la première, plus grêle que la branche postérieure correspondante, elle sort entre l'apophyse transverse de l'atlas et celle de l'axis, fournit un rameau ascendant qui s'anastomose avec le rameau de la première paire et deux rameaux descendants : l'un qui porte le nom de *branche descendante interne* (fig. 163. 4) ; l'autre qui s'anastomose avec la troisième paire. Cette branche fournit, en outre, quelques rameaux qui se portent dans le muscle long du cou, d'autres qui s'anastomosent avec le ganglion cervical supérieur, le nerf pneumogastrique et le grand hypoglosse.

C. *Troisième branche cervicale antérieure* (fig. 163, C). — Beaucoup plus volumineuse que la seconde, elle se divise en deux branches qui se subdivisent en un grand nombre de rameaux qui constituent le plexus cervical superficiel, sur lequel nous reviendrons ; sa division supérieure s'anastomose, en outre, avec la deuxième paire cervicale, avec le ganglion cervical supérieur et avec le spinal. Sa branche inférieure fournit un rameau qui s'anastomose avec la quatrième paire.

D. *Quatrième paire cervicale antérieure* (fig. 163, D). — Outre le nerf phrénique et les rameaux du plexus cervical, elle fournit un rameau anastomotique avec la troisième paire, et un autre avec la cinquième ; ce rameau établit une communication entre le plexus brachial et le plexus cervical.

PLEXUS CERVICAL.

Préparation. — Faites une incision verticale comprenant l'épaisseur de la peau, de la symphyse du menton à la fourchette sternale, et deux incisions verticales étendues, l'une de la partie supérieure de la première à l'apophyse mastoïde, l'autre du sternum à l'acromion ; 2° disséquez la peau en ménageant les filets nerveux qui s'y rendent ; 3° disséquez le peaucier d'arrière en avant, en ménageant les filets nerveux ; suivez les diverses branches dans les organes où elles se terminent.
Les branches cutanées doivent être étudiées avant les branches profondes.

Le *plexus cervical* est formé par les anses nerveuses constituées par les anastomoses des branches des quatre premières paires cervicales ; il est situé sur les parties latérales et en dehors des quatre premières vertèbres cervicales, en avant du scalène postérieur et de l'angulaire de l'omoplate, derrière le bord postérieur du sterno-cléido-mastoïdien. Au dedans de lui se trouvent la veine jugulaire interne, l'artère carotide interne, le nerf pneumogastrique et le ganglion cervical supérieur. Il communique en haut et en avant avec le nerf grand hypoglosse ; en haut et en arrière, avec le spinal ; en bas, avec le plexus brachial.

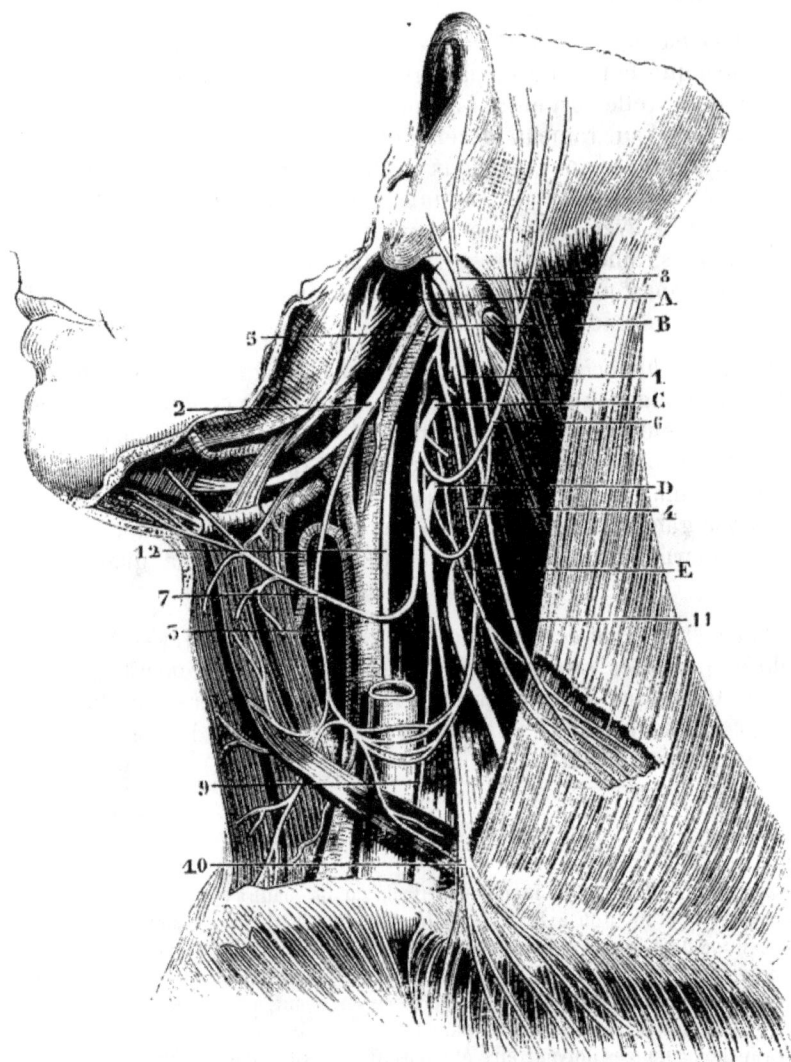

Fig. 163. — *Plexus cervical.*

1. Nerf spinal. — 2. Nerf grand hypoglosse. — 3. Branche descendante de l'hypoglosse. — 4. Rameau de la deuxième paire cervicale qui s'anastomose avec la branche descendante de l'hypoglosse. — 5. Rameaux de la deuxième paire qui vont dans les muscles longs du cou.— 6. Branche occipitale externe. — 7. Branche cervicale superficielle. — 8. Branche auriculaire. — 9. Nerf phrénique. — 10. Rameaux sus-claviculaires. — 11. Rameaux du trapèze et de l'angulaire de l'omoplate. — 12. Nerf pneumogastrique. — A. Première paire cervicale.— B. Deuxième paire cervicale. — C. Troisième paire. — D. Quatrième paire. — E. Cinquième paire.

Ce plexus fournit : 1° une *branche antérieure*, 2° une *branche interne*, 3° des *branches ascendantes*, 4° des *branches descendantes*, superficielles et profondes.

1° *Branche antérieure.*

La *branche antérieure, cervicale superficielle*, ou *cervicale transverse* (fig. 163. 7), naît de l'anse formée par l'anastomose de la deuxième et de la troisième paire cervicale. Située derrière le sterno-mastoïdien, elle se recourbe sur son bord postérieur, se porte en avant et en haut entre le muscle et le peaucier, croise la jugulaire externe et se divise en deux rameaux : l'un *ascendant*, qui traverse le peaucier et se perd dans les téguments de la joue et du menton, s'entre-croisant avec les filets de la branche cervico-faciale du nerf facial, desquels il est généralement séparé par le peaucier ; l'autre *descendant*, qui se porte obliquement en bas et en dedans, traverse le peaucier et se perd dans la peau de la partie moyenne du cou. Un des filets ascendants longe la jugulaire externe et se porte à la région sus-hyoïdienne.

2° *Branches internes.*

Les *branches internes* (fig. 163. 5) sont de petits rameaux qui naissent de la convexité de l'anse anastomotique de la première et de la seconde paire cervicale, et qui se perdent dans les muscles droit antérieur de la tête et long du cou.

3° *Branches ascendantes.*

Les *branches ascendantes* sont : 1° la *branche auriculaire* (fig. 163. 8). — Elle naît du même point que la branche cervicale superficielle, quelquefois par un tronc commun avec elle ; se dirige en bas et en arrière jusqu'au niveau de la partie moyenne du sterno-mastoïdien sur lequel elle se réfléchit en formant une anse à concavité antérieure et supérieure ; puis monte entre ce muscle et le peaucier et arrive à l'angle de la mâchoire. Dans son trajet elle fournit des filets *faciaux* ou *parotidiens* qui traversent la parotide d'arrière en avant et vont se jeter dans la peau de la joue. Au niveau de l'angle de la mâchoire elle se divise en deux branches : *a.* une *branche externe* sous-cutanée, destinée à la peau qui recouvre l'antitragus, le lobule et la face externe du pavillon de l'oreille ; *b.* une *branche interne*, plus profonde qui traverse la glande parotide, s'anastomose avec le filet auriculaire du facial, se divise en deux filets : l'un *postérieur* ou *mastoïdien*, qui reste accolé à l'apophyse mastoïde et se perd dans la peau de cette région. L'autre, *antérieur*, qui se perd dans la peau du pavillon ; quelques filets traversent le cartilage de l'oreille, au voisinage de la circonférence et vont se rendre à la peau de la rainure de l'hélix.

2° La *branche mastoïdienne* ou *occipitale externe* (fig. 163. 6). —

Elle naît par une double racine de la deuxième et de la troisième paire cervicale au-dessus des précédentes, en dehors desquelles elle se porte ; monte parallèlement à la branche postérieure de la deuxième paire cervicale, entre la peau et la partie supérieure du splénius ; au niveau de l'apophyse mastoïde, elle se divise en *rameaux antérieurs* qui s'anastomosent avec les rameaux auriculaires de la branche précédente, et en *rameaux postérieurs* qui se portent à la peau de la région occipitale latérale.

4° *Branches descendantes.*

Elles sont *superficielles* ou *profondes.*

a. *Branches superficielles* (fig. 163. 10). — Ce sont les *branches sus-claviculaires ;* elles proviennent de la quatrième paire cervicale dont elles semblent la terminaison. Ces branches se portent en bas et en arrière. Au niveau du bord postérieur du muscle sterno-cléido-mastoïdien, elles se divisent en : a. *filets internes* qui occupent la partie la plus interne de la clavicule et peuvent être suivis jusque sur la peau de la partie supérieure et interne du thorax ; b. *filets moyens,* qui coupent la clavicule à sa partie moyenne ; c. *filets externes* ou *sus-acromiens,* qui se portent obliquement en dehors et vont se distribuer à la peau qui recouvre le moignon de l'épaule.

b. Les *branches profondes* sont :
1° La *branche descendante interne* (fig. 163. 3, 4), qui naît par une double racine de la deuxième paire et de son anastomose avec la troisième et descend verticalement en bas sur le côté de la veine jugulaire interne ; vers la partie moyenne du cou, ce nerf se porte en dedans, passe en avant de la veine jugulaire interne, quelquefois entre cette veine et la carotide primitive et s'anastomose en arcade avec la branche descendante de l'hypoglosse ; de la convexité de cette arcade partent des filets qui vont se rendre aux muscles de la région sous-hyoïdienne.
2° *Nerf phrénique* (fig. 163. 9). — Ce nerf naît ordinairement par trois racines : l'une qui vient des troisième, quatrième et cinquième paires cervicales, quelquefois il reçoit un petit filet de la sixième paire. Le nerf phrénique se porte immédiatement en bas et en avant, passe au-devant du bord antérieur du muscle scalène antérieur, pénètre dans le thorax entre la veine et l'artère sous-clavières, en dehors du pneumogastrique et du grand sympathique. Les rapports des deux nerfs phréniques sont différents à droite et à gauche ; celui du côté droit longe la veine cave supérieure, le tronc brachio-céphalique, la partie supérieure de la veine azygos, croise la racine du poumon droit, s'accole au péricarde et va se jeter dans le diaphragme. Celui du côté gauche, placé sur un plan plus postérieur que le droit, longe le tronc veineux brachio-céphalique, croise la racine du poumon

gauche, s'accole au péricarde, contourne la pointe du cœur, et se jette dans le diaphragme. Arrivé au diaphragme après avoir fourni au cou des filets anastomotiques avec le grand sympathique et au thorax de petits filets qui se rendent au nerf du sous-clavier, et après avoir reçu un filet qui vient du ganglion cervical inférieur, il se distribue de la manière suivante : il fournit des *filets antérieurs* qui vont au centre phrénique ; des *filets latéraux* qui vont sur les côtés du diaphragme jusqu'à ses attaches costales ; deux *filets postérieurs* qui vont se perdre dans la partie postérieure du diaphragme et dans les piliers. Quelques rameaux s'anastomosent avec les filets du grand sympathique qui forment les plexus diaphragmatiques ; d'autres transversaux, établissent une communication entre les nerfs phréniques ; enfin quelques filets vont se rendre à la concavité des ganglions semi-lunaires.

3° *Branches de l'angulaire de l'omoplate, du rhomboïde et du trapèze* (fig. 163. 11). — Elles se détachent de la troisième et de la quatrième paire cervicale : l'une se jette dans le muscle trapèze et s'anastomose avec le rameau du nerf spinal destiné à ce muscle ; les deux autres contournent le scalène postérieur et se portent dans l'angulaire et dans le rhomboïde.

E. *Branches antérieures des cinquième, sixième, septième, huitième paires cervicales, et de la première dorsale.* — Branches très volumineuses, elles répondent aux deux muscles scalènes entre lesquels elles sont placées, fournissent quelques petits filets à ces muscles, et s'anastomosent entre elles pour former le plexus brachial.

PLEXUS BRACHIAL.

Préparation. — Disséquez avec soin la partie inférieure du sterno-cléido-mastoïdien, détachez ce muscle des parties sous-jacentes, coupez ses attaches inférieures et renversez-le de bas en haut ; disséquez le grand pectoral et détachez ses insertions claviculaires et costales. Sciez la clavicule au niveau de son tiers externe, détachez-la du sous-clavier et enlevez-la après l'avoir séparée du sternum à son articulation. Disséquez et renversez en dehors le petit pectoral, disséquez le plexus brachial de son origine vers sa terminaison, et quand vous aurez trouvé et préparé le filet du sous-clavier, coupez ce muscle au delà de son rameau nerveux et écartez le bras du tronc.

La préparation des branches terminales du plexus brachial, c'est-à-dire des nerfs du membre supérieur, ne présente aucune particularité qui mérite d'être signalée ; nous conseillons de conserver tous les rapports vasculaires, et principalement tous les muscles, afin d'étudier non-seulement les connexions, mais encore la distribution des filets nerveux aux agents actifs de la locomotion.

Le *plexus brachial* est constitué de la manière suivante : les cinquième et sixième paires cervicales se réunissent pour former une branche ; la huitième paire cervicale et la première dorsale se réunissent pour en former une autre ; la septième paire marche isolément.

Bientôt chacune de ces trois branches se bifurque et se réunit de manière à donner naissance à trois troncs volumineux d'où partent les branches terminales du plexus brachial.

Large à son extrémité supérieure, le plexus brachial est placé entre les muscles scalènes au-dessus de l'artère sous-clavière ; à sa sortie des scalènes, il se trouve entre la clavicule et le sous-clavier en haut, la première côte et le bord supérieur du grand dentelé en bas ; il croise les artères scapulaires postérieure et inférieure. Au-dessous de la clavicule, il est plus étroit et s'élargit bientôt par la divergence de ses rameaux terminaux. Il est en rapport en arrière avec les deux premières côtes et les premières digitations du grand dentelé, en dehors avec le tendon du sous-scapulaire et l'articulation de l'épaule, en dedans avec la veine et l'artère axillaires. Dans l'aisselle il enlace l'artère qui se trouve entre les deux faisceaux d'origine du nerf médian et en arrière de la veine.

Le plexus brachial s'anastomose : 1° avec le plexus cervical par une branche de communication entre la quatrième et la cinquième paire cervicale ; 2° avec le ganglion cervical moyen et le ganglion cervical inférieur.

Il fournit un très grand nombre de branches *collatérales* et *terminales*. Les branches collatérales peuvent être divisées en *celles qui naissent au-dessus de la clavicule ; 2° celles qui naissent au niveau de la clavicule ; 3° celles qui sont fournies au-dessous de la clavicule, dans le creux de l'aisselle.* Les branches terminales sont au nombre de cinq : les nerfs *cutané interne, musculo-cutané, médian, radial* et *cubital.*

A. *Branches collatérales que fournit le plexus brachial au-dessus de la clavicule.*

1° *Nerf du sous-clavier.* — Petit filet qui naît de la partie antérieure du plexus brachial par une ou plusieurs racines, pénètre dans le muscle sous-clavier par sa face profonde ; il fournit un petit rameau qui s'anastomose avec le nerf phrénique.

2° *Nerfs de l'angulaire et du rhomboïde.* — Branches qui naissent souvent du plexus cervical ; ces rameaux sont quelquefois doubles ; ils viennent alors des deux plexus ; la branche du rhomboïde naît quelquefois par un tronc commun avec la branche du grand dentelé. Ces deux nerfs se jettent dans les muscles auxquels ils sont destinés, s'y épuisent ; il n'est pas rare de voir le filet de l'angulaire envoyer un rameau au muscle rhomboïde et celui de ce dernier muscle envoyer un filet au bord interne du trapèze.

3° *Nerf du grand dentelé, nerf respiratoire externe de Ch. Bell.* — Ce nerf, très long et volumineux, tire son origine des cinquième et sixième paires cervicales, quelquefois de la septième, se porte en bas et en dehors au-devant du scalène postérieur, en arrière du plexus brachial et des vaisseaux axillaires, se place à l'angle postérieur du creux de l'aisselle, entre le grand dentelé et le sous-scapulaire, et se termine dans la digitation inférieure du grand dentelé après avoir fourni des filets à chacune des digitations de ce muscle.

4° *Nerf sus-scapulaire.* — Il naît de la cinquième paire cervicale, au moment où elle se réunit avec la sixième, se porte en bas et en dehors, parallèlement à l'omoplat-hyoïdien, accompagné par l'artère et la veine sus-scapulaire ; passe seul dans l'échancrure du bord supérieur du scapulum convertie en trou par un petit ligament qui le sépare dans ce point des vaisseaux ; croise perpendiculairement le col de l'omoplate, entre l'os et le muscle sus-épineux, et fournit des filets destinés à ce dernier muscle ; puis il se réfléchit sur le bord antérieur de l'épine de l'omoplate, au-dessus et en arrière de la cavité glénoïde, et se divise en deux rameaux qui se distribuent, l'un à la partie supérieure, l'autre à la partie inférieure du muscle sous-épineux.

5° *Nerf sous-scapulaire supérieur.* — Petite branche très grêle, quelquefois double ou triple, qui se jette dans la partie supérieure du muscle sous-scapulaire.

B. *Branches que fournit le plexus brachial au niveau de la clavicule.*

Nerfs thoraciques. — Généralement au nombre de deux, l'un *antérieur, nerf du grand pectoral,* l'autre *postérieur, nerf du petit pectoral.* Les nerfs thoraciques naissent de la septième paire cervicale par deux racines ; l'une, la plus volumineuse, passe en avant ; l'autre, plus grêle, passe en arrière de l'artère axillaire. Ils se réunissent au-dessous de ce vaisseau et se divisent en *filets antérieurs,* plus volumineux, qui se jettent dans le grand pectoral, et *filets postérieurs,* plus grêles, qui marchent entre les deux pectoraux et se jettent, les uns en avant dans le grand pectoral, les autres en arrière dans le petit pectoral.

C. *Branches que fournit le plexus brachial au-dessous de la clavicule.*

1° *Nerf circonflexe* (fig. 166. 1). — Il a été considéré par quelques anatomistes comme une des branches terminales du plexus brachial ; il naît en arrière du plexus brachial du même tronc que le nerf radial, il se porte en bas et en dehors au-devant du muscle sous-scapulaire qui le sépare de l'articulation scapulo-humérale, contourne le col chirurgical de l'humérus qu'il embrasse en arrière et en dehors, et se divise au niveau du bord postérieur du deltoïde en de nombreux filets qui se perdent dans l'épaisseur de ce muscle. Deux petits rameaux perforants traversent le deltoïde et se rendent à la peau de l'épaule. Le nerf circonflexe est accompagné par les vaisseaux circonflexes postérieurs, placé d'abord entre le sous-scapulaire et le grand rond, puis entre la longue portion du triceps et l'humérus, et enfin entre cet os et le deltoïde.

Dans son trajet il fournit : *a.* le *rameau du petit rond,* petit rameau

65

destiné entièrement à ce muscle ; *b.* le *rameau cutané de l'épaule* (fig. 166. 2) qui se réfléchit au niveau du bord postérieur du deltoïde, se porte d'arrière en avant et de bas en haut, et se perd dans la peau qui recouvre la partie postérieure du moignon de l'épaule, se divisant en rameaux ascendants, transverses et descendants ; quelques-uns de ses filets s'anastomosent avec les filets perforants du nerf circonflexe.

2° *Nerfs sous-scapulaires.* — Souvent multiples, ils naissent tantôt du plexus brachial, tantôt du nerf circonflexe ; ils se jettent dans l'épaisseur du muscle sous-scapulaire.

3° *Nerf du grand dorsal.* — Il se porte en bas et en dehors entre le muscle sous-scapulaire et le muscle grand dentelé, marche parallèlement à ce dernier et se jette dans le muscle grand dorsal où il pénètre en se divisant en un très grand nombre de filets.

4° *Nerf du grand rond.* — Il naît souvent par un tronc commun avec le précédent, s'applique contre le muscle sous-scapulaire et pénètre dans le muscle grand rond par sa face externe.

D. *Rameaux terminaux du plexus brachial.*

Les branches terminales du plexus brachial sont, comme nous l'avons dit, au nombre de cinq, le *cutané interne*, le *musculo-cutané*, le *médian*, le *cubital* et le *radial*. Le nerf médian naît par deux racines entre lesquelles passe l'artère axillaire ; de sa racine externe part le musculo-cutané, et de sa racine interne le cubital et le cutané interne ; le premier plan de ces nerfs représente assez bien un M majuscule ; sur le plan postérieur naissent par un tronc commun le *radial* et le *circonflexe*.

1. NERF CUTANÉ INTERNE.

Ce nerf (fig. 164. 7), le plus petit des rameaux terminaux du plexus brachial, naît de la partie la plus interne du plexus par un tronc qui lui est commun avec le nerf cubital et la racine interne du nerf médian, se dirige en bas parallèlement au nerf cubital, croise bientôt la veine basilique, puis se place au-devant de ce vaisseau dans la gaîne duquel il s'engage, caché par l'artère axillaire et en dedans du nerf médian ; au niveau de la partie moyenne du bras, il traverse l'aponévrose brachiale avec la veine basilique et se divise en deux branches.

Dans son trajet il envoie une *petite branche cutanée* qui s'anastomose dans l'aisselle avec la deuxième et quelquefois avec la troisième branche intercostale, se distribue à la peau de la partie interne du bras et peut être suivie jusqu'au coude.

Il s'anastomose également avec une petite branche, appelée par M. Cruveilhier *accessoire du cutané interne*. Ce rameau, très long et très grêle, qui naît de la huitième paire cervicale et de la première dorsale au-dessous de la clavicule, s'anastomose avec la troisième paire intercostale et se divise en deux branches, *externe* et *interne*, qui peuvent être suivies jusqu'au coude et se distribuent à la peau de la région interne et postérieure du bras.

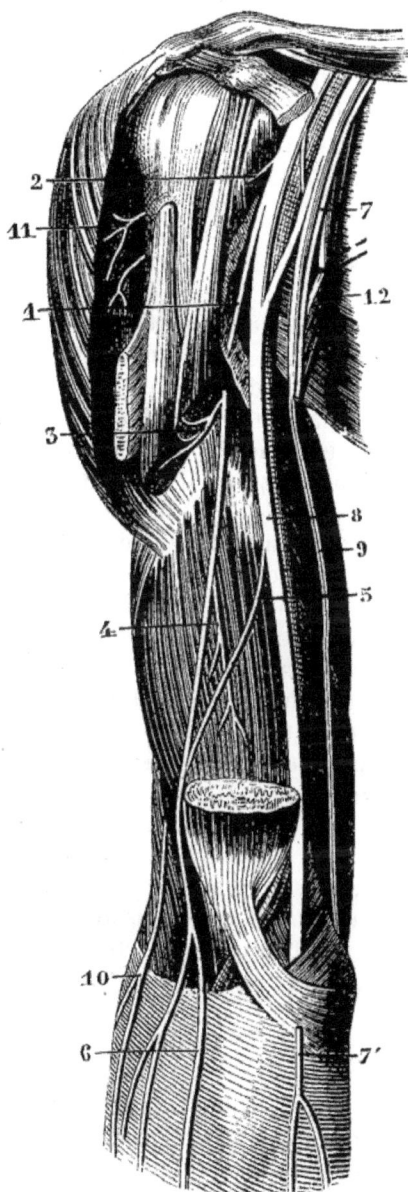

FIG. 164.

Nerfs du bras (musculo-cutané, cutané interne et portion brachiale du médian).

1. Nerf musculo-cutané.
2. Rameau du coraco-brachial.
3. Rameau du biceps.
4. Rameau du brachial antérieur.
5. Rameau anastomotique du musculo-cutané et du médian.
6. Rameaux cutanés de l'avant-bras.
7. Nerf cutané interne.
7'. Son rameau cutané de l'avant-bras.
8. Nerf médian.
9. Nerf cubital.
10. Rameaux cutanés fournis par le radial.
11. Nerf circonflexe.
12. Nerf radial.

Des deux branches terminantes du cutané interne, l'une est *antérieure* ou *cubitale* (fig. 164. 7'), volumineuse ; elle accompagne les veines de la partie interne et antérieure de l'avant-bras, se divise en *filets internes* qui se portent à la peau de la région interne et postérieure de l'avant-bras, et peuvent être suivis jusqu'au carpe ; en *filets externes* qui se portent sur la partie antérieure de l'avant-bras, se distribuent à la peau et peuvent être suivis jusqu'à la paume de la main.

L'autre est *postérieure* : elle se porte en bas, en avant de l'épitrochlée, contourne cette apophyse, se porte en dedans et en arrière, envoie quelques filets qui se perdent à la peau de l'articulation du coude, et se termine en se distribuant à la peau de la face postérieure de l'avant-bras ; elle peut être suivie jusqu'au poignet.

II. NERF MUSCULO-CUTANÉ.

Le *nerf musculo-cutané* (fig. 164. 1) naît de la partie externe du plexus brachial, d'un tronc commun avec la branche externe d'origine du nerf médian, descend le long du coraco-brachial, le traverse obliquement de haut en bas et d'arrière en avant, se place entre le brachial antérieur et le biceps, et devient sous-cutané au niveau du tendon de ce dernier muscle ; puis il se divise en deux rameaux, l'un *interne*, l'autre *externe*.

Au bras, le nerf musculo-cutané ne fournit que des rameaux musculaires ; ce sont : 1° deux petites branches qui se jettent dans le coraco-brachial (fig. 164. 2) ; la supérieure traverse ce muscle et se perd dans le biceps ; 2° de nombreux filets qui pénètrent dans le muscle biceps, par sa face postérieure (fig. 164. 3), un d'entre eux se jette dans l'articulation du coude ; 3° un gros rameau qui bientôt se divise en un très grand nombre de filets, pénètre dans le muscle brachial antérieur par sa face antérieure (fig. 164. 4).

Rameaux terminaux. — 1° Le rameau *externe* se porte à la face dorsale de l'avant-bras, se distribue aux téguments de cette région et se perd dans la peau qui revêt la face dorsale du carpe ; 2° le *rameau interne*, plus volumineux que l'externe, se porte sur le côté externe de l'avant-bras, se distribue aux téguments de cette partie, envoie un *rameau* profond qui se porte dans l'articulation radio-carpienne : ce nerf peut être suivi jusqu'à la peau de l'éminence thénar.

III. NERF MÉDIAN.

C'est une des plus volumineuses des branches de terminaison du plexus brachial ; il naît par deux racines, l'une, *externe*, qui lui est commune avec le nerf musculo-cutané ; l'autre, *interne*, qui fournit le cubital et le cutané interne. Entre ces deux racines se trouve l'artère axillaire qui, au niveau de la réunion des deux branches nerveuses, prend le nom d'*artère brachiale*.

Le tronc nerveux qui résulte de la réunion des deux racines (fig. 164. 8) longe le bord interne du muscle coraco-brachial, au-devant de l'artère humérale, puis se porte obliquement en bas, en avant et en dehors, longe le bord interne du biceps et se trouve à la partie moyenne antérieure de l'articulation du coude en dedans du tendon de ce dernier muscle. Dans son trajet il présente les rapports suivants : en dehors avec le coraco-brachial et le biceps, en avant avec le bord interne du biceps qui le recouvre chez les sujets fortement musclés ; chez les sujets maigres il est sous-aponévrotique ; en arrière avec le brachial antérieur. L'artère humérale est située en dedans de ce nerf à sa partie supérieure ; en raison de l'obliquité plus grande du nerf médian, l'artère humérale le recouvre à la partie moyenne du bras, et se place en dehors du nerf au niveau de l'articulation du coude. Le nerf cutané interne longe son bord interne, le nerf cubital lui est postérieur en haut et s'en éloigne beaucoup en bas.

Au pli du coude, le nerf médian est situé en dedans de l'artère, recouvert par l'expansion aponévrotique du biceps ; il est en contact, par sa partie postérieure, avec le muscle brachial antérieur, puis il s'enfonce dans l'épaisseur des muscles de la partie antérieure de l'avant-bras, traverse l'arcade fibreuse du rond pronateur, puis celle du fléchisseur sublime ; après avoir traversé ces anneaux, il descend entre les fléchisseurs superficiel et profond dans la ligne celluleuse qui sépare ce dernier muscle du fléchisseur propre du pouce ; enfin, à la partie inférieure de l'avant-bras il se place sur le côté externe du fléchisseur sublime, au côté interne du tendon du grand palmaire, et s'engage sous le ligament annulaire du carpe. Là il s'élargit considérablement, se place sur un plan antérieur aux tendons fléchisseurs et à l'arcade palmaire superficielle, et se termine en deux branches, qui fournissent des rameaux aux muscles de la main et les rameaux collatéraux palmaires des doigts.

Dans son trajet il fournit les branches suivantes :

Branches du nerf médian.

Le nerf médian ne fournit pas de branches au bras.

A l'avant-bras il fournit :

1° Le *nerf du rond pronateur* (fig. 165. 2). — Celui-ci se détache de la partie antérieure du nerf médian, se perd dans le rond pronateur et fournit quelques filets à l'articulation du coude.

2° Les *rameaux des muscles de la couche superficielle*. — Ces rameaux, destinés au rond pronateur, au grand et au petit palmaire, au fléchisseur sublime, naissent au niveau de l'articulation du coude, tantôt isolément, le plus souvent par un tronc commun.

3° Les *rameaux des muscles de la couche profonde* (fig. 165. 3, 4). — Destinés au fléchisseur propre du pouce et à la moitié externe du fléchisseur profond.

4° Le *nerf interosseux* (fig. 165. 5), qui naît souvent par un tronc commun avec le nerf précédent, descend avec l'artère interosseuse antérieure, l'accompagne entre le fléchisseur profond et le fléchisseur propre du pouce, auxquels il fournit ; passe à la partie inférieure de l'avant-bras entre le ligament interosseux et le carré pronateur ; envoie à ce muscle de nombreux filets qui le pénètrent par sa face postérieure ; quelques rameaux traversent le ligament interosseux à sa partie inférieure et vont se rendre à l'articulation radio-carpienne.

5° Le *nerf cutané palmaire*. — Cette petite branche se détache du médian vers son quart inférieur, traverse l'aponévrose antibrachiale, passe en avant du ligament annulaire du carpe, se divise en plusieurs filets qui se perdent dans la peau de l'éminence thénar et dans celle de la partie moyenne et supérieure de la paume de la main.

Branches terminales du nerf médian.

A la main le nerf médian se divise en deux branches (fig. 165. 7): l'une *interne*, l'autre *externe*. La première se divise en deux rameaux; la seconde en quatre rameaux, en tout six branches terminales ; l'une est destinée aux muscles de l'éminence thénar, les cinq autres sont des nerfs collatéraux des doigts.

1° *Branche de l'éminence thénar* (fig. 165. 6). — Elle se détache de la partie antérieure du médian, décrit entre la peau et les muscles une courbe à concavité supérieure et se perd dans les muscles court fléchisseur, court abducteur et opposant du pouce.

2° *Nerf collatéral externe du pouce*. — Il se porte en bas et en dehors, se place au côté externe de la face antérieure du pouce, et, arrivé à la dernière phalange, il se divise en un *rameau dorsal* qui se perd dans le derme sous-unguéal ; et un *rameau palmaire* qui se ramifie dans la peau qui revêt la pulpe du doigt.

3° *Nerf collatéral interne du pouce*. — Moins volumineux que le précédent, il passe en avant du premier espace interosseux, se porte sur le côté interne du pouce, et se termine aussi par un rameau palmaire et un rameau dorsal.

4° *Nerf collatéral externe de l'index*. — Il naît quelquefois d'un tronc commun avec le collatéral interne du pouce, se porte en avant du premier espace interosseux, en dehors du premier lombrical, auquel il fournit quelques filets, se porte sur le côté externe du doigt indicateur, et se termine comme les précédents ; au niveau de la première phalange, il fournit un *petit rameau dorsal* qui s'anastomose avec le collatéral dorsal fourni par le nerf radial.

5° *Branche commune des nerfs collatéraux interne de l'index et externe du médius*. — Elle se porte en avant du second espace interosseux, fournit un filet au deuxième lombrical, et se divise, à la partie moyenne de cet espace, en deux rameaux : l'un se porte au côté interne du doigt indicateur, l'autre au côté externe du médius ; chacun de ces rameaux se divise en deux filets, l'un dorsal, l'autre palmaire destiné à la pulpe des doigts.

6° Branche commune des nerfs collatéraux interne du médius et externe de l'annulaire. — Elle se porte en avant du troisième espace

Fig. 165.

Nerfs de l'avant-bras et de la main (portion antibrachiale des nerfs médian et cubital).

1. Nerf médian.

2. Rameau du rond pronateur.

3. Rameau du fléchisseur profond.

4. Rameau du fléchisseur propre du pouce.

5. Nerf interosseux.

6. Rameau de l'éminence thénar.

7,7,7. Nerfs collatéraux des doigts fournis par le médian.

8. Nerf cubital.

9. Rameau du cubital antérieur.

10. Rameau de la moitié interne du fléchisseur profond des doigts.

11. Rameau dorsal du cubital.

12. Branche palmaire superficielle.

13,13. Nerfs collatéraux palmaires fournis par le cubital.

14. Branche palmaire profonde.

15. Branche de l'éminence hypothénar.

16,16. Rameaux des interosseux, des lombricaux et de l'abducteur du pouce.

17. Nerf radial.

18. Rameau du premier radial externe.

19. Rameau du deuxième radial externe.

20. Branche cutanée digitale.

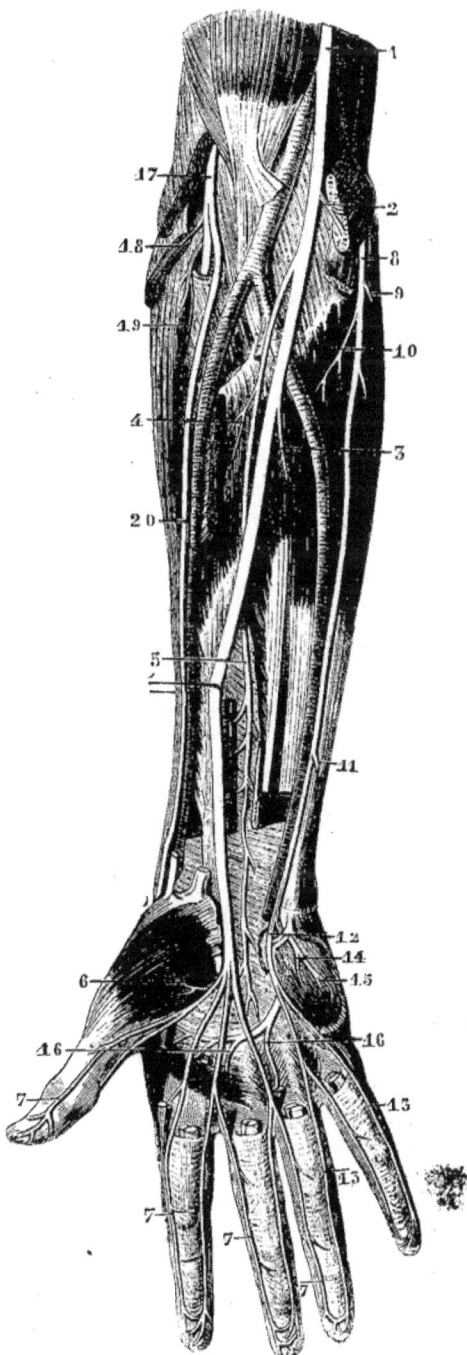

interosseux, fournit un filet au troisième lombrical, se divise et se termine comme le tronc précédent : elle reçoit souvent un filet anastomotique du nerf cubital.

IV. NERF CUBITAL.

Le *nerf cubital* naît de la partie postérieure et interne du plexus brachial, d'une racine qui lui est commune avec le cutané interne et la racine interne du nerf médian. A son origine ce nerf est accolé au nerf médian, bientôt il se porte en arrière, longe l'aponévrose intermusculaire interne, le muscle triceps ; passe au niveau du coude dans dans la gouttière qui sépare l'épitrochlée de l'olécrâne, puis se réfléchit d'arrière en avant, gagne la partie antérieure et interne de l'avant-bras, descend verticalement en bas entre le fléchisseur profond des doigts et le cubital antérieur, et gagne la paume de la main où il se termine par deux branches.

Rapports. — Au *bras*, avec l'artère humérale dont il longe le côté interne à sa partie supérieure, et dont il s'écarte bientôt ; avec le nerf médian qui est en avant de lui, et dont il s'éloigne également ; il est logé dans la gaîne du triceps.

Au *coude*, il passe dans la gouttière qu'on remarque entre l'épitrochlée et l'olécrâne.

A l'*avant-bras*, il est couvert par le cubital antérieur à sa partie supérieure, puis il devient sous-aponévrotique et se trouve entre le tendon du cubital antérieur qui est en dedans et les tendons du fléchisseur superficiel qui sont en dehors ; l'artère cubitale, qui en est assez éloignée en haut, se place à son côté externe au niveau de la moitié inférieure de l'avant-bras.

Au *poignet*, il passe avec l'artère cubitale dans une gaîne particulière en dedans de l'os pisiforme ; aussitôt qu'il a traversé le ligament annulaire, il se divise en deux branches que nous décrirons plus loin.

Branches du nerf cubital.

Le cubital ne fournit pas de branches au bras ; à l'avant-bras, il fournit les nerfs suivants :

1° *Filets articulaires* qui naissent du nerf cubital dans la gouttière épitrochléenne ; ils se perdent dans l'articulation du coude.

2° *Rameau du fléchisseur profond des doigts* (fig. 165. 10), qui se jette dans les deux faisceaux internes de ce muscle.

3° *Rameaux du cubital antérieur* (fig. 165. 9).

4° *Rameau que longe l'artère cubitale*. — Cette branche fournit un rameau sus-aponévrotique qui s'anastomose avec le brachial cutané interne.

5° *Branche dorsale interne de la main* (fig. 165. 11, et fig. 167. 1). — Volumineuse, elle se détache du cubital à la partie moyenne de l'avant-bras, se dirige en bas, en arrière et en dedans, croise le tendon du cubital antérieur, passe entre ce tendon et le cubitus ; à l'extrémité inférieure de cet os, fournit un rameau anastomotique avec le cutané interne, et se divise en deux rameaux.

A. *Rameau interne.* — Il longe le bord interne du cinquième métatarsien et du petit doigt, et forme le *collatéral interne dorsal du petit doigt* (fig. 167. 2).

B. *Rameau externe* (fig. 167. 3). — Beaucoup plus volumineux, il fournit un petit filet qui se porte de dedans en dehors et s'anastomose avec l'un des filets terminaux du nerf radial. Puis, continuant son trajet sur la face dorsale du quatrième espace interosseux, il se divise en deux rameaux secondaires qui se divisent à leur tour et constituent les collatéraux dorsaux : 1° *externe du petit doigt*, 2° *interne et externe de l'annulaire*, 3° *externe du médius* (fig. 167. 7).

Branches terminales du nerf cubital.

Des deux branches terminales du nerf cubital, l'une est *superficielle*, l'autre est *profonde*.

1° *Branche palmaire superficielle* (fig. 167. 12). — Elle se sépare en deux rameaux : l'un *interne*, qui passe en avant du court fléchisseur du petit doigt, en arrière du palmaire cutané, fournit des filets à ces muscles, ainsi qu'à l'adducteur du petit doigt, et se termine par une branche simple qui est le *collatéral interne du petit doigt*. La *branche externe* fournit un filet anastomotique au nerf médian, et se divise en deux branches qui sont les *nerfs collatéraux externe du petit doigt* et *interne du doigt annulaire*.

2° *Branche palmaire profonde* (fig. 165. 14). — Plus volumineuse que la superficielle, elle se recourbe transversalement en dehors, traverse le muscle court fléchisseur du petit doigt, décrit dans la main une courbe à concavité supérieure, analogue à l'arcade palmaire profonde ; cette arcade se termine au niveau de l'adducteur du pouce.

De la convexité de cette arcade partent les rameaux suivants :

A. *Rameaux pour les muscles de l'éminence hypothénar* (fig. 165. 14). — Destinés aux muscles abducteur, fléchisseur et opposant du petit doigt.

B. *Rameaux descendants* (fig. 165. 16). — Ils se rendent aux deux derniers interosseux palmaires et aux derniers lombricaux.

C. *Rameaux perforants.* — Ils se portent dans les interosseux palmaires et les interosseux dorsaux, et se terminent en s'anastomosant avec les collatéraux dorsaux.

D. *Rameaux terminaux.* — Ce sont de petits filets qui partent de l'extrémité de l'arcade nerveuse et se jettent dans l'adducteur du pouce (fig. 165. 16) et dans le premier interosseux dorsal.

On voit que les *nerfs collatéraux palmaires des doigts* (fig. 165. 7, 13) sont au nombre de dix : sept sont fournis par les ramaux terminaux du médian ; trois par les rameaux du cubital. Sur le trajet des nerfs collatéraux des doigts à la paume de la main, à la racine des doigts et surtout à la pulpe de ces appendices, on a constaté de petits corps blanchâtres, souvent nombreux, *corpuscules de Pacini*, que nous avons décrits plus haut, qui ont été considérés comme des ganglions par certains anatomistes ; par d'autres, comme résultat de la pression. M. Guitton pense qu'ils sont en rapport avec la sensibilité tactile de la main. Quant à leur nature, on ne saurait encore se prononcer ; toujours est-il qu'ils ne sont pas le résultat de la pression, puisqu'on les rencontre chez le fœtus ; ce ne sont pas non plus de véritables ganglions, puisqu'ils ne contiennent pas de substance grise et n'envoient pas de filets nerveux.

V. NERF RADIAL.

La plus volumineuse des branches de terminaison du plexus brachial, le nerf radial naît sur le plan postérieur du plexus brachial, d'un tronc qui lui est commun avec l'axillaire.

Aussitôt après son origine, il se dirige en bas, en arrière et en dehors, se place à la partie postérieure du nerf cubital, s'engage dans la gouttière radiale avec l'artère humérale profonde entre la longue portion et la portion interne du triceps d'une part, et l'humérus de l'autre, parcourt cette gouttière dans toute sa longueur ; à sa sortie, il devient externe et antérieur, et se place entre le long supinateur et le brachial antérieur, et arrivé au niveau de l'articulation du coude, il se partage en deux branches terminales.

Il fournit aux bras les branches suivantes :

1° *Petit rameau cutané radial interne*, qui s'échappe du nerf avant son entrée dans la gouttière radiale et qui se distribue à la peau de la partie postérieure du bras.

2° *Plusieurs rameaux musculaires* (fig. 166. 5) volumineux qui, du même point, vont se jeter dans la longue portion et dans la portion interne du triceps.

3° *Rameau cutané brachial externe* (fig. 164. 10, et fig. 166. 7). — Rameaux volumineux fournis par le nerf radial à la sortie de la gouttière radiale, ils traversent le triceps et se portent à la peau de la partie externe du bras et à celle de la région postérieure de l'avàntbras ; ces filets peuvent être suivis jusqu'au carpe.

4° *Deux rameaux* longs et volumineux qui se jettent, l'un dans la portion externe du triceps, l'autre dans le muscle anconé (fig. 166. 6).

5° Au-dessous du pli du coude, le nerf radial fournit avant sa bifurcation des rameaux qui se jettent dans le long supinateur et dans le premier radial externe (fig. 165. 18).

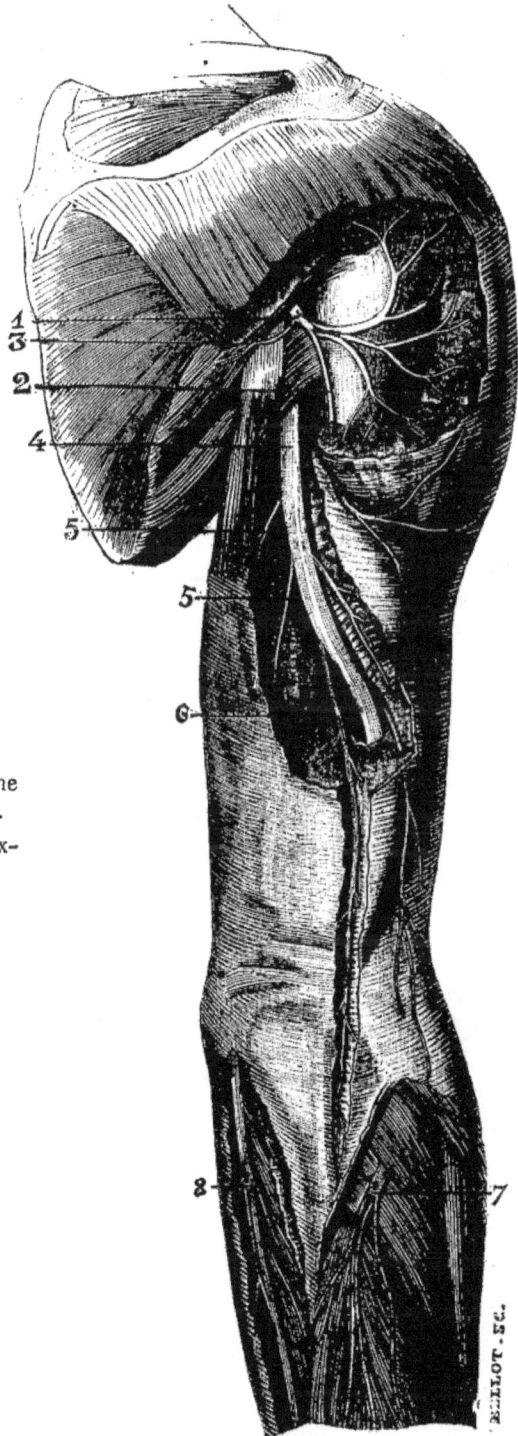

FIG. 166.

Nerf de la partie postérieure du bras (portion brachiale du nerf radial).

1. Nerf circonflexe.
2. Nerf cutané de l'épaule.
3. Nerf du petit rond.
4. Nerf radial.
5,5. Rameaux du triceps.
6. Rameau de la portion externe du triceps et de l'anconé.
7. Rameau cutané brachial externe.
8. Nerf cubital.

Branches terminales du nerf radial.

Au niveau du pli du bras, le nerf radial se divise en deux branches : l'une *antérieure et superficielle*, l'autre *postérieure et profonde*.

A. *Branche profonde.* — Elle se porte obliquement en bas, en arrière et en dedans, fournit quelques filets à l'articulation du coude, s'enfonce dans l'épaisseur du court supinateur auquel elle fournit de nombreux filets, ainsi qu'au second radial externe, s'enroule avec le court supinateur autour du radius, et à sa sortie du muscle elle se divise en deux rameaux.

1° *Rameau superficiel.* — Il fournit des filets qui se jettent dans les muscles superficiels de la région postérieure de l'avant-bras, extenseur commun des doigts, extenseur propre du petit doigt, cubital postérieur.

2° *Rameau profond.* — Il passe entre les muscles de la couche superficielle et ceux de la couche profonde, se distribue à tous ces derniers, et se termine par un filet extrêmement grêle qui passe dans la gouttière de l'extenseur commun et se distribue aux articulations radio-carpienne, carpiennes et carpo-métacarpiennes.

B. *Branche superficielle* (fig. 165. 20, et 167. 4). — Beaucoup moins volumineuse que la branche profonde, elle se porte directement en bas dans la gaîne du long supinateur en dehors de l'artère radiale : à la partie moyenne de l'avant-bras, cette branche se dirige en dehors, passe sous le tendon du long supinateur, traverse l'aponévrose, envoie un rameau anastomotique au nerf musculo-cutané, et marchant parallèlement au radius, se divise au niveau de l'apophyse styloïde en deux rameaux.

1° *Rameau externe.* — Plus petit, il se rend sur le côté externe du métacarpe et du pouce, et forme le *nerf collatéral externe dorsal du pouce* (fig. 167. 5).

2° *Rameau interne.* — Beaucoup plus volumineux, il se porte en bas et en dedans sur la face dorsale de la main, s'anastomose avec la branche dorsale cutanée du cubital et se divise en trois rameaux qui forment les *collatéraux dorsaux :* 1" *interne du pouce,* 2° *externe de l'indicateur,* 3° *interne de l'indicateur* et *externe du médius* (fig. 167. 6).

De même qu'il existe dix branches collatérales palmaires, il existe dix branches *collatérales dorsales :* cinq sont fournies par le nerf radial, et cinq par le nerf cubital. Les nerfs collatéraux dorsaux sont beaucoup moins volumineux que les collatéraux palmaires. Ils se distribuent aux téguments de la face dorsale des doigts ; lorsque ces nerfs s'épuisent avant d'arriver à la dernière phalange, ils sont remplacés par les rameaux dorsaux qui partent des collatéraux palmaires. Il n'existe pas sur leur trajet de petits corps ganglionnaires analogues à ceux que nous avons signalés sur la face palmaire.

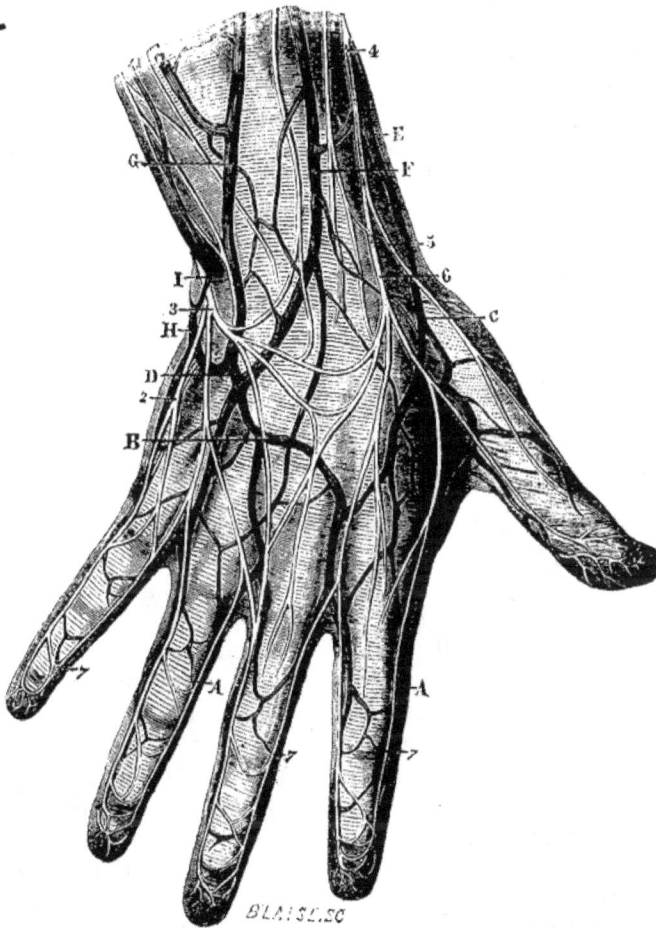

FIG. 167. — *Nerfs et veines de la face dorsale de la main.*

1,2,3. Branches fournies par le nerf cubital : — 1. Branche dorsale interne. — 2. Rameau dorsal interne ou collatéral dorsal interne du petit doigt. — 3. Rameau dorsal externe qui fournit un rameau anastomotique avec le nerf radial et le collatéral externe du petit doigt, les deux collatéraux de l'annulaire et l'interne du médius. — 4,5,6. Branches fournies par le nerf radial : — 4. Branche superficielle ou cutanée. — 5. Rameau externe ou collatéral externe dorsal du pouce. — 6. Rameau interne qui fournit le collatéral interne du pouce, les deux collatéraux dorsaux de l'index, le collatéral externe du médius : il forme avec le cubital une arcade nerveuse dorsale. — 7,7,7. Rameaux collatéraux des doigts. — A,A. Veines collatérales des doigts. — B. Arcade veineuse dorsale. — C. Veine céphalique du pouce. — D. Veine salvatelle. — E. Veine radiale superficielle. — F. Deuxième veine radiale superficielle. — G. Veine cubitale postérieure. — H. Origine de la veine cubitale.

BRANCHES ANTÉRIEURES DES NERFS DE LA RÉGION DORSALE.

Les branches antérieures des nerfs dorsaux sont au nombre de douze : ce sont les nerfs *intercostaux.* Aussitôt après leur origine, ils fournissent deux rameaux anastomotiques à chaque ganglion du grand sympathique, se dirigent en dehors entre la plèvre et les muscles intercostaux externes. Au niveau de l'angle des côtes, ils s'engagent entre les intercostaux internes et externes, se dirigent vers le bord inférieur de la côte qui leur est supérieure, se logent avec les vaisseaux intercostaux dans la gouttière qui leur est creusée à la partie inférieure de la côte, et restent sous cette gouttière jusqu'à l'articulation des côtes avec les cartilages costaux. Au niveau de ces cartilages ils s'accolent à leur bord inférieur, traversent l'aponévrose et vont se répandre dans la peau qui revêt la face antérieure du thorax. Il n'est pas rare de voir le nerf intercostal fournir de petits rameaux supérieur et inférieur qui se portent sur la face interne des côtes qui sont au-dessus et au-dessous, et se jeter dans les espaces intercostaux correspondants.

Dans son trajet le nerf intercostal fournit un rameau très volumineux, c'est le rameau *perforant* ou *cutané* ; celui-ci perfore le muscle intercostal externe, rampe entre ce muscle et le grand dentelé et se divise en deux filets.

1° *Filet antérieur.* — Il passe entre les digitations du grand dentelé et celles du grand oblique et se perd dans la peau.

2° *Filet postérieur.* — Il traverse également le grand dentelé et le grand oblique, se porte d'avant en arrière, entre dans le grand dorsal et la peau et s'accole à la peau dans laquelle il s'épanouit.

Tels sont les caractères propres et applicables à toutes les branches antérieures des paires dorsales. Il existe dans la disposition des branches que nous venons d'examiner quelques variétés que nous allons étudier.

Premier nerf intercostal. — Ce nerf est très volumineux, il concourt à former le plexus brachial : il ressemble donc plutôt aux branches cervicales qu'aux branches dorsales ; toutefois on peut considérer le rameau qui se porte au plexus brachial comme l'analogue du rameau perforant, et le petit rameau interne comme la continuation du nerf qui s'est épuisé.

Son *rameau intercostal* est très petit, il s'applique contre la face inférieure de la première côte, se porte d'arrière en avant, joint l'espace intercostal dans le voisinage du premier cartilage et se comporte dans le reste de son étendue comme les autres paires intercostales.

Deuxième nerf intercostal. — Le tronc de ce nerf croise la seconde côte pour se porter dans le premier espace intercostal, la croise de nouveau à sa partie moyenne pour s'engager dans le second espace intercostal ; dans le reste de son étendue il ne présente pas de particularité remarquable.

Son *rameau perforant* est beaucoup plus volumineux que les rameaux analogues des autres paires dorsales ; il sort du thorax au niveau de la partie moyenne du deuxième espace intercostal, se dirige de dedans en dehors et se divise en deux rameaux : l'un, *externe*, qui s'anastomose avec l'accessoire du cutané interne, et se jette dans la peau de la partie postérieure interne du bras et peut être suivi jusqu'au coude ; l'autre, *interne*, croise le côté externe du grand dorsal et se distribue également à la peau du bras.

Troisième nerf intercostal. — Sa *branche intercostale* ne présente rien de particulier ; sa *branche perforante*, plus grêle que la précédente, fournit quelques rameaux à la peau du thorax et un gros filet qui présente beaucoup d'analogie avec la branche perforante de la seconde paire, et se distribue à la peau de la partie interne et supérieure du bras.

Quatrième et cinquième nerfs intercostaux. — Ils ne présentent de particulier que les rameaux que la branche intercostale envoie au triangulaire du sternum, le rameau que le perforant envoie à la peau de la mamelle, et les rameaux postérieurs qui vont dans la peau qui recouvre l'omoplate.

Sixième et septième nerfs intercostaux. — Ils n'offrent à remarquer que la terminaison des filets terminaux dans la partie supérieure des muscles grand droit et grand oblique de l'abdomen.

Huitième, neuvième, dixième et onzième nerfs intercostaux. — Les branches intercostales de ces nerfs abandonnent les cartilages costaux, au niveau du point où ceux-ci deviennent ascendants ; continuant leur direction transversale, ils traversent les insertions costales du diaphragme sans leur fournir aucun filet, rampent entre les muscles grand et petit oblique, et, parvenus au muscle droit, se perdent partie dans ce muscle, partie dans la peau de l'abdomen.

Douzième nerf intercostal. — Plus volumineux que les autres paires dorsales, à l'exception de la première, il sort du canal rachidien entre la douzième vertèbre dorsale et la première lombaire, longe le bord inférieur de la douzième côte ; à l'extrémité antérieure de cet os, il perfore le feuillet du transverse, se porte entre les muscles grand et petit oblique, auquel il fournit des filets ainsi qu'à la peau, au muscle pyramidal et au muscle droit. Son *rameau perforant*, très volumineux, traverse très obliquement les muscles grand et petit oblique, auxquels il fournit, puis se porte verticalement en bas et se divise en un très grand nombre de filets qui croisent la crête iliaque, et se perdent dans la peau de la région fessière.

BRANCHES ANTÉRIEURES DES NERFS DE LA RÉGION LOMBAIRE.

Les branches lombaires antérieures, plus considérables que les branches postérieures, vont en augmentant de volume de haut en bas : elles sont au nombre de cinq.

Première branche lombaire antérieure. — La plus petite de cette région, elle se divise, à sa sortie, en trois rameaux, deux *abdominaux* et un troisième rameau descendant qui s'anastomose avec la deuxième branche lombaire.

Deuxième branche lombaire antérieure. — Plus volumineuse que la précédente, elle fournit trois rameaux, les *deux inguinaux* et une branche descendante qui envoie de nombreux filets au muscle psoas, et s'anastomose avec la troisième branche lombaire.

Troisième branche lombaire antérieure. — Très volumineuse, elle se divise en deux rameaux qui vont s'anastomoser avec la quatrième branche.

Quatrième branche lombaire antérieure. — Elle se divise en trois rameaux : les deux externes réunis aux deux rameaux qui viennent de la troisième paire forment les nerfs crural et obturateur ; le rameau interne va se jeter dans la cinquième branche lombaire.

Cinquième branche lombaire antérieure. — La plus volumineuse de toutes, elle forme, avec la quatrième branche, le nerf lombo-sacré.

PLEXUS LOMBAIRE.

Le *plexus lombaire* est formé par l'entrelacement des branches antérieures des cinq paires lombaires ; étroit à sa partie supérieure, où il est représenté par la première paire lombaire, il est beaucoup plus large en bas ; il est situé, sur le côté des vertèbres lombaires, entre les apophyses transverses et dans l'épaisseur des fibres du grand psoas.

Il fournit un grand nombre de branches, les unes sont *collatérales*, les autres *terminales*.

Branches collatérales du plexus lombaire.

1° *Grande branche abdominale, branche ilio-scrotale.* — Cette branche émane du premier nerf lombaire, traverse le psoas, se porte obliquement en bas et en dehors entre le muscle carré des lombes et le péritoine. A la réunion du tiers postérieur avec le tiers moyen de la crête iliaque, elle se réfléchit sur cet os, se porte en avant et en dedans, entre le transverse et le muscle iliaque, auxquels elle envoie des filets. Au niveau de l'épine iliaque antérieure, elle reçoit un rameau de la petite branche abdominale, traverse le muscle transverse et se divise entre ce muscle et le petit oblique en deux rameaux.

a. *Rameau pubien.* — Il se porte en bas et en dedans, longe le ligament rond ou le cordon testiculaire, sort par l'anneau inguinal externe et se distribue à la peau du pli de l'aine et à celle des parties génitales.

b. *Rameau externe.* — Il se dirige de dehors en dedans et de haut en bas, parallèlement à la branche intercostale de la douzième dorsale ; comme cette dernière, il passe entre les deux muscles obliques et se distribue au muscle droit et à la peau de l'abdomen.

2° *Petite branche abdominale, musculo-cutanée moyenne.* — Elle naît, comme la précédente, du premier nerf lombaire, traverse le psoas en avant de la grande branche abdominale, passe entre le carré des lombes, le psoas et le péritoine, arrive au niveau de l'épine iliaque antérieure et supérieure, fournit quelques filets aux muscles transverse et petit oblique, sort du canal inguinal avec le nerf précédent, avec lequel il s'anastomose, et se distribue comme lui au pli de l'aine et aux parties génitales externes.

3° *Branche inguinale externe, inguino-cutanée* (fig. 168. 1). — Elle naît du deuxième nerf lombaire, quelquefois du troisième et même du nerf crural, traverse obliquement le psoas, passe entre le muscle iliaque et le *fascia iliaca*, sort de l'abdomen dans l'intervalle qui sépare les deux épines iliaques antérieures, et se divise en deux rameaux.

a. *Rameau postérieur* (fig. 168. 2). — Il se porte en dehors, en bas et en arrière, et se distribue à la peau de la partie postérieuré de la cuisse.

b. *Rameau antérieur* ou *interne* (fig. 168. 3). — Il se subdivise en deux rameaux secondaires, l'un qui se porte à la peau de la partie moyenne et antérieure de la cuisse, l'autre qui se rend à la peau de la partie externe de la cuisse et se termine en dehors de l'articulation du genou.

4° *Branche inguinale interne* ou *génito-crurale.* — Elle naît de la seconde branche du plexus lombaire, traverse directement le psoas d'arrière en avant, puis se porte en bas entre le *fascia iliaca* et le péritoine, et se divise en deux rameaux.

a. *Rameau interne* ou *scrotal.* — Il pénètre avec le cordon spermatique, au-dessous duquel il s'engage, dans le canal inguinal, sort par le côté externe de l'anneau inguinal externe et se termine dans la peau des bourses chez l'homme et dans celle de la grande lèvre chez la femme.

b. *Rameau externe* ou *fémoral.* — Il gagne l'anneau crural, passe par son côté externe, s'anastomose avec un filet cutané du nerf crural, et se perd dans les deux tiers supérieurs de la peau de la face antérieure de la cuisse.

Nous ferons remarquer que tous ces nerfs présentent de nombreuses anomalies.

66.

Branches terminales du plexus lombaire.

NERF CRURAL.

Branche très volumineuse, la plus externe du plexus lombaire, le *nerf crural* (fig. 168. 8) naît des branches antérieures des troisième et quatrième paires lombaires. Situé d'abord dans l'épaisseur du psoas, il est reçu dans la gouttière de séparation du psoas et de l'iliaque, passe sous l'arcade crurale en avant du tendon du psoas iliaque, dans la gaîne même du muscle, en dehors de l'artère fémorale dont il est séparé par une lamelle aponévrotique, et s'épanouit à la cuisse en un très grand nombre de rameaux terminaux.

Dans son trajet intra-pelvien il fournit deux branches collatérales :

1° Les rameaux qui se perdent dans le muscle psoas iliaque.

2° Un petit rameau qui, né au niveau de l'arcade crurale de la partie interne du nerf, passe au-dessous de la veine et de l'artère fémorales, et se perd dans le muscle pectiné.

Les rameaux terminaux du nerf crural sont :

1° *Rameau musculo-cutané* (fig. 168. 10). — Il naît de la partie antérieure du psoas et peut être partagé en deux faisceaux nerveux.

A. *Nerfs musculaires.* — Destinés au couturier, ils sont les uns plus courts, ce sont ceux qui se jettent dans la partie supérieure du muscle ; les autres, plus longs, qui pénètrent dans le muscle vers sa partie moyenne.

B. *Rameaux cutanés.* — Au nombre de trois, ce sont :

a. Les *deux branches perforantes* qui traversent le couturier d'arrière en avant, puis l'aponévrose *fascia lata*, et se divisent en un très grand nombre de filets qui se distribuent à la peau de toute la partie antérieure et interne de la cuisse. Un de ces rameaux s'anastomose avec la branche inguinale interne ; les deux nerfs se terminent autour de l'articulation du genou qu'ils couvrent de leurs filets en avant.

b. Une branche, que M. Cruveilhier décrit sous le nom d'*accessoire du cutané interne*, qui se divise, aussitôt après son origine, en deux rameaux : 1° le *nerf satellite de l'artère fémorale*, qui accompagne ce vaisseau jusqu'au niveau de l'anneau du troisième adducteur, s'épanouit en un grand nombre de filets qui s'anastomosent avec le nerf obturateur, les branches perforantes, le saphène interne ; tous ces rameaux forment un plexus qui se distribue à la peau du quart supérieur des parties postérieure et interne de la jambe ; 2° *branche satellite de la veine saphène*, qui longe d'abord le côté interne du couturier, puis s'accole à la veine saphène interne, accompagne ce vaisseau jusqu'au niveau du genou, où il s'anastomose avec le nerf saphène interne.

2° *Petite branche de la gaîne des vaisseaux fémoraux.* — Elle naît également de la partie antérieure du nerf crural dans sa portion intra-pelvienne et quelquefois du plexus lombaire lui-même ; elle s'épanouit en un grand nombre de filets qui enlacent la veine et l'artère fémorales ; quelques filets s'écartent des vaisseaux et vont se porter

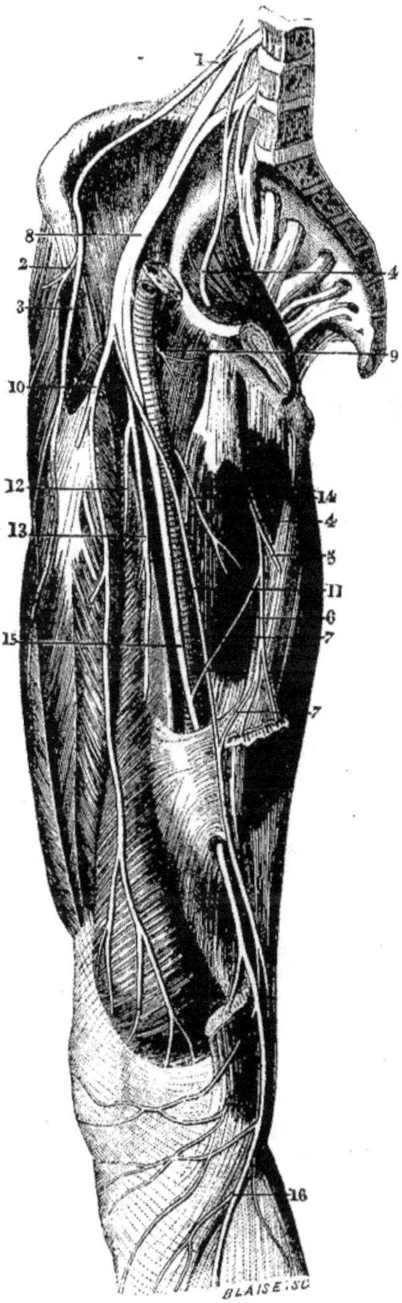

Fig. 168. — *Nerf crural.*

1. Branche inguinale externe.

2. Son rameau postérieur ou fessier.

3. Son rameau antérieur ou fémoral.

4,4. Nerf obturateur.

5. Rameau du grand adducteur.

6. Rameau du droit interne.

7,7. Anastomose de l'obturateur avec le nerf saphène interne et son accessoire.

8. Nerf crural.

9. Rameau du pectiné.

10. Nerf musculo-cutané. (Les branches perforantes plus superficielles n'ont pu être figurées.)

11. Accessoire du nerf saphène interne.

12. Nerf du droit antérieur.

13. Nerf du vaste interne.

14. Nerf du premier adducteur.

15. Nerf saphène interne.

16. Branches rotuliennes du saphène interne.

au moyen et au petit adducteur ; d'autres se portent dans la gaîne des vaisseaux fémoraux ; le plus grand nombre se recourbent d'arrière en avant sur le côté de la veine fémorale et se distribuent à la peau de la face antérieure et interne de la partie supérieure de la cuisse.

3° *Nerf du droit antérieur* (fig. 168. 12). — Il se divise en deux rameaux qui pénètrent dans ce muscle, l'un au niveau de sa partie supérieure, l'autre au niveau de sa partie moyenne.

4° *Nerf du vaste externe.* — Il naît souvent d'un tronc commun avec le précédent et se divise en deux rameaux qui pénètrent dans le muscle au niveau de sa partie supérieure et au niveau de sa partie moyenne.

5° *Nerf du vaste interne* (fig. 168. 13). — Également divisé en deux rameaux, l'un *externe* qui se perd dans la partie antérieure du droit interne, l'autre *interne* qui s'engage dans le vaste interne, au niveau de sa partie moyenne ; avant de s'engager dans le muscle , il fournit au long filet qui rampe entre le muscle et l'aponévrose fémorale et se distribue au périoste du fémur et à l'articulation du genou.

6° *Nerf saphène interne* (fig. 168. 15). — La plus volumineuse des branches terminales du nerf crural naît quelquefois par deux racines, l'une fournie par le nerf crural, l'autre par le nerf obtura-teur ; il longe le côté externe de la gaîne des vaisseaux fémoraux, à la partie moyenne de la cuisse, fournit un petit rameau qui s'engage entre le couturier et le droit interne, et qui se distribue à la peau de la partie postérieure et interne de la cuisse ; puis il passe en avant de l'artère et pénètre avec elle dans le canal du troisième adducteur, où il fournit deux rameaux : l'un, le *nerf cutané tibial*, qui passe entre le couturier et le droit interne et se distribue à la peau de la région interne et postérieure de la jambe ; l'autre, qui s'anastomose avec le nerf obturateur. Bientôt le nerf saphène interne traverse la paroi anté-rieure du canal du troisième adducteur, s'accole à la veine saphène interne et au niveau de l'articulation du genou, se divise en deux bran-ches, qui sont :

a. *Branche antérieure* ou *rotulienne* (fig. 168. 16). — Elle perfore le couturier, se place en avant de son tendon et s'épanouit en un grand nombre de filets ; les *supérieurs* se rendent aux bords supérieur et externe de la rotule, les *moyens* sur la partie antérieure de cet os, les *inférieurs* sur la crête et la tubérosité antérieure du tibia et se perdent sur la peau des parties antérieure et externe de la région supérieure de la jambe.

b. *Branche postérieure.* — Plus volumineuse que la précédente, situé entre le couturier et le droit interne, elle traverse l'aponévrose, se place en avant de la veine saphène interne, donne des rameaux à la peau des faces interne et antérieure de la jambe, fournit un filet qui s'anastomose avec le saphène externe du nerf sciatique, et, au niveau des trois quarts supérieurs, avec le quart inférieur de la jambe, elle se divise en deux rameaux : l'un, *antérieur*, se place en avant du tibia et de la malléole interne, et se divise en filets *articulaires* qui pénè-trent dans l'articulation tibio-tarsienne, et en filets *cutanés* qui se jet-tent dans la peau qui revêt le côté interne du tarse ; l'autre, *posté-*

rieur, plus petit, se perd sur la peau qui recouvre la malléole interne, et dans la peau de la partie interne de la plante du pied.

NERF OBTURATEUR.

Le *nerf obturateur* (fig. 168. 4) est la branche la plus petite du plexus lombaire ; il naît des branches antérieures de la deuxième et de la troisième paire lombaire, traverse le muscle psoas, passe sous l'angle de bifurcation des vaisseaux iliaques primitifs ; il les croise très obliquement, longe la paroi latérale de l'excavation du petit bassin, s'engage dans le canal sous-pubien, fournit dans ce point deux petits filets au muscle obturateur externe et se divise en quatre branches qui sont :

1° Le *rameau du droit interne* (fig. 168. 6) ; 2° le *rameau du premier adducteur :* celui-ci se distribue au premier adducteur, à l'exception d'un rameau qui se divise en plusieurs filets qui s'anastomosent avec l'accessoire du saphène interne, et avec le saphène lui-même (fig. 168. 7), et d'un filet qui se porte à l'articulation du genou ; 3° le *rameau du second adducteur*, qui s'épanouit dans l'épaisseur de ce muscle ; 4° le *rameau du grand adducteur* (fig. 168. 5) : c'est la plus volumineuse des branches du nerf obturateur.

NERF LOMBO-SACRÉ.

Gros tronc nerveux qui se porte dans le plexus sacré, et fournit une seule branche, le nerf fessier supérieur. Ce rameau sera décrit avec le plexus sacré.

BRANCHES ANTÉRIEURES DES NERFS DE LA RÉGION SACRÉE.

Les nerfs sacrés sont au nombre de six : les quatre premiers volumineux, et d'autant plus gros qu'ils sont plus supérieurs, sortent par les trous sacrés ; le cinquième, très grêle, sort entre le sacrum et le coccyx ; le sixième, plus grêle encore, sort au niveau de la première pièce du coccyx.

Les *première, deuxième et troisième branches sacrées antérieures* se portent obliquement en bas, se réunissent au nerf lombo-sacré pour former le plexus sacré.

La *quatrième branche sacrée* fournit un *rameau ascendant* qui se rend dans le plexus sacré, un *rameau descendant* qui s'anastomose avec la cinquième paire sacrée, des *rameaux viscéraux* qui se jettent dans le plexus hypogastrique, des *rameaux musculaires* destinés aux muscles releveur de l'anus et ischio-coccygien.

La *cinquième branche* fournit deux filets : l'un, *ascendant*, qui se porte dans la quatrième paire sacrée ; l'autre, *descendant*, qui va dans la sixième.

La *sixième branche* fournit un *rameau ascendant* qui s'anastomose avec le précédent, un *rameau moyen* qui se jette dans le plexus hypogastrique, un *rameau descendant*, coccygien inférieur, qui se perd dans la peau de la région ano-coccygienne ; les deux dernières paires sacrées sont étrangères au plexus sacré.

PLEXUS SACRÉ.

Le *plexus sacré* est formé par la réunion des quatre premières paires sacrées et du nerf lombo-sacré. Tous les rameaux qui le constituent se réunissent pour former un gros tronc nerveux, *grand nerf sciatique*, qui est la branche terminale du plexus sacré. Dans le bassin le plexus sacré fournit un grand nombre de branches collatérales, et présente les rapports suivants : en avant il est en rapport avec les vaisseaux hypogastriques, avec le rectum, en arrière avec le muscle pyramidal, en dedans avec les trous du canal sacré, en dehors avec la grande échancrure sciatique.

Branches collatérales du plexus sacré.

1° *Branches viscérales.* — Elles naissent de la partie antérieure des troisième, quatrième et cinquième paires sacrées, s'anastomosent avec les nerfs du grand sympathique et contribuent à former le plexus hypogastrique.

2° *Nerfs du releveur de l'anus.* — Ils se perdent dans ce muscle.

3° *Nerf de l'obturateur interne* (fig. 169. 8). — Petit filet nerveux qui contourne l'épine sciatique, le petit ligament sacro-sciatique et se jette dans l'obturateur interne.

4° *Nerf hémorrhoïdal* ou *anal cutané* (fig. 169. 7). — Il part souvent du nerf honteux interne, sort du bassin avec ce nerf entre les deux ligaments sciatiques, gagne les côtés du rectum, et arrivé à la partie supérieure du sphincter, se divise en : *a. rameaux antérieurs* qui s'anastomosent avec la branche superficielle du périnée; *b. rameaux moyens* qui se perdent dans le sphincter et dans la peau de l'anus; *c. rameaux postérieurs* qui se jettent dans la partie postérieure du sphincter.

5° *Nerf honteux interne* (fig. 169. 1). — C'est une des branches collatérales les plus importantes du plexus sacré, elle naît de ce plexus en avant du grand nerf sciatique, s'engage entre les deux ligaments sacro-sciatiques, en dedans de l'artère honteuse interne et se divise en deux branches.

A. *Branche inférieure* ou *périnéale* (fig. 169. 3). — Elle se porte d'arrière en avant, puis de bas en haut au-dessus de l'artère honteuse interne, entre l'obturateur interne et l'aponévrose pelvienne, contourne la tubérosité de l'ischion, donne quelques filets à la peau de l'anus, et fournit un *rameau périnéal externe* (fig. 169. 4) qui traverse le grand ligament sacro-sciatique, se porte en dedans et en bas, longe le corps caverneux, se perd dans le dartos et le scrotum chez l'homme, dans la grande lèvre chez la femme, traverse l'aponévrose pelvienne et se divise en deux branches : *a*. Le *nerf superficiel du périnée* (fig. 169. 5), qui se porte en avant entre l'ischio- et le bulbo-caverneux et se termine à la peau du périnée, à celle des bourses chez l'homme, ou des grandes lèvres chez la femme, à celle de la partie inférieure de la verge. *b*. Le *rameau profond, bulbo-uréthral* (fig. 169. 6), qui traverse le muscle transverse du périnée, fournit des rameaux à la partie antérieure du sphincter, au releveur de l'anus, au bulbo-caverneux, et un filet qui se perd dans l'épaisseur du bulbe. Chez la femme le rameau bulbaire se perd dans le muscle constricteur du vagin, dans le bulbe du vagin et dans le canal de l'urèthre.

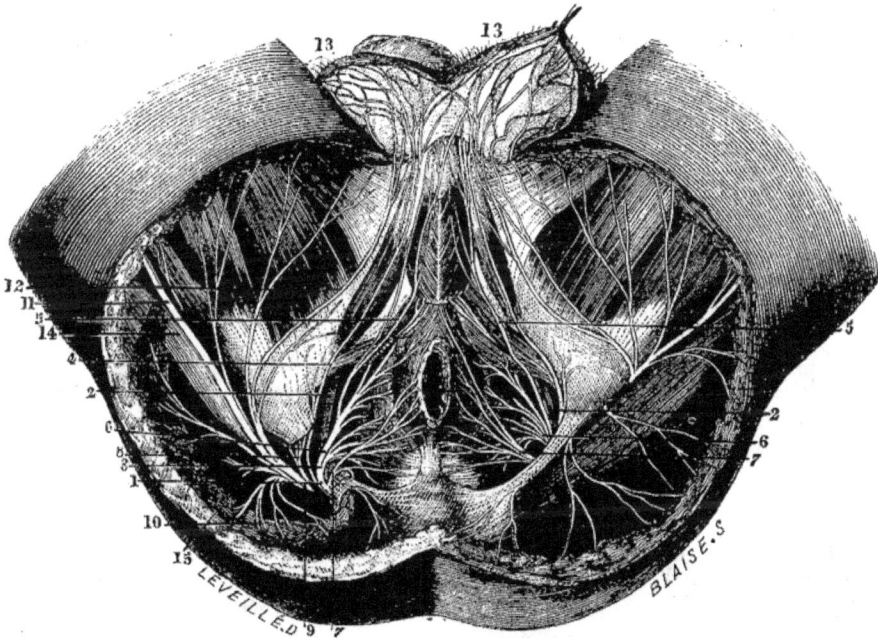

FIG. 169. — *Nerfs du périnée chez l'homme (figure tirée de l'Atlas de MM. Ludovic Hirschfeld et Léveillé).*

1. Nerf honteux interne, sortant du bassin et contournant le petit ligament sacro-sciatique. — 2. Sa branche supérieure ou dorsale de la verge. — 3. Sa branche inférieure ou périnéale. — 4. Rameau périnéal externe. — 5. Rameau superficiel du périnée. — 6. Rameau bulbo-uréthral ou musculo-bulbaire. — 7. Nerf hémorrhoïdal, ou anal cutané. — 8. Nerf du muscle obturateur interne. — 9. Nerf fessier inférieur, ou petit nerf sciatique. — 10. Sa branche fessière.— 11. Sa branche cutanée fémorale ou génito-crurale. — 12. Rameau récurrent interne. — 13. Réseau nerveux du dartos, — 14. Grand nerf sciatique. — 15. Nerf du muscle pyramidal.

B. *Branche supérieure, profonde, dorsale de la verge* (fig. 169. 2). — Située contre la face interne de la tubérosité ischiatique, elle passe dans un dédoublement de l'aponévrose moyenne du périnée, arrive en longeant la branche ascendante du pubis jusqu'au ligament suspenseur de la verge, traverse l'aponévrose moyenne du périnée, se place au-dessus de l'artère dorsale de la verge, et s'avance sur la ligne médiane avec cette artère jusqu'à l'extrémité du pénis; ses rameaux terminaux sont de deux ordres : les uns, *externes*, se distribuent à la peau de la verge et au corps caverneux; les autres, *internes*, se perdent dans l'épaisseur du gland.

Chez la femme le rameau honteux interne est extrêmement grêle et se perd dans le clitoris et à la face interne des grandes lèvres.

6° *Nerf fessier supérieur* (fig. 170. 1). — Fourni souvent par le nerf lombo-sacré, il sort du bassin par la partie supérieure de la grande échancrure sciatique, se réfléchit sur cette échancrure, pénètre entre le moyen et petit fessier ; il se divise aussitôt après son origine en trois rameaux : *a.* un *rameau descendant* qui se jette dans le muscle pyramidal; *b.* un *rameau ascendant* qui contourne les insertions supérieures du petit fessier et se distribue à ce muscle et au moyen fessier; *c.* un *rameau transverse inférieur* qui se jette dans les muscles moyen et petit fessier et se termine dans le muscle tenseur de l'aponévrose *fascia lata*.

7° *Nerf du muscle pyramidal*, petit filet qui pénètre dans le pyramidal par sa face antérieure.

8° *Nerf fessier inférieur, petit sciatique* (Bichat) (fig. 160. 9, et 116. 2). — Le plus volumineux des nerfs du plexus sacré; il naît de la partie inférieure du plexus, se place en arrière du grand nerf sciatique, sort du bassin au-dessous du pyramidal et se divise en trois branches.

a. Branches du grand fessier (fig. 169. 10, et 170. 3). — Les unes sont *ascendantes*, les autres *descendantes*; elles se perdent dans le muscle grand fessier qu'elles pénètrent par sa face profonde.

b. Branche génito-crurale (fig. 169. 11). — Elle se porte en dedans au-dessous de l'aponévrose fémorale, contourne la tubérosité de l'ischion, fournit quelques rameaux à la partie supérieure et interne de la cuisse, et se divise un peu plus loin en *rameaux périnéaux* qui se perdent dans la peau du périnée; et en *rameaux scrotaux* ou *vulvaires* qui se perdent dans la peau du scrotum (fig. 169. 12 et 13) ou de la grande lèvre.

c. Branche cutanée postérieure de la cuisse (fig. 170. 4). — Elle fournit des rameaux qui se perdent dans la peau de la partie inférieure de la fesse, descend au-dessous de l'aponévrose fémorale, fournit des filets à la peau de la partie postérieure de la cuisse. Arrivée au niveau de l'articulation du genou, elle se divise en deux rameaux, l'un qui se perd dans la peau de la partie supérieure de la jambe, l'autre qui accompagne la veine saphène externe et s'anastomose avec le nerf saphène externe.

9° *Nerf du jumeau supérieur* (fig. 170. 6). — Petit filet qui naît de la partie antérieure du plexus sacré.

FIG. 170.

*Nerfs de la partie postérieure
de la fesse et de la cuisse.*

1. Nerf fessier supérieur.

2. Nerf fessier inférieur ou petit sciatique.

3,3. Rameaux du grand fessier.

4. Branche cutanée postérieure de la cuisse.

5. Rameau récurrent collatéral.

6. Nerf du carré et des jumeaux.

7. Nerf de l'obturateur interne.

8. Grand nerf sciatique.

9. Nerf de la longue portion du biceps et du demi-membraneux (rameau ascendant).

10. Nerf de la courte portion du biceps.

11. Nerf de la longue portion du biceps (rameau descendant).

12. Nerfs du demi-tendineux et du demi-membraneux.

13. Nerf sciatique poplité externe.

14. Nerf saphène péronier.

15. Nerf sciatique poplité interne.

16. Nerf saphène tibial.

17. Nerfs des jumeaux.

18. Nerf du soléaire.

19. Nerf honteux interne.

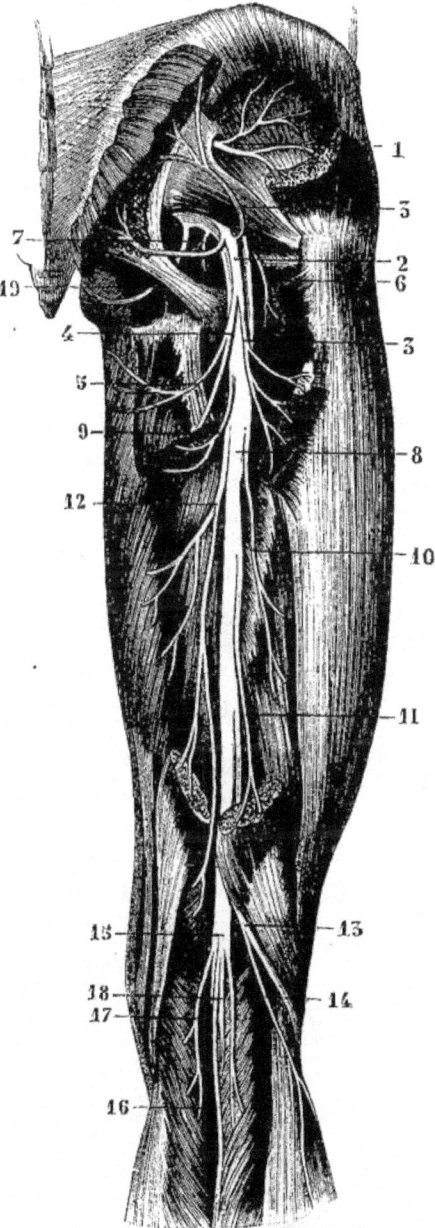

10° *Nerf du carré crural* (fig. 170. 6). — Il naît également de la partie antérieure du plexus sacré, se porte en bas, fournit des *rameaux*

67

osseux et *périostiques* qui pénètrent dans les trous de la tubérosité de l'ischion, des *rameaux articulaires* qui pénètrent dans l'articulation coxo-fémorale par sa face externe, un *rameau* qui se jette dans le jumeau inférieur; enfin il se rend dans le carré crural où il s'épuise.

Branche terminale du plexus sacré.

NERF SCIATIQUE.

Le grand *nerf sciatique* (fig. 169. 14, et·170. 8) tire son origine de la branche lombo-sacrée, des trois premières paires lombaires tout entières et d'une portion de la quatrième ; c'est le nerf le plus volumineux de l'économie. Il sort du bassin au-dessous du muscle pyramidal, par la grande échancrure sciatique, se place entre le grand trochanter et la tubérosité ischiatique, descend verticalement en bas, et, arrivé à 4 où 5 centimètres au-dessus de l'articulation du genou, il se divise en deux branches, le *nerf sciatique poplité externe* et le *nerf sciatique poplité interne*.

Dans son trajet il est en rapport : en avant, avec les jumeaux, le carré de la cuisse, le tendon de l'obturateur interne, le grand adducteur ; en arrière avec le grand fessier, la longue portion du biceps, le demi-tendineux ; dans son trajet il est accompagné par une branche de l'artère ischiatique.

Dans son trajet depuis son origine jusqu'au creux poplité, il fournit de nombreuses branches.

Branches collatérales du nerf sciatique.

Ces branches sont : 1° deux rameaux pour la longue portion du biceps, 2° un rameau pour le demi-membraneux, 3° un pour le demi-tendineux, 4° un pour le grand adducteur, 5° un pour la courte portion du biceps (fig. 170, de 9 à 12), 6° un rameau articulaire qui se rend sur le côté interne de l'articulation du genou.

Branches terminales du nerf sciatique.

A. NERF SCIATIQUE POPLITÉ EXTERNE.

Branche externe de bifurcation du grand nerf sciatique, le *nerf sciatique poplité externe* (fig. 170. 13, et fig. 171. 2), moins volumineux que le sciatique poplité interne, se dirige en bas et en dehors, longe le tendon du biceps, croise l'insertion supérieure du jumeau externe, contourne le col du péroné, se place entre cet os et le long péronier latéral, fournit quelques branches collatérales, et se divise à la partie supérieure de la jambe en deux branches terminales, le *nerf musculo-cutané* et le *nerf tibial antérieur*.

Branches collatérales du sciatique poplité externe.

1° *Nerf saphène péronier* (fig. 170. 14, fig. 171. 2, et 172. 3).
— Cette branche naît dans le creux du jarret, se porte obliquement
au-dessous de l'aponévrose jambière qu'il traverse à la partie moyenne
de la jambe, se divise en un grand nombre de filets qui accompagnent
la veine saphène externe et s'épanouissent à la partie inférieure du
tendon d'Achille sur le côté externe du calcanéum ; il fournit dans ce
point des *filets calcanéens* et un *filet malléolaire* que l'on peut suivre
dans la peau qui est au-devant de l'articulation du pied, ce rameau
est souvent fourni par la branche musculo-cutanée péronière.

Dans son trajet, lorsqu'il est encore sous-aponévrotique, le nerf
saphène péronier fournit un gros filet (fig. 171. 3) qui s'anastomose
avec un filet analogue du nerf saphène tibial. Ces deux filets concourent à former le *nerf saphène externe*. Chez quelques sujets le nerf
saphène péronier est très grêle, il est alors suppléé par le nerf saphène
tibial dont on peut le considérer comme l'accessoire.

2° *Branche cutanée péronière* (fig. 171. 7). — Elle naît derrière
le condyle du fémur, descend parallèlement au bord externe du
jumeau externe ; d'abord sous-aponévrotique, elle traverse l'aponévrose au quart inférieur de la jambe, et se divise alors en un très
grand nombre de filets qui se distribuent à la peau de la partie
externe et antérieure de la jambe, et qu'on peut suivre jusqu'à la malléole externe.

3° *Rameaux du jambier antérieur*. — Au nombre de deux, ils se
détachent du tronc principal au niveau de sa bifurcation, se dirigent
de haut en bas et se perdent dans le muscle jambier antérieur.

4° *Rameaux articulaires*. — Ils naissent au même niveau que les
précédents et se perdent dans les articulations fémoro-tibiale et péronéo-tibiale.

Branches terminales du nerf sciatique poplité externe.

A. *Branche musculo-cutanée* (fig. 171. 8). — Branche externe de
terminaison du sciatique poplité externe ; elle se porte d'abord obliquement, puis verticalement en bas entre les péroniers latéraux, traverse l'aponévrose à la partie inférieure de la jambe, puis se porte en
dedans et se divise au niveau du cou-de-pied en deux rameaux terminaux.

Dans son trajet elle fournit : 1° deux rameaux pour le muscle long
péronier latéral (fig. 171. 9) ; 2° un rameau pour le court péronier ;
3° un rameau destiné à la peau qui recouvre la malléole externe et
qui s'anastomose avec le filet malléolaire du saphène péronier, qu'il
remplace quelquefois.

Les *branches terminales* (fig. 171. 10) sont au nombre de deux, l'une *interne*, qui forme le *nerf collatéral interne dorsal du gros orteil*, après avoir donné quelques filets aux téguments. Il arrive souvent que le rameau terminal interne se divise en deux branches ; la

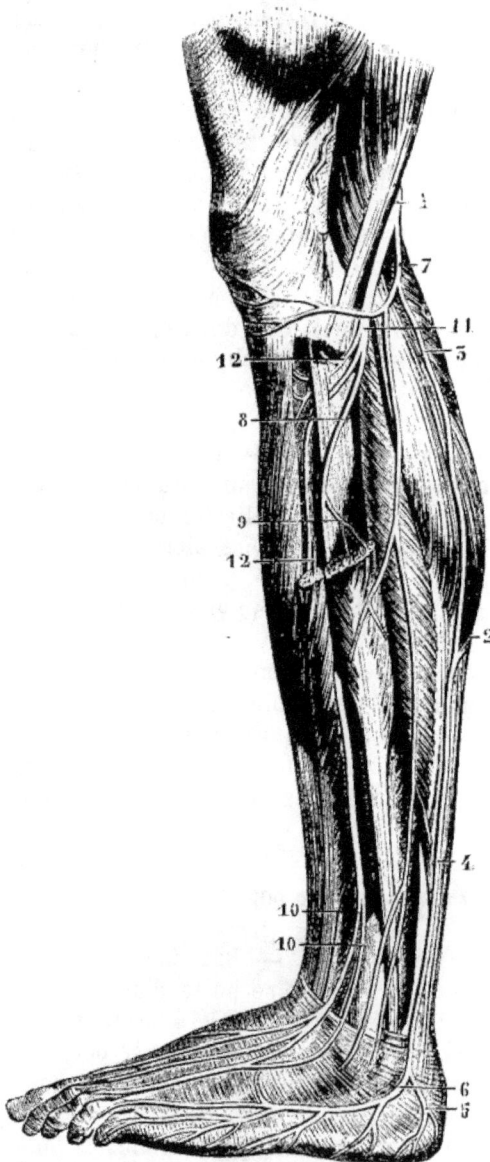

FIG. 171.

Nerfs de la jambe (région antérieure et externe).

1. Nerf sciatique poplité externe.
2. Nerf saphène péronier.
3. Branche accessoire du saphène péronier.
4. Tronc formé par la réunion du saphène tibial, du saphène péronier et de son accessoire.
5. Rameaux calcanéens.
6. Rameaux collatéraux dorsaux des deux derniers orteils.
7. Branche cutanée péronière.
8. Branche musculo-cutanée.
9. Rameau du long péronier latéral.
10. Rameaux terminaux formant les collatéraux dorsaux des orteils.
11. Nerf tibial antérieur ou musculo-cutané péronier antérieur.
12. Ses branches musculaires.

branche *externe*, dans ce cas, se bifurque et fournit les *nerfs collatéraux dorsaux interne du gros orteil et externe du second orteil.*

Le *rameau terminal externe* se divise en trois rameaux dont la distribution est la suivante, quand le rameau interne fournit le collatéral externe du gros orteil et collatéral interne du second orteil. La *branche interne* fournit le *collatéral externe du second orteil* et le *collatéral interne du troisième*; la *branche moyenne* fournit le *collatéral externe du troisième orteil* et le *collatéral interne du quatrième*; la *branche externe* fournit les *collatéraux externe du quatrième orteil* et l'*interne du cinquième.*

Le *nerf collatéral externe du cinquième orteil* est fourni par le nerf saphène externe qui donne aussi les collatéraux externe du quatrième orteil et interne du cinquième, quand la première branche du rameau terminal externe fournit les collatéraux interne du second orteil et externe du gros orteil, à moins, ce qui est plus rare, que cette branche ne se divise en quatre rameaux.

B. *Nerf tibial antérieur, branche musculo-cutanée péronière antérieure ou interosseuse* (Cruveilhier) (fig. 171. 11). — Cette branche se porte en dedans du nerf précédent, au-dessous du muscle extenseur commun des orteils, descend parallèlement à l'artère tibiale antérieure avec laquelle il s'applique sur le ligament interosseux; elle passe sous le ligament antérieur du tarse, dans la gaîne de l'extenseur propre du gros orteil et se divise en deux branches. Dans son trajet le nerf tibial antérieur fournit des rameaux qui vont se perdre dans les muscles extenseur commun des orteils, extenseur propre du gros orteil et jambier antérieur..

Ses *branches terminales* sont : 1° Le *rameau interne et profond du dos du pied*, qui se porte en avant au-dessous de l'artère pédieuse, fournit de nombreux filets au muscle du premier espace interosseux, aux articulations, et se termine en formant les *nerfs collatéraux dorsaux profonds externe du gros orteil, interne du second orteil.*

2° Le *rameau externe et profond du dos du pied*, qui se porte en dehors entre les os du tarse et le muscle pédieux, fournit quelques filets articulaires, et se perd dans le muscle pédieux et dans la partie postérieure des muscles interosseux.

NERF SCIATIQUE POPLITÉ INTERNE.

Deux fois plus volumineux que le sciatique poplité externe, le *nerf sciatique poplité interne* (fig. 170. 15, et 172. 4) descend verticalement en bas dans le milieu du creux poplité, passe sous l'arcade aponévrotique du soléaire entre ce muscle et ceux de la couche profonde, se dévie un peu en dedans, se place sur le côté interne du tendon d'Achille, arrive derrière la malléole interne, où il se divise en deux rameaux : le *nerf plantaire interne* et le *plantaire externe.*

Rapports. — Sous-aponévrotique en haut, plus bas il est recouvert par les jumeaux, le plantaire grêle, le soléaire, dont le sépare le feuillet profond de l'aponévrose plantaire; en avant il répond à la veine poplitée qui est un peu en dedans et le sépare de l'artère ; plus bas il correspond en avant à l'interstice des muscles fléchisseur commun des orteils, et jambier postérieur dont il est séparé par la veine et l'artère tibiales postérieures ; en arrière il est séparé par une lame fibreuse du soléaire en haut, du tendon d'Achille en bas ; en dehors il est en rapport en haut avec le sciatique poplité externe, à la jambe avec les vaisseaux tibiaux postérieurs ; en dedans il est successivement en rapport avec le demi-tendineux, le demi-membraneux, le jumeau interne, le jambier postérieur.

Au niveau de l'articulation tibio-tarsienne, il est maintenu dans une gaîne fibreuse qui lui est commune avec les vaisseaux tibiaux postérieurs en arrière desquels il est placé ; cette gaîne occupe le milieu de l'espace compris entre la malléole interne et la tubérosité postérieure du calcanéum.

Branches collatérales du nerf sciatique poplité interne.

A. *Branches fournies au-dessus de l'anneau du soléaire.*

1° *Nerf saphène tibial*, ou *rameau interne du nerf saphène externe* (fig. 170. 16). — Ce nerf se porte en arrière et en bas sur la face postérieure des muscles jumeaux, et arrivé à la partie moyenne de la jambe, il reçoit un rameau externe, branche très volumineuse du saphène péronier. La réunion de ces deux rameaux forme le nerf *saphène externe*.

Ce nerf traverse l'aponévrose jambière, accompagne la veine saphène externe, longe le bord interne du tendon d'Achille, fournit quelques rameaux à la peau de la partie postérieure de la jambe, se réfléchit derrière la malléole externe, donne quelques filets malléolaires et calcanéens externes, envoie aussi quelques rameaux à la peau du dos du pied, et se termine en formant le *collatéral externe dorsal du petit orteil*, et quelquefois les *collatéraux dorsaux interne du petit orteil et externe du quatrième orteil*.

2° *Branches musculaires* destinées aux muscles jumeau interne, jumeau externe, soléaire et plantaire grêle (fig. 170. 17, 18, et 172. 5, 6).

3° *Branches articulaires* qui se portent d'arrière en avant dans l'articulation fémoro-tibiale, où elles pénètrent en traversant le ligament postérieur de l'articulation.

B. *Branches qui naissent au-dessous de l'anneau du soléaire.*

1° *Rameaux musculaires* (fig. 172. 7, 8, 9, 10), qui se jettent dans les muscles poplité, jambier postérieur, fléchisseur commun des orteils et fléchisseur propre du gros orteil ; le nerf destiné à ce dernier muscle est assez volumineux, et accompagne l'artère péronière jusqu'à la partie inférieure de la jambe.

2° *Nerfs cutanés*, qui traversent l'aponévrose, et se perdent dans la peau de la partie postérieure de la jambe.

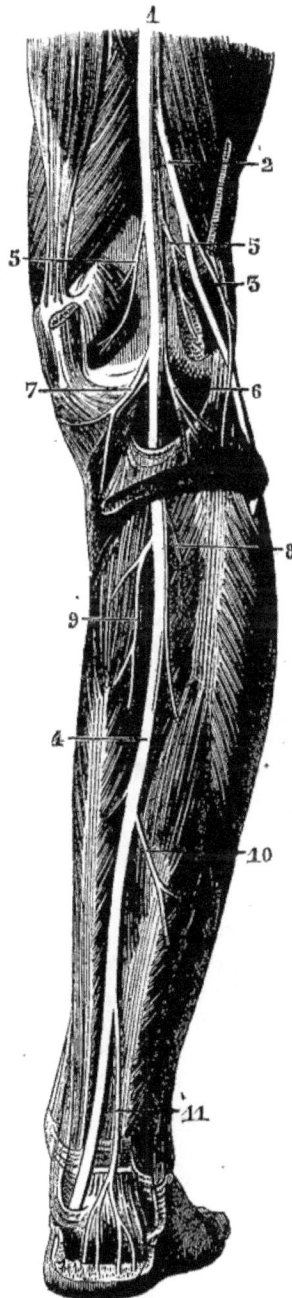

FIG. 172.

*Nerfs de la région postérieure
de la jambe.*

1. Nerf sciatique.
2. Nerf sciatique poplité externe.
3. Nerf saphène péronier.
4. Nerf sciatique poplité interne.
5,5. Nerfs des jumeaux.
6. Nerf du soléaire.
7. Nerf du muscle poplité.
8. Nerf du jambier postérieur.
9. Nerf du fléchisseur commun des orteils.
10. Nerf du fléchisseur propre du gros orteil.
11. Nerf calcanéen interne.

3° *Rameau calcanéen interne* (fig. 172. 11), qui se porte sur le côté interne du calcanéum, et se perd dans la peau du talon.

Branches terminales du nerf sciatique poplité interne.

A. *Nerf plantaire interne* (fig. 173. 1). — Plus volumineux que la branche plantaire externe, placé dans une coulisse qui lui est commune avec les vaisseaux, il se réfléchit au-dessous de la malléole interne, se porte en bas, puis en avant ; parvenu à la plante du pied, il se place entre le court fléchisseur propre du gros orteil et le court fléchisseur commun, traverse l'aponévrose de ce dernier muscle, se loge dans sa gaîne, et se divise au niveau des articulations tarso-métatarsiennes en quatre branches.

Dans son trajet il fournit les branches suivantes :

1° Des *rameaux cutanés* qui traversent l'aponévrose et vont se jeter dans la peau de la plante du pied et dans celle qui recouvre le calcanéum.

2° Le *nerf cutané plantaire* qui se distribue à la peau de la partie moyenne de la plante du pied ; ce nerf naît quelquefois du nerf sciatique poplité interne avant sa division.

3° Des *branches musculaires* qui vont se jeter dans le court fléchisseur commun, le court fléchisseur propre du gros orteil (fig. 173. 5), dans l'adducteur du gros orteil (fig. 173. 3), enfin dans les muscles du premier espace interosseux.

Les branches terminales du nerf plantaire interne sont :

1° Le *nerf collatéral interne du gros orteil* (fig. 173. 6), qui marche parallèlement à la face inférieure du court fléchisseur du gros orteil, donne des rameaux à la peau du bord interne du pied, arrive à l'articulation métatarso-phalangienne, se place entre l'os sésamoïde interne et l'articulation, se porte en avant, et se divise, comme les collatéraux palmaires des doigts, en deux rameaux, l'un *dorsal* ou *unguéal* qui se perd dans la matrice de l'ongle, et s'anastomose avec le collatéral dorsal correspondant, et un *rameau plantaire* qui se perd dans la pulpe de l'orteil.

2° La *seconde branche terminale*, plus oblique que la première, longe le tendon du long fléchisseur propre du gros orteil, fournit un filet au premier lombrical, quelques filets à la peau, et se divise au niveau des articulations métatarso-phalangiennes en deux rameaux, l'un qui forme le *nerf collatéral externe plantaire du gros orteil*, l'autre le *collatéral interne plantaire du second orteil*.

3° La *troisième branche terminale*, plus oblique que la seconde et moins volumineuse, se porte au-dessous du tendon du second orteil, fournit un rameau au deuxième lombrical, quelques filets cutanés et articulaires, et se divise en deux rameaux qui sont le *collatéral externe plantaire du second orteil et le collatéral interne du troisième*.

4° Le *quatrième rameau*, très oblique, croise le tendon fléchisseur

du troisième orteil, fournit quelques rameaux articulaires, se divise
en deux branches, qui sont : le *nerf collatéral externe du troisième
orteil* et le *collatéral interne du quatrième*. (Pour les trois dernières
branches terminales, les rameaux des lombricaux et les nerfs collatéraux, voyez fig. 173. 7, 8, 9.)

Fig. 173.

Nerfs de la plante du pied.

1. Nerf plantaire interne.
2. Rameau du court fléchisseur
   commun.
3. Rameau de l'adducteur.
4. Branche interne du plantaire
   interne.
5. Rameau du court fléchisseur.
6. Collatérale interne du gros
   orteil.
7. Rameau externe du plantaire
   interne.
8. Rameaux des lombricaux.
9,9. Nerfs collatéraux des orteils
   fournis par le plantaire interne.
10. Nerf plantaire externe.
11. Rameau de l'abducteur du petit
   orteil.
12. Rameau de l'accessoire du long
   fléchisseur.
13. Rameau musculaire profond.
14. Branche fournissant les collatéraux du petit orteil et le
   collatéral externe du quatrième orteil.

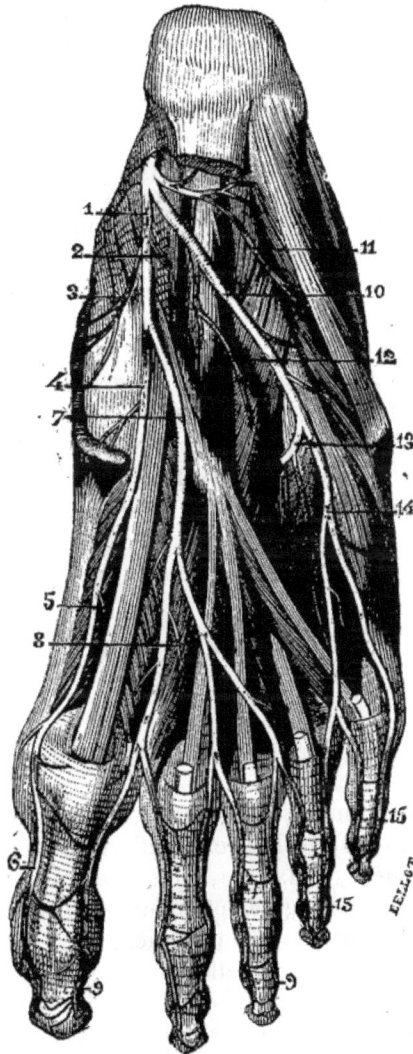

B. *Nerf plantaire externe* (fig. 173. 10). — Moins volumineux que
le précédent, il se place comme lui dans la gouttière calcanéenne,
puis se porte en avant et en dehors, entre le court fléchisseur et l'accessoire du long fléchisseur, et se divise, au niveau de l'extrémité
postérieure du cinquième métatarsien, en deux branches, l'une superficielle, l'autre profonde.

Dans son trajet il fournit des branches collatérales qui sont : 1° un rameau volumineux qui se porte horizontalement de dedans en dehors au muscle abducteur du petit orteil (fig. 173. 11) ; 2° des rameaux qui se distribuent au muscle court fléchisseur commun et à l'accessoire du long fléchisseur (fig. 173. 12).

Les branches terminales sont : 1° La *branche superficielle* (fig. 173. 14) ; elle se divise en deux rameaux : l'un, *externe*, qui se porte obliquement en dehors et forme le *nerf collatéral externe plantaire du petit orteil*, et fournit un grand nombre de filets qui vont à la peau, aux muscles interosseux du quatrième espace, au court fléchisseur du petit orteil ; l'autre, *interne*, qui donne quelques rameaux cutanés et quelques rameaux articulaires, se divise en deux branches, qui sont : le *nerf collatéral interne plantaire du petit orteil* et l'*externe du quatrième orteil*.

2° La *branche terminale profonde* (fig. 173. 13) passe au-dessus de l'accessoire du long fléchisseur, forme une arcade dont la convexité est en avant et un peu en dehors ; cette arcade nerveuse accompagne l'arcade que forme l'artère plantaire externe qui lui est supérieure ; elle fournit des *filets articulaires* pour les articulations métatarsiennes et tarso-métatarsiennes, des *filets musculaires* pour l'abducteur transverse, les interosseux des deuxième et troisième espaces, un filet pour le troisième lombrical, enfin elle se perd dans l'abducteur oblique du gros orteil.

NERFS CRANIENS.

On appelle *nerfs crâniens*, les nerfs qui sortent par les trous de la base du crâne.

On admet généralement, d'après Willis, neuf paires de nerfs désignées d'après leur ordre d'origine, en procédant d'avant en arrière, première, deuxième, troisième paire, etc.

Sœmmering compte douze paires de nerfs ; cette classification est également adoptée par quelques anatomistes. Nous décrirons les nerfs crâniens d'après Willis ; nous aurons soin, cependant, d'indiquer les différences qui existent entre ces deux classifications, bien qu'elles ne diffèrent que par des numéros d'ordre.

Les nerfs crâniens pourraient et devraient être étudiés depuis leur origine réelle jusqu'à leur terminaison ; nous ne suivrons pas cette marche, préférant, à l'exemple de M. Cruveilhier, examiner dans un premier chapitre l'origine réelle et apparente des nerfs et leur trajet crânien, puis examiner dans un second chapitre leur distribution à partir de la base du crâne. Cette méthode permet d'étudier facilement sur un même cerveau l'origine de tous les nerfs.

DÉSIGNATION DES NERFS.

D'APRÈS LA CLASSIFICATION DE WILLIS.	D'APRÈS LA CLASSIFICATION DE SŒMMERING.	D'APRÈS LEUR DISTRIBUTION OU LEUR FONCTION.
1re paire.	1re paire.	Nerf olfactif.
2e —	2e —	Nerf optique.
3e —	3e —	Nerf moteur oculaire commun.
4e —.	4e —	Nerf pathétique.
5e —	5e —	Nerf trijumeau ou trifacial.
6e —	6e —	Nerf moteur oculaire externe.
7e — {	7e —	Portion dure, nerf facial.
	8e —	Portion molle, nerf auditif.
	9e —	Nerf glosso-pharyngien.
8e — {	10e —	Nerf pneumogastrique.
	11e —	Nerf spinal.
9e —	12e —	Nerf grand hypoglosse.

ORIGINE ET TRAJET DANS LE CRANE DES NERFS CRANIENS.

NERF OLFACTIF (*nerf de la première paire*).

Considérés par les anciens comme des prolongements du cerveau, ils sont encore regardés comme les vestiges des lobes olfactifs si développés chez les animaux. Les anatomistes qui professent cette opinion réservent le nom de *nerfs olfactifs* aux filets qui partent du *renflement ethmoïdal* et qui pénètrent par les trous de la lame criblée. Toujours est-il que le nerf que l'on désigne généralement sous le nom de *nerf olfactif* diffère essentiellement des autres par sa disposition, ses racines, sa structure et probablement ses fonctions.

Le *nerf olfactif* (fig. 120. 1) naît de la partie postérieure, un peu supérieure et interne du lobe antérieur du cerveau, au fond de la scissure de Sylvius par trois racines, deux *blanches*, une *interne* ou *racine courte*, une *externe* ou *longue racine;* la troisième racine est *grise*, et est située entre les deux blanches. 1° La *racine interne* (fig. 120. 3) naît tantôt par un cordon unique, tantôt par deux ou plusieurs faisceaux de l'extrémité postérieure et interne du lobe antérieur du cerveau, se dirige en dehors et en avant, et se réunit bientôt aux deux autres racines. 2° La *racine externe* (fig. 120. 2) part du fond de la scissure de Sylvius, se dirige en dedans et en avant pour se réunir aux deux autres racines. 3° La *racine grise* ne devient apparente qu'au bord antérieur du quadrilatère perforé ; elle se dirige en avant, se réunit aux deux autres racines, et peut être suivie sur la face supérieure du nerf jusqu'au niveau du bulbe olfactif.

Trajet crânien. — Constitué par ces trois racines, le nerf olfactif forme un cordon prismatique, triangulaire, logé dans une anfractuosité longitudinale qui paraît lui être destinée ; il se dirige en avant et en dedans ; au niveau des gouttières ethmoïdales les deux nerfs ne sont plus séparés que par l'épaisseur de l'apophyse *crista-galli ;* là ce cordon augmente de volume, et se présente sous la forme d'un renflement appelé *bulbe ethmoïdal.*

Chez les mammifères, le nerf olfactif est creusé à son centre ; cette disposition, admise chez le fœtus par Sœmmering et Tiedemann, n'a pas été constatée chez l'homme adulte.

Bulbe olfactif (fig. 175. 1). — Situé dans la gouttière ethmoïdale qu'il remplit, le bulbe olfactif est mou, formé de substance blanche et de substance grise ; c'est de la face inférieure de ce renflement que partent les nerfs olfactifs proprement dits, qui passent par les trous de la lame criblée.

NERF OPTIQUE (*nerf de la deuxième paire*).

Les auteurs ont beaucoup discuté sur l'origine du nerf optique : les uns pensent qu'il naît des couches optiques, Haller, Cruveilhier, etc. ; d'autres, Tiedemann, Blandin, etc., le font venir en même temps des couches optiques et des tubercules quadrijumeaux ; d'autres enfin, Sœmmering, Gall, Valentin, pensent qu'il reçoit des filets de renforcement des pédoncules cérébraux et du tubercule cendré. Nous lui décrirons avec M. Longet deux racines blanches, l'une *externe*, plus grosse, qui vient du corps genouillé externe (fig. 174. 7) ; l'autre *interne*, plus grêle, qui vient du corps genouillé interne (fig. 174. 6). Tiedemann fait remarquer que les corps genouillés manquent chez le fœtus jusqu'à six mois ; dans ces circonstances il a suivi les racines du nerf optique jusque dans les tubercules quadrijumeaux.

Trajet crânien. — Aplati, rubané à son origine, le nerf optique contourne le pédoncule cérébral de son côté, qui lui envoie, ainsi que le *tuber cinereum*, des filets de renforcement, se place au-dessous, s'arrondit, se porte en avant et en dedans, touche par son bord interne le *tubercule cendré* et se réunit avec celui du côté opposé pour former le *chiasma.*

Chiasma des nerfs optiques. — Sur une surface plane qu'on rencontre au point de jonction des petites ailes du sphénoïde, en arrière de l'apophyse crista-galli, et en avant de la selle turcique, repose un entrecroisement nerveux, quadrilatère ; des deux angles antérieurs partent les portions oculaires du nerf optique ; les angles postérieurs reçoivent les portions cérébrales de ce nerf : c'est cette partie que l'on appelle *chiasma des nerfs optiques.* Cette espèce de commissure est formée par les deux nerfs optiques dont les fibres les plus internes

s'entrecroisent : ainsi les fibres du nerf optique du côté gauche se portent à l'œil droit, et réciproquement ; les fibres externes de chaque
nerf se rendent à l'œil correspondant.

Au-devant du chiasma se trouvent les *racines grises* des nerfs optiques (fig. 174. 8), parfaitement figurées par Vicq d'Azyr, et très

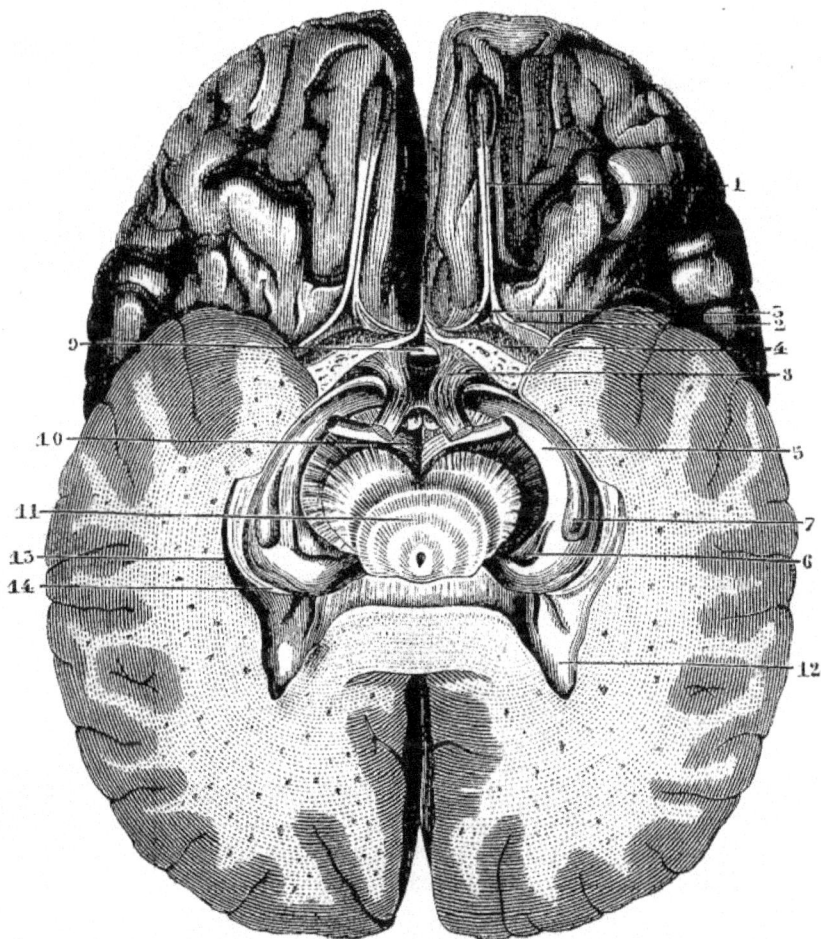

FIG. 174. — *Origine des nerfs olfactif, optique et moteur commun*
(d'après Vicq·d'Azyr et M. Foville).

1. Nerf olfactif. — 2. Racine blanche externe. — 3. Racine blanche interne. —
4. Quadrilatère perforé. — 5. Bandelette optique. — 6. Corps genouillé interne.
— 7. Corps genouillé externe. — 8. Racine grise des nerfs optiques.— 9. Com·
missure antérieure et troisième ventricule. — 10. Origine du nerf moteur oculaire commun. — 11. Coupe de la protubérance annulaire au niveau des pédoncules cérébraux. — 12. Prolongement postérieur des ventricules latéraux. —
13. Origine du prolongement sphénoïdal des ventricules latéraux. — 14. Bandelette demi-circulaire.

bien décrites par M. Foville. Cette racine est une dépendance de la masse grise qui revêt la face interne des couches optiques ; elle est très apparente quand on renverse le chiasma d'avant en arrière ; elle se présente alors sous la forme d'une lamelle grise quadrilatère qui répond par son bord supérieur au bec du corps calleux et au quadrilatère perforé. La substance grise est recouverte par un feuillet de la pie-mère ; lorsqu'on a enlevé ce feuillet fibro-vasculaire, on voit deux espèces de pyramides dont les sommets se rendent aux angles antérieurs du chiasma, et entre ces deux pyramides on trouve un espace plus ou moins circulaire à travers lequel on voit le troisième ventricule et la commissure cérébrale antérieure. M. Cruveilhier désigne cette substance grise sous le nom de *plancher du troisième ventricule*, Gerdy sous le nom de *carré sus-optique*.

Des angles antérieurs du chiasma partent deux cordons nerveux cylindriques, les *nerfs optiques*, qui se dirigent en avant et en dehors, pénètrent dans la cavité orbitaire où nous les étudierons plus tard.

MOTEUR OCULAIRE COMMUN (*nerf de la troisième paire*).

Ce nerf, qui se distribue à presque tous les muscles de l'orbite, naît de la face interne du pédoncule cérébral (fig. 174. 10, et 175. 3), entre les tubercules mamillaires et la protubérance annulaire. Embrassé par les artères cérébrale postérieure et cérébelleuse supérieure, il se porte en haut, en avant et en dehors, et pénètre dans l'orbite par la fente sphénoïdale, après avoir passé dans un canal qui lui est propre au-dessous de l'apophyse clinoïde postérieure, dans l'épaisseur de la paroi externe du sinus caverneux où il s'anastomose avec la branche ophthalmique de Willis et le grand sympathique.

PATHÉTIQUE (*nerf de la quatrième paire*).

Destiné exclusivement au muscle grand oblique de l'œil, il naît en arrière des tubercules quadrijumeaux, du ruban de Reil, au moment où ce faisceau disparaît sous les tubercules *testes* sur le frein de la valvule de Vieussens, d'où il se détache avec la plus grande facilité (fig. 175. 4).

De là il se porte directement en dehors et en bas, contourne le pédoncule cérébral, puis se porte en avant et en dedans vers l'apophyse clinoïde postérieure, passe dans un petit canal que lui présente la dure-mère, s'anastomose avec la branche ophthalmique, et envoie un filet qui se dirige d'avant en arrière et va se jeter dans la tente du cervelet. M. Longet considère ce filet comme fourni par la branche ophthalmique de Willis. Bientôt il entre dans l'orbite par la partie la plus interne de la fente sphénoïdale.

TRIJUMEAU OU TRIFACIAL (*nerf de la cinquième paire*).

Entre la partie supérieure et interne du pédoncule cérébelleux moyen et la protubérance annulaire (fig. 175. 5), sort un gros tronc nerveux formé de deux portions, l'une plus volumineuse, *portion sensitive*, l'autre *motrice* : ce sont les deux racines du nerf trijumeau.

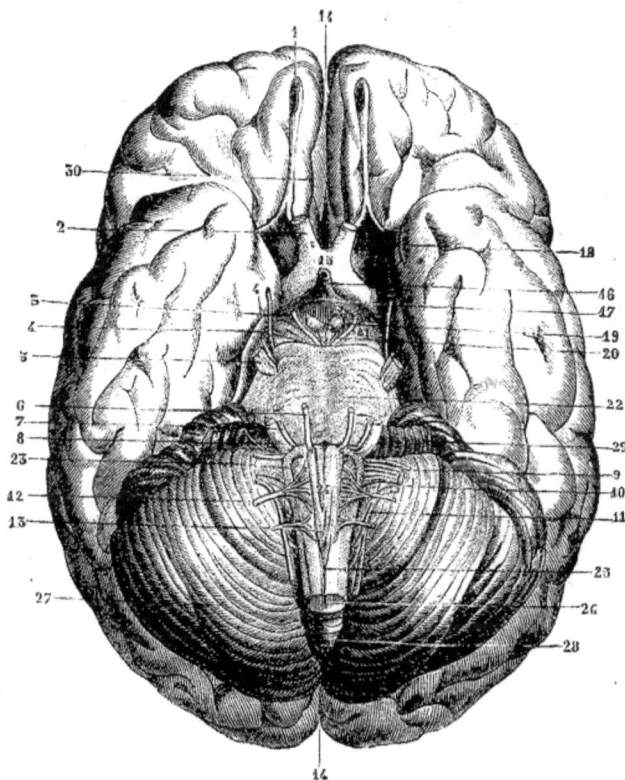

FIG. 175. — *Surface inférieure du cerveau et origine apparente des nerfs rachidiens.*

1. Nerf olfactif. — 2. Nerf optique. — 3. Nerf moteur oculaire commun. — 4. Nerf pathétique. — 5. Nerf trijumeau. — 6. Nerf moteur oculaire externe.— 7. Nerf facial. — 8. Nerf auditif. — 9. Nerf glosso-pharyngien. — 10. Nerf pneumogastrique. — 11. Nerf spinal. — 12. Nerf grand hypoglosse. — 13. Nerf de la première paire cervicale. — 14,14. Scissure interloculaire. — 15. Chiasma des nerfs optiques. — 16. Infundibulum. — 17. *Tuber cinereum.* — 18. Quadrilatère perforé. — 19. Tubercules mamillaires. — 20. Espace perforé interpédonculaire. — 21. Pédoncules du cerveau. — 22. Protubérance annulaire. — 23. Olive. — 24. Pyramide antérieure. — 25. Entrecroisement des pyramides. — 26. Moelle épinière. — 27. Cervelet. — 28. Vermis inférieur. — 29. Lobule du pneumogastrique. — 30. Circonvolution olfactive.

La *racine sensitive* naît du bulbe rachidien entre le faisceau latéral et les corps restiformes, avec lesquels elle semble se confondre ; traverse la protubérance dont elle est parfaitement distincte, et sort du cerveau dans le point que nous avons indiqué. La *racine motrice* ne peut être que très difficilement suivie au delà de son point d'émergence. M. Longet pense qu'elle prend son origine du faisceau latéral de la moelle qui pénètre dans la protubérance et donne plus tard naissance au nerf pathétique.

Au moment où elles sortent du cerveau, ces deux portions sont accolées l'une à l'autre sans cependant échanger ensemble des filets nerveux ; de là ce nerf se porte en haut, en dehors et en avant, se loge dans une dépression qu'on trouve sur le bord supérieur du rocher où il forme un renflement recouvert par la dure-mère et désigné sous le nom de *ganglion de Gasser*. Ce ganglion paraît exclusivement formé par l'entrecroisement et l'élargissement des fibres de la racine sensitive et par de la substance grise, la racine motrice ne fait que s'y accoler. De sa convexité dirigée en avant et en dehors partent trois branches qui sont, d'avant en arrière et de haut en bas, 1° la *branche ophthalmique* de Willis, 2° le *nerf maxillaire supérieur*, 3° le *nerf maxillaire inférieur*.

MOTEUR OCULAIRE EXTERNE (*nerf de la sixième paire*).

Exclusivement destiné au muscle droit externe de l'œil, ce nerf naît par plusieurs racines de la pyramide antérieure (fig. 175. 6) ; plusieurs filets qui paraissent venir de la protubérance annulaire peuvent être suivis jusqu'aux faisceaux que les pyramides envoient dans cet organe. Il sort du cerveau dans le sillon qui sépare la protubérance annulaire des pyramides, se met en rapport avec l'artère cérébelleuse antérieure et inférieure, se porte en avant, en haut et en dehors, passe par un canal particulier dans le sinus caverneux où il reçoit quelques filets anastomotiques du grand sympathique, et pénètre dans le crâne par la fente sphénoïdale au-dessous de la veine ophthalmique.

FACIAL ET AUDITIF (*nerf de la septième paire*, Willis ; *nerfs de la septième et de la huitième paire*, Sœmmering.

La septième paire est formée de deux nerfs distincts, la *portion dure*, ou nerf facial, la *portion molle*, ou nerf auditif.

Le *nerf facial* sort au niveau de la fosse de l'éminence olivaire de Vicq d'Azyr par plusieurs racines partant du faisceau latéral de la moelle qui se prolonge dans le bulbe rachidien ; son point d'émergence, au delà duquel il est fort difficile de le suivre, est situé entre le bord postérieur et externe de la protubérance annulaire, en avant et en dehors des olives et des corps restiformes (fig. 175. 7).

Le *nerf auditif* paraît en dehors et en arrière du nerf facial (fig. 175. 8), au côté postérieur et interne de la portion libre la plus externe du pédoncule cérébelleux ; il naît par deux racines, l'une rubanée grisâtre qui passe en arrière du corps restiforme, l'autre plus arrondie, plus dense, qui passe au-devant de lui ; ces fibres paraissent s'implanter dans l'épaisseur de la substance grise qui revêt la face postérieure du bulbe, et, après avoir embrassé le corps restiforme, elles se réunissent en un cordon nerveux qui s'accole au bord externe du nerf facial ; presque toujours les fibres du nerf acoustique se continuent avec les stries blanches qu'on remarque sur la paroi antérieure du quatrième ventricule.

Réunis ensemble, les nerfs facial et auditif se portent en avant, en dehors et en haut vers le conduit auditif interne, où ils s'engagent chacun par une ouverture spéciale.

GLOSSO-PHARYNGIEN, PNEUMOGASTRIQUE, SPINAL (*nerfs de la huitième paire*, Willis ; *nerfs des neuvième, dixième et onzième paires*, Sœmmerring.

La huitième paire est formée de trois nerfs, qui sont : le *glosso-pharyngien*, le *pneumogastrique* et le *spinal*, ou *accessoire* de Willis

Le *glosso-pharyngien* naît par cinq ou six filets, en arrière du corps olivaire, dans la direction d'une ligne qui prolongerait supérieurement le cordon antéro-latéral de la moelle ; sa racine supérieure est située immédiatement au-dessous du nerf acoustique ; sa racine inférieure, qui est plus considérable, est parallèle et contiguë aux racines du nerf pneumogastrique (fig. 175. 9).

Le *nerf pneumogastrique* naît, par huit ou dix radicules, sur les parties latérales et supérieures du bulbe rachidien, immédiatement au-dessous du glosso-pharyngien, entre le faisceau innominé du bulbe et le corps restiforme, sur la direction d'une ligne qui prolongerait jusqu'à la protubérance le sillon collatéral postérieur de la moelle (fig. 175. 10).

Le *nerf spinal* naît des deux tiers supérieurs de la portion cervicale de la moelle, *racines médullaires*, et de la moitié inférieure du bulbe rachidien, *racines bulbaires*.

Les *racines médullaires* apparaissent entre les racines antérieures et les racines postérieures des quatre ou cinq premiers nerfs cervicaux, plus près des racines postérieures que des antérieures.

Les *racines bulbaires* naîtraient, suivant la plupart des anatomistes, sur la direction d'une ligne qui prolongerait le sillon collatéral postérieur de la moelle. M. Sappey a constaté que les racines bulbaires du spinal sont implantées sur l'origine du faisceau latéral ou intermédiaire du bulbe, et qu'elles s'éloignent plus que les racines médullaires du sillon collatéral postérieur. C'est donc à tort, ajoute-t-il, que l'origine motrice de ces racines a paru contestable, elles proviennent bien manifestement du cordon antéro-latéral de la moelle (fig. 175. 11 ; fig. 187. 19 et 20).

68.

Le nerf spinal, très grêle à son extrémité inférieure, se porte verticalement en haut en s'éloignant de la moelle épinière et en grossissant au fur et à mesure qu'il reçoit de nouveaux filets, pénètre dans le crâne par le trou occipital, décrit une courbe à concavité inférieure pour sortir du crâne avec le pneumogastrique, en dedans et en arrière duquel il se place, par le trou déchiré postérieur.

Le pneumogastrique et le glosso-pharyngien se portent horizontalement en dehors et sortent du crâne par le trou déchiré postérieur, le premier en se réunissant avec le spinal, le second par une petite ouverture particulière.

GRAND HYPOGLOSSE (*nerf de la neuvième paire*, Willis ; *nerf de la douzième paire*, Sœmmering*).

Ce nerf naît du sillon qui sépare les olives des pyramides antérieures par une série linéaire de filets qui se réunissent, s'enveloppent de névrilème, se portent horizontalement en dehors, et sortent du crâne par le trou condylien antérieur (fig. 175. 12).

DES NERFS CRANIENS

DEPUIS LEUR ENTRÉE DANS LES TROUS OU LES CANAUX DE LA BASE DU CRANE, JUSQU'A LEUR TERMINAISON.

NERF OLFACTIF.

Préparation. — Ces nerfs doivent être étudiés, dans les fosses nasales, sur la face profonde de la membrane muqueuse, c'est-à-dire entre le périoste et la membrane pituitaire.

Nous avons vu quels étaient les points d'origine du nerf olfactif, comment il se comportait dans le crâne ; nous l'avons suivi jusqu'au bulbe olfactif. De la face inférieure du bulbe olfactif sortent un grand nombre de filets nerveux, qui passent par les trous de la lame criblée ; ces filets sont en nombre variable, non-seulement suivant les sujets, mais encore des deux côtés chez le même individu ; leur volume est, en général, en raison du trou qu'ils traversent ; enveloppés d'abord dans une gaîne qui leur fournit la dure-mère, ils vont se perdre entre les deux feuillets de la muqueuse des fosses nasales où ils prennent une apparence plexiforme.

Les *branches internes* se portent sur la cloison des fosses nasales, d'autant plus grêles et formant des plexus d'autant plus serrés, qu'on les examine plus inférieurement ; on peut les suivre jusqu'à la partie moyenne de la cloison (fig. 176. 1).

Les *branches externes*, plus nombreuses et plus grêles que les internes, forment des plexus plus grêles et plus serrés. Les filets postérieurs se portent sur le cornet postérieur en décrivant des anses dont la convexité regarde en avant ; les antérieurs sont verticaux ; les moyens, plus longs, se portent sur le cornet moyen, sur la face concave duquel on n'a pas pu les suivre (fig. 179. 1).

Tous ces filets paraissent se perdre dans la membrane pituitaire.

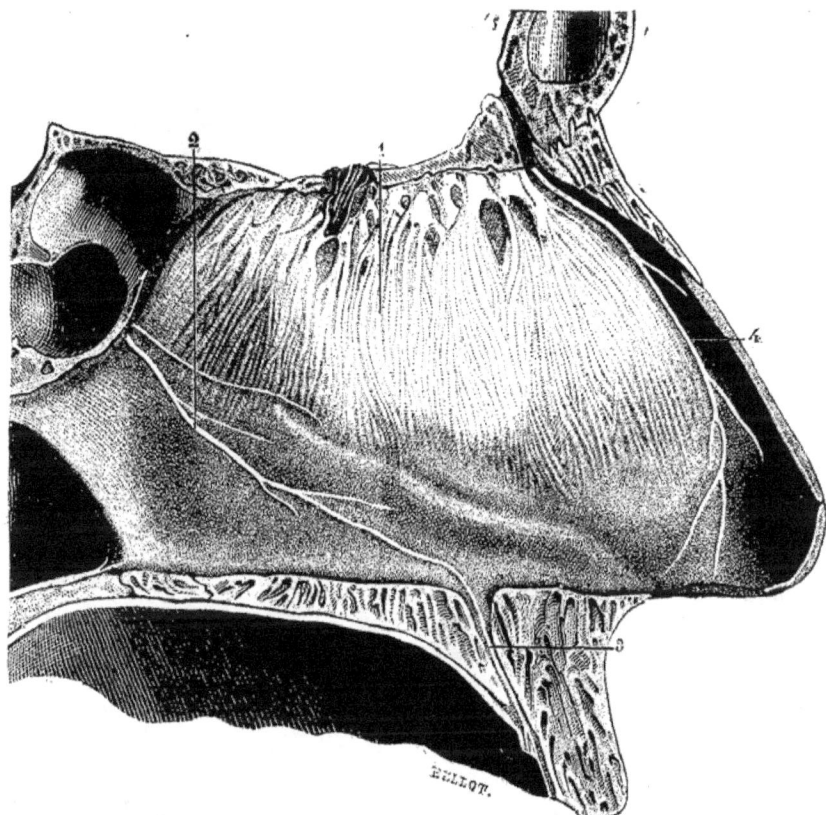

FIG. 176. — *Nerfs de la cloison des fosses nasales.*

1. Nerf olfactif; son passage à travers la lame criblée; sa distribution à la muqueuse de la cloison. — 2. Nerf sphéno-palatin interne. — 3. Son passage dans le canal palatin antérieur. — 4. Rameau du nerf ethmoïdal qui se distribue à la cloison des fosses nasales.

NERF OPTIQUE.

Préparation des nerfs de l'orbite. — Les nerfs optique, moteur oculaire externe, pathétique, la branche ophthalmique de Willis, moteur oculaire commun, contenus dans l'orbite, doivent être étudiés simultanément. La préparation que nous avons indiquée pour l'artère ophthalmique permet de découvrir tous les nerfs de l'orbite; la coupe des fosses nasales, conseillée pour étudier les branches terminales de l'artère ophthalmique permet également de suivre les rameaux de la cinquième paire qui se rendent aux fosses nasales.

A partir du chiasma, le nerf optique marche de dedans en dehors et un peu de bas en haut, s'arrondit, pénètre dans l'orbite par le trou optique, enveloppé par un prolongement de la dure-mère qui l'accompagne jusqu'au point où il se perd dans le globe de l'œil. Ce nerf se porte d'arrière en avant en décrivant une légère courbe à concavité interne, traverse la sclérotique un peu en dedans du diamètre transverse du globe de l'œil ; à son passage à travers la sclérotique, il se rétrécit un peu : ce rétrécissement paraît porter plutôt sur ses fibres que sur son enveloppe extérieure.

Il est en rapport, à son passage au trou optique, avec l'artère ophthalmique placée au-dessous de lui ; plus en avant il passe dans une gaîne qui lui est fournie par les insertions postérieures des muscles de l'orbite ; dans le reste de son étendue il est en rapport avec du tissu cellulaire très abondant ; le ganglion ophthalmique est situé à son côté externe, les nerfs ciliaires sont immédiatement en contact avec lui.

Dans l'intérieur de l'œil ses fibres primitives constituent la membrane nerveuse que nous avons décrite sous le nom de *rétine*.

NERF MOTEUR OCULAIRE COMMUN.

Arrivé dans le sinus caverneux, où nous l'avons conduit depuis son émergence des pédoncules cérébraux, le *nerf moteur oculaire commun* (fig. 177. 6) offre les rapports suivants : il se place sur la paroi externe du sinus caverneux entre l'artère carotide interne qui est en dedans, le moteur oculaire externe qui est au-dessous de lui, le pathétique et la branche ophthalmique de Willis qui sont en dehors, et le croisent à angle aigu de dehors en dedans ; puis il pénètre dans l'orbite par la partie la plus large de la fente sphénoïdale, après s'être anastomosé avec le grand sympathique et la branche ophthalmique de Willis, puis il passe avec le moteur oculaire externe et la branche ophthalmique dans une gaîne qui lui est fournie par le tendon du muscle droit externe.

Arrivé dans l'orbite, il se divise en deux branches :

1° Une *branche supérieure* (fig. 177. 7) plus petite que l'inférieure ; elle se porte en haut et un peu en dedans, se place sous la face inférieure du droit supérieur et pénètre dans ce muscle par un très grand nombre de filets. Il se détache en outre de cette branche quelques filets *internes* très grêles qui marchent parallèlement à la partie interne et postérieure du droit supérieur, et se perdent dans ce muscle ; la branche supérieure se termine en s'épanouissant dans le muscle releveur de la paupière supérieure.

2° Une *branche inférieure*, beaucoup plus grosse que la précédente, qui se porte en avant et un peu en dehors, se place entre le nerf optique qui est situé à son côté interne et le moteur oculaire externe. Elle fournit les rameaux suivants :

a. Un *rameau externe* qui longe le bord externe du muscle droit inférieur, fournit la *courte racine* du ganglion ophthalmique (fig. 177, 11), et va se jeter dans le muscle petit oblique de l'œil (fig. 177. 10) où il pénètre par la face postérieure.

b. Un *rameau moyen* situé au-dessous du nerf optique, et qui se jette dans le muscle droit inférieur (fig. 177. 9).

c. Un *rameau interne* (fig. 177. 8) qui se place en dedans du nerf optique, entre ce nerf et le muscle droit interne, dans lequel il s'épanouit.

NERF PATHÉTIQUE.

Le *nerf pathétique* (fig. 177. 12) sort du crâne par une petite ouverture de la dure-mère, sur le prolongement antérieur de la petite cir-

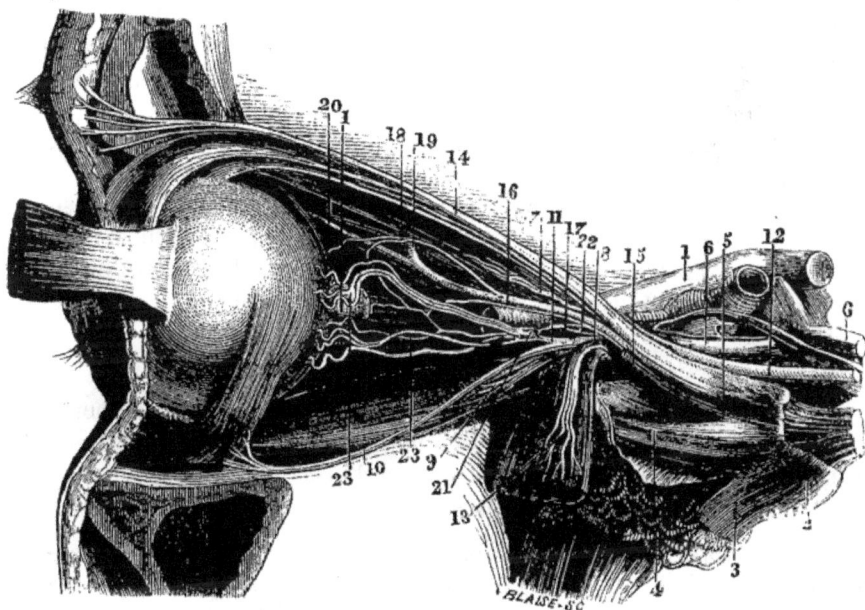

FIG. 177. — *Nerfs de l'orbite.*

1,1. Nerf optique. — 2. Ganglion de Gasser. — 3. Nerf maxillaire inférieur. — 4. Nerf maxillaire supérieur. — 5. Branche ophthalmique de Willis. — 6,6. Nerf moteur oculaire commun. — 7. Son rameau du droit supérieur et de l'élévateur de la paupière supérieure. — 8. Son rameau interne, dont un filet se porte dans le droit interne. — 9. Dans le droit inférieur. — 10. Dans le petit oblique. — 11. Rameau du ganglion ophthalmique, courte racine du ganglion. — 12. Nerf pathétique. — 13. Nerf moteur oculaire externe. — 14. Nerf frontal, branche de l'ophthalmique de Willis. — 15. Nerf lacrymal coupé. — 16. Nerf nasal. De ce rameau partent : — 17. Longue racine du ganglion ophthalmique. — 18. Nerfs ciliaires fournis par le nasal. — 19. Nerf ethmoïdal. — 20. Nerf nasal externe. — 21. Ganglion ophthalmique. — 22. Sa racine ganglionnaire. — 23,23. Nerfs ciliaires du ganglion ophthalmique.

conférence de la tente du cervelet, se place dans la paroi externe du sinus caverneux, au-dessous et en dehors du moteur oculaire commun, s'accole à la branche ophthalmique de Willis, s'anastomose avec elle, et pénètre dans l'orbite par la partie la plus large de la fente sphénoïdale parallèlement au nerf frontal ; il se place avec ce nerf sur la partie la plus élevée de l'orbite croisant obliquement le moteur oculaire commun et le muscle grand oblique de l'œil auquel il est destiné.

Les filets qui se jettent dans la tente du cervelet viennent de la branche ophthalmique de Willis et non du pathétique.

NERF TRIJUMEAU.

Nous avons vu que de la partie antérieure du ganglion de Gasser partaient les trois divisions de la cinquième paire ; ces branches sont : l'*ophthalmique* de Willis, le *nerf maxillaire supérieur*, le *nerf maxillaire inférieur* ; nous avons vu en outre que cette dernière branche était formée de deux parties : l'une, la *portion sensitive*, qui sortait d'un ganglion comme les deux branches précédentes ; l'autre, la *portion motrice*, était complétement étrangère au ganglion.

Du ganglion de Gasser partent quelques petits filets qui vont se rendre à la portion de dure-mère qui tapisse le rocher et le sphénoïde ; une d'elles accompagne l'artère méningée moyenne, et a pu être suivie par M. Cruveilhier jusqu'au sinus longitudinal supérieur.

1. BRANCHE OPHTHALMIQUE DE WILLIS.

Elle est la plus grêle des branches de la cinquième paire, se porte d'arrière en avant, un peu de bas en haut et de dehors en dedans ; au côté externe du sinus caverneux, elle se divise en trois rameaux qui pénètrent dans l'orbite par la fente sphénoïdale. Ce sont :

A. Un *rameau externe, lacrymal* (fig. 177. 15, et 178. 4). — C'est le plus grêle des trois ; il pénètre dans l'orbite par la partie la plus étroite de la fente sphénoïdale, se porte d'arrière en avant le long de la paroi externe de cette cavité, au-dessus du muscle droit interne, et arrive à la face interne ou bord postérieur de la glande lacrymale où il se divise en deux filets : l'un, *interne*, qui traverse cette glande à laquelle il fournit de nombreuses ramifications, puis franchit l'aponévrose palpébrale et se termine dans la paupière supérieure en fournissant deux ordres de filets cutanés : les *inférieurs*, ou *palpébraux*, qui se portent à la peau de la paupière ; les *supérieurs*, ou *temporaux*, qui se distribuent à la peau de la tempe. L'autre, *externe*, ou *malaire*, qui fournit quelques filets très grêles au bord externe de la glande lacrymale, à l'angle externe de l'œil, s'anastomose avec le rameau malaire du maxillaire supérieur, traverse l'os malaire et va se distribuer à la peau de la joue.

B. Un *rameau moyen*, ou *frontal* (fig. 177. 14, et 178. 3). — Plus volumineux que le lacrymal, il pénètre dans l'orbite par la partie la plus large de la fente sphénoïdale avec le nerf pathétique, marche d'avant en arrière entre le périoste et le muscle releveur de la paupière supérieure, et se sépare dans l'orbite en deux rameaux.

1° Le *frontal interne*, qui se porte en dedans, au-dessus du releveur supérieur et du grand oblique, passe au-dessus de la poulie de ce muscle et se divise dans ce point en deux sortes de filets.

a. Le *filet interne*, ou *descendant*, qui se porte de haut en bas, et de dehors en dedans, et se distribue à la paupière supérieure ; *b.* les *filets externes*, ou *ascendants*, plus volumineux que les précédents, qui se distribuent à la partie inférieure de la ligne médiane du front.

2° Le *frontal externe*, ou *sus-orbitaire* (fig. 184. 12), suit la direction primitive du nerf frontal, passe dans l'échancrure sus-orbitaire ; dès qu'il a franchi l'arcade orbitaire, il monte verticalement sur la paroi antérieure de l'os du front, fournissant des *rameaux descendants* qui vont se perdre dans la paupière supérieure, et se divisent bientôt en *rameaux internes* plus grêles, plus superficiels, qui montent entre le muscle frontal et la peau, et en *rameaux externes* plus profonds, qui montent entre le muscle et le périoste. Tous ces filets sont destinés à la peau du front et peuvent être suivis jusqu'à la suture lambdoïde ; quelques filets peuvent être suivis jusque dans le périoste.

C. Le *rameau nasal* (fig. 177. 16, et 180. 8), moins volumineux que le frontal, plus gros que le lacrymal, pénètre dans l'orbite avec le moteur oculaire commun et le moteur oculaire externe, entre les deux insertions postérieures du muscle droit externe, s'anastomose avec les nerfs moteurs oculaires commun et externe, et fournit après un trajet de 4 à 5 millimètres, la *longue racine du ganglion ophthalmique* (fig. 177. 17), et quelques *nerfs ciliaires* (fig. 177. 18). Ces filets se détachent quelquefois du nerf nasal avant son entrée dans l'orbite.

Bientôt ce nerf se porte en dedans et en avant, croise le nerf optique obliquement, gagne la paroi interne de l'orbite et se divise en deux branches.

1° Le *nasal externe* (fig. 177. 20) qui suit le trajet primitif du nerf, passe au-dessous de la poulie du grand oblique, se divise en deux branches : *a.* une *branche supérieure* qui se perd dans la paupière supérieure et dans la peau du front ; *b.* une *branche inférieure* qui sort de l'orbite plus bas que la branche précédente, envoie des rameaux à la caroncule lacrymale, au sac lacrymal et se termine dans la peau du dos du nez.

2° Le *nasal interne*, ou *ethmoïdal* (fig. 177. 19), qui se porte vers la paroi interne de l'orbite, s'engage avec l'artère ethmoïdale dans le canal orbitaire interne, arrive dans la fosse ethmoïdale, et pénètre dans les fosses nasales par la fente éthmoïdale, où, après avoir fourni un petit filet destiné aux téguments du nez, et qui passe par le petit canal de l'apophyse nasale, il se divise en deux branches : *a*. une *branche interne, nerf de la cloison des fosses nasales*, destinée à la muqueuse de la cloison des fosses nasales (fig. 176. 4) ; *b*. une *branche externe, nerf de la paroi externe des fosses nasales*, qui se porte sur la partie antérieure de la paroi externe des fosses nasales (fig. 179. 12) et se divise en trois rameaux : 1° un *postérieur* qui marche le long de la partie moyenne du cornet inférieur ; 2° un *moyen* qui se distribue à la muqueuse située entre le cornet inférieur et le plancher ; *c*. un *rameau antérieur, nerf naso-lobaire*, qui suit la direction primitive du nerf, se place derrière l'os propre du nez, puis devient perforant, passe entre cet os et le cartilage triangulaire, et se distribue à la peau du nez et au lobule.

Le nerf nasal ne s'anastomose point avec le nerf olfactif.

GANGLION OPHTHALMIQUE.

On donne ce nom à un petit renflement grisâtre, lenticulaire, situé sur le côté externe du nerf optique, à 1 centimètre environ du trou optique (fig. 177. 21, 178. 5, et 180. 4). On considère à ce ganglion quatre angles, deux *postérieurs*, l'un *supérieur* qui reçoit un rameau grêle et long du rameau nasal de la branche ophthalmique de Willis (fig. 177. 17, 178. 6, et 180. 9) ; l'autre, *antérieur*, reçoit un rameau gros et court du moteur oculaire commun (fig. 177. 11, 178. 8, et 180. 3). Ces deux rameaux constituent, le premier la *racine sensitive*, le second la *racine motrice* du ganglion. Le ganglion reçoit une troisième racine, la *racine ganglionnaire* (fig. 177. 22, et 180. 5) qui part du plexus caverneux et va se jeter directement dans le ganglion, d'autres fois dans la racine longue.

Les deux *angles antérieurs* fournissent deux faisceaux de nerfs, *nerfs ciliaires*, divisés en supérieurs et inférieurs ; ces nerfs s'anastomosent (fig. 177. 23, et 180. 10), les inférieurs du moins, avec les nerfs ciliaires fournis par le nasal, et se portent vers le globe de l'œil en formant un grand nombre de flexuosités ; ils percent la sclérotique au pourtour du nerf optique, marchent entre la sclérotique et la choroïde, se jettent dans le cercle ciliaire où ils s'anastomosent, et vont se perdre dans l'iris ; ces rameaux sont les *nerfs ciliaires courts*. Les *ciliaires longs*, au nombre de deux ou trois, naissent presque toujours du nasal ; ils se comportent comme les autres nerfs ciliaires.

II. NERF MAXILLAIRE SUPÉRIEUR.

Préparation du maxillaire inférieur et du maxillaire supérieur. — Si l'on veut étudier tout le nerf de la cinquième paire sur le même côté de la tête, nous conseillons de commencer par le maxillaire inférieur ; car, pour préparer le maxillaire supérieur, il faut sacrifier la plupart des filets du premier de ces deux troncs nerveux.

1° Incisez le cuir chevelu de la protubérance occipitale externe, à la racine du nez ; renversez les téguments de chaque côté ; détachez. en rasant l'os, la partie supérieure du muscle temporal, et renversez ce muscle latéralement ; divisez circulairement la voûte du crâne, enlevez le cerveau.

2° Divisez la face par une coupe médiane antéro-postérieure.

3° Découvrez, par le côté externe de la pièce, le nerf auriculo-temporal ; enlevez la parotide, disséquez le masséter.

4° Sciez l'arcade zygomatique et renversez-la avec le masséter de haut en bas et d'avant en arrière, en ayant soin de ne pas diviser le nerf massétérin.

5° Disséquez le nerf dentaire inférieur dans le canal dentaire, que vous mettez à découvert à l'aide de la gouge et du maillet.

6° Divisez l'apophyse coronoïde.

7° Disséquez les nerfs temporaux profonds, ptérygoïdien interne, lingual et buccal.

8° Cherchez le ganglion optique, en dedans du tronc du maxillaire inférieur au-dessous du trou ovale.

Quand le nerf maxillaire inférieur sera étudié, on procédera à la dissection du maxillaire supérieur.

1° Enlevez la paroi externe de l'orbite pour découvrir le rameau orbitaire et celui de la glande lacrymale dans cette cavité déjà ouverte pour l'étude des nerfs moteurs oculaires, branche ophthalmique.

2° Agrandissez, à l'aide du ciseau et du marteau, le trou grand rond, et découvrez le tronc du nerf dans le fond de la fosse zygomatique.

3° Cherchez, sur la partie moyenne de l'os malaire, le rameau cutané malaire.

4° Désarticulez l'os maxillaire inférieur, enlevez la grande aile du sphénoïde et une portion du temporal, et vous découvrirez le tronc du nerf et les rameaux qui vont au ganglion sphéno-palatin.

5° Ouvrez largement le conduit vidien, pour découvrir le nerf du même nom ; pour cela détachez l'apophyse ptérygoïde par sa base.

6° Disséquez les nerfs dentaires, la branche terminale du nerf sous-orbitaire, les nerfs palatins.

7° Suivez dans les fosses nasales les branches du ganglion sphéno-palatin.

Le *nerf maxillaire supérieur* (fig. 178. 12, et 181. 8) se porte d'arrière en avant et un peu de dedans en dehors, et sort du crâne par le trou grand rond, pénètre dans la fosse sphéno-maxillaire, se place dans le point où la fente sphéno-maxillaire et la fente sphénoïdale s'adossent entre elles, gagne le canal sous-orbitaire qu'il traverse dans toute sa longueur, et, à la sortie de ce canal, s'épanouit dans la peau de la joue. Aplati à son origine, ce nerf s'arrondit en sortant du trou grand rond.

Il fournit un grand nombre de branches collatérales, qui sont :

A. *Nerf orbitaire* (fig. 178. 13, et 181. 9). — Il naît du maxillaire supérieur, un peu après sa sortie du trou grand rond, passe dans une échancrure située sur le bord interne de la grande aile du sphénoïde, pénètre dans l'orbite par la fente sphéno-maxillaire, s'avance en longeant la paroi inférieure de l'orbite au-dessous du droit inférieur et du bord inférieur du droit externe, et se divise en deux rameaux :

1° Un *supérieur*, *lacrymal* (181. 10), qui se jette en partie dans la face inférieure de la glande lacrymale, en partie à la paupière inférieure ; 2° un *inférieur*, *temporo-malaire*, qui envoie deux filets, dont l'un traverse l'os malaire et se perd dans la peau qui recouvre la pommette ; l'autre pénètre dans la fosse temporale.

B. Un *rameau*, très volumineux, qui va se jeter dans le ganglion sphéno-palatin.

C. *Nerfs dentaires postérieurs* (fig. 178. 19). — Au nombre de deux, l'un supérieur, l'autre inférieur ; ils naissent souvent par un faisceau commun de la partie inférieure et externe du maxillaire supérieur, marchent d'avant en arrière, se rendent à la tubérosité maxillaire, où ils fournissent quelques rameaux qui se jettent dans les gencives et dans la muqueuse buccale ; ils envoient un filet s'anastomoser avec le dentaire antérieur dans la fosse canine ; bientôt ils s'engagent dans l'épaisseur de l'os maxillaire supérieur, fournissent quelques rameaux à la muqueuse du sinus maxillaire, s'anastomosent avec le nerf dentaire supérieur et antérieur, forment une arcade à convexité dirigée en bas, et de laquelle partent les rameaux destinés aux dents molaires et à la muqueuse des gencives.

D. *Rameau dentaire antérieur* (fig. 178. 21). — Ce nerf se détache du nerf maxillaire supérieur lorsque celui-ci est encore contenu dans le canal sous-orbitaire, passe dans un canal qui lui est particulier en s'entrelaçant autour de l'artère dentaire antérieure, se porte de dehors en dedans, puis de haut en bas, contourne l'orifice antérieur des fosses nasales ; arrivé au plancher de cette cavité, il se divise en filets *ascendants* qui vont se perdre dans la pituitaire, et en filets *descendants* qui sont destinés à la muqueuse gingivale et aux racines des dents incisives, canines et petites molaires. Ce nerf s'anastomose avec le dentaire postérieur, et forme avec lui une arcade nerveuse de laquelle partent des filets destinés aux racines des dents, de sorte que ce n'est qu'approximativement qu'on peut dire à quelles dents ils sont l'un et l'autre destinés.

Les deux nerfs dentaires fournissent encore les rameaux osseux qui se perdent dans l'os maxillaire supérieur.

E. *Sous-orbitaire* (fig. 178. 22, et 181. 12), branche terminale du nerf maxillaire supérieur. — Il se partage toujours dans ce canal en deux ou quatre filets, réunis par du tissu cellulaire, et qui, conjointement avec l'artère du même nom, sortent par le trou sous-orbitaire, derrière le muscle élévateur de la lèvre supérieure qu'il traverse. Arrivé dans ce point, ce nerf s'épanouit ; les rameaux qui résultent de cette divergence peuvent être divisés en rameaux : 1° *ascendants* ou *palpébraux,* qui se jettent dans la peau et la membrane muqueuse de la paupière supérieure ; 2° *internes* ou *nasaux,* que l'on peut diviser en trois faisceaux, l'un *supérieur,* l'autre *moyen,* l'autre *inférieur ;* ces rameaux sont destinés aux téguments du nez ; 3° *descendants* ou *labiaux ;* très nombreux, ils vont se porter aux téguments, à la muqueuse de la lèvre supérieure et aux glandes labiales, s'entrecroisant avec les filets du facial (fig. 184. 13).

GANGLION SPHÉNO-PALATIN OU DE MECKEL.

Du bord inférieur du nerf maxillaire supérieur, lorsqu'il est encore contenu dans la fosse sphéno-palatine, part un gros filet, quelquefois

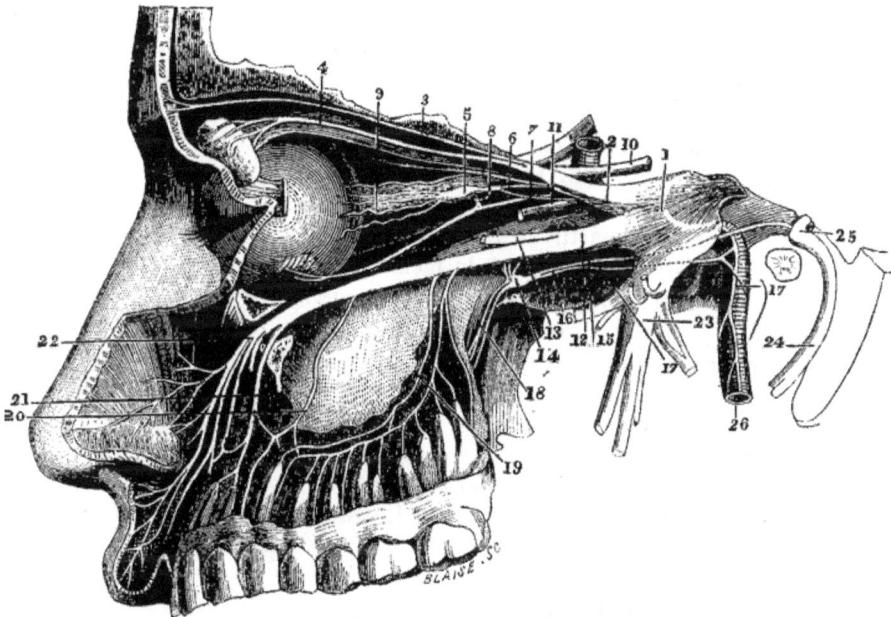

Fig. 178. — *Branche ophthalmique de Willis et nerf maxillaire supérieur.*

1. Ganglion de Gasser. — 2. Branche ophthalmique de Willis. — 3. Son rameau frontal. — 4. Son rameau lacrymal. — 5. Ganglion ophthalmique. — 6. Sa racine sensitive, rameau grêle et long, fourni par la branche ophthalmique de Willis. — 7. Sa racine ganglionnaire. — 8. Sa racine motrice, fournie par le rameau du moteur oculaire commun se rendant au muscle petit oblique. — 9. Nerfs ciliaires. — 10. Nerf moteur oculaire commun. — 11. Nerf moteur oculaire externe, coupé. — 12. Nerf maxillaire supérieur. — 13. Nerf orbitaire, fourni par le maxillaire supérieur. — 14. Ganglion sphéno-palatin. — 15. Grand nerf pétreux superficiel. — 16. Nerf vidien. — 17. Son rameau carotidien. — 18. Nerfs palatins. — 19. Rameaux dentaires postérieurs et supérieurs. — 20. Petit nerf dentaire antérieur. — 21. Grand nerf dentaire antérieur. — 22. Nerf sous-orbitaire. — 23. Nerf maxillaire inférieur. — 24. Nerf facial. — 25. Ganglion géniculé. — 26. Artère carotide interne.

deux ou trois filets nerveux qui se jettent dans un ganglion sphéno-palatin ; cette branche est la racine sensitive du ganglion.

Ce ganglion (fig. 178. 14, et 181. 11) est un renflement grisâtre, variable par son volume et par sa forme, situé à 5 ou 6 millimètres au-dessous du nerf maxillaire supérieur, en dehors du trou sphéno-palatin, au-devant du trou vidien.

Comme tous les ganglions, il présente trois racines : la racine sensitive, la racine motrice, la racine ganglionnaire ; et il fournit des rameaux sensitifs et moteurs.

1° La *racine sensitive* est, comme nous l'avons vu, fournie par le maxillaire supérieur ; elle est formée quelquefois par deux ou trois filets qui se portent en bas, un peu en dedans et en arrière, et aboutissent à la partie supérieure du ganglion. Le plus grand nombre des filets qui partent de cette branche ne pénètrent pas dans le ganglion, et forment la plus grande partie des nerfs palatins et sphéno-palatins.

2° La *racine motrice* du ganglion sphéno-palatin lui est fournie par le rameau crânien du nerf vidien, la *racine ganglionnaire* par le rameau carotidien du même nerf.

Le *nerf vidien* (fig. 178. 16, et 179. 6) est généralement décrit comme un des filets fournis par le ganglion de Meckel. Quel que soit le point dont on fasse partir ce filet nerveux, il n'en est pas moins démontré qu'il fait communiquer le facial avec le ganglion sphéno-palatin ; peu importe donc le point dont nous ferons partir la description.

Né en arrière du ganglion sphéno-palatin, ce nerf se porte horizontalement en arrière, s'engage dans le conduit vidien ou ptérygoïdien, traverse la substance cartilagineuse du trou déchiré antérieur et se divise en deux rameaux.

a. *Rameau supérieur*, ou *crânien*, *grand nerf pétreux superficiel* (fig. 178. 15 ; 181. 13, et 185. 13). — Il pénètre dans le crâne entre le rocher et le sphénoïde, se dirige en arrière et en dehors sous la dure-mère, logé dans une gouttière que lui présente la face supérieure du rocher, pénètre par l'hiatus de Fallope, dans l'aqueduc de Fallope, où il se réunit au nerf facial qui, nous le répétons, est très probablement le tronc qui lui donne naissance.

b. *Rameau carotidien* (fig. 178. 17). — Il est plus volumineux que le rameau crânien, pénètre dans le canal carotidien, s'accole au côté externe de la carotide et se jette dans le plexus carotidien.

Ces deux nerfs sont constamment accolés dans le canal ptérygoïdien ; ils peuvent cependant être suivis isolément jusqu'au ganglion de Meckel.

Les rameaux émergents du ganglion du Meckel, sont :

1° *Nerfs palatins* (178. 18). — Ils paraissent venir plus du maxillaire supérieur que du ganglion, ils sont au nombre de trois :

a. *Nerf palatin antérieur* (179. 11). — Le plus volumineux ; il descend verticalement dans le canal palatin postérieur, où il fournit un *rameau nasal* destiné au méat moyen, au cornet moyen et au cornet inférieur (fig. 179. 9) ; arrivé à la partie inférieure du canal palatin, il fournit un ou plusieurs filets staphylins qui se perdent dans la muqueuse du voile du palais ; bientôt il se porte directement d'arrière en avant, se divise en deux branches, l'une *externe*, qui longe le bord alvéolaire supérieur et se distribue aux gencives ; l'autre *interne*, se distribue à la muqueuse et aux glandules du voile du palais.

b. *Nerf palatin moyen* (fig. 179. 10). — Le plus petit des trois nerfs palatins ; il s'engage dans un canal particulier ou dans le canal posté-

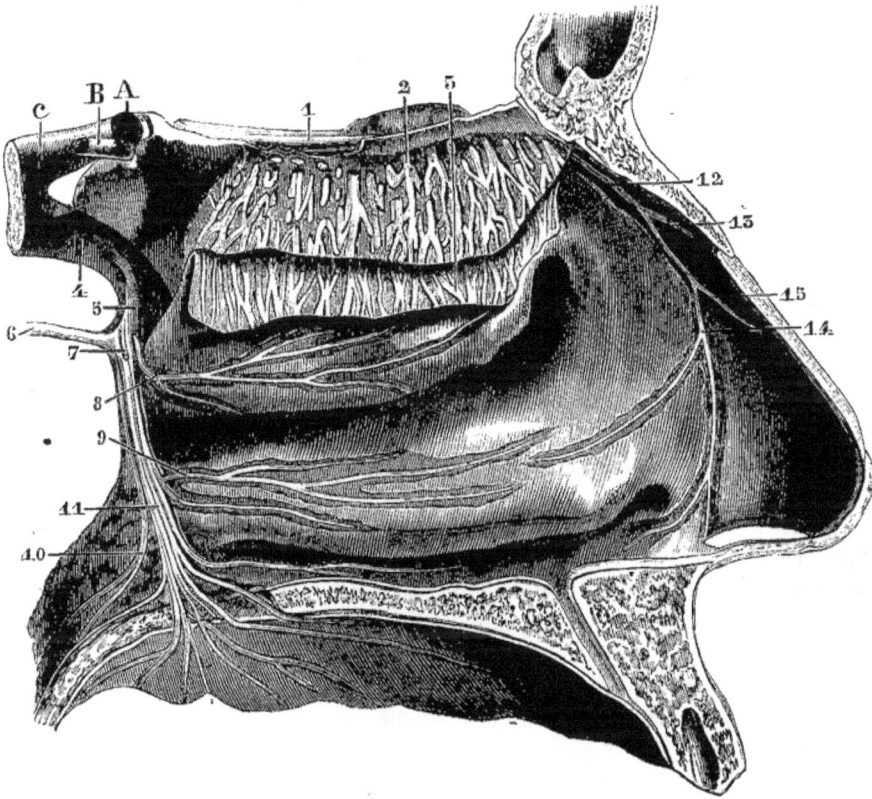

Fɪɢ. 179. — *Nerfs de la paroi externe des fosses nasales.*

A. Nerf optique. — B. Nerf oculo-moteur commun. — C. Branche ophthalmique de Willis. — 1. Nerf olfactif. — 2. Son passage à travers les trous de la lame criblée. — 3. Sa distribution à la muqueuse de la paroi externe des fosses nasales. — 4. Nerf maxillaire supérieur. — 5. Nerf ptérygo-palatin. — 6. Nerf vidien. — 7. Tronc du nerf naso-palatin. — 8. Rameau externe du nerf sphéno-palatin. — 9. Rameau nasal grand nerf palatin. — 10. Nerfs palatins, moyen et postérieur. — 11. Grand nerf palatin. — 12. Filet ethmoïdal. — 13. Tronc du rameau de la cloison. — 14. Rameau latéral des fosses nasales. — 15. Rameau externe des fosses nasales.

rieur, et se distribue à la muqueuse et aux glandules du voile du palais.

c. *Nerf palatin postérieur* (fig. 179. 10). — Il se porte d'avant en arrière dans un canal particulier, dans la muqueuse du voile du palais ; se divise en deux ordres de filets, les uns qui se jettent dans la muqueuse et dans les glandules du voile du palais ; les autres vont se rendre, ainsi que M. Longet l'a constaté, dans le muscle péristaphylin interne et palato-staphylin : ce sont les filets moteurs qui partent du ganglion de Meckel.

2° *Nerfs sphéno-palatins.* — Ils pénètrent par le trou sphéno-palatin dans les fosses nasales et se divisent en :

a. *Sphéno-palatins externes* (fig. 179. 8). — Ils se distribuent à la muqueuse qui revêt le cornet moyen.

b. *Sphéno-palatin interne* (fig. 176. 2). — Branche qui se dirige de dehors en dedans, au-devant du sinus sphénoïdal, gagne la cloison, se porte obliquement en bas et en avant, puis presque horizontalement d'arrière en avant jusqu'au niveau du canal palatin antérieur, s'engage dans ce canal (fig. 176. 3), s'adosse à son congénère en formant, d'après Hipp. Cloquet, un ganglion qui n'a jamais été retrouvé, et se distribue à la muqueuse de la voûte palatine.

3° *Nerf pharyngien.* — M. Cruveilhier le regarde comme un des sphéno-palatins externes ; il naît de la partie postérieure du ganglion sphéno-palatin, se dirige en arrière, et se distribue à la muqueuse de la partie supérieure et postérieure des fosses nasales et à la partie du pharynx qui avoisine la trompe d'Eustache.

III. NERF MAXILLAIRE INFÉRIEUR.

Le *nerf maxillaire inférieur* (fig. 180. 12 ; 181. 14 ; 182. 6, 7 ; 183. 1, et 187. 1) est la plus volumineuse des branches du trijumeau ; il est formé de deux portions distinctes dans le crâne, mais qui se réunissent sans se confondre hors de cette cavité. Ces deux portions sont : 1° une portion motrice formée par la petite racine du trijumeau (fig. 182. 7) ; 2° une portion sensitive qui part du ganglion de Gasser (fig. 180. 6), comme la branche ophthalmique de Willis et le maxillaire supérieur. Du ganglion, le maxillaire inférieur se dirige en dehors et un peu en avant, sort du crâne par le trou ovale, et se porte dans la fosse zygomatique où il donne naissance à sept branches, qui sont :

A. *Nerf massétérin* (fig. 180. 15, et 181. 20). — Il naît en dehors du maxillaire inférieur, se dirige horizontalement en arrière et en dehors, entre la fosse zygomatique et le muscle ptérygoïdien externe, se réfléchit sur l'échancrure sigmoïde du maxillaire inférieur, se jette dans le muscle masséter où il s'épuise ; il fournit dans son trajet deux petits filets, l'un le *temporal profond*, et l'autre destiné à l'*articulation temporo-maxillaire*.

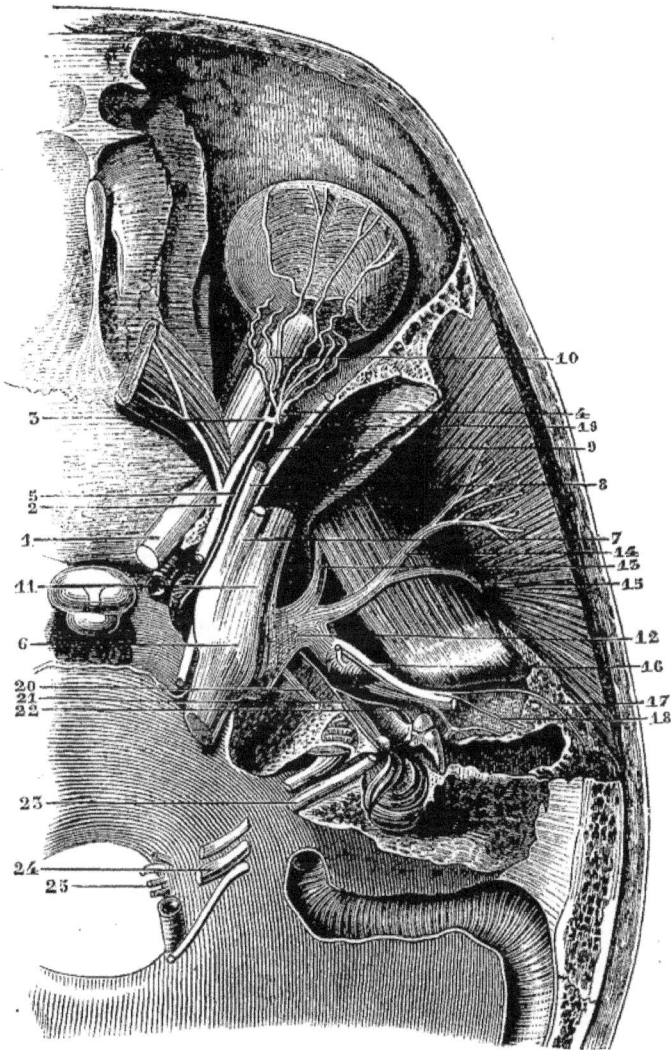

FIG. 180. — *Nerf maxillaire inférieur.*

1. Nerf optique. — 2. Nerf moteur oculaire commun. — 3. Rameau gros et court, racine motrice du ganglion ophthalmique — 4. Ganglion ophthalmique. — 5. Sa racine ganglionnaire. — 6. Ganglion de Gasser. — 7. Branche ophthalmique de Willis. — 8. Son rameau nasal. — 9. Rameau grêle et long, racine sensitive du ganglion ophthalmique. — 10. Nerfs ciliaires. — 11. Nerf maxillaire supérieur. — 12. Nerf maxillaire inférieur. — 13. Nerf buccal. — 14. Nerf temporal profond postérieur. — 15. Nerf massétérin. — 16. Nerf auriculo-temporal. — 17. Rameau du conduit auditif. — 18. Rameau temporal superficiel. — 19. Nerf moteur oculaire externe. — 20. Grand nerf pétreux superficiel, coupé. — 21. Petit nerf pétreux superficiel. — 22. Portion de la corde du tympan. — 23. Nerfs de la septième paire. — 24. Nerfs de la huitième paire. — 25. Nerf de la neuvième paire.

B. *Nerfs temporaux profonds* (fig. 180. 14).— Ils naissent comme le précédent, passent comme lui entre la paroi supérieure de la fosse zygomatique et le muscle ptérygoïdien externe, se réfléchissent de bas en haut, se placent entre l'os et le muscle temporal et s'épanouissent dans sa face profonde. Quelques filets traversent le muscle temporal, deviennent sous-cutanés et s'anastomosent avec le nerf temporal superficiel et le facial ; quelquefois un des nerfs temporaux profonds manque, il est alors remplacé par le rameau temporal du massétérin.

C. *Nerf buccal* (fig. 180. 13 ; 181. 19, et 183. 7). — Plus interne et plus antérieur que le précédent, il envoie quelques filets au muscle ptérygoïdien externe, se dirige en bas et en dedans, passe entre le ptérygoïdien externe et l'apophyse coronoïde de la mâchoire, fournit quelques filets au bord antérieur du temporal, passe entre la branche de la mâchoire et le buccinateur, et arrive à la partie postérieure de ce muscle à la surface duquel il s'épanouit en un grand nombre de filets divergents. De ces rameaux les uns sont *ascendants* et se perdent sur la peau de la région malaire et buccale ; un de ses rameaux s'anastomose avec le nerf facial derrière le canal de Sténon ; d'autres, *moyens*, se portent horizontalement dans la peau de la joue ; enfin, d'autres sont *descendants*, traversent le buccinateur, et vont se porter à la muqueuse et aux glandules buccales, quelques filets vont à la peau et à la muqueuse des lèvres. D'après M. Longet, le nerf buccal ne laisserait aucun filet dans les fibres du buccinateur ; ce muscle serait mis en mouvement par le nerf facial ; d'après M. Cruveilhier, un certain nombre de filets se perdraient dans les fibres musculaires. Quoi qu'il en soit, si le nerf buccal est un nerf mixte, les fibres motrices sont fournies par la portion qui vient de la petite racine ; les fibres sensitives viennent de la portion qui part du ganglion de Gasser.

D. *Nerf mylo-hyoïdien* (fig. 183. 3). — Décrit par presque tous les anatomistes comme une branche du nerf dentaire inférieur ; mais M. Longet a pu le décoller et le suivre jusqu'à la branche motrice du trijumeau. A partir de son origine ce nerf s'accole au dentaire inférieur ; arrivé au point où le nerf dentaire pénètre dans le canal qui lui est creusé dans le maxillaire inférieur, il l'abandonne, glisse entre l'os et le ptérygoïdien interne, bientôt s'écarte un peu de l'os, et va se perdre dans le muscle mylo-hyoïdien et le ventre antérieur du digastrique.

E. *Nerf du ptérygoïdien interne.* — Il se détache du côté interne du maxillaire inférieur, se dirige entre le ptérygoïdien interne et le péristaphylin externe et se perd dans le premier de ces muscles ; il envoie aussi un petit filet au muscle péristaphylin externe.

F. *Nerf auriculo-temporal* (fig. 180. 16 ; 181, 18 et 182. 12). — Gros filet nerveux qui naît de la partie postérieure du maxillaire infé-

rieur ; il se porte en arrière et un peu en bas, derrière le col du condyle de la mâchoire, où il se divise en deux branches.

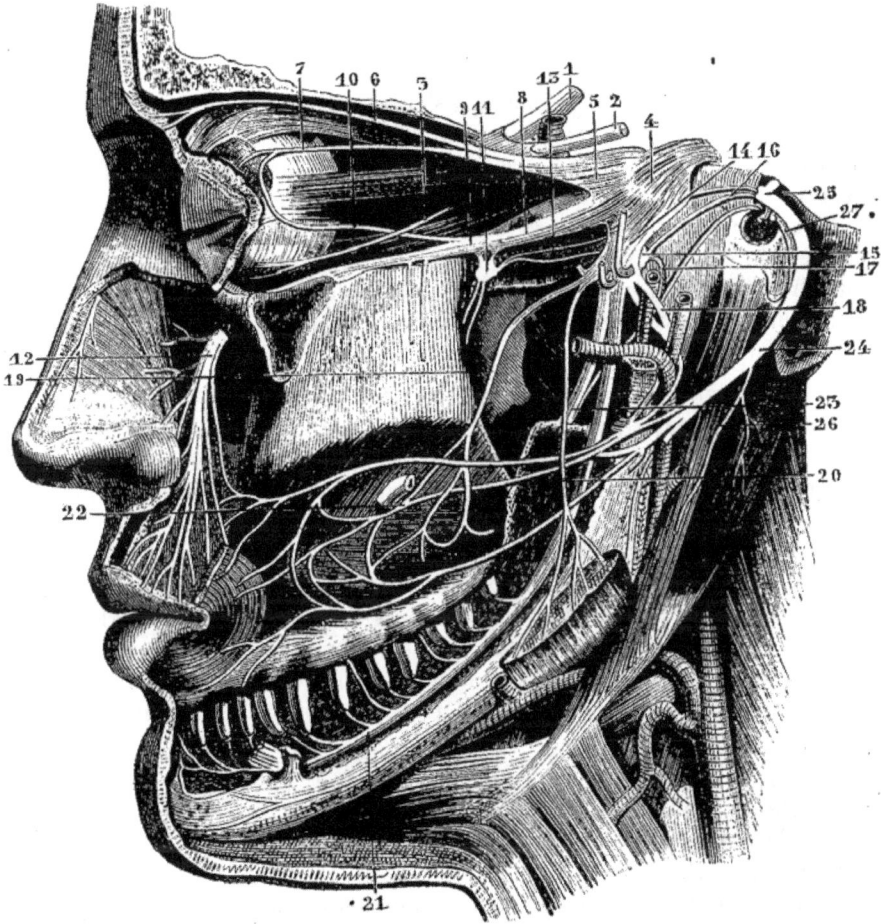

FIG. 181. — *Nerf maxillaire inférieur.*

1. Nerf optique.—2. Moteur oculaire commun.—3. Branche du moteur oculaire commun se rendant au muscle petit oblique. — 4. Ganglion de Gasser. — 5. Branche
ophthalmique de Willis.— 6. Rameau frontal.— 7. Rameau lacrymal.— 8. Nerf
maxillaire supérieur. — 9. Son rameau orbitaire. — 10. Branche qu'il fournit
à la glande lacrymale.—11. Ganglion sphéno-palatin. — 12. Nerf sous-orbitaire.
— 13. Grand nerf pétreux. — 14. Nerf maxillaire inférieur. — 15. Ganglion
otique. — 16. Petit nerf pétréux superficiel, racine motrice du ganglion otique.
—17. Racine ganglionnaire du ganglion otique sur l'artère méningée moyenne.
— 18. Nerf auriculo-temporal traversé par l'artère méningée moyenne, et
s'anastomosant avec le facial. — 19. Nerf buccal. — 20. Nerf massétérin. —
21. Nerf dentaire inférieur. — 22. Anastomoses du facial avec le buccal de la
cinquième paire. — 23. Nerf lingual. —24. Nerf facial. — 25. Ganglion géniculé.—26. Rameau du digastrique. — 27. Corde du tympan.

1° Une *branche supérieure, temporale superficielle* (fig. 180. 18),
qui se porte verticalement en haut entre le conduit auditif et l'articulation temporo-maxillaire à laquelle il envoie quelques rameaux, devient sous-cutané et se jette dans les téguments qui recouvrent la
fosse temporale ; il peut même être suivi jusque sur la peau de la tête.
Cette branche fournit au nerf facial un filet très remarquable qui ne
forme pas une anastomose, mais qui s'accole seulement (fig. 181. 18).
L'existence de ce filet explique comment quelques ramifications du
nerf facial paraissent se rendre à la peau ; elle fournit d'autres filets
destinés à la peau qui tapisse le conduit auditif externe.

2° Une *branche inférieure, auriculaire* (fig. 180. 17), qui se porte
derrière le condyle, envoie des rameaux dont les uns traversent la
glande parotide et vont se rendre au lobule de l'oreille, d'autres
s'anastomosent avec les filets auriculaires du plexus cervical dont ils
augmentent le volume.

G. *Nerf dentaire inférieur* (fig. 181. 21, et 183. 2).— Ce nerf est
la plus volumineuse des branches terminales du maxillaire inférieur,
il descend entre les deux ptérygoïdiens, puis entre le ptérygoïdien
interne et l'os maxillaire inférieur, séparé du lingual par une lame
aponévrotique, pénètre dans le canal dentaire, fournit des filets aux
dents molaires, et, arrivé au trou mentonnier, il sort du canal dentaire
et s'épanouit en un grand nombre de filets ; il prend alors le nom de
nerf mentonnier, se distribue à la peau, à la muqueuse et aux glandules de la lèvre inférieure. Avant de sortir du canal dentaire, le nerf
dentaire inférieur envoie un petit filet qui continue le trajet du tronc
nerveux, *nerf incisif*, qui se distribue à la canine et aux deux incisives.

H. *Nerf lingual* (fig. 181. 23 ; 183. 4, et fig. 187. 2).— Branche
terminale du maxillaire inférieur, moins volumineuse que la précédente. Ce nerf se porte en bas et en avant entre le ptérygoïdien externe
et le péristaphylin externe, puis entre les deux ptérygoïdiens, où il
reçoit la corde du tympan, qui s'en sépare bientôt pour se rendre au
ganglion sous-maxillaire. Après avoir franchi les ptérygoïdiens il se
trouve entre le ptérygoïdien interne et l'os maxillaire, puis entre la
mâchoire et le constricteur supérieur du pharynx ; il se place ensuite
entre la glande sous-maxillaire et la muqueuse buccale, croise le
canal de Wharton entre le mylo-hyoïdien et l'hyo-glosse, et, arrivé au
côté interne de la glande sublinguale, il pénètre dans la langue. Là
il se termine par un très grand nombre de filets qui se distribuent à la
muqueuse de cet organe dont il recouvre les deux tiers antérieurs.

Chemin faisant, il fournit quelques filets qui vont se rendre à la muqueuse du pharynx, aux gencives, aux amygdales, à la glande sous-
maxillaire, à la glande sublinguale et à la muqueuse buccale.

Ce nerf s'anastomose en arcade avec le nerf grand hypoglosse, sur
les côtés de la base de la langue.

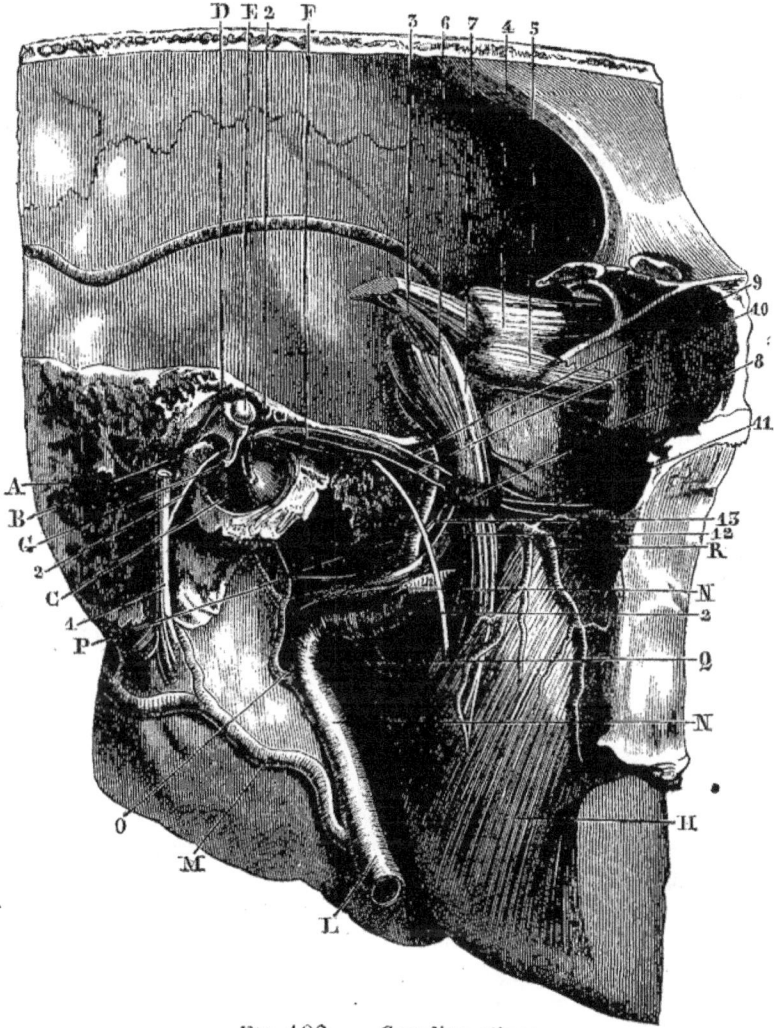

FIG. 182. — *Ganglion otique.*

A. Cellules mastoïdiennes. — B. Aqueduc de Fallope. — C. Face interne de la membrane du tympan. — D. Enclume. — E. Marteau. — F. Muscle interne du marteau. — G. Os lenticulaire. — H. Muscle ptérygoïdien interne. — L. Artère carotide externe. — M. Artère auriculaire postérieure. — N,N. Artère maxillaire interne. — O. Artère tympanique. — P. Artère méningée moyenne. — Q. Artère dentaire inférieure. — R. Artère ptérygoïdienne. — 1. Nerf facial. — 2,2,2. Corde du tympan. — 3. Nerf trijumeau. — 4,5,6. Ganglion de Gasser. — 4. Branche ophthalmique de Willis. — 5. Nerf maxillaire supérieur. — 6. Nerf maxillaire inférieur. — 7. Branche motrice du maxillaire inférieur. — 8. Ganglion otique. — 9. Petit nerf pétreux superficiel, racine motrice du ganglion otique. — 10. Nerf du muscle interne du marteau. — 11. Rameaux qui vont au voile du palais. — 12. Rameau anastomotique avec le nerf auriculo-temporal. — 13. Rameau qui se porte sur l'artère méningée moyenne, racine ganglionnaire du ganglion otique.

GANGLION OTIQUE.

Le *ganglion otique* (fig. 181. 15, et 182. 8) est un petit corps
ovale, aplati de dehors en dedans, d'une couleur rougeâtre, découvert
par Arnold. Il est situé au côté interne du nerf maxillaire inférieur,
un peu au-dessous du trou ovale et un peu au-dessus de l'origine du
nerf temporal profond ; en dedans il est couvert par l'origine de la
trompe d'Eustache et par l'origine du muscle péristaphylin externe ; il
est en rapport en arrière avec l'artère méningée moyenne, en dehors
avec le nerf maxillaire inférieur.

Comme à tous les ganglions nous lui décrirons trois racines et des
filets émergents.

La *racine motrice* serait, d'après M. Longet, fournie par un filet du
nerf facial. Ce rameau, né du facial à une légère distance de son premier coude, sort de l'aqueduc de Fallope par un orifice particulier, se
loge parallèlement au grand nerf pétreux dans la petite rigole du
rocher, passe par un trou qui lui est propre entre le trou ovale et le
trou sphéno-épineux, et aboutit à l'extrémité postérieure du ganglion
otique. M. Longet appelle ce nerf *petit nerf pétreux*. Dans son trajet
il reçoit un petit filet du rameau de Jacobson, le *petit nerf pétreux
superficiel*, qui s'accole au petit nerf pétreux du facial et se jette avec
lui dans le ganglion otique. Ces deux nerfs anastomosés formeraient
la racine motrice et une partie de la racine sensitive du ganglion
otique.

La *racine sensitive* est fournie encore par les rameaux qui vont du
nerf maxillaire inférieur au ganglion otique.

La *racine ganglionnaire* vient du plexus nerveux qui entoure l'artère méningée moyenne (fig. 181. 17).

D'après M. Cruveilhier les rameaux qui partent du nerf maxillaire
inférieur sortent de la partie non ganglionnaire de ce nerf, et seraient
la racine motrice du ganglion ; la racine sensitive serait formée entièrement par le petit nerf pétreux superficiel, fournie par le nerf de
Jacobson.

Le ganglion otique fournit : 1° un *filet moteur* qui se dirige en
arrière vers le muscle interne du marteau (fig. 182. 10) ; 2° des *filets
sensitifs* qui vont se rendre à la caisse du tympan, à la trompe d'Eustache, au conduit auditif interne ; ces filets s'anastomosent avec le
rameau auriculo-temporal.

GANGLION SOUS-MAXILLAIRE.

Petit ganglion découvert par Meckel, et situé entre le nerf lingual
et la glande sous-maxillaire (fig. 183. 5). Sa *racine motrice* serait,
d'après M. Longet, fournie par la corde du tympan ; sa *racine sensitive*, par des filets émanés du lingual ; sa *racine ganglionnaire*, par les

filets qui entourent l'artère faciale (fig. 183. 6). M. Cruveilhier n'a pu constater de continuité entre ce ganglion et la corde du tympan. Ces

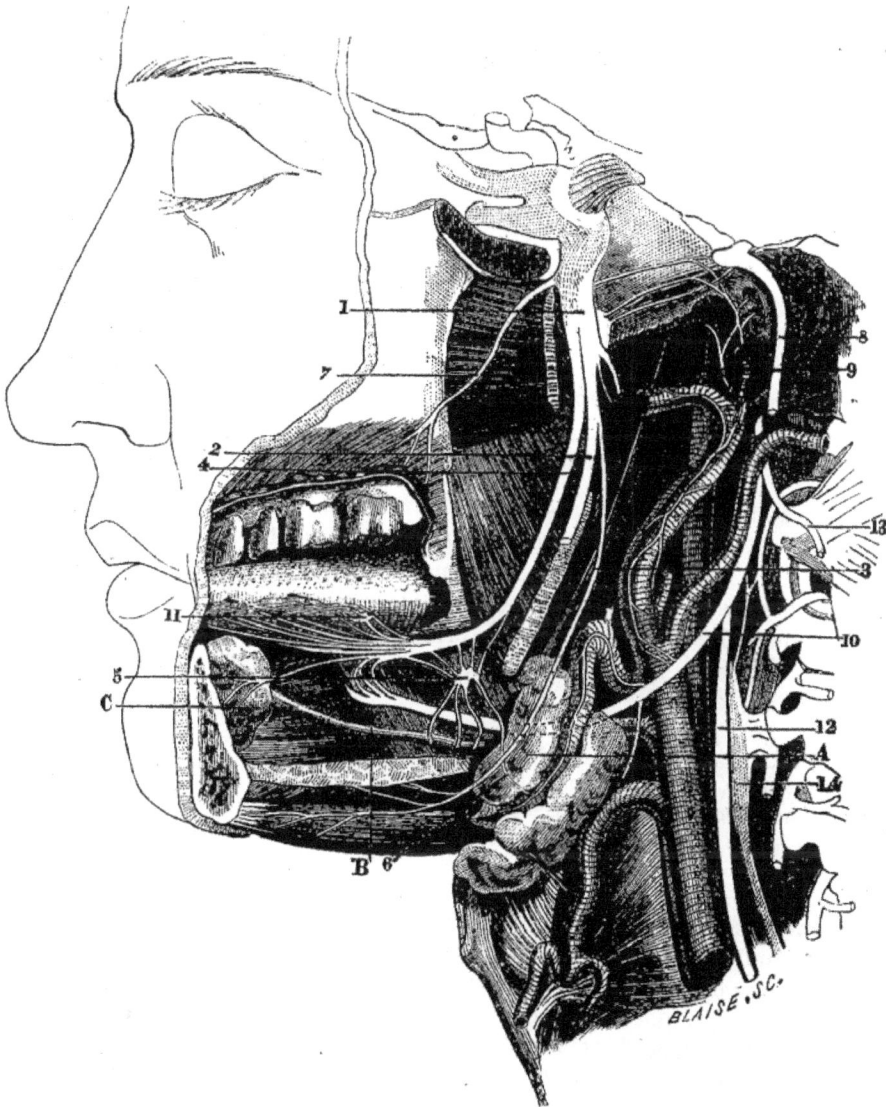

FIG. 183. — *Nerf lingual, ganglions sous-maxillaire et sublingual.*

A. Glande sous-maxillaire traversée par l'artère faciale. — B. Canal de Wharton. — C. Glande sublinguale. — 1. Nerf maxillaire inférieur. — 2. Nerf dentaire inférieur, coupé. — 3. Rameau mylo-hyoïdien. — 4. Nerf lingual. — 5. Ganglion sous-maxillaire. — 6. Sa racine ganglionnaire recouvrant l'artère faciale. — 7. Nerf buccal. — 8. Nerf facial, coupé. — 9. Nerf de Jacobson.— 10. Nerf hypoglosse. — 11. Ganglion sublingual. — 12. Nerf pneumogastrique. — 13. Nerf spinal. — 14. Nerf grand sympathique.

racines pénètrent par l'extrémité postérieure du ganglion ; de son
extrémité antérieure partent en haut des filets qui vont se rendre au
nerf lingual ; de sa partie moyenne des *filets moteurs* qui vont se
rendre au canal de Wharton ; de la partie postérieure et inférieure du
ganglion, partent des filets sensitifs qui vont se rendre à la glande
sous-maxillaire.

GANGLION SUBLINGUAL.

Les filets du nerf lingual destinés à la glande sublinguale se rendent à un petit ganglion signalé par Blandin (fig. 183. 11 ; 187. 31) ;
ce petit renflement, dont l'existence n'est pas constante, est placé en
bas et en dehors de la glande sublinguale entre cet organe et l'os
maxillaire inférieur ; son filet moteur serait fourni par la corde du
tympan, son filet sensitif par le lingual, ses racines ganglionnaires
par les nerfs qui entourent l'artère sublinguale, ses filets émergents
se rendent à la glande sublinguale.

MOTEUR OCULAIRE EXTERNE.

Arrivé dans le sinus caverneux, le nerf moteur oculaire externe
(fig. 177. 13) se place contre la paroi inférieure de cette cavité en dedans
du moteur oculaire commun, communique par deux ou trois filets avec
le ganglion cervical supérieur, s'anastomose avec la branche ophthalmique de Willis ; il pénètre dans l'orbite par la partie interne de la
fente sphénoïdale et s'épanouit dans le muscle droit externe.

FACIAL.

Préparation. — Pour préparer le facial dans l'aqueduc de Fallope, il est
presque indispensable d'avoir à sa disposition une pièce qui ait macéré dans l'acide
azotique étendu d'eau. Quant aux filets superficiels, ils doivent être étudiés sur
une pièce fraîche ; leur préparation ne présente aucune difficulté.

Parvenu au conduit auditif interne le nerf facial s'engage au-dessus
et en avant du nerf acoustique avec lequel il est accolé dans une
petite étendue, dans l'orifice interne de l'aqueduc de Fallope et sort
par le trou stylo-mastoïdien qui est l'orifice externe de ce conduit ;
avant de s'engager dans l'aqueduc de Fallope on trouve à côté du
nerf facial un petit filet particulier, *nerf intermédiaire de Wrisberg.*
M. Longet le regarde comme devant fournir le petit nerf pétreux que
nous avons vu constituer la racine motrice du ganglion optique ;
Bischoff, M. Cusco, comme la racine ganglionnaire ou sensitive du
nerf facial qui, d'après cette hypothèse, présenterait deux racines
comme les paires rachidiennes.

A. *Du nerf facial dans l'aqueduc de Fallope.*

Dans l'aqueduc de Fallope, le nerf facial (fig. 181. 24) décrit

comme ce canal le trajet suivant : il se dirige transversalement de
dedans en dehors, se coude brusquement en arrière au-dessus de la
fenêtre ovale ; se coude de nouveau et devient vertical en bas ; il résulte de là que le nerf facial présente deux coudes, l'un antérieur,
l'autre postérieur.

Le coude antérieur du facial offre seul quelque intérêt ; en effet,
c'est à son niveau que ce nerf présente une intumescence ganglionnaire, *ganglion géniculé* (fig. 178. 25, et 181. 25). Il résulte des
recherches de M. Cusco (1) que le renflement du facial se présente
sous la forme d'un petit ganglion d'un gris rosé, triangulaire, à bords
curvilignes. L'angle antérieur de ce ganglion correspond à l'hiatus de
Fallope et fournit quatre ou cinq filets très déliés qui concourent à
la formation du grand nerf pétreux superficiel ; son angle interne correspond au conduit auditif interne et reçoit le rameau intermédiaire
de Wrisberg ; le troisième angle est tourné en dehors et en arrière et
descend avec le facial dans l'aqueduc de Fallope.

MM. Cusco et Robin ont examiné ce ganglion au microscope, et y
ont découvert tous les caractères des ganglions des racines sensitives
des paires rachidiennes.

Dans l'aqueduc de Fallope le nerf facial fournit les rameaux suivants :

1° *Grand nerf pétreux superficiel, ou rameau crânien du nerf
vidien* (fig. 178. 15 ; 181. 13, et 185. 13). — Nous avons décrit plus
haut le trajet du nerf vidien depuis le ganglion sphéno-palatin jusqu'au premier coude du nerf facial ; nous avons dit que ce nerf éma-
nait plutôt du facial que du ganglion de Meckel.

Contrairement à l'opinion de M. Cruveilhier qui regarde le nerf
vidien comme entièrement formé par le facial, M. Longet pense que
le nerf vidien se trouve encore composé de quelques filets qui viennent du nerf maxillaire supérieur ; cette disposition expliquerait la
sensibilité du facial à sa sortie du trou stylo-mastoïdien. De cette
manière le nerf vidien serait un nerf mixte comprenant des ramifications du facial et du trijumeau.

D'après M. Cusco le nerf vidien ne recevrait pas de filets du maxillaire supérieur, mais serait également un nerf mixte composé presque
entièrement par les filets du facial, par un rameau du grand sympathique et par un petit filet émané du nerf de Jacobson et qui correspond au petit nerf pétreux profond d'Arnold.

2° *Petit nerf pétreux superficiel* (fig. 180. 21 ; 181. 16 ; 182. 9,
et 185. 14). — Petit filet décrit par M. Longet et qu'il ne faut pas
confondre avec le petit nerf pétreux d'Arnold, émané du glosso-pharyngien avec lequel d'ailleurs il s'anastomose ; il naît du coude du
facial, sort de l'aqueduc de Fallope, est reçu dans un sillon parallèle à
celui du grand nerf pétreux, se dirige bientôt en dehors, et va se porter

(1) *Thèse inaugurale.* Paris, 1848,

au ganglion otique dont il forme le rameau moteur, et de là se jeter dans le muscle interne du marteau.

Il résulte de l'anastomose des deux petits nerfs pétreux, celui d'Arnold et celui de M. Longet, que la racine motrice du ganglion otique est un nerf mixte composé de filets du facial et du glosso-pharyngien.

3° *Filet du muscle de l'étrier.* — Petit filet qui naît de la portion verticale du facial, au niveau de la base de la pyramide et se ramifie dans le muscle de l'étrier.

4° *Corde du tympan* (fig. 182. 2, et 185. 12). — Un peu avant sa sortie par le trou stylo-mastoïdien, le facial fournit un gros filet désigné sous le nom de *corde du tympan*. Ce nerf remonte un peu dans le canal de Fallope, pénètre dans la caisse du tympan par une ouverture particulière pratiquée sur la paroi postérieure de cette cavité, en dedans de l'encadrement de la membrane du tympan; parcourt la caisse de haut en bas et d'arrière en avant, en décrivant une courbe à concavité inférieure et dont le sommet se trouve placé entre le manche du marteau et la longue branche de l'enclume; glisse sur le tendon réfléchi du muscle interne du marteau, pénètre dans un petit canal particulier parallèle et supérieur à la scissure de Glaser, et sort de la caisse par une petite ouverture située au voisinage de l'épine du sphénoïde. Hors du crâne, il marche isolément, reçoit quelquefois un ou deux filets qui viennent du ganglion otique, et ne tarde pas à s'accoler au nerf lingual, entre les deux ptérygoïdiens, puis s'en sépare et va se jeter, d'après M. Longet, dans le ganglion sous-maxillaire. D'après ce même anatomiste, la corde du tympan serait un nerf mixte formé en partie par des fibres du facial, en partie par des fibres du lingual. Rien ne démontre, dit M. Cruveilhier, que la corde du tympan se jette entièrement dans le ganglion sous-maxillaire; rien ne démontre aussi que des filets rétrogrades du lingual contribuent à former la corde du tympan. M. Cusco pense que la corde du tympan est formée entièrement par le faisceau de Wrisberg, et qu'elle se perd entièrement dans le nerf lingual, en sorte que l'on ne saurait assigner à ses fibres une autre terminaison que celle du nerf lingual lui-même.

5° *Anastomose du facial avec le pneumogastrique, rameau de la fosse jugulaire* (Cruveilhier). — Il naît du facial à peu près au même niveau que la corde du tympan, se porte dans la fosse jugulaire autour de la veine du même nom, et se jette dans le pneumogastrique au niveau de son ganglion.

6° *Anastomose avec le glosso-pharyngien.* — Ce petit rameau, dont l'existence n'est pas constante, naît du facial avant sa sortie du trou stylo-mastoïdien, se porte en bas et en dedans entre l'apophyse styloïde et la veine jugulaire interne, et s'anastomose avec le glosso-pharyngien, un peu au-dessous du ganglion d'Andersch.

B. *Branches collatérales du facial après sa sortie du trou stylo-mastoïdien.*

1° *Nerf auriculaire postérieur.* — Petit filet qui se réfléchit sur la partie antérieure de l'apophyse mastoïde et se divise en filets *ascendants* destinés aux muscles auriculaires postérieur et supérieur, en filets transverses qui se jettent dans le muscle occipital.

2° *Nerf stylo-hyoïdien.* — Ce nerf se dirige en bas, en avant et en dedans, et se jette dans le stylo-hyoïdien.

3° *Nerf mastoïdien postérieur.* — Il naît par un tronc commun avec le précédent, et se jette dans le ventre postérieur du digastrique ; il envoie quelquefois un filet anastomotique au nerf du digastrique.

4° M. Hirschfeld signale un quatrième rameau qu'il décrit sous le nom de *rameau lingual du facial.* Ce filet nerveux sort par le trou stylo-mastoïdien, longe le côté externe du muscle stylo-pharyngien et le traverse ; quelques-uns de ses filets s'anastomosent avec le glosso-pharyngien ; la plus grande partie du nerf se dirige vers la langue entre les piliers du voile du palais sous l'amygdale, et se distribue aux fibres musculaires qui sont subjacentes à la muqueuse papillaire de la langue.

C. *Branches terminales du facial.*

Après avoir reçu le filet auriculo-temporal, le facial descend obliquement de haut en bas et d'arrière en avant dans l'épaisseur de la glande parotide ; là il se divise en un certain nombre de branches.

1° *Branche temporo-faciale* (fig. 184). — Le tronc des branches temporo-faciales se porte en bas et en avant, puis en haut, décrivant une courbe à concavité supérieure, et se divise en un grand nombre de filets d'inégal volume, qui s'anastomosent fréquemment entre eux ; les plus importantes de ces branches sont : — a. *Rameaux temporaux frontaux :* ils sont ascendants, destinés aux muscles de la région temporale et du front ; ils croisent les divisions de la branche ophthalmique de Willis. — b. *Rameaux orbitaires :* destinés à l'orbiculaire des paupières, au sourcilier ; ces rameaux, en raison de leur destination, ont été divisés en *palpébraux supérieurs, moyens* et *inférieurs.* — c. *Rameaux sous-orbitaires :* divisés en *superficiels* et *profonds.* Les premiers se distribuent aux muscles superficiels de la partie supérieure de la face ; quelques filets vont se rendre à la peau de la face. M. Longet considère ces filets comme appartenant au rameau anastomotique auriculo-temporal. Les rameaux profonds se jettent dans les muscles profonds de la partie supérieure de la face, canin, élévateur profond, et s'entrecroisent avec le nerf sous-orbitaire.

2° *Branche cervico-faciale* (fig. 184). — Moins volumineuse que la précédente, elle se porte en bas et en avant dans l'épaisseur de la parotide en suivant la direction primitive du nerf, et parvenue à l'angle

70.

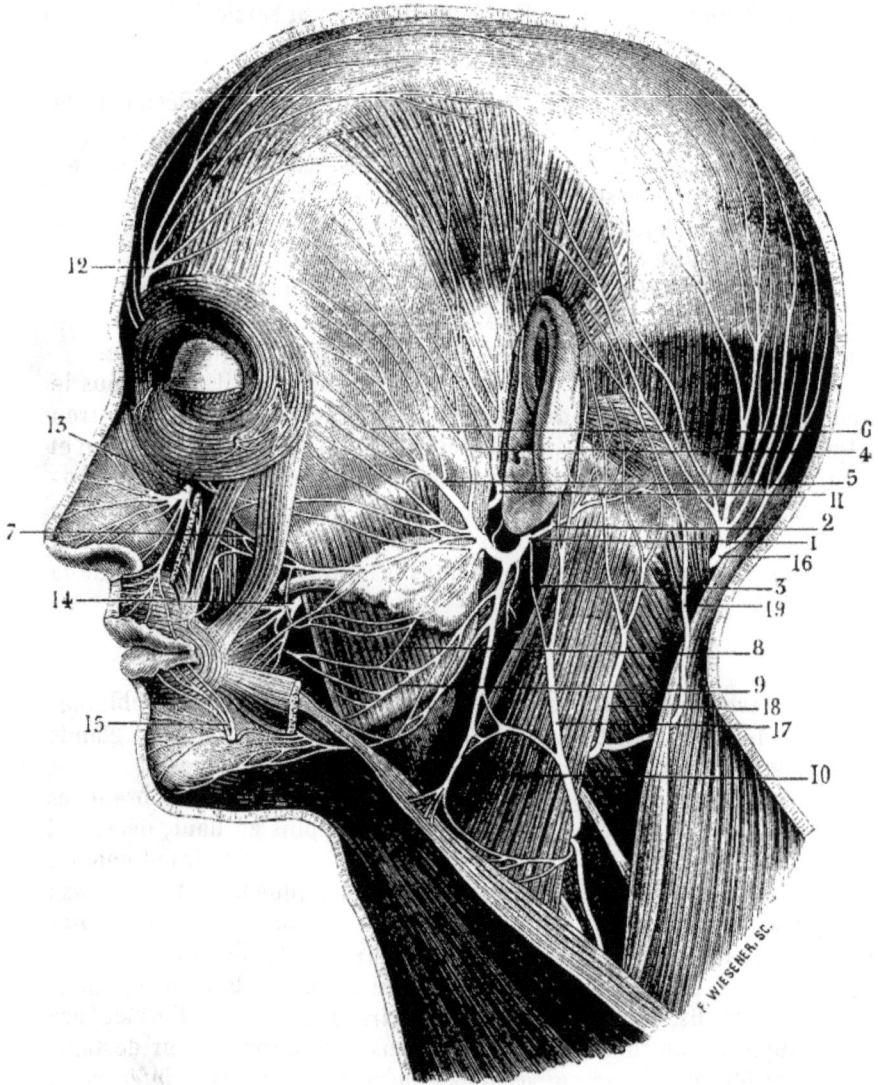

FIG. 184. — *Nerf facial.*

1. Tronc du nerf facial sortant de l'aqueduc de Fallope.— 2. Nerf auriculaire postérieur. — 3. Rameau du digastrique. — 4. Rameaux temporaux.— 5. Rameaux
frontaux. — 6. Rameaux palpébraux. — 7. Rameaux nasals. — 8. Rameaux
buccaux. — 9. Rameaux mentonniers. — 10. Rameaux cervicaux. — 11. Nerf
temporal superficiel. — 12. Nerf frontal. — 13. Rameau sous-orbitaire du
maxillaire supérieur. — 14. Rameau buccal du maxillaire supérieur. —
15. Rameaux mentonniers du nerf dentaire inférieur.— 16. Branche postérieure
de la deuxième paire cervicale.— 17. Rameau auriculaire du plexus cervical. —
18. Rameau mastoïdien du plexus cervical. — 19. Rameau cervical transverse
du plexus cervical.

de la mâchoire inférieure, elle se divise en un très grand nombre de filets, parmi lesquels nous signalerons : — a. *Rameaux buccaux*, qui se portent dans le buccinateur et s'anastomosent avec le rameau buccal de la cinquième paire. — b. *Rameaux mentonniers*, qui se portent dans les muscles de la lèvre inférieure et s'entrecroisent avec les nerfs mentonniers de la cinquième paire. — c. *Rameaux cervicaux*, destinés au peaucier, ils décrivent une courbe à concavité antéro-supérieure ; un de ces rameaux s'anastomose avec la branche cervicale transverse du plexus cervical.

Dans son trajet le facial s'anastomose fréquemment avec les nerfs rachidiens et crâniens : nous avons indiqué la plupart de ces anastomoses. Il nous reste à signaler les nombreuses anastomoses des branches terminales du facial avec les nerfs auriculo-temporal, temporal superficiel, frontal, lacrymal, malaire, sous-orbitaire, mentonnier, branches de la cinquième paire qui se rendent à la face. Ces diverses anastomoses constituent de véritables plexus désignés sous le nom de *plexus sous-orbitaire, mentonnier*, etc.

NERF AUDITIF.

Nous avons vu que ce nerf pénétrait dans le conduit auditif interne avec le facial, et qu'il présentait une espèce de gouttière pour le recevoir ; il traverse les trous de la lame criblée qui forment le fond du conduit auditif interne et pénètre dans l'oreille interne ; là il se divise en deux branches :

1° Une *antérieure*, la *branche limacienne*, de laquelle partent les filets limaciens, dont les *premiers* s'étalent à la surface de la columelle, en rayonnant et en s'anastomosant sur le premier tour de la lame spirale ; les *seconds* pénètrent dans la columelle, sortent au niveau du second tour par les trous dont l'axe est criblé, et se répandent sur le second tour de la lame spirale ; enfin, les *troisièmes*, au nombre de deux ou trois petits filets, se distribuent de la même manière sur le troisième demi-tour. Il est inutile d'ajouter que les filets d'épanouissement sont d'autant plus longs qu'ils sont plus inférieurs.

2° Une *postérieure* ou *vestibulaire*, qui se divise en trois rameaux : un plus volumineux se rend à l'utricule et aux ampoules des canaux vertical supérieur et horizontal ; un moyen est destiné au saccule ; un inférieur, plus petit, se rend à l'ampoule du canal demi-circulaire vertical postérieur. (Voyez *Oreille interne*, p. 693, et fig. 152 et 153.)

GLOSSO-PHARYNGIEN.

Préparation des nerfs glosso-pharyngien, pneumogastrique, spinal et grand hypoglosse. — Ces quatre troncs nerveux peuvent être préparés sur le même sujet ; il faut enlever, par une coupe triangulaire, la moitié postérieure du trou déchiré postérieur, détacher avec soin la veine jugulaire ; les nombreux rameaux qui partent de ces nerfs seront suivis dans les organes auxquels ils se distribuent; les racines du spinal seront découvertes dans le canal rachidien, entre les racines antérieures et les racines postérieures des premiers nerfs cervicaux.

Nous avons vu que le glosso-pharyngien tirait son origine des corps restiformes, immédiatement au-dessus des filets du pneumogastrique, et qu'il sortait par le trou déchiré postérieur dans un canal ostéo-fibreux qui lui est propre, et situé en avant de celui du pneumogastrique et du spinal.

Dans son passage à travers ce canal, le nerf glosso-pharyngien présente un renflement ganglionnaire désigné sous le nom de *ganglion pétreux, ganglion d'Andersch.*

De la partie supérieure et interne de ce ganglion, part un petit filet nerveux désigné sous le nom de *rameau de Jacobson, rameau d'Andersch* (fig. 185. 3, et 187. 5), qui s'engage dans un petit canal particulier situé sur la crête de séparation, que l'on aperçoit entre la fosse jugulaire et le canal carotidien en dehors de l'aqueduc de Fallope. Ce petit nerf est dirigé en haut et en arrière, pénètre jusque dans la caisse du tympan, arrive sur le promontoire, où il se loge dans un sillon que nous avons déjà décrit, et se divise en six filets; ce sont : 1° le filet de la fenêtre ronde (fig. 185. 4) ; 2° celui de la fenêtre ovale (fig. 185. 5) ; 3° un filet qui s'anastomose avec le plexus carotidien (fig. 185. 9) ; 4° un filet qui se porte à la muqueuse de la

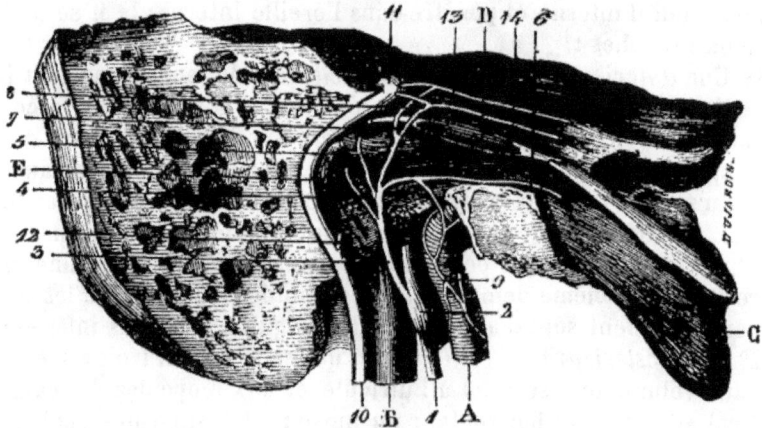

FIG. 185. — *Rameau de Jacobson.*

1. Nerf glosso-pharyngien. — 2. Ganglion d'Andersch. — 3. Rameau de Jacobson ou d'Andersch. — 4. Filet de la fenêtre ronde. — 5. Filet de la fenêtre ovale. — 6. Filet de la trompe d'Eustache. — 7. Filet anastomotique avec le grand nerf pétreux. — 8. Filet anastomotique avec le petit nerf pétreux. — 9. Filets carotidiens. — 10. Nerf facial. — 11. Coude du facial, ganglion géniculé. — 12. Origine de la corde du tympan. — 13. Grand nerf pétreux. — 14. Petit nerf pétreux. — A. Artère carotide interne. — B. Veine jugulaire interne. — C. Trompe d'Eustache. — D. Muscle interne du marteau. — E. Muscle de l'étrier.

trompe d'Eustache (fig. 185. 6) ; 5° un filet se porte en haut, devient horizontal et s'anastomose avec le petit nerf pétreux superficiel (fig. 185. 8) ; 6° un filet qui s'anastomose avec le grand nerf pétreux superficiel, et va se rendre au ganglion optique (fig. 185. 7).

Au niveau du ganglion d'Andersch, le glosso-pharyngien s'anastomose : 1° avec le *facial* par un filet qui se porte en bas et en dedans entre l'apophyse styloïde et la veine jugulaire interne ; 2° avec le *pneumogastrique* et peut-être avec le *spinal ;* 3° avec les *filets carotidiens* du grand sympathique.

Au-dessous du trou déchiré postérieur, le glosso-pharyngien se comporte de la manière suivante : il se dirige en bas, en dedans et en avant de la carotide interne et en arrière des muscles styliens, puis entre le stylo-pharyngien et le stylo-glosse ; passe entre les piliers du voile du palais, en dehors de l'amygdale, et gagne la partie supérieure de la base de la langue dans laquelle il se termine.

Dans son trajet, il fournit les filets suivants :

1° *Rameau du digastrique et du stylo-pharyngien* (fig. 187. 10). — Il naît sur la partie externe du glosso-pharyngien ; il paraît venir de l'anastomose du facial.

2° *Filets carotidiens.* — Ils se portent sur l'artère carotide ; quelques-uns vont au ganglion cervical supérieur ; d'autres s'anastomosent avec le nerf cardiaque superficiel ; ils forment un plexus appelé *inter-carotidien* (fig. 187. 7).

3° *Rameaux pharyngiens* (fig. 187. 9). — Au nombre de deux ou trois, ils forment, avec les filets du grand sympathique, du pneumogastrique et du spinal, le *plexus pharyngien ;* ils paraissent destinés à la muqueuse du pharynx.

4° *Rameaux tonsillaires.* — Ils sont destinés aux amygdales et à la muqueuse du voile du palais ; si quelques filets se distribuent aux glosso-staphylin et pharyngo-staphylin, ils paraissent venir de l'anastomose du facial.

5° *Rameaux linguaux, branches terminales du glosso-pharyngien* (fig. 187. 11). — Au nombre de trois, ils s'engagent, à la base de la langue, au-dessous de la muqueuse, et se distribuent à toute la partie de cette membrane située en arrière du V de la langue. Les filets les plus externes s'avancent un peu plus, et se perdent sur les côtés de la langue.

PNEUMOGASTRIQUE.

Nous avons vu que le pneumogastrique prenait son origine du bulbe rachidien sur les corps restiformes, dans le sillon qui faisait suite à la ligne des racines postérieures de la moelle, et que de là il s'engageait dans le trou déchiré postérieur, dans le même canal que le spinal.

Le pneumogastrique se distribue aux organes de la région du cou, de la poitrine et de l'abdomen. Pour faciliter son étude nous l'exami-

nerons successivement : 1° au niveau du trou déchiré postérieur ; 2° le
long du cou ; 3° dans le thorax ; 4° dans l'abdomen.

A. *Du pneumogastrique au niveau du trou déchiré postérieur.*

1° Le pneumogastrique présente, à son passage au trou déchiré
postérieur, un renflement ganglionnaire qui a été comparé aux racines
postérieures des nerfs spinaux : de ce ganglion partent des filets anastomotiques : 1° avec le *ganglion d'Andersch*, 2° avec le *ganglion
cervical supérieur*, 3° avec le *nerf facial*. (Voy. *Nerf facial.*)

2° A sa sortie du trou déchiré postérieur, il présente un second ganglion, *ganglion olivaire* de Fallope, *plexus gangliforme* de Willis, où
il reçoit : 1° le *rameau interne du spinal* (fig. 186. 3), qui se confond
en partie avec le pneumogastrique, et dont l'autre partie paraît simplement s'accoler au pneumogastrique et former les rameaux pharyngiens et le nerf laryngé inférieur ; nous reviendrons plus loin sur ces
filets ; 2° une *branche anastomotique avec le nerf grand hypoglosse*
(fig: 186. 2) ; 3° il communique encore dans ce point avec le ganglion
cervical supérieur.

Les anastomoses du facial, du spinal et du grand hypoglosse, avec
le pneumogastrique, sont de la plus grande importance ; elles expliquent comment le nerf pneumogastrique qui, à son origine, est exclusivement sensitif, devient mixte par l'addition de ces filets anastomotiques. Enfin les anastomoses du pneumogastrique avec les ganglions
cervicaux et thoraciques du grand sympathique doivent être regardées
comme les racines végétatives de ce nerf qui offre le type des nerfs
mixtes, puisque par l'addition successive de ces filets nerveux il se
distribue à des fibres musculaires, à des viscères, et qu'il préside à la
sensibilité de ces organes.

B. *Du pneumogastrique le long du cou.*

Dans cette région le pneumogastrique est séparé de la colonne vertébrale par les muscles prévertébraux ; il est situé en dehors du pharynx et de l'œsophage, entre la carotide primitive qui est en dedans et
la veine jugulaire interne qui est en dehors ; il est un peu en arrière de
ces deux vaisseaux, et renfermé dans la même gaîne fibreuse que
l'artère ; le nerf grand sympathique lui est externe et postérieur. Il
fournit les branches suivantes :

1° *Rameau pharyngien* (fig. 186. 4). — Il vient à la fois du
pneumogastrique et du rameau anastomotique du spinal, fournit
quelques rameaux qui se portent sur la carotide, s'anastomose avec
le glosso-pharyngien et avec des filets émanés du ganglion cervical
supérieur, forme le plexus pharyngien et se distribue aux muscles
constricteurs supérieur et moyen et à la muqueuse pharyngienne.

2° *Nerf laryngé supérieur* (fig. 186. 5, et 187. 14).— Il naît sur

le côté interne du pneumogastrique ; son origine est tout à fait indépendante du rameau anastomotique du spinal. Ce nerf se dirige en
bas, en avant et en dedans, derrière les carotides, sur les côtés du
pharynx, gagne la membrane hyo-thyroïdienne, passe au-dessus du
constricteur du pharynx et se termine dans la muqueuse du larynx.
Dans son trajet il se divise en deux branches :

a. *Rameau laryngé externe* (fig. 186. 6). — Il fournit quelques
filets anastomotiques au nerf cardiaque supérieur et au grand sympathique, envoie des rameaux au constricteur inférieur du pharynx (fig.
187. 17), au corps thyroïde et se perd dans le muscle crico-thyroïdien
(fig. 187. 16).

b. *Rameau laryngé interne* (fig. 187. 15). — Il suit le trajet que
nous avons indiqué plus haut, et, arrivé au repli aryténo-épiglottique,
s'épanouit en un grand nombre de filets : les uns, *antérieurs*, marchent en avant et se portent à l'épiglotte, aux replis glosso-épiglot-
tiques et à la base de la langue ; d'autres, *transversaux*, se portent
aux replis aryténo-épiglottiques, à la muqueuse du larynx, à celle des
cordes vocales ; d'autres, *descendants*, se distribuent à la muqueuse
qui revêt le larynx en arrière, traversent le muscle aryténoïdien auquel il n'envoie pas de filets moteurs, et se perdent sur la muqueuse
qui recouvre le larynx en dedans. Un gros filet descend verticalement
entre le cartilage thyroïde et les muscles thyro-aryténoïdien et crico-
aryténoïdien latéral, et s'anastomose avec le nerf récurrent.

3° *Nerfs cardiaques cervicaux.* — Filets doubles et multiples de
chaque côté, qui partent du pneumogastrique à une hauteur variable,
s'anastomosent avec le rameau cardiaque du grand sympathique, et
contribuent à former les plexus cardiaques.

C. *Du pneumogastrique dans le thorax.*

Les rapports du pneumogastrique dans le thorax diffèrent à droite
et à gauche.

A *droite*, il pénètre dans le thorax entre l'artère et la veine sous-
clavières, passe derrière le tronc veineux brachio-céphalique et la
veine cave supérieure, puis entre la trachée et l'œsophage, s'épanouit
derrière la racine du poumon ; se reconstitue en formant deux branches
plexiformes qui longent le côté droit de l'œsophage et se réunissent en
un seul tronc qui pénètre dans l'abdomen en arrière de ce conduit.

A *gauche*, il pénètre dans le thorax entre la carotide primitive et
la veine sus-clavière derrière la crosse de l'aorte ; la branche gauche
se divise et se reconstitue comme celle du côté droit et pénètre dans
l'abdomen en avant de l'œsophage.

Dans son trajet il fournit les rameaux suivants :

1° *Nerf récurrent ou laryngé inférieur* (fig. 186. 10, et 187, 18).
— Il naît du pneumogastrique, en avant de l'artère sous-clavière qui
est à droite et de la crosse de l'aorte située à gauche, se réfléchit au-

FG. 186.

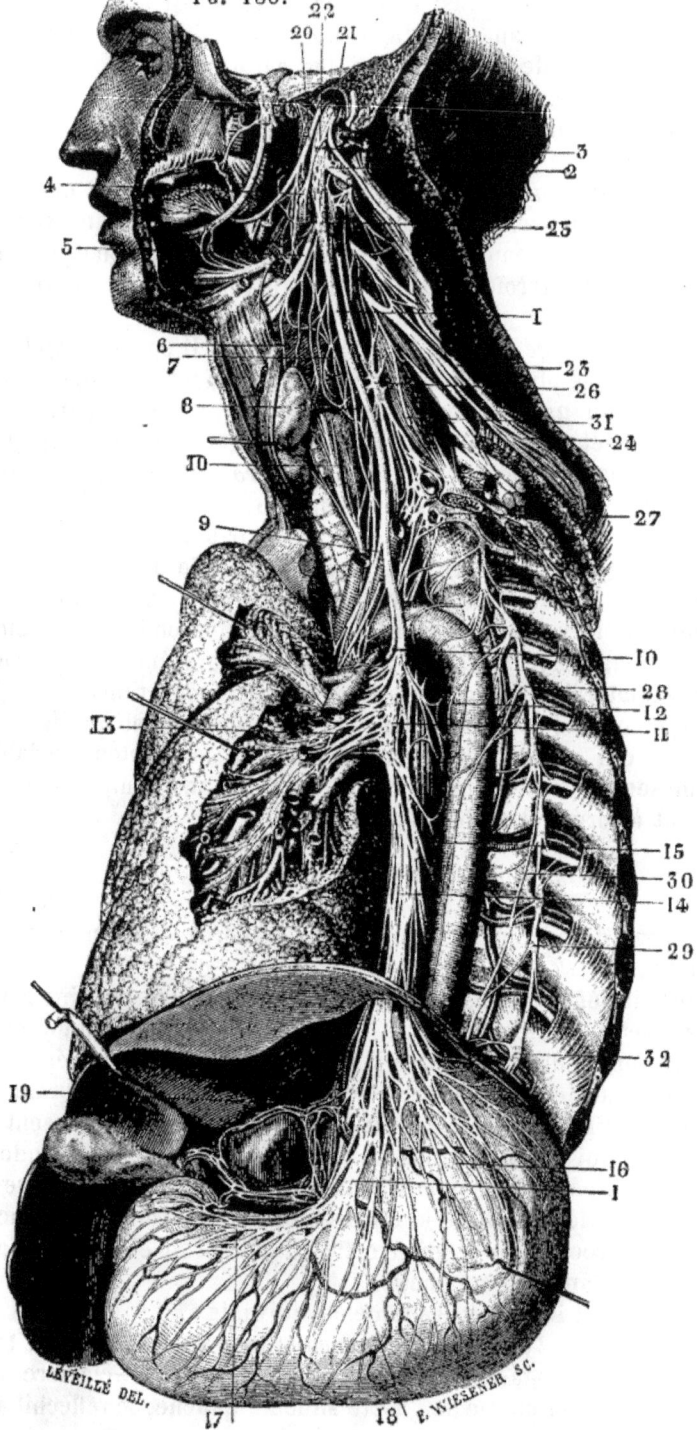

LÉVEILLÉ DEL.

E. WIESENER SC.

dessous, puis en arrière de ces deux vaisseaux, de manière à former une anse qui les embrasse ; devient ascendant, se place dans le sillon qui sépare la trachée de l'œsophage, arrive au bord inférieur du constricteur inférieur du pharynx, auquel il fournit quelques filets, et, au niveau de l'articulation crico-thyroïdienne, se jette dans les muscles du larynx. Il fournit les rameaux suivants :

a. *Rameaux cardiaques.* — Ils se réunissent aux rameaux cardiaques du grand sympathique et du pneumogastrique.

b. *Rameaux œsophagiens.* — Plus nombreux à gauche qu'à droite, ils se jettent dans la tunique musculeuse de l'œsophage.

c. *Rameaux trachéens.* — Ils se portent à la partie membraneuse de la trachée.

d. *Rameaux pharyngiens.* — Ils sont destinés au constricteur inférieur du pharynx.

e. *Rameaux laryngiens.* — Ce sont : 1° le filet anastomotique avec le laryngé supérieur ; 2° un filet pour le muscle crico-aryténoïdien postérieur ; 3° un filet pour l'aryténoïdien ; 4° un filet pour les muscles crico-aryténoïdien et thyro-aryténoïdien latéral.

Le nerf laryngé inférieur, exclusivement destiné aux muscles du larynx, est formé par le filet anastomotique du nerf spinal.

2° *Rameaux cardiaques thoraciques.* — Le pneumogastrique dans le thorax fournit des rameaux qui vont se porter au péricarde et au plexus cardiaque.

3° *Rameaux pulmonaires.* — Ils se portent : les uns en avant des bronches et des vaisseaux pulmonaires et se distribuent au poumon, les autres en arrière des bronches et des vaisseaux ; ces derniers forment les *plexus pulmonaires postérieurs* (fig. 186. 13), les premiers,

Fig. 186. — *Nerf pneumogastrique gauche et portions cervicale et thoracique du grand sympathique (figure tirée de l'Atlas de MM. Ludovic Hirschfeld et Léveillé.)*

1,1. Nerf pneumogastrique. — 2. Anastomoses du pneumogastrique avec l'hypoglosse. — 3. Anastomoses du pneumogastrique avec la branche interne du spinal. — 4. Rameau pharyngien. — 5. Nerf laryngé supérieur. — 6. Nerf laryngé externe. — 7. Plexus laryngé. — 8. Nerf cardiaque supérieur. — 9. Nerf cardiaque moyen. — 10,10. Nerf récurrent. — 11. Ganglion pulmonaire. — 12. Ses anastomoses avec le grand sympathique. — 13. Plexus pulmonaire postérieur. — 14. Plexus œsophagien. — 15 Anastomoses du pneumogastrique droit avec le pneumogastrique gauche. — 16. Branches de la grosse tubérosité de l'estomac. — 17. Rameaux de la petite courbure. — 18. Rameaux de la face antérieure. — 19. Rameaux hépatiques. — 20. Nerf glosso-pharyngien. — 21. Nerf spinal. — 22. Sa branche interne s'anastomosant avec le pneumogastrique. — 23. Sa branche externe se rendant au trapèze, et s'anastomosant, 24, avec la quatrième paire cervicale. — 25. Ganglion cervical supérieur. — 26. Ganglion cervical moyen. — 27. Ganglion cervical inférieur réuni au premier ganglion dorsal. — 28, 29, 32. Ganglions dorsaux. — 30. Nerf grand splanchnique. — 31. Origine du nerf phrénique.

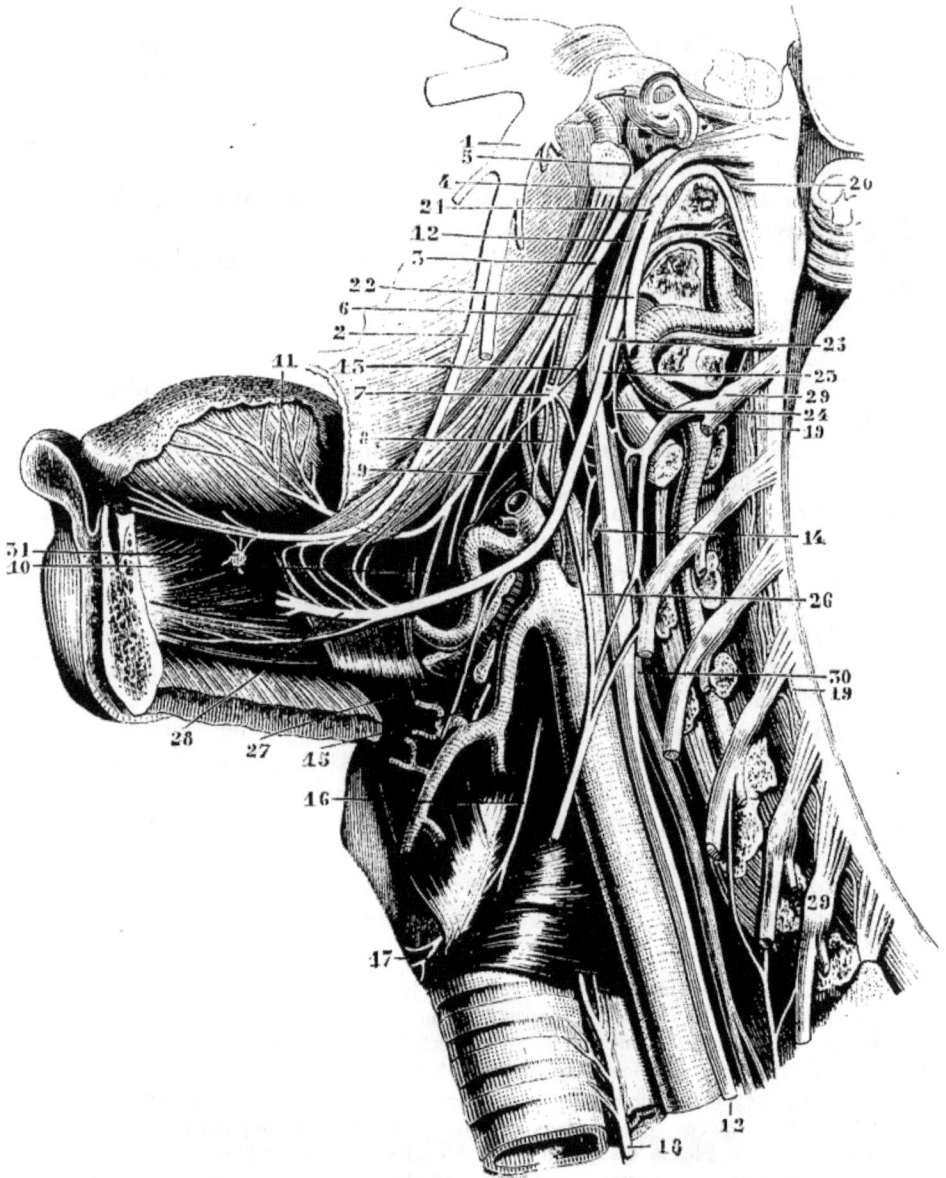

FIG. 187.—*Nerfs lingual, glosso-pharyngien, hypoglosse, et origine du spinal.*

1. Nerf maxillaire inférieur. — 2. Nerf lingual. — 3. Nerf glosso-pharyngien. —
4. Ganglion pétreux. — 5. Nerf de Jacobson. — 6. Rameaux carotidiens. —
7. Plexus intercarotidien. — 8. Filets qui, du plexus carotidien, descendent sur
la carotide. — 9. Rameaux pharyngiens. — 10. Rameau du stylo-pharyngien.
—11. Rameau lingual (branche terminale du glosso-pharyngien).—12, 12. Nerf
pneumogastrique. — 13. Rameau qui va au plexus intercarotidien. — 14. Nerf
laryngé supérieur.— 15. Rameau interne du laryngé supérieur.— 16 et 17. Ra-

les *plexus pulmonaires antérieurs*, beaucoup plus grêles que les précédents. C'est au niveau de ces plexus, au moyen, desquels les nerfs pneumogastriques droits et gauches communiquent largement entre eux (fig. 186. 15), que l'on voit ces nerfs s'épanouir en un grand nombre de rameaux dont un bon nombre se réunissent plus bas et constituent les rameaux œsophagiens.

Au niveau de ces plexus, les pneumogastriques envoient des filets nombreux à l'œsophage et à la trachée.

4° Après avoir fourni les plexus pulmonaires, le pneumogastrique se reconstitue, et forme des filets qui se portent le long de l'œsophage et fournissent les nerfs *œsophagiens inférieurs*, très nombreux, qui ont été désignés sous le nom de *plexus œsophagiens* (fig. 186. 14).

D. *Du pneumogastrique dans l'abdomen.*

Nous avons vu que le pneumogastrique gauche pénétrait dans l'abdomen en avant de l'œsophage, que le droit pénétrait en arrière de ce conduit ; ces deux nerfs ont également une distribution essentiellement différente dans la cavité abdominale.

Le *pneumogastrique gauche* se place en avant du cardia, se distribue à la grosse tubérosité, à la petite courbure, à la face antérieure de l'estomac (fig. 186. 17, 18) ; une partie de ces filets se porte dans le sillon transverse du foie (fig. 186. 19) et contribue à former les *plexus hépatiques.*

Le *pneumogastrique droit* se place derrière le cardia, se distribue à la face postérieure de l'estomac et va se jeter dans le plexus solaire.

Les filets des pneumogastriques qui se rendent à l'estomac se jettent en partie dans la tunique muqueuse, en partie dans la tunique musculeuse.

SPINAL.

Nous avons étudié les origines du spinal ; nous avons vu que ce nerf s'engageait dans le trou déchiré postérieur, et qu'il sortait avec le pneumogastrique.

---

meau externe se portant au crico-thyroïdien, au constricteur inférieur du pharynx. — 18. Nerf récurrent. — 19, 19. Origine du spinal sur la moelle épinière.— 20. Origine du spinal sur le bulbe rachidien. — 21. Rameau interne qui se jette dans le pneumogastrique. — 22. Rameau externe, coupé, se rendant au sterno-cléido-mastoïdien et au trapèze. — 23. Nerf grand hypoglosse. — 24. Son anastomose avec la première paire cervicale. — 25. Son anastomose avec le pneumogastrique.— 26. Branche descendante. — 27. Rameau du muscle thyro-hyoïdien. — 28. Rameaux terminaux destinés aux muscles intrinsèques de la langue, et aux stylo-glosse, hyo-glosse, génio-hyoïdien et génio-glosse. — 29, 29. Origine et ganglions des six premières paires cervicales.— 30. Grand sympathique. — 31. Ganglion sublingual.

Il présente les rapports suivants : Dans le *rachis*, il est situé entre le ligament dentelé et les racines postérieures des nerfs spinaux, auxquelles il est uni par des liens celluleux. Dans le *crâne*, il répond en avant à l'artère vertébrale, en haut au cervelet, en dehors au trou occipital. Au *niveau du trou déchiré postérieur*, il est situé en avant de la veine jugulaire interne, en arrière du pneumogastrique.

A sa sortie du trou déchiré postérieur, il se divise en deux branches.

1° Une *branche interne* ou *anastomotique* (fig. 186. 22; 187. 21), qui se jette dans le pneumogastrique, auquel il fournit, ainsi que nous l'avons vu, la plupart de ses filets moteurs.

Cette branche anastomotique se subdivise en deux branches secondaires, l'une qui concourt à former le plexus pharyngien du pneumogastrique, l'autre qui s'unit à ce nerf d'une manière plus intime et s'en sépare beaucoup plus bas pour former le nerf récurrent.

2° Une *branche externe* ou *musculaire* (fig. 186. 23, et 187. 22), qui descend obliquement entre l'artère carotide et la veine jugulaire interne, passe entre cette veine et l'artère occipitale, en dedans des muscles stylo-hyoïdien et digastrique; longe l'extrémité inférieure de la glande parotide, traverse le muscle sterno-cléido-mastoïdien, auquel elle envoie de nombreux rameaux; s'anastomose avec les première, troisième, quatrième (fig. 186. 24) et cinquième paires cervicales, se place entre le splénius, le peaucier, et se perd dans le muscle trapèze, fournissant souvent des rameaux à l'angulaire de l'omoplate et au rhomboïde.

GRAND HYPOGLOSSE.

Au sortir du trou condylien antérieur, le grand hypoglosse (fig. 187. 23) se porte verticalement en bas entre l'artère carotide et la veine jugulaire internes, en arrière, puis en dehors, puis en avant du pneumogastrique; profondément placé d'abord en avant de la colonne vertébrale, il devient plus superficiel au niveau du ventre postérieur du digastrique : là ce nerf se porte en avant et en dedans, croise les deux carotides, en avant desquelles il est situé. Bientôt il n'est plus séparé de la peau que par le muscle sterno-cléido-mastoïdien; arrivé en avant, il devient plus profond, il est recouvert par le digastrique, le stylo-hyoïdien, la glande sous-maxillaire, et s'enfonce dans la langue parallèlement à l'artère linguale, dont il est séparé par l'hyoglosse au-dessus de la grande corne de l'os hyoïde.

Dans son trajet il présente les rameaux collatéraux suivants :

1° Des rameaux anastomotiques avec le pneumogastrique (fig. 187. 25);

2° Des rameaux anastomotiques avec les deux premières paires cervicales (fig. 187. 24);

3° Un filet très grêle qui communique avec le ganglion cervical supérieur ou son rameau carotidien ;

4° Une branche descendante (fig. 187. 26). Cette branche sort de l'hypoglosse au moment où ce nerf de vertical devient transversal ; elle paraît provenir des filets anastomotiques qui, des deux premières paires cervicales, se rendent au nerf grand hypoglosse ; elle se porte verticalement en bas au-devant de la carotide interne, se recourbe en arrière et s'anastomose en formant une anse à concavité supérieure, avec le rameau descendant du plexus cervical ; de cette anse partent des rameaux qui vont se jeter dans les muscles omoplat-hyoïdien, sterno-hyoïdien.

5° Au niveau du bord postérieur du muscle hyo-glosse s'échappe un petit filet vertical qui se rend au muscle thyro-hyoïden (fig. 187. 27).

6° A peu près dans le même point l'hypoglosse fournit des filets qui se jettent dans les muscles hyo-glosse et stylo-glosse (fig. 187, 28).

7° Arrivé au bord antérieur de l'hyo-glosse, le nerf hypo-glosse s'enfonce dans l'épaisseur du muscle génio-glosse (fig. 187. 28), s'épanouit en un grand nombre de filets qui se dirigent d'arrière en avant, et se perdent dans les muscles de la langue. Ce nerf s'anastomose avec le nerf lingual, mais non avec le glosso-pharyngien ou le facial.

GRAND SYMPATHIQUE.

Nous venons de passer en revue les nerfs qui, du cerveau et de la moelle épinière, vont se rendre aux organes des sens, à la peau, aux muscles. Nous avons vu qu'un très petit nombre de filets nerveux se distribuait aux organes de la vie végétative. Il nous reste, pour compléter l'étude du système nerveux, à étudier cette série de ganglions étendus tout le long de la colonne vertébrale, qui communiquent avec le système encéphalo-rachidien par des nerfs qui partent des deux racines des paires rachidiennes, et qui se distribuent au cœur, au poumon, à l'intestin, à l'appareil génito-urinaire, etc. L'ensemble de ces ganglions, réunis par des filets de communication, constitue ce que l'on appelle le *nerf grand sympathique*.

Examiné dans son ensemble, le nerf grand sympathique se présente sous la forme d'un long cordon noueux étendu de la première vertèbre cervicale à la dernière vertèbre sacrée, recevant en arrière des filets qui viennent des paires rachidiennes, envoyant dans les viscères de nombreux filets entrelacés et désignés sous le nom de *plexus*. Ces plexus établissent de larges communications entre les nerfs grands sympathiques des deux côtés ; de plus ces deux nerfs communiquent entre eux, à la tête et au bassin, par des anastomoses médianes.

Nous allons étudier successivement le grand sympathique à la tête, au cou, dans le thorax, dans l'abdomen.

La *portion céphalique* du grand sympathique se trouve formée par les ganglions ophthalmique, sphéno-palatin, etc., que nous avons examinés avec le nerf trijumeau, communiquant entre eux par les rameaux carotidiens qui entourent l'artère carotide interne et ses divisions ; nous ne reviendrons pas sur cette partie que nous avons déjà décrite, et, conformément à l'usage, nous recommencerons notre description à la région cervicale.

Dans chacune de ces régions nous examinerons le cordon formé par les ganglions, insistant surtout sur les renflements ganglionnaires, sur les rameaux qui les font communiquer entre eux, sur les racines des ganglions et sur les nombreux rameaux qui en partent.

PORTION CERVICALE DU GRAND SYMPATHIQUE.

Le grand sympathique, à la région cervicale, occupe la partie antérieure de la colonne vertébrale, dont il se trouve séparé par les muscles droit antérieur de la tête et long du cou ; il est situé derrière les artères carotides interne et primitive, la veine jugulaire interne, le nerf pneumogastrique ; il pénètre dans la tête par le canal carotidien, dans le thorax en embrassant l'artère sous-clavière. Il présente, sur son trajet, deux ou trois ganglions, qui reçoivent des racines de toutes les paires cervicales ; ceux-ci sont formés par la fusion des ganglions qui devraient exister, comme cela arrive à la région dorsale, au niveau de chaque paire rachidienne.

A. *Ganglion cervical supérieur.*

Ce ganglion (fig. 186. 25), souvent très volumineux, situé au niveau de la deuxième et de la troisième vertèbre cervicale, descend quelquefois jusqu'au niveau de la quatrième ou de la cinquième vertèbre ; il est en rapport en arrière avec le muscle droit antérieur de la tête, en avant avec la carotide interne, les nerfs pneumogastrique, spinal et grand hypoglosse, en dedans avec le pharynx, en dehors avec la veine jugulaire interne.

Rameaux qui aboutissent au ganglion cervical supérieur.

1° *Rameau supérieur, carotidien.* — Rameau volumineux qui s'anastomose avec le nerf moteur oculaire externe et le nerf vidien. Simple dans le point où il se jette dans le ganglion cervical supérieur, ce nerf, avant son entrée dans le canal carotidien, se divise en deux rameaux, dont l'un se place en dedans de la carotide interne, l'autre en dehors de ce vaisseau ; de nombreux filets partent de chacun de ces deux nerfs, s'anastomosent entre eux, le plus souvent sur l'artère carotide elle-même, et arrivent dans le sinus caverneux où ils forment les *plexus caverneux* qui envoient les filets anastomotiques à la cinquième et à la sixième paire crânienne.

Dans ce trajet, les divisions des rameaux carotidiens fournissent :
— *a*. Un *filet anastomotique*, qui part de sa division externe, s'anastomose avec le nerf de Jacobson, qui, ainsi que nous l'avons vu, part du
glosso-pharyngien. — *b*. Un *rameau anastomotique avec le ganglion
sphéno-palatin*. Nous avons déjà parlé de ce filet nerveux, qui est le
rameau carotidien du nerf vidien. — *c*. Un *rameau anastomotique
avec le moteur oculaire externe;* ce filet, quelquefois double naît du
plexus caverneux, que nous avons vu formé par les filets des deux
nerfs carotidiens situés sur la carotide interne, au moment où elle
pénètre dans le sinus caverneux. Du plexus caverneux partent encore :
— *a*. de petits filets qui s'anastomosent avec le *moteur oculaire commun;* — *b*. la *racine ganglionnaire du ganglion ophthalmique*, qui
se jette, comme nous l'avons vu, tantôt dans ce ganglion, tantôt dans
la branche ophthalmique de Willis ; — *c*. des *filets* qui communiquent
avec le *ganglion de Gasser*.

Le nerf carotidien se termine par des rameaux qui se perdent sur
les divisions de l'artère carotide ; ces filets sont désignés sous le nom
de *plexus :* ainsi on a admis un plexus qui se forme autour de l'artère
ophthalmique, on a même été jusqu'à décrire le plexus de l'artère
centrale de la rétine ; enfin on a décrit des filets qui se portent dans
le corps pituitaire.

2° *Rameaux externes*. — Ce sont des rameaux grisâtres assez volumineux qui font communiquer le ganglion cervical supérieur avec
la première, la deuxième, la troisième et quelquefois la quatrième
paire cervicale. Ces rameaux, ainsi que tous les autres rameaux que
nous verrons partir des paires rachidiennes, doivent être considérés
comme les racines motrices et sensitives des ganglions du grand sympathique.

3° *Rameaux antérieurs*. — Ce sont des filets de communication du
ganglion cervical supérieur avec les nerfs glosso-pharygien, pneumogastrique et grand hypoglosse.

4° *Rameau inférieur*. — Ce rameau fait communiquer le ganglion
cervical supérieur avec le ganglion cervical moyen, ou le ganglion inférieur, quand le moyen vient à manquer. Ce cordon, blanchâtre comme
les nerfs rachidiens, se place sur la partie antérieure de la colonne
vertébrale, en arrière des carotides interne et primitive, du nerf
pneumogastrique, de la veine jugulaire interne. C'est au niveau de
l'artère thyroïdienne inférieure, au-dessous de laquelle il passe, qu'il
se jette dans le ganglion cervical moyen.

Dans son trajet, ce nerf reçoit des filets des troisième et quatrième
paires cervicales, quelquefois de la cinquième ; il fournit quelques
rameaux qui vont se porter aux nerfs cardiaques ; un autre qui s'anastomose avec le laryngé externe. Quand le ganglion cervical moyen
manque, il fournit les rameaux qui du ganglion cervical moyen vont
se rendre au pharynx, à l'œsophage, au corps thyroïde, etc. Nous reviendrons d'ailleurs sur ces filets nerveux en décrivant les nerfs vis-

céraux qui constituent le système émergent du grand sympathique.

Rameaux internes ou émergents du ganglion cervical supérieur et de son rameau inférieur. — a. *Rameaux carotidiens*, qui, en s'entrelaçant autour de l'artère carotide externe et de ses branches, vont se porter dans les tissus auxquels cette artère est destinée : c'est ainsi qu'on a admis des plexus *thyroïdien supérieur*, *lingual*, *facial*, *occipital*, *auriculaire*, etc.; des filets peuvent être suivis sur l'artère temporale et sur l'artère maxillaire interne et ses divisions. Ces rameaux paraissent destinés aux glandes salivaires et à la membrane muqueuse.

Les anastomoses les plus importantes que nous signalerons, sont : 1° le filet qui se jette dans le ganglion sous-maxillaire; 2° la racine ganglionnaire du ganglion otique: ce filet entoure l'artère méningée moyenne.

b. *Rameaux viscéraux.* — 1° *Rameaux pharyngiens*: rameaux nombreux qui, réunis avec ceux du pneumogastrique et du glosso-pharyngien, forment le plexus pharyngien; 2° *rameaux laryngiens*, qui accompagnent le nerf laryngé supérieur; 3° *rameaux cardiaques*, sur lesquels nous reviendrons plus loin quand nous décrirons les nerfs cardiaques.

B. *Ganglion cervical moyen.*

Petit ganglion dont l'existence n'est pas constante, situé derrière l'artère thyroïdienne inférieure, entre la cinquième et la sixième vertèbre cervicale (fig. 186. 26). Il présente :

1° *Rameau supérieur.* — Cordon de communication avec le ganglion cervical supérieur; ce cordon a été décrit plus haut.

2° *Rameaux externes.* — Ces filets font communiquer le ganglion cervical moyen avec la troisième, quatrième, cinquième et quelquefois même la sixième paire cervicale.

3° *Rameaux inférieurs.* — Quelquefois multiples, les uns passent en avant, les autres en arrière de l'artère sous-clavière, et vont se jeter dans le ganglion cervical inférieur.

4° *Rameaux internes ou émergents.* — Ce sont : 1° des nerfs qui accompagnent l'artère thyroïdienne inférieure; 2° le grand nerf cardiaque que nous décrirons plus loin.

Lorsque le ganglion cervical moyen vient à manquer, les rameaux qui s'y rendent, ceux qui en partent, s'abouchent avec le cordon de communication qui existe entre le ganglion cervical supérieur et le ganglion cervical inférieur.

C. *Ganglion cervical inférieur.*

Situé au-devant de l'apophyse transverse de la septième vertèbre cervicale et de la tête de la première côte, souvent confondu avec le premier ganglion thoracique, il est recouvert par l'artère vertébrale (fig. 186. 27); il présente les rameaux suivants :

1° *Rameaux supérieurs*. — Ce sont : 1° les rameaux de communication avec le ganglion cervical moyen ; 2° le *nerf vertébral*, situé avec l'artère vertébrale dans le canal des apophyses transverses. D'après certains anatomistes, ce nerf se comporterait sur l'artère vertébrale comme les nerfs carotidiens sur l'artère carotide interne et ses divisions. MM. Cruveilhier et Longet n'ont pu suivre ce nerf au delà de la troisième vertèbre du cou ; ils font remarquer que ce filet reçoit des rameaux anastomotiques des troisième, quatrième, cinquième paires cervicales, et qu'il va en augmentant de volume de haut en bas ; d'après cette hypothèse il servirait seulement à établir une communication entre ces paires cervicales et le ganglion cervical inférieur.

2° *Rameaux externes*. — Au nombre de trois ou quatre, ils font communiquer le ganglion cervical inférieur avec les sixième, septième et huitième paires cervicales.

3° *Rameau inférieur*. — Gros cordon qui fait communiquer le ganglion avec le premier ganglion thoracique.

Les *rameaux viscéraux* s'unissent au nerf récurrent, forment des plexus sur le côté de la trachée, ou constituent les nerfs cardiaques inférieurs.

NERFS CARDIAQUES.

Les *nerfs cardiaques* sont formés par les trois rameaux qui émergent sur les côtés internes des trois ganglions cervicaux, et par des filets nombreux qui partent du pneumogastrique et du récurrent. Il n'est aucune partie du système nerveux qui offre autant de variétés que les nerfs cardiaques : ainsi, ceux d'un des côtés sont plus volumineux que ceux du côté opposé ; dans certains cas, les rameaux qui viennent du pneumogastrique suppléent les rameaux du grand sympathique. La description que nous allons donner se rapporte à la disposition la plus fréquente.

Les *nerfs cardiaques fournis par le pneumogastrique* naissent du côté interne de ce nerf, se portent en bas, en avant et en dedans, et s'unissent, dans le thorax ou le long du cou, aux nerfs cardiaques proprement dits ; ils se jettent rarement dans les plexus cardiaques. Le rameau le plus inférieur passe du côté droit, en avant de l'artère carotide primitive et du tronc brachio-céphalique ; du côté gauche, en avant de la crosse de l'aorte : ces deux nerfs se jettent dans les nerfs cardiaques supérieurs.

Le nerf récurrent fournit de nombreux filets cardiaques qui ont des connexions intimes avec les nerfs cardiaques moyen et inférieur ; ce sont ces anastomoses auxquelles se joignent encore des filets, nés de la portion thoracique du grand sympathique, qui constituent les *plexus cardiaques*.

Les nerfs cardiaques qui viennent du grand sympathique, sont :

1° *Nerf cardiaque supérieur* (fig. 186. 8). — Il naît de la partie inférieure et interne du ganglion cervical supérieur, quelquefois du rameau de communication ; d'autres fois il a deux racines, l'une qui vient du rameau de communication et l'autre du ganglion ; dans un certain nombre de cas, il reçoit des filets des nerfs cardiaques du pneumogastrique. Ce nerf se dirige en bas et en dedans, se place entre le cordon de communication et la carotide primitive, passe entre ce dernier vaisseau et l'artère thyroïdienne inférieure, envoie quelques filets au larynx, et pénètre dans la poitrine sur les côtés de la trachée ; à droite, il passe derrière l'artère sous-clavière et le tronc brachio-céphalique qu'il croise obliquement, et se jette dans le plexus cardiaque près de l'origine de l'aorte et de l'artère pulmonaire ; à gauche, rapproché de l'œsophage, il descend entre l'artère sous-clavière et la carotide primitive, croise en avant la crosse de l'aorte, et se jette dans le plexus cardiaque, dans le même point que le nerf cardiaque droit avec lequel il s'anastomose largement.

2° *Nerf cardiaque moyen* (fig. 186. 9). — Il naît du ganglion cervical moyen, ou du rameau de communication ; quand ce ganglion n'existe pas ; il est très variable quant à son volume, quelquefois le plus petit. Scarpa l'a trouvé le plus volumineux des trois, et l'a nommé *grand nerf cardiaque*. Il se dirige de bas en dedans, derrière la carotide primitive ; à droite, il passe derrière l'artère sous-clavière, le tronc brachio-céphalique et la crosse de l'aorte ; à gauche, il se place entre l'artère carotide primitive et la sous-clavière, partie en avant, partie en arrière de la crosse de l'aorte. Ces deux nerfs s'anastomosent avec le nerf cardiaque supérieur, les nerfs cardiaques du pneumogastrique et du récurrent ; ils se terminent dans les *plexus cardiaques*.

3° *Nerf cardiaque inférieur*. — Il naît du ganglion cervical inférieur ; à droite, il passe derrière l'artère sous-clavière, le tronc brachio-céphalique, la crosse de l'aorte ; à gauche, il accompagne le nerf cardiaque moyen, et passe avec lui tantôt en avant, tantôt en arrière de la crosse de l'aorte. Ces deux nerfs s'anastomosent avec les filets cardiaques du récurrent, le nerf cardiaque moyen, et vont se jeter dans les *plexus coronaires postérieurs*.

Tous les rameaux que nous venons d'examiner convergent en un même point circonscrit entre l'aorte, l'artère pulmonaire, le canal artériel ; là ils se confondent en un plexus où l'on a signalé un ganglion que Wrisberg a indiqué, sur la première courbure de l'aorte, entre ce vaisseau et l'artère pulmonaire. Ce ganglion, appelé *ganglion cardiaque*, n'existe pas chez tous les sujets. Par opposition il y en a quelquefois plusieurs.

Derrière la crosse de l'aorte, au-dessus du tronc pulmonaire, en avant de la trachée, existe un autre plexus, *grand plexus cardiaque* de Haller, où l'on rencontre quelquefois un ganglion : ce plexus est surtout fourni par les nerfs cardiaques moyen et inférieur.

De ces plexus partent : 1° des *rameaux antérieurs*, qui descendent au-devant de l'aorte et de l'artère pulmonaire, se distribuent au péricarde et concourent à former le *plexus coronaire antérieur;* 2° des *rameaux moyens*, qui se portent en partie dans le plexus pulmonaire ; ils pénètrent encore entre la trachée et la crosse de l'aorte, entre la crosse de l'aorte et l'artère pulmonaire droite ; 3° des *rameaux profonds*, situés entre l'artère pulmonaire droite et la trachée ; ils sont principalement destinés au tissu du cœur.

Tous ces rameaux forment deux plexus, qui ont été désignés sous le nom de *plexus coronaires*. Ce sont :

1° *Plexus coronaire antérieur*. — Formé principalement par les filets antérieurs, il est situé entre l'aorte et l'artère pulmonaire, il entoure de ses rameaux l'artère coronaire antérieure, et se jette dans le tissu charnu du cœur.

2° *Plexus coronaire postérieur*. — Beaucoup plus volumineux que l'antérieur, il est formé par les rameaux moyens profonds, se place à la partie postérieure de la base du cœur, se porte sur l'artère coronaire postérieure, et se perd dans le tissu du cœur et sur la face postérieure des oreillettes.

Les nerfs cardiaques envoient encore des rameaux dans les tuniques de l'aorte et au péricarde.

PORTION THORACIQUE DU GRAND SYMPATHIQUE.

Le grand sympathique forme dans le thorax un cordon nerveux présentant douze ganglions correspondant à chacune des vertèbres dorsales (fig. 186. 28, 29) ; ces ganglions, inégaux en volume chez les divers sujets, sont situés au-devant de chaque articulation costo-vertébrale ; ils sont recouverts par la plèvre ; les veines et les artères intercostales sont situées derrière le cordon du grand sympathique ; du côté droit, celui-ci est côtoyé par la veine azygos. Quelquefois il n'existe pas douze ganglions ; cette variété tient à la fusion du premier ganglion dorsal avec le ganglion cervical inférieur (fig. 186. 27), et du dernier ganglion dorsal avec le premier lombaire.

Chaque ganglion reçoit des rameaux externes, il envoie des rameaux internes vasculaires et viscéraux. Les *rameaux de communication supérieure et inférieure* sont très courts ; chez quelques sujets, dont les ganglions dorsaux sont peu développés, ils forment presque toute la portion thoracique du nerf grand sympathique.

a. *Rameaux externes*. — Les rameaux externes, au nombre de deux pour chaque ganglion, doivent être considérés, moins comme des anastomoses du grand sympathique avec les paires rachidiennes, que comme des rameaux d'origine. Le *rameau externe* de ces racines est le plus long, le plus blanc ; il vient du nerf intercostal correspondant, et se porte à l'angle externe du ganglion. Le *rameau interne* se porte à la partie postérieure du ganglion ; il est court, gris, se dirige vers le trou de conjugaison ; il vient du nerf rachidien avant sa division en deux branches. Arrivés aux ganglions, ces rameaux d'origine peuvent être suivis à travers le cordon du grand sympathique ; on les voit se diriger, en haut vers le ganglion supérieur, en bas vers le ganglion inférieur.

b. *Rameaux internes.* — Ces rameaux, qui partent des cinq ou six premiers ganglions, se portent en dedans, passant à droite derrière la veine azygos, à gauche derrière l'aorte, à laquelle ils envoient quelques filets, s'anastomosent avec les filets œsophagiens et les filets pulmonaires du pneumogastrique, et forment les *plexus œsophagiens et pulmonaires* qui se distribuent à l'œsophage et au poumon ; il n'est pas rare de voir un filet cardiaque sortir du premier ganglion thoracique. De chaque ganglion dorsal naît un filet qui pénètre dans le corps de chaque vertèbre ; cette disposition se rencontre encore aux régions lombaire et sacrée.

Les filets internes, qui partent des six derniers ganglions, forment, les quatre premiers le *nerf grand splanchnique*, les deux derniers le *nerf petit splanchnique*. Ces deux nerfs, qui se distribuent à la plupart des viscères abdominaux, méritent une description particulière.

De même que nous avons décrit les nerfs et les plexus cardiaques avec la portion cervicale du grand sympathique, de même nous décrirons, avec la portion thoracique, les nerfs splanchniques, les plexus et les ganglions qui en dépendent.

NERFS SPLANCHNIQUES.

1° Le *nerf grand splanchnique* (fig. 186. 30) est, comme nous l'avons dit, formé par des rameaux qui partent du septième, huitième, neuvième, dixième, quelquefois du cinquième et du sixième ganglion dorsal, et qui se réunissent pour former un gros cordon nerveux. Ce nerf se porte en bas et au-devant de la colonne vertébrale, pénètre dans l'abdomen en traversant le diaphragme par une petite ouverture particulière, et se termine au ganglion semi-lunaire.

2° Le *petit nerf splanchnique* naît des deux ou trois derniers ganglions thoraciques ; il se porte en bas et en dedans parallèlement au nerf grand splanchnique, en dehors duquel il est placé, et se jette dans le plexus rénal. Quelquefois on voit partir du douzième ganglion thoracique un filet qui se porte isolément au plexus rénal.

A. *Plexus solaire, ganglions semi-lunaires.*

Plexus solaire. — Au-devant de l'aorte et des piliers du diaphragme, autour du tronc cœliaque, au-dessus du pancréas, existent un grand nombre de ganglions étendus du grand sympathique du côté droit à celui du côté gauche ; de ces ganglions partent, en divers sens, de nombreux filets nerveux, qui sont désignés sous le nom de *plexus solaire, plexus épigastrique.* Ce plexus est limité à droite et à gauche par les capsules surrénales ; les ganglions qui le composent, *ganglions solaires,* sont de forme extrêmement variable, ils se présentent souvent sous l'aspect de cercles, d'arcades ganglionnaires, réunis par de gros cordons très courts offrant eux-mêmes l'apparence des ganglions. Dans les intervalles que ces divers corps laissent entre eux on trouve des ganglions et des vaisseaux lymphatiques dont on peut facilement les distinguer à leur couleur ; les deux plus externes, plus importants, ont reçu le nom de *ganglions semi-lunaires.* Les rameaux qui partent du plexus solaire enlacent les artères qui naissent de l'aorte abdominale, et vont constituer un grand nombre de plexus secondaires, plexus diaphragmatiques inférieurs, hépatiques, spléniques, mésentériques supérieurs, etc. Nous décrirons les plus importants de ces plexus.

Ganglions semi-lunaires. — Les ganglions semi-lunaires, ainsi nommés en raison de leur forme, sont situés en avant des piliers du diaphragme, en partie sur l'aorte, en dedans et au-dessus des capsules surrénales ; leur bord convexe, qui regarde en bas, est divisé en plusieurs dents, desquelles part un faisceau de nerfs ; leur concavité regarde en haut et en dedans, donne également naissance à un grand nombre de filets nerveux ; leur angle externe reçoit le nerf grand splanchnique ; par leur extrémité interne, ils communiquent entre eux à l'aide d'une chaîne de petits ganglions dont nous avons déjà parlé.

Le ganglion du côté droit est plus volumineux que celui du côté gauche, il reçoit une partie du nerf pneumogastrique droit. Le gauche, en partie recouvert par la queue du pancréas, n'a pas communication avec le nerf pneumogastrique ; ils reçoivent tous deux des filets du nerf phrénique ; l'ensemble de ces filets et de ces ganglions constitue le plexus solaire, d'où partent des filets nerveux qui forment les plexus suivants :

a. *Plexus diaphragmatiques inférieurs.* — Ils suivent les artères diaphragmatiques inférieures, puis s'en séparent et se perdent dans le diaphragme, s'anastomosant avec le nerf phrénique.

Le plexus diaphragmatique droit est plus considérable que celui du côté gauche et présente vers l'extrémité de la capsule surrénale un petit renflement grisâtre, *ganglion diaphragmatique* ; le plexus du côté gauche ne présente pas de ganglion.

b. *Plexus surrénaux.* — Ils se rendent aux capsules surrénales le long des artères capsulaires ; les filets nerveux qui composent ces plexus viennent en partie des plexus diaphragmatiques inférieurs et du ganglion semi-lunaire correspondant.

c. *Plexus cœliaque.* — Formé par l'entrelacement des nerfs qui, du plexus solaire, se portent au tronc cœliaque, il forme trois plexus secondaires ; ce sont :

1° Le *plexus coronaire stomachique*, qui prend son origine de l'extrémité supérieure du plexus solaire ; il enlace l'artère coronaire stomachique, où il présente un certain nombre de petits ganglions auxquels aboutit le pneumo-gastrique du côté droit ; il est destiné à la petite courbure de l'estomac, à l'extrémité inférieure de l'œsophage. Les filets nerveux qui le composent s'anastomosent avec les filets gastriques du pneumogastrique, s'avancent vers la petite courbure de l'estomac, entre les deux feuillets de l'épiploon gastro-hépatique, et se terminent dans l'épaisseur des tuniques de l'estomac. Les nerfs du plexus coronaire stomachique se prolongent sur les différentes branches de l'artère du même nom, de telle sorte qu'ils se rendent au foie, quand l'artère coronaire stomachique fournit une branche hépatique.

2° Les *plexus hépatiques* sont au nombre de deux : l'un, *antérieur*, formé par des filets venant du ganglion semi-lunaire gauche, du pneumogastrique droit et de quelques filets provenant du ganglion semi-lunaire droit, se jette dans le foie en suivant la face antérieure de l'artère hépatique ; l'autre, *postérieur*, formé par le ganglion semi-lunaire droit, pénètre dans la scissure du foie, et suit les ramifications de la veine porte.

Des plexus hépatiques partent les *plexus gastro-épiploïque droit*, *cystique* et *pylorique*, qui se portent sur les artères gastro-épiploïque droite, cystique et pylorique. Sur le fœtus les nerfs du plexus gastro-épiploïque droit se prolongent sur la veine ombilicale. M. Hirschfeld les a suivis jusqu'au placenta.

3° Le *plexus splénique*, qui vient du ganglion semi-lunaire gauche et de la partie supérieure du plexus solaire, enlace l'artère splénique et se porte à la rate. Ce plexus fournit le *plexus gastro-épiploïque gauche* et le *plexus pancréatique*. Il fournit en outre quelques filets qui accompagnent les vaisseaux courts et se rendent au grand cul-de-sac de l'estomac.

B. *Plexus mésentérique supérieur.*

Les nerfs du plexus solaire, après avoir fourni les plexus dont nous venons de parler, se prolongent sur le tronc de l'aorte, arrivent à l'artère mésentérique supérieure, et donnent naissance à un nouveau réseau qui enlace de ces branches l'artère mésentérique supérieure et ses divisions. Ces nerfs se rendent avec cette artère à l'intestin grêle, au cæcum, au côlon ascendant, à la moitié du côlon transverse, à la troisième portion du duodénum et à la partie inférieure de la tête du pancréas. Les filets nerveux glissent entre les deux lames du mésentère, sont très allongés et ne s'anastomosent pas en arcade comme les artères mésentériques, et ce n'est qu'auprès du bord concave de l'intestin qu'on rencontre des arcades d'où partent des filets qui pénètrent dans la tunique de l'intestin et se rendent à sa tunique musculeuse, à sa tunique fibreuse et à sa membrane muqueuse.

De ce plexus partent des rameaux anastomotiques avèc le plexus mésentérique inférieur.

C. *Plexus rénal.*

Le plexus rénal est, comme nous l'avons vu, formé en grande partie par le nerf petit splanchnique ; il reçoit en outre un filet qui part souvent du douzième ganglion dorsal ou du premier ganglion lombaire, et d'autres rameaux qui viennent du ganglion semi-lunaire ; en haut il s'anastomose avec le plexus surrénal.

Les nerfs qui le constituent pénètrent dans la substance du rein, à laquelle ils se distribuent avec l'artère rénale. De ce plexus partent des rameaux qui accompagnent l'artère spermatique ou l'artère ovarique, et qui forment les *plexus testiculaires* et les *plexus ovariques*. Les premiers, extrêmement déliés, peuvent être suivis jusqu'au testicule lui-même ; les seconds se portent sur l'utérus avec les vaisseaux qui, de l'artère ovarique, se rendent à la matrice.

PORTIONS LOMBAIRE ET SACRÉE DU GRAND SYMPATHIQUE.

Dans sa *portion lombaire*, le grand sympathique représente un cordon noueux situé sur les parties latérales et un peu antérieures du corps des vertèbres, en dedans des attaches du muscle psoas ; les ganglions sont en nombre variable, rarement il en existe cinq. Cette espèce d'anomalie tient à la réunion de quelques ganglions lombaires entre eux, ou de leur fusion avec le premier ganglion sacré ou le dernier ganglion thoracique.

Il arrive quelquefois qu'une interruption existe entre la portion thoracique et la portion lombaire ; mais cette interruption n'est qu'apparente, car les filets de communication sont extrêmement déliés et ne sont pas aperçus ; d'autres fois il existe des rameaux de communication par le plexus rénal. Nous ajouterons que cette interruption a été signalée dans la portion dorsale et dans la portion lombaire, entre la portion lombaire et la portion sacrée.

La *portion sacrée* est formée par un cordon situé de chaque côté en dedans des trous sacrés antérieurs ; ces deux cordons se rapprochent à mesure qu'ils deviennent plus inférieurs. Les ganglions sont généralement au nombre de quatre, quelquefois il y en a cinq, d'autres fois il n'en existe que trois.

Du dernier ganglion sacré part un filet qui s'anastomose en arcade avec celui du côté opposé en avant de la base du coccyx ; sur cette arcade on trouve quelquefois un petit ganglion duquel partent des filets extrêmement grêles qui se perdent dans le périoste du coccyx et dans les ligaments sacro-sciatiques.

Chaque ganglion présente des rameaux supérieurs, inférieurs, externes et internes. On a signalé, au niveau de chaque vertèbre, un rameau postérieur qui se rend dans le corps de la vertèbre.

1° *Rameaux supérieurs et inférieurs.* — Ils font communiquer entre eux les ganglions lombaires ; ils présentent les mêmes caractères que les rameaux de communication des ganglions thoraciques.

2° *Rameaux externes.* — Ils sont au nombre de deux ou trois pour chaque ganglion ; lorsque ceux-ci sont réunis entre eux, la masse ganglionnaire reçoit autant de double racine qu'elle représente de ganglions : ces rameaux offrent des nodosités grisâtres ; ceux qui vont aux ganglions supérieurs se dirigent en bas, ceux qui se rendent aux ganglions moyens se dirigent transversalement ; enfin, les inférieurs se portent en haut vers les ganglions inférieurs.

3° *Rameaux internes.* — Ils constituent :

A. *Plexus lombo-aortique.*

Appelé encore *plexus intermésentérique*, il est formé par les filets nerveux qui se portent sur l'aorte dans l'intervalle qui existe entre les artères mésentériques ; arrivé dans ce point, une partie se porte sur l'artère mésentérique inférieure et forme une des origines du plexus mésentérique inférieur sur lequel nous allons revenir ; l'autre portion se porte sur l'aorte, et arrivée à la bifurcation de cette artère, elle se divise en deux portions : l'une *droite*, l'autre *gauche*, pour former les plexus hypogastriques.

B. *Plexus aortique proprement dit.*

Ce plexus est formé par les filets qui partent des derniers ganglions lombaires, se porte sur l'aorte et se confond avec des rameaux du plexus lombo-aortique.

C. *Plexus mésentérique inférieur.*

Ce plexus est formé par des branches du plexus mésentérique supérieur et par les rameaux des ganglions lombaires qui viennent du plexus lombo-aortique ; il enlace l'artère mésentérique inférieure et toutes ses branches, et se jette dans la moitié gauche du côlon transverse, dans le côlon descendant, dans l'S iliaque du côlon, et se termine au rectum, en formant le *plexus hémorrhoïdal supérieur*. Il contribue à la formation du plexus hypogastrique.

D. *Plexus sacré.*

Les *rameaux internes de la portion sacrée du grand sympathique* continuent les plexus aortiques, et constituent un plexus beaucoup plus grêle que ce dernier ; il est formé par des *filets internes* proprement dits qui enlacent l'artère sacrée moyenne et s'anastomosent largement entre eux, et par des filets antérieurs qui contribuent à former les plexus hypogastriques : quelques filets de ce plexus pénètrent dans la substance du sacrum.

PLEXUS HYPOGASTRIQUE.

Au nombre de deux, l'un à droite, l'autre à gauche. Ces plexus sont formés : 1° par la terminaison du plexus mésentérique inférieur ; 2° par les filets du plexus lombo-aortique ; 3° par le plexus aortique ; 4° par les filets antérieurs des plexus sacrés ; 5° par des rameaux provenant des branches antérieures des troisième, quatrième, cinquième paires sacrées.

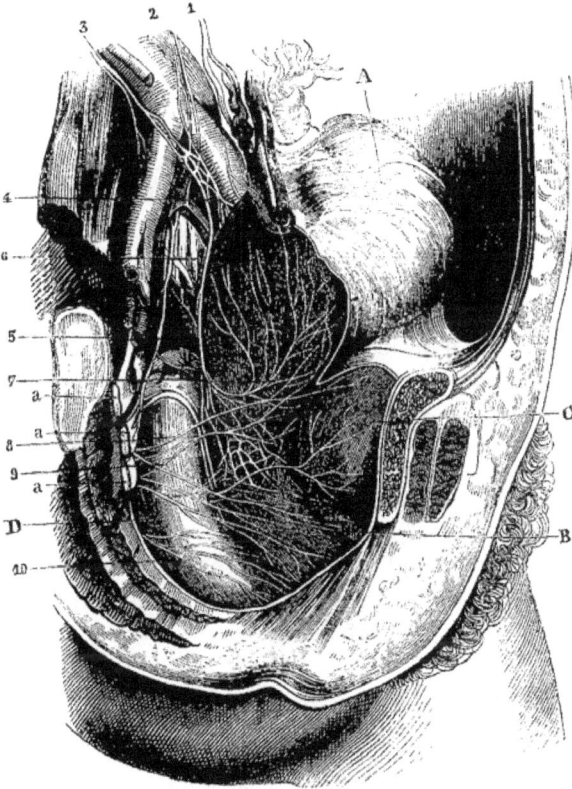

Fig. 188.—*Plexus hypogastrique (tiré de l'Atlas d'accouchement de M. Moreau).*

A. Utérus développé par la gestation. — B. Vagin. — C. Vessie. — D. Rectum. — a. Branches d'origine du nerf sciatique. — 1. Nerf du plexus rénal se rendant à l'ovaire et à l'utérus. — 2. Nerf splanchnique lombaire gauche. — 3. Nerf splanchnique lombaire droit. — 4. Plexus résultant de l'anastomose des deux nerfs précédents. — 5. Ganglion sacré. — 6. Cordon plexiforme du grand sympathique, qui descend dans le bassin, et reçoit des filets du ganglion sacré. — 7. Nerfs utérins ascendants.—8. Branche vésico-utérine émanée du plexus sacré. — 9. Anastomose du plexus sacré avec le plexus hypogastrique.—10. Quatrième branche du plexus sacré, donnant des rameaux anastomotiques au plexus hypogastrique et aux viscères pelviens.

Ils sont situés dans le bassin, sur les côtés du rectum et de la vessie chez l'homme, sur les côtés du rectum, de la vessie et du vagin chez la femme ; ils se divisent en un grand nombre de plexus secondaires qui suivent les divisions de l'artère hypogastrique. Ce sont :

1° *Plexus vésical.* — Il se distribue à la vessie, à l'extrémité inférieure des uretères, à la prostate, aux vésicules séminales.

2° *Plexus hémorrhoïdal moyen.* — Continuation du plexus hémorrhoïdal supérieur, il se confond en bas avec le plexus hémorrhoïdal inférieur.

3° *Plexus hémorrhoïdal inférieur.* — Il est formé par les branches terminales du plexus hémorrhoïdal moyen, auxquelles se joignent un très grand nombre de filets qui viennent des paires sacrées. Il communique vers l'anus avec les filets venus directement des nerfs sacrés.

4° *Plexus déférentiel et testiculaire.* — Ces plexus, qui entourent le canal déférent, puis se portent dans le cordon spermatique, se joignent au plexus spermatique et vont se perdre dans le testicule.

5° *Plexus vaginaux.* — Formés en grande partie par les nerfs sacrés, ils se perdent dans la muqueuse du vagin.

6° *Plexus utérins, nerfs de l'utérus.* — Les nerfs de l'utérus ont été mis en doute par quelques anatomistes ; ils proviennent des plexus ovariques et des plexus hypogastriques. On les divise en *rameaux ascendants* (fig. 188. 7), qui se dirigent de bas en haut et vont se porter le long du bord de l'utérus, et en *rameaux descendants*, qui se rendent à la partie inférieure de l'utérus, dans les plexus vaginaux (fig. 188. 9). Ces plexus suivent les artères utérines d'abord, puis s'en écartent, s'anastomosent avec les rameaux utérins qui viennent des plexus ovariques. D'après M. Velpeau, les branches sacrées fourniraient des rameaux qui se distribueraient au col de l'utérus ; suivant M. Jobert, le col, insensible à l'action du fer rouge et aux dégénérescences organiques, serait dépourvu de nerf. « S'il m'est permis, dit M. Ludovic Hirschfeld (1), de conclure de mes propres recherches, je dirai que le col, aussi bien que le corps de l'utérus, est pourvu d'un système nerveux émané des nerfs de la vie organique et de ceux de la vie de relation, mais principalement des premiers. » M. Boulard a suivi un filet nerveux dans la lèvre antérieure du museau de tanche.

Quant à l'augmentation de volume des nerfs utérins pendant la grossesse, M. Hirschfeld la considère comme une question tout à fait jugée : il y a augmentation de volume, mais cet accroissement ne porte pas sur le tube nerveux lui-même, mais sur son névrilème, très développé dans les nerfs du grand sympathique.

(1) *Ouvr. cit.*, p. 231.

EMBRYOLOGIE.

PAR

M. le docteur VERNEUIL.

L'*embryologie* est cette partie de l'anatomie qui traite de la description du fœtus.

Depuis la première apparition du germe jusqu'à l'époque de sa naissance, le nouvel être subit dans les organes maternels une série de métamorphoses qui en changent singulièrement la forme, le volume et les propriétés. Au début, il est uniquement représenté par un élément anatomique très simple qui se rapproche beaucoup par ses caractères anatomiques et physiologiques de la cellule considérée en général. Cet élément, qui prend le nom d'*ovule*, présente en dehors même de la participation du mâle une évolution qui lui est propre et qui a pour théâtre l'ovaire et la trompe de Fallope; après quoi il se détruit spontanément, comme il s'était développé. Mais la fécondation, c'est-à-dire le contact matériel avec le sperme, a-t-elle lieu, l'ovule acquiert au moins une aptitude nouvelle, celle de s'accroître aux dépens des fluides maternels ambiants. L'intérieur de la sphère creuse qu'il représente devient le siége d'une production très active de cellules nouvelles qui se disposent en membranes. Sur un point très circonscrit de ces dernières, la formation cellulaire s'exagère encore, et donne naissance à un petit renflement discoïde : c'est l'*embryon*.

D'abord très simples, la forme et la structure de ce dernier se compliquent de plus en plus ; les régions du corps se dessinent, les organes intérieurs marquent leur place, les tissus apparaissent, et l'élément cellulaire cesse de composer à lui seul toute la masse du nouveau produit. C'est toujours aux dépens des fluides maternels que se fait cet accroissement à l'aide de l'absorption, la plus simple des propriétés de la matière organisée. Tant que la sphère embryonnaire n'a qu'un volume restreint, l'aliment fourni par la muqueuse utérine traverse la paroi de l'œuf, et, modifié sans doute par elle, arrive jusqu'au centre. Mais quand le diamètre augmente, et avec lui la distance entre la source nutritive et les organes de l'embryon, une portion des membranes de l'œuf se dispose spécialement en appareils de nutrition, des vaisseaux se développent dans l'intérieur et à l'extérieur du corps, s'allongent rapidement pour aller soutirer au loin, mais toujours médiatement, les substances nutritives ou sang maternel. Ces appareils sont multiples ; essentiellement temporaires, ils se succèdent, se remplacent et disparaissent aussitôt que leur rôle est fini.

A la caducité des annexes extérieures correspond, du côté de l'embryon lui-même, une variabilité extrême dans la configuration organique et dans la composition histologique, et l'on peut ajouter encore dans la constitution chimique des liquides et des solides ; il n'y a dès lors pas à s'étonner des différences considérables que la vie embryonnaire présente aux diverses époques du développement. A des formes, à des structures, à des caractères chimiques aussi variables répondent des propriétés spéciales et des changements que nous n'observons plus pendant la vie. Nous ne contestons pas tout ce que ces phénomènes ont de remarquable, mais nous nous refusons à y voir ces mystères dont on se plaît à orner les diverses phases de l'épigénèse. Les actes qui ont lieu pendant la vie embryonnaire sont spéciaux comme les organes, les tissus et les éléments anatomiques qui en sont le siége ou les instruments, voilà tout; et le mystère existerait au contraire si une matière différente de celle que nous étudions chez l'homme était douée de propriétés semblables à celles que nous constatons pendant la vie extra-utérine.

Pour expliquer la formation du germe, l'apparition de l'embryon et les complications croissantes de l'organisation, certaines personnes croient indispensable de faire intervenir une *force vitale*, un principe invisible, intangible et impondérable, indépendant de la matière ; cette puissance régirait l'apparition des organes, leur accroissement, leurs transformations, leur achèvement, préviendrait les écarts de leur formation, et, dès le début, veillerait à la perfection du produit. Outre qu'il est difficile de savoir quand, où et comment se manifeste pour la première fois cette intervention mystique qui reste à démontrer, il est certain que cette hypothèse ne présente aucune utilité pour l'étude, et qu'elle ne guide en aucune façon l'observation, seule capable de nous fournir les notions scientifiques nécessaires. A ce titre nous n'avons pas à nous en préoccuper ; nous laissons volontiers cette conception arbitraire aux esprits qui, non contents des splendeurs de la nature, veulent chercher au delà quelque chose de plus merveilleux encore et arrivent ainsi à lâcher la proie pour l'ombre.

Les organes génitaux renferment, dans les deux sexes, des éléments particuliers dont l'étude se lie étroitement à l'histoire du développement. Chez la femme, ils subissent, au moment de la gestation, des changements anatomiques considérables, mais qui ne cessent pas pour cela d'être normaux, et doivent être décrits comme tels.

On ne s'étonnera donc pas de retrouver ici quelques lignes sur l'anatomie des organes sexuels des parents, comme complément aux chapitres qu'on a déjà lus plus haut, et comme introduction à l'anatomie du produit de la conception.

Nous traiterons successivement :
1° Du produit générateur mâle, le sperme ;
2° Du produit générateur femelle, l'ovule ;
3° De l'embryon et de ses annexes ;
4° De l'utérus pendant la gestation.

DU SPERME.

Le *sperme* est un liquide blanchâtre, épais, visqueux, plus lourd que l'eau, dans laquelle il est soluble ; il est alcalin et doué d'une odeur *sui generis ;* peu de temps après l'éjaculation, il se liquéfie complétement et laisse déposer par l'évaporation des cristaux de phosphates alcalins. Vauquelin et Berzelius l'ont analysé et l'ont trouvé composé de :

Eau.	90
Matière extractive particulière, *spermatine* de Vauquelin.	6
Phosphate calcaire et hydrochlorate de chaux.	3
Soude.	1
	100

Le sperme est sécrété par les canaux séminifères du testicule, mais on le trouve aussi dans les canaux éjaculateurs et déférents, dans les vésicules séminales qui lui servent de réservoir, et qui ont probablement elles-mêmes une sécrétion particulière. A l'extrémité du canal déférent il se présente sous l'aspect d'un fluide assez compacte, translucide, qui contient un nombre immense de corpuscules particuliers, libres ou agglomérés, parfois quelques grandes vésicules sphériques, des cellules ou des noyaux d'épithélium, des granulations très fines et des cristaux de formes diverses.

Le sperme éjaculé est un liquide beaucoup plus complexe. Il est mélangé d'autres fluides qu'il entraîne dans son trajet, et qui lui donnent l'aspect laiteux et une liquidité plus grande ; ils proviennent des follicules qui occupent la fin du canal déférent, des parois des vésicules séminales, des glandes prostatiques, des glandes de Cowper, de Méry et de Littre.

Les corpuscules, qui vont fixer notre attention, ont été découverts, en 1676, par Louis Hamm, étudiant allemand. Décrits presque aussitôt par Leeuwenhoek et Hartsœker, ils ont été étudiés depuis avec soin par Prévost et Dumas (1824), et plus récemment par MM. Wagner, Lallemand et un grand nombre d'anatomistes. On les a désignés sous les noms d'*animalcules, vers, filaments spermatiques, zoospermes, spermatozoïdes,* etc., etc. Cette dernière dénomination, proposée par M. Duvernoy, a l'avantage de ne rien préjuger de leur nature. Ils ont, en effet, été considérés, par les uns comme des animaux et rangés parmi les microzoaires suceurs, les infusoires, les vibrionides, les cercaires, etc., etc.; d'autres, au contraire, les regardent comme des cellules vibratiles particulières, opinion qui paraît très vraisemblable et que j'adopte complétement pour ma part. Les observations les plus modernes rendent en effet leur animalité très problématique. On les rencontre chez tous les vertébrés, les mollusques, les insectes et bon nombre de rayonnés et même d'infusoires; leur forme est très variée dans l'échelle animale : nous nous arrêterons seulement à ceux de l'homme.

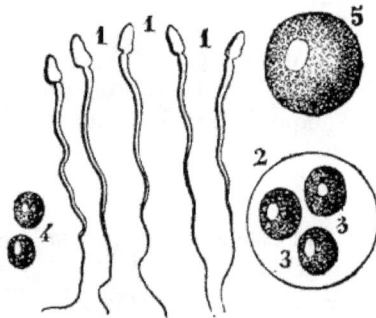

Fig. 189. — *Éléments microscopiques du sperme.*

1,1,1. Spermatozoïdes. — 2. Ovule mâle, grande cellule du sperme. — 3. Cellules incluses dans chacune desquelles se développera un spermatozoïde. — 4. Mêmes cellules isolées. — 5. Une grossie.

Examinés à un grossissement de 5 à 600 fois, ils paraissent formés de deux parties séparées par un léger étranglement : 1° d'un disque pyriforme, aplati, appelé *tête* ou *corps* ; 2° d'un long appendice fusiforme, qui, par sa grosse extrémité, se continue avec le corps et se termine par un filament d'une extrême ténuité ; de là vient la comparaison très heureuse des spermatozoïdes avec le têtard de la grenouille. Leur longueur totale est de 0,05 de millimètre, dimension à laquelle la tête prend part à peine pour $1/10^e$. Valentin, Gerbert, Schwann, M. Pouchet, ont cru pouvoir reconnaître, dans ces corpuscules, une ouverture buccale, une cavité viscérale et une enveloppe ; mais ces distinctions n'ont pas été admises par la plupart des auteurs, et me paraissent dues à des illusions d'optique.

Les spermatozoïdes sont animés de mouvements très curieux, qui consistent en des oscillations, des inflexions latérales de l'appendice caudal ; grâce à ces mouvements extrêmement rapides, et qui rappellent ceux qu'on observe dans la marche des reptiles ophidiens, ils peuvent progresser le corps en avant, de manière à parcourir, suivant le calcul d'Henle, 3 centimètres environ en sept à huit minutes.

Cette locomotion, favorisée du reste par le mélange avec les liquides moins denses que le sperme, s'exécute incontestablement dans les voies génitales de la femme. La mobilité des spermatozoïdes s'observe encore vingt-quatre heures, et plus, après l'éjaculation, à la condition que la température et la liquidité du sperme soient conservées ; mais elle est bientôt abolie par l'excès du froid ou du chaud, l'électricité, la strychnine, les narcotiques, etc., etc. C'est au sein des organes génitaux de la femelle, lorsque ceux-ci ne sont le siége d'aucune sécrétion morbide (Donné), que cette remarquable propriété se manifeste le plus longtemps.

La genèse des spermatozoïdes a été étudiée attentivement par MM. Lallemand, Kölliker, Wagner, Henle, Ch. Robin, etc., etc. Ces observations intéressantes ont été faites chez des animaux (lapin, ours, cahiai, raie) où elles sont assez faciles ; rarement elles ont été répétées sur l'homme, aussi nous arrêteront-elles peu. Elles établissent que les canaux séminifères du testicule ne sécrètent pas du premier coup les zoospermes, mais bien seulement de grandes vésicules analogues à l'ovule (fig. 189. 2), vésicules auxquelles, en raison de cette ressemblance, Reichert et Ch. Robin ont donné le nom d'*ovule mâle*. Ces vésicules renferment une ou plusieurs cellules (fig. 189. 3, 4, 5) qui, par leur métamorphose, donnent naissance chacune à un spermatozoïde ; il se passe là, d'après Ch. Robin, un phénomène analogue à la segmentation du vitellus (1). Il est facile dès lors de s'expliquer comment le sperme recueilli dans les canaux séminifères ne présente presque que de ces vésicules et peu de spermatozoïdes libres. Ceux-ci se dégagent dans le cours de leur marche et ne sont guère à l'état parfait qu'au voisinage des vésicules séminales ; d'autre part, le sperme éjaculé ne renferme presque jamais les vésicules mères remplies encore de leurs corpuscules. Il est logique de considérer la grande longueur, l'étroitesse, les flexuosités des voies spermatiques, ainsi que l'existence d'un réservoir sur leur trajet, comme des dispositions qui favorisent la maturité du sperme en ralentissant sa progression.

Les zoospermes n'existent pas pendant l'enfance, leur apparition signale le commencement de la puberté ; ils disparaissent chez le vieillard, à des âges variables, mais plus tardifs en général qu'on ne l'avait cru (Duplay) ; les eunuques en sont privés ; certaines maladies et certains vices de conformation (orchites, ectopies testiculaires) les altèrent ou les font disparaître. On doit les considérer comme l'élément fondamental du sperme et la condition essentielle de la fécondité du mâle.

OVULE.

L'*ovaire*, dont on a donné plus haut déjà la description, est une

(1) *Académie des sciences*, 23 octobre 1843. — Voyez Henle, t. II, p. 528. — Longet, *Physiologie*, génération, p. 113.

glande d'une structure particulière, dont les *acini* sont représentés par des follicules clos épars au milieu d'une gangue cellulo-vasculaire, désignée par de Baer sous le nom de *stroma*. Ces follicules, connus de Fallope, Vésale et Van Horne, ont été décrits avec beaucoup de soin et désignés sous le nom de *vésicules* par Régnier de Graaf, célèbre anatomiste hollandais, en 1672. Comme Van Horne, il les considéra, à tort, comme représentant l'ovule lui-même, hypothèse qui fut facilement renversée, un siècle plus tard, par Cruikshank. En 1827, quelque temps après les beaux travaux de Purkinje sur l'œuf des oiseaux, Ernst de Baer (de Kœnigsberg) eut l'honneur de découvrir le véritable ovule des mammifères dans l'intérieur des vésicules de de Graaf.

Les *vésicules ovariennes* se présentent sous la forme de petites sphères creuses remplies d'un liquide transparent, disséminées à toutes les profondeurs dans l'ovaire, et formant, lorsqu'elles sont superficielles, une petite saillie globuleuse qui soulève les tuniques albuginée et péritonéale de la glande. Leur volume est très variable, depuis un demi millimètre et moins encore, jusqu'à 5, 8 et 10 millimètres, et même plus. Ces variations correspondent à leur degré de maturité, c'est-à-dire aux phases de leur évolution ; déjà distinctes chez des fœtus, elles disparaissent chez les femmes âgées en même temps que l'ovaire s'atrophie. C'est chez la femme adulte qu'il convient de les étudier. Leur nombre varie beaucoup, on en trouve ordinairement 15 à 20 ; mais Haller n'en a vu que 2 ou 3, tandis que Rœderer en a compté jusqu'à 50 ; le microscope en démontre toujours un très grand nombre.

De Baer leur assigne la structure suivante : Indépendamment des tuniques qu'elles empruntent à l'ovaire (tunique albuginée et péritonéale, *tégument* et *coquille*), elles se composent d'une membrane enveloppante et d'un contenu. La première (*capsule, theca*) est formée : 1° d'une couche externe mince, résistante, transparente, élastique, non vasculaire ; 2° d'une couche interne plus molle, non rétractile, renfermant un réseau capillaire riche et très fin ; sa surface interne est tapissée par un épithélium nucléaire ou pavimenteux, dont les cellules réunies par une substance unissante se juxtaposent, et forment, en s'appliquant contre la face interne de la capsule, une couche continue à laquelle on a cru devoir donner le nom spécial de *membrane granuleuse*, à tort, puisqu'il ne s'agit que d'un revêtement épithélial analogue à celui de tous les autres acini glandulaires.

Toutefois, en un point limité qui répond à la surface libre de l'ovaire, les cellules, disposées partout ailleurs en couche mince, s'accumulent en plus grand nombre, et forment un renflement discoïde auquel de Baer a imposé le nom de *disque* ou *cumulus proligère*. C'est dans son centre que se trouve l'ovule. La cavité centrale de la vésicule est remplie d'un liquide jaunâtre, albuminoïde, dans lequel nagent des granulations et des gouttelettes graisseuses.

l'ovule, œuf humain, a donc une position fixe et constante. C'est un corps sphérique, opaque, de 1/10ᵉ de ligne (Bischoff), qui présente: 1° une enveloppe, *membrane vitelline*, transparente, épaisse, résistante, sans structure déterminée, et privée de vaisseaux ; 2° un amas de granulations qui constituent le jaune, *vitellus*, et qui forment la presque totalité de la masse de l'œuf ; 3° une vésicule enchâssée sur un point de la circonférence du vitellus et touchant à la face profonde de la membrane vitelline dans un point qui correspond à la surface de l'ovaire : c'est la *vésicule germinative* découverte chez l'oiseau par Purkinje, puis chez les mammifères par M. Coste. Elle est sphérique ou aplatie, transparente, munie d'une membrane de délimitation très mince et remplie d'un liquide incolore, albumineux ; ses dimensions sont de 1/60ᵉ de ligne en moyenne. 4° La vésicule germinative présente une tache obscure plus ou moins centrale, d'apparence granuleuse, découverte par Wagner, qui l'a appelée *tache germinative*.

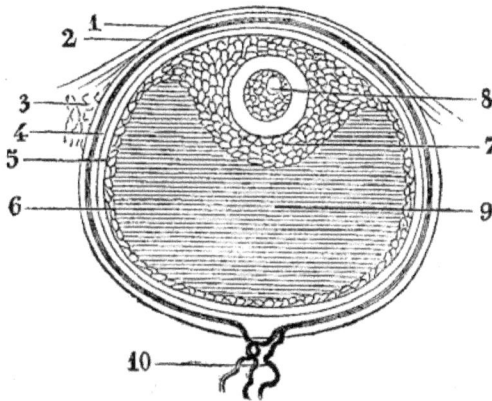

Fig. 190. — *Vésicule de de Graaf contenant l'ovule.*

1. Tunique péritonéale de l'ovaire. — 2. Tunique fibreuse de l'ovaire. — 3 Tissu de l'ovaire. — 4. Tunique propre externe de la vésicule. — 5. Tunique propre interne de la vésicule. — 6. Membrane granuleuse. — 7. *Cumulus proliger.* — 8. Ovule. — 9. Cavité remplie de liquide. — 10. Vaisseaux de l'ovaire se ramifiant dans l'épaisseur des parois de la vésicule.

Nous ne nous arrêterons point à discuter si l'on doit considérer la vésicule de de Graaf comme un appareil formé de cellules emboîtées, ou comme un cul-de-sac glandulaire, si l'ovule lui-même représente une cellule avec son noyau et son nucléole ; pourtant il est naturel, en comparant la glande mâle et la glande femelle, de voir dans la vésicule de de Graaf l'analogue du tube séminifère, et dans l'ovule celui des grandes vésicules qui engendrent les spermatozoïdes.

La vésicule de de Graaf et son contenu possèdent déjà, à l'époque de la naissance, la structure que nous venons d'esquisser. Cet état reste stationnaire pendant de longues années ; mais à un moment donné, vésicule et ovule subissent une évolution dont les phase s pré

sentent le plus haut intérêt. D'une part la vésicule se modifie pour
chasser l'ovule ; de l'autre l'ovule se développe sous l'influence de la
fécondation pour donner naissance à un être nouveau. Ces deux grands
faits vont nous occuper.

Évolution de la vésicule de de Graaf; expulsion de l'œuf; menstruation.

Les recherches modernes ont démontré, de la manière la plus évi-
dente, la relation intime qui existe entre la puberté et la fécondité de
la femme, d'une part ; de l'autre, la rupture d'une vésicule de de Graaf,
l'expulsion d'un ovule, et l'apparition d'un écoulement sanguin par les
parties génitales externes, phénomène connu sous le nom de *menstruation*.

Sans entrer dans le domaine de la physiologie, nous décrirons rapidement les changements anatomiques qui surviennent dans les organes
génitaux pendant cette période importante.

1° *Du rôle de l'ovaire*. — Ces glandes augmentent de volume. Les
vésicules graafiennes s'accroissent et prennent l'apparence de petits
kystes par l'accumulation, dans leur intérieur, d'un liquide séro-albu-
mineux. Les tuniques augmentent d'étendue et d'épaisseur. Le réseau
vasculaire qui leur est propre devient beaucoup plus riche. La quantité
du fluide intérieur devenant de plus en plus grande, les parois hypertrophiées d'abord cèdent à la distension, s'amincissent et deviennent
transparentes. La vésicule, d'abord entourée par le stroma, se rapproche de la surface, puis proémine de manière à former sur un point de
la circonférence de l'ovaire une tumeur hémisphérique qui peut acquérir le volume d'un œuf de pigeon et plus encore.

La distension continuant à faire des progrès, le péritoine et la tunique
fibreuse de l'ovaire, aussi bien que les tuniques propres de la vésicule,

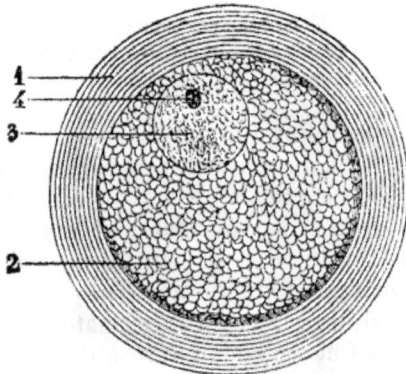

FIG. 191. — *L'ovule avant la fécondation.*

1. Membrane vitelline. — 2. Vitellus. — 3. Vésicule germinative. — 4. Tache
germinative.

se rompent sur le point le plus faible, c'est-à-dire du côté de la cavité péritonéale ; et comme pendant ce travail d'accroissement l'ovule n'a pas cessé de correspondre au point le plus superficiel de la vésicule distendue, il s'engage aussitôt à travers la lèvre de la déchirure, entraînant avec lui les cellules du *cumulus proliger*. Il quitte ainsi la cavité de la vésicule.

Le fluide qui remplissait cette dernière s'écoule en même temps ; de séreux qu'il était d'abord, il devient sanguinolent lorsque le volume de la vésicule s'exagère ; au moment de la rupture, c'est presque du sang pur. Il se fait donc après l'expulsion de l'ovule une légère hémorrhagie qui n'acquiert que rarement de l'importance. Les parois de la vésicule ne reviennent pas tout de suite sur elles-mêmes, elles restent distendues par un caillot.

Alors commence un travail particulier de cicatrisation, d'où résulte la formation d'une masse particulière connue depuis longtemps et appelée *corps jaune* (*corpus luteum*). On donne ce nom à une masse d'un volume variable et décroissant successivement à mesure qu'on s'éloigne du moment de la rupture de la vésicule ; sa couleur est d'un jaune pâle ou tirant sur l'orangé ; sa consistance assez ferme ; sa coupe montre une sorte de canal ou cavité centrale et un aspect sinueux mamelonné tout spécial. Les corps jaunes ont été bien étudiés, surtout dans ces dernières années, et de longues discussions, aujourd'hui terminées, ont eu lieu sur leur origine et sur leur signification ; M. Cazeaux résume ainsi les trois principales causes qui président à la formation du *corpus luteum*. « Les corps jaunes sont formés : 1º par l'épanchement dans la cavité de la vésicule, d'un liquide coagulable, sang pour M. Raciborsky, lymphe plastique pour M. Coste ; 2º par le retrait de la membrane externe de la vésicule qui amène le plissement progressif de la membrane interne. Cette dernière, en même temps qu'elle se plisse, s'hypertrophie ; de là vient que sa face interne présente des bosselures qui rappellent les circonvolutions cérébrales. 3º Ces dernières, enfin, sont colorées en jaune par la matière colorante du sang (Raciborsky), par les granulations déposées dans l'épaisseur de la membrane interne (Coste), ou dans les cellules hypertrophiées de la membrane granuleuse. »

MM. Blot et Robin trouvent dans les corps jaunes : au centre un petit caillot sanguin, au fond la membrane interne de la vésicule de de Graaf hypertrophiée, et entre ces deux éléments une couche assez épaisse de gouttelettes graisseuses très petites et très multipliées.

Les corps jaunes, une fois formés, s'atrophient progressivement, ils disparaissent deux ou trois mois après la menstruation simple et quatre à cinq mois après l'accouchement dans les cas de coït fécond. En effet, à chaque époque menstruelle, une vésicule de de Graaf se rompt et un ovule s'échappe : c'est assez dire que ces organes n'arrivent pas tous ensemble à maturité ; il n'y en a le plus souvent qu'un, bien rarement deux qui se développent simultanément. Pendant tout le temps que dure la grossesse, les vésicules ovariennes ne se développent pas ; mais le corps jaune, dont la formation a marqué la chute de l'ovule fécondé, acquiert un volume beaucoup plus considérable et persiste pendant un temps bien plus long. La différence qui existe entre les corps jaunes de la menstruation et ceux de la grossesse les avait fait distinguer en *vrais* et en *faux ;* mais les recherches de M. Coste, surtout, ont détruit cette erreur ; c'est également à tort que l'existence des corps jaunes semblait être, pour les anciens, une preuve irrécusable d'une conception antécédente. On les a plus d'une fois rencontrés chez des vierges. Lorsque la disparition du corps jaune est complète, la surface de l'ovaire présente, dans le point correspondant, une cicatrice inégale, déprimée ; cette surface en est toute parsemée chez les femmes qui atteignent le terme de l'âge adulte.

Revenons à l'ovule. Aussitôt sorti de la vésicule rompue, il tendrait à tomber dans la cavité abdominale et à s'y égarer. Mais le pavillon de la trompe vient s'appliquer et s'étaler sur la surface de l'ovaire pour recueillir la première cellule. On a beaucoup discuté sur le mécanisme de l'adaptation de la trompe. Les uns ont admis une sorte d'érection du pavillon tubaire, les autres une action musculaire portant l'ovaire et le pavillon à la rencontre l'un de l'autre. La première hypothèse n'est pas acceptable. Quant à la seconde, elle a reçu la démonstration qui lui manquait des beaux travaux de M. le professeur Rouget. Cet habile anatomiste a décrit dans le ligament large et dans les liens fibreux qui fixent les annexes de l'utérus, des faisceaux musculaires lisses qui mettent en conjonction intime et prolongée l'ovaire et son conduit excréteur. Un phénomène d'érection dont l'ovaire est le siége favorise ce rapprochement en même temps qu'il aide la maturité de la vésicule graafienne. M. Rouget a très heureusement comblé une lacune dans ce sujet intéressant (1).

Recueilli par le pavillon tubaire, l'ovule progresse lentement dans le canal de la trompe en suivant les sillons longitudinaux que présente l'intérieur de ce conduit. On n'est pas bien fixé sur les agents qui aident à cette migration, qui, dans tous les cas, est fort lente. On a invoqué les contractions de la trompe, le mouvement de l'épithélium vibratile, etc., etc.

L'ovule se dirige ainsi vers l'utérus. S'il n'est point fécondé, il disparaît dans ce chemin à une époque mal déterminée ; s'il est fécondé, au contraire, il va se modifier et descendre dans la matrice pour y subir les phases de son développement. On a beaucoup discuté pour savoir à quel point précis avait lieu la fécondation, c'est-à-dire la rencontre du sperme et de l'ovule. La tendance qu'a le premier à se rendre vers l'ovaire, et le second à descendre vers l'utérus, et d'une autre part le temps souvent fort long pendant lequel sperma-

(1) *Journal de physiologie* de Brown-Séquard, t. I⁺ʳ, 1858.

tozoïdes et ovule conservent leur intégrité, expliquent très aisément comment la fécondation peut avoir lieu dans toute l'étendue de la trompe aussi bien que sur l'ovaire lui-même et jusque dans l'épaisseur des parois utérines ; les opinions formulées sur ce point nous paraissent au moins trop exclusives, car le laps de temps écoulé entre le coït fécondant et la chute de l'ovule indique toutes les variétés possibles.

Phénomènes concomitants du côté de l'utérus. Menstruation. — On donne le nom de *menstrues*, de *règles*, etc., à un écoulement périodique sanguin qui se fait par les voies génitales de la femme.

L'époque d'apparition et de cessation de cette fonction importante, la quantité et les qualités du sang perdu, la durée de l'écoulement, l'intervalle qui sépare le retour des menstrues, sont étudiés par les physiologistes. Les modernes ont eu le mérite de découvrir la relation directe qui existe entre la puberté, le rut, la fécondité, la rupture de la vésicule de de Graaf, la chute de l'ovule, la congestion utérine et l'hémorrhagie cataméniale. Ne pouvant entrer dans des détails explicites, nous renvoyons le lecteur aux beaux travaux de MM. Négrier, Gendrin, Pouchet, Raciborsky, Coste, Bischoff et d'autres ; nous voulons cependant exposer brièvement les causes anatomiques de la congestion et de l'hémorrhagie utérines, causes récemment mises en lumière par les beaux travaux de notre ami le professeur Rouget, un de nos plus habiles anatomistes (*Journal de physiologie* de Brown-Séquard, 1858). Il résulte de ses recherches qu'à l'époque de la maturité de la vésicule ovarienne, les riches plexus utéro-ovariques deviennent le siége d'une congestion intense et durable qui se continue pendant plusieurs jours, hâte d'une part la rupture de la vésicule, par conséquent la chute de l'œuf, et d'autre part distend les capillaires de la muqueuse du corps de l'utérus jusqu'à provoquer leur rupture. Ces plexus forment vers le hile de l'ovaire et le long des bords latéraux de l'utérus une masse vasculaire volumineuse formée de vaisseaux entrelacés d'apparence variqueuse, et simulant une sorte de corps érectile. Cette disposition caverneuse se rencontre aussi bien dans l'épaisseur même de la paroi utérine qu'à l'extérieur.

Le sang amené par les branches nombreuses et volumineuses des artères utéro-ovariques stagne dans ces plexus par suite d'un obstacle à la circulation en retour qui résulte des rapports des veines susdites avec les fibres propres de l'utérus et les faisceaux musculaires lisses abondamment répandus dans les ligaments latéraux de la matrice.

Pour compléter l'analogie de cet appareil vasculaire avec celui des organes érectiles de l'homme, M. Rouget a démontré que les artères utéro-ovariques présentaient des flexuosités et un mode de distribution qui rappellent fidèlement la disposition attribuée aux prétendues artères hélicines. Il résulte de cette étude nouvelle des vaisseaux utérins que la congestion dont la matrice est le siége pendant les règles, est assimilable à une véritable érection. Cette théorie, appuyée sur des dissections nombreuses, sur l'examen physiologique des phases du phénomène et sur des raisonnements solides, satisfait pleinement l'esprit, et jette une vive lumière sur les anomalies et les dérangements de la fonction, d'où des déductions d'un grand intérêt pour la pratique.

Elle explique encore comment la chute de l'œuf et l'écoulement sanguin coïncident le plus souvent ; comment la congestion ovarique et la congestion utérine sont solidaires et connexes, mais comment aussi elles sont jusqu'à un certain point indépendantes, de façon que l'absence de l'une ne suppose pas nécessairement l'absence de l'autre, etc.

Les modifications survenues dans la muqueuse utérine à la suite d'une congestion prolongée pendant quelques jours sont assez considérables pour amener accidentellement le décollement de cette membrane en dehors de l'état de grossesse et son expulsion sous forme de *pseudo-caduque*, dans une maladie nommée *dysménorrhée membraneuse*.

ÉVOLUTION DE L'ŒUF.

L'évolution de l'œuf commence à partir du moment où il est fécondé ; les modifications les plus importantes qu'il éprouve consistent dans son accroissement en volume et dans les changements que subit son contenu. Ces premières métamorphoses s'opèrent pendant le temps que l'ovule met à traverser la trompe pour parvenir à l'utérus. Ce temps, il faut le dire, n'est pas exactement connu dans l'espèce humaine ; il en est de même des premières phases du développement de l'embryon humain ; c'est à l'aide d'expériences nombreuses, faites sur les animaux, qu'on a pu acquérir les notions que nous allons exposer.

Du reste, ces observations ont été faites sur des espèces animales assez voisines de l'homme (brebis, lapine, chienne, etc.), pour qu'on puisse, sans forcer l'analogie, en tirer des conclusions relatives à notre espèce. Résumer en quelques pages ce sujet qui comporte des volumes, est une tâche difficile que nous allons néanmoins chercher à accomplir.

Dans l'état actuel de la science, aucun fait concluant ne prouve que l'œuf ait été vu dans la matrice de la femme avant le dixième ou le douzième jour après la conception (Cazeaux) ; les observations contraires n'ont pas une authenticité suffisante. Notons, en passant, que la progression de l'œuf est rapide dans la moitié externe de la trompe, beaucoup plus lente au contraire dans sa moitié interne.

En regardant comme démontré que la fécondation a lieu aux environs de l'ovaire, il est facile de comprendre l'utilité de la lenteur avec laquelle l'ovule parcourt la trompe pour que la matrice puisse se préparer à le recevoir et à le retenir sur sa paroi interne.

Quoi qu'il en soit, les œufs qu'on observe dans l'utérus à l'époque la plus prématurée présentent déjà des changements très notables.

1° A l'extérieur, les granulations du *cumulus proliger*, que l'ovule a entraînées dans sa chute, se dissolvent; elles sont remplacées par un enduit albumineux fourni par la trompe et souvent disposé en couches concentriques, entre lesquelles on a fréquemment rencontré des spermatozoïdes emprisonnés (fig. 192. 5, 4, 4); rudimentaire chez les mammifères, ce dépôt albumineux forme, dans l'œuf de l'oiseau, la masse épaisse connue sous le nom de *blanc de l'œuf*. Cet enduit a du reste une durée éphémère, car il a presque complétement disparu au voisinage de l'orifice utérin de la trompe.

2° La tache de Wagner, la vésicule germinative de Purkinje et Coste ne sont plus apparentes; ces éléments, auxquels on a fait jouer un si grand rôle, et qu'on a considérés comme la partie essentielle de l'ovule, n'ont donc qu'une existence temporaire: il semble prouvé que leur disparition est spontanée et peut s'effectuer sans l'acte de la fécondation. M. Coste adopte cette opinion: suivant lui, lorsque l'ovule est à maturité, tache et vésicule germinatives s'effacent comme des organes dont le rôle est terminé.

3° Alors se manifeste le curieux phénomène de la segmentation du vitellus; voici en quoi il consiste. La masse du vitellus qui remplissait complétement la cavité de l'œuf se racornit, diminue de volume, et flotte librement dans cette cavité, des parois de laquelle elle est séparée par une couche mince du liquide; un espace ovoïde clair et transparent apparaît au centre du vitellus; bientôt aux deux extrémités d'un des diamètres de celui-ci se dessine une échancrure qui, marchant progessivement vers le centre, le divise en deux masses ovoïdes juxtaposées. Par un mécanisme en tout semblable, ces deux premières moitiés, ramenées d'abord à la forme sphérique, se divisent elles-mêmes en deux, et la division dichotomique continuant, le vitellus est

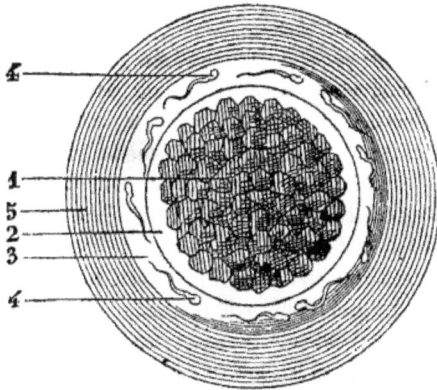

FIG. 192. — *Œuf dans la trompe et segmentation du vitellus.*

1. Corps mûriforme flottant. — 2. Espace rempli de liquide entre le corps mûriforme et la membrane vitelline. — 3. Membrane vitelline. — 4. Spermatozoïdes rampant sur la face externe et maintenus appliqués contre elle par, 5, une couche albumineuse sécrétée par la trompe.

successivement fractionné en 4, 8, 16, 32, etc., sphères de plus en plus petites ; chaque sphère porte à son centre une large tache ou noyau dans lequel commence, d'après M. Coste, le travail de la segmentation.

Il est difficile, dans les premiers moments, de comparer les sphères vitellines à un élément anatomique connu ; mais bientôt elles prennent la forme de cellules granuleuses bien dessinées : à la segmentation succède la *formation du blastoderme*.

4° Le *blastoderme*, au sein duquel paraîtra bientôt le rudiment de l'embryon, et d'où procéderont de plus ses annexes, est constitué par les sphères vitellines. Nous avons vu qu'après la segmentation, toutes ces sphères constituaient, par leur réunion, une *masse mûriforme*. Le liquide albumineux qui occupe le centre de cette masse, et dont la quantité augmente incessamment, refoule les sphères du centre à la circonférence et les applique contre la paroi interne de l'œuf sous forme de couche. Elles deviennent alors polygonales, puis se soudent entre elles, et ne tardent pas à constituer, par leur fusion, une membrane mince, sphérique, dont la cavité est pleine de liquide : c'est le *blastoderme*. Il présente, en un point déterminé de sa surface, un amas plus épais de cellules formant une tache obscure circulaire ou ovale, c'est la *tache embryonnaire* de Coste, l'*area germinativa* de Bischoff. L'apparition de ce point, qui marque la place de l'embryon, correspond assez exactement au huitième ou au neuvième jour de la conception.

5° La rapidité de l'évolution permet bientôt de constater que le blastoderme se compose de deux feuillets ou couches de cellules accolées et qu'il est possible de séparer avec la pointe d'une fine aiguille. Cette disposition est surtout manifeste au voisinage et au niveau de la tache embryonnaire qui, vue de profil, se présente sous l'aspect d'un épaississement, d'une plaque saillante du côté de la cavité. Ces deux feuillets ont été désignés sous le nom de *feuillet interne, muqueux* ou *végétatif*, et *feuillet externe, séreux* ou *animal* ; entre eux deux apparaît presque aussitôt et s'étale un réseau vasculaire très délié qui prend le nom de *feuillet intermédiaire* ou *vasculaire*.

La tache embryonnaire s'accroît rapidement en tous sens. D'abord ronde, elle devient elliptique. D'abord uniformément obscure, elle s'éclaircit à son centre (*area lucida*), la zone périphérique (*area obscura*) restant opaque. D'abord plane, elle se soulève vers son centre, proémine légèrement comme un bouclier du côté de la cavité du blastoderme ; c'est la portion claire qui représente désormais le corps de l'embryon. Dès lors sa circonférence s'épaissit, ses deux extrémités se renflent, de sorte qu'elle a été comparée au corps d'une guitare, à une semelle, etc. Le renflement le plus considérable est dit *céphalique*, l'autre plus grêle, *caudal*, parce qu'ils correspondent aux deux extrémités du nouvel être.

Au centre de l'ellipse et suivant son grand axe, apparaît une gouttière très étroite appelée *ligne primitive*, et qui sépare l'embryon en deux moitiés latérales symétriques. C'est la future ligne médiane du corps. Elle répond au lieu qu'occupera la moelle épinière ou le rachis; elle est exclusivement creusée dans l'épaisseur du feuillet séreux.

Pendant que ces métamorphoses se sont effectuées à l'intérieur, la membrane vitelline, qui, dans les premiers jours, n'avait éprouvé d'autre changement qu'un accroissement dans ses diamètres, perd vers la fin de la trompe la couche albumineuse dont nous avons parlé plus haut; elle perd également son apparence lisse et homogène; de sa surface externe surgit une foule de petits prolongements filiformes semblables aux villosités intestinales : l'œuf affecte une ressemblance grossière avec une châtaigne recouverte de son calice épineux. Ces villosités, en rendant rugueuse la face externe de l'œuf, contribuent puissamment à le fixer; mais leur apparition ne devait avoir lieu, et n'a lieu, en effet, que lors de l'arrivée de l'œuf dans l'utérus.

Il est possible que le germe ait acquis, à son arrivée dans la matrice, un degré de développement moindre ou plus considérable que celui que nous venons d'exposer; mais néanmoins, et ne fût-ce que pour la facilité de l'étude, nous croyons utile de marquer ici un temps d'arrêt et de nous résumer en quelques mots. Dix jours environ se sont écoulés depuis la fécondation; ce laps de temps, pendant lequel le canal tubaire seul a été franchi, forme une première période embryonnaire délimitée, il faut l'avouer, d'une manière un peu arbitraire : l'œuf a quintuplé de volume; de tous les éléments qui le composaient alors qu'il était infécondé dans la vésicule de de Graaf, la membrane vitelline seule persiste, encore a-t-elle changé d'aspect; la tache et la vésicule germinatives ont disparu; par suite de la segmentation, le

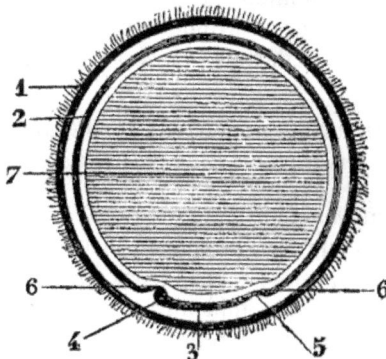

FIG. 193. — *Œuf dans l'utérus.*

1. Membrane vitelline avec ses villosités naissantes (premier chorion). — 2. Feuillet externe ou animal du blastoderme. — 3. Corps de l'embryon. — 4. Renflement céphalique. — 5. Renflement caudal. — 6. Réflexion du feuillet séreux, origine de l'amnios. — 7. Cavité centrale pleine de liquide qui formera plus tard la vésicule ombilicale.

vitellus, d'abord granuleux, s'est divisé en sphères nombreuses ; le blastoderme s'est formé par leur condensation, puis s'est divisé en deux couches séparées par des vaisseaux ; l'ovule est réduit à trois membranes concentriques, adossées, limitant une cavité centrale pleine de liquide.

La place de l'embryon est marquée, on distingue déjà les points qu'occuperont ses deux pôles ; on voit également les membranes aux dépens desquelles naîtront son système viscéral et ses appareils de relation.

La seconde période embryonnaire, qui s'étend jusqu'à la formation du placenta, est caractérisée par le développement considérable des deux feuillets du blastoderme ; tandis qu'une fraction restreinte de ces deux feuillets va servir de base à la formation du corps de l'embryon lui-même, une seconde portion, beaucoup plus étendue, va se modifier de manière :

1° A isoler l'embryon des parois de l'œuf (amnios) ;

2° A former une nouvelle enveloppe extérieure destinée à remplacer la membrane vitelline (chorion) ;

3° A constituer une large ampoule, dont le contenu servira à la nutrition (vésicule ombilicale).

Chaque feuillet blastodermique va donc présenter une partie fœtale proprement dite, et une partie extra-fœtale qui constituera les premiers annexes du germe.

Les vaisseaux sanguins continuent à s'accroître dans l'intervalle que laissent les deux feuillets entre eux. Une portion du réseau reste dans le corps de l'embryon, une autre en dehors accolée à la vésicule ombilicale. Ce premier appareil vasculaire, dit de la circulation blastodermique, se divise donc en portion *intra-fœtale* et portion *extra-fœtale*.

Après avoir indiqué comment et en quel point s'opère cette distinction, nous passerons successivement en revue l'évolution des deux grandes divisions du blastoderme.

Délimitation du corps du fœtus, formation de l'ombilic, origine du tube intestinal.

L'œuf, du dixième au douzième jour, est formé de trois sphères membraneuses concentriques : la plus extérieure, la membrane vitelline, étrangère à l'embryon, ne prend pas part aux changements que nous allons décrire ; il en est tout autrement des tuniques moyenne et interne. Le feuillet séreux ou animal du blastoderme, dont le développement et l'organisation en membrane sont plus précoces que ceux du feuillet muqueux, constitue presque à lui seul la saillie que forme le corps de l'embryon. Ce corps, aplati, renflé à ses deux extrémités, convexe en dehors, concave en dedans, offre une tendance marquée à se rouler sur lui-même et à prendre, suivant une comparaison ingénieuse, la forme d'une carène de vaisseau. Il en résulte que, par les progrès de cette disposition, tous les points de la circonférence tendent à se réunir en un lieu central situé vers la concavité de l'embryon ; on donne une idée grossière de ce phénomène en le comparant au mode de fermeture d'une bourse quand on tire sur les cordons. Ainsi se trouve formé un orifice plus ou moins largement ouvert, c'est l'anneau ombilical.

Le feuillet muqueux ou interne est à peu près complétement passif dans cette occlusion, et comme il reste accolé au précédent comme la doublure de la bourse à l'étoffe extérieure, il subit nécessairement une sorte d'étranglement progressif qui le divise en deux poches très inégales communiquant par un canal large et court qui devient de plus en plus étroit, et qui est désigné sous le nom de *canal vitello-intestinal* : l'une de ces poches reste enfermée dans la carène embryonnaire ; l'autre reste à l'extérieur. Ces deux portions simulent les rapports qui existent entre la cavité séreuse du sac herniaire et la grande cavité péritonéale. Le collet se trouve tout naturellement placé à l'ombilic.

Ce que nous venons de décrire pour le feuillet muqueux arrive au réseau vasculaire, improprement considéré comme un feuillet distinct ; ce réseau, en effet, reste partie en dedans, partie en dehors de l'anneau ombilical. Au niveau de ce dernier, il n'est composé que de quatre vaisseaux sur lesquels nous reviendrons.

C'est donc à l'ombilic que se trouve nettement établie la distinction des portions fœtale et extra-fœtale des tuniques blastodermiques. Cette exposition, qui n'est pas assez clairement formulée dans les auteurs, jettera peut-être quelque clarté sur l'étude difficile de ces premiers âges.

ANNEXES DE L'EMBRYON.

Évolution de la portion extra-fœtale du feuillet séreux du blastoderme, formation de l'amnios et du chorion.

Lorsque l'embryon se présente seulement sous la forme d'une plaque épaisse, sa circonférence se continue presque sans ligne de démarcation avec la portion extra-fœtale du feuillet séreux du blastoderme ; mais lorsque la plaque s'incurve et se fronce du côté du centre de l'œuf, elle entraîne avec elle la portion de ce feuillet séreux qui l'avoisine et s'en coiffe, comme un corps étranger articulaire développé sous une synoviale se coiffe de cette membrane en se pédiculisant du côté de la cavité (fig. 194).

La portion ainsi entraînée est dès lors distincte, non-seulement du corps de l'embryon, mais aussi du reste du feuillet séreux qui continue à être accolé à la face profonde de la membrane vitelline ; elle forme un feuillet réfléchi qui adhère à tout le pourtour de l'ombilic en se continuant en ce point avec les parois du corps fœtal, s'applique exactement, mais sans y adhérer, sur les renflements céphalique et caudal et les lames ventrales de l'embryon, pour se réfléchir de nouveau vers la région dorsale de celui-ci, et se continuer avec le futur chorion.

Nous voyons donc en ce moment le feuillet séreux du blastoderme divisé naturellement en trois parties continues, qu'il est utile de distinguer ainsi qu'il suit :

1° La portion fœtale au centre ; 2° la portion réfléchie qui l'entoure et forme une sorte d'enveloppe à sa face convexe, c'est l'amnios ; 3° une portion beaucoup plus vaste qui double la membrane vitelline qu'elle remplacera bientôt en devenant le deuxième chorion.

C'est par ce mécanisme de réflexion autour de la circonférence d'un disque qui tend à prendre la forme concave, qu'il faut comprendre l'existence de ce qu'on désigne dans les auteurs sous le nom de *capuchons céphalique* et *caudal*, capuchons qui existent tout aussi bien sur les parties latérales de l'embryon, et qui ne sont autre chose que la portion du feuillet séreux, voisine de la masse embryonnaire, entraînée et réfléchie de façon à s'appliquer exactement sur la tête, la queue et les bords latéraux de la cupule fœtale.

L'embryon est encore sessile dans les premiers temps de cette formation, c'est-à-dire qu'il est encore appliqué contre la face interne de la membrane vitelline par une large portion de sa face dorsale ; mais bientôt il s'en isole davantage par le rétrécissement progressif du pédicule formé par le feuillet réfléchi ou amniotique. Ce pédicule, devenant de plus en plus grêle, ne figure plus à la fin qu'un cordon filiforme étendu de la paroi profonde de l'œuf à la face dorsale du germe qui devient de plus en plus libre. Ce cordon qu'on appelle *ligament dorsal*, et que je désignerais plus volontiers sous le nom de *cordon dorsal* ou *séreux*, n'est qu'un moyen de fixité temporaire qui ne tarde pas à disparaître. Le fœtus se trouve désormais libre de toute adhérence avec le point de la circonférence de l'œuf vers lequel il s'était montré en premier lieu, seulement il a entraîné avec lui une tunique nouvelle formée par le mécanisme que nous venons de décrire. Cette tunique, en forme de poche, se continue avec le corps du fœtus lui-même au pourtour de l'ombilic ventral, et double exactement, et sans solution de continuité, toute la surface cutanée du corps, mais sans y adhérer néanmoins. Cette poche, c'est l'amnios. Tant qu'elle n'est pas complète, tant que son pédicule reste distinct, rien ne la sépare de l'embryon ; mais dès que le ligament dorsal a disparu, on voit s'amasser, entre le fœtus et la face profonde de l'amnios, une couche liquide, d'abord très mince, qui distend et dilate bientôt la poche : celle-ci ne tarde pas à faire tout autour de l'embryon une saillie de plus en plus considérable, qui n'est interrompue qu'au niveau de l'ombilic, où elle forme une sorte de canal qui donne passage au pédicule de la vésicule ombilicale, muni de ses vaisseaux (premier cordon ou cordon omphalo-mésentérique), et au pédicule de l'allantoïde avec ses vaisseaux ombilicaux (deuxième cordon ou cordon ombilical proprement dit). Lorsque la poche amniotique remplit la presque totalité de l'œuf, l'embryon figure assez bien dans son intérieur les rapports du testicule nageant dans le liquide d'une hydrocèle. Il résulte de cette exposition nouvelle du mécanisme de la formation de l'amnios, que nous ne saurions admettre, avec MM. Serres et Velpeau, que l'amnios soit une vésicule distincte qui soulève l'embryon, ni une cavité préexistante et pleine de liquide, dans laquelle l'embryon s'enfonce ; que nous ne regardons pas davantage l'amnios comme une formation nouvelle procédant du centre à la circonférence, c'est-à-dire partant de l'ombilic sous la forme de plis, dont le renversement centrifuge formerait une sorte de bourse qui viendrait se fermer sous la face dorsale. Nous pensons, au contraire, que l'embryon forme lui-même son amnios et ses capuchons ; que cette membrane n'est composée que d'un seul feuillet continu avec le chorion jusqu'à la rupture de l'ombilic dorsal ; que la cause de sa formation résulte du froncement de la plaque embryonnaire et de la tendance que présente le germe à se pédiculer pour s'affranchir de ses adhérences directes avec l'œuf.

Le but de l'amnios est donc : 1° d'isoler le fœtus ; 2° de lui fournir une atmosphère liquide dans laquelle il nagera et puisera peut-être des éléments nutritifs Ce n'est point un organe temporaire ; dès qu'il est formé, il suit les progrès du développement de l'œuf entier, et persiste jusqu'à la fin de la grossesse ; il forme en dedans du troisième chorion, dont nous nous occuperons bientôt, une tunique d'apparence séreuse, qu'on retrouve, à l'époque de la naissance, à la face interne de l'œuf. Cette tunique, mince, hyaline, sans vaisseaux distincts, constitue un quatrième chorion et contribue à la formation de ce que les accoucheurs désignent sous le nom de *poche des eaux*. Breschet, Gluge et Bischoff ont constaté à sa face interne un revêtement de cellules épithéliales pavimenteuses.

Il nous reste à donner quelques détails sur le liquide amniotique. Ce liquide, d'abord très peu abondant lors de son apparition, augmente progressivement ; sa quantité, comparée au volume du fœtus, est d'autant plus considérable, que la grossesse est moins avancée ; vers le milieu de la gestation, liquide et embryon ont sensiblement le même poids ; la prédominance reste à ce dernier au terme de la grossesse. A cette époque on peut extraire en moyenne 5 à 600 grammes de fluide amniotique. D'abord limpide et transparent, il se trouble légèrement, devient jaunâtre ou blanchâtre, et renferme des débris épidermiques ; la teinte jaune qu'il présente est due sans doute aux excrétions fœtales ; sa réaction est alcaline. D'après l'analyse de Vauquelin, on y trouve près de 99 parties d'eau pour 100, puis de l'albumine, du chlorure de sodium et des sels de chaux.

Le liquide amniotique n'est probablement sécrété directement et exclusivement ni par la mère, ni par l'embryon, comme on l'a pensé ; il est plus rationnel d'admettre qu'il est exhalé par l'amnios, qui présente tant d'analogie avec les membranes séreuses, et que l'exhalation se fait aux dépens des vaisseaux des annexes du fœtus.

Sans décider si l'embryon y puise des matériaux de nutrition, nous reconnaîtrons toute l'utilité mécanique de ce liquide ; il isole le fœtus, le protége contre les contractions utérines et les chocs extérieurs, en lui permettant des mouvements assez étendus, et, entre autres, le mouvement de culbute qui porte l'extrémité à devenir déclive. Ces usages protecteurs se continuent pendant toute la durée de la gestation, et même pendant le travail de la parturition.

Pour compléter ce qui a rapport au développement de la portion extra-fœtale du feuillet séreux du blastoderme, nous devons parler du *chorion*. On désigne sous ce nom la membrane la plus externe de l'œuf ; nous partageons l'opinion de M. Coste, qui admet plusieurs chorions successifs, et nous les définirons : des enveloppes embryonnaires extérieures, essentiellement temporaires, se remplaçant successivement, et s'atrophiant après un certain temps d'existence, de façon à disparaître ou à être réduits à une épaisseur très minime.

Ces membranes, à l'exception du chorion allantoïdien, ne présentent pas de vaisseaux ; mais elles offrent, à leur surface extérieure, une foule d'appendices ou villosités de structure très délicate, qui ont le double but de fixer l'œuf en plongeant dans le tissu de la caduque, et d'absorber dans cette membrane les sucs nourriciers maternels.

Le premier chorion peut être désigné sous le nom de *chorion vitellin*. Appartenant à l'ovule, il est constitué par la membrane vitelline, qui se couvre de villosités en arrivant dans l'utérus. Le chorion vitellin a une durée très éphémère ; au bout de quelques jours il a disparu, malgré l'opinion contraire de Bischoff, et il est remplacé par le deuxième chorion.

Celui-ci, appelé *chorion séreux* ou *blastodermique* ; est formé par toute la portion extra-fœtale du feuillet séreux du blastoderme, qui ne fait pas partie de l'amnios. Les villosités de sa face externe remplacent celles de la membrane vitelline (fig. 194. 2), et se comportent de la même façon par rapport à la caduque utérine. Le chorion blastodermique ne renferme pas de vaisseaux ; il ne tarde pas à disparaître à peu près en même temps que la vésicule ombilicale.

Nous parlerons plus loin du dernier chorion formé par l'allantoïde ; mais nous avons encore un mot à dire. Lorsque la poche amniotique est remplie de liquide, elle s'applique exactement contre la face profonde du deuxième chorion et la tapisse dans une grande partie de son étendue, sauf dans le point où l'allantoïde vient s'y appliquer ; il en résulte que l'amnios forme encore, autour de l'embryon, une couche membraneuse presque partout complète et concentrique aux chorions précédemment décrits. Il est juste de dire que cet amnios, isolé bientôt de la paroi de l'œuf par le grand développement de l'allantoïde, se trouvera inscrit dans le chorion définitif. Mais, néanmoins, on peut, sans inconvénient, le classer parmi les chorions ; il n'en diffère que par l'absence de villosités ; mais, comme les précédents, il est sans vaisseaux et il sert de membrane de délimitation à l'œuf ; de plus, il est définitif, c'est-à-dire qu'il persiste jusqu'à la fin de la gestation. Il mériterait la dénomination de *chorion amniotique ;* en procédant de dehors en dedans, ce serait le quatrième chorion.

Feuillet interne du blastoderme, vésicule ombilicale, cordon omphalo-mésentérique ou intestinal ; milieux liquides de l'œuf.

Nous avons déjà vu comment s'accomplit la distinction entre la portion fœtale et la portion extra-fœtale du feuillet interne ou muqueux du blastoderme ; comment les deux poches inégales qui en résultent communiquent d'abord entre elles par un large canal appelé *vitello-intestinal.* La portion fœtale, qui est la plus petite, deviendra l'intestin. Nous allons compléter la description de la partie extra-fœtale,

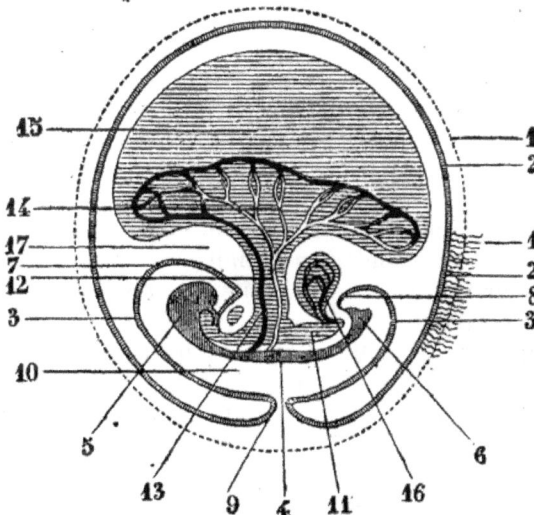

Fig. 194. — *Œuf de vingt à vingt-cinq jours.*

1. Membrane vitelline, premier chorion, avec ses villosités. — 2. Feuillet séreux du blastoderme se couvrant de villosités et formant le deuxième chorion. — 3. Partie réfléchie du même feuillet constituant l'amnios. — 4, 5, 6. Corps de l'embryon avec ses renflements céphalique et caudal. — 7, 8. Capuchons céphalique et caudal. — 9. Ombilic dorsal ou ligament séreux. — 10. Cavité de l'amnios : cette cavité n'existe que quand l'ombilic dorsal a disparu. — 11. Intestin. — 12. Premier cordon ombilical ou omphalo-mésentérique, renfermant le conduit vitello-intestinal. — 13, 14. Vaisseaux omphalo-mésentériques traversant l'ombilic et venant former un réseau sur la vésicule ombilicale. — 15. Vésicule ombilicale. — 16. Vésicule allantoïde à son origine. — 17. Cavité pleine de liquide.

qui prend le nom de *vésicule ombilicale*, dès que l'apparence d'un collet ou pédicule se montre au niveau de l'ombilic embryonnaire. Organe essentiellement temporaire, la vésicule ombilicale renferme dans sa cavité le liquide qui constitue la presque totalité de la masse de l'œuf ; elle n'augmente pas de volume avec ce dernier, au contraire elle ne fait guère que s'atrophier depuis le moment où elle se dessine jusqu'à l'époque où on la voit, sinon disparaître complétement, au moins cesser son rôle d'organe essentiel. Son évolution est donc en raison inverse de celle de l'amnios et de l'allantoïde, et suit plutôt les mêmes phases que le chorion blastodermique. Dépendance du feuillet muqueux du blastoderme, les parois de la vésicule ombilicale sont d'abord formées par des cellules polygonales disposées en couche membraniforme et pressées les unes contre les autres. La soudure et la fusion de ces cellules constituent bientôt une membrane hyaline et sans structure, contre la face externe de laquelle s'applique le réseau capillaire qu'on a nommé le *feuillet vasculaire :* c'est ce qui a fait admettre que ces parois étaient constituées par deux couches. Nous avons déjà vu cette organisation d'une couche de cellules en membrane se faire dans le feuillet séreux où elle est même plus précoce.

La forme de la vésicule ombilicale est incessamment modifiée ; d'abord globuleuse et accolée à la face ventrale de l'embryon, elle s'en isole de plus en plus, s'en éloigne et devient pyriforme ; pendant ce temps, le pédicule, qui était d'abord très large, se rétrécit, s'allonge, devient filiforme, puis se rompt ou disparaît ; le canal vitello-intestinal se rétrécit conjointement et finit par s'effacer : ainsi se trouve rompue la communication entre la cavité centrale de l'œuf et l'intestin, qui désormais sera clos dans ce point.

Vers le vingt-cinquième jour, la vésicule ombilicale est bien formée ; elle a acquis tout son développement, et présente environ le volume d'un gros pois ; elle contient un liquide d'une coloration jaune plus ou moins marquée, dans lequel sont suspendues des granulations et des gouttelettes huileuses. Vers le trente-cinquième ou le quarantième jour, elle a terminé, ainsi que son contenu, le double rôle d'organe nourricier et de moyen de fixation du fœtus. Vers la fin du second mois on ne retrouve plus la vésicule ombilicale que sous l'apparence d'une petite poche vide, aplatie, ridée, jaunâtre, du volume d'une lentille, privée le plus souvent de toute connexion avec l'embryon, et reléguée entre la face externe du sac amniotique et la face profonde du placenta. M. Courty a pu la retrouver encore quelquefois à cet état jusqu'au quatrième ou cinquième mois, Bischoff jusqu'au dernier temps de la gestation.

La description que nous venons de donner s'applique essentiellement aux mammifères ; car, chez les autres vertébrés et les oiseaux en particulier, la vésicule ombilicale joue un rôle beaucoup plus important. Quelque limitée que soit la durée, quelque minimes que

soient les proportions de la vésicule ombilicale, nous ne pensons pas
qu'on doive mettre en doute l'importance de son rôle ; elle sert incontestablement à fixer l'embryon aux parois de l'œuf, et à lui fournir
des matériaux de nutrition. Il est vrai de dire que chez les mammifères l'accroissement très précoce de l'allantoïde et du placenta diminue l'importance de la vésicule ombilicale. C'est à tort que pour an-
nihiler son rôle, on invoque son petit volume ; il suffit, en effet, de
faire remarquer qu'à une certaine époque elle constitue la presque
totalité de l'œuf.

La portion extra-fœtale du réseau vasculaire primitif (feuillet vasculaire) partage les vicissitudes de la vésicule ombilicale. D'abord
richement développé sur la face externe de celle-ci, qui paraît en
conséquence formée de deux tuniques, ce réseau est condensé par le
rétrécissement de l'ombilic fœtal : il se compose, au niveau du canal
ou pédicule vitello-intestinal, de quatre vaisseaux, deux veines et
deux artères ; une veine, puis une artère s'atrophient rapidement. Les
deux canaux vasculaires qui persistent communiquent tant qu'ils
existent avec le système vasculaire intra-fœtal, et semblent être des
branches des vaisseaux mésentériques ; ils diminuent en même
temps que la vésicule ombilicale, et, comme elle, s'oblitèrent complétement vers la fin du deuxième mois, si ce n'est dans la portion qui
s'étend depuis l'ombilic jusqu'au tronc de la veine porte.

Il résulte de cet exposé, que nous pouvons admettre un premier
cordon ombilical, que nous appellerons *omphalo-mésentérique* ou *intestinal*, appartenant à la deuxième période embryonnaire. Ce cordon
est composé d'un canal, d'abord creux, qui s'oblitère ensuite, et sur
les parois duquel rampent d'abord quatre vaisseaux, puis trois, puis
deux ; il est, en un mot, parfaitement comparable au cordon ombilical placentaire qui, déjà très apparent au vingtième jour, appartien-
dra surtout à la période embryonnaire suivante.

Avant d'aller plus loin, nous devons dire un mot sur les divers
milieux liquides qu'on trouve dans la cavité de l'œuf ; leur étude nous
rendra un compte satisfaisant de divers phénomènes, et entre autres,
des changements de la vésicule ombilicale et du développement de
de la vésicule allantoïde.

A toutes les époques où l'on examine l'œuf, on le trouve toujours
composé de solides et de milieux liquides. Ces derniers remplissent
divers buts : les uns servent à la nutrition, tel le contenu de la vésicule
ombilical ; d'autres servent surtout à la protection du germe, tel le
fluide amniotique. Nous n'y reviendrons pas ; mais il en est d'autres
qui paraissent particulièrement destinés à combler les vides qui se
trouvent entre les diverses membranes, et permettent à celles-ci, qui
deviennent libres, de se développer sans contrainte ou de modifier leur
forme sans obstacle.

Lorsque la masse du vitellus se segmente et offre une sorte de condensation, une couche liquide *périblastodermique* s'épanche entre la

membrane vitelline et le corps mûriforme, qui devient flottant
(fig. 192. 2). Quand ce dernier s'organise et forme les tuniques membraneuses du blastoderme, la couche précitée diminue, mais persiste
encore de manière à empêcher un contact immédiat entre la membrane vitelline et le feuillet séreux du blastoderme ; déjà s'est produit
le liquide vitellin ou *intra-blastodermique* qui occupe le centre de
l'œuf. Le fluide *périblastodermique* ne disparaît que lorsque la portion
du feuillet séreux qui formera le deuxième chorion s'adosse à la face
profonde du premier chorion pour le remplacer.

Les deux feuillets du blastoderme sont, comme nous le savons, accolés dans le principe ; mais dès que la vésicule ombilicale s'isole du
corps embryonnaire, et que l'amnios se forme, un nouveau liquide,
interblastodermique, s'épanche. Il applique le deuxième chorion contre
la paroi de l'œuf, il soulève la vésicule ombilicale, la baigne de tous
côtés, la remplace à mesure qu'elle s'atrophie et que l'œuf grossit,
et enfin remplit tout l'espace compris entre cette vésicule, le
deuxième chorion et l'amnios qui double le corps du germe. Ce liquide
est connu, depuis longtemps, et désigné sous le nom de *fausses eaux
de l'amnios.* Hunter avait admis son existence comme constante ;
M. Velpeau l'a nommé *corps réticulé.* C'est un fluide d'apparence albumineuse ; on en trouve des vestiges jusqu'au troisième mois, quelquefois plus tard ; il disparaît par suite de l'extension du sac amniotique qui le remplace peu à peu.

Le but le plus important de ce liquide est, ce me semble, de permettre à l'allantoïde, sorti de l'ombilic, de s'étendre sans peine, et de
gagner sans encombre la paroi de l'œuf où elle doit se fixer.

Allantoïde, placenta, cordon ombilical, chorion définitif.

La deuxième période embryonnaire est terminée vers le commencement du second mois ; la vésicule ombilicale a rempli son rôle, la
nutrition et la protection du germe sont désormais confiées à des
organes en quelque sorte définitifs : j'entends dire par là qu'ils per-
sisteront jusqu'au terme de la grossesse. Nous ne verrons plus s'opé-
rer dans l'œuf ces mutations incessantes, ces substitutions d'organes
éphémères les uns aux autres, qui caractérisent les premières semaines. Pendant que l'organisation se perfectionne et se complique de plus
en plus dans le corps de l'embryon, tout paraît se simplifier au dehors
et dans ses annexes ; une formation nouvelle, l'allantoïde, va constituer avec le sac amniotique que nous connaissons déjà, tout l'appareil
extra-fœtal essentiel, depuis le milieu du deuxième mois jusqu'à la
parturition. Cette stabilité justifie bien la distinction d'une troisième
période embryonnaire.

D'abord très simple dans sa disposition, l'allantoïde, par suite de son
accroissement, se modifie tellement en certains points, qu'il devient
nécessaire de la diviser en plusieurs parties. Nous étudierons d'abord

son origine, puis nous décrirons le cordon ombilical, le placenta et le troisième chorion.

Vésicule allantoïde. — C'est une petite ampoule d'abord ronde, puis pyriforme, peut-être solide au début, à coup sûr creuse un peu plus tard, qui apparaît sur la terminaison inférieure de l'intestin dès que celui-ci est délimité par le resserrement de l'ombilic ; c'est donc vers le quinzième jour qu'elle surgit. Son accroissement très rapide a fait douter de son existence chez l'homme, mais cette question est aujourd'hui complétement résolue ; il est seulement indispensable d'avoir, pour l'observer chez l'homme, des œufs de quinze à vingt-cinq jours (fig. 194, 16).

Quoi qu'il en soit, elle sort par l'ombilic, en arrière du cordon omphalo-mèsentérique, et traverse l'espace rempli de liquide compris entre la vésicule ombilicale, l'amnios et le deuxième chorion (*liquide inter-blastodermique, corps réticulé*). Manifestement creuse à cette époque, sa cavité communique avec le gros intestin par un canal qu'on pourrait appeler *recto-allantoïdien.* Mais bientôt le resserrement progressif de l'ombilic oblitère le canal et divise l'allantoïde en deux portions, l'une extra-fœtale qui servira à la fixation et à la nutrition, l'autre fœtale proprement dite, étendue de l'ombilic au rectum, et qui deviendra plus tard la vessie urinaire.

La portion extra-fœtale s'accroît considérablement, elle arrive bientôt au contact avec la face interne du chorion blastodermique qui sert alors de paroi à l'œuf ; dès qu'elle y touche, elle s'y applique, s'étale, s'aplatit contre cette paroi concave, et revêt l'aspect d'une espèce de champignon.

L'accroissement continue rapidement vers la circonférence ; tous les points de cette dernière marchent à la rencontre comme les bords d'une bourse que l'on ferme, et bientôt arrivés au contact, ils se soudent vers le pôle de l'œuf opposé à celui où la vésicule avait atteint la paroi choriale. Il en résulte la formation d'une nouvelle poche ou sac complet qui double exactement en dedans le deuxième chorion, et qui renferme dans son intérieur ; la vésicule ombilicale en voie de disparition, le sac amniotique complet qui commence à se remplir de liquide, enfin l'embryon qui vient d'abandonner toute connexion avec la paroi de l'œuf et qui est suspendu par le pédicule allantoïdien dans le liquide interblastodermique.

Dès le moment où apparaît la vésicule allantoïde, elle est couverte par un lacis vasculaire très riche. Les vaisseaux s'accroissent en même temps qu'elle se porte vers la paroi. Au niveau de l'ombilic, ils sont au nombre de quatre, deux artères et deux veines ; l'une des veines s'atrophiant de très bonne heure, ils se réduisent à trois, qui ne sont que des branches du système vasculaire général de l'embryon. Les deux artères, branches principales de l'iliaque interne, prennent le nom d'*artères ombilicales;* la veine dite ombilicale se rend de l'ombilic au sillon antérieur du foie et le parcourt pour se jeter dans la veine cave inférieure. Enroulés autour du pédicule allongé et rétréci de la vésicule allantoïde, ces vaisseaux constituent le *deuxième cordon ombilical*, étendu de l'embryon au placenta et tel qu'on le rencontre à l'époque de l'acouchement.

Abstraction faite de la durée et des destinées ultérieures, on ne peut méconnaître les rapports de ressemblance qui existent entre les vésicules ombilicale et allantoïde : toutes deux ont une connexion commune, l'intestin, avec la cavité duquel leur propre cavité communique pendant un temps plus ou moins long ; ce qui permet de dire que l'intestin, la vésicule ombilicale, l'allantoïde, sont trois lobes de la grande vésicule primitive formée par le feuillet interne de la membrane blastodermique.

Toutes deux prennent la forme vésiculaire et sont divisées au niveau de l'ombilic en deux portions, dont l'une appartient à l'embryon et deviendra organe viscéral, tandis que l'autre disparaîtra tôt ou tard ; toutes deux enfin sont couvertes de vaisseaux qui dépendent

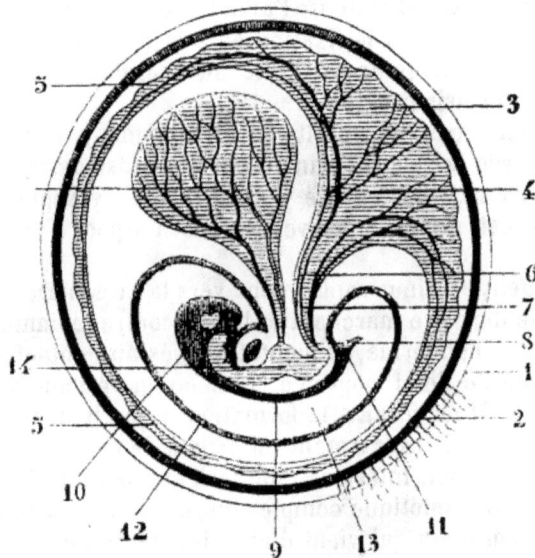

Fig. 195. — *Œuf de trente jours environ ; formation du placenta.*

1. Premier chorion presque complétement atrophié. — 2. Deuxième chorion blastodermique bien développé. — 3. Vésicule allantoïde très étendue et doublant, par suite de son accroissement, toute la face interne de l'œuf. — 4. Portion renflée qui formera le placenta. — 5. Portion plus mince qui formera le troisième chorion allantoïdien ou vasculaire. — 6. Vaisseaux ombilicaux. — 7. Deuxième cordon ombilical, pédicule de l'allantoïde, dont une portion, 8, deviendra la vessie urinaire. — 9, 10, 11. Corps de l'embryon avec ses extrémités céphalique et caudale. — 12. Amnios complétement formé. — 13. Cavité de l'amnios remplie de liquide. — 14. Intestin donnant naissance, par son extrémité inférieure, à l'allantoïde. — 15. Vésicule ombilicale commençant à s'atrophier.

du système vasculaire général de l'embryon, et ces vaisseaux constituent avec le vestige du pédicule des deux organes un lien suspenseur appelé *cordon ombilical*. En regard de ces analogies frappantes existent des différences, surtout dans le mécanisme de l'évolution et dans les fonctions; elles ressortent assez de l'exposé qui précède pour que nous nous dispensions d'y revenir.

Le rôle multiple de la vésicule allantoïde se découvre sans peine : elle est destinée à porter les vaisseaux de l'embryon jusqu'à la paroi de l'œuf, à former autour de celui-ci une nouvelle enveloppe destinée à remplacer les deux premiers chorions, à suspendre l'embryon au sein d'un milieu liquide dans lequel il se développera librement, et enfin à établir entre lui et les organes maternels les connexions vasculaires si importantes qui assurent ses moyens d'existence jusqu'à son accroissement complet. Nous admettons avec MM. Coste, Courty, etc., les relations qui existent entre l'existence de l'amnios et celle de l'allantoïde, mais nous ne voyons là qu'une coïncidence; il ne nous semble pas, comme à ces auteurs, que la première membrane n'existe que pour favoriser l'issue de la seconde en retardant la fermeture de l'ombilic. Nous ferons remarquer, en effet, que l'allantoïde a déjà franchi l'ouverture ventrale alors que l'amnios n'est qu'un mince feuillet réfléchi appliqué exactement contre la paroi dorsale de l'embryon; si quelque chose paraît favoriser l'issue et l'extension faciles des vaisseaux ombilicaux et de leur support, c'est, comme nous l'avons dit plus haut, la présence du liquide interblastodermique.

Développements ultimes de l'allantoïde.—Si l'on jette les yeux sur la planche 195, on voit que la portion extra-fœtale de l'allantoïde arrivée à son développement complet présente trois segments assez distincts : 1° un prolongement rétréci assez grêle, entouré par les vaisseaux ombilicaux (fig. 195. 7); 2° une masse renflée, continue avec la précédente, dont elle semble l'épanouissement, et appliquée d'une autre part contre les parois de l'œuf (fig. 195. 4); 3° une expansion membraniforme beaucoup plus mince, représentant un sac sphérique complet et qui paraît être à son tour l'épanouissement de la masse renflée (fig. 195. 5, 5); elle tapisse conjointement avec cette dernière et sans interruption la face profonde du deuxième chorion.

Ces divisions, d'abord peu marquées, vont bientôt se tracer d'une façon plus tranchée. La première portion deviendra relativement plus grêle, la seconde beaucoup plus épaisse, et la troisième plus mince; elles constitueront alors : 1° le *cordon ombilical allantoïdien*, 2° le *placenta*, 3° le *troisième chorion vasculaire* ou *allantoïdien*.

Cordon ombilical allantoïdien.— Les divers éléments qui le constituent (ouraque, artères et veines ombilicales) sont dissociés dans l'abdomen; mais au niveau de l'ombilic ils se condensent en un faisceau arrondi très apparent déjà à la fin du premier mois et qui affecte les rapports suivants. Il sort de l'ouverture ventrale en arrière du cordon ombilical vitellin; lorsque celui-ci est complétement atrophié,

vers le quarantième jour, le canal recto-allantoïdien est déjà imper-
méable, et les vaisseaux ombilicaux, réduits à trois, remplissent à eux
seuls tout l'anneau ventral, quelquefois conjointement avec un petit
prolongement de l'intestin ; ils sont partout en rapport avec le point
où l'amnios se continue avec les parois abdominales de l'embryon.
Bientôt cet amnios s'étendra davantage sur le cordon, et plus tard,
quand l'œuf ne renfermera plus que le placenta et le liquide amniotique, la séreuse formera une gaîne au cordon, comme la synoviale
scapulo-humérale en fournit une au tendon du biceps.

Le développement du cordon augmente beaucoup dans les deuxième
et troisième mois ; on y observe des bosselures, des renflements qui
s'effacent plus tard, néanmoins il reste inégal à cause de l'enroulement en spirale que les artères affectent autour de la veine (voir
fig. 198). Le volume du cordon est variable, il égale à peu près celui
du doigt auriculaire lorsque l'enfant est à terme ; sa longueur diffère
beaucoup, elle oscille le plus souvent entre 50 et 60 centimètres,
mais elle peut varier entre 1 mètre 75 et 5 centimètres. Ces anomalies, très rares du reste, intéressent surtout les accoucheurs ; leurs ouvrages renferment sur ce point de nombreuses indications. Nous y
renvoyons pour l'histoire des anomalies de toute espèce que présente
le cordon et ses rapports avec l'embryon, etc. Une substance gélatiniforme, *gélatine de Wharton*, remplit tout l'espace qui sépare les
vaisseaux ombilicaux de la gaîne amniotique. Les artères et la veine
n'émettent jamais de branches avant leur arrivée au placenta, on n'y
trouve jamais de valvules. La présence de nerfs dans le cordon a été
tour à tour admise et rejetée. D'après les recherche de M. Hirschfeld,
le plexus hépatique enverrait toujours des filets volumineux sur la
veine ombilicale ; l'existence des lymphatiques est plus problématique.

Placenta. — Les traités d'obstétrique renferment sur cet organe
important de si riches documents, que nous y renvoyons pour tout ce
qui regarde la partie descriptive. Néanmoins nous en exposerons la
structure d'après les travaux les plus récents ; toutefois, afin d'éviter
les répétitions, nous ne décrirons le placenta fœtal qu'avec la caduque
et le placenta maternel.

Chorion allantoïdien. — Ce chorion, appelé aussi *troisième chorion*
(Coste), *chorion vasculaire*, se continue sans ligne de démarcation
avec la circonférence du placenta et forme avec ce dernier un sac complet. Il affecte les rapports suivants. Par sa face externe il est appliqué contre la face profonde du chorion blastodermique ; par sa face
interne il est doublé par le sac amniotique que nous considérons
comme un quatrième chorion sans villosités. La dernière de ces faces
est lisse, tandis que la première offre des villosités qui se substituent
à celles des deux premiers chorions pour puiser dans l'utérus des sucs
nutritifs ; mais temporaires comme les précédentes, ces villosités
s'atrophient et disparaissent dès que l'organisation du placenta sup-

plée à l'existence de tout autre organe nourricier. Le rôle d'organe protecteur reste néanmoins au troisième chorion jusqu'à la parturition; il constitue, avec la caduque et l'amnios, cette membrane mince, anhiste, mais résistante, qui renferme le liquide amniotique et le fœtus, et que l'on connaît sous le nom de *poche des eaux*.

Le troisième chorion à son origine est très vasculaire ; les vaisseaux ombilicaux, en effet, forment un réseau très riche dans son épaisseur; c'est à la même époque qu'il est hérissé de fortes villosités, puis tout disparaît vers la fin du troisième mois.

Comme nous l'avons déjà énoncé plus haut, le chorion, tel que le comprend la majorité des auteurs, n'est pas une membrane unique ; il faut ajouter que son aspect et sa nature changent beaucoup pendant les trois premiers mois. Il est facile de comprendre, dès lors, les dissidences des auteurs, ceux-ci refusant au chorion des vaisseaux pendant le premier mois, ceux-là considérant cette membrane comme formée de plusieurs couches, *exochorion*, *endochorion*, etc., etc. Nous nous rallions complétement à l'opinion si claire de M. Coste, et nous admettons la substitution des chorions les uns aux autres. Cette manière de voir concorde mieux avec ce que nous savons de l'existence fugace de toutes les premières formations ovologiques.

CHANGEMENTS SUBIS PAR L'ORGANE GESTATEUR.

Tandis que l'œuf se développe comme nous venons de le voir, il se passe dans les organes de la mère une série de modifications très importantes qui portent principalement sur la matrice tout entière, et surtout sur sa muqueuse. Les changements que la grossesse imprime au tissu musculaire de l'utérus, à ses vaisseaux, à ses nerfs, à ses lymphatiques, ont déjà été décrits dans ce livre ; la muqueuse à l'état normal a été aussi étudiée, nous allons passer sur-le-champ à l'étude de la *membrane caduque*. Il est incontestablement prouvé aujourd'hui que cette membrane provient de l'exfoliation de la muqueuse utérine hypertrophiée d'abord, puis considérablement distendue par suite de l'énorme dilatation de la cavité de l'organe gestateur. Qu'il nous soit donc permis d'exposer simplement la théorie nouvelle sans discussion, ni historique.

Le travail dont la muqueuse utérine est le siége commence de très bonne heure. Pendant les huit ou dix premiers jours qui s'écoulent depuis la fécondation jusqu'à l'arrivée de l'ovule dans la matrice, la muqueuse présente une congestion considérable, elle devient très vasculaire, s'hypertrophie dans tous ses éléments; de telle sorte qu'ayant acquis un développement beaucoup plus grand que la cavité formée par le tissu propre de l'utérus, elle offre un grand nombre de plicatures qui figurent des circonvolutions ; devenue molle, tomenteuse, elle comble ainsi la majeure partie de la cavité de la matrice.

Toutes les fois qu'on pourra examiner la caduque à cette époque, on la verra former une large poche triangulaire représentant rigoureusement la forme de la cavité utérine, et offrant trois pertuis, dont l'inférieur n'est autre que l'ouverture naturelle qui sépare le col du corps, et dont les deux autres, supérieurs et latéraux, répondent aux orifices des trompes. Les choses en sont là quand l'ovule fécondé parvient dans la matrice. Il y arrive nécessairement par une des trompes ; à son entrée il ne tarde pas à rencontrer quelqu'une des anfractuosités de la caduque et il s'y arrête : c'est le plus communément au voisinage de la trompe qu'il élit domicile. Sa fixité est bientôt assurée par

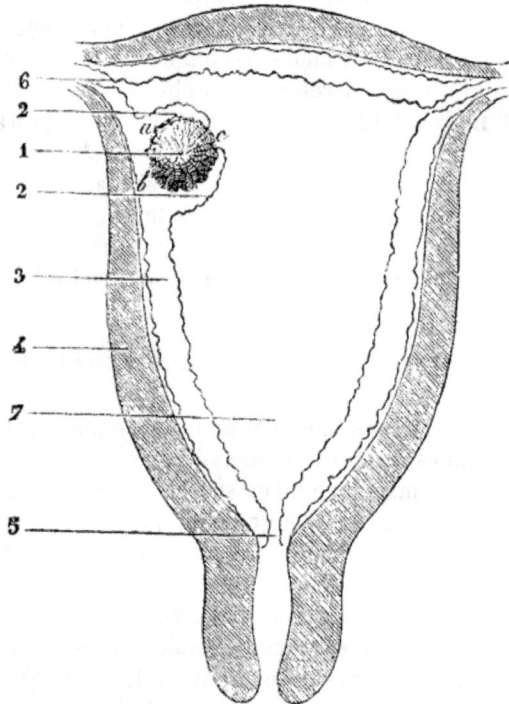

Fig. 196. — *Membrane caduque ; enchatonnement de l'ovule à son arrivée dans l'utérus ; formation de la caduque réfléchie.*

1. L'ovule revêtu, à sa surface, des villosités du premier chorion. — 2,2. Coupe du bourrelet circulaire qui végète tout autour de l'ovule, et qui formera la caduque réfléchie ou fœtale. — 3. Caduque maternelle formée par la muqueuse utérine hypertrophiée. — 4. Corps de l'utérus. — 5. Orifice inférieur de la caduque correspondant à l'ouverture du col utérin. — 6. Ouverture latérale et supérieure répondant à l'ouverture de la trompe. — 7. Cavité utérine. Ces orifices et cette cavité sont bouchés par l'épaississement considérable de la muqueuse, et par une sécrétion albumineuse épaisse. — De *a* en *b*, portion de la caduque maternelle qui répond directement à l'ovule, et qui deviendra la caduque inter-utéroplacentaire. — *c*. Point où l'ovule répond à la grande cavité utérine avant d'être complétement enchatonné par la caduque réfléchie.

un mécanisme remarquable clairement exposé par M. Coste, et qui explique d'une manière très satisfaisante la formation de ce que l'on appelle la *caduque réfléchie*. Tandis que la membrane vitelline émet des villosités nombreuses destinées à s'implanter dans la muqueuse, celle-ci végète de son côté tout autour de l'ovule, et commence à former, à la périphérie de ce dernier, un bourrelet circulaire (fig. 196. 2, 2) ; ce bourrelet augmente incessamment, emprisonne l'ovule dans une sorte de cupule profonde, dont la circonférence libre dès qu'elle a dépassé cet ovule, se rétrécit peu à peu au-dessus de lui et finit par l'envelopper complétement, comme une bourse qu'on ferme enveloppe son contenu. M. Coste a très heureusement comparé cette formation à ce qui se passe lorsque les bourgeons charnus exubérants d'un cautère enchâssent et recouvrent le pois placé dans la petite plaie.

La caduque réfléchie n'est donc autre chose qu'une végétation de la muqueuse utérine ; on peut voir, pendant quelque temps, la trace du pertuis provenant de la soudure de la circonférence libre du bourrelet caducal.

Ainsi fixé, l'ovule grossit, il distend la nouvelle enveloppe qu'il vient d'acquérir ; mais si l'on étudie ses nouveaux rapports, on voit qu'il n'est en contact avec la caduque réfléchie que dans les trois quarts environ de son étendue. En effet, il touche toujours la muqueuse primitive dans le point où il a commencé à se fixer ; cette portion de caduque, si limitée d'abord, s'agrandira peu à peu à mesure que l'œuf grossira ; le développement vasculaire y deviendra excessif, et elle prendra enfin le nom de *placenta maternel*. Dans les premiers temps on désigne ce point particulier de la muqueuse utérine sous le nom de *caduque inter-utéroplacentaire* (fig. 196, *a*, *b*).

En résumé, à la fin du premier mois, la muqueuse de la matrice aura non-seulement changé d'aspect dans sa totalité, mais encore donné naissance à des productions nouvelles, ou modifié son tissu pour nourrir l'ovule, le fixer, et assurer ultérieurement les connexions les plus intimes entre la mère et l'enfant ; on peut dès lors lui distinguer trois parties ou segments :

1° La caduque proprement dite, ou maternelle (fig. 196. 3) ;

2° La caduque réfléchie, ou fœtale (fig. 196. 2),

3° La caduque interutéro-fœtale, ou placentaire (fig. 196, *a*, *b*).

Nous allons décrire rapidement ces trois parties.

Caduque maternelle. — Véritable *chorion maternel externe*, elle comprend la totalité de la muqueuse ancienne, moins la portion restreinte qui répond directement à l'œuf. D'abord hypertrophiée et très vasculaire, elle s'accroît par le fait d'une véritable nutrition exagérée ; à partir du commencement du troisième mois, ce travail hypertrophique cesse, l'ampleur augmente néanmoins toujours, mais c'est grâce aux plis qui s'étalent et à l'épaisseur qui diminue. Cette dilatation marche ainsi lentement jusqu'au quatrième mois ; au septième mois la caduque, devenue anhiste, présente à peine un millimètre d'épaisseur.

Dans les premiers temps de son développement, la caduque maternelle adhère fortement au tissu utérin sous-jacent ; lorsque au contraire elle s'atrophie, cette union diminue en raison de la formation en dehors d'elle d'une nouvelle muqueuse qu'on trouve déjà bien développée lors de l'accouchement.

Un phénomène inverse s'observe vers la face interne de la caduque. D'abord libre et recouverte seulement par une sécrétion liquide plus ou moins abondante, cette face, lorsque l'œuf grossit, se trouve en contact avec la caduque réfléchie ; les deux membranes, d'abord distinctes, finissent par s'accoler et se confondre en s'atrophiant simultanément : elles sont du reste destinées à tomber ensemble lors de l'accouchement.

Caduque réfléchie, épichorion, chorion maternel interne. — Nous ne développerons pas longuement son histoire. Nous l'avons vue envelopper l'ovule, ajoutons qu'elle s'accroît par le fait d'une formation nouvelle. Par sa face externe lisse, elle se met en rapport avec la caduque maternelle, tandis que sa face interne, molle, inégale, tomenteuse, se laisse pénétrer par des villosités choriales. La caduque réfléchie partage le sort de la muqueuse entière ; elle cesse de s'accroître vers le troisième mois, elle commence alors à se distendre, à s'amincir ; elle devient hyaline, résistante, mince et privée de vaisseaux, bien avant le terme de la gestation.

La troisième partie de la caduque, appelée *caduque inter-utéro-placentaire*, a été décrite par M. Jacquemier sous le nom de *placenta maternel*. C'est la seule portion de la muqueuse utérine qui échappe à l'atrophie pendant les derniers mois de la grossesse : elle correspond exactement à cette région de l'allantoïde, dans laquelle le développement vasculaire énorme et incessant donne naissance au placenta fœtal, tandis que le chorion perd peu à peu ses vaisseaux. Avant de décrire le placenta, dont nous connaissons maintenant les éléments, rappelons un fait important acquis à la science, surtout par les travaux de Ch. Robin. En quelque point de son étendue, à quelque époque de son développement que l'on examine la caduque maternelle, fœtale ou placentaire, on y retrouve toujours les éléments anatomiques normaux de la muqueuse utérine. Ainsi on peut y constater les éléments fibro-plastiques, les glandes tubuliformes, l'épithélium vibratile et cylindrique, qui caractérisent cette muqueuse. Ce dernier élément seul éprouve des modifications considérables dont nous dirons un mot plus loin. Les différences d'épaisseur, d'aspect, de consistance sont dues à des proportions inégales de matière unissante amorphe, d'éléments fibro-plastiques, et surtout de vaisseaux.

Placenta. — Destiné à greffer définitivement le fœtus sur l'organe gestateur de la mère, le placenta se compose de deux parties que nous allons sommairement décrire.

1° *Placenta fœtal.* — On se souvient que lorsque la vésicule allantoïde atteint la paroi de l'œuf, elle s'étale de manière à lui former une enveloppe nouvelle et complète (troisième chorion) qui se couvre de villosités par sa face externe. Ces villosités sont primitivement privées de vaisseaux comme celles qui appartiennent aux deux premiers chorions ; elles possèdent cependant une cavité centrale dans laquelle pénétrera ultérieurement l'anse vasculaire émise par les vaisseaux placentaires. Le troisième chorion et ses appendices sont constitués par

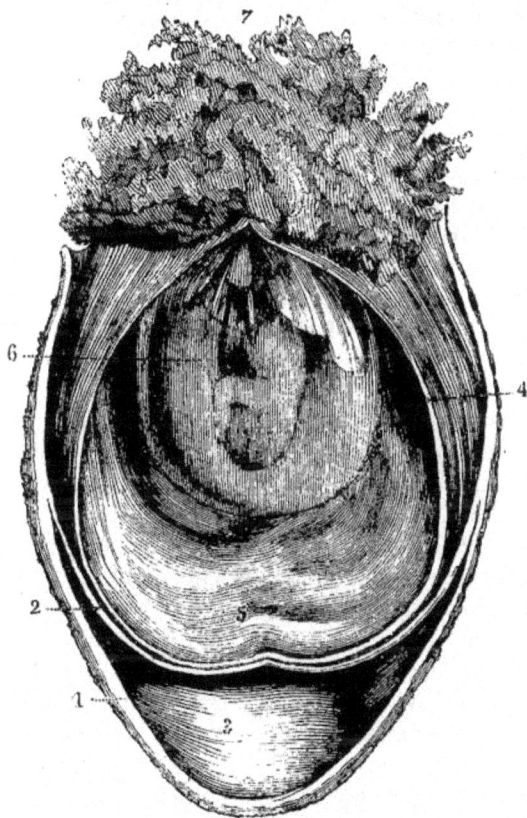

FIG. 197. — *L'œuf complet, vers le commencement du quatrième mois.*

1. Caduque maternelle. — 2. Caduque réfléchie ou épichorion. — 3. Cavité utérine remplie d'un liquide albumineux filant.— 4. Chorion en rapport avec la caduque réfléchie, et dont les villosités vasculaires sont atrophiées. — 5. Face interne du chorion, lisse, polie, séparée de l'amnios par un espace rempli par les fausses eaux de l'amnios, ou liquide interblastodermique. — 6. Sac amniotique. — 7. Placenta fœtal formé par le développement considérable des villosités vasculaires du chorion allantoïdien (1).

(1) Cette figure et les suivantes, 198, 199, 200, sont empruntées au *Manuel d'accouchements* de M. Jacquemier (t. I, p. 250, 267, 318, 320).

Pour les autres figures d'embryologie, nous avons puisé dans les magnifiques planches de M. Coste, de Bischoff, etc., etc.

un tissu spécial, *substance choriale*, disposé sous forme membraneuse ou tubuleuse. Cette substance est grisâtre, résistante, quelquefois fibroïde, parsemée de nombreuses granulations moléculaires et de noyaux ovoïdes abondants, épars, situés dans l'épaisseur même du tissu et qu'il est très difficile d'en séparer. Les villosités peuvent accidentellement devenir kystiques par accumulation de liquide dans leur cavité. Robin a fait sur ce sujet d'excellents travaux. Vers le troisième mois toutes les villosités du chorion se sont atrophiées, sauf en un point qui correspond à la portion renflée de l'allantoïde ; dans ce dernier point les villosités choriales, loin de s'atrophier, continuent à croître ; elles poussent des branches, des rameaux, de telle sorte que chacune d'elles forme un petit système, une touffe particulière bien isolée de ses voisines. Elles deviennent de plus très vasculaires ; chacune d'elles reçoit une branche des artères ombilicales et émet une veine correspondante ; mais de même que les villosités choriales primitives se ramifient de manière à former un grand nombre de prolongements de deuxième, troisième et quatrième ordre, de même les vaisseaux se ramifient dans la touffe choriale et se subdivisent, de façon que chacune de ses branches reçoit une anse vasculaire artérioso-veineuse d'une grande ténuité.

Chacune des touffes que nous venons de décrire constitue ce qu'on appelle un *lobule placentaire* ou *cotylédon ;* réunies les unes aux autres, elles forment la masse du placenta, mais elles restent toujours assez distinctes entre elles. (Voy. fig. 197. 7.)

Au terme de la grossesse, la structure du placenta est plus compliquée, plus difficile à constater, mais elle reste essentiellement la même. Les cotylédons sont formés d'un tissu gris rosé, mou, élastique, composé d'une immense quantité de filaments plus ou moins intriqués, agglutinés par une matière unissante amorphe, et représentant les anciennes villosités choriales et leurs branches. Il est utile de faire remarquer que, par suite du développement énorme des vaisseaux, le tissu propre de ces villosités est presque complétement atrophié. Les branches terminales elles-mêmes des villosités, appendices digitiformes libres qui plongent immédiatement dans la muqueuse utérine, peuvent quelquefois devenir pleines, par suite de la disparition de l'anse vasculaire qu'elles renferment (voy. Cazeaux, *Traité d'accouchement*, 3ᵉ édit., p. 202 et suiv.). Quant au système vasculaire général du placenta, il se compose des deux artères ombilicales et de la veine ombilicale qui pénètrent l'organe par sa face fœtale, pour se diviser dichotomiquement presque à l'infini. Les deux artères communiquent largement ensemble dans chaque cotylédon. Une injection poussée par l'une revient immédiatement par l'autre, et un peu plus tard par la veine. L'injection poussée par la veine revient difficilement par les artères, pourtant il n'y a pas de valvules. Quand le placenta est frais et qu'il n'a pas éprouvé de déchirures, on peut, après l'avoir détaché de la surface utérine, l'injecter par les vaisseaux du

cordon ; jamais la moindre parcelle de liquide ne suintera par la surface décollée, ce qui signifie que le système vasculaire de cet organe
est parfaitement clos vers ses capillaires, et qu'il ne communique point
avec les vaisseaux maternels.

2° *Placenta maternel.* — Nous savons déjà qu'il est continu avec
la caduque comme le placenta fœtal l'est avec le chorion. Nous n'avons
que peu de chose à ajouter ; il se présente sous la forme d'un tissu
particulier, d'apparence albumineuse, traversé par une masse de filaments entrecroisés ; ce tissu, très riche en vaisseaux, présente des
inégalités et des saillies, des dépressions destinées à se mouler sur les
circonvolutions de la face externe du placenta fœtal. Il y a là une
sorte de pénétration réciproque des deux tissus, pénétration qu'on
peut détruire sans déchirures après macération, et qui était du reste
nécessaire pour assurer la fixité du placenta, et pour mettre les ramifications des vaisseaux ombilicaux dans un rapport intime avec les
rameaux vasculaires utérins.

Ces derniers, qui ont acquis un développement considérable au niveau du placenta maternel, s'y ramifient comme les vaisseaux allan-

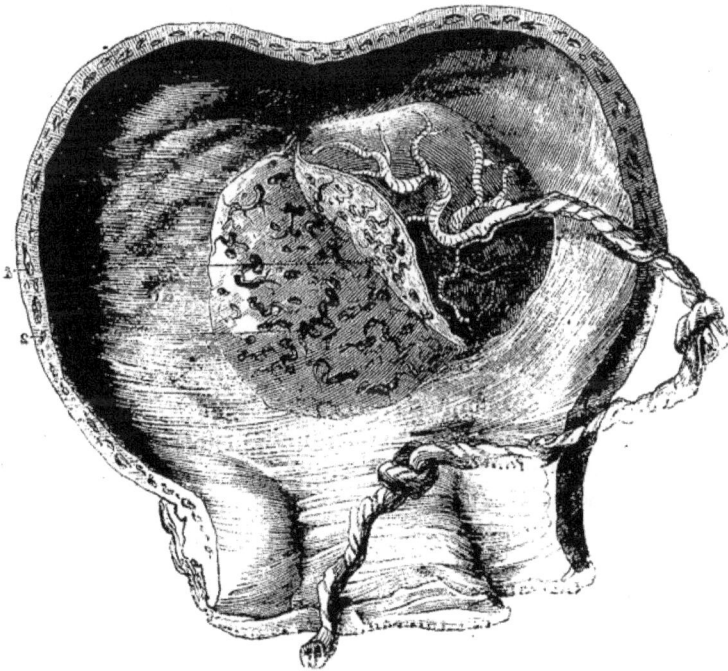

Fig. 198. — *Placenta complet avec le cordon.*

1. Placenta fœtal en partie détaché et en partie adhérent ; on voit les vaisseaux ombilicaux ramper à sa surface avant de pénétrer dans son épaisseur. — 2. Placenta
   maternel mis à nu par le décollement partiel du précédent ; il est formé par la
   vascularisation très considérable de la portion de la caduque dite inter-utéroplacentaire.

7

toïdiens dans le placenta fœtal ; ils forment des cotylédons distincts les uns des autres, munis d'artères et de veines, et qui s'enchevêtrent avec les cotylédons fœtaux.

Les injections faites par MM. Bonamy, Jacquemier et bien d'autres, ont démontré, d'une manière péremptoire, que malgré leur relation physiologique intime, malgré l'échange qui s'exécute à travers leurs parois, entre le sang de l'enfant et celui de la mère, les vaisseaux fœtaux et maternels n'ont néanmoins aucune communication anatomique directe. Les avis sont encore partagés sur le mode de connexion des vaisseaux ombilicaux et utérins. Les uns pensent qu'il n'existe qu'un simple accolement : le sang de la mère et celui de l'embryon seraient toujours séparés par une double membrane vasculaire, plus la paroi de la villosité choriale et une couche de la caduque utéroplacentaire. Pour d'autres, les veines utérines offriraient la disposition qu'on observe dans les tissus érectiles ; c'est-à-dire qu'au lieu de capillaires, elles présenteraient des dilatations ou sinus à parois très minces dans l'intérieur desquels viendraient plonger les touffes vasculaires formées par la terminaison des villosités placentaires. Ces villosités fœtales plongeraient dans le sang maternel, comme la branchie d'un mollusque dans l'eau ambiante. La première de ces opinions paraît seule vraie, M. Ch. Robin ayant démontré que la couche épithéliale de la caduque inter-utéroplacentaire persiste et s'épaissit même jusqu'à acquérir un millimètre de plus.

Cette discussion, au reste, n'est que secondaire devant ce fait capital et incontestable de l'indépendance absolue des systèmes sanguins fœtal et maternel, indépendance qu'on s'étonne de voir remettre en question de temps en temps. Nous aurions, pour être complet, beaucoup de détails à donner sur ces points intéressants ; nous ne pouvons que renvoyer aux ouvrages de MM. Cazeaux, Jacquemier, Bonamy, etc., etc.

EMBRYON.

Après avoir donné des notions précises sur la portion extra-fœtale du blastoderme, sur les annexes du fœtus, sur la manière dont ils entrent en connexion avec la mère, il nous reste à parler de la portion de ce blastoderme qui va s'organiser en être nouveau, et à parcourir les phases de son développement : après l'ovologie proprement dite, l'embryogénie. Nous aurions voulu donner à cette seconde partie toute l'extension désirable ; mais nous avons été retenu d'abord par les limites restreintes de cet ouvrage, et de plus par cette considération que l'anatomie de l'embryon ne saurait rentrer dans les études d'amphithéâtre, pour lesquelles ce livre est surtout écrit.

Toutefois nous allons effleurer les points capitaux de cette grande question. Depuis le commencement de ce siècle, et, pour être plus exact encore, depuis une quarantaine d'années, les travaux les plus remarquables se sont multipliés et ont fait la lumière dans ce sujet difficile. Nous ne pouvons ici que citer en masse les noms de de Baer, Pander, Wolf, Dœllinger, Rathke, Bischoff, Valentin, Tiedemann, Breschet, Reichert, Coste et bien d'autres. Enfin, nous mentionnerons avec éloge l'ouvrage de M. Longet, dans lequel se trouve heureusement condensée l'essence de toutes les découvertes embryologiques anciennes et modernes ; nous déclarons hautement avoir largement puisé dans cet ouvrage.

Nous suivrons, dans notre aperçu embryogénique, la même marche que dans l'ovologie, et prenant le blastoderme pour base, nous décrirons successivement l'évolution du feuillet séreux, du feuillet muqueux et de la couche vasculaire.

Nous n'ignorons pas que cette classification, dans l'état actuel de la science, n'est plus rigoureusement exacte ; mais nous la garderons néanmoins, faute d'espace nécessaire pour la réfuter, tout en reconnaissant, par exemple, que le feuillet dit *animal* donne naissance à des organes qu'on décrit avec la splanchnologie, et que certains viscères, l'œsophage, l'estomac, le poumon, le rein, le testicule, l'ovaire, les corps de Wolf, etc., etc., ne proviennent point du feuillet muqueux ou végétal, mais sont le résultat d'une formation bien distincte.

Reichert, dont les travaux seront consultés avec beaucoup de fruit sur cette question, va plus loin, puisqu'il prétend que les deux feuillets du blastoderme formeront définitivement tout au plus la peau et la muqueuse intestinale, et que tout le reste des organes se développera dans l'intervalle de ces deux membranes, aux dépens d'une couche essentiellement germinatrice qu'il appelle *membrane intermédiaire*.

Développement de la portion fœtale du feuillet séreux du blasto- derme ; formation des systèmes nerveux, tégumentaire externe, locomoteurs actif et passif, des organes des sens, des parois des cavités viscérales, des organes génitaux externes, etc.

La tache embryonnaire, au moment de son apparition, est ronde, puis elle devient ovale, obscure à la périphérie, claire au centre ; la portion claire se soulève comme un bouclier du côté de la cavité de l'œuf, et représente dès lors le corps de l'embryon. Elle est bientôt divisée en deux moitiés par une dépression linéaire qui occupe son grand axe et qu'on appelle *gouttière* ou *ligne primitive*.

Les deux bords de la gouttière marchent parallèlement dans la plus grande partie de leur étendue, mais aux deux extrémités ils se comportent différemment. Du côté du renflement céphalique ils s'écartent d'abord, puis s'incurvent et finissent par se réunir, de sorte que la gouttière paraît dilatée et terminée en cul-de-sac arrondi. Vers le renflement caudal, les bords de la gouttière divergent également un peu, mais se réunissent bientôt à angle aigu.

En même temps on voit au fond de la gouttière s'amasser une série de cellules distinctes qui forment un cordon cylindrique désigné sous le nom de *chorde* ou *corde dorsale*, et qui représente la première trace de la colonne vertébrale.

On a donné beaucoup d'importance à la ligne primitive et à la corde dorsale, et avec raison : c'est en effet autour d'elles comme d'un centre que vont se former de chaque côté et symétriquement les principaux systèmes de l'embryon et les cavités viscérales ; en avant, le système vasculaire et les cavités splanchniques de la face, du cou, de la poitrine, de l'abdomen et du bassin ; en arrière, le système nerveux cérébro-spinal et la cavité encéphalo-rachidienne qui le loge.

Les deux cavités se forment par un mécanisme assez analogue. De chaque côté de la ligne médiane se forment des plis longitudinaux qui portent le nom de lames. Du côté de la convexité de l'embryon, c'est-à-dire en arrière de la corde dorsale, ces lames sont dites dorsales ; elles sont parallèles et très rapprochées au milieu, écartées au niveau des deux renflements, comme les bords de la gouttière primitive. A mesure qu'elles s'accroissent, elles se rapprochent l'une de l'autre sur la ligne médiane, et finissent par se souder par leur bord libre, laissant au-dessous du pont qu'elles forment la cavité du rachis et du crâne ; constituant ainsi, suivant de Baer, les deux moitiés de l'axe postérieur du canal rachidien. Reichert croit au contraire que ces lames forment les deux moitiés de l'axe cérébro-spinal, et que le contenu se formerait avant le contenant, qui naîtrait par un mécanisme analogue. Cette dissidence est secondaire, car ces deux productions se suivent de près ; ce qu'il faut retenir, c'est que le canal vertébral et la moelle, le crâne et le cerveau, se forment de bonne heure et par deux moitiés symétriques.

Une formation analogue se montre en avant de la corde dorsale. Du côté de la concavité de l'embryon et du feuillet muqueux du blasto-derme, deux lames parallèles, dites *ventrales*, s'élèvent sous forme de plis saillants. Elles sont beaucoup plus écartées l'une de l'autre que les lames dorsales et se réunissent beaucoup moins vite. Elles forment les parois antéro-latérales de l'abdomen, du bassin et du thorax. Elles marchent à la rencontre l'une de l'autre vers l'ombilic, se réunissent au-dessus et au-dessous, laissant une ouverture pour le passage de l'allantoïde et des deux cordons ombilicaux. Entre la corde dorsale et le point de réunion ou raphé des lames ventrales, existe une cavité spacieuse qui renferme la portion intra-fœtale du feuillet muqueux, c'est-à-dire l'intestin. Immédiatement appliqués contre le rachis se montrent le cœur, les aortes et l'appareil central de la première circulation. La cavité viscérale antérieure, une fois formée, va successivement se remplir par l'apparition successive des viscères thoraciques, digestifs et génito-urinaires.

Les lames ventrales proprement dites s'étendent sans interruption depuis le renflement caudal jusqu'à la racine du renflement céphalique. Là elles sont remplacées par des productions qui leur font suite et qui sont destinées à former les parties molles du cou ainsi

que les cavités de la face. Ces productions, isolées d'abord sous forme
de languettes juxtaposées de haut en bas et convergeant sur la ligne
médiane, mériteraient le nom de *lames cervico-faciales*, car elles naissent, se développent, convergent et se soudent comme les précédentes, sauf quelques différences de détail.

Pendant que le rachis se forme au centre, que les cavités viscérales antérieure et postérieure se limitent, et que leurs viscères res-
pectifs se montrent, il ne faut pas oublier le changement général de
forme que subit la plaque embryonnaire, c'est-à-dire l'embryon. Il faut
se rappeler qu'il se renfle considérablement à ses deux extrémités,
qu'il s'incurve de haut en bas et d'un côté à l'autre, de façon que la
circonférence tendant partout à se rapprocher du centre, le corps
prend la forme d'une carène de vaisseau, concave du côté de l'ombilic
ou du centre de l'œuf, convexe du côté de la face dorsale. Aussi, à
un moment donné, la cavité encéphalo-rachidienne, beaucoup plus
longue que la cavité abdominale, est-elle courbée en demi-cercle et
bien plus étendue relativement qu'elle ne le sera plus tard.

Système nerveux.

Le développement du système nerveux est très précoce comme on
vient de le voir. Formée de deux moitiés symétriques et réunies sur la
ligne médiane, la tige médullaire, vers sa terminaison antérieure,
présente une extrémité renflée par suite de la dilatation du canal
central qu'on y observe. Sur ce renflement, qui deviendra l'encéphale
proprement dit, apparaissent trois bosselures, ampoules ou cellules,
d'où dérivent une grande quantité d'organes plus tard distincts. Ces
cellules, dites *cellules cérébrales*, sont distinguées, d'avant en arrière,
en première, deuxième, troisième. La première, située tout à fait au
bout de la tige médullaire, se subdivise pour former les hémisphères
cérébraux et la couche optique, puis, plus tard, le corps calleux, les
ventricules latéraux et leurs dépendances : c'est celle qui éprouve le
plus de changements. La deuxième cellule, ou moyenne, se modifie
peu ; elle constitue les tubercules quadrijumeaux et les pédoncules
cérébraux. La cellule postérieure, enfin, va donner naissance au cervelet et au bulbe rachidien.

L'axe cérébro-spinal présente assez longtemps l'aspect d'une gouttière ouverte du côté dorsal, le développement de la base du cerveau
et de la partie antérieure de la moelle étant le plus précoce. Peu à peu
la gouttière se ferme par la rencontre de ses bords, mais elle ne s'oblitère pas complétement, et reste représentée par les diverses cavités
ventriculaires, l'aqueduc de Sylvius et le canal central que la moelle
renferme.

Le mécanisme de cette occlusion est différent pour le cerveau et la
moelle épinière. Pour le premier il s'effectue par le développement des
hémisphères cérébraux, du corps calleux, de la voûte à trois piliers

qui partent de la première cellule centrale, s'étendent d'avant en arrière en manière de couvercle jusqu'à la rencontre du cervelet. Pour le cervelet ainsi que pour la moelle épinière, l'occlusion s'opère par le rapprochement latéral des deux bords de la gouttière.

La limite entre le cerveau et la moelle se trouve au calamus scriptorius. La tige médullaire s'étend d'abord jusque dans le sacrum, mais le rachis continuant à s'accroître plus que la moelle, celle-ci semble remonter, et chez l'adulte elle répond à peu près entre la première et la deuxième vertèbre lombaire.

Les membranes cérébrales, dure-mère, pie-mère, arachnoïde, se montrent de bonne heure en dehors des cellules nerveuses. Lors de l'occlusion des ventricules, une portion de la pie-mère se trouve enfermée dans ces cavités où elle forme la toile choroïdienne et les plexus du même nom. Les circonvolutions se dessinent vers le quatrième mois et ne sont bien formées que vers le septième.

Les nerfs naissent sur place, c'est-à-dire dans le point qu'ils occuperont plus tard ; on doit donc renoncer aux séduisantes théories de l'évolution centripète ou de l'évolution centrifuge. Leur apparition est plus tardive que celle de l'axe encéphalo-rachidien ; ils se montrent passablement distincts vers la dixième semaine.

Il en est de même des rameaux du grand sympathique. Dans tous les points du système nerveux l'apparition de la substance grise est plus tardive que celle de la substance blanche.

Organes des sens.

Les organes de la vue, de l'odorat, de l'ouïe, ont des connexions intimes avec le renflement supérieur du canal nerveux primitif. Leur développement est très précoce.

La cellule antérieure donne naissance au prolongement olfactif; elle présente de plus, à sa partie antéro-latérale, une vésicule, excroissance creuse destinée à former l'œil dont l'évolution est très rapide. La vésicule s'allonge, puis se renfle à sa terminaison ; ainsi se trouvent constitués le nerf optique et la rétine. On voit successivement apparaître la sclérotique et la cornée, puis le cercle ciliaire, la choroïde et son pigment ; l'iris se montre plus tard, il est d'abord imperforé, et cette atrésie persiste pendant la plus grande partie de la vie intra-utérine.

Les milieux transparents, corps vitré, cristallin, ne se montrent que tardivement.

Les parties molles intra-orbitaires se forment de leur côté autour du globe, mais elles ne peuvent être bien reconnues que vers le quatrième mois. Les paupières sont d'abord closes ou plutôt agglutinées après leur formation complète.

Alors que la vésicule oculaire est déjà très manifeste, on voit également l'oreille interne, sous forme de cavité ampullaire, naître de la troisième cellule cérébrale ou au moins s'aboucher avec elle. La vési-

cule auditive est pyriforme, le pédicule devient nerf auditif; la dilatation se transforme en labyrinthe ; d'abord bornée au vestibule, cette
cavité se complique par l'addition du limaçon et des canaux demi-
circulaires.

Les deux autres cavités auriculaires, leurs parois et les organes
contenus, proviennent d'une tout autre source, c'est-à-dire des arcs
branchiaux et des *fentes viscérales*.

Les cavités osseuses, vertébrale, crânienne, pelvienne, faciales et
thoracique, se montrent de très bonne heure, presque en même temps
que l'axe céphalo-rachidien.

Les vertèbres sont le premier vestige du système osseux ; elles se
présentent sous la forme de petites plaques quadrilatères très rapprochées les unes des autres et formant de chaque côté de la corde dorsale
une série parallèle ; en se soudant sur la ligne médiane, elles constituent les corps vertébraux. Le centre du développement de la colonne
spinale correspond à la région thoracique. Les plaques qui se multi-
plient rapidement vers les deux extrémités céphalique et caudale sont
l'origine des vertèbres crâniennes et pelviennes ; comprimée de toute
part par l'accroissement de ces plaques, la corde dorsale disparaît ou
du moins n'est plus représentée que par les disques intervertébraux.
Les lames et les apophyses épineuses se développent au-dessus de la
corde dorsale, sans connexion primitive avec les corps vertébraux. Elles
se réunissent d'abord entre elles sur la ligne médiane, puis se fusionnent
avec ces corps au niveau des trous de conjugaison. Le canal rachidien
se trouve ainsi fermé. Des parties latérales des lames on voit partir
des appendices, ce sont les apophyses transverses qui donnent naissance aux côtes ; le sternum naît isolément à l'extrémité de ces dernières : dès lors la cage thoracique est constituée.

Au crâne la formation de plaques osseuses qui se montrent sur les
côtés du prolongement supérieur de la corde dorsale permet de reconnaître trois vertèbres qui sont, d'avant en arrière, l'occipitale, la
sphénoïdale antérieure et la sphénoïdale postérieure. Quelques anatomistes en admettent davantage. La question des vertèbres crâniennes
est une de celles qui ont le plus agité les anatomistes ; quelques détails
secondaires sont encore en litige.

On admet généralement que la voûte crânienne se forme à peu près
de la même manière que les lames et les arcs vertébraux ; mais il est
plus probable que ces os larges sont une dépendance du derme cutané.
Le squelette des os du nez dépend des os de la tête. Les parties molles
et dures de la face, les parties molles du cou, se forment comme les
parois abdominales et thoraciques, par des prolongements pairs et latéraux qui naissent au devant du rachis.

On voit, pour la face et le cou, naître de chaque côté de la ligne
médiane une série de quatre tubercules superposés et distincts, qui,
en se développant, marchent vers la partie antérieure et médiane, et
portent le nom d'*arcs branchiaux* ou *viscéraux*.

Situés à la partie inférieure et antérieure du renflement céphalique, ces arcs sont séparés les uns des autres par des fentes désignées sous le nom de *fentes viscérales* ou *branchiales*.

Le premier arc, qui offre une grande quantité d'appendices, forme une partie des ailes du nez, la voûte palatine, les joues, toute la lèvre inférieure et les trois quarts de la lèvre supérieure, les deux mâchoires, dans l'épaisseur desquelles se montrent les premiers follicules dentaires vers la sixième et la septième semaine.

Les deuxième et troisième arcs viscéraux constituent l'os hyoïde et le ligament stylo-hyoïdien avec les parties molles environnantes.

Le quatrième arc donne naissance à la partie supérieure du larynx et aux parties molles de la partie inférieure du cou.

Le premier arc branchial suffit donc à former la face proprement dite, mais avec le concours d'un prolongement médian qui descend directement du crâne et qui termine le renflement céphalique. Ce prolongement forme superficiellement la plus grande partie du nez, le lobe médian de la lèvre supérieure, les os incisifs ; dans la profondeur, le vomer et l'ethmoïde, c'est-à-dire la presque totalité des fosses nasales.

Les fentes viscérales donnent lieu, par leur persistance, aux ouvertures naturelles de la face.

A la première fente, comprise entre le premier arc viscéral et le prolongement vertical du renflement céphalique, correspondent la bouche, l'ouverture des narines qui communique avec la bouche, le canal nasal et les fosses nasales qui forment d'abord, avant de se cloisonner, un vaste cloaque.

De la seconde fente dérivent le conduit auditif et l'oreille externe, la caisse du tympan et la trompe d'Eustache.

La troisième et la quatrième fente se comblent sans laisser de traces. La langue, l'épiglotte, naissent du point où les arcs se rencontrent sur la ligne médiane ; quant au pharynx, rendez-vous commun de toutes les cavités de la face et du cou, il est compris entre le rachis, la concavité des arcs viscéraux et l'extrémité recourbée du renflement céphalique.

On peut donc dire, d'une manière générale, que tous les organes de la tête naissent du feuillet séreux du blastoderme.

A la partie inférieure du tronc on voit encore des productions importantes naître de ce même feuillet. Les os du bassin se forment comme ceux de la poitrine et de la face, dans l'épaisseur d'arcs pelviens émanés du rachis. Vers la cinquième semaine, un peu postérieurement à l'apparition des corps de Wolf et des organes génito-urinaires internes, apparaissent superficiellement les organes génitaux externes et l'anus. Vers la face concave de l'appendice médian qui termine le renflement caudal, et à une petite distance de son extrémité, s'élève un mamelon arrondi médian et central ; il est bientôt divisé en quatre tubercules juxtaposés et séparés par deux sillons qui se croisent à angle droit le sillon transversal répondra plus tard à la dépression qui sépare chez l'homme la verge du scrotum. Le sillon médian antéro-postérieur se creuse vers sa partie moyenne et se prolonge vers la profondeur ; il forme un cul-de-sac d'abord simple, puis cloisonné transversalement qui se dirige sur le cloaque inférieur, pour s'aboucher ultérieurement en avant avec les organes génitaux et les organes urinaires, en arrière avec le rectum, qui provient du feuillet muqueux du blastoderme.

L'extrémité supérieure du cul-de-sac répond chez l'homme à l'ampoule rectale et à la région membraneuse de l'urèthre, chez la femme à l'espace compris entre l'hymen et les petites lèvres.

Les organes génitaux externes dans les deux sexes sont constitués par l'évolution des quatre tubercules signalés plus haut. Les deux antérieurs formeront les corps caverneux de la verge chez l'homme, du clitoris chez la femme ; les deux postérieurs formeront à leur tour, suivant le sexe, le scrotum ou les grandes lèvres.

Les tubercules du côté droit et ceux du côté gauche sont soudés du côté de leur base ; vers la superficie, au contraire ils sont séparés par la fissure antéro-postérieure : les bords de cette dernière, en s'élevant, figurent une gouttière, et représentent, chez l'homme déjà les deux moitiés de la portion spongieuse de l'urèthre et les deux moitiés du scrotum, chez la femme les petites lèvres et les grandes lèvres. La gouttière reste toujours ouverte chez cette dernière, et le canal vaginal vient s'y ouvrir largement. Dans le sexe mâle au contraire les bords de la gouttière marchent à la rencontre l'un de l'autre, se soudent sur la ligne médiane, constituent une seule masse en arrière, c'est le sac scrotal, et convertissent en avant la gouttière en un canal, c'est l'urèthre de la portion spongieuse.

Le scrotum n'est pas formé par la descente du testicule, il provient d'un développement indépendant. L'urèthre femelle représente la portion prostatique de l'urèthre mâle, comme cette dernière il appartient au segment allantoïdien des organes urinaires.

A leur origine les organes génitaux externes présentent dans les deux sexes une identité parfaite.

Il nous reste à dire un mot sur le développement des membres et du tégument. Les membres apparaissent vers la fin du premier mois sous la forme de tubercules qui semblent être des végétations du tronc. Les supérieurs naissent plus bas que le renflement céphalique, les inférieurs de chaque côté du renflement caudal ; le prolongement que présente ce dernier dépasse même les membres abdominaux pendant un certain temps. Squelette, muscles, nerfs, vaisseaux, ne se montrent distincts que beaucoup plus tard dans ces appendices. Les membres supérieurs ont un développement plus précoce que les inférieurs, et cette inégalité, qui dans la vie extra-utérine doit être en sens inverse, continue pendant les quatre ou cinq premiers mois de la vie embryonnaire. C'est vers la fin du deuxième mois qu'on voit apparaître la peau sous la forme d'une mince couche formée de cellules d'épiderme. Puis on distingue successivement dans les mois suivants les diverses annexes du tégument externe, les papilles, les glandes, le système pileux, les ongles, etc.

Développement de la portion fœtale du feuillet muqueux du blastoderme. — Tube digestif et ses annexes.

Nous savons déjà que l'intestin dérive directement de la portion intra-fœtale du feuillet muqueux, et se continue par conséquent au début avec la paroi de la vésicule ombilicale. Un étranglement de plus en plus prononcé sépare ces deux portions qui communiquent largement ensemble par le canal rétréci qui les sépare et qui porte le nom de *canal vitellin;* à mesure que le développement s'avance, ce canal s'allonge de plus en plus et en même temps se rétrécit, puis s'oblitère. La vésicule ombilicale et l'intestin ne communiquent plus, si ce n'est par des vaisseaux omphalo-mésentériques. L'intestin avant de s'isoler ainsi subit les changements de forme suivants : c'est d'abord une surface plane accolée au feuillet séreux et qui constitue avec lui la tache embryonnaire. Lorsque cette tache s'épaissit et que l'embryon s'incurve en nacelle, le futur intestin s'incurve également et prend la forme d'une gouttière ; à mesure que l'embryon se ferme davantage, que l'ouverture ombilicale se rétrécit et que le canal vitellin s'allonge, la gouttière prend la forme d'une bourse allongée, puis enfin d'un tube droit parallèle à l'axe de l'embryon et terminé en cul-de-sac à ses deux extrémités. Le cul-de-sac supérieur arrive jusqu'à la base du renflement céphalique et s'y renfle bientôt (*fovea cardiaca* de Wolff) pour donner naissance à l'estomac. Le cul-de-sac inférieur pénètre dans le renflement caudal, et, s'y dilatant (*fovea inferior*), produira le rectum.

Le tube intestinal est d'abord appliqué par sa convexité sur la face concave du rachis naissant, il en est séparé seulement par des vaisseaux ; plus tard il s'en isole à sa partie moyenne et prend la forme d'une anse anguleuse dont le sommet répond à l'ouverture ombilicale. Entre le rachis et l'angle rentrant formé par les deux moitiés de l'anse se forme un repli membraneux, c'est le rudiment du mésentère qui grandira à mesure que l'isolement entre l'intestin et le rachis deviendra plus complet. Le sommet de l'anse se continue avec le canal vitellin, et lorsque celui-ci s'oblitère, la cavité de l'intestin est définitivement close. Pendant quelque temps, l'anse fait encore saillie hors de l'abdomen à travers l'orifice ombilical, parfois même à l'époque de la naissance on trouve encore un petit diverticulum intestinal dans l'épaisseur du cordon ; mais ordinairement quand l'ombilic se complète, l'intestin tout entier rentre dans le ventre, il adhère pendant quelque temps à la paroi par un cordon grêle formé par les vaisseaux omphalo-mésentériques ; ce cordon à son tour disparaît et l'intestin devient tout à fait libre.

Oken pensait que l'appendice iléo-cæcal était le vestige du pédicule de la vésicule ombilicale ; mais il est bien prouvé aujourd'hui que cette communication entre l'intestin et la vésicule porte sur la fin de l'iléon, à une distance assez rapprochée du cæcum, mais jamais au niveau même de cet intestin.

Le tube intestinal, d'abord imperforé à ses deux bouts, s'abouche supérieurement avec l'œsophage, avec l'anus à l'autre extrémité; au-dessus de ce dernier point et au niveau de la future ampoule rectale il donne naissance à la vésicule allantoïde.

L'accroissement considérable de l'intestin en longueur et en largeur forme bientôt les anses si nombreuses de l'intestin grêle, la grande anse colique et le renflement stomacal. Le péritoine apparaît plus tard, comme un vernis qui revêt toutes ces surfaces. Le foie, le pancréas, se développent sur les côtés de l'intestin. Deux théories sont en présence pour expliquer l'apparition de ces annexes. Les uns pensent que de la cavité digestive partent des espèces d'appendices digitiformes creux, des diverticulums, susceptibles de se ramifier à l'infini et de se renfler à leur extrémité de manière à former les *acini*: c'est là une théorie générale pour le développement de toutes les glandes qui ne seraient que des dépressions du tégument externe ou interne, des cryptes plus ou moins compliqués.

Pour d'autres auteurs, le foie, le pancréas, naîtraient, il est vrai, au voisinage et même au contact de la paroi intestinale, mais d'un blastème particulier; ils seraient constitués d'abord uniquement par un amas de cellules; plus tard, la cavité digestive pousserait dans cette masse un appendice caniculé qui s'aboucherait avec la masse glandulaire : ce serait le canal excréteur.

Quelque séduisante que soit la première théorie, elle n'est pas l'expression rigoureuse des faits. La seconde est plus exacte ; mais certaines observations nous engagent à penser que parenchyme, canal excréteur et réceptacle, naissent isolément, et s'abouchent, se fusionnent ultérieurement. Ceci a été prouvé au moins pour d'autres glandes, comme nous le verrons plus loin. La rate semble être une annexe de la grosse tubérosité de l'estomac ; cet organe manque toujours de canal excréteur. C'est à la fin du premier mois et dans le courant du second qu'apparaissent ces formations. Le foie acquiert immédiatement un volume considérable.

Nous venons de voir que l'organisation des deux feuillets du blastoderme donne naissance à un très grand nombre d'organes ; mais pourtant il en est beaucoup dont nous n'avons pas fait mention encore, car ils ne dérivent pas immédiatement des deux grandes divisions du blastoderme. Les organes génitaux internes, le poumon, l'œsophage, n'ont point encore, en effet, trouvé place dans notre description. Ce simple énoncé justifie en partie l'idée de Reichert sur les formations intermédiaires aux deux couches de la vésicule blastodermique ; il existe, en effet, près des deux renflements terminaux de l'embryon deux centres de formations nouvelles qui ne communiquent jamais entre elles, mais qui viennent s'ouvrir isolément à l'extérieur aux deux extrémités du corps, en se fusionnant avec les deux terminaisons du

tube digestif; nous verrons encore l'appareil circulatoire surgir d'une
formation indépendante, constituer un système de tubes clos, sans
orifices, sans communication directe, ni avec la surface externe, ni
avec les cavités qui occupent le centre.

1° Formation intermédiaire supérieure : *poumons, trachée, œsophage.*

Dans l'épaisseur du renflement céphalique, entre le pharynx clos à
son extrémité inférieure et le tube digestif clos à son extrémité supérieure, existe un espace dans lequel se forment :

A. L'*œsophage*, conduit cylindrique allongé, dépourvu de mésentère, et qui, d'abord clos et plein, se creuse d'une cavité, puis s'abouche bientôt par son extrémité supérieure avec le pharynx, par l'inférieure avec l'estomac, au niveau du cardia.

B. La *trachée*, masse très courte, pleine d'abord, apparaissant
immédiatement au-dessous de la cavité pharyngienne, au-devant de
l'œsophage; se canalisant ensuite de haut en bas, et donnant naissance par les modifications survenues dans ses parois aux anneaux
trachéens et au larynx, dont une partie dérive aussi des arcs viscéraux inférieurs.

C. Les *poumons*, apparaissant d'abord sous la forme d'un bourgeon
plein formé de cellules, appendu au-devant de l'œsophage et situé au-
dessous de la trachée. Ce bourgeon se divise en deux masses latérales,
dans l'intérieur desquelles se forme une cavité en cul-de-sac qui communique avec le canal trachéal ; puis bourgeon et cul-de-sac se divisent dichotomiquement, donnant naissance ainsi à une sorte d'arbre
ramifié et creux qui constitue le poumon ; l'abouchement entre la masse
pulmonaire, le conduit aérifère et le pharynx a lieu de très bonne
heure.

Les organes issus de la formation intermédiaire supérieure communiquent donc avec le tube digestif.

2° Formation intermédiaire inférieure : *corps de Wolff, capsule
surrénale, rein, uretère, testicule, conduit déférent, ovaire, trompe.*
Cette formation tire son origine du blastème que renferme le renflement caudal, interposé sous forme de couche entre le rachis et l'intestin. On en voit naître :

A. Les *corps de Wolff*, organes temporaires, allongés, prismatiques, triangulaires, espèce de glande tubuleuse s'étendant de chaque
côté du rachis dans toute la longueur de la cavité viscérale de l'embryon. Ces corps ne sont pas destinés, comme on le pensait, à former
le rein, le testicule, l'ovaire, par leur division ultérieure ; ce sont des
organes parfaitement indépendants ; ils sont munis d'un canal excréteur qui suit leur bord interne, apparaît en même temps que la
glande, et s'abouche, d'une part avec elle, de l'autre avec le cloaque.

Ces corps, dont l'usage est encore inconnu, s'atrophient vers la fin
du deuxième mois; cependant on en trouve des vestiges pendant
toute la vie au voisinage du testicule et de l'ovaire : ils forment le

vas aberrans chez l'homme, le *corps de Rosenmüller* chez la femme (1).

Postérieurement à l'apparition des corps de Wolff :

B. Les *reins* se montrent sous forme de tubercules agglomérés placés en dehors et en arrière du corps de Wolff ; l'uretère naît à part de son côté, et s'abouche très vite avec le rein et avec la vessie.

C. Les organes génitaux internes se développent à côté des reins et des corps de Wolff vers la partie latérale du rachis et le point le plus élevé de la fosse iliaque. Ils offrent au début une telle similitude dans les deux sexes, qu'on ne peut décider que plus tard si l'embryon sera mâle ou femelle.

L'appareil génital se compose de deux portions distinctes et indépendantes qui se mettent ultérieurement en rapport intime : 1° une masse glandulaire arrondie, c'est le *testicule* ou l'*ovaire ;* 2° en dehors de cette glande, un conduit excréteur long, flexueux, qui reste isolé par son extrémité externe chez la femme, où il devient *trompe,* et se soude au contraire chez l'homme, où il constitue le *canal déférent.*

Un cordon fibro-musculaire et muni de vaisseaux abondants rattache ces organes profonds à la paroi abdominale antérieure. Chez la femme on le nomme *ligament rond ;* il part de l'anneau inguinal et va s'insérer au point où la trompe devient utérus. Chez l'homme ce ligament et le muscle qu'il renferme jouent un rôle important dans la migration du testicule ; prenant son point fixe sur le pourtour de l'anneau inguinal, il attire lentement la glande séminale par l'intermédiaire de l'épididyme sur lequel il s'insère, et lui fait franchir le canal inguinal, d'où il descend ensuite dans le sac scrotal, en entraînant un diverticulum du péritoine, la *tunique vaginale.* Le cordon en question est connu sous le nom de *gubernaculum testis.* Haller, MM. Robin et Rouget l'ont décrit avec soin.

L'*utérus* provient de la fusion des deux trompes, et se continue avec le vagin. Ce dernier, qui se forme par le même mécanisme, vient s'aboucher définitivement avec la vulve, dépendance du feuillet séreux du blastoderme.

Chez l'homme, les deux conduits déférents se rapprochent sans se fusionner, émettent en dehors les *vésicules séminales,* traversent de part en part le tissu de la prostate, et s'ouvrent dans la portion prostatique de l'urèthre, sur les côtés du verumontanum, au niveau de l'*utricule prostatique.* C'est donc dans cette région que s'abouchent l'appareil génital et l'appareil urinaire profonds ; tous deux se réunissent enfin à l'appareil génital externe, au niveau de la portion membraneuse de l'urèthre. La portion spongieuse de ce conduit leur sert de voie d'excrétion commune, mais on sait qu'elle se développe isolément aux dépens du feuillet séreux du blastoderme.

(1) On trouvera des détails très exacts dans la remarquable thèse de M. Follin : *Des corps de Wolff,* 1850. Ce travail ne renferme pas seulement une description très complète de ces organes si curieux, mais encore un grand nombre de faits généraux propres à jeter le plus grand jour sur l'histoire de l'embryogénie.

Chez la femme, la fusion des appareils profonds et des voies génitales externes se fait au niveau de l'espace compris entre les petites lèvres et l'hymen.

Nous savons déjà comment se forme la *vessie*, aux dépens de la portion intra-abdominale de l'allantoïde ; ajoutons que des cloisons se développent pour isoler le tube digestif de l'appareil urinaire, et ce dernier de l'appareil génital chez la femme.

Nous regrettons vivement que les limites de cet ouvrage ne nous permettent pas de faire ressortir tout ce que ces notions ont d'important pour l'intelligence de certains vices de conformation, tels que les imperforations, les ouvertures anormales, les rétrécissements congénitaux, l'hermaphrodisme et ses nombreuses formes, etc., malformations que le chirurgien ou le médecin légiste ont chaque jour à traiter ou à reconnaître.

Développement du système vasculaire de l'embryon. — Formes diverses de la circulation.

A une époque très précoce du développement, presque aussitôt que la division du blastoderme en deux feuillets est effectuée, on voit apparaître entre ceux-ci les premiers vestiges du système vasculaire. Qu'on admette ou qu'on rejette l'existence d'un feuillet vasculaire distinct dit *angioplastique*, peu importe ; toujours est-il que le réseau des vaisseaux est particulièrement annexé au feuillet interne du blastoderme, et que, comme celui-ci, il se divisera en deux parties : l'une intra-fœtale, dont l'extension et l'accroissement seront constants jusqu'au terme de la gestation ; l'autre, extra-fœtale, dont l'existence sera temporaire, comme la vésicule ombilicale elle-même.

Un peu plus tard l'intestin, dépendance du feuillet viscéral, émet au dehors de l'embryon un appendice extra-fœtal, l'allantoïde ; de même le système vasculaire jette sur cette allantoïde un réseau extra-fœtal, les vaisseaux ombilicaux ou placentaires.

On donne le nom de *première circulation* à la disposition du système vasculaire pendant la période qui correspond à l'activité de la vésicule ombilicale ; celui de *deuxième circulation* à la circulation allantoïdienne ou placentaire ; et enfin celui de *circulation définitive* à celle qui s'établit à travers le poumon lors de la naissance.

Quelques mots sur ces divers états.

Le premier vestige des vaisseaux apparaît autour de l'aire transparente, sous la forme d'un cercle presque complet, appelé *sinus terminal*. Ce sinus reçoit par sa concavité des rameaux nombreux et ténus qui rampent entre les deux feuillets du blastoderme, et paraissent l'épanouissement de deux branches volumineuses qui vont se jeter dans le cœur et s'appellent *veines omphalo-mésentériques*.

Le cœur, dont l'existence précoce était connue des anciens qui l'appelaient *punctum saliens*, naît à la partie inférieure du capuchon céphalique, au niveau de ce que nous avons appelé *fovea cardiaca*.

Présentant d'abord la forme d'un simple cylindre oblong plein de cellules, il se creuse bientôt d'une cavité, puis s'allonge de manière à prendre la figure d'une S iliaque. Ces métamorphoses sont si rapides, qu'on ne peut que difficilement les suivre.

Chaque extrémité de ce cœur s'abouche avec deux vaisseaux. Les deux supérieurs sont dits *arcs aortiques* ou *artères vertébrales supérieures;* ils se recourbent à la manière de l'aorte ordinaire, longent de haut en bas toute la face antérieure du rachis pour se réunir en un seul tronc inférieurement; ils donnent, chemin faisant, deux grosses branches dites *artères omphalo-mésentériques* qui vont se jeter sur les parois de la vésicule ombilicale. Les vaisseaux inférieurs sont veineux, ce sont les veines omphalo-mésentériques qui communiquent avec le sinus terminal.

Le cœur commence à offrir des contractions rhythmiques de très bonne heure. Les cellules dont il est rempli, et celles qu'on observe dans les vaisseaux au moment de leur formation, prennent l'aspect des globules du sang, auxquels les mouvements d'ampliation et de resserrement du sac cardiaque impriment bientôt des mouvements alternatifs de va-et-vient: c'est ainsi que la circulation se trouve établie.

En résumé, dans la première circulation : 1° Le cœur émet deux aortes qui envoient des rameaux très fins dans toutes les parois du tronc, et deux branches beaucoup plus volumineuses, les artères omphalo-mésentériques; ces dernières sortent de l'embryon par l'ouverture ventrale pour aller se ramifier sur les parois de la vésicule ombilicale. 2° Le cœur reçoit deux veines qui recueillent quelques ramuscules très menus provenant du corps de l'embryon, mais surtout deux branches très volumineuses communiquant largement avec le sinus terminal, et revenant des parois de la vésicule ombilicale : ce sont les veines omphalo-mésentériques. De ces quatre vaisseaux nous savons qu'il n'existe plus à la fin du premier mois qu'une veine et une artère, qui elles-mêmes s'atrophient et disparaissent avec la vésicule ombilicale.

Les changements du système vasculaire intra-fœtal qui surviennent sont très remarquables. Nous avons déjà étudié les vaisseaux ombilicaux ou placentaires, nous n'y reviendrons pas. Le cœur continue à se courber davantage et semble comme tordu sur lui-même, de sorte que ses deux extrémités supérieure et inférieure se trouvent dirigées en haut et situées à peu près à la même hauteur; on y distingue alors trois cavités creuses ou renflements successifs, le premier auriculaire, le second ventriculaire, le troisième artériel, connu sous le nom de *bulbe de l'aorte.*

Le second l'emporte beaucoup en volume sur les deux autres réunis ; il est globuleux et occupe la partie antéro-inférieure ; par rapport à lui, le renflement auriculaire est situé en haut et en arrière, le bulbe aortique en haut et en avant. Ce dernier est rudimentaire dans l'espèce humaine. Deux détroits ou rétrécissements annulaires séparent ces trois cavités : le premier, dit *canal auriculaire*, serait mieux nommé détroit interauriculo-*ventriculaire*, il sera cloisonné plus tard; il en adviendra de même du second, appelé *détroit de Haller* ou *bulbo-ventriculaire*.

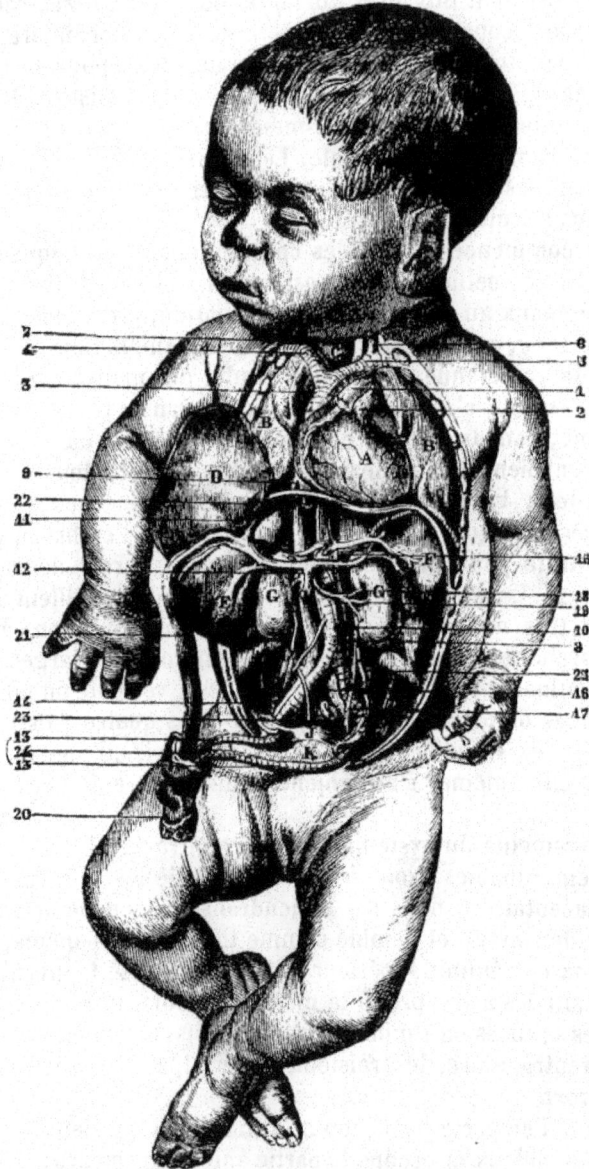

FIG. 199. — *Circulation du fœtus.*

1. Aorte à son origine. — 2. Artère pulmonaire. — 3. Veine cave supérieure. —
4. Veine brachio-céphalique droite. — 5. Veine brachio-céphalique gauche. —
6. Veine jugulaire interne. — 7. Carotide primitive droite. — 8. Aorte avant sa

Les valvules mitrale, tricuspide et sigmoïdes apparaissent après ce cloisonnement, mais à une époque encore indéterminée.

Le sac auriculaire est d'abord unique. Les appendices s'y montrent de bonne heure, puis une ligne de démarcation se manifeste entre les deux veines caves et la future oreillette droite ; enfin, on voit apparaître les vestiges de deux valvules : la première, dite d'*Eustachi*, à l'embouchure de la veine cave inférieure, plus développée que jamais pendant les derniers mois de la vie intra-utérine ; l'autre, la *valvule du trou ovale*, destinée à cloisonner les cavités auriculaires en deux cavités secondaires, et qui n'atteindra ce but qu'après la naissance.

En effet, confondues en une seule, ces deux oreillettes droite et gauche ne s'isolent que tardivement ; cependant, vers le milieu de la gestation, la cloison interauriculaire est déjà bien marquée ; elle est seulement perforée par le trou dit de *Botal*, qui permet au sang rapporté par les veines caves de pénétrer sans obstacle jusqu'au ventricule gauche.

Le développement et le cloisonnement de la masse ventriculaire sont plus précoces. La cloison interventriculaire naît au niveau de la pointe, et, s'élevant de bas en haut, divise également en deux l'orifice commun qui faisait communiquer les deux oreillettes et les deux ventricules. Il y a alors deux cavités ventriculaires distinctes, munies chacune d'un orifice auriculo-ventriculaire, et communiquant toutes les deux avec le bulbe aortique.

Le cœur, d'autant plus gros par rapport à l'embryon que celui-ci est plus jeune, est situé dans l'épaisseur du renflement céphalique et s'étend dans la cavité viscérale jusqu'à la rencontre de l'intestin. Lorsque la cage thoracique se développe et que la distance augmente entre la tête de l'abdomen, le cœur paraît descendre et s'éloigne en effet de la base du crâne à mesure que le cou se dessine et s'allonge.

Le bulbe aortique, d'abord unique et ouvert dans les deux ventricules, se divise en deux canaux, l'un qui formera le tronc de l'artère pulmonaire, et l'autre la portion ascendante de la crosse de l'aorte. Les deux arcs aortiques eux-mêmes, qui naissent de ce bulbe, se soudent pour constituer l'aorte descendante ou thoraco-abdominale, mais par leur convexité libre donnent naissance à une série d'arcs semblables, également pairs, superposés au nombre de cinq, et qui correspon-

division en iliaques primitives. — 9. Veine cave inférieure. — 10. Artère mésentérique inférieure, au-dessus la supérieure coupée. — 11. Canal veineux. — 12. Veine porte à sa réunion avec la veine splénique et la grande mésentérique. — 13, 13. Artères ombilicales. — 14. Artères et veines ovariques. — 15. Tronc cœliaque. — 16. Veine iliaque primitive gauche. — 17. Uretère du côté gauche. — 18. Veine rénale gauche. — 19. Artère rénale gauche. — 20. Vaisseaux du cordon réunis. — 21. Veine ombilicale. — 22. Diaphragme. — 23. Rectum. — 24. Ouraque. — 25. Artère ovarique gauche. — A. Cœur. — B, B. Poumons. — C. Corps thyroïde. — D. Foie. — E. Vésicule biliaire. — F. Rate. — G, G. Reins. — J. Utérus. — K. Vessie.

dent aux arcs viscéraux de la face et du cou dont nous avons parlé
plus haut. On peut par la pensée distinguer dans chacun de ces arcs
artériels trois portions, une médiane convexe ou horizontale, deux latérales ou ascendantes. L'atrophie s'empare d'une ou de deux portions ;
celles qui persistent restent perméables et s'amplifient beaucoup.
Elles deviennent définitives et donnent naissance, de bas en haut, aux
deux branches, d'abord très rudimentaires, de l'artère pulmonaire, à
la crosse de l'aorte, aux deux sous-clavières, aux carotides externes
et internes, etc.

Les deux premiers arcs aortiques, les plus inférieurs, ceux qui doivent constituer plus tard les deux branches de l'artère pulmonaire, communiquent avec l'aorte descendante ; il en résulte *deux canaux artériels*
dont l'un s'oblitère de très bonne heure, tandis que l'autre, étendu entre
la bifurcation de l'artère pulmonaire et la concavité de la crosse de
l'aorte, persiste jusqu'à la naissance, et constitue une large anastomose entre ces deux gros troncs vasculaires. En bas les changements
sont également importants : de la fusion des deux arcs aortiques primitifs résulte un tronc unique, l'aorte descendante : sa branche la plus
importante est la mésentérique supérieure, qui fournit les omphalo-
mésentériques. A l'extrémité de l'aorte se forment les iliaques dont le
rameau le plus volumineux d'abord est l'artère ombilicale qui va au
placenta ; les autres branches de l'hypogastrique et les artères des
membres inférieurs sont relativement peu développées. A la naissance,
les ombilicales éprouvent le sort des omphalo-mésentériques, elles ne
restent perméables que dans une très petite étendue.

Le développement des veines a été moins étudié que celui des
artères, et l'on a agité la question de savoir si elles apparaissaient
avant ou après ces dernières ; il est probable que ces deux ordres de
vaisseaux se forment simultanément et qu'ils ne se distinguent au
début que par la direction du courant sanguin qui les parcourt. Les caractères différentiels de structure ne se montrent que plus tard et les
premiers réseaux sont, sous le rapport histologique, de la nature des
vaisseaux capillaires.

Voici néanmoins quelques détails descriptifs sur le système veineux
intra-fœtal. Les veines omphalo-mésentériques constituent presque à
elles seules les vaisseaux centripètes de la première circulation, mais
comme leur nom l'indique, elles possèdent quelques ramuscules déliés
qui rampent sur les parois de l'intestin naissant, et constitueront en
s'accroissant les veines mésentériques proprement dites. Réunis à la
veine omphalo-mésentérique qui persiste, ces ramuscules forment la
veine porte, qui se jette dans le cœur en traversant le foie aussitôt que
ce viscère apparaît.

Bientôt après on voit apparaître, le long des artères vertébrales supérieures (arcs aortiques primitifs) et de l'aorte descendante, quatre
veines satellites, une pour chaque artère supérieure, deux pour le
tronc unique de l'aorte abdominale. Ces veines, dites *cardinales*, avec

leurs branches, peuvent être considérées comme les veines pariétales du corps de l'embryon ; elles se jettent dans la cavité auriculaire par deux troncs appelés *canaux de Cuvier*, et deviendront plus tard, les supérieures, jugulaires externes, les inférieures, grande et petite azygos.

Quand la circulation allantoïdienne a remplacé la circulation vitelline, les deux veines ombilicales d'abord, puis ensuite la seule qui persiste, arrivent au foie, communiquant par un canal veineux, dit d'*Aranzi*, avec la veine porte et avec la veine cave qui s'est développée pendant ces entrefaites. Ce canal veineux, très volumineux, qui persiste jusqu'à sa naissance, fait largement communiquer ensemble, veine porte, veine cave et veine ombilicale ; cette dernière même envoie beaucoup de sang dans l'intérieur du foie.

La veine cave inférieure se forme entre les deux cardinales inférieures par la réunion des deux veines iliaques et des rénales. Elle recueille en route les veines omphalo-mésentérique, mésentérique, ombilicale, par l'intermédiaire des veines sus-hépatiques et du canal d'Aranzi.

Quant à la veine cave supérieure, elle provient du canal de Cuvier du côté droit.

On connaît peu de chose sur les veines pulmonaires.

Les veines des membres se développent avec les artères, sans rien présenter de spécial.

Lorsque la seconde circulation est bien établie, c'est-à-dire avant la fin du deuxième mois, le système vasculaire est complet, au moins les principaux vaisseaux sont tous distincts. Mais le cours du sang présente des particularités importantes à connaître.

Arrivé au cœur par les veines, le sang pénètre dans l'oreillette droite ; la disposition de la valvule d'Eustachi et du trou de Botal fait que ce fluide, au lieu de s'engager dans le ventricule droit, passe presque en totalité dans l'oreillette gauche, et de là dans le ventricule correspondant et dans l'aorte ; la petite portion, qui pénètre dans le ventricule droit, retourne aussi dans l'aorte, grâce à la présence du canal artériel. Jusqu'à la naissance, en effet, les artères pulmonaires sont si peu développées, qu'elles n'admettent qu'une très faible quantité de sang.

Engagé dans l'aorte, le sang se divise entre les parties supérieures et les parties inférieures : celui qui suit cette dernière route s'engage presque en totalité dans l'artère ombilicale et arrive au placenta, où il subit une sorte d'hématose ; puis il revient par la veine ombilicale, arrive au foie, se mélange au sang de la veine cave inférieure et de la veine porte, et enfin retombe dans l'oreillette droite.

L'établissement de la troisième circulation, ou circulation définitive, consiste essentiellement dans l'occlusion de certaines ouvertures, dans l'oblitération de certains canaux et dans l'augmentation rapide et considérable du système circulatoire pulmonaire. Cette transfiguration de l'appareil vasculaire, en rapport avec les nouvelles fonctions du nouveau-né, est d'une rapidité extrême ; à peine ébauché

au moment de la délivrance, ce travail marche assez vite pour qu'en
quarante-huit heures le trou de Botal soit fermé, le canal artériel,
le canal d'Aranzi, la veine ombilicale oblitérés, le système artérioso-
veineux pulmonaire quintuplé d'étendue et de capacité.

Les détails précédents ne donnent qu'une idée imparfaite des mutations dont les systèmes artériel et veineux sont le siége pendant la
vie intra-utérine. A toutes les époques l'appareil vasculaire revêt la
forme de réseau; mais nous voyons à plusieurs reprises des vaisseaux
importants paraître, s'amplifier, servir à la circulation, puis s'atrophier, sinon disparaître, pour faire place à d'autres vaisseaux soumis
eux-mêmes à une destinée semblable. Ces substitutions si marquées
dans la partie extra-fœtale du système existent également dans la
portion intra-fœtale. On pourrait en formuler la loi en disant, qu'un
réseau étant donné, certaines branches se développent d'abord à l'ex-
clusion des autres, charrient à elles seules la presque totalité du sang,
puis se réduisent, ou du moins cessent de s'accroître en raison de l'augmentation de la masse du liquide nourricier. La circulation, en s'éten-

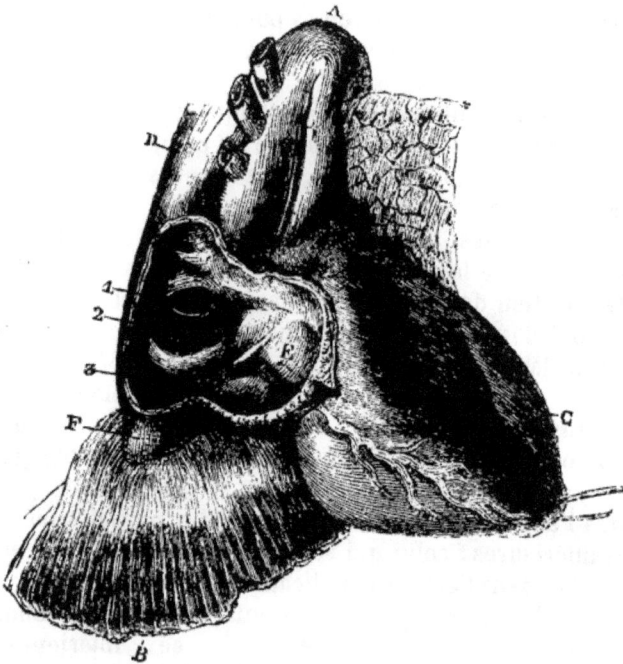

Fig. 200. — *Disposition de l'oreillette droite avant la naissance; trou de Botal;
valvule d'Eustachi.*
1. Trou de Botal faisant communiquer les deux oreillettes. — 2. Sa valvule se développant de bas en haut. — 3. Valvule d'Eustachi cloisonnant l'oreillette droite
en deux chambres, l'une, E, antérieure et inférieure ou ventriculaire, l'autre communiquant avec l'oreillette gauche et recevant, F, la veine cave inférieure, D, la
veine cave supérieure. — A. Réunion du canal artériel à l'aorte. — B. Diaphragme renversé en bas. C. Le cœur incliné à gauche.

dant, choisit des voies nouvelles. Cette donnée fournit la clef des anomalies vasculaires qui sont si nombreuses et dont quelques-unes sont si importantes à connaître en pratique. M. le docteur Bastien, prosecteur à l'amphithéâtre des hôpitaux, a démontré cette loi des anomalies artérielles, et sans connaître ses travaux, j'étais arrivé moi-même aux mêmes conclusions pour le système vasculaire tout entier.

La genèse du cœur et des vaisseaux a été le champ clos des partisans outrés du développement centrifuge et du développement centripète. Leurs théories exclusives et exagérées n'ont plus aujourd'hui qu'une valeur historique; les faits ne sauraient s'y plier.

L'embryologie ne comprend pas seulement l'étude de l'apparition des organes et des changements de forme qu'ils subissent pour arriver à l'état où nous les trouvons chez le fœtus à terme. Elle s'occupe aussi de la formation et du développement des éléments anatomiques, des tissus, et enfin des systèmes organiques. Il y a donc une embryologie descriptive et une embryologie histologique. Cette dernière est au moins aussi utile à connaître que l'autre, si l'on veut apprécier sainement certains grands faits de physiologie pathologique. La cicatrisation, la régénération des tissus, l'atrophie et l'hypertrophie, le développement de certaines tumeurs, la formation du cal, le rachitisme, etc., ne sauraient être compris exactement sans une notion précise de la genèse des éléments anatomiques et des tissus. Ne pouvant entrer ici dans de longs détails, nous nous contenterons de donner quelques aperçus généraux.

Au début, l'ovule présente une structure peu compliquée. C'est une cellule simple d'espèce particulière. La segmentation métamorphose le vitellus en des éléments plus nombreux et fort analogues aussi à des cellules granuleuses. Le blastoderme est une membrane composée de cellules véritables, polyédriques et munies d'un noyau. La masse embryonnaire, en commençant, n'est constituée que par des cellules semblables.

Bientôt l'élément cellulaire affecte des variétés de forme sans cesser de composer à lui seul la masse du corps déjà amplifiée, et la spécificité morphologique apparaît : ici sont les cellules de la corde dorsale, là les cellules de délimitation de la peau et de l'intestin, les cellules étoilées premiers vestiges des vaisseaux, d'autres cellules encore qui représentent les globules du sang, enfin les cellules dites *embryoplastiques* qui servent de gangue commune. Là où apparaîtra un organe distinct, ces derniers éléments forment des amas assez bien limités qui marquent la place, en attendant que le tissu définitif apparaisse. Celui-ci, en effet, n'offre jamais d'emblée les caractères qu'il présentera chez l'adulte; toujours il passe par une période temporaire pendant laquelle ses éléments affectent encore sinon une similitude, du moins une analogie incontestable avec des cellules modifiées. C'est ce qui a pu faire croire aux premiers auteurs qui se sont occupés de l'histologie cellulaire, que tous les éléments: tubes, fibres, cylindres, nerfs, vaisseaux, n'étaient que des cellules transformées. Opinion inadmissible dans l'état actuel de la science, et qui n'est que l'exagération du rôle déjà si important que la cellule mérite de jouer en histogénie, depuis les beaux travaux de Schwann, de Schleiden, de Mirbel, etc.

Nous avons vu, en étudiant les annexes de l'embryon, que les organes se succédaient et ne se transformaient pas. La même chose a lieu pour les tissus. Les éléments anatomiques qui les composent *se substituent les uns aux autres, et ne se transforment pas les uns dans les autres*. L'élément cellulaire apparaît le premier, puis l'élément tubuleux qui forme les vaisseaux, puis la fibre de tissu conjonctif, le tissu osseux, la fibre contractile, la vésicule glandulaire, le tube nerveux ; enfin un certain nombre d'éléments et de tissus spéciaux beaucoup moins généralisés dans l'économie que ceux que nous venons d'énumérer.

La complication va ainsi croissant ; de telle sorte que tous les éléments anatomiques et tous les tissus sont formés à la naissance sans toutefois être parvenus à leur dernier degré de perfection. En effet, de même que pendant l'enfance, la jeunesse et l'adolescence, les organes augmentent de volume et changent de forme et de rapports ; de même les tissus se perfectionnent et perdent toute trace de leur apparence embryonnaire. Ce travail d'achèvement dure plus longtemps qu'on ne le pense, et à peine est-il terminé à l'époque de la puberté, c'est-à-dire au moment où le jeune homme peut déjà concourir à perpétuer l'espèce. Comme la propriété est subordonnée à la matière, la fonction est subordonnée à la structure bien plus qu'à la forme ; aussi n'apparaît-elle que lorsque les tissus sont parvenus à un certain degré de maturité. Aussi les muscles sont déjà bien distincts pour l'anatomiste avant la première trace de la contractilité. Les faisceaux nerveux restent longtemps incapables de transmettre les impressions et les ordres du sensorium. L'énorme cerveau de l'enfant à terme ne servira que bien plus tard aux grandes manifestations de l'intelligence, etc.

L'époque d'entrée en fonctions est très variable pour les différents appareils : pour le système vasculaire, l'activité suit de bien près la formation ; pour d'autres, le développement se perfectionne longtemps à l'avance pour pouvoir fonctionner dès le premier essai avec une grande précision, tel l'appareil digestif. Enfin quelques heures suffisent pour que l'appareil respiratoire, à peine ébauché en apparence, remplisse efficacement un rôle qui ne doit cesser qu'avec la vie. Les appareils de reproduction, au contraire, sont destinés à sommeiller encore pendant de longues années, pendant la durée desquelles ils ne font que se nourrir, s'accroissant à peine et ne se préparant à l'évolution physiologique que peu de temps avant le moment où leur usage deviendra nécessaire.

Nulle étude n'offre plus d'attrait et d'utilité que celle de l'embryologie : le but de cet abrégé sera rempli, s'il éveillait la curiosité de nos lecteurs et les poussait à apprendre ce que nous avons dû nous contenter d'esquisser.

TABLE DES MATIÈRES.

ARTHROLOGIE.

MYOLOGIE.

ANGIOLOGIE.

CŒUR.

ARTÈRES.

VEINES.

VAISSEAUX LYMPHATIQUES.

SPLANCHNOLOGIE.

APPAREIL DIGESTIF.

APPAREIL RESPIRATOIRE.

ORGANES DES SENS.

NÉVROLOGIE.

CENTRE NERVEUX CÉPHALO-RACHIDIEN.

NERFS.

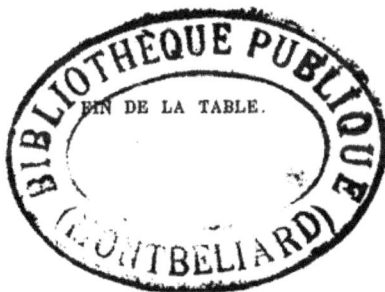

FIN DE LA TABLE.

Paris. — Imprimerie de L. MARTINET, rue Mignon, 2.

EMBRYOLOGIE.